S. Streiber

Kurzlehrbuch Heilpraktiker und Heilpraktikerin für Psychotherapie

Im Gedenken an Jürgen Koeslin, den Begründer dieses Lehrwerks.

Sonja Streiber

Kurzlehrbuch Heilpraktiker und Heilpraktikerin für Psychotherapie

6. Auflage

ELSEVIER

Elsevier GmbH, Bernhard-Wicki-Str. 5, 80636 München, Deutschland
Wir freuen uns über Ihr Feedback und Ihre Anregungen an kundendienst@elsevier.com

ISBN 978-3-437-55093-5 eISBN 978-3-437-06461-6

Aus Gründen der Barrierefreiheit sind die Bilder in elektronischen Ausgaben dieses Buches mit Alt-Text-Beschreibungen (Alternativ-Text) versehen, die von Elsevier bereitgestellt werden. Mehr Informationen erhalten Sie unter https://www.elsevier.com/about/accessibility.

Bücher und Zeitschriften, die von Elsevier veröffentlicht werden, entsprechen den geltenden Produktsicherheitsanforderungen. Für etwaige Bedenken oder Fragen zur Produktsicherheit wenden Sie sich bitte an unseren autorisierten Vertreter, Elsevier B.V., productsafety@elsevier.com.

Elsevier nimmt eine neutrale Position in Bezug auf territoriale Meinungsverschiedenheiten oder Zuständigkeitsansprüche in seinen veröffentlichten Inhalten ein, einschließlich Landkarten und institutionellen Zugehörigkeiten.

Wichtiger Hinweis: Die medizinischen Wissenschaften unterliegen einem sehr schnellen Wissenszuwachs. Der stetige Wandel von Methoden, Wirkstoffen und Erkenntnissen ist allen an diesem Werk Beteiligten bewusst. Sowohl der Verlag als auch die Autorinnen und Autoren und alle, die an der Entstehung dieses Werkes beteiligt waren, haben große Sorgfalt darauf verwandt, dass die Angaben zu Methoden, Anweisungen, Produkten, Anwendungen oder Konzepten dem aktuellen Wissensstand zum Zeitpunkt der Fertigstellung des Werkes entsprechen.
Der Verlag kann jedoch keine Gewähr für Angaben zu Dosierung und Applikationsformen übernehmen. Es sollte stets eine unabhängige und sorgfältige Überprüfung von Diagnosen und Arzneimitteldosierungen sowie möglicher Kontraindikationen erfolgen. Jede Dosierung oder Applikation liegt in der Verantwortung der Anwenderin oder des Anwenders. Die Elsevier GmbH, die Autorinnen und Autoren und alle, die an der Entstehung des Werkes mitgewirkt haben, können keinerlei Haftung in Bezug auf jegliche Verletzung und/oder Schäden an Personen oder Eigentum, im Rahmen von Produkthaftung, Fahrlässigkeit oder anderweitig übernehmen.

Für die Vollständigkeit und Auswahl der aufgeführten Medikamente übernimmt der Verlag keine Gewähr.
Geschützte Warennamen (Warenzeichen) werden in der Regel besonders kenntlich gemacht (®). Aus dem Fehlen eines solchen Hinweises kann jedoch nicht automatisch geschlossen werden, dass es sich um einen freien Warennamen handelt.

Bibliografische Information der Deutschen Nationalbibliothek
Die Deutsche Nationalbibliothek verzeichnet diese Publikation in der Deutschen Nationalbibliografie; detaillierte bibliografische Daten sind im Internet über https://www.dnb.de abrufbar.

25 26 27 28 29 5 4 3 2 1

Für Copyright in Bezug auf das verwendete Bildmaterial siehe Abbildungsnachweis.

In ihren Veröffentlichungen verfolgt die Elsevier GmbH das Ziel, genderneutrale Formulierungen für Personengruppen zu verwenden. Um jedoch den Textfluss nicht zu stören sowie die gestalterische Freiheit nicht einzuschränken, wurden bisweilen Kompromisse eingegangen. Selbstverständlich sind **immer alle Geschlechter** gemeint.

Planung: Stefanie Schröder; Projektmanagement: Cornelia von Saint Paul
Redaktion: Karin Beifuss, Ohmden
Rechteklärung: Lisa Neulinger, München
Herstellung: hvs Dietmar Radünz, Leipzig
Satz: Thomson Digital, Noida/Indien
Druck und Bindung: Drukarnia Dimograf Sp. z o. o., Bielsko-Biała
Umschlaggestaltung: SpieszDesign, Neu-Ulm
Titelfotografie: © MiddleMay – stock.adobe.com

Aktuelle Informationen finden Sie im Internet unter **www.elsevier.de**

Vorwort

Liebe Leserinnen, liebe Leser,
nun liegt bereits die 6. Auflage dieses Standard-Lehrbuchs für Heilpraktikerinnen und Heilpraktiker auf dem Gebiet der Psychotherapie vor, und ich möchte Ihnen kurz darstellen, weshalb eine Überarbeitung zu diesem Zeitpunkt zwingend nötig wurde.

Nachdem am 01. Januar 2022 die 11. Revision der Internationalen Klassifikation der Krankheiten (ICD-11) in englischer Sprache in Kraft getreten ist, möchte ich Ihnen einen Einblick in dieses neue Diagnosesystem ermöglichen. Die bisherige Verschlüsselung von Krankheiten durch die alphanumerischen Codes der ICD-10 wird allerdings noch so lange beibehalten werden, bis eine endgültige deutsche Übersetzung der ICD-11 vorliegt und alle Beteiligten ausreichend Zeit hatten, sich mit den Neuerungen auseinanderzusetzen. Wissen um bisherige Diagnosekriterien, Zuordnungen von Störungsbildern zu einzelnen Kategorien, neue Störungsbilder und nicht zuletzt kulturelle Einflüsse müssen gelernt und in die bestehenden digitalen Systeme integriert werden. Durch das neue System können Erkrankungen anhand von Spezifizierungen sehr viel detaillierter erfasst werden, und insgesamt ist die ICD-11 anwendungsfreundlicher gestaltet. Ich freue mich schon jetzt auf die Arbeit mit dem neuen System.

Ein weiterer wichtiger Aspekt ist die möglichst geschlechtsneutrale Überarbeitung. Mir ist es ein ganz besonderes Anliegen, Ihnen mitzuteilen, dass mir eine Unterteilung in Frau – Mann – Divers sehr schwerfällt. Für mich steht der Begriff **Mensch** für alle Diversitäten. Da noch keine offiziell anzuwendenden Schreibvarianten des Genderns in der Schriftform verabschiedet wurden, kann ich in diesem Buch lediglich die männliche und weibliche Form verwenden. Wo immer es im Zusammenhang inhaltlich möglich war, habe ich das Wort „Mensch" eingefügt, um meiner persönlichen Haltung zur Diversität Ausdruck zu verleihen.

Zuletzt möchte ich Ihnen, liebe Leserinnen und Leser, viel Spaß und Erfolg beim Lernen wünschen und Ihnen ein kleines Zitat von Anton Bruckner an die Hand geben:

„Wer hohe Türme bauen will, muss lange beim Fundament verweilen."

Ich hoffe, dieses Lehrbuch setzt den Grundstein für das solide Fundament Ihres Traumberufs.

Ihre Sonja Streiber
Lüneburg, im Sommer 2025

Benutzerhinweise

LERNHINWEIS !!!

Drei Ausrufezeichen stehen für eine hohe Prüfungsrelevanz. Das Thema muss ausführlich und differenziert gelernt werden. Die Krankheit tritt häufiger auf und hat deshalb eine hohe Praxisrelevanz. Beispiele für Störungsbilder mit der höchsten Wichtigkeitsstufe sind beispielsweise die affektiven Störungen und die Schizophrenie.

LERNHINWEIS !!

Zwei Ausrufezeichen stehen für eine mittlere Prüfungsrelevanz. Die Thematik wird häufig in Prüfungen erörtert. Das Störungsbild sollte gründlich gelernt werden. In der Regel ist es jedoch nicht notwendig, jedes Detail wiedergeben zu können.

LERNHINWEIS !

Ein Ausrufezeichen steht für eine relativ geringe Prüfungsrelevanz. Das Thema wird in Prüfungen vergleichsweise selten angesprochen. Es reicht aus, das Störungsbild gut verstanden zu haben und in groben Zügen darstellen zu können.

→ **Update** Hinweis zu wichtigen Änderungen in der ICD-11 gegenüber der ICD-10

PRÜFUNGSTIPP

Wichtige zusätzliche Informationen zu den Lernhinweisen.

Für eine Einordnung der Störungsbilder in die ICD-10 und die ICD-11 finden Sie hier die zugehörigen Kennziffern (Codes) der beiden Klassifikationssysteme. Aus technischen Gründen ist es leider nicht möglich, die Kapitelnummern des Buches an den Gruppen der psychischen Störungen in der ICD zu orientieren.

Checklisten, Leitlinien u. Ä.

In diesem grau hinterlegten Kasten finden Sie Checklisten, Hinweise auf Leitlinien oder andere wichtige Zusatzinformationen.

MERKE

Kurze, wichtige Informationen, die Sie unbedingt „abspeichern" sollten.

Begriffsdefinitionen oder Kurzbeschreibung von Krankheitsbildern

Steckbrief

Der Steckbrief gibt einen Überblick über die Lerninhalte jedes einzelnen Buchkapitels. Im Idealfall können Sie nach ausreichendem Literaturstudium anhand der Inhalte des Steckbriefs zu allen darin enthaltenen Punkten prüfungsrelevante Inhalte wiedergeben.

Fragen zur selbstständigen Bearbeitung/Mündliche Prüfungsfragen

Am Ende der einzelnen Kapitel finden Sie sowohl Fragen zur selbstständigen Bearbeitung als auch Fragen, die möglicherweise so oder ähnlich in der mündlichen Überprüfung vorkommen können. Letztere sind zum Üben gedacht, z. B. in Form von Rollenspielen in einer Lerngruppe.
Auf die Antworten zu allen diesen Fragen kann aufgrund der Umfangsbeschränkung in diesem Buch leider nicht eingegangen werden. Allerdings finden Sie für jeweils eine ausgewählte Prüfungsfrage pro Kapitel in dieser 6. Auflage im Anhang eine Beispielantwort, die man je nach Prüfungssituation knapper oder auch ausführlicher gestalten kann. Eine Ausnahme stellt lediglich Kapitel 1 dar, da es zwar Informationen enthält , die für das allgemeine Verständnis der Materie sehr wichtig sind, Prüfungsfragen zu diesen Inhalten allerdings nur sehr selten vorkommen.

Ein komplettes Werk in der gleichen Reihe mit schriftlichen und mündlichen Prüfungsfragen erhalten Sie unter der ISBN 978-3-437-58553-4.

Bitte beachten Sie, dass insbesondere in **schriftlichen Prüfungen** sehr punktgenau gefragt wird und auch vergleichsweise unwichtige Aspekte sehr genau definiert werden müssen. Hilfe beim Erlernen einzelner Begriffe bietet auch in dieser 6. Auflage das **Glossar** im Anhang des Buches.

Zudem sollten Sie im Rahmen eines gezielten Prüfungsvorbereitungskurses die Erfahrung und Fachkompetenz qualifizierter Seminarleiterinnen und Seminarleiter/Prüfungsvorbereiterinnen und Prüfungsvorbereiter in Anspruch nahmen, um auch für die Prüfungssituation vor Ort, die häufig noch einmal ganz spezielle Anforderungen stellt, gewappnet zu sein.

Hinweis zu den Patientenfällen

Die Namen der Patientinnen und Patienten, die Beschreibungen ihrer Erkrankungen, die Orte und Situationen sind alle realitätsnah, aber frei erfunden. Jegliche Ähnlichkeiten mit echten Personen und Geschehnissen sowie Orten und Institutionen sind daher rein zufällig und nicht beabsichtigt.

Fehler gefunden?

An unsere Inhalte haben wir sehr hohe Ansprüche. Trotz aller Sorgfalt kann es jedoch passieren, dass sich ein Fehler einschleicht oder fachlich-inhaltliche Aktualisierungen notwendig geworden sind.
Sobald ein relevanter Fehler entdeckt wird, stellen wir eine Korrektur zur Verfügung. Mit diesem QR-Code gelingt der schnelle Zugriff.

https://else4.de/9783437550935

Wir sind dankbar für jeden Hinweis, der uns hilft, dieses Werk zu verbessern. Bitte richten Sie Ihre Anregungen, Lob und Kritik an folgende E-Mail-Adresse: kundendienst@elsevier.com

Abkürzungen

A(a).	Arteria(e), Arterie(n)
Abs.	Absatz
AD	Alzheimer-Demenz
ADHS	Aufmerksamkeitsdefizit-Hyperaktivitätsstörung
ADS	Aufmerksamkeitsdefizitsyndrom
AIDS	acquired immunodeficiency syndrome
AMDP	Arbeitsgemeinschaft für Methodik und Dokumentation in der Psychiatrie
AT	Autogenes Training
BDI	Beck Depression Inventory
BES	Binge-Eating-Störung
BGB	Bürgerliches Gesetzbuch
BtG	Betreuungsgesetz
BtMG	Betäubungsmittelgesetz
Buchst.	Buchstabe
CCT	kranielle Computertomografie (Schädel-CT)
CJK	Creutzfeldt-Jakob-Krankheit
CT	Computertomografie
d. h.	das heißt
DBT	Dialektisch-behaviorale Therapie
DD	Differenzialdiagnose
DSM	Diagnostic and Statistical Manual of Mental Disorders
DVO	Durchführungsverordnung
EEG	Elektroenzephalografie/-gramm
EKG	Elektrokardiografie/-gramm
EKT	Elektrokrampftherapie
EMDR	Eye Movement Desensitization and Reprocessing
engl.	englisch
FamFG	Gesetz über das Verfahren in Familiensachen und in den Angelegenheiten der freiwilligen Gerichtsbarkeit
FAST	Functional Assessment Staging
GABA	Gamma-Aminobuttersäure
GCS	Glasgow Coma Scale
ggf.	gegebenenfalls
griech.	griechisch
HeilprG	Heilpraktikergesetz
HIV	human immunodeficiency virus
HPG	Heilpraktikergesetz
ICD	International Classification of Diseases and Related Health Problems
IQ	Intelligenzquotient
KBT	Konzentrative Bewegungstherapie
KVT	Kognitive Verhaltenstherapie
KZG	Kurzzeitgedächtnis
lat.	lateinisch
Lj.	Lebensjahr
LRS	Lese- und Rechtschreibstörung
LSD	Lysergsäurediethylamid
LZG	Langzeitgedächtnis
MAO	Monoaminoxidase
Mio.	Million
MMST	Mini-Mental-Status-Test
Mrd.	Milliarde
MRT	Magnetresonanztomografie
MS	Multiple Sklerose
Nds. SOG	Niedersächsisches Gesetz über die öffentliche Sicherheit und Ordnung
Nr(n).	Nummer(n)
nvCJK	neue Variante der Creutzfeldt-Jakob-Krankheit
OPD	Operationale Psychodynamische Diagnostik
PA	Psychoanalyse
PET	Positronenemissionstomografie
PMR	progressive Muskelrelaxation
PS	Persönlichkeitsstörung
PsychK(H)G	Psychisch-Kranken-(Hilfe-)Gesetz
PsychThG	Psychotherapeutengesetz (Gesetz über die Berufe des Psychologischen Psychotherapeuten und des Kinder- und Jugendlichenpsychotherapeuten)
PTBS	posttraumatische Belastungsstörung
SHT	Schädel-Hirn-Trauma
SNDRIs	selektive Noradrenalin-Dopamin-Wiederaufnahmehemmer
SNRIs	selektive Noradrenalin-Wiederaufnahmehemmer
sog.	sogenannt
SpDi	Sozialpsychiatrischer Dienst
SPECT	Single-Photon-Emissionscomputertomografie
SSNRIs	selektive Serotonin-Noradrenalin-Wiederaufnahmehemmer
SSRIs	selektive Serotonin-Wiederaufnahmehemmer
StGB	Strafgesetzbuch
TP	tiefenpsychologisch orientierte Psychotherapie
u. U.	unter Umständen
UAW	unerwünschte Arzneimittelwirkung(en)
VD	vaskuläre Demenz

VNS vegetatives Nervensystem
vs. versus
VT Verhaltenstherapie
WAIS-IV Wechsler Adult Intelligence Scale, fourth edition (Hamburg-Wechsler-Intelligenztest für Erwachsene)
WfbM Werkstätten für Menschen mit Behinderungen
WISC Wechsler Intelligence Scale for Children (Hamburg-Wechsler-Intelligenztest für Kinder)
z. B. zum Beispiel
Z. n. Zustand nach
z. T. zum Teil
ZNS zentrales Nervensystem

Abbildungsnachweis

Der Verweis auf die jeweilige Abbildungsquelle befindet sich bei allen Abbildungen im Werk am Ende des Legendentextes in eckigen Klammern.

L106 Henriette Rintelen, Velbert
L141 Stefan Elsberger, Planegg
L157 Susanne Adler, Lübeck
L190 Gerda Raichle
L217 Esther Schenk-Panic, München
L231 Stefan Dangl, München
M1539 Sonja Streiber, Ldkr. Lüneburg
V492 abavo GmbH, Buchloe

Inhaltsverzeichnis

I Grundlagen

KAPITEL

1 Psychiatrie und Psychotherapie

Steckbrief

Ärztliche und nichtärztliche Berufe in Psychiatrie und Psychotherapie

Ärztliche Berufe in den Fachdisziplinen:
- Psychiatrie
- Neurologie
- Psychotherapeutische Medizin
- Kinder- und Jugendpsychiatrie

Nichtärztliche Berufe in den Fachdisziplinen:
- Psychologie
- Psychotherapie

Überprüfung nach dem Heilpraktikergesetz, beschränkt auf das Gebiet der Psychotherapie

- Prüfungsvoraussetzungen: Die Zulassung zur Überprüfung zur Erlangung der eingeschränkten Heilerlaubnis nach dem Heilpraktikergesetz (HeilprG) ist an bestimmte Zugangsvoraussetzungen geknüpft, z. B. an die Vorlage der Geburtsurkunde, eines amtlichen Führungszeugnisses, eines Gesundheitszeugnisses, sowie an den Nachweis eines Schulabschlusses (mindestens Hauptschulabschluss).
- Überprüfung in den Bundesländern: Die einzelnen Bundesländer haben unterschiedliche Modalitäten bei der Anmeldung. Die Durchführung der amtsärztlichen Überprüfung besteht einheitlich aus einem schriftlichen und einem mündlichen Teil. Die Kosten der Überprüfungen sind je nach Bundesland unterschiedlich.

Psychiatrie

Fachdisziplinen
- Psychopathologie
- Forensische Psychiatrie
- Allgemeinpsychiatrie
- Akutpsychiatrie
- Sozialpsychiatrie
- Suchtmedizin
- Psychopharmakologie
- Kinder- und Jugendpsychiatrie
- Psychosomatische Medizin
- Verhaltensmedizin
- Gerontopsychiatrie
- Biologische Psychiatrie
- Militärpsychiatrie
- Transkulturelle Psychiatrie
- Neuropsychiatrie

Terminologie

Etliche Begriffe aus der psychiatrischen und psychologischen Tradition wie z. B. „Neurose“ und „Psychose“ kommen in den neueren Klassifikationssystemen (z. B. ICD-10, ICD-11) wegen ihrer wissenschaftlichen Unschärfe nur noch bedingt vor, werden aber in der täglichen Praxis weiterhin verwendet.

Neurologie

Wichtige Strukturen des zentralen Nervensystems (ZNS)
- Großhirn
- Zwischenhirn
- Hirnstamm
- Kleinhirn
- Limbisches System
- Hirnhäute
- Liquor

Wichtige Strukturen des vegetativen Nervensystems (VNS)
- Sympathikus
- Parasympathikus

Psychosomatik

Konzepte der Psychosomatik

- Konversionsmodell
- Vegetative Neurosen
- Giving-up-/Given-up-Komplex
- Konzept der Desomatisierung und Resomatisierung
- Konzepte der Alexithymie
- Lerntheoretische Konzepte
- Biopsychosoziales Modell

Einteilung psychosomatischer Krankheiten

Klassische psychosomatische Krankheiten

- „Holy Seven"

Aufteilung psychosomatischer Erkrankungen

- Psychosomatosen
- Konversionsneurosen
- Somatoforme Störungen
- Sekundäre psychosomatische Krankheiten

1.1 Psychotherapeutische und psychiatrische Berufsgruppen

1.1.1 Ärztliche und nichtärztliche Berufe

Sowohl Patientinnen und Patienten mit einer psychischen Störung als auch ihre Angehörigen haben es oft schwer, sich in der Fülle der angebotenen Hilfen zurechtzufinden. Häufig werden die Berufsbezeichnungen der einzelnen Fachdisziplinen synonym verwendet. Doch es gibt hinsichtlich Ausbildung und Tätigkeit in den verschiedenen Bereichen recht unterschiedliche Berufsgruppen, die Hilfe für psychisch kranke Menschen anbieten.

Ärztinnen und Ärzte

Psychiatrie und Neurologie

Ärztinnen und Ärzte der Psychiatrie haben sich im Anschluss an ein Medizinstudium (ca. 12 Semester) durch eine fachärztliche Weiterbildung (ca. 5 Jahre) auf die Behandlung von Menschen mit psychischen Störungen spezialisiert. Häufig besitzen sie zusätzlich eine neurologische Weiterbildung. Nur Ärzte dürfen Psychopharmaka verordnen. Dies bedeutet, dass die Behandlung schwerer psychischer Erkrankungen, also des Großteils der in diesem Buch beschriebenen Störungen, in der Regel ohne eine Psychiaterin oder einen Psychiater nicht möglich ist, da der Einsatz von Psychopharmaka – zumindest zeitweise – unabdingbar ist. Dies gilt vor allem für psychotisch verlaufende Erkrankungen. Auch über die Frage, ob Erkrankte in einer psychiatrischen Klinik aufgenommen werden sollten, können nur spezialisierte Ärztinnen und Ärzte entscheiden. Psychiater können sich auf die Behandlung von Kindern und Jugendlichen (➤ Kap. 12, ➤ Kap. 13, ➤ Kap. 14) spezialisieren. Sie nennen sich dann „Facharzt/Fachärztin für Kinder- und Jugendpsychiatrie". Wurde darüber hinaus eine psychotherapeutische Weiterbildung absolviert, darf zusätzlich auch Psychotherapie angeboten werden.

Andere ärztliche Fachrichtungen

Im Prinzip können auch andere Ärztinnen und Ärzte Psychopharmaka verordnen oder eine Klinikeinweisung ausstellen. Für bestimmte Entscheidungen, z. B. für eine Zwangseinweisung bei akuter Selbst- oder Fremdgefährdung, bedarf es jedoch psychiatrischen Fachwissens oder zumindest einer gewissen Erfahrung in dieser Disziplin, um zu einem abschließenden Urteil kommen zu können.

Des Weiteren gibt es „Fachärzte/Fachärztinnen für Psychotherapeutische Medizin".

Psychologinnen und Psychologen

Psychologinnen und Psychologen absolvieren ein Grundstudium der Psychologie mit dem Bachelorabschluss (B. Sc.) und spezialisieren sich anschließend im Masterstudiengang auf verschiedene psychologische Fachrichtungen, z. B. auf „Klinische Psychologie", d. h. auf die Erkennung, Beschreibung und Behandlung psychischer Störungen.

Der Master of Science (M. Sc.) entspricht dem Diplom und ist die Voraussetzung für eine Promotion. Die Neuropsychologie, eine zunehmend an Bedeutung gewinnende Fachrichtung, beschäftigt sich u. a. mit der Diagnostik, den Folgen und der Therapie von neuropsychiatrischen Erkrankungen (z. B. Demenzen) (➤ Kap. 5). Weitere Fachrichtungen sind z. B. Pädagogische Psychologie, Umweltpsychologie, Arbeits- und Organisationspsychologie, Sozialpsychologie und Verkehrspsychologie.

Im klinischen Bereich werden Psychologinnen und Psychologen neben der Durchführung von Therapien oft auch mit der Durchführung und Auswertung diagnostischer Tests betraut.

Psychotherapeutinnen und Psychotherapeuten

Der Begriff „Psychotherapeut" ist in Deutschland erst seit 1999 gesetzlich geschützt. Vorher konnte sich jede Person so bezeichnen, ohne je eine fundierte Ausbildung durchlaufen zu haben. Das nunmehr gültige **Psychotherapeutengesetz** regelt genau, wer diese Berufsbezeichnung führen darf (➤ Kap. 2.1.4).

Voraussetzungen sind das Studium der Medizin oder Psychologie sowie eine sich daran anschließende mehrjährige psychotherapeutische Weiterbildung in einem anerkannten psychotherapeutischen Verfahren. Anerkannte Verfahren sind in Deutschland die Kognitive Verhaltenstherapie (KVT) (➤ Kap. 16.2.2), die tiefenpsychologisch orientierte Psychotherapie bzw. die Psychoanalyse (➤ Kap. 16.2.1) und die Systemische Therapie (➤ Kap. 16.2.8). Eine solche Ausbildung umfasst Theorie, Selbsterfahrung, Durchführung supervidierter Psychotherapie sowie eine mindestens einjährige Tätigkeit in einem psychiatrischen Krankenhaus.

Mit Abschluss der entsprechenden Zusatzausbildung darf die Berufsbezeichnung „Ärztlicher Psychotherapeut/Ärztliche Psychotherapeutin" bzw. „Psychologischer Psychotherapeut/Psychologische Psychotherapeutin" geführt werden. Nach der Zulassung (Approbation) besteht die Möglichkeit der Niederlassung in Form einer Privatpraxis oder einer Praxis mit kassenärztlicher Zulassung. Ein kassenärztlicher Sitz ermöglicht eine direkte Abrechnung der Leistungen mit den gesetzlichen Krankenkassen. Da es nicht immer möglich ist, zeitnah einen Therapieplatz zu bekommen, gibt es im Rahmen des Kostenerstattungsverfahrens für psychisch kranke Menschen die Option, sich auch in einer Privatpraxis behandeln zu lassen. Allerdings gilt es hier einige Hürden zu überwinden, so z. B. eine gewisse Anzahl von Erstgesprächen in kassenärztlich zugelassenen Praxen, denen eine Ablehnung gefolgt ist. Die Kostenerstattung wird nur für anerkannte psychotherapeutische Verfahren übernommen.

Für die Ausbildung im Bereich der Kinder- und Jugendlichenpsychotherapie sind auch Absolventinnen und Absolventen pädagogischer und sozialpädagogischer Studiengänge zugelassen, die nach entsprechender Zusatzausbildung einen Abschluss nach dem Psychotherapeutengesetz erlangen.

Weitere Berufsgruppen

Besonders im **stationären Bereich** werden Menschen mit psychischen Störungen auch von anderen Berufsgruppen betreut. Zu den Fachdisziplinen in diesem Bereich zählen:

- Psychiatrische Krankenpflege
- Ergotherapie
- Pädagogik/Sozialpädagogik
- Physiotherapie

Fachkräfte aus diesen Bereichen übernehmen in Kliniken z. T. durchaus auch therapeutische Aufgaben. Viele verfügen über psychotherapeutische Zusatzqualifikationen und leiten Gesprächsgruppen oder übernehmen sogar Einzeltherapien unter ärztlicher Aufsicht. Dieser Umstand ist nicht zuletzt Kostenfaktoren geschuldet.

Im **ambulanten Bereich** gibt es ein großes Angebot, das Beratungscharakter hat, jedoch in vielen Fällen weit in das psychotherapeutische Fachgebiet hineinragt. So arbeiten z. B. in Drogenberatungsstellen, Ehe- und Familienberatungen und kirchlichen Beratungsstellen Fachkräfte aus anderen sozialen oder wissenschaftlichen Bereichen (z. B. Sozialpädagogik, Theologie, Pädagogik). Auch jede andere Berufsgruppe kann vertreten sein, da die Berufsbezeichnung der Beraterin bzw. des Beraters nicht geschützt ist.

Somit kann sich jede Person so nennen, die sich dazu berufen fühlt. In institutionellen (z. B. staatlichen oder kirchlichen) Beratungsstellen kann jedoch von einem adäquaten Ausbildungsstand der dort Tätigen ausgegangen werden.

Heilpraktikerinnen und Heilpraktiker

Die Heilerlaubnis nach HeilprG berechtigt dazu, psychotherapeutische Behandlungen durchzuführen. Anders als bei den o. g. Berufsgruppen gibt es hier jedoch keine verbindlichen Ausbildungsrichtlinien (➤ Kap. 1.1.2), wohl aber Leitlinien zur Überprüfung des Erwerbs dieser Erlaubnis. Die Kosten für eine psychotherapeutische Behandlung sind von den Patienten selbst zu zahlen und werden nicht von den gesetzlichen Krankenkassen erstattet.

1.1.2 Heilpraktikerinnen und Heilpraktiker für Psychotherapie

Seit 1993 kann in Deutschland eine Heilerlaubnis zur Ausübung der Psychotherapie erlangt werden. Dies gilt auch, wenn zuvor kein Hochschulstudium absolviert wurde. Mit dieser auf Grundlage des HeilprG ausgesprochenen Heilerlaubnis darf man sich **„Heilpraktiker/Heilpraktikerin, beschränkt auf das Gebiet der Psychotherapie"** nennen. In Fachkreisen wird die eingeschränkte Heilerlaubnis auch „kleiner Heilpraktikerschein" genannt.

Ein neues Berufsbild

Bis 1993 mussten alle psychotherapeutisch tätigen Personen, die nicht durch ein Studium qualifiziert waren, die normale (große) Heilpraktikerprüfung ablegen, um praktizieren zu dürfen. Ein niedersächsisches Gericht gab 1993 einer Klägerin Recht, die dagegen klagte, medizinisches Wissen lernen zu müssen, obwohl sie ausschließlich psychotherapeutisch tätig sein wollte. Es handelte sich bei der Einführung der Berufsgruppe „Heilpraktiker für Psychotherapie" somit nicht um eine neue gesetzliche Regelung, sondern um die Folgen eines Gerichtsurteils. Seit diesem Zeitpunkt haben mehrere tausend Menschen die eingeschränkte (sektorale) Heilerlaubnis erhalten und dürfen somit Psychotherapie ausüben. Um diese eingeschränkte Heilerlaubnis zu erhalten, muss eine schriftliche und eine mündliche Überprüfung stattfinden, deren Ausführung sich am HeilprG orientiert. Dieses noch aus der Zeit des Nationalsozialismus (1939) stammende Gesetz hat das Ziel, die „Volksgesundheit" zu schützen.

Aufgaben und Stellung im öffentlichen Gesundheitssystem

Heilpraktikerinnen/Heilpraktiker für Psychotherapie dürfen Menschen psychotherapeutisch behandeln, dürfen sich jedoch nicht Psychotherapeutin/Psychotherapeut nennen. Diese Berufsbezeichnung ist Ärztinnen und Ärzten sowie Psychologinnen und Psychologen mit mehrjähriger Zusatzausbildung und Approbation vorbehalten, im Fall der Kinder- und Jugendpsychotherapie auch Pädagoginnen/Pädagogen und Sozialpädagoginnen/Sozialpädagogen (➤ Kap. 1.1.1).

Das Angebot von Personen, die eine sektorale Heilerlaubnis erhalten haben, stellt eine Ergänzung des herkömmlichen medizinischen Angebots dar. Psychisch Erkrankte bezahlen ihre Behandlung in der Regel selbst, da gesetzliche Krankenkassen und auch die meisten Privatkassen die Behandlungskosten nicht übernehmen.

Während das öffentliche Gesundheitssystem im ambulanten Bereich nur Verhaltenstherapie, Psychoanalyse, tiefenpsychologisch fundierte Psychotherapie und die Systemische Therapie anerkennt und finanziert, ist das tatsächliche Spektrum der effektiven psychotherapeutischen Behandlungsmethoden sehr viel größer. Verfahren wie z. B. Klientenzentrierte Gesprächstherapie, Hypnotherapie, Gestalt- oder Körperpsychotherapie haben sich über Jahrzehnte bewährt, stehen jedoch vielen Menschen nicht zur Verfügung. Diese Lücke schließen u. a. die Heilpraktikerinnen und Heilpraktiker für Psychotherapie.

Ausbildung

Aufgrund der Änderung der ersten Durchführungsverordnung (➤ Kap. 2.1.1) zum HeilprG vom 07.12.2017 müssen Psychotherapeutische Heilpraktiker Kenntnisse und Fähigkeiten besitzen, die sie in die Lage versetzen, Klienten entsprechend ihrer Diagnose psychotherapeutisch zu behandeln. Des

Weiteren muss nachgewiesen werden, dass durch die Ausübung der Heilkunde sowohl für die Erkrankten selbst als auch für die Gesundheit der Bevölkerung keine Gefahr besteht.

Davon ausgehend ist eine Tätigkeit ohne eine vorherige therapeutische Ausbildung kaum mehr möglich. Einige Bundesländer haben dazu bereits ergänzende Prüfungsregelungen verfasst. So heißt es z. B. im Informationsblatt des Landratsamtes Heilbronn:

„Die Befähigung erfordert grundlegende Kenntnisse in einem Psychotherapieverfahren. In der Überprüfung muss deshalb nachgewiesen werden, dass grundlegende Kenntnisse in einem Psychotherapieverfahren vorhanden sind, dessen Ausbildung folgenden Kriterien genügt:

1. *Nachvollziehbares Therapiekonzept und Krankheitserklärungsmodell der angewendeten Methode.*
2. *Die Ausbildung enthält theoretische Wissensvermittlung und praktisches Training der angewendeten Methode.*
3. *Therapieerfahrung und Supervision.*
4. *Selbsterfahrung (in der Regel 40 Stunden).*
5. *Die Ausbildung soll mindestens einen Zeitraum von zwei Jahren umfassen.*
6. *Es besteht ein breites Indikationsspektrum für psychische Störungen."*

Bis zum Inkrafttreten der neuen Überprüfungsrichtlinien im März 2018 gab es keinerlei diesbezügliche Mindestanforderungen zur Ausübung der Heilkunde im Bereich der Psychotherapie, was durchaus kritisch zu sehen war. Die neuen Richtlinien sind daher als deutliches Signal zur Qualitätssicherung zu bewerten.

Zugangsvoraussetzungen zur Überprüfung

Die Überprüfung zur Erlangung der eingeschränkten Heilerlaubnis nach HeilprG ist nunmehr bundeseinheitlich geregelt. Eine in einem Bundesland ausgesprochene Heilerlaubnis ist bundesweit gültig. Wurde z. B. eine Prüfung in Baden-Württemberg erfolgreich absolviert, ist eine Niederlassung auch in Sachsen-Anhalt oder Bremen erlaubt. Die Kosten (zwischen ca. 400 und 900 EUR) und die weiteren Modalitäten für die Überprüfung und Ausstellung der sektoralen Heilerlaubnis sind von Bundesland zu Bundesland unterschiedlich und können bei den zuständigen Behörden erfragt werden (Adressen im Anhang ➤ A2).

Die Erlaubnis zur Überprüfung wird auf Antrag erteilt. Dem Antrag sind folgende Unterlagen beizufügen:

- Kurz gefasster Lebenslauf (in dreifacher Ausfertigung)
- Geburtsurkunde oder ein Auszug aus dem Familienbuch der Eltern, bei Verheirateten auch die Heiratsurkunde oder ein Auszug aus dem für die Ehe geführten Familienbuch
- Identitätsnachweis mit Lichtbild
- Amtliches Führungszeugnis, das nicht früher als 1 Monat vor der Vorlage ausgestellt worden sein darf
- Erklärung darüber, ob gegen die Antragstellerin oder den Antragsteller ein gerichtliches Straf- oder ein staatsanwaltschaftliches Ermittlungsverfahren anhängig ist
- Ärztliche Bescheinigung, die nicht früher als 1 Monat vor der Vorlage ausgestellt worden sein darf, wonach keine Anhaltspunkte dafür vorliegen, dass wegen eines körperlichen Leidens oder wegen Schwäche der geistigen oder körperlichen Kräfte oder wegen einer Sucht die für die Ausübung des Berufes als Heilpraktiker erforderliche Eignung fehlt
- Erklärung, dass der bzw. die Antragstellende beabsichtigt, sich im Gebiet der betreffenden Gemeinde oder Stadt niederzulassen
- Erklärung, ob und ggf. bei welcher Behörde zuvor bereits eine Erlaubnis beantragt wurde
- Nachweis darüber, dass der bzw. die Antragstellende mindestens die Hauptschule abgeschlossen hat
- Nachweis über Tätigkeiten und Ausbildungen im Bereich der Psychotherapie, bei Psychologen die Diplomurkunde bzw. die Master-of-Science-Urkunde und das Prüfungszeugnis

Ablauf und Inhalte der Überprüfung

Die Überprüfung besteht aus einem **schriftlichen Teil** mit 28 Multiple-Choice-Fragen, von denen 21 richtig beantwortet werden müssen, um diesen Teil zu bestehen. Für die Bearbeitung dieser Fragen stehen insgesamt 60 Minuten zur Verfügung. Nach Bestehen der schriftlichen Prüfung erhalten Sie eine Einladung zur **mündlich-praktischen Überprüfung,** die ca. 45 Minuten dauert und vor einer Prüfungskommission stattfindet.

In der Überprüfung ist festzustellen, ob folgende Kriterien erfüllt sind:

- **Ausreichende Kenntnisse über die Abgrenzung heilkundlicher Tätigkeit, insbesondere im psychotherapeutischen Bereich, gegenüber der Ärzten und Heilpraktikern vorbehaltenen heilkundlichen Behandlungen**
- **Fähigkeiten, Erkrankungen, die nicht zur sektoralen Heilerlaubnis gehören, zu erkennen und abzugrenzen**
- **Fähigkeiten, psychisch Erkrankte entsprechend der Diagnose psychotherapeutisch zu behandeln**
- **Klares Erkennen der eigenen Grenzen der persönlichen Kenntnisse und Fähigkeiten (inkl. Gefahren bei Überschreitungen)**
- **Bereitschaft, das eigene Handeln nach den vorhandenen Kenntnissen und Fähigkeiten auszurichten**

Zusätzlich zur Abgrenzung der in der Medizin und Psychotherapie tätigen Berufsgruppen sind Kenntnisse in folgenden Bereichen nachzuweisen:

- **Rechtskunde**
- **Gesundheitssystem**
- **Diagnostik**
- **Psychopathologie**
- **Psychiatrische Krankheitslehre**
- **Klinische Psychologie**
- **Grundlagen der Psychotherapie**
- **Notfallsituationen**
- **Fachspezifische Kommunikation und Interaktion**
- **Medizinische und pharmakologische Grundlagen im Bereich der Psychotherapie**

Antragstellende Personen sollten beachten, dass sich die Überprüfung auf den gesamten Bereich der Psychotherapie erstrecken kann. Eine Beschränkung auf spezielle Therapieformen, in der Antragstellende eventuell eine spezielle Ausbildung nachweisen können (z. B. Musik-, Gestalttherapie), ist nicht möglich.

1.1.3 Lernhinweise und Prüfungstipps

Den im Folgenden dargestellten Lernhinweisen und Prüfungstipps liegt die langjährige Unterrichtstätigkeit in der Ausbildung von Heilpraktikerinnen und Heilpraktikern für Psychotherapie zugrunde, mit der daraus resultierenden Erfahrung über die Schwierigkeiten, den vorliegenden Stoff zu verstehen. Viele Verständnisschwierigkeiten sind darauf zurückzuführen, dass Psychiatrie und Psychotherapie in der Fachliteratur sehr unterschiedlich gegliedert sind und sich überschneidende, uneinheitliche Definitionen und Namen für psychische Störungsbilder vorliegen. Im Klassifikationssystem der Weltgesundheitsorganisation (WHO), der **ICD-10** *(International Classification of Diseases and Related Health Problems,* Internationale Klassifikation der Krankheiten und verwandter Gesundheitsprobleme), wurde versucht, die Fachsprache und die Definitionen von Störungsbildern zu vereinheitlichen. Obwohl dieses Klassifikationssystem nach wie vor stark kritisiert wird, hat es sich in der psychiatrischen Fachwelt in Deutschland weitgehend durchgesetzt und bildet auch die Grundlage für die Klassifikation der in diesem Buch abgehandelten Krankheitsbilder (➤ Kap. 3.2.2). Für die Überprüfung müssen Sie nicht die ICD-10-Codes der einzelnen psychischen Störungen auswendig lernen, dennoch sollten Sie, wie im Buch aufgeführt, die den Störungen zugeordneten Klassifikationskategorien kennen.

In der ICD-10 sind viele psychiatrische Begriffe, die als überholt angesehen werden, nicht mehr aufgeführt. Dennoch werden sie im alltäglichen Gebrauch weiterhin verwendet, so z. B. die Begriffe „Neurose" und „Psychose" (➤ Kap. 1.2.2). Ein sicherer Umgang mit diesen Begriffen ist für Heilpraktikerinnen und Heilpraktiker von hoher Praxisrelevanz. Sie sollten die Behandlung von psychotischen Störungen aus Gründen der Sorgfaltspflicht ablehnen und einer Psychiaterin bzw. einem Psychiater oder einer Fachklinik überlassen. Es muss also sicher unterschieden werden können, ob eine Störung nur als neurotisch oder bereits als psychotisch einzuordnen ist. Es gibt weitere Begriffe, die sich in der Fachsprache und auch im populären Sprachgebrauch etabliert haben, täglich verwendet werden und dennoch aus Gründen der wissenschaftlichen und präzisen Begriffsdefinition offiziell abgeschafft wurden. Wegen ihres Fortbestehens im täglichen Sprachgebrauch und ihrer jahrzehntelangen Tradition müssen Lernende auch diese Begriffe kennen und erklären können. Die Unterteilung der Begriffe in wissenschaftlich aktuelle und klassische wird bei der Beschreibung der verschiedenen Störungsbilder kenntlich gemacht.

→ **Update** Die am 01.01.2022 in Kraft getretene ICD-11 ist durch sowohl inhaltliche als auch strukturelle Veränderungen gekennzeichnet. Bisher wird sie, auch aufgrund der fehlenden deutschen Übersetzung, noch nicht in der Praxis angewendet. Es ist eine flexible Übergangzeit von mindestens 5 Jahren vorgesehen.

Hinweise aus dem Bereich der Lernpsychologie

Die moderne Lernpsychologie hat in den vergangenen Jahrzehnten durch eine Fülle von Experimenten viele Erkenntnisse über die Vorgänge beim Lernen gewonnen. Durch bildgebende Verfahren, insbesondere die Positronenemissionstomografie (PET), lässt sich feststellen, durch welche Aktivitäten welche Gehirnabschnitte aktiviert werden. Für Leserinnen und Leser dieses Buches sind vor allem die sich aus der Forschung ergebenden Konsequenzen für das Lernen von Bedeutung. Die wichtigsten Empfehlungen und Konzepte werden hier kurz wiedergegeben (eine ausführliche und ausgezeichnete Darstellung der Lernpsychologie findet sich unter www.stangl-taller.at).

Vergessen und Erinnern

Für die meisten Menschen ist es frustrierend, wenn sie feststellen, dass sie einen gerade gelesenen Text fast vollständig wieder vergessen haben. Sie schimpfen sich selbst als „dumm" und vergesslich und machen das Ganze damit noch schlimmer. Heute weiß man, dass neue Informationen für eine kurze Zeit im **Kurzzeitgedächtnis** (KZG) gespeichert werden und dass das KZG, ähnlich dem Arbeitsspeicher eines Computers, nur eine sehr begrenzte Aufnahmekapazität hat. Laufend ist der Mensch mit neuen Informationen konfrontiert, und das KZG speichert die jeweiligen neuen Informationen, während die älteren wieder „gelöscht" werden. **Vergessen** ist also ein natürlicher Vorgang, der bei jedem Menschen gleichermaßen stattfindet. Um sich eine Information längerfristig einzuprägen und im günstigsten Fall ein Leben lang zu merken, muss diese Information an anderen Orten im Gehirn abgespeichert werden. Dazu muss die Information durch Wiederholung in das **Langzeitgedächtnis** (LZG) überführt werden. Durch wiederholte Darbietung von Informationen erkennt das Gehirn, dass eine Information wichtig ist. Allerdings sind stures Pauken und stupides Wiederholen nicht optimal.

Mittlerweile gibt es elegantere und zeitsparendere Methoden. So beschreibt Stangl (www.stangl-taller.at) für schwer zu merkendes Material die **5-10-20-Methode:** Eine überschaubare Menge von Informationen wird gelernt, dann eine 5-minütige Pause eingelegt. Der nächsten kurzen Lerneinheit folgt eine 10-minütige Pause, und zwischen den beiden letzten Lerneinheiten macht man 20 Minuten Pause. Trotz der vielen Pausen ist diese Methode zeitsparend.

Noch leichter fällt das Erinnern von Fakten, die miteinander **vernetzt** sind, also in einem Kontext abgespeichert werden. Für Lernende bedeutet dies, dass Auswendiglernen nur sehr begrenzten Wert hat und dass es mit zunehmender Lerndauer leichter wird, sich an Lerninhalte zu erinnern. Diese nehmen zwar an Zahl zu, vernetzen sich aber zunehmend miteinander. Deshalb sollte man die Lerninhalte verstanden haben, sonst lassen sie sich nicht einordnen.

Der günstigste Zeitpunkt zum Überführen von Informationen ins LZG (nicht zum Lernen an sich) ist der Abend. Bildgebende Verfahren dokumentieren, dass Lernen im Gehirn neue Nervenverbindungen wachsen lässt. Allerdings entstehen diese neuen Nervenverbindungen nicht während des Lernens, sondern danach in der Ruhephase. Nach einer das Gehirn anregenden Lernphase sind also unbedingt Lernpausen einzuhalten. Daher sind viele **kurze Lerneinheiten günstiger** als eine lange von gleicher Gesamtdauer.

Eine weitere Hilfe für Lernende ist das Kombinieren von Lerninhalten mit Bildern und Assoziationen. Viele Lernende haben Schwierigkeiten, sich die Namen von Psychopharmaka zu merken. Zum einen sollten solche Informationen, die unter die Rubrik „Auswendiglernen" fallen, in zeitlicher Nähe zur Prüfung gelernt werden, wobei erste Wissensschichten durchaus auch schon vorher gelegt werden können. Zum anderen kann man kreative Tricks anwenden, um sich schwierige Begriffe zu merken. Der Wirkstoff

Risperidon könnte z. B. mit der Assoziation „Bjarne Rijs fährt an der Peripherie von Paris am Ufer des Don“ gelernt werden. Diese unlogische Verknüpfung lässt sich leichter merken (wenn es die eigene ist) als der reine Name. Wenn man dieses Bild (Radfahrer Bjarne Rijs am Fluss Don mit dem Eiffelturm im Hintergrund) zusätzlich noch visualisiert, wird die Wahrscheinlichkeit des Erinnerns noch weiter erhöht. Gedächtniskünstler, die sich unvorstellbar lange Zahlenkolonnen merken können, verwenden genau solche Hilfen.

Erarbeiten eines neuen Fachgebiets

Elaborieren und Organisieren Zwei Prozesse stehen beim Studium eines neuen Fachgebiets im Vordergrund: Elaborieren und Organisieren. Beide Strategien sind für sich gesehen unentbehrlich und beeinflussen sich wechselseitig.

- **Elaborieren:** Informationen werden im Gehirn nicht als isolierte Einheiten, sondern als vielfach vernetzte Informationsblöcke abgespeichert. Dabei können Informationen umso besser abgerufen werden, je mehr sie mit anderen abgespeicherten Informationsblöcken vernetzt sind. Elaborieren bedeutet, Informationen zu bearbeiten und miteinander zu verknüpfen, indem das Gelernte mit eigenen Worten umschrieben wird, Fragen gestellt und beantwortet werden, der neue Stoff mit Vorwissen und eigenen Erfahrungen verknüpft und nach Beispielen und anschaulichen Symbolen gesucht wird.
- **Organisieren:** Der Lernstoff wird verdichtet und übersichtlich angeordnet. Die Informationen werden auf verschiedenen Hierarchieebenen angeordnet und zu Informationsblöcken zusammengefasst, die ihrerseits wieder aus Informationsblöcken bestehen. Es geht darum, die Informationsfülle zu reduzieren und Strukturen zum Informationsabruf (Erinnern) zu schaffen.

Nutzung verschiedener Medien und Arbeitstechniken

Lernen mit allen Sinnen Um sich ein neues Fachgebiet zu erarbeiten, ist es hilfreich, sich verschiedener, einander ergänzender Zugangswege zu bedienen. Ein Literaturstudium ist unumgänglich. Man sollte jedoch wissen, dass die Behaltensquote gelesener Information nur bei ca. 20 % liegt. Wurden Informationen gehört und gelesen, liegt die Behaltensquote bei ca. 50 % (z. B. durch die Teilnahme an einem Prüfungsvorbereitungskurs mit Vortrag, Beispielen, Visualisierungen und Filmbeiträgen). Am besten werden Tätigkeiten erinnert, die man selbst durchgeführt hat. Die Prüfungskandidaten verfügen anfangs meist nur über wenige eigene Erfahrungen in der Anwendung von Psychotherapie, die sich in der Regel zudem auf nur wenige Verfahren beschränken. Eine Möglichkeit, psychische Störungen anschaulicher zu lernen, besteht beispielsweise darin, ein Praktikum in einem psychiatrischen Krankenhaus oder in einer Wohngruppe für Menschen mit seelischen Behinderungen zu absolvieren. Viele Kliniken bieten heute auch Vorträge aus dem Bereich der psychiatrischen Krankheitslehre an. Des Weiteren findet sich auch in den Medien eine Vielzahl an Reportagen aus Kliniken, die die Realität im Umgang mit psychisch erkrankten Menschen anschaulich darstellen; es laufen Erfahrungsberichte von Erkrankten oder Filmbeiträge zu psychischen Störungen. Die Auswahl ist überwältigend, und dennoch gilt hier Qualität vor Quantität. Achten Sie beim Lernen auf die wissenschaftliche Qualität Ihrer Lernquellen. Hat man Menschen mit bestimmten Störungen in einer Klinik oder im privaten Umfeld gesehen, sollte genau geprüft werden, ob die Störungsbilder in klassischer Form vorlagen oder ob ein untypischer Verlauf beobachtet wurde (zum Lernen weniger geeignet). Nur bei typischen Verläufen sollte ein solches Erleben einer psychisch erkrankten Person als Beispiel herangezogen werden. Die Behaltensquote von selbst durchgeführten Handlungen liegt bei ca. 70 %.

Lernen in überschaubaren Portionen Nachdem der Lernstoff gesichtet, strukturiert und verstanden wurde, empfiehlt es sich, den Stoff als Kerninformationen abzuspeichern. Die Lernforschung hat festgestellt, dass Lernportionen mit **höchstens sieben Sinneinheiten** am besten gelernt und behalten werden können. Diese Menge Information entspricht einem Lernstoff, der in längstens 10 Sekunden aufgesagt werden kann. Sind Informationen komplexer, müssen sie in kleinere Untereinheiten zerlegt werden, für die wiederum die gleichen Kriterien gelten.

Lernen mit Karteikarten Das Erstellen von Karteikarten zum Lernen von neuem Lernstoff ist, für sich genommen, bereits ein wichtiger Verarbeitungsschritt. Komplexe Informationen werden auf wenige Stichwörter reduziert, die man natürlich verstanden haben sollte. Beim Erstellen von Karteikarten ist möglichst das Prinzip der überschaubaren Portionen zu beachten (s. o.), d. h., es sollten maximal sieben Kerninformationen pro Karte aufgelistet werden. Auf die Vorderseite schreibt man eine Frage, auf die Rückseite die richtige Antwort in Stichwörtern. Fertig erstellte Karteikarten werden in einen Karteikasten einsortiert, der in fünf Bereiche unterteilt ist, die den Lernerfolg dokumentieren. Die Antworten auf die Fragen der Karten im ersten Bereich werden aufgesagt. Ist die Antwort richtig und vollständig, kommt die Karte in den zweiten Bereich. Ist die Antwort nicht vollständig richtig, wird die Karte als letzte wieder in den ersten Bereich zurückgestellt. So verfährt man weiter, bis eine Karte im fünften Bereich angelangt ist und bei neuerlicher richtiger Beantwortung aussortiert werden kann.

Studium der Fachliteratur Für viele Lernende liegen Ausbildung oder Studium zeitlich weit zurück. Um den Umgang mit Fachliteratur zu optimieren, können sich folgende Empfehlungen als hilfreich erweisen:

- Sichten der Fachliteratur: Fachbücher sollten Sie bezüglich ihrer Systematik und der Inhalte, die als lernrelevant eingeschätzt werden, sichten. Zu oberflächliche oder zu spezielle Literatur ist in vielen Fällen ungeeignet. Als **Kernliteratur** können für die Psychiatrie **ein bis zwei weitere Psychiatrie-Lehrbücher,** je **ein medizinisches und psychiatrisches Lexikon** und die **ICD-10** als Grundlagenliteratur angesehen werden (s. Anhang). Da die ICD-11 in Deutschland bisher nur in einer Entwurfsfassung vorliegt und im klinischen Alltag noch nicht verwendet wird, ist es ratsam, sich hier einen zunächst nur groben Überblick zu verschaffen.
- Fachliteratur wird in der Regel nicht von vorne nach hinten gelesen. Viel sinnvoller ist es, sich an eine vorher festgelegte Reihenfolge zu halten, mit der gezielte Abschnitte studiert werden. Prüfungsvorbereitungskurse geben häufig eine solche Struktur vor. Auch die Systematik des vorliegenden Buches kann hierfür genutzt werden.
- Motivierend sind selbstgestellte Fragen, die dabei helfen, sich einen Text zu erarbeiten. Solche Fragen könnten z. B. folgendermaßen lauten: Welches sind die Kernaussagen des jeweiligen Abschnitts? Wie stimmen die gefundenen Informationen mit meinem Vorwissen überein? Welche Information ist für die Praxis bzw. Prüfung wirklich relevant?
- Beim eigentlichen Lesen werden wichtige Stichwörter und Abschnitte im Text markiert, sodass bei einer Wiederholung nicht wieder der ganze Text gelesen werden muss.
- Verständnisfragen, die sich beim Lesen der Fachliteratur ergeben, sollte man unbedingt nachgehen, da die Aufnahme von Informationen, die einer nicht verstandenen Textstelle folgen, gestört ist.
- Die Behaltensquote von Gelesenem wird erhöht, wenn relevanter Text eigenständig (in Stichwörtern) zusammengefasst wird. Aus solchen Zusammenfassungen lassen sich u. U. Lernkarteien (s. o.) generieren. Das Schreiben per Hand bringt bessere Lernerfolge mit sich.

Gewusst wie: Wege zum erfolgreichen Lernen

Lernplanung

Die Erarbeitung der komplexen Materie der Psychiatrie erfordert ein langfristiges Vorgehen. Die Fülle des Stoffs muss in viele kleine Portionen zerlegt werden. Die Zeitplanung sollte unbedingt Reservezeiten, Wiederholungen und freie Tage beinhalten. Viele Lernende machen gute Erfahrungen mit Wochen- und Monatsplänen. Empfehlenswert ist zudem, einen möglichst regelmäßigen Rhythmus von Lernphasen zu finden, der sich in Ihr individuelles Leben einfügt. Ungünstig ist es hingegen, sich eine bestimmte Anzahl an Stunden pro Woche vorzunehmen und es den äußeren Umständen zu überlassen, wann diese stattfinden. Regelmäßige kurze Lernphasen sind selteneren und längeren immer vorzuziehen (lieber 5-mal 1 Stunde anstatt 1-mal 5 Stunden am Wochenende).

Arbeitsplatz

Ein guter Arbeitsplatz ist für kontinuierliches Lernen unerlässlich. Der wichtigste Faktor ist Ruhe. Kindergeschrei, Besuche, Telefonate usw. stören konzentriertes Lernen. Aus diesem Grund ist ein guter Arbeitsplatz meist auch mit einer guten Zeitplanung zu kombinieren. Idealerweise sollte dieser Arbeitsplatz in der Zeit der Prüfungsvorbereitung nur zu diesem Zweck genutzt werden. Unerledigte Korrespondenz auf dem Schreibtisch ist ebenso störend wie Mahnungen oder die Steuererklärung. Eine regelmäßige Sauerstoffzufuhr sollte möglich sein. Manche Menschen können gut im Freien lernen. Karteikarten können zur Wiederholung auch gut während eines Spaziergangs genutzt werden.

Lerneinheiten

Aktive Lernphasen sollten deutlich von anderen Aktivitäten abgegrenzt werden. Die optimale Konzentrationsdauer ist individuell recht unterschiedlich. Die absolute Höchstdauer einer Lerneinheit beträgt 90 Minuten. 30 Minuten sollten nicht unterschritten werden. Je länger eine Lernphase gedauert hat, desto länger sollte die anschließende Pause sein. Als Durchschnitt gelten etwa 20 Minuten Pause nach einer 90-minütigen Lerneinheit. In solche Lernpausen können Entspannungsübungen, Spaziergänge oder kleine „Belohnungen“ eingestreut werden.

Motivation

Einer der wichtigsten Faktoren der modernen Lernpsychologie ist die Motivation. Langfristige Motivatoren sind für angehende psychotherapeutische Heilpraktikerinnen und Heilpraktiker natürlich die beruflichen Perspektiven. Diese sollte man sich möglichst konkret vor Augen führen. Welche Wünsche, Visionen und Ziele sind emotional mit der Erreichung des Ziels verbunden? Vielleicht haben Sie Lust und Spaß daran, schon im Vorfeld z. B. einen Flyer für Ihre zukünftige Praxis zu entwerfen. Dieser könnte als Motivationshilfe über Ihrem Schreibtisch hängen.

Außerdem ist es sinnvoll, sich kurzfristig zu motivieren, z. B. durch Interesse und Neugier. So sind vielen angehenden psychotherapeutischen Heilpraktikerinnen und Heilpraktikern Sichtweise und Fachsprache der Psychiatrie zunächst fremd. Und erfahrungsgemäß begegnet der Mensch allem Fremden zunächst mit Skepsis. Nähern Sie sich durch Offenheit, schauen Sie sich Filme und Reportagen an. Sprechen Sie mit Menschen, die beruflich im Fachbereich Psychiatrie verankert sind, und scheuen Sie sich nicht, immer wieder Fragen zu stellen.

Vorbehalte gegen die Psychiatrie insgesamt, die häufig im Kern auch eine Berechtigung haben, beruhen in vielen Aspekten auf wenig differenzierten Vorurteilen. Eine wichtige Motivation zum Erlernen psychiatrischen Wissens sollte demnach das Bestreben sein, sich so ausführlich mit der Materie zu beschäftigen, dass vorhandene Vorurteile überprüft werden können oder Kritik in der fachlichen Diskussion fundiert vorgebracht werden kann. Lernende mit einer durchgängig negativen Einstellung zum medizinischen Fachgebiet der Psychiatrie werden große Schwierigkeiten haben, sich den Stoff ausreichend anzueignen und zu verstehen.

Weitere wichtige Motivatoren sollten natürlich auch der Schutz und die qualifizierte Beratung von Personen sein, die bei schweren Störungen oft eine andere Hilfe benötigen, als sie von psychotherapeutischen Heilpraktikerinnen und Heilpraktikern angeboten werden kann.

Selbstüberzeugungen

Durch Erlebnisse mit negativen Bewertungen und generellen Abqualifizierungen durch beispielsweise Eltern und Lehrkräfte haben viele Menschen ungünstige Selbstüberzeugungen entwickelt (z. B.: „Du bist faul“, „Das kann ja sogar dein kleiner Bruder“). In Lern- und Prüfungssituationen werden derartige Gedankenmuster und Überzeugungen oft aktiviert, wenn bei der Aufnahme von Wissensstoff Schwierigkeiten entstehen. Eine Hilfe kann bereits darin bestehen, sich der oben beschriebenen Mechanismen des Erinnerns und Vergessens bewusst zu werden: „Vergessen ist ein ganz normaler Vorgang, der bei jedem Menschen stattfindet. Dem kann ich durch gute Lerntechnik etwas entgegensetzen.“

Zusätzlich können den negativen Selbstüberzeugungen positive Sätze gegenübergestellt werden. Dieser Vorgang sollte über ein plattes „positives Denken“ hinausgehen, damit das Unterbewusste auch tatsächlich erreicht wird. Sobald also negative Gedankenmuster aktiviert werden, sollten Qualitäten ins Bewusstsein geholt werden, die eventuell sogar auf die Lernsituation übertragen werden können: So kann z. B. der Selbsteinschätzung „Ich kann nicht gut formulieren“ die Feststellung „Ich kann gut zuhören“ entgegengesetzt werden. Der negativen Überzeugung

„Ich kann keinen Erfolg haben“ kann man z. B. entgegenstellen, in welchen Lebensbereichen bereits Erfolge errungen wurden.

Negative Selbstüberzeugungen schaffen außerdem eine ungünstige emotionale Stimmungslage, welche die Aufnahme von neuem und komplexem Lernstoff erschwert. Lernende sollten versuchen, sich bewusst mit den negativen Selbstüberzeugungen auseinanderzusetzen und sie einer Realitätsprüfung zu unterziehen.

Ernährung

Es ist allgemein bekannt, dass eine ausgewogene Ernährung mit einem hohen Anteil an frischem Obst und Gemüse der Gesundheit zuträglich ist. Gerade in Phasen erhöhter Anforderungen ist eine gesunde Ernährung umso wichtiger. Alkohol, Drogen (auch Kaffee!) und Nikotin sind absolut schädlich, und zahlreiche Experimente konnten belegen, dass diese Stoffgruppen sich negativ auf die Behaltensleistung auswirken. Aus der Kinesiologie stammt die Empfehlung, bei geistiger Arbeit in ausreichender Menge klares, gutes Wasser zu trinken.

Lerngruppen

Teilnehmende von Prüfungsvorbereitungskursen waren nach Beobachtungen der Autoren im Durchschnitt erfolgreicher, wenn sie sich zusätzlich in kleinen Gruppen auf die Prüfung vorbereitet haben: Lernen in Gruppen macht mehr Spaß, und durch gegenseitige Verbindlichkeit können individuelle Disziplinprobleme und Motivationslöcher besser aufgefangen werden. Zudem hat jedes Mitglied andere Vorkenntnisse und Herangehensweisen an den Lehrstoff und an das Lernen an sich, sodass eine ständige gegenseitige Wissensüberprüfung stattfinden kann. Außerdem üben sich die Teilnehmenden im aktiven Formulieren der Sachinhalte, was für die mündliche Prüfung von großem Vorteil ist. Um Lerngruppen effektiv zu gestalten, sollten folgende Empfehlungen befolgt werden:

- Lerngruppen sollten sich regelmäßig treffen.
- Inhalte und Vorgehen sollten genau abgesprochen werden, z. B.: Person X bereitet Störungsbild Y intensiv vor, hält einen einleitenden Vortrag und übt sich in der Wissensvermittlung zu dem gelernten Thema. Danach werden die Inhalte diskutiert und Fragen geklärt. Hierzu haben auch alle anderen Teilnehmenden das Thema vorbereitet. Danach trägt Person Z das nächste Thema vor usw. Eigenständiges Formulieren des Stoffs ist eine wichtige Prüfungsvorbereitung.
- Es sollte darauf geachtet werden, dass alle Teilnehmenden einer Lerngruppe in etwa gleich aktiv sind, sich niemand nur „anhängt“ und auch niemand die Gruppe durch eine zu große Anzahl von Beiträgen dominiert.
- Die Teilnehmenden sollten sich in regelmäßigen Abständen Rückmeldung geben. Bei Referaten ist nicht nur auf inhaltliche Richtigkeit, sondern auch auf Form und Außenwirkung zu achten. Rückmeldungen sollten wohlwollend sein, jedoch auch die Schwachpunkte aufzeigen, bei denen es Verbesserungsmöglichkeiten gibt: „Seien Sie nett zueinander, aber schonen Sie sich nicht.“
- In regelmäßigen Abständen sollte die Zusammenarbeit an sich thematisiert werden. Ist die Gruppe noch auf Kurs? Müssen die Arbeitsabläufe verändert werden? Fühlen sich alle in der Gruppe wohl? Werden die vereinbarten Gruppenregeln und Arbeitsaufteilungen eingehalten? Gibt es Störungen auf der Beziehungsebene? Konkurrenzverhalten und mangelnde gegenseitige Unterstützung beeinträchtigen die Effektivität von Arbeitsgruppen. Gemäß den Regeln der themenzentrierten Interaktion nach Ruth Cohn sollten Störungen behoben werden, bevor die Gruppe wieder arbeitsfähig ist.
- Die Mitglieder einer Lerngruppe sollten sich gegenseitig motivieren und über Lernkrisen hinweghelfen.
- Das gemeinsame Lernen sollte Spaß machen. Denken Sie an das Setting, gestalten Sie es nach Ihren gemeinsamen Wünschen, und vergessen Sie nicht Ihre Lernpausen.

Belohnungen

Kleine und große Belohnungen wirken sich positiv auf die Lernmotivation aus. So sollten zwischen einzelnen Lerneinheiten kleine Belohnungen und nach längeren Lernphasen größere Belohnungen (etwa eine Ferienreise) eingestreut werden. Auch Lerngruppen können sich von Zeit zu Zeit mit einer gemeinsamen Freizeitaktivität belohnen. Belohnungen sollten nicht aufgeschoben werden, sondern unmittelbar auf das

Erreichen eines (Zwischen-)Ziels folgen, sonst verlieren sie ihre motivierende Wirkung.

Möglicher Lernverlauf am Beispiel Depression

Der nachfolgende beispielhafte Lernverlauf soll Ihnen die oben erwähnten Lernhilfen (z. B. Vernetzung einzelner Faktoren anhand von bildhafter Darstellung, Erarbeitung einzelner Informationsblöcke, überschaubare Lehrstoffmengen etc.) näherbringen. Eine Möglichkeit stellt, wie im Folgenden abgebildet, die Arbeit mit Mindmaps dar.

- ➤ Abb. 1.1 gibt einen Überblick über die von Ihnen zu erarbeitenden relevanten Inhalte zum Thema Depression. Die übergeordnete Frage im ersten Lernschritt könnte lauten: Was muss zu diesem Thema gelernt werden, und wo finden sich weiterführende Informationen in diesem Buch oder in anderweitiger Literatur?
- ➤ Abb. 1.2 beinhaltet beispielhaft allgemeine Informationen zum Störungsbild der Depression. Relevant sind hier z. B. wichtige statistische Angaben. Auch aktuelle Berichte aus Presse und Fernsehen könnten hier eingeordnet werden.
- ➤ Abb. 1.3, ➤ Abb. 1.4 und ➤ Abb. 1.6 unterstützen das Lernen hinsichtlich des eigentlichen Störungsbildes der Depression. Hier finden sich Informationen über Ursachen, Erscheinungsbild und Verlauf der Erkrankung.
- ➤ Abb. 1.5 zeigt, welche Angaben benötigt werden, um eine Verdachtsdiagnose stellen zu können, die für die weiteren Therapiemaßnahmen zwingend erforderlich ist.
- ➤ Abb. 1.7 befasst sich mit den unterschiedlichen Therapiemöglichkeiten nach Feststellung der Erkrankung. In dieser Rubrik könnte die von Ihnen angewandte Therapiemethode hinzugefügt und erläutert werden.

Tipps für die schriftliche Prüfung

Schriftliche Prüfungen werden im sog. Multiple-Choice-Verfahren durchgeführt. In der Regel werden 28 Fragen gestellt, von denen 75 % richtig beantwortet werden müssen, um zur mündlichen Prüfung zugelassen zu werden. Es ist dringend zu empfehlen, die Beantwortung von Multiple-Choice-Tests zu trainieren, da es einige Fallstricke gibt. Eine Frage ist mit meist fünf verschiedenen Antwortmöglichkeiten versehen, von denen mal eine, mal zwei oder auch mehrere richtig sein können. Die Fragen und ihre Antwortmöglichkeiten sind sehr genau zu lesen, da sich schnell Flüchtigkeitsfehler einschleichen können. Zur Vorbereitung der schriftlichen Prüfung sind besonders Definitionen, Begriffsklärungen und Symptome psychischer Störungen zu lernen. Darauf wird in den Prüfungshinweisen zu den einzelnen Abschnitten dieses Buches eingegangen.

Beispiel für eine Multiple-Choice-Frage

Charakteristische Phänomene bei Patienten mit Wahnstimmung (nach vorherrschender psychiatrischer Definition) sind:

- Unbestimmtes Gefühl, dass sich die Umgebung verändert hat
- Unbestimmtes Gefühl des Unheimlichen
- Starke affektive Aufladung durch Dominanz eines florierenden systematisierten Wahns
- Logorrhoische Ideenflucht

Antwortmöglichkeiten:
a) Nur 3 ist richtig.
b) Nur 1 und 2 sind richtig.
c) Nur 1 und 3 sind richtig.
d) Nur 2 und 4 sind richtig.
e) Nur 3 und 4 sind richtig.
(Richtige Antwort: b).

Tipps für die mündliche Prüfung

Im Gegensatz zur schriftlichen Prüfung geht es bei der mündlichen Prüfung um den Gesamteindruck der Anwärterinnen und Anwärter. Während für eine schriftliche Prüfung Punkte vergeben werden und Antworten entweder richtig oder falsch sind (nicht etwa zu ¾ richtig und zu ¼ falsch), gibt es in einer mündlichen Überprüfung viel mehr Gelegenheiten, Unklarheiten und Missverständnisse zu korrigieren – natürlich auf der Grundlage von Fachwissen. Häufig lässt sich beobachten, dass fachlich gut vorbereitete Prüflinge große Mühe haben, das Gelernte aktiv zu formulieren. Auch das Sprechen vor einem Prüfungsausschuss will geübt sein. Schon das Lernen in Arbeitsgruppen verschafft Übung im Formulieren von Fachwissen. Sehr gut kann man sich auch von anderen Personen abfragen lassen. Diese sollten jedoch in der Lage sein, eine qualifizierte Rückmeldung zu geben. Eine weitere Möglichkeit besteht darin, sich recht-

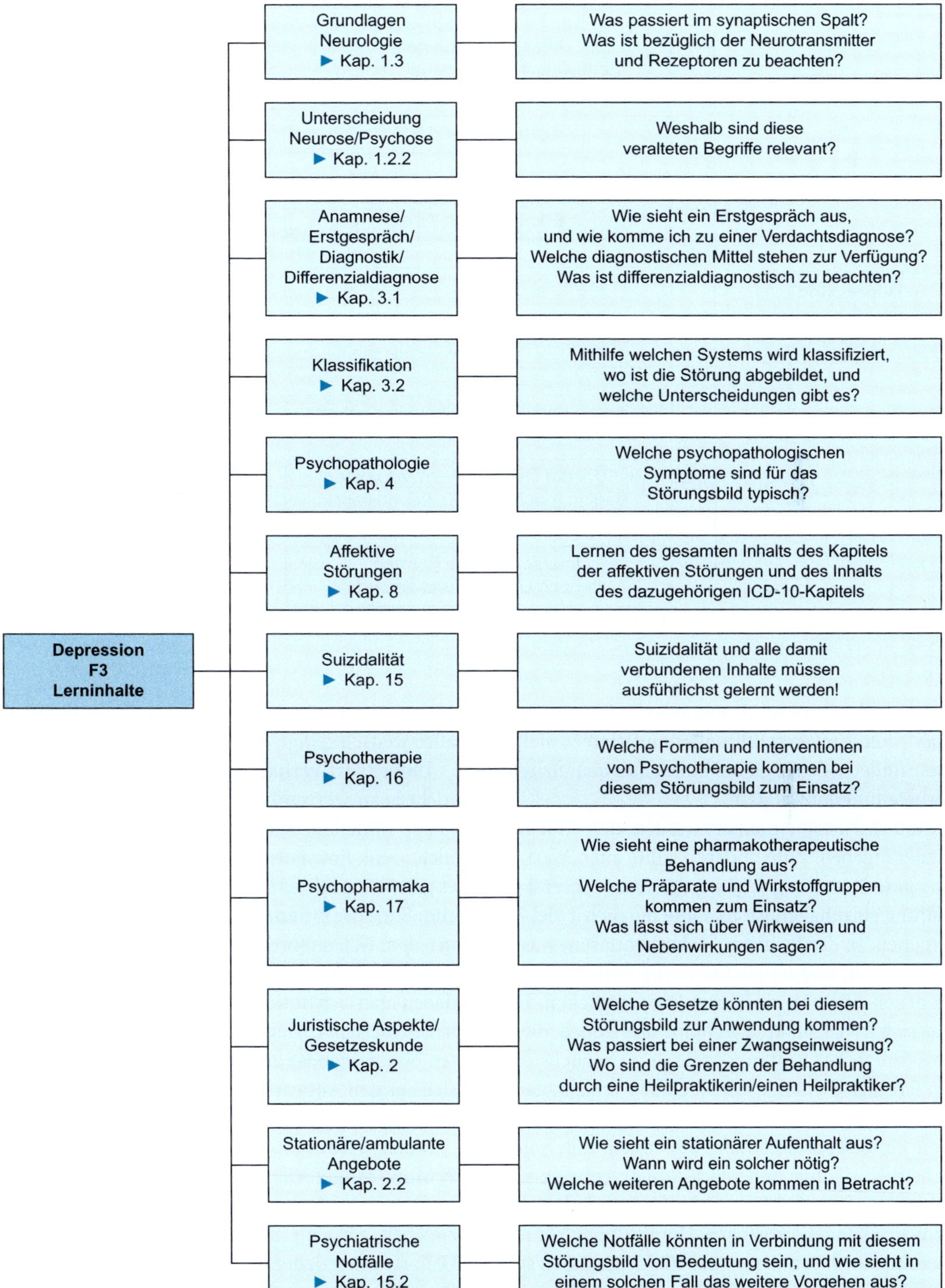

Abb. 1.1 Lerninhalt „Depression" [L231]

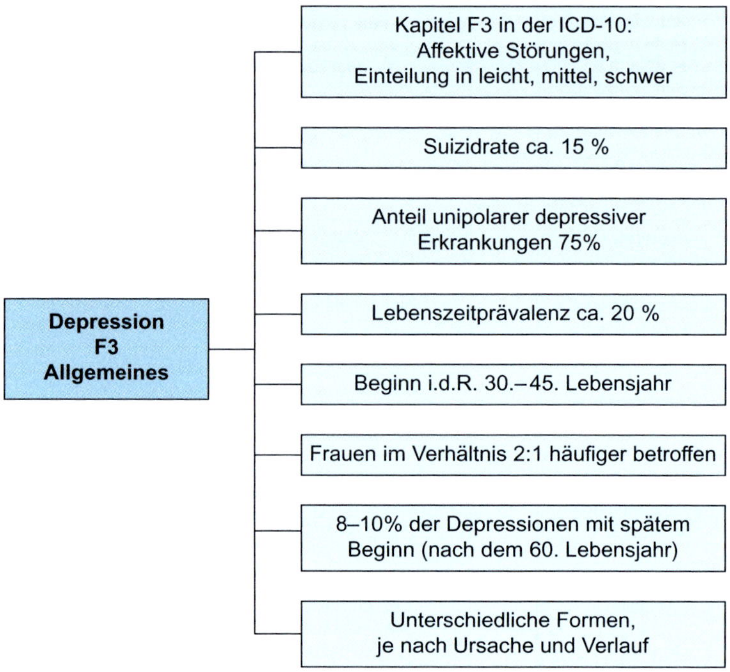

Abb. 1.2 Allgemeines „Depression" [L231]

zeitig vor der Prüfung einzeln oder in Kleingruppen einer professionellen Prüfungssimulation zu stellen. Diese findet in der Regel am Ende eines qualifizierten Vorbereitungskurses statt.

Zum einen sollte trainiert werden, den Stoff aktiv wiederzugeben. Zum anderen sollte auch Wert auf eine gute Strategie gelegt werden, die während der Prüfung einzuhalten ist. Es sollte möglichst viel Zeit vergehen, in der Prüflinge dokumentieren, was sie alles wissen, und möglichst wenig Zeit, in der der Eindruck entsteht, sie hätten Wissenslücken. Dies mag sich trivial anhören, es lohnt sich jedoch, diesen Umstand in der Prüfungsstrategie zu berücksichtigen. Werden Prüflinge z. B. nach den verschiedenen Formen von Halluzinationen gefragt, können sie diese einfach aufzählen und benennen. Eine solche (inhaltlich richtige und vollständige) Antwort wäre ausreichend. Im Prüfungsablauf wären jedoch nur wenige Sekunden vergangen. Die Prüflinge könnten allerdings auch definieren, was Halluzinationen sind, die verschiedenen Formen in ihrem Erscheinungsbild beschreiben und zusätzlich erwähnen, bei welchen Störungen Halluzinationen auftreten. Mit einer solchen Antwort wären möglicherweise bereits einige Minuten gewonnen. Allerdings ist davon abzuraten, allzu weitschweifige Antworten zu geben.

Umgekehrt verhält es sich mit Fragen, die man nicht beantworten kann. In diesem Fall sollte man knapp mitteilen, dass man die Antwort im Moment nicht weiß. Entweder wird eine andere Frage gestellt, es gibt weiterführende Hinweise, oder die Frage wird zum Ende der Prüfung erneut gestellt. Ungünstig ist es in jedem Fall, unpräzise zu antworten und dabei möglicherweise weitere Wissensgebiete anzusprechen, in denen man sich unsicher fühlt. Mündliche Prüfungen laufen meist in Dialogform ab. Selten werden Fragelisten hintereinander abgearbeitet. Dies bedeutet, dass sich aus den Antworten des Prüflings weitere Fragen ableiten, mit denen der Stoff vertieft wird.

Meist wird man zu Beginn einer mündlichen Prüfung aufgefordert, einige Angaben zur Person und zum beruflichen Werdegang zu machen und anzugeben, weshalb man sich der Überprüfung nach HeilprG unterziehen möchte. Auch die Fragen nach Qualifikationen und der angestrebten Behandlung welcher Personengruppen wird oft zu Beginn gestellt. Die Antworten auf diese Fragen sollte man sich vor der Prüfung gut überlegen, da man auf leichte Art und

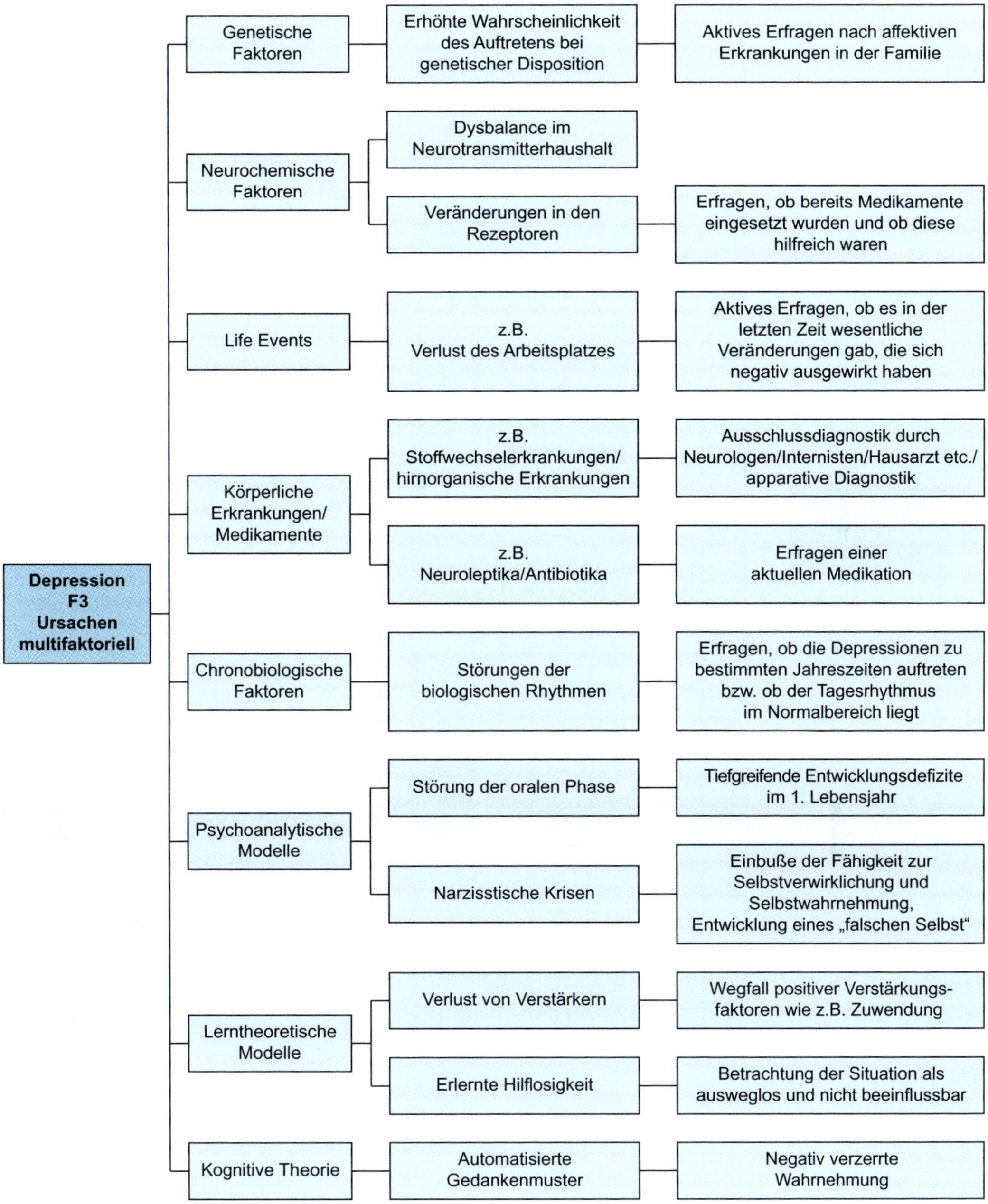

Abb. 1.3 Ursachen „Depression" [L231]

Weise bereits zu Anfang einen positiven und klaren Eindruck von sich hinterlassen kann und die Möglichkeit hat, sich „warmzureden".

Umgang mit Prüfungsangst

Viele Menschen haben vor allem während der Schulzeit, aber auch in der weiteren beruflichen Ausbildung schlechte Erfahrungen mit Prüfungen gemacht. Gerüchte über schwierige Heilpraktiker-

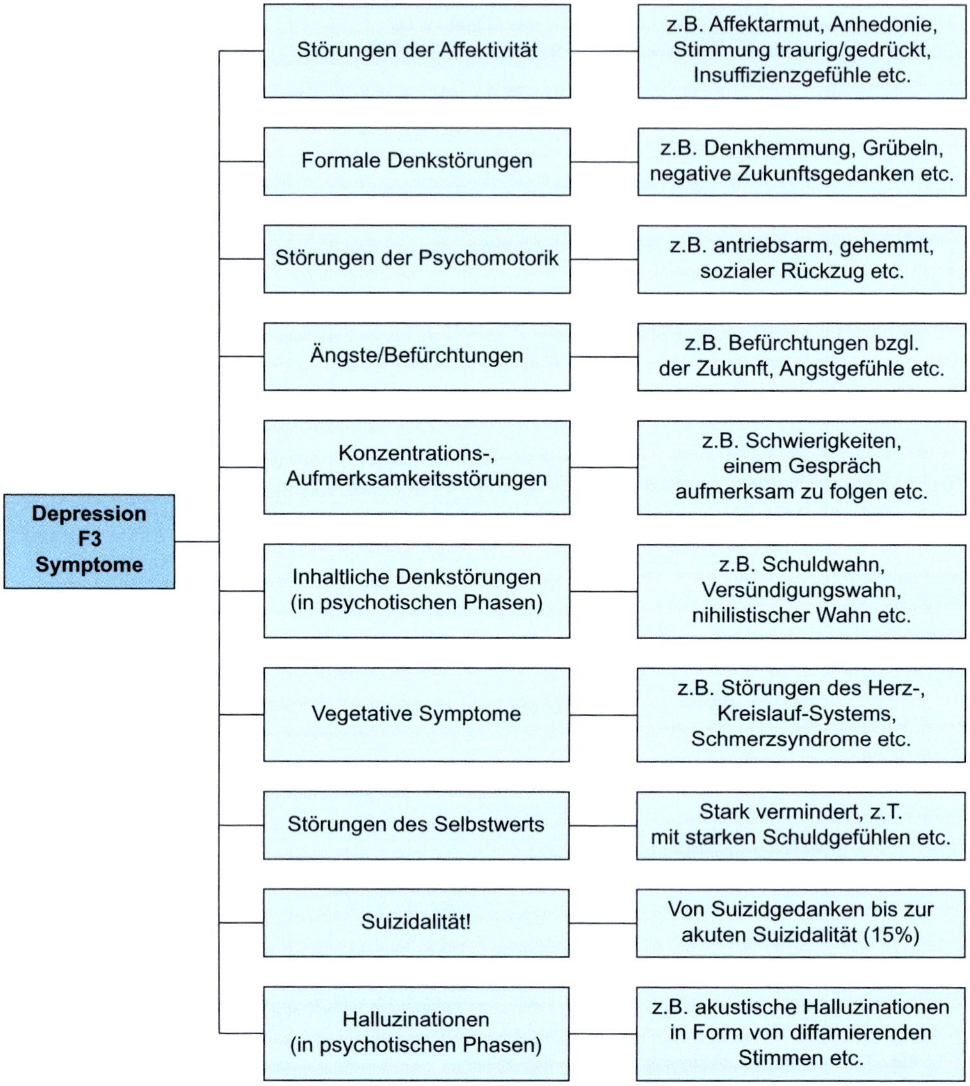

Abb. 1.4 Symptome „Depression" [L231]

prüfungen können bestehende Ängste zusätzlich bedienen. Dabei gilt es, wirkliche Prüfungsängste von physiologischen Stressphänomenen zu unterscheiden, die im Zusammenhang mit Prüfungen auftreten (z. B. weniger Appetit, beschleunigter Puls, Unruhe). **Stressreaktionen** sind nur unmittelbar vor der Prüfung sinnvoll. Fallen sie zu stark aus, kann es sinnvoll sein, Entspannungsverfahren wie autogenes Training oder eine Muskelrelaxation nach Jacobson durchzuführen. Bei echten **Prüfungsängsten** haben sich 1–2 Sitzungen mit Hypnotherapie nach Erickson bewährt. Diese Methode hilft schnell und effizient, individuelle Strategien zur Bewältigung der eigenen Befürchtungen zu entwickeln. Viele Ausbildungsinstitute bieten mittlerweile spezielle Coachings für Menschen mit Prüfungsangst an.

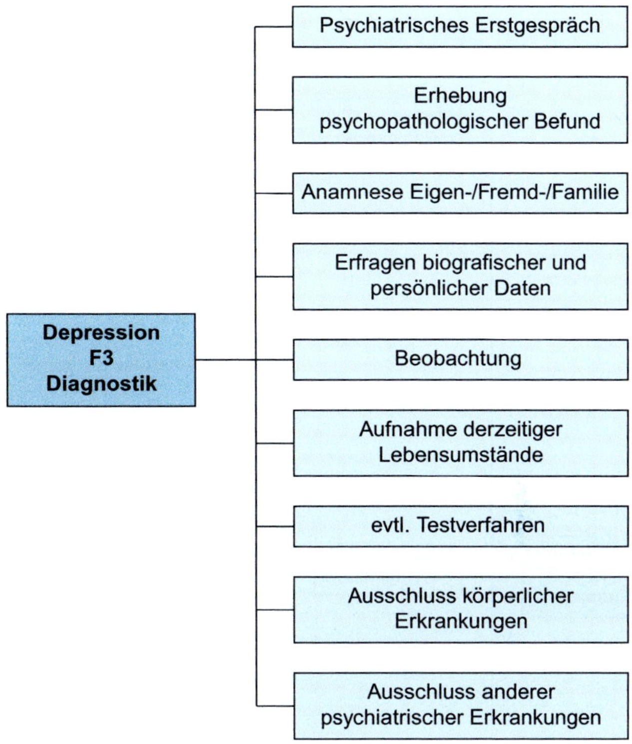

Abb. 1.5 Diagnostik „Depression" [L231]

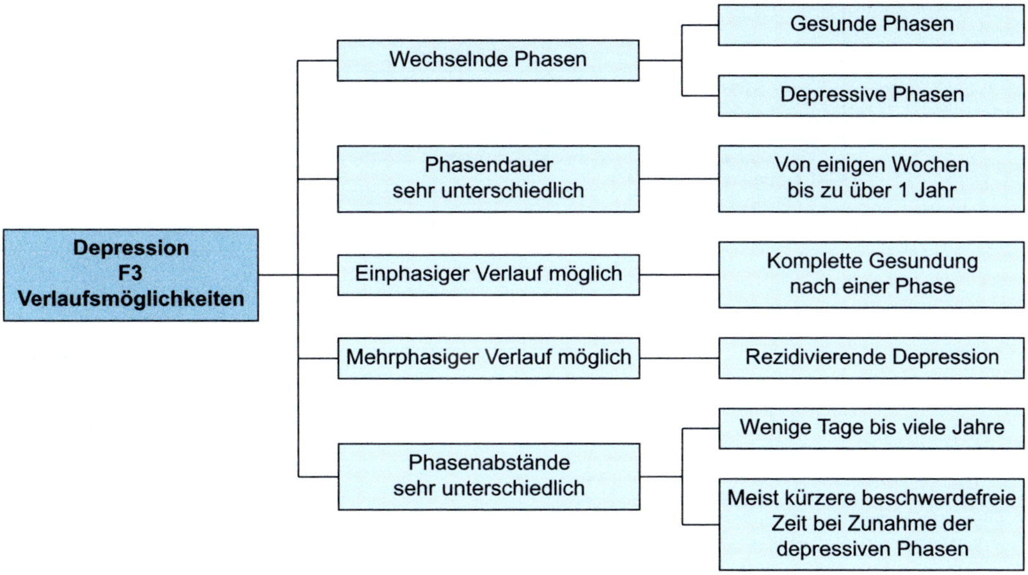

Abb. 1.6 Verlauf „Depression" [L231]

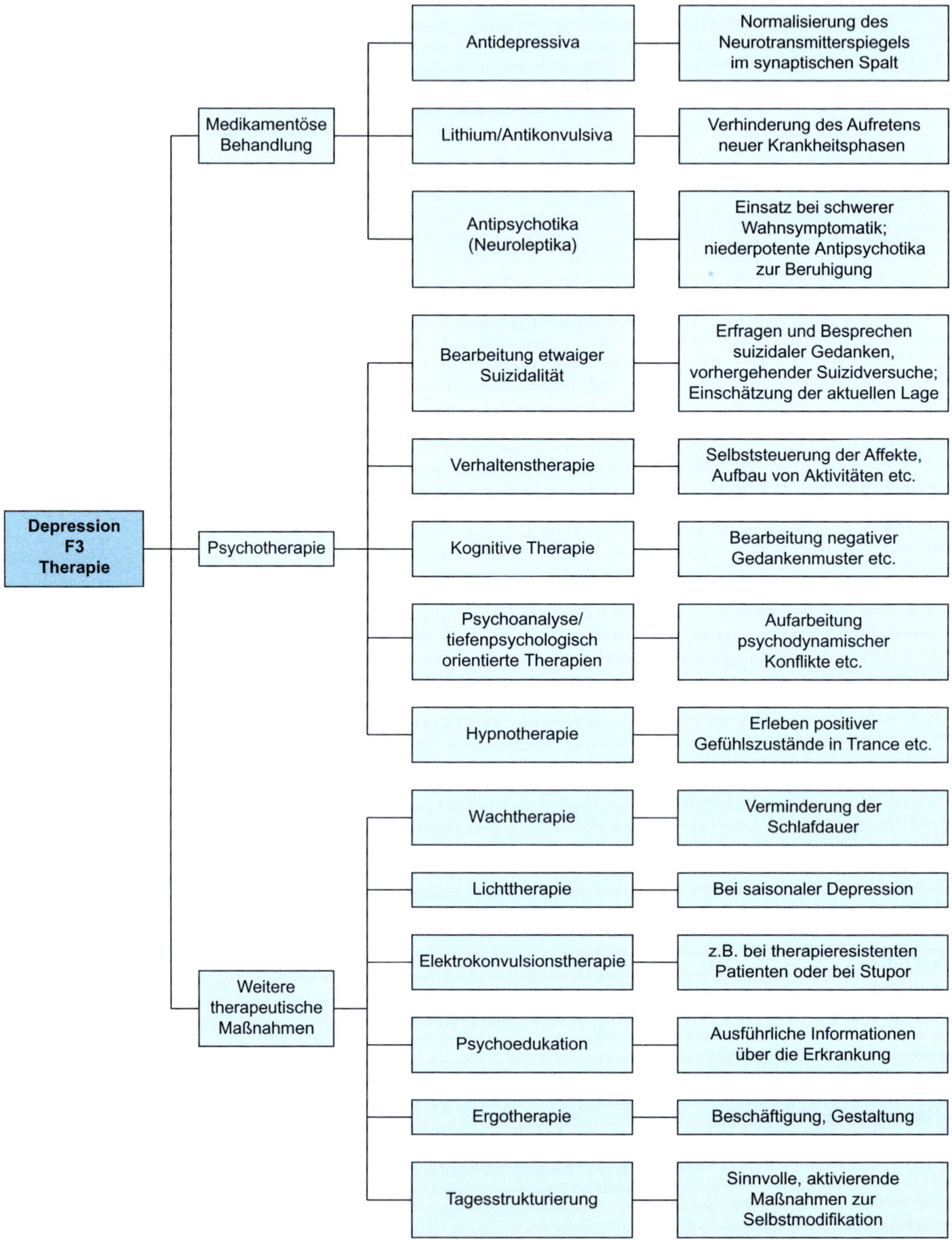

Abb. 1.7 Therapie „Depression" [L231]

1.2 Fachgebiet Psychiatrie

1.2.1 Was ist Psychiatrie?

Die Psychiatrie, eine Teildisziplin der Medizin, ist die Lehre von den seelischen Krankheiten des Menschen. Sie befasst sich mit deren Erforschung, Diagnostik und Therapie, aber auch mit der Prophylaxe (Vorbeugung) psychischer Erkrankungen sowie mit der Rehabilitation (Wiedereingliederung) psychisch kranker Menschen.

Spezielle Fachdisziplinen

Im Laufe der Jahrzehnte haben sich viele Teilgebiete der Psychiatrie entwickelt. Zu ihnen zählen:

- **Psychopathologie:** Lehre von den Leiden der Seele. Es handelt sich um eine wissenschaftliche Methodik, mit der psychische Veränderungen systematisch erfasst werden.
- **Forensische Psychiatrie:** Diese Teildisziplin untersucht Zusammenhänge zwischen Straftaten und seelischen Störungen. Viele Straftäter sind aufgrund schwerer psychischer Störungen schuldunfähig und werden in speziellen Einrichtungen betreut.
- **Allgemeinpsychiatrie:** Fachrichtung, die sich mit psychischen Erkrankungen Erwachsener befasst.
- **Akutpsychiatrie:** Teildisziplin, die sich mit der Behandlung akuter psychiatrischer Notfälle befasst.
- **Sozialpsychiatrie:** Fachrichtung der Psychiatrie, welche die Bedeutung von sozialen Faktoren für die Entstehung und Aufrechterhaltung seelischer Krankheiten untersucht. Zu den sozialen Faktoren zählen sowohl zwischenmenschliche Beziehungen in der Familie als auch gesamtgesellschaftliche Faktoren.
- **Suchtmedizin:** medizinisches Fachgebiet zur Vorbeugung, Diagnostik und Behandlung von Suchterkrankungen.
- **Psychopharmakologie:** Erforschung der Möglichkeiten der Beeinflussung von seelischen Krankheiten durch Medikamente.
- **Kinder- und Jugendpsychiatrie:** Erkennung und Behandlung von seelischen Störungen vom Säuglingsalter bis zum vollendeten 18. Lebensjahr.
- **Psychosomatische Medizin:** eigenständige Forschungsrichtung, welche die wechselseitigen Einflussfaktoren zwischen seelischen und körperlichen Prozessen untersucht.
- **Verhaltensmedizin:** Anwendung von verhaltenstherapeutischen Konzepten auf seelische und körperliche Krankheiten.
- **Gerontopsychiatrie:** Fachgebiet mit zunehmender Bedeutung, das sich mit seelischen Krankheiten bei Menschen im höheren Lebensalter beschäftigt. Besonders die zunehmende Anzahl von Demenzerkrankungen (➤ Kap. 5) hat diese Teildisziplin in den vergangenen Jahren so bedeutsam gemacht.
- **Biologische Psychiatrie:** Erforschung der Einflüsse von Vererbungsfaktoren auf die Entstehung seelischer Krankheiten.
- **Militärpsychiatrie:** Psychiatrie und Psychologie in militärischen Einrichtungen und Organisationen.
- **Transkulturelle Psychiatrie:** wissenschaftlicher Bereich, der über die kulturelle Einheit hinausschaut und andere Kulturbereiche einbezieht.
- **Neuropsychiatrie:** Untersuchung, Diagnostik und Behandlung neurologischer Erkrankungen mit psychischer Symptomatik.

Eng verknüpft ist die Psychiatrie mit der **Neurologie** (➤ Kap. 1.3), da viele Krankheiten des Gehirns (z. B. Hirntumoren, Z. n. Schädelverletzungen, Epilepsie) mit psychischen Störungen verbunden sind. Genetik und Neurobiochemie – ein Forschungsbereich, der sich mit der Biochemie und der Funktion von Neurotransmittern (Botenstoffen des Nervensystems) befasst – sind für die Psychiatrie genauso von Interesse wie die Psychologie, Soziologie, Verhaltensforschung und Psychosomatische Medizin.

Die **psychiatrische Forschung** untersucht u. a. die Ursachen seelischer Krankheiten sowie die Häufigkeit des Auftretens einzelner seelischer Störungen und deren Verteilung in verschiedenen Bevölkerungs- und Altersgruppen (Epidemiologie, ➤ Kap. 1.2.3). Dabei wird unterschieden zwischen der Lebenszeit- und der Punktprävalenz: Mit Lebenszeitprävalenz bezeichnet man die Wahrscheinlichkeit, mit der ein Mensch eine bestimmte Krankheit im Laufe seines Lebens entwickelt. Punktprävalenz bezeichnet die Häufigkeit des Auftretens einer Erkrankung innerhalb eines eng gefassten Zeitraums.

Geschichtlicher Überblick

Psychiatrie gestern

Vor der Ära der modernen Naturwissenschaften wurden Naturkräfte, Geister oder eine fehlerhafte Zusammensetzung der Körpersäfte für Geisteskrankheiten verantwortlich gemacht. So wird auch heute noch eine schwere Form der Depression „Melancholie" genannt. Diese Bezeichnung geht auf den griechischen Arzt Hippokrates (ca. 460–370 v. Chr.) zurück. Nach seiner „Säftelehre" entstehen Krankheiten durch ein Missverhältnis der im Körper zirkulierenden Säfte (Blut, Schleim, gelbe und schwarze Galle) und Depressionen z. B. durch einen Überschuss von schwarzer Galle. Die Behandlung bestand in Aderlässen, Massagen und Veränderungen der Lebensweise.

Im Mittelalter wurde Geisteskrankheit meist in einen religiösen Kontext gestellt, der von starkem Aberglauben durchsetzt war. So galten seelisch Kranke als vom Teufel besessen oder wurden als Hexen verfolgt. Mit dem Wandel der Annahmen über die Entstehungsursachen seelischer Krankheit haben sich auch die Behandlungsformen und der Umgang mit „Geisteskranken" grundlegend verändert.

Im 17. Jahrhundert wurden erste „Irrenanstalten" gegründet, in denen psychisch Kranke häufig unter menschenunwürdigen Bedingungen „verwahrt" wurden. Behandlungsversuche basierten auf z. T. jahrhundertealten Theorien. Es wurde versucht, durch Lüge, Schreck, Ablenkung oder Schmerz zu heilen. Nicht selten wurden psychisch Kranke wie Tiere als Attraktionen einer voyeuristischen Öffentlichkeit präsentiert. Es wurden jedoch auch vielversprechende Ansätze ausprobiert: Bereits im 1. Jahrhundert n. Chr. propagierte der römische Arzt Aulus Cornelius Celsus die Wichtigkeit des heilsamen Gesprächs. Ein Quäker namens William Tuke gründete um 1800 in England ein privates Krankenhaus, das er „The Retreat" („Rückzugsort") nannte. Durch die reizarme ländliche Umgebung besserte sich bei vielen Kranken die Symptomatik, die bis dahin durchgeführten Zwangsmaßnahmen und Fixierungen konnten weitgehend eingestellt werden.

Psychiatrie heute

Die Geschichte der modernen Psychiatrie nimmt bereits im 18. Jahrhundert ihren Anfang. Im Zuge der Aufklärung befreite der französische Arzt Philippe Pinel Geisteskranke, die bis zu diesem Zeitpunkt in Ketten vor sich hinvegetieren mussten. Um 1900 entwickelte der deutsche Professor für Psychiatrie Emil Kraepelin eine Systematik psychischer Erkrankungen, die internationale Verbreitung fand und bis heute praktische Relevanz besitzt. Er unterschied die Schizophrenie (damalige Bezeichnung Dementia praecox) von den affektiven Störungen (damalige Bezeichnung manisch-depressives Irresein). Eugen Bleuler, Professor der Psychiatrie in Zürich, griff Kraepelins Ansätze auf und entwickelte sie fort. Er führte den Begriff Schizophrenie in die Psychiatrie ein und unterteilte die auftretenden Symptome in Grundsymptome und akzessorische Symptome (➤ Kap. 7.1).

Sigmund Freud beeinflusste das Fachgebiet der Psychiatrie mit seiner Psychoanalyse und seinem neuen Verständnis seelischer Krankheit und führte die Dimension unbewusster seelischer Zustände und verdrängter neurotischer Konflikte in die Ursachenbeschreibung vieler psychischer Störungen ein. Im gleichen Zeitraum führte die Entdeckung der Erreger der Syphilis zur Suche nach weiteren Bakterien, die psychische Krankheiten auslösen könnten. Zu jener Zeit hatten 10 % der stationären Psychiatrieinsassen eine Neurosyphilis (➤ Kap. 5.2.3), eine Spätform der Syphilis. Wegen seiner Häufigkeit prägte dieses Krankheitsbild maßgeblich das Bild des psychisch kranken Menschen in der Fachwelt und Öffentlichkeit. In den 1930er-Jahren hielten die Methoden der Somatotherapie Einzug in die Behandlung psychisch Kranker. Zu den frühen Formen zählten die Insulin-Koma-Behandlungen und die Elektrokrampftherapie. Während des Nationalsozialismus ist in Deutschland auch im Bereich der Psychiatrie großes Unrecht geschehen. Psychisch Kranke wurden zwangssterilisiert, und ab 1939 wurden über 150.000 psychisch Kranke systematisch ermordet.

1975 leitete ein Bericht einer Expertenkommission vor dem Deutschen Bundestag eine neue Phase der Psychiatrie in Deutschland ein. Die Fachleute stellten gravierende Mängel in der Versorgung psychisch kranker Menschen fest. In der Folge wurden psychiatrische Krankenhäuser dezentralisiert, d. h., die Einheiten wurden mehr und kleiner. Die Patienten konnten so näher am Wohnort behandelt werden, um den Kontakt zu Angehörigen zu erleichtern (gemeindenahe Psychiatrie). In der Behandlung psychisch Kranker gilt mittlerweile der Grundsatz, die Verweildauer im Krankenhaus so kurz wie möglich zu halten, um Hospitalisierungen zu vermeiden. Differenzierte und abgestufte Angebote ermöglichen es heute, den Bedürfnissen dieser Patientengruppe individuell gerecht zu werden. Zu diesen abgestuften Angeboten zählen u. a. Tageskliniken, sozialpsychiatrische Dienste, betreutes Wohnen und Begegnungsstätten.

1.2.2 Die Begriffe Neurose und Psychose

Für Neulinge auf dem Gebiet der Psychiatrie ist die Lage verwirrend. Einerseits werden die Begriffe Neurose und Psychose ständig verwendet. Andererseits lesen sie, dass diese Bezeichnungen veraltet sind. Da die internationalen Klassifikationssysteme alle Bezeichnungen zu vermeiden versuchen, die nicht eindeutig definiert und deren Konzepte nicht wissenschaftlich bewiesen sind, haben die Begriffe Neurose und Psychose, die an das psychoanalytische Gedankengebäude geknüpft sind, in der psychiatrischen Fachwelt an Bedeutung verloren. Die Unterscheidung zwischen Neurose und Psychose hat in der Praxis jedoch nach wie vor hohe praktische Relevanz. Für die Heilpraktikerinnen und Heilpraktiker für Psychotherapie bedeutet das Vorliegen einer Psychose, dass sie die Betroffenen aus Gründen der Sorgfaltspflicht nicht behandeln sollten, da Psychopharmaka und oft auch ein stationärer Aufenthalt indiziert sind. Neurosen hingegen können auch ambulant behandelt werden, wenn geeignete psychotherapeutische Qualifikationen vorhanden sind.

Ursprüngliche Bedeutung

In der Psychoanalyse wird davon ausgegangen, dass neurotische Symptome ihre Wurzeln in der Kindheit haben. Durch Störungen in den verschiedenen psychosexuellen Entwicklungsphasen bleiben Entwicklungsdefizite zurück. Die unbewussten innerseelischen Konflikte kommen in verschiedenen Symptomen zum Ausdruck (➤ Kap. 16.2.1). Neben der psychoanalytischen Bedeutung des Neurosebegriffs hat die Unterscheidung zwischen Psychose und Neurose auch eine große praktische Bedeutung in der Psychiatrie, die bis heute anhält. Unabhängig von Vermutungen über die Entstehung der betreffenden Störungen machen die Begriffe eine Aussage über den **Schweregrad** einer seelischen Erkrankung (➤ Tab. 1.1):

- **Psychosen** sind schwerste psychiatrische Störungen, die zu Realitätsverlust und zu einem Verlust sozialer Basisfertigkeiten führen. Die meisten Erkrankten mit einer Psychose müssen mit Psychopharmaka und zumindest zeitweilig auch stationär behandelt werden.
- Bei einer **neurotischen Erkrankung** leiden die Betroffenen oft ebenfalls sehr stark unter ihren Symptomen. Dennoch ist es berechtigt, von leichteren Störungsbildern zu sprechen. Der Realitätsbezug bleibt erhalten, meist auch die Arbeitsfähigkeit; eine stationäre Behandlung ist weitaus seltener notwendig.

Tab. 1.1 Charakteristika der Neurose und Psychose

	Psychose	Neurose
Schwere der Beeinträchtigung	sehr schwer	leichter
Bezug zur Realität	weitgehend verloren	erhalten
Soziale und berufliche Funktionsfähigkeit	verloren	erhalten
Ich-Identität	verloren	erhalten

Neue Bedeutung

In der ICD-10 und in der ICD-11 (➤ Kap. 3.2.2) ist der Begriff der Neurose weitgehend verschwunden und durch Störungsbeschreibungen ersetzt worden, die lediglich die Symptomatik abbilden, ohne jedoch Vermutungen über die Art ihrer Entstehung zu äußern.
Laut ICD-10 ist „Störung" kein exakter Begriff:

„Seine Verwendung in dieser Klassifikation soll einen klinisch erkennbaren Komplex von Symptomen oder Verhaltensauffälligkeiten anzeigen, die immer auf der individuellen und oft auch auf der Gruppenebene oder sozialen Ebene mit Belastung und Beeinträchtigung von Funktionen verbunden sind. Soziale Abweichungen oder ausschließliche soziale Konflikte ohne persönliche Beeinträchtigungen sollen nicht als psychische Störung im hier definierten Sinne angesehen werden."

Einige Autoren bevorzugen den Begriff Störung auch deshalb, weil sie der Meinung sind, er trage weniger zur Stigmatisierung bei als der Begriff der psychischen Erkrankung.

Trotz der Abkehr von den Begriffen Psychose und Neurose gibt es in der ICD-10 ein Kapitel (F4) mit der Überschrift „Neurotische, Belastungs- und somatoforme Störungen" (in der ICD-11 nicht mehr vorhanden). Da in diesem Kapitel auch die Angst- und Zwangsstörungen aufgeführt sind, ließe sich vermuten, dass zumindest diese zu den neurotischen Störungen gezählt werden. Die Veränderungen im wissenschaftlichen Sprachgebrauch lassen sich gut an den Veränderungen von der ICD-9 zur ICD-10 ablesen (➤ Tab. 1.2).

Tab. 1.2 Klassifikation verschiedener Krankheitsbilder nach ICD-9, ICD-10 und ICD-11

ICD-9	ICD-10	ICD-11
Angstneurose	Angststörungen	Angst- oder furchtbezogene Störungen
Neurotische Depression	Leichte Depression	Affektive Störungen
Zwangsneurose	Zwangsstörung	Zwangsstörung
Hysterische Neurose	Dissoziative Störung	Dissoziative Störungen
Hypochondrische Neurose	Somatisierungsstörung	Zwangsstörung oder verwandte Störungen

1.2.3 Epidemiologie

Die Epidemiologie beschäftigt sich mit der Untersuchung der Häufigkeit und Verbreitung von Krankheiten (deskriptive Epidemiologie). Sie erforscht Entstehungsbedingungen für Krankheiten (analytische Epidemiologie) und deren effektive Behandlung (interventive Epidemiologie). Psychotherapeutische Heilpraktikerinnen und Heilpraktiker sollten die grundlegenden Begrifflichkeiten der deskriptiven Epidemiologie kennen (➤ Tab. 1.3).

Epidemiologische Angaben beziehen sich immer auf eine bestimmte Bevölkerungsgruppe (z. B. die Gruppe aller über 60-jährigen männlichen Einwohner eines Landes oder aller europäischen Einwohner im Laufe ihres Lebens).

Tab. 1.3 Auswahl wichtiger epidemiologischer Begriffe

Inzidenz	Maß für neue Erkrankungsfälle einer bestimmten Krankheit während eines bestimmten Zeitraums (meist 1 Jahr)
Prävalenz	Anzahl der Erkrankungsfälle an einer bestimmten Krankheit in einer bestimmten Bevölkerung zu einem bestimmten Zeitpunkt
Letalität	Anteil der Erkrankten, die an einer bestimmten Krankheit versterben
Mortalität	Anzahl der Todesfälle bezogen auf eine Bevölkerungsgruppe
Lebenszeitrisiko	Risiko, im Verlaufe einer durchschnittlichen Lebensspanne an einer bestimmten Krankheit zu erkranken

1.3 Fachgebiet Neurologie

LERNHINWEIS !!

- Sie sollten die wichtigsten Strukturen des Nervensystems in Lage und Funktion wiedergeben können. Sehr detaillierte anatomische Kenntnisse sind in der Regel nicht erforderlich.
- In den schriftlichen Prüfungen finden sich regelmäßig Fragen zu Botenstoffen, Dysbalancen und synaptischem Spalt.

Die Neurologie ist ein Fachgebiet der Medizin, das sich mit der Erforschung, Diagnostik und Behandlung von Erkrankungen des Nervensystems befasst. Wegen der großen Berührungspunkte zwischen Neurologie und Psychiatrie sollten Sie in Grundzügen den Aufbau und die Funktion des Nervensystems kennen.

1.3.1 Einteilung des Nervensystems

Das Nervensystem dient der Übertragung von Informationen und ist ebenso wie z. B. das Hormonsystem ein wichtiges Steuerungs- und Koordinationssystem des menschlichen Organismus. Das Nervensystem kann sowohl nach anatomischen als auch nach funktionellen Gesichtspunkten untergliedert werden (➤ Abb. 1.8).

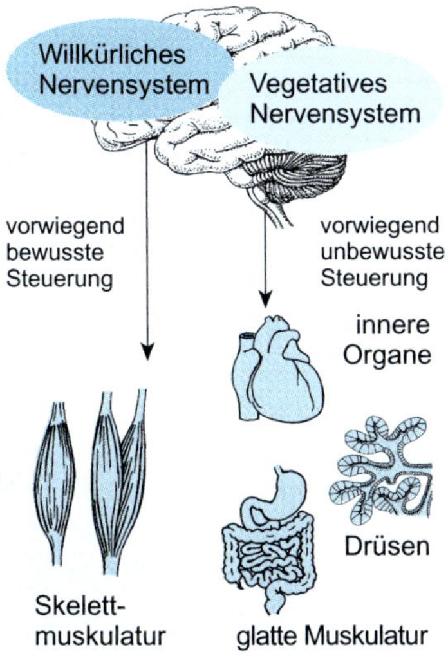

Abb. 1.8 Willkürliches und unwillkürliches Nervensystem im Vergleich. Über das willkürliche Nervensystem werden die Skelettmuskeln gesteuert, das vegetative Nervensystem steuert die inneren Organe, die glatte Muskulatur und die Drüsen. [L190]

Anatomische Einteilung

- **Zentrales Nervensystem (ZNS):** umfasst das Gehirn (mit Großhirn) und Rückenmark. Beide liegen auf der Mittelachse des Körpers (zentral).
- **Peripheres Nervensystem:** ein aus 12 Hirnnervenpaaren und 31 Rückenmarksnervenpaaren (auch Spinalnerven genannt) bestehendes System von Nerven, die das ZNS mit der Körperperipherie verbinden. Informationen werden an die Peripherie geleitet und Außenreize zum ZNS hin übermittelt.

Funktionelle Einteilung

- **Animalisches (willkürliches) Nervensystem:** steuert alle willkürlichen Handlungen, die wir mit der (quergestreiften) Skelettmuskulatur ausführen, sowie die bewusste Wahrnehmung.
- **Vegetatives (unwillkürliches, autonomes) Nervensystem (VNS):** koordiniert die glatte Muskulatur und somit die Tätigkeit der inneren Organe und Drüsen (➤ Abb. 1.8).

1.3.2 Wichtige Strukturen des zentralen Nervensystems (ZNS)

Das **Gehirn** liegt in der Schädelhöhle, umgeben von einer knöchernen Kapsel (➤ Abb. 1.9). Als zentrales Steuerorgan des Nervensystems leitet es Befehle über das Rückenmark in die Peripherie bzw. empfängt und

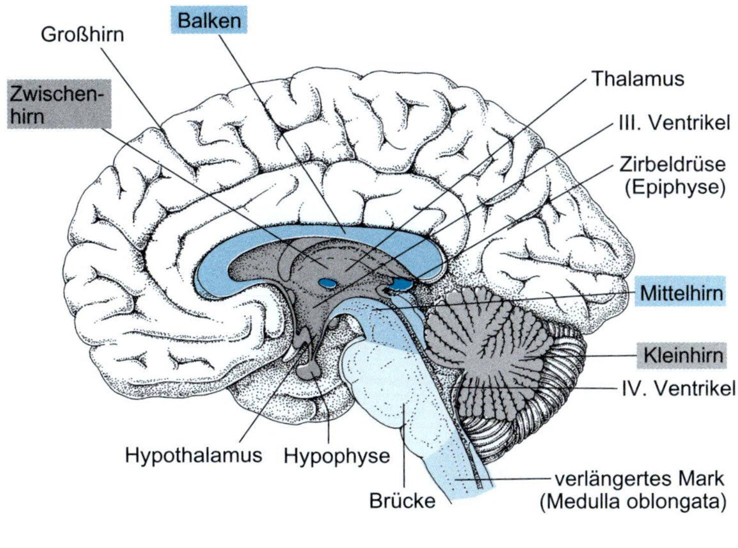

Abb. 1.9 Schnitt durch das Gehirn (Seitenansicht). Das Großhirn stülpt sich als größter Hirnabschnitt wie der Hut eines Pilzes über Mittelhirn und Zwischenhirn. [L190]

verarbeitet Reize aus der Peripherie. Es besteht im Wesentlichen aus:

- Großhirn
- Zwischenhirn (mit Hypothalamus und Hypophyse)
- Hirnstamm
- Kleinhirn

Das **limbische System** ist eine funktionelle Einheit, die aus Strukturen des Großhirns, des Zwischenhirns und des Mittelhirns gebildet wird und die Kerngebiete des Hirnstamms umgibt.

Großhirn

Das Großhirn (Cerebrum) macht den Hauptanteil des Gehirns aus. Der entwicklungsgeschichtlich gesehen jüngste Teil unseres Nervensystems ermöglicht die höheren Funktionen, die den Menschen vom Tier unterscheiden. Bewusstsein, Gedächtnis, Willen und Kreativität haben hier ihren Sitz. Das Großhirn besteht aus zwei Hälften, die an der Unterseite durch einen Balken (Corpus callosum) miteinander verbunden sind. Beide Großhirnhälften kann man in vier Lappen unterteilen, die jeweils durch Furchen (Sulci) voneinander abgegrenzt sind (➤ Abb. 1.10):

- **Stirnlappen** (Lobus frontalis): steuert willkürliche Bewegungen und Emotionen und enthält zudem ein wichtiges Sprachzentrum (Broca-Sprachzentrum).
- **Scheitellappen** (Lobus parietalis): ist zuständig für Schmerz-, Druck, und Tastempfindungen, also sensorische Reize. Auch das Sprachverständnis und die Verarbeitung von Gelesenem haben hier ihren Sitz.
- **Hinterhauptlappen** (Lobus occipitalis): Hier befindet sich das Sehzentrum.
- **Schläfenlappen** (Lobus temporalis): enthält die Hörrinde und ein weiteres Sprachzentrum.

Wie überall im Nervensystem lassen sich auch im Großhirn graue und weiße Bereiche unterscheiden. Bei grauen Bereichen handelt es sich um Ansammlungen von Zellkernen, während weiße Bereiche vor allem Nervenfasern enthalten. Die Großhirnrinde besteht aus grauer Substanz. Sie bildet die äußere Hülle des Großhirns und ist von Windungen (Gyri) und Furchen (Sulci) durchsetzt.

Zwischenhirn

Das Zwischenhirn (➤ Abb. 1.9) kann als Schaltstelle zwischen Großhirn und Stammhirn angesehen werden. Wichtige Bestandteile sind:

- **Thalamus:** wird auch als Tor zum Bewusstsein bezeichnet. Alle eingehenden Informationen werden von den Nervenzentren des Thalamus aufgenommen, verarbeitet und gefiltert. Wie ein Sekretär im Vorzimmer einer Konzernchefin leitet auch der Thalamus nur wichtige Informatio-

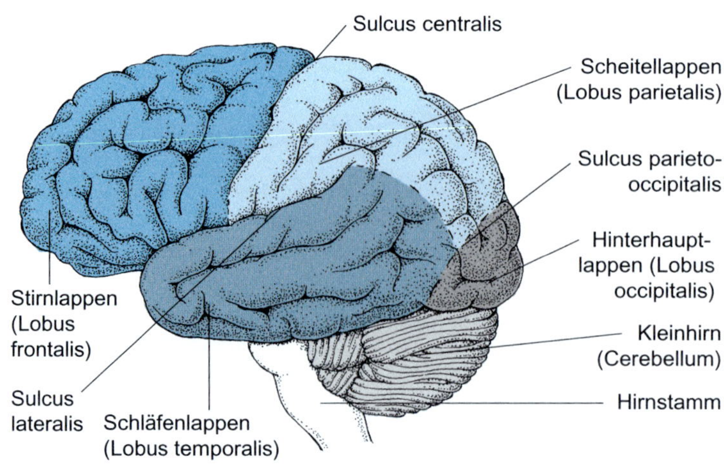

Abb. 1.10 Aufteilung der Hirnlappen des Großhirns (Seitenansicht). Die Großhirnfläche ist durch Auffaltungen und Furchen geprägt. Die aufgefalteten, erhabenen Hirnabschnitte heißen Hirnwindungen (Gyri von griech. „gyrus": Windung), die Furchen dazwischen heißen Sulci. Das Großhirn wird in jeweils vier Großhirnlappen unterteilt. Die Zentralfurche verläuft zwischen Stirn- und Scheitellappen. Die seitliche Großhirnfurche trennt den Schläfenlappen vom Scheitellappen ab. Die Scheitel-Hinterhaupt-Furche begrenzt den Hinterhauptlappen nach vorn. [L190]

nen an das Großhirn weiter, wo sie dann bewusst wahrgenommen und verarbeitet werden können.

- **Hypothalamus:** ein sehr kleiner Bereich des Gehirns, der – wie der Name schon sagt – direkt unter dem Thalamus liegt. Er stellt das Bindeglied zwischen Hormon- und Nervensystem dar und koordiniert die Tätigkeiten beider Systeme. Der Hypothalamus steuert Körpertemperatur, Wasserhaushalt, Nahrungsaufnahme sowie Kreislauf, Verdauung und Ausscheidung. Er steht in Verbindung mit der Hirnanhangdrüse (Hypophyse), die – vom Hypothalamus gesteuert – Hormone freisetzt.

Hirnstamm

Der Hirnstamm oder das Stammhirn (➤ Abb. 1.10) ist der entwicklungsgeschichtlich älteste Teil des Gehirns (auch als Reptilienhirn bezeichnet). Zu den Strukturen des Hirnstamms zählen:

- **Verlängertes Mark (Medulla oblongata):** Die Medulla oblongata enthält wichtige Steuerungszentren zur Regulierung von Herz, Kreislauf und Atmung.
- **Brücke (Pons):** Auch in der Brücke sitzt ein Nervenzentrum zur Regulierung der Atmung. Neben auf- und absteigenden Leitungsbahnen enthält die Brücke wichtige Verbindungsbahnen zwischen Kleinhirn und Großhirn.
- **Mittelhirn (Mesenzephalon):** Das Mittelhirn ist eine entscheidende Schaltstelle zwischen wichtigen Hirnstrukturen. Es enthält Zentren zur Steuerung von unwillkürlichen Reflexen (Substantia nigra und Nucleus ruber) sowie ein optisches und akustisches Reflexzentrum.

Die Strukturen des Hirnstamms steuern überlebensnotwendige Vorgänge wie Atmung, Herzfrequenz und Gefäßregulierung. Sie koordinieren Bewegungen und Reflexe und bestehen vor allem aus vielen auf- und absteigenden Nervenbahnen.

Kleinhirn

Das Kleinhirn (Cerebellum, ➤ Abb. 1.9) liegt in der hinteren Schädelgrube unterhalb des Hinterhauptlappens des Großhirns. Es ist ein wichtiges Zentrum zur Feinregulation und **Koordination der Motorik** und steuert Muskelspannung, Bewegungen und Gleichgewicht.

Limbisches System

Im Kontext von Psychotherapie ist häufig von einer Struktur die Rede, die sich nicht an die Grenzen der groben Hirnanatomie hält: dem limbischen System. Es scheint eine große Rolle im Zusammenhang mit der **Steuerung von Emotionen** zu spielen. Wut, Angst, sexuelle Appetenz und Aggression sollen hier ihren Ursprung haben. Das limbische System besteht aus Anteilen des Groß-, Zwischen- und Mittelhirns. Strukturen wie der Mandelkern (Corpus amygdaloideum, Amygdala) und der Hippokampus werden dem limbischen System zugerechnet.

Hirnhäute und Liquor

Die Hirnhäute und das Ventrikelsystem mit dem Hirnwasser (Liquor) dienen als **Schutzeinrichtung** für das äußerst empfindliche Nervengewebe von Gehirn und Rückenmark.

Hirnhäute Hirn und Rückenmark sind von einer Schutzschicht umgeben, die sich wiederum aus drei Häuten zusammensetzt. Die Hirnhäute werden in ihrer Gesamtheit auch als **Meningen** bezeichnet.

- Die äußerste Haut heißt harte Hirnhaut (**Dura mater**). Sie besteht aus sehr festem Bindegewebe und stellt einen mechanischen Schutz des ZNS dar. An manchen Stellen bildet die harte Hirnhaut ein Kanalsystem, durch das venöses Blut abfließen kann.
- Die zweite Haut wird Spinnwebhaut (**Arachnoidea mater**) genannt und liegt der harten Hirnhaut innen an. Im Bereich der sinusreichen Zotten reicht sie in den venösen Raum hinein und nimmt Liquor auf, um ihn über das venöse System abzuleiten.
- Die dritte Schicht der Hirnhaut heißt innere Hirnhaut (**Pia mater**). Sie bedeckt das Gewebe des Gehirns und führt zahlreiche Gefäße. Die beiden inneren Häute werden auch als weiche Hirnhäute bezeichnet. Zwischen ihnen verläuft der liquorhaltige Subarachnoidalraum.

Liquor und Ventrikel Der Liquor ist eine klare, eiweißarme Flüssigkeit, die das ZNS schützt und ernährt. Er zirkuliert im Subarachnoidalraum und in den Hirnkammern (Ventrikel) und umgibt Gehirn und Rückenmark. Die Liquormenge beträgt ca. 150 ml. Der Liquor enthält **Nährstoffe** aus dem Blut und transportiert Stoffwechselprodukte aus dem ZNS ab. Nicht alle Stoffe können vom Blut in den Liquor übergehen. Eine spezielle **Blut-Liquor-Schranke** dient als weiterer Schutz des Gehirns. Auch viele Medikamente können diese Schranke nicht überwinden.

Durch z. B. Entzündungen oder Blutungen kann sich die Zusammensetzung des Liquors ändern. Für die Diagnose derartiger Veränderungen kann eine diagnostische **Liquorentnahme** durchgeführt werden. Die Punktion erfolgt im Bereich der Lendenwirbelsäule.

Ventrikel sind mit Liquor gefüllte Hohlräume im Gehirn. Der I. und der II. Ventrikel werden auch Seitenventrikel genannt. Der III. und der IV. Ventrikel liegen übereinander in der Mittelachse und sind über einen Verbindungskanal (Aquädukt) miteinander verbunden.

Gefäßversorgung des Gehirns

Die Gefäßversorgung erfolgt über ein weit verzweigtes Netz von Arterien und Venen.

- **Arterien:** Das Gehirn wird von paarigen Kopfschlagadern (Arteria [A.] carotis interna) mit Blut versorgt. Weitere Verzweigungen (A. cerebri anterior und media) versorgen die vorderen und mittleren Hirngebiete. Die Hirnbasis und die hinteren Bereiche des Gehirns werden über die Wirbelsäulenschlagadern (Aa. vertebrales) durch die Schädelbasisarterie (A. basilaris) und die Großhirnschlagadern (Aa. cerebri posteriores) versorgt.
- **Venen:** Wie überall im Körper fließt das verbrauchte Blut über Venen wieder ab. Zunächst wird es jedoch in einem Kanalsystem gesammelt (Sinus sagittalis superior, Sinus sagittalis inferior und Sinus rectus). Die drei großen Blutleiter vereinigen sich schließlich zu den **Jugularvenen.**

Gefäßverschlüsse (meist durch Arteriosklerose verursacht) oder Blutungen in das Gehirn ziehen die schwerwiegendsten Folgen nach sich. Hirngewebe ist sehr empfindlich und kann bei gestörter Durchblutung bereits nach wenigen Minuten irreparablen Schaden nehmen. Blutungen im Bereich des Gehirns führen dazu, dass durch die austretende Flüssigkeitsmenge ein Druck entsteht, der sich schädigend auf die Gehirnzellen auswirkt. Anders als bei anderen Körpergeweben kann dieser Druck nicht schnell entweichen, da das Gehirn vollkommen von Knochen umgeben ist. Aus diesem Grund wird bei Unfallopfern mit erhöhtem Hirndruck manchmal ein Stück Schädelknochen entfernt oder ein mechanischer Abfluss (Drainage) gelegt.

Nervenzellen (Neurone)

Die kleinste funktionelle Einheit des Nervensystems ist die Nervenzelle (Neuron). Aufgrund ihrer hohen Spezialisierung können sich Nervenzellen nach Abschluss ihrer Entwicklung nicht mehr teilen. Eine Nervenzelle besteht aus:

- **Zellkörper:** der formgebende Rumpf/Körper ohne Zellfortsätze.
- **Dendriten:** reizaufnehmende Zellfortsätze, die der Informationsaufnahme und Zuführung an den Zellkörper dienen; jede Nervenzelle hat viele Dendriten.
- **Axone:** reizweiterleitende Zellfortsätze, die der Befehlsweiterleitung und -abgabe dienen. Das Axon entspringt aus dem Zellkörper und überträgt das Nervensignal auf andere Nerven, Muskeln oder Drüsenzellen.

Die Reizübertragung innerhalb der Nervenzelle erfolgt elektrisch. Die Reizübertragung von einer Nervenzelle auf eine andere ist allerdings ein chemischer Vorgang, der in Sekundenbruchteilen abläuft.

Synapsen

Den Bereich, in dem ein Reiz von einer Nervenzelle auf eine andere übertragen wird, nennt man Synapse (➤ Abb. 1.11).

Die Synapse ist also die Kontaktstelle eines Axons einer Nervenzelle mit einem anderen Neuron, einer Muskel- oder einer Drüsenzelle. Eine Synapse besteht aus drei Bereichen:

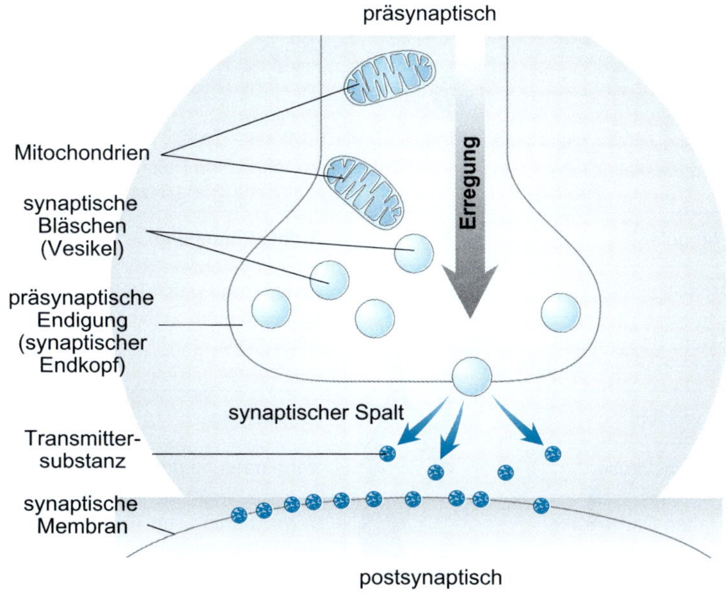

Abb. 1.11 Schematische Darstellung einer Synapse [L106]

- **Präsynaptische Endigung:** kolbenförmige Auftreibung des Axons der reizabgebenden Zelle. Sie enthält Bläschen (Vesikel), in denen Botenstoffe (Neurotransmitter) gespeichert werden, die sich bei Bedarf (Abgabe eines Reizes an andere Nervenzellen) in den synaptischen Spalt entleeren.
- **Synaptischer Spalt:** befindet sich zwischen Axon und Zielzelle; die Neurotransmitter diffundieren dort zur postsynaptischen Membran.
- **Postsynaptische Membran der Zielzelle:** An der Oberfläche der postsynaptischen Nervenzelle befinden sich Rezeptoren, die bei Kontakt mit einem Neurotransmitter eine Erregungswelle in der postsynaptischen Nervenzelle auslösen.

Die wichtigsten **Neurotransmitter** sind **Acetylcholin, Adrenalin, Noradrenalin, Dopamin, GABA und Serotonin.** Heute weiß man, dass viele seelische Störungen mit Störungen der Reizübertragung und einem Ungleichgewicht (Imbalance/Dysbalance) der Neurotransmitter einhergehen (z. B. Depression, Schizophrenie). Moderne Psychopharmaka wirken auf diesen Bereich ein und regulieren die Konzentration von Neurotransmittern.

1.3.3 Wichtige Strukturen des vegetativen Nervensystems (VNS)

Viele psychische Störungen gehen mit sog. vegetativen Symptomen einher. Während eines akuten Angstanfalls kommt es beispielsweise zu Symptomen wie Schwitzen, Zittern, Herzklopfen oder Beschwerden des Verdauungstrakts. Das VNS besteht aus zwei gegensinnig wirkenden Anteilen, dem Sympathikus und dem Parasympathikus (➤ Abb. 1.12).

- **Sympathikus:** ist für die Aktivierung von körperlichen Vorgängen bei Flucht oder Kampf zuständig. *Wirkungen:* Beschleunigung von Atmung und Herztätigkeit, Weitstellung von Bronchien, Herzkranzgefäßen und Pupillen, Steigerung des Blutdrucks, Hemmung der Verdauungsvorgänge.
- **Parasympathikus:** ist in Ruhe- und Verdauungsphasen aktiv. Das parasympathische System bewirkt das Gegenteil des Sympathikus. *Wirkungen:* Verlangsamung von Atmung und Herzschlag, Verengung von Bronchien, Herzkranzgefäßen und Pupillen, Aktivierung der Verdauungs- und Ausscheidungsfunktionen, Senkung des Blutdrucks. Der wichtigste Anteil des parasympathischen Systems ist der Nervus (N.) vagus, der X. Hirnnerv (Hirnnerven werden,

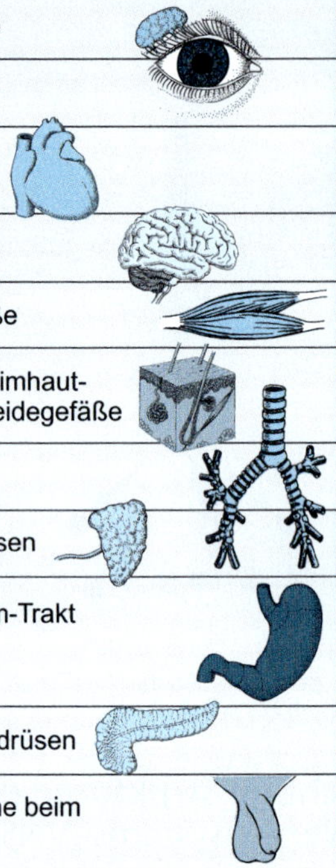

Organ	Sympathikus	Parasympathikus
Tränendrüse	keine bekannte Wirkung	Steigerung der Sekretion
Pupille	Erweiterung	Verengung
Herzmuskel	Zunahme von Pulsrate und Kontraktionskraft	mäßige Abnahme von Pulsrate und Kontraktionskraft
Hirngefäße	leichte Verengung	keine Wirkung bekannt
Muskelgefäße	Erweiterung (auch Verengung)	keine Wirkung bekannt
Haut-, Schleimhaut- und Eingeweidegefäße	Verengung	keine Wirkung bekannt
Bronchien	Erweiterung	Verengung
Speicheldrüsen	Verminderung der Sekretion	Steigerung der Sekretion
Magen-Darm-Trakt	Verminderung von Tonus und Bewegungen, Sphinkteren kontrahiert	Steigerung von Tonus und Bewegungen, Sphinkteren entspannt
Verdauungsdrüsen	Verminderung der Sekretion	Steigerung der Sekretion
Sexualorgane beim Mann	Auslösung der Ejakulation	Auslösung der Erektion

Abb. 1.12 Wichtige Funktionen von Sympathikus und Parasympathikus. Fast alle Organe werden von beiden Teilsystemen innerviert. Je nachdem, um welche Organleistung es sich handelt, kann dabei entweder der Sympathikus oder der Parasympathikus der aktivierende oder der bremsende Anteil sein. [L190]

wie auch die Ventrikel, mit römischen Zahlen gezählt).

1.4 Fachgebiet Psychosomatik

1.4.1 Was ist Psychosomatik?

LERNHINWEIS !!

Besonders die Konzepte der Konversion und der somatoformen Störungen sollten wiedergegeben werden können. Es empfiehlt sich, die „Holy Seven" nach Alexander aufzählen zu können.

Das Verständnis des Begriffs „Psychosomatik" unterliegt einem ständigen Wandel. Obwohl es keine allgemein gültige und anerkannte Definition gibt, kann als Grundverständnis für das Fachgebiet formuliert werden:

„Psychosomatik ist die Wissenschaft und Heilkunde von den wechselseitigen Beziehungen psychosozialer und körperlicher Vorgänge in ihrer Bedeutung für Gesundheit und Krankheit von Menschen."

Michael von Rad, Arzt für Psychosomatische Medizin

Nicht dem Körperlichen wird weniger Aufmerksamkeit geschenkt, sondern dem Seelischen mehr.

Psychosomatik kann sowohl als eine **Grundhaltung** im Umgang mit Patienten jeder Fachrichtung als auch als ein **Spezialgebiet** in der Erkennung und (insbesondere psychotherapeutischen) Behandlung von krankheitswertigen Störungen leibseelischer Vorgänge aufgefasst werden.

In den Anfangszeiten der Psychosomatik (➤ Kap. 1.4.2) wurden vor allem tiefenpsychologische Ursachen für körperliche Krankheitsbilder erforscht. Heute betrachtet man den Menschen und somit auch Krankheit als ein komplexes System mit vielen, sich wechselseitig beeinflussenden Größen. Seelische Faktoren sind nur einige von ihnen. Wenn früher die Frage gestellt wurde: „Welche unbewussten, verdrängten Konflikte haben zum Entstehen einer Erkrankung geführt?", müssen die Fragen heutzutage wie folgt lauten:

- Welchen Anteil an der Entstehung einer Erkrankung haben Faktoren wie Disposition (Anlage, Vererbung), aktuelle Belastungen (berufliche Schwierigkeiten, Eheprobleme) oder Belastungen aus der Kindheit?
- Warum wurde zu eben diesem Zeitpunkt insbesondere dieses Organ betroffen?
- Wie gehen Betroffene mit dieser Krankheit um, und wie sieht eine effektive Therapie aus?
- Welche Faktoren halten das Krankheitsgeschehen aufrecht?

Die Weiterentwicklung der Psychosomatik brachte als eigenständige Forschungsbereiche die **Psychoneuroendokrinologie** und die **Psychoneuroimmunologie** hervor. Beide Fachdisziplinen untersuchen die Wechselwirkungen zwischen seelischen Prozessen und Aktivitäten im Bereich der Hormone und Neurotransmitter (Neuroendokrinologie) bzw. des Immunsystems (Psychoimmunologie). So konnte nachgewiesen werden, dass belastende Lebensereignisse wie z. B. Scheidung, Arbeitslosigkeit oder der Verlust einer nahestehenden Person zu einer messbaren Schwächung des Abwehrsystems führen.

Neben den psychosomatischen Erkrankungen im engeren und weiteren Sinn beschäftigt sich die Psychosomatische Medizin auch mit Fragen der **Krankheitsverarbeitung.** Insbesondere bei bestimmten chronischen Erkrankungen wie z. B. dem insulinpflichtigen Diabetes mellitus (Zuckerkrankheit) oder Tumorerkrankungen brauchen die Betroffenen und/oder ihre Angehörigen die gezielte Hilfe von psychosomatisch geschulten Psychotherapeuten.

1.4.2 Entwicklung und Konzepte der Psychosomatik

Psychoanalytisch orientierte Konzepte

Viele frühe Ansätze in der Psychosomatik entstammen dem psychoanalytischen Gedankengebäude. Sigmund Freud (➤ Kap. 16.2.1) entwickelte Anfang des 20. Jahrhunderts Modelle, um insbesondere hysterische Symptome (➤ Kap. 9.4) zu erklären, die in dieser Zeit häufiger diagnostiziert wurden. Folgende theoretische Annahmen kennzeichnen den tiefenpsychologischen Ansatz in der Psychosomatik:

- Das **körperliche Symptom** ist ein Symbol. Es drückt in der Beziehung zu anderen Menschen die unbewussten und nicht geäußerten Beziehungsaspekte aus.
- Das körperliche Symptom ist eine Folge spezifisch seelischer Konflikte. Spezifische seelische Konflikte manifestieren sich in spezifischen körperlichen Reaktionsmustern, z. B. anale Konflikte in Form von Darmstörungen, orale Konflikte als Erkrankungen des Magens.
- Das körperliche Symptom tritt auf, weil die Person nicht in der Lage ist, ihre Konflikte psychisch zu verarbeiten.
- **Psychische Symptome** können auch infolge einer körperlichen Erkrankung auftreten. In diesem Fall ist es wichtig, die Art der Krankheitsverarbeitung der Betroffenen (hauptsächlich Abwehr und Coping) zu erforschen.

Basierend auf den psychoanalytischen Grundannahmen wurden folgende psychosomatische **Konzepte und Begriffe** formuliert: das Konversionsmodell, der Begriff der vegetativen Neurose, das Modell des Giving-up sowie das Konzept der Desomatisierung und Resomatisierung.

Konversionsmodell

Stark vereinfacht besagt das Konversionsmodell, dass ein innerseelischer Konflikt ins Körperliche „konvertiert" – also übertragen – und dort auch zum Ausdruck gebracht wird (Ausdruckskrankheit). Die Seele erfährt durch diesen Vorgang eine Entlastung.

Dem Konversionsmodell zufolge kann einem psychisch bedingten körperlichen Symptom ein **unbewusster Trieb-Abwehr-Konflikt** zugrunde liegen. Dieser Konflikt wird, weil er nicht aushaltbar ist, verdrängt (also unbewusst gemacht) und sowohl körpersprachlich als auch symbolisierend zum Ausdruck gebracht. So kann z. B. eine psychogene Blindheit symbolisieren, dass etwas nicht gesehen werden darf; eine psychogene Lähmung kann zum Ausdruck bringen, dass ein zur Handlung drängender (Trieb-)Impuls dadurch abgewehrt wird, dass es zur Lähmung jenes Körperteils kommt, der die Handlung hätte ausführen können. Der Konflikt zwischen beiden Tendenzen, also Sehen-Wollen und Nicht-sehen-Dürfen oder Handeln-Wollen und Nicht-handeln-Sollen, verschwindet aus dem Bewusstsein, und an seine Stelle tritt das Körpersymptom. In der körperlichen Symptomatik sind somit sowohl der Triebimpuls als auch die Abwehr dieses Triebimpulses enthalten und symbolisiert dargestellt.

Während Konversionssymptome vor allem im Bereich der Sinnesorgane und der willkürlich innervierten Muskulatur auftreten und dort pseudoneurologische Symptome hervorrufen (z. B. Lähmungen, Gangstörungen, Anfälle, Sensibilitätsstörungen), bereitet die Einschätzung psychogener Störungen der inneren Organe größere Schwierigkeiten. Hier sind oft keine klassischen intrapsychischen Triebabwehrkonflikte nachweisbar.

Vegetative Neurosen

Franz Alexander, ein wichtiger Theoretiker der Psychosomatik, der die später als „Holy Seven" bezeichneten psychosomatischen Krankheitsbilder (➤ Kap. 1.4.3) intensiv erforschte, stellte dem Konversionsmodell das der vegetativen Neurose gegenüber. Während das Konversionssymptom symbolischer Ausdruck eines genau definierten Inhalts ist, ist die vegetative Neurose eine körperliche Begleiterscheinung eines konstanten oder periodisch wiederkehrenden emotionalen Spannungszustands. Dieser ist gekennzeichnet durch das Überwiegen der jeweils vorherrschenden vegetativen Innervation (Sympathikus bzw. Parasympathikus) und kann eventuell irreversible organische Erkrankungen zur Folge haben. So sind z. B. Blutdrucksteigerung und beschleunigte Herztätigkeit ein regelmäßiger Bestandteil von Wut und Furcht. Eine erhöhte Magensaftabsonderung kann eine regressive Reaktion (Zurückfallen in ein früheres Entwicklungsstadium) auf eine Not- oder Gefährdungssituation sein.

In seiner Spezifitätshypothese unternahm Alexander zudem den Versuch, bei bestimmten Krankheiten (z. B. Bluthochdruck, Zwölffingerdarmgeschwür) unbewusste neurotische Konflikte zu identifizieren. Demnach sollen z. B. Menschen, die an Bluthochdruck leiden, aggressionsgehemmt und beherrscht sein. Außerdem soll es ihnen weder psychisch noch physisch möglich sein, ihre aggressiven Regungen angemessen abzuführen.

Die Fortschritte in der psychosomatischen Forschung haben Alexanders Spezifitätshypothese in der von ihm behaupteten Generalisierung nicht bestätigen können, wenngleich seine Zuschreibungen für bestimmte Krankheitsbilder zutreffen.

Giving-up-/Given-up-Komplex

Die 1967 von George L. Engel und Arthur H. Schmale formulierte psychoanalytische Theorie der psychosomatischen Störung beschreibt einen schwerwiegenden Affektzustand von Verzweiflung, Depression und allgemeinem Rückzug – den sog. Giving-up-/Given-up-Komplex. Dieser Zustand der tiefen Hilflosigkeit über den Verlust der Ich-Autonomie, gepaart mit tiefer Hoffnungslosigkeit über die Unfähigkeit, sich selbst Befriedigung zu verschaffen, kann zum Zeitpunkt des Ausbruchs einer psychosomatischen Krankheit bestehen. Er ist allerdings nicht notwendige oder hinreichende Bedingung für die Entwicklung einer Krankheit.

Häufig beobachteten Engel und Schmale als Auslöser dieser Stimmungen tatsächliche oder fantasierte Objektverluste (z. B. Verlust wichtiger Bezugspersonen). Zudem führen sie begünstigende körperliche Faktoren an, die etwa als angelegte Organschwäche oder als Zusammenbrechen der Abwehr mit zum Ausbruch einer Erkrankung beitragen.

Konzept der Desomatisierung und Resomatisierung

Max Schur formulierte 1974 in seiner Theorie der allgemeinen psychoanalytischen Psychosomatik ein an Ich-Funktionen orientiertes psychoanalytisches Modell, das sich auf eine Vielzahl von psychosomatischen Erkrankungen anwenden lässt. Er legte dem Modell die Entwicklung von Säuglingen und Kindern zugrunde.

Kinder durchlaufen in ihrer Entwicklung verschiedene Stadien, die zu einer Differenzierung seelischer Prozesse führen. Zunächst ist der Säugling unmittelbar mit seinen körperlichen Prozessen identifiziert. Sein Empfinden ist rein körperlich, Reaktionen auf innere und äußere Ereignisse finden ausschließlich auf der körperlichen Ebene statt. Im Zuge der weiteren Reifung differenzieren sich Wahrnehmung und Ausdruck, und es entwickeln sich reifere psychische und soziale Fähigkeiten. Da nun gedankliche und emotionale Vorgänge möglich werden, die nicht mehr nur aus dem unmittelbaren Körpererleben resultieren, spricht Max Schur von einer **Desomatisierung.**

Durch äußere oder innere Gefahr, die nicht bewältigt werden kann und zu einem starken Anstieg des

Angstniveaus führt, kann es bei Menschen zu einer regressiven Reaktion, d. h. zu einem Zurückfallen auf eine frühere Entwicklungsebene, kommen. Schur bezeichnet diesen Vorgang seinem Modell zufolge als **Resomatisierung,** als eine Regression auf die Ebene, auf der dem Betroffenen nur der Ausdruck über den Körper, nicht aber reifere Bewältigungsmöglichkeiten zur Verfügung stehen.

Weitere Konzepte

Konzepte der Alexithymie

Einige französische Autoren befassten sich nicht mit den Unterschieden, sondern mit den Gemeinsamkeiten aller psychosomatisch Kranken. Ihnen fiel auf, dass sich die Betroffenen in Untersuchungsgesprächen anders verhielten als Gesunde oder Neurotiker. Sie schienen vor allem nicht in der Lage zu sein, Gefühle wahrzunehmen und auszudrücken (Alexie = Lesestörung, griech. „thymos“: Gefühl). Außerdem zeigten sie eine eingeschränkte Fantasietätigkeit, d. h., ihr Denken war augenblicksbezogen und an konkreten Dingen orientiert. Sie konnten sich nicht oder kaum auf innere Dinge beziehen und wirkten zudem überangepasst.

Diese Beobachtungen konnten zwar bestätigt werden, wurden jedoch relativiert: Obwohl ein großer Prozentsatz psychosomatische Kranker an Alexithymie leidet, liegt diese Störung auch bei anderen psychischen Erkrankungen vor. Es wird noch kontrovers diskutiert, ob Alexithymie einen dauerhaften Persönlichkeitsbezug darstellt, einer speziellen Untersuchungssituation entspringt oder eine psychische Reaktion auf Belastung ist. Alexithymie scheint ein Risikofaktor für die Entwicklung psychosomatischer Störungen zu sein, jedoch keine allein ausreichende Ursache.

Lerntheoretische Konzepte

Wie auch bei den meisten anderen psychischen Störungen betrachtet die Verhaltenstherapie die Symptome psychosomatischer Störungen als Verhaltensstörung. Diese ist entweder durch unerwünschte oder durch fehlende Lernprozesse entstanden und verhindert erneute Lernprozesse. Körperliche Symptome werden bei psychosomatisch erkrankten Menschen über- bzw. fehlbewertet.

In vielen Fällen scheint Modelllernen eine große Rolle zu spielen, d. h., wichtige Bezugspersonen der Betroffenen haben einen bestimmten Umgang mit Krankheiten vorgelebt. Die Krankheit wird u. U. als Erleichterung erfahren, was zu einer Verstärkung von Regelkreisen führen kann, in denen der Kranke sich als schwach, krank und wenig belastbar erlebt. Auch eine übertriebene Selbstbeobachtung von körperlichen Vorgängen kann zur Verstärkung eines Krankheitsgefühls führen.

Lerntheoretische Erklärungsmodelle beziehen sich insbesondere auf den Bereich der somatoformen Störungen.

Biopsychosoziales Modell

Dieses auf Thure von Uexküll (1908–2004) zurückgehende Konzept versucht, unter Einbeziehung der Systemtheorie die Beziehungen zwischen Organismus und Umwelt zu beschreiben, um der Komplexität von Mensch und Krankheit gerecht zu werden. Von Uexküll kritisierte die Methoden der modernen naturwissenschaftlichen Medizin als zu mechanistisch. Er bezeichnete die medizinischen Erklärungsmodelle, welche die Ansätze der Physik analog auf den Menschen übertragen, als „Maschinenmodell“. Stattdessen forderte er eine Betrachtung, die Krankheit und Gesundheit als Folge von **Interaktionen von Systemen** sieht. Systeme sind von Uexküll zufolge hierarchisch gegliedert und erstrecken sich von der Gesellschaft über die Familie, das Individuum und die Organe bis hin zur Zelle (➤ Abb. 1.13). Die Verbindungen zwischen den verschiedenen Ebenen werden als somatopsychische Aufwärtseffekte bzw. psychosomatische Abwärtsaffekte bezeichnet (➤ Abb. 1.14). Die Medizin sollte neben mechanistischen Interventionen auf den Körper vor allem Beziehung und Dialog als wissenschaftliche Werkzeuge ansehen.

1.4.3 Einteilung der psychosomatischen Krankheiten

Klassische psychosomatische Krankheiten

Maßgeblich durch die Arbeiten von Franz Alexander (➤ Kap. 1.4.2) geprägt, wurden einige Krankheiten als klassische psychosomatische Krankheiten be-

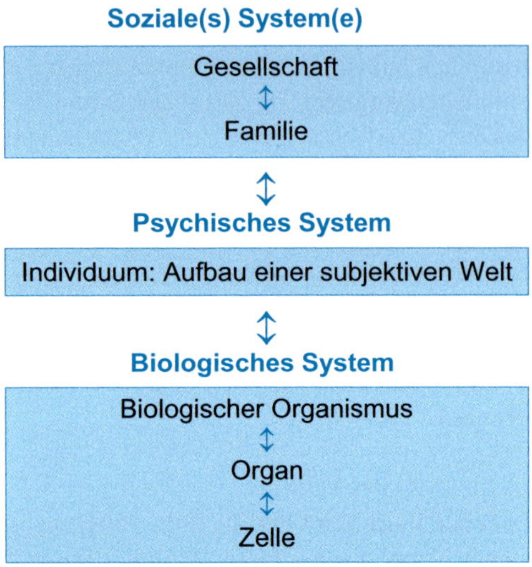

Abb. 1.13 Systemebenen des biopsychosozialen Modells. Krankheit ist ein mehrdimensionales Geschehen, eine Gleichgewichtsstörung der System-Umwelt-Beziehung. [L252]

schrieben. In der Literatur werden die sieben wichtigsten nach Alexander auch als **„Holy Seven"** bezeichnet. Dazu zählen:

- Magen- und Zwölffingerdarmgeschwür (Ulcus ventriculi und duodeni)
- Colitis ulcerosa (geschwürige Dickdarmentzündung)
- Asthma bronchiale
- Hyperthyreose (Schilddrüsenüberfunktion)
- Essenzielle Hypertonie (Blutdruckhochdruck ohne organische Ursache)
- Rheumatoide Arthritis
- Neurodermitis

Diese von Franz Alexander bereits 1950 vorgenommene Einteilung kann allerdings die Entwicklung der Fachgebiete der Medizin, Psychosomatik und Psychologie nicht mehr abbilden. Denn es herrscht heute weitgehend Einigkeit darüber, dass die meisten Krankheiten multikausal bedingt sind. Neue Forschungsergebnisse belegen Verschiebungen in der Gewichtung der seelischen Einflussgrößen auf die Entstehung der genannten Krankheitsbilder. Besonders deutlich wird dies am Beispiel des Magen- und Zwölffingerdarmgeschwürs (Ulcus ventriculi und duodeni), das früher zu den „Holy Seven" der psychosomatischen Krankheiten zählte. Hier wurde 1983 mit *Helicobacter pylori* ein Erreger gefunden, der seit 1989 erwiesenermaßen mitursächlich für die Krankheit ist. Eine intensive Antibiotikatherapie führt heutzutage bei den meisten Erkrankten zur Eliminierung der Erreger und zur Heilung. Somit muss die Bedeutung seelischer Ursachen für dieses Krankheitsbild als deutlich geringer eingeschätzt werden.

Einteilung psychosomatischer Erkrankungen

Unter Einbeziehung der klassischen Bezeichnungen lässt sich folgende Aufteilung vornehmen:

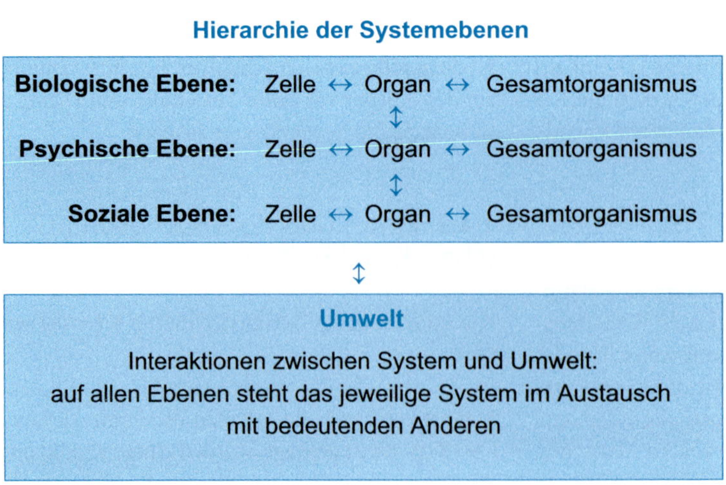

Abb. 1.14 Interaktionen des biopsychosozialen Modells. Es gibt innerhalb der Systemebenen hierarchische Abstufungen (von der Zelle bis zum Gesamtorganismus). Zwischen den Systemebenen kommt es durch Aufwärts- und Abwärtseffekte zur gegenseitigen Beeinflussung. [L252]

- **Psychosomatosen** (auch Organneurosen oder vegetative Neurosen, ➤ Kap. 1.2.2): Sie werden als körperliche Reaktionen auf anhaltende vegetative Spannungen angesehen. Es sind Organveränderungen vorhanden. Wichtige Psychosomatosen sind die „Holy Seven" nach Alexander (s. o.).
- **Konversionsneurosen** (hysterische Neurosen oder Ausdruckskrankheiten, ➤ Kap. 1.2.2): Es bestehen keine Organveränderungen. Die Symptome legen die Verdachtsdiagnose einer neurologischen Störung nahe. So können sich Konversionsneurosen beispielsweise als Lähmungen einzelner Gliedmaßen, als Unfähigkeit zu stehen oder zu gehen, als Schiefhals oder als abnorme Bewegungsabläufe zeigen. Ursache sind immer unbewusste seelische Konflikte, die in der körperlichen Symptomatik symbolisch zum Ausdruck gebracht werden.
- **Somatoforme Störungen** (frühere Bezeichnungen: psychovegetative Störung, funktionelles Syndrom oder vegetative Dystonie, ➤ Kap. 9.5): Es bestehen körperliche Beschwerden ohne organische Grundlage. Die Ursachen für funktionelle bzw. somatoforme Störungen sind unverarbeitete psychische Konflikte, die den Kranken nicht bewusst sind. Auslösende Faktoren sind heutzutage in erster Linie sozialer Abstieg, Einsamkeit, Armut, Arbeitslosigkeit und Angst vor der Zukunft, aber auch Emotionen, Hektik, Stress, (unglückliche) Liebe, Ärger und Neid, eventuell auch psychische Stresssituationen aus frühkindlicher Zeit. Somatoforme Störungen treten im Alter zwischen 20 und 40 Jahren am häufigsten auf. Die Betroffenen leiden z. B. unter Durchfall, Verstopfung, Übelkeit, Herzklopfen, Augenflimmern, Schwindel, Ohnmacht, Impotenz, Reizblase, Bettnässen, Atembeschwerden, Rückenschmerzen, Händezittern, Ohrensausen.
- **Sekundäre psychosomatische Krankheiten:** Diese entstehen infolge einer organischen Erkrankung. Die Auseinandersetzung mit der Krankheit führt zu seelisch bedingten Überlagerungen; z. B. entwickelt sich eine Herzhypochondrie nach Herzinfarkt oder eine Karzinophobie nach geheilter Krebserkrankung.

1.4.4 Diagnostik

Anamnese

Bei Menschen mit psychosomatischen Erkrankungen besteht die vordringlichste Aufgabe von Therapeutinnen und Therapeuten darin, einen Zugang zum psychosomatischen Erleben der Betroffenen zu gewinnen. Die Informationen der Kranken, die in einer Art Übersetzungs- und Beziehungsarbeit in therapierelevante Informationen übersetzt werden müssen, können auf verschiedenen Ebenen wahrgenommen werden:

- **Faktische Ebene:** Welche Fakten teilt die bzw. der Erkrankte mir mit?
- **Empathische Ebene:** Was empfinde ich, wenn ich mich in die bzw. den Kranken hineinversetze?
- **Situative Ebene:** Wie gestaltet die bzw. der Betroffene die Situation und die Beziehung zu mir?

Für das Gespräch kann folgende innere Fragestellung leitend sein:

- Warum tritt dieses Symptom gerade bei dieser Person mit dieser biologischen Disposition, dieser Biografie und dieser Persönlichkeit in dieser Lebenssituation auf?

Als spezielle Fragestellungen im Rahmen der psychosomatischen Anamnese sind folgende Fragen hilfreich:

- Welche aktuellen und früheren Belastungen liegen vor?
- Welche Ressourcen haben die Person bisher gesund gehalten?
- Welche Funktion (Ausdruck, Krankheitsgewinn) hat das Symptom?
- Warum kommt die Person jetzt zu mir?
- Wie gestaltet die Person die Gesprächssituation?
- Wie reagiere ich selbst emotional auf die Situation?

Körperliche Untersuchung und Befunde

Zusätzlich zur Anamnese muss z. B. durch körperliche Untersuchung, Labor, ggf. bildgebende Verfahren (➤ Kap. 3.1) eine somatische Erkrankung ausgeschlossen werden.

ICD-10 Hier sind nur spezielle psychosomatische Störungen aufgeführt – nicht das Gesamtkonzept der Psychosomatik. Einige Störungen, die als typischerweise psychosomatisch angesehen werden, sind im Abschnitt „Neurotische, Belastungs- und somatoforme Störungen" aufgelistet:
- F44 Dissoziative Störungen
- F45 Somatoforme Störungen

ICD-11
- 6B60 Dissoziative neurologische Symptomstörung
- 6C20 Körperliche Belastungsstörung

1.4.5 Therapie

Psychosomatische Erkrankungen werden psychotherapeutisch behandelt; oft ist es notwendig, die Psychotherapie mit einer medikamentösen Therapie zu kombinieren. In der Beziehungsgestaltung fällt auf, dass viele Erkrankte mit psychosomatischen Störungsbildern der Ebene des seelischen Zugangs zu einem Krankheitsbild erheblichen Widerstand entgegensetzen. Möglicherweise befürchten sie, dass sie negativ stigmatisiert werden (z. B. „eine Macke haben"), oder sie möchten ihre Probleme lieber mit Tabletten lösen als einen eigenverantwortlichen Anteil an der Therapie übernehmen.

Psychodynamische Therapie Eine tiefenpsychologisch orientierte Psychotherapie ist angezeigt, wenn es Hinweise gibt, dass eine Erkrankung auf unbewusste und verdrängte Konflikte zurückzuführen ist.

Verhaltenstherapie Eine Verhaltenstherapie ist angezeigt, wenn insbesondere auf das Verhalten der Betroffenen eingewirkt werden soll. So ist z. B. nach einem Herzinfarkt in der Nachsorge ein Stressbewältigungstraining oder eine Raucherentwöhnung sinnvoll.

Gesprächstherapie Bei schweren, lebensbedrohlichen Krankheiten ist es wichtig, die Patientinnen und Patienten mit stützenden Gesprächen zu begleiten.

Körperorientierte Psychotherapie Körperorientierte Verfahren wie Bioenergetik oder Biosynthese können helfen, die Verbindung zum eigenen Körper zu verbessern und emotionale Ausdrucksmöglichkeiten zu entwickeln.

Hypnotherapie nach Erickson Mit einer Hypnotherapie kann es in manchen Fällen erstaunlich schnell gelingen, zugrunde liegende Konflikte und Ursachen bewusst werden zu lassen und individuelle Lösungen für schwierige Lebenssituationen zu entwickeln.

KAPITEL

2 Juristische Aspekte und psychiatrische Hilfsangebote

Steckbrief

Prüfungsrelevante Gesetze und Verordnungen

- Heilpraktikergesetz (HeilprG)
- Erste Durchführungsverordnung (1. DVO) zum Heilpraktikergesetz
- Unterbringungsgesetze der Länder
- Betreuungsgesetz (BtG)
- Strafgesetzbuch (StGB)
- Psychotherapeutengesetz (PsychThG)

Stationäre und ambulante Hilfsangebote für psychisch kranke Menschen

- Psychiatrische Klinik
- Psychiatrische Tagesklinik
- Sozialpsychiatrischer Dienst
- Tagesstätten
- Kontakt- und Begegnungsstätten
- Werkstätten
- Betreutes Wohnen
- Wohnheime und Wohngruppen
- Spezialisierte Pflegeheime
- Selbsthilfegruppen

2.1 Juristische Aspekte psychiatrischer und psychotherapeutischer Interventionen

In der Überprüfung zur Erlangung der Heilerlaubnis nach dem Heilpraktikergesetz (HeilprG), beschränkt auf das Gebiet der Psychotherapie, werden immer auch Fragen nach den gesetzlichen Rahmenbedingungen der Tätigkeit von Heilpraktikerinnen und Heilpraktikern gestellt. Im Folgenden sind Auszüge aus (den z. T. noch nicht in geschlechtsneutraler Fassung vorliegenden) Gesetzen wiedergegeben, die für die Überprüfung im Gutachterausschuss wichtig sein können. Einige der Gesetze sollten Sie sehr detailliert kennen, bei anderen reicht es aus, wenn Sie ihren Inhalt grob wiedergeben können (vgl. die jeweiligen Lernhinweise).

2.1.1 Heilpraktikergesetz (HeilprG)

LERNHINWEIS !!!

Das Heilpraktikergesetz, im Fachjargon häufig auch mit HPG abgekürzt, ist die rechtliche Grundlage für die Durchführung der Überprüfung zur Erteilung der Heilerlaubnis und somit außerordentlich wichtig. Lernen Sie die wichtigen §§ 1, 2 und 3 auswendig, die anderen Paragrafen sollten Sie sinngemäß wiedergeben können. Sie müssen wissen, dass § 2 HeilprG im Dezember 2016 geändert wurde.

PRÜFUNGSTIPP

In einer Überprüfung könnte z. B. gefragt werden: „Was versteht das Heilpraktikergesetz unter Ausübung der Heilkunde?"

Gesetz über die berufsmäßige Ausübung der Heilkunde ohne Bestallung vom 17.2.1939

§ 1

(1) Wer die Heilkunde, ohne als Arzt bestallt zu sein, ausüben will, bedarf dazu der Erlaubnis.

(2) Ausübung der Heilkunde im Sinne dieses Gesetzes ist jede berufs- oder gewerbsmäßig vorgenommene Tätigkeit zur Feststellung, Heilung oder Linderung von Krankheiten, Leiden oder Körperschäden bei Menschen, auch wenn sie im Dienste von anderen ausgeübt wird.

(3) Wer die Heilkunde [...] ausüben will, erhält die Erlaubnis nach Maßgabe der Durchführungsbestimmungen; er führt die Berufsbezeichnung „Heilpraktiker".

§ 2

(1) Wer die Heilkunde, ohne als Arzt bestallt zu sein, bisher berufsmäßig nicht ausgeübt hat, kann eine Erlaubnis nach § 1 in Zukunft **nach Maßgabe der gemäß § 7 erlassenen Rechts- und Verwaltungsvorschriften** *erhalten,* **die insbesondere Vorgaben hinsichtlich Kenntnissen und Fähigkeiten als Bestandteil der Entscheidung über die Erteilung der Erlaubnis enthalten sollen.**

§ 3

Die Erlaubnis nach § 1 berechtigt nicht zur Ausübung der Heilkunde im Umherziehen.

§ 5

Wer, ohne zur Ausübung des ärztlichen Berufs berechtigt zu sein und ohne eine Erlaubnis nach § 1 zu besitzen, die Heilkunde ausübt, wird mit Freiheitsstrafe bis zu einem Jahr oder mit Geldstrafe bestraft.

§ 5a

(1) Ordnungswidrig handelt, wer als Inhaber einer Erlaubnis nach § 1 die Heilkunde im Umherziehen ausübt.
(2) Die Ordnungswidrigkeit kann mit einer Geldbuße bis zu zweitausendfünfhundert Euro geahndet werden.

§ 6

(1) Die Ausübung der Zahnheilkunde fällt nicht unter die Bestimmungen dieses Gesetzes.

Anmerkungen zum Heilpraktikergesetz

§ 1 Abs. 2 differenziert eine berufsmäßige und eine gewerbsmäßige Ausübung der Heilkunde.

- **Berufsmäßig** handelt, wer die Absicht hat, die Ausübung der Heilkunde wiederholt durchzuführen. Dabei spielt es keine Rolle, ob der Betreffende für seine Tätigkeit Geld erhält oder nicht.
- **Gewerbsmäßig** handelt, wer als Gegenleistung für seine Heiltätigkeit Geld oder andere Zuwendungen erhält.

Die Tätigkeit muss an einen **festen Praxissitz** gebunden sein. Mit Ausübung der Heilkunde im Umherziehen ist z. B. das Praktizieren in Hotels oder Gaststätten gemeint. Es ist jedoch gestattet, Zweitniederlassungen zu gründen und Hausbesuche durchzuführen.

Die Berufsbezeichnung „**Heilpraktiker**" darf nur von Personen geführt werden, welche die umfassendere medizinische Heilerlaubnis erhalten haben. Seit 1993 gibt es die Möglichkeit, eine Heilerlaubnis nach HeilprG zu erhalten, die sich ausschließlich auf das Gebiet der Psychotherapie beschränkt. Diese Möglichkeit ist nicht Folge einer Änderung des HeilprG, sondern Konsequenz eines Gerichtsurteils (➤ Kap. 1.1.2). Die Prüfung zur Erlangung der eingeschränkten Heilerlaubnis wird umgangssprachlich auch „kleine Heilpraktikerprüfung" genannt. Da diese Rechtsauslegung sich auf das HeilprG bezieht, bleibt dieses die Rechtsgrundlage für die Heilerlaubnis, die **Heilpraktiker für Psychotherapie** erwerben. Nachdem lange unklar war, wie die korrekte Berufsbezeichnung für diese Gruppe von Therapeuten lauten sollte, scheinen sich heute die Zusätze „... für Psychotherapie" oder „... beschränkt auf das Gebiet der Psychotherapie" durchzusetzen. Bis heute geben die zuständigen Ämter keine verbindliche Auskunft darüber, wie man sich nennen muss. Es werden lediglich Empfehlungen ausgesprochen.

Erste Durchführungsverordnung zum Heilpraktikergesetz

LERNHINWEIS !!!

Sie sollten den Inhalt von § 2 der ersten Durchführungsverordnung (1. DVO) sinngemäß kennen. Ebenso sollte Ihnen bekannt sein, dass die DVO durch neue Leitlinien ergänzt wurde und die Prüfungen dadurch vereinheitlicht wurden.

Das HeilprG wird durch eine Durchführungsverordnung (DVO) ergänzt, die in ihrer ursprünglichen Fassung ebenfalls noch von 1939 stammt. Am 07.12.2017 hat das Bundesgesundheitsministerium jedoch neue Leitlinien zur DVO erlassen, die am 22.03.2018 in Kraft getreten sind.

§ 2

(1) Die Erlaubnis wird nicht erteilt,
a) wenn der Antragsteller das 25. Lebensjahr noch nicht vollendet hat,
b) wenn er nicht die deutsche Staatsangehörigkeit besitzt,
c) (weggefallen)
d) wenn er nicht mindestens abgeschlossene Volksschulbildung nachweisen kann,
e) (weggefallen)
f) wenn sich aus Tatsachen ergibt, dass ihm die … sittliche Zuverlässigkeit fehlt, insbesondere, wenn schwere strafrechtliche oder sittliche Verfehlungen vorliegen,
g) wenn er in gesundheitlicher Hinsicht zur Ausübung des Berufs ungeeignet ist,
h) wenn mit Sicherheit anzunehmen ist, dass er die Heilkunde neben einem anderen Beruf ausüben wird,
i) wenn sich aus einer Überprüfung der Kenntnisse und Fähigkeiten des Antragstellers durch das Gesundheitsamt, die auf der Grundlage von Leitlinien zur Überprüfung von Heilpraktikeranwärtern durchgeführt wurde, ergibt, dass die Ausübung der Heilkunde durch den Betreffenden eine Gefahr für die Gesundheit der Bevölkerung oder für die ihn aufsuchenden Patienten bedeuten würde.

§ 3

(1) Über den Antrag entscheidet die untere Verwaltungsbehörde im Benehmen mit dem Gesundheitsamt.
(2) Der Bescheid ist dem Antragsteller … und der zuständigen Ärztekammer zuzustellen; das Gesundheitsamt erhält Abschrift des Bescheides. Der ablehnende Bescheid ist mit Gründen zu versehen.
(3) Gegen den Bescheid können der Antragsteller … und die zuständige Ärztekammer binnen zwei Wochen Beschwerde einlegen. Über diese entscheidet die höhere Verwaltungsbehörde nach Anhörung eines Gutachterausschusses (§ 4).

§ 4

(1) Der Gutachterausschuss besteht aus einem Vorsitzenden, der weder Arzt noch Heilpraktiker sein darf, aus zwei Ärzten sowie aus zwei Heilpraktikern. […] Die Landesregierungen werden ermächtigt, durch Rechtsverordnung die zuständige Behörde abweichend von Satz 2 zu bestimmen. Sie können diese Ermächtigung auf oberste Landesbehörden übertragen.
(2) Für mehrere Bezirke höherer Verwaltungsbehörden kann ein gemeinsamer Gutachterausschuss gebildet werden.

§ 7

(1) Die Erlaubnis ist durch die höhere Verwaltungsbehörde zurückzunehmen, wenn nachträglich Tatsachen eintreten oder bekannt werden, die eine Versagung der Erlaubnis nach § 2 Abs. 1 rechtfertigen würden. […]

Leitlinien zur Überprüfung von Heilpraktikeranwärterinnen und -anwärtern

Seit März 2018 gibt es bundeseinheitliche Rahmenrichtlinien zur Durchführung der Heilpraktikerprüfungen, die durch weitere Regelungen der einzelnen Bundesländer ergänzt werden können. Die wichtigsten für die sektorale Heilerlaubnis relevanten Bestandteile werden hier wiedergegeben:

1 Inhalte der Überprüfung

Ziel der Überprüfung der Kenntnisse und Fähigkeiten der antragstellenden Person ist es festzustellen, ob von ihrer Tätigkeit bei der Ausübung von Heilkunde eine Gefahr für die Gesundheit der Bevölkerung im Allgemeinen oder die Patientinnen und Patienten im Besonderen ausgehen kann. Dementsprechend ist bei den nachfolgenden Gegenständen der Überprüfung insbesondere darauf zu achten, dass die antragstellende Person die Grenzen ihrer persönlichen Kenntnisse und Fähigkeiten kennt, sich der Gefahren im Falle ihrer Überschreitung bewusst und bereit ist, ihr berufliches Handeln danach auszurichten.

1.1 Rechtliche Rahmenbedingungen

1.1.1 Die antragstellende Person kennt das Gesundheitssystem in Deutschland in seinen wesentlichen

Strukturen und weiß um die Stellung des Heilpraktikerberufs in diesem System.
[…]
1.2 Qualitätssicherung
[…]
1.2.2 Die antragstellende Person ist sich der Bedeutung von Qualitätsmanagement und Dokumentation bei der Berufsausübung bewusst; sie ist in der Lage, diese Kenntnisse bei der Ausübung des Berufs zu beachten.
1.3 Notfallsituationen
Die antragstellende Person ist in der Lage, Notfallsituationen oder lebensbedrohliche Zustände zu erkennen und eine angemessene Erstversorgung sicherzustellen.
1.4 Kommunikation
1.4.1 Die antragstellende Person verfügt über die für eine Ausübung des Heilpraktikerberufs notwendigen Kenntnisse in der medizinischen Fachterminologie.
1.4.2 Die antragstellende Person kann aufgrund dieser Kenntnisse angemessen mit Patientinnen und Patienten aller Altersgruppen kommunizieren und interagieren.
1.4.3 Die antragstellende Person ist im Rahmen ihrer Stellung im Gesundheitssystem in der Lage, sich mit anderen Berufsgruppen und Institutionen im Gesundheitswesen fachbezogen zu verständigen.
1.5 Medizinische Kenntnisse
[…]
1.5.3 Die antragstellende Person verfügt über die zur Ausübung des Heilpraktikerberufs notwendigen Kenntnisse zur Erkennung und Behandlung von […] psychischen Erkrankungen bei Patientinnen und Patienten aller Altersgruppen, insbesondere in den Bereichen von
[…]
- neurologischen Erkrankungen
[…]
- psychischen Erkrankungen
[…]
1.6 Anwendungsorientierte medizinische Kenntnisse
1.6.1 Die antragstellende Person ist in der Lage, ärztliche Befunde und Befunde anderer Berufsgruppen einschließlich der in den Befunden enthaltenen Laborwerte zu verstehen, zu bewerten und diese Bewertung im Rahmen der eigenen Berufsausübung angemessen zu berücksichtigen.
1.6.2 Die antragstellende Person ist in der Lage, eine vollständige und umfassende Anamnese einschließlich eines psychopathologischen Befundes zu erheben und dem Heilpraktikerberuf angemessene Methoden der Patientenuntersuchung anzuwenden.
1.6.3 Die antragstellende Person ist unter Anwendung ihrer medizinischen Kenntnisse, unter Einbeziehung vorliegender Befunde, gestützt auf ihre Anamnese und im Bewusstsein der Grenzen ihrer diagnostischen und therapeutischen Methoden sowie möglicher Kontraindikationen in der Lage, eine berufsbezogene Diagnose zu stellen, aus der sie einen Behandlungsvorschlag herleitet, der keine Gefährdung der Patientengesundheit erwarten lässt.
[…]
Wird eine sogenannte sektorale Heilpraktikererlaubnis beantragt, haben sich die in Nummer 1 genannten Inhalte der Überprüfung gezielt darauf zu erstrecken, ob von der Ausübung der Heilkunde durch den Betroffenen eine Gefahr für die Gesundheit der Bevölkerung oder für die ihn aufsuchenden Patientinnen und Patienten in dem sektoralen Bereich ausgeht, für den die Heilpraktikererlaubnis beantragt wird. Dabei ist insbesondere auch zu überprüfen, ob die antragstellende Person in der Lage ist, die Krankheiten, Leiden oder sonstigen Körperschäden aus dem für die sektorale Heilpraktikererlaubnis einschlägigen Bereich von den Krankheiten, Leiden oder sonstigen Körperschäden zu unterscheiden, die außerhalb dieses Bereichs liegen.
[…]

Anmerkungen zur ersten Durchführungsverordnung zum Heilpraktikergesetz

Wenn sich die Prüflinge bei der zuständigen Behörde anmelden, erhalten sie ein Merkblatt, auf dem ihnen mitgeteilt wird, welche Bescheinigungen sie vorlegen müssen, um zur Prüfung zugelassen zu werden. Die meisten der erforderlichen Unterlagen beziehen sich auf die Mindestanforderungen, wie sie in § 2 der Durchführungsverordnung festgehalten sind:

- Nachweis eines ausreichenden Schulabschlusses (§ 2 Abs. 2, Buchst. d). Es reicht der Nachweis eines Hauptschulabschlusses.
- Vorlage eines aktuellen Führungszeugnisses (§ 2 Abs. 2, Buchst. f). Von der sittlichen Zuverlässigkeit wird ausgegangen, wenn ein polizeiliches

Führungszeugnis keine gravierenden Gesetzesübertretungen enthält.
- Vorlage eines ärztlichen Attests (§ 2 Abs. 2, Buchst. g). Nicht jede Krankheit schränkt die Fähigkeit zur Ausübung der Heilkunde ein. Vor allem sollen schwere geistige Krankheiten ausgeschlossen werden. Eine Krankheit, welche die Benutzung eines Rollstuhls erforderlich macht, ist beispielsweise kein Grund, jemandem die Zulassung zur Prüfung zu verweigern.

§ 2 Abs. 2 Buchst. i schließlich rechtfertigt die eigentliche Überprüfung vor dem Gutachterausschuss. Es geht in der Überprüfung sowohl um theoretische Fachkenntnisse als auch um praktische Fähigkeiten hinsichtlich einer psychotherapeutischen Behandlung. In der Auslegung der verschiedenen Prüfungskommissionen geht es vor allem darum zu überprüfen, ob die Prüflinge in der Lage sind, schwerwiegende Erkrankungsbilder zu erkennen, und ob sie wissen, wann und aus welchen Gründen sie einen Patienten an einen Arzt oder an ein Krankenhaus verweisen müssen.

2.1.2 Unterbringungsgesetze der Länder

LERNHINWEIS !!!

Fragen zum Verfahren der Unterbringung müssen Sie unbedingt beantworten können. Ihr Wissen sollte an die regionalen Gegebenheiten angepasst sein.

PRÜFUNGSTIPP

Besorgen Sie sich als Prüfling auf alle Fälle die in ihrem Landkreis gültigen Informationen. Sie müssen über die Zuständigkeiten in einem psychiatrischen Notfall genauestens Bescheid wissen. Vergessen Sie nicht, die Zuständigkeiten zu erfragen, die für die Abend- und Nachtzeiten, die Wochenenden und Feiertage gelten.

Bei Vorliegen einer schweren psychischen Störung kann eine **Einweisung** in ein psychiatrisches Krankenhaus notwendig sein. Sind Betroffene nicht in der Lage, ihre gesundheitliche Situation realistisch einzuschätzen, kann es erforderlich werden, sie auch **gegen ihren Willen** einer stationären Behandlung zuzuführen. Das Vorgehen regeln die **Unterbringungsgesetze** der Länder. In Bayern heißt das betreffende Gesetz Psychisch-Kranken-Hilfe-Gesetz (PsychKHG), in Baden-Württemberg und Hessen nennt es sich Unterbringungsgesetz, und in den anderen Bundesländern wird es Psychisch-Kranken Gesetz (PsychKG) genannt. **Voraussetzung für eine Zwangseinweisung ist neben dem Vorliegen einer psychischen Erkrankung das Vorhandensein einer akuten Gefahr für die eigene Person oder andere Personen (Eigen- und Fremdgefährdung).** Eine andere gesetzliche Einweisungsmöglichkeit gegen den Willen einer betroffenen Person stellt das Betreuungsgesetz dar (➤ Kap. 2.1.3), das als Rechtsgrundlage einer solchen Maßnahme nur eine Eigengefährdung akzeptiert. Bei Fremdgefährdung gilt auch im Betreuungsfall das PsychKG bzw. das Unterbringungsgesetz.

Im Folgenden ist exemplarisch das PsychKG des Landes Niedersachsen in Auszügen wiedergegeben. Die PsychKGs und die Unterbringungsgesetze der anderen Bundesländer sind im Tenor ähnlich aufgebaut, unterscheiden sich jedoch in einigen Detailfragen. Aus diesem Grund sollten Sie sich über das für Ihr Bundesland gültige Gesetz informieren, die regionalen Besonderheiten des Verfahrensablaufs kennen und die relevanten Gesetzestexte lesen. Von praktischer Relevanz sind die Unterbringungsgesetze besonders dann, wenn akute Suizidalität (➤ Kap. 15) vorliegt.

Niedersächsisches Gesetz über Hilfen und Schutzmaßnahmen für psychisch Kranke (NPsychKG) vom 16. Juni 1997

§ 1 – Anwendungsbereich

Dieses Gesetz regelt

(1) Hilfen für Personen, die eine psychische Krankheit oder eine seelische Behinderung haben oder hatten oder bei denen Anzeichen für eine solche Krankheit oder Behinderung bestehen, wobei psychische Krankheiten im Sinne dieses Gesetzes auch psychische Störungen von erheblichem Ausmaß mit Krankheitswert sind,

(2) die Unterbringung von Personen, die im Sinne der Nummer 1 krank oder behindert sind.

§ 2 – Grundsätze

(1) [1]Bei allen Hilfen und Schutzmaßnahmen ist auf den Zustand der betroffenen Person besondere Rücksicht zu nehmen. [2]Ihre Würde und ihr Recht auf Selbstbestimmung sind zu achten. [3]Die besonderen Belange von Menschen mit Behinderung sind zu berücksichtigen.

(2) [1]Hilfen sollen insbesondere der Anordnung von Schutzmaßnahmen vorbeugen. [2]Eine Hilfe durch stationäre Behandlung soll nur dann erfolgen, wenn andere Hilfen keinen Erfolg versprechen.
(3) Sehen die Vorschriften dieses Gesetzes die Beteiligung einer gesetzlichen oder rechtsgeschäftlichen Vertreterin oder eines gesetzlichen oder rechtsgeschäftlichen Vertreters vor, so ist diese oder dieser nur insoweit zu beteiligen, als ihr oder sein gesetzlich, gerichtlich oder rechtsgeschäftlich bestimmter Aufgabenkreis betroffen ist.

§ 3 – Zuständigkeit

[1]Die Landkreise und kreisfreien Städte sind für die Wahrnehmung der Aufgaben nach diesem Gesetz zuständig, soweit in den nachfolgenden Vorschriften nichts anderes bestimmt ist.
[…]

§ 7 – Sozialpsychiatrischer Dienst […]

(1) [1]Die Landkreise und kreisfreien Städte richten Sozialpsychiatrische Dienste ein. […]
(2) [1]Der sozialpsychiatrische Dienst […] wird von einer Ärztin oder einem Arzt mit abgeschlossener psychiatrischer oder kinder- und jugendpsychiatrischer Weiterbildung geleitet. […]
(3) […] [3]Soweit nichts anderes bestimmt ist, soll die Ärztin oder der Arzt nach den Sätzen 1 und 2 über eine abgeschlossene psychiatrische oder kinder- und jugendpsychiatrische Weiterbildung verfügen; sie oder er muss zumindest Erfahrung auf dem Gebiet der Psychiatrie oder der Kinder- und Jugendpsychiatrie haben.
[…]

§ 14 – Begriff der Unterbringung

(1) Eine Unterbringung im Sinne dieses Gesetzes liegt vor, wenn jemand gegen seinen Willen oder im Zustand der Willenlosigkeit in eine Unterbringungseinrichtung eingewiesen wird oder dort verbleiben soll.
(2) Eine Unterbringung im Sinne dieses Gesetzes liegt auch dann vor, wenn die Einweisung oder der Verbleib ohne Zustimmung der gesetzlichen oder rechtsgeschäftlichen Vertreterin oder des gesetzlichen oder rechtsgeschäftlichen Vertreters erfolgt.

§ 15 – Einrichtungen für den Vollzug der Unterbringung […]

(1) [1]Die Unterbringung wird in psychiatrischen oder kinder- und jugendpsychiatrischen Krankenhäusern oder in psychiatrischen oder kinder- und jugendpsychiatrischen Abteilungen von Krankenhäusern (Unterbringungseinrichtungen) vollzogen. [2]Die Unterbringungseinrichtungen müssen personell und sächlich so ausgestattet sein, dass der Zweck der Unterbringung nach § 19 Abs. 1 Satz 1 durch eine auf die unterschiedlichen Bedürfnisse der untergebrachten Personen abgestimmte Behandlung und Betreuung erreicht und die Beachtung der weiteren Grundsätze der Unterbringung nach § 19 sichergestellt werden kann. [3]Die Unterbringungseinrichtungen müssen die Voraussetzungen für eine Unterbringung in geschlossener Form, insbesondere im Hinblick auf die notwendigen Sicherheitsvorkehrungen, sowie in gelockerter Form bieten.
[…]

§ 16 – Voraussetzungen der Unterbringung

Die Unterbringung einer Person ist nach diesem Gesetz nur zulässig, wenn von ihr infolge ihrer Krankheit oder Behinderung im Sinne des § 1 Nr. 1 eine gegenwärtige erhebliche Gefahr (§ 2 Nrn. 2 und 3 NPOG) für sich oder andere ausgeht und diese Gefahr auf andere Weise nicht abgewendet werden kann.

§ 17 – Antragserfordernis

(1) [1]Die Anordnung einer Unterbringung und die einstweilige Anordnung einer vorläufigen Unterbringungsmaßnahme sind von dem Landkreis oder der kreisfreien Stadt bei dem Betreuungsgericht, bei Minderjährigen bei dem Familiengericht, schriftlich zu beantragen. [2]Dem Antrag ist ein ärztliches Zeugnis beizufügen.
(2) Die Ärztin oder der Arzt, die oder der das ärztliche Zeugnis nach Absatz 1 Satz 2 erstellt hat, soll in dem weiteren Verfahren nicht für den Landkreis oder die kreisfreie Stadt tätig werden.

§ 18 – Vorläufige behördliche Unterbringung

(1) Kann eine gerichtliche Entscheidung über die Unterbringung, auch durch einstweilige Anordnung, nicht rechtzeitig herbeigeführt werden, so kann der Landkreis oder die kreisfreie Stadt die betroffene Person längstens bis zum Ablauf des folgenden Tages vorläufig in einer Unterbringungseinrichtung unterbringen, wenn das Vorliegen der Voraussetzungen des § 16 durch das Zeugnis einer Ärztin oder eines Arztes mit Erfahrung auf dem Gebiet der Psychiatrie, dem ein frühestens am Vortag erhobener Befund zugrunde liegt, dargelegt wird.
(2) […] [2]Der untergebrachten Person sind die Gründe der vorläufigen behördlichen Unterbringung unverzüglich bekannt zu geben; sie ist über die Dauer der vorläufigen behördlichen Unterbringung, das weitere Verfahren sowie über die möglichen Rechtsbehelfe zu belehren. [3]Ihr ist außerdem unverzüglich Gelegenheit

zu geben, eine Angehörige oder einen Angehörigen oder eine sonstige Person ihres Vertrauens zu benachrichtigen. [4]Ist die untergebrachte Person dazu nicht in der Lage und widerspricht die Benachrichtigung ihrem mutmaßlichen Willen nicht, so übernimmt der Landkreis oder die kreisfreie Stadt die Benachrichtigung. [5]Hat die untergebrachte Person eine gesetzliche oder rechtsgeschäftliche Vertreterin oder einen gesetzlichen oder rechtsgeschäftlichen Vertreter, so ist auch diese oder dieser unverzüglich zu benachrichtigen.

[…]

§ 19 – Grundsätze der Unterbringung, Rechtsstellung der untergebrachten Person

(1) [1]Die Unterbringung ist unter Berücksichtigung therapeutischer Gesichtspunkte den allgemeinen Lebensverhältnissen anzugleichen, soweit dies der Zweck der Unterbringung, eine Gefahr im Sinne des § 16 abzuwenden, zulässt und die erforderliche Behandlung der untergebrachten Person sichergestellt ist. […] [4]Beschränkungen der Freiheit sind fortlaufend zu überprüfen und der Entwicklung der untergebrachten Person anzupassen. [5]Wünschen der untergebrachten Person zur Gestaltung der Unterbringung ist nach Möglichkeit Rechnung zu tragen.

[…]

(3) [1]Die Behandlung und die Betreuung sollen die untergebrachte Person befähigen, soweit und sobald wie möglich in ein selbstständiges und eigenverantwortliches Leben in der Gemeinschaft zurückzukehren. [2]Die Behandlung und die Betreuung sollen die Bereitschaft der untergebrachten Person wecken, selbst daran mitzuwirken, das Ziel nach Satz 1 zu erreichen. [3]Zu diesem Zweck fördert die Unterbringungseinrichtung während der Unterbringung die Aufrechterhaltung bestehender und die Anbahnung neuer sozialer Kontakte, wenn gesundheitliche Belange der untergebrachten Person nicht entgegenstehen. [4]Die Unterbringungseinrichtung hat dazu mit den entsprechenden Behörden, Stellen und Personen zusammenzuarbeiten. [5]Kinder und Jugendliche erhalten während ihrer Unterbringung auch die notwendige Beschulung und Erziehung.

[…]

§ 21c Besondere Sicherungsmaßnahmen

(1) Besondere Sicherungsmaßnahmen sind:

1. der Entzug oder die Vorenthaltung von Gegenständen,

2. der Entzug oder die Beschränkung des Aufenthalts im Freien,

3. die Unterbringung in einem besonders gesicherten Raum ohne gefährdende Gegenstände und

4. die Beschränkung der Bewegungsfreiheit zur Ruhigstellung (Fixierung) durch mechanische Vorrichtungen, durch die Gabe von Medikamenten oder durch mechanische Vorrichtungen in Verbindung mit der ergänzenden Gabe von Medikamenten.

(2) [1]Eine besondere Sicherungsmaßnahme ist nur zulässig, wenn sie zur Abwehr einer gegenwärtigen erheblichen Gefahr für das Leben oder die Gesundheit der untergebrachten Person oder eines Dritten erforderlich ist und die Gefahr nicht durch weniger eingreifende Maßnahmen abgewendet werden kann. [2]Eine Fixierung einer einwilligungsfähigen untergebrachten Person durch die Gabe oder die ergänzende Gabe von Medikamenten ist ohne deren Einwilligung abweichend von Satz 1 nur zulässig, wenn die Fixierung zur Abwehr einer gegenwärtigen erheblichen Gefahr für das Leben oder die Gesundheit eines Dritten erforderlich ist.

(3) [1]Besondere Sicherungsmaßnahmen nach Absatz 1 Nrn. 1 bis 3 bedürfen der Anordnung durch die zuständige Ärztin oder den zuständigen Arzt und sind durch sie oder ihn zu überwachen. [2]Fixierungen (Absatz 1 Nr. 4) bedürfen der Anordnung durch die ärztliche Leitung und sind durch die zuständige Ärztin oder den zuständigen Arzt zu überwachen. [3]Eine gesetzliche oder rechtsgeschäftliche Vertreterin oder ein gesetzlicher oder rechtsgeschäftlicher Vertreter der untergebrachten Person ist unverzüglich zu benachrichtigen. [4]Die zuständige Ärztin oder der zuständige Arzt überprüft fortlaufend, ob die Voraussetzungen der besonderen Sicherungsmaßnahme weiterhin vorliegen.

(4) [1]Fixierte Personen sind durchgängig zu beobachten; ihre Vitalfunktionen sind fortlaufend zu kontrollieren. [2]Die Beobachtung erfolgt durch die persönliche Anwesenheit einer Pflegekraft bei der fixierten Person. [3]Eine mittelbare Beobachtung ist nur zulässig, wenn eine persönliche Anwesenheit der Pflegekraft bei der fixierten Person aus therapeutischen Gründen nicht in Betracht kommt; sie bedarf der Anordnung durch die ärztliche Leitung.

(5) Über die Zulässigkeit einer Fixierung ist unverzüglich nach deren Beginn durch die ärztliche Leitung eine gerichtliche Entscheidung herbeizuführen; die für Unterbringungssachen nach § 312 Nr. 4 FamFG geltenden Vorschriften finden, auch in Verbindung mit § 151 Nr. 7 und § 167 FamFG, entsprechende Anwendung.

(6) [1]Eine besondere Sicherungsmaßnahme ist unverzüglich zu beenden, wenn die Gefahr im Sinne des Absatzes 2 abgewendet worden ist. [2]Die durchgeführte Maßnahme ist unter Angabe der maßgeblichen Gründe für die Anordnung, der Art und Weise der Durchführung, ihrer Dauer und der vorgenommenen ärztlichen Überprüfungen zu dokumentieren.

§ 39 – Einschränkung der Grundrechte

Durch dieses Gesetz werden die Grundrechte auf körperliche Unversehrtheit und auf Freiheit der Person (Artikel 2 Abs. 2 des Grundgesetzes), auf die Unverletzlichkeit des Briefgeheimnisses sowie des Post- und Fernmeldegeheimnisses (Artikel 10 des Grundgesetzes) und der Wohnung (Artikel 13 des Grundgesetzes) eingeschränkt.

Anmerkungen zu den Unterbringungsgesetzen der Länder am Beispiel Niedersachsens

Die Unterbringungsgesetze und PsychKGs der Länder versuchen, eine Balance zwischen der Wahrung der Persönlichkeitsrechte einer Person einerseits und der Notwendigkeit andererseits herzustellen, Menschen im Einzelfall auch gegen ihren Willen einer Behandlung zuzuführen, sofern eine deutliche Gefährdung anderer oder der eigenen Person vorliegt. Wie wichtig es ist, den Vorgang der Unterbringung einer Person in einer psychiatrischen Klinik genau zu regeln und Missbrauch zu verhindern, zeigen Beispiele aus Ländern mit totalitären Regimen wie der ehemaligen UdSSR, in denen psychiatrische Krankenhäuser dazu missbraucht wurden, politische Gegner aus dem Weg zu räumen und verschwinden zu lassen.

Haupttenor der Unterbringungsgesetze ist der Schutz der im Grundgesetz festgelegten Freiheitsrechte des Einzelnen. Eine Einschränkung dieser Grundrechte soll nur nach kritischer und differenzierter Begutachtung und nur für eine begrenzte Zeitdauer möglich sein.

Grundlage jeder Maßnahme nach einem Unterbringungsgesetz ist das Vorliegen einer akuten Fremd- oder Eigengefährdung (§ 16 Nds. PsychKG) aufgrund einer psychischen Krankheit oder einer seelischen Behinderung (§ 1 Nds. PsychKG). Wird die Einweisung einer Patientin oder eines Patienten in ein psychiatrisches Krankenhaus notwendig, wenden sich ambulant tätige Therapeuten an die zuständige Behörde. Die Zuständigkeit variiert je nach Landkreis. Zuständig können z. B. der Sozialpsychiatrische Dienst (SpDi), das Ordnungsamt, das Gesundheitsamt oder die Einsatzleitzentrale der Feuerwehr sein. Zuständigkeiten können auch nach Wochentagen und Uhrzeit unterschiedlich sein. Oft bestehen für die Abend- und Nachtstunden sowie für Wochenenden spezielle Regelungen.

Eine **vorläufige Unterbringung** ist bis zum Ablauf des darauffolgenden Tages möglich (die Angabe „für 24 Stunden" ist für Niedersachsen nicht zutreffend). Diese Angabe gilt in den meisten Bundesländern, z. T. sind jedoch auch längere Zeiträume möglich. Es muss eine Begutachtung durch einen Arzt mit „Erfahrung auf dem Gebiet der Psychiatrie" erfolgen (§ 16 Nds. PsychKG). Die Entscheidung, ob eine Unterbringung über den Ablauf des auf die Einweisung folgenden Tages hinaus nötig ist, fällt das Betreuungsgericht. Dazu hört normalerweise ein Richter des Betreuungsgerichts die zwangseingewiesene Person an, um dann eine Entscheidung zu fällen.

Bei einem **psychiatrischen Notfall** in der eigenen Praxis ist zunächst die erkrankte Person davon zu überzeugen, sich freiwillig in ein psychiatrisches Krankenhaus zu begeben. Erst wenn diese nicht einwilligt, sind die zuständigen behördlichen Stellen zu benachrichtigen. Auf keinen Fall darf die betreffende Person die Praxis allein verlassen. Nach der Benachrichtigung der zuständigen Stelle wird innerhalb kurzer Zeit eine verbeamtete Person zusammen mit einem Psychiater in der Praxis erscheinen, um das tatsächliche Ausmaß der Eigen- und Fremdgefährdung abzuschätzen. Im Falle einer Zwangseinweisung leitet die verbeamtete Person die weiteren Schritte ein. Sie selbst sind am weiteren gesetzlichen Vorgehen nicht mehr beteiligt.

LERNHINWEIS !!!

In der Überprüfung vor dem Gutachterausschuss wird häufig das Vorgehen im Fall eines akuten psychiatrischen Notfalls thematisiert. Der Prüfling sollte die Abläufe sehr genau kennen und wiedergeben sowie auf die entsprechenden Abschnitte des einschlägigen Unterbringungsgesetzes bzw. PsychKG (je nach Bundesland) verweisen können. Der häufigste Fall, der eine psychiatrische Notfallmaßnahme erforderlich macht, ist die **akute Suizidalität.** Der Prüfling muss wissen, an wen er sich, möglicherweise auch nachts oder am Wochenende, zu wenden hat und welche Vorgänge er auslöst, wenn er offizielle Stellen informiert.

2.1.3 Betreuungsgesetz (BtG)

LERNHINWEIS !!

Sie sollten die Grundzüge des Betreuungsgesetzes (BtG) kennen und wissen, dass es im Januar 2023 eine umfassende Reform des Gesetzes gab. Die Ausführungen zur Unterbringung sollten Ihnen bekannt sein.

PRÜFUNGSTIPP

Gesetzeskenntnisse können dann wichtig werden, wenn Sie Personen behandeln, die nach dem Betreuungsgesetz betreut werden, oder wenn Sie Angehörige psychisch erkrankter Menschen beraten.

Gesetzliche Betreuung

Das Betreuungsgesetz (BtG) regelt die Bedingungen, unter denen eine Person für bestimmte Lebensbereiche eine Betreuung erhält. Die Notwendigkeit einer Betreuung kann nur von einem Gericht festgestellt werden. Zuständig hierfür ist das **Betreuungsgericht.** Eine Betreuung kann gerichtlich angeordnet werden, wenn eine schwere körperliche, seelische oder geistige Behinderung vorliegt oder wenn ein Mensch unter einer schweren psychiatrischen Erkrankung leidet und seine rechtlichen Angelegenheiten nicht oder nicht mehr eigenständig wahrnehmen kann.

Eingerichtet wird eine Betreuung nur, wenn andere Hilfen, vor allem nach dem Sozialrecht, ausgeschöpft sind und nicht ausreichen.

Bundesministerium der Justiz

Maßnahmen aus früheren Zeiten, wie Entmündigung oder Gebrechlichkeitspflegschaft, sind bereits mit der Neuregelung des Gesetzes im Jahr 1992 entfallen.

Für die oben angesprochene Gruppe von Personen (➤ Kap. 2.1.2) werden nunmehr gesetzliche Betreuungen für bestimmte Lebensbereiche eingerichtet. Hierzu zählen im Besonderen Entscheidungen über ärztliche Behandlungen, Vermögensfragen, Vertretung gegenüber Behörden oder das Aufenthaltsbestimmungsrecht. Dies bedeutet, dass eine **Betreuung normalerweise nur für bestimmte umrissene Aufgabenkreise, und auch hier nur im erforderlichen Maß,** eingerichtet wird, während die zu betreuende Person in jeder anderen praktischen Lebensfrage voll eigenständig handeln darf. Die neue Fassung des Betreuungsgesetzes regelt eindeutig, dass es sich bei der Betreuung um eine Unterstützung handelt, die das Selbstbestimmungsrecht wahrt und die Betroffenen weitestgehend darin stärkt, ihre Angelegenheiten selbst wahrzunehmen. Betreuer dürfen von ihrer Vertretungsmacht nur noch Gebrauch machen, wenn es unbedingt erforderlich ist. Neu im Gesetz ist „die Pflicht zur Wunschbefolgung". Diese gilt sowohl bei der Auswahl des Betreuers als auch dabei, Vorstellungen und Wünsche der Betreuten im rechtlichen Rahmen und in der Umsetzung juristisch zu unterstützen.

→ Update Am 01.01.2023 ist das Gesetz zur Reform des Vormundschafts- und Betreuungsrechts in Kraft getreten. Es soll die Selbstbestimmung der zu betreuenden Personen stärken und die Qualität der rechtlichen Betreuung sichern.

Die Bestellung einer Betreuerin oder eines Betreuers wirkt sich nicht auf die **Geschäftsfähigkeit** der betreuten Person aus.

Voraussetzungen für die Einrichtung einer gesetzlichen Betreuung (§ 1814 BGB)

Im Rahmen folgender Umstände können volljährige Personen die eigenen rechtlichen Angelegenheiten ganz oder teilweise nicht mehr eigenständig erledigen:
- Körperliche Behinderung
- Seelische Behinderung
- Geistige Behinderung
- Psychische Erkrankung

Andere geeignete Möglichkeiten der Hilfe sind nicht vorhanden.

Aufgabenkreise einer Betreuung (§§ 1814–1881 BGB)

§ 1815 Abs. 1 BGB:
(1) „Der Aufgabenkreis eines Betreuers besteht aus einem oder mehreren Aufgabenbereichen. Diese sind vom Betreuungsgericht im Einzelnen anzuordnen. Ein Aufgabenbereich darf nur angeordnet werden, wenn und soweit dessen rechtliche Wahrnehmung durch einen Betreuer erforderlich ist."

Angeordnete Aufgabenbereiche können sich beziehen auf z. B.:
- Fragen der Gesundheit und medizinische Maßnahmen
- Vermögensangelegenheiten
- Vertretung gegenüber Behörden
- Aufenthaltsbestimmungsrecht

→ **Update** Der Aufgabenkreis „in allen Angelegenheiten" ist seit dem 01.01.2024 nicht mehr zulässig.

Voraussetzungen

Eine Betreuung darf nur dann eingerichtet werden, wenn die Angelegenheiten der Betroffenen nicht durch Bevollmächtigte oder Institutionen (z. B. Altenhilfe, SpDi, kirchliche Einrichtungen) erledigt werden können. Betreuer können auf Antrag der Betroffenen oder von Amts wegen bestellt werden. Dritte Personen, etwa Familienangehörige, können keinen Antrag stellen. Sie können lediglich beim Betreuungsgericht eine Betreuung anregen. Die Anregung einer Betreuung ist im Prinzip jedermann möglich.

Das Recht der freien, eigenen Entscheidung kann durch einen **Einwilligungsvorbehalt** (§ 1825 BGB) eingeschränkt werden. Ein Einwilligungsvorbehalt bedeutet, dass gesetzlich bestimmte Betreuer für bestimmte Entscheidungen, die den Bereich ihrer gesetzlichen Betreuung betreffen, ihre Einwilligung geben müssen. Soll eine gesetzliche Betreuung oder ein Einwilligungsvorbehalt wegen einer psychischen Störung ausgesprochen werden, muss dem Betreuungsgericht ein psychiatrisches Gutachten vorliegen. Eine Betreuung wird normalerweise für einen **begrenzten Zeitraum** eingerichtet. Danach wird die Notwendigkeit einer Weiterführung der Betreuung durch das Betreuungsgericht überprüft.

Das BtG ist ein **Artikelgesetz.** Dies bedeutet, dass es keinen eigenen gebündelten Gesetzestext gibt, sondern dass verschiedene Paragrafen und Artikel in über 50 Gesetzen das BtG bilden. Viele der Regelungen finden sich im **Bürgerlichen Gesetzbuch (BGB).** Ein wichtiger Grundsatz des BtG ist der **Erforderlichkeitsgrundsatz** (§ 1814 Abs. 3 BGB). Er soll gewährleisten, dass grundsätzlich streng geprüft werden muss, ob eine Maßnahme nach dem BtG wirklich notwendig ist, da jede Maßnahme die Gefahr birgt, die Rechte der betreuten Person einzuschränken.

Für ärztliche Behandler ist die Frage bedeutsam, ob ein kranker, unter Betreuung stehender Mensch in der Lage ist, Nutzen und Risiken einer **medizinischen Maßnahme** abzuwägen und ihr zuzustimmen. Liegt Einwilligungsunfähigkeit vor, entscheidet der gesetzliche Betreuer über die Einwilligung, wenn diese zu seinen Aufgabenbereichen gehört. Im Fall von risikoreichen medizinischen Maßnahmen bedarf es der Genehmigung durch das Betreuungsgericht.

Mit der Einführung des BtG im Jahr 1992 wurde ein neuer Beruf geschaffen. Die professionellen Helfer heißen **gesetzliche Betreuer** und unterstehen der direkten Kontrolle der Gerichte. Viele Betreuungen werden jedoch ehrenamtlich ausgeführt. Schlagen Betroffene selbst geeignete Betreuungspersonen vor, hat das Betreuungsgericht diesen Vorschlag bei seiner Entscheidung zu berücksichtigen, sofern die vorgeschlagene Person dafür geeignet ist. Oft ist es für Betroffene angenehmer, wenn z. B. **Familienangehörige** mit der Betreuung beauftragt sind.

Pflichten der gesetzlichen Betreuer

Betreuer haben die Angelegenheiten der von ihnen Betreuten so zu erledigen, dass sie deren Wohl dienen. Betreute sollten, soweit möglich, ihr Leben nach ihren eigenen Wünschen und Vorstellungen gestalten können (§ 1821 Abs. 2 BGB). Die Betreuer haben die Betreuten im Rahmen regelmäßiger persönlicher Gespräche nach ihren Wünschen (Pflicht zur Wunschbefolgung) zu befragen. Sie sollten dazu beitragen, die Fähigkeiten der Betreuten zum Erledigen der eigenen Angelegenheiten wiederherzustellen, zu fördern und zu verbessern. Für rechtliche Betreuer, die nicht ehrenamtlich tätig sind oder aus dem persönlichen/familiären Umfeld der Betreuten stammen, besteht eine Berichtspflicht (§ 1863 BGB). Sofern der Betreute den Wunsch geäußert hat, dass nahestehende Angehörige über seine Lebensumstände informiert werden, besteht auch eine Auskunftspflicht.

Unterbringung

Im Rahmen psychiatrischer Erkrankungen ist die Frage der Unterbringung äußerst bedeutsam. Die Frage der Unterbringung wird in § 1831 BGB geregelt, der wegen seiner Wichtigkeit nachfolgend wiedergegeben wird.

§ 1831 BGB – Freiheitsentziehende Unterbringung und freiheitsentziehende Maßnahmen

(1) *Eine Unterbringung des Betreuten durch den Betreuer, die mit Freiheitsentziehung verbunden ist, ist nur zulässig, solange sie erforderlich ist, weil*

1. auf Grund einer psychischen Krankheit oder geistigen oder seelischen Behinderung des Betreuten die Gefahr besteht, dass er sich selbst tötet oder erheblichen gesundheitlichen Schaden zufügt, oder
2. zur Abwendung eines drohenden erheblichen gesundheitlichen Schadens eine Untersuchung des Gesundheitszustands, eine Heilbehandlung oder ein ärztlicher Eingriff notwendig ist, die Maßnahme ohne die Unterbringung des Betreuten nicht durchgeführt werden kann und der Betreute auf Grund einer psychischen Krankheit oder geistigen oder seelischen Behinderung die Notwendigkeit der Unterbringung nicht erkennen oder nicht nach dieser Einsicht handeln kann.
(2) [1]*Die Unterbringung ist nur mit Genehmigung des Betreuungsgerichts zulässig.* [2]*Ohne die Genehmigung ist die Unterbringung nur zulässig, wenn mit dem Aufschub Gefahr verbunden ist; die Genehmigung ist unverzüglich nachzuholen.*
(3) [1]*Der Betreuer hat die Unterbringung zu beenden, wenn ihre Voraussetzungen weggefallen sind.* [2]*Er hat die Beendigung der Unterbringung dem Betreuungsgericht unverzüglich anzuzeigen.*
(4) *Die Absätze 1 bis 3 gelten entsprechend, wenn dem Betreuten, der sich in einem Krankenhaus, einem Heim oder einer sonstigen Einrichtung aufhält, durch mechanische Vorrichtungen, Medikamente oder auf andere Weise über einen längeren Zeitraum oder regelmäßig die Freiheit entzogen werden soll.*
[…]

Die Dauer einer gerichtlich angeordneten Unterbringung nach BtG darf 1 Jahr nicht überschreiten, es sei denn, es besteht eine weitere Unterbringungsbedürftigkeit. In diesem Fall endet die Maßnahme nach maximal 2 Jahren. Im Fall einer akuten Gefährdung von Betroffenen kann eine vorläufige Unterbringung für längstens 6 Wochen angeordnet werden.

Steht ein suizidaler Patient bereits unter gesetzlicher Betreuung, können kurzfristig Schritte eingeleitet werden, die zu einer sofortigen Einweisung in ein psychiatrisches Krankenhaus führen. **Dies ist jedoch nur möglich, wenn die freiheitsentziehende Unterbringung ausdrücklich vom Betreuungsgericht angeordnet wird.** Somit besteht neben den Unterbringungsgesetzen der Länder (➤ Kap. 2.1.2) mit § 1831 BGB eine weitere Möglichkeit, einen erkrankten Menschen im Falle der Eigengefährdung zu seinem Wohl auch gegen seinen Willen einzuweisen. Bei Fremdgefährdung führt jedoch der Weg auch bei gesetzlich Betreuten über die Unterbringungsgesetze bzw. die PsychKGs.

Strafgesetzbuch (StGB)

LERNHINWEIS !
Die zitierten Paragrafen des Strafgesetzbuches müssen Ihnen nur sinngemäß bekannt sein.

PRÜFUNGSTIPP
Heilpraktiker für Psychotherapie schreiben keine Gutachten, die vor Gericht rechtliche Relevanz besitzen. Die Erstellung von Gutachten im Zusammenhang mit strafrechtlichen Prozessen ist ausschließlich Psychiatern vorbehalten.

Einige Inhalte des Strafgesetzbuchs betreffen Umstände, mit denen psychotherapeutisch tätige Personen in Berührung kommen könnten. Im Folgenden werden die betreffenden Paragrafen aufgeführt.

§ 20 – Schuldunfähigkeit wegen seelischer Störungen

Ohne Schuld handelt, wer bei Begehung der Tat wegen einer krankhaften seelischen Störung, wegen einer tiefgreifenden Bewusstseinsstörung oder wegen einer Intelligenzminderung oder einer schweren anderen seelischen Störung unfähig ist, das Unrecht der Tat einzusehen oder nach dieser Einsicht zu handeln.

§ 21 – Verminderte Schuldfähigkeit

Ist die Fähigkeit des Täters, das Unrecht der Tat einzusehen oder nach dieser Einsicht zu handeln, aus einem der in § 20 bezeichneten Gründe bei Begehung der Tat erheblich vermindert, so kann die Strafe nach § 49 Abs. 1 gemildert werden.

Wird psychisch kranken oder suchtkranken Menschen unter der Anwendung der §§ 20, 21 Schuldunfähigkeit bzw. verminderte Schuldfähigkeit zugestanden, können die Betroffenen zur Besserung und Sicherung im **Maßregelvollzug** untergebracht werden. Die Unterbringung im Maßregelvollzug regeln die §§ 63, 64 StGB.

§ 63 – Unterbringung in einem psychiatrischen Krankenhaus

[1]Hat jemand eine rechtswidrige Tat im Zustand der Schuldunfähigkeit (§ 20) oder der verminderten Schuldfähigkeit (§ 21) begangen, so ordnet das Gericht die Unterbringung in einem psychiatrischen Krankenhaus an, wenn die Gesamtwürdigung des Täters und seiner Tat ergibt, dass von ihm infolge seines Zustandes erhebliche rechtswidrige Taten zu erwarten sind und er deshalb für die Allgemeinheit gefährlich ist. […]

§ 64 – Unterbringung in einer Entziehungsanstalt

[1]Hat eine Person den Hang, alkoholische Getränke oder andere berauschende Mittel im Übermaß zu sich zu nehmen, und wird sie wegen einer rechtswidrigen Tat, die sie im Rausch begangen hat oder die auf ihren Hang zurückgeht, verurteilt oder nur deshalb nicht verurteilt, weil ihre Schuldunfähigkeit erwiesen oder nicht auszuschließen ist, so soll das Gericht die Unterbringung in einer Entziehungsanstalt anordnen, wenn die Gefahr besteht, dass sie infolge ihres Hanges erhebliche rechtswidrige Taten begehen wird. [2]Die Anordnung ergeht nur, wenn eine hinreichend konkrete Aussicht besteht, die Person durch die Behandlung in einer Entziehungsanstalt innerhalb der Frist nach § 67d Absatz 1 Satz 1 oder 3 zu heilen oder über eine erhebliche Zeit vor dem Rückfall in den Hang zu bewahren und von der Begehung erheblicher rechtswidriger Taten abzuhalten, die auf ihren Hang zurückgehen. Die Anordnung ergeht nur, wenn eine Entziehungskur von vornherein aussichtslos erscheint.

§ 174 – Sexueller Missbrauch von Schutzbefohlenen

LERNHINWEIS !!

Die ethischen Richtlinien seriöser psychotherapeutischer Ausbildungsinstitute verbieten jeglichen sexuellen Kontakt zwischen Therapeuten und Patienten. Sie müssen wissen, dass derartige Kontakte zum Schutz der Patienten strafrechtlich verfolgt werden.

PRÜFUNGSTIPP

Sollten sich im Rahmen einer Therapie erotische Gefühle entwickeln, die nicht im Sinne einer Gegenübertragung einzuordnen sind, sollte dieses Thema im Zuge der Supervision bearbeitet werden.

Obwohl es selbstverständlich sein sollte, dass im Rahmen einer Psychotherapie keine sexuellen Handlungen stattfinden dürfen, ist es wichtig zu wissen, dass derartige Handlungen **strafbewehrt sind.**

§ 174c – Sexueller Missbrauch unter Ausnutzung eines Beratungs-, Behandlungs- oder Betreuungsverhältnisses

(1) Wer sexuelle Handlungen an einer Person, die ihm wegen einer geistigen oder seelischen Krankheit oder Behinderung einschließlich einer Suchtkrankheit zur Beratung, Behandlung oder Betreuung anvertraut ist, unter Missbrauch des Beratungs-, Behandlungs- oder Betreuungsverhältnisses vornimmt oder an sich von ihr vornehmen lässt, oder diese Person zur Vornahme oder Duldung sexueller Handlungen an oder von einer dritten Person bestimmt, wird mit Freiheitsstrafe von drei Monaten bis zu fünf Jahren bestraft.
(2) Ebenso wird bestraft, wer sexuelle Handlungen an einer Person, die ihm zur psychotherapeutischen Behandlung anvertraut ist, unter Missbrauch des Behandlungsverhältnisses vornimmt oder an sich von ihr vornehmen lässt oder diese Person zur Vornahme oder Duldung sexueller Handlungen von einer dritten Person bestimmt.
(3) Der Versuch ist strafbar.

Geschäfts- und Testierfähigkeit

LERNHINWEIS !

Sie sollten die Begriffe Geschäftsunfähigkeit und Testierfähigkeit definieren können.

PRÜFUNGSTIPP

Gutachten zur Beurteilung der Geschäfts- bzw. Testierfähigkeit werden ausschließlich von Psychiatern erstellt.

Geschäftsunfähig ist eine Person, wenn sie infolge einer anhaltenden krankhaften Störung der Geistestätigkeit nicht zu einer freien Willensbestimmung in der Lage ist. § 104 BGB regelt diese Frage.

Mit **Testierfähigkeit** ist die Fähigkeit gemeint, ein rechtsgültiges Testament zu verfassen. Diese Fähigkeit kann durch eine krankhafte Störung der Geistestätigkeit, eine Geistesschwäche oder eine Bewusstseinsstörung dauerhaft beeinträchtigt sein. In diesem Fall kann kein rechtswirksames Testament erstellt werden. Diese Frage wird in § 2229 BGB geregelt.

Sorgfaltspflicht

LERNHINWEIS !!!

Sie sollten die Kriterien zur Einhaltung der Sorgfaltspflicht wiedergeben können.

PRÜFUNGSTIPP

In einigen mündlichen Überprüfungen wurde darauf hingewiesen, dass Klienten im Rahmen der Sorgfaltspflicht ausdrücklich über folgenden Sachverhalt informiert werden müssen: Eine psychotherapeutische Behandlung, die von einem Therapeuten mit Kassenniederlassung durchgeführt wird, wird in der Regel von den gesetzlichen Krankenkassen finanziert, während die Behandlungskosten für heilpraktische Behandlungen privat bezahlt werden müssen.

Neben gesetzlichen Bestimmungen (§ 630h BGB, § 276 BGB) unterliegen Heilpraktiker einer besonderen Sorgfaltspflicht. Diese ist zwar nicht explizit in einem Gesetz festgeschrieben, wird jedoch in den **Satzungen der verschiedenen Heilpraktikerverbände** herausgestellt.

Die Sorgfaltspflicht beinhaltet:

- eine angemessene und ausreichende Behandlung von Krankheiten
- den Einsatz von Methoden, die keine Schäden hinterlassen und welche die behandelnde Person ausreichend beherrscht
- eine ausreichende Aufklärung über Nutzen und Risiken einer Behandlung
- die Veranlassung von notwendigen schulmedizinischen Therapien und Untersuchungen
- Transparenz in der Kostengestaltung
- Dokumentation des Verlaufs der Behandlung (§ 630f BGB)
- Schweigepflicht (§ 203 StGB)
- Einhaltung hygienischer Standards

Die Vernachlässigung der Sorgfaltspflicht kann zivil- und strafrechtliche Konsequenzen nach sich ziehen. Eine Betriebshaftpflichtversicherung muss abgeschlossen werden.

MERKE

Regelmäßige Fortbildungen und Supervisionen gehören zu einer verantwortungsvollen Tätigkeit selbstverständlich dazu.

2.1.4 Psychotherapeutengesetz (PsychThG)

LERNHINWEIS !

Grundkenntnisse zum Psychotherapeutengesetz sind ausreichend.

PRÜFUNGSTIPP

Sie sollten wissen, welche Berufsgruppen als Psychotherapeuten anerkannt werden können und welche psychotherapeutischen Verfahren als wissenschaftlich anerkannt gelten. Auch der ungefähre Umfang einer anerkannten psychotherapeutischen Ausbildung sollte Ihnen bekannt sein.

Das PsychThG trat am 01.01.1999 in Kraft. Die letzte Fassung stammt vom November 2019 mit Änderung durch Artikel 17 vom 19.05.2020. Es schützt und definiert die Berufsbezeichnung „Psychotherapeut". Für Heilpraktiker für Psychotherapie bedeutet das PsychThG, dass sie zwar psychotherapeutisch arbeiten, sich jedoch nicht Psychotherapeut nennen dürfen. Die unerlaubte Führung der Berufsbezeichnung ist unter Strafe gestellt (§ 132 a StGB). Die Grundzüge des PsychThG sollten bekannt sein. Im Folgenden werden die wichtigsten Abschnitte des PsychThG wiedergegeben.

Gesetz über den Beruf der Psychotherapeutin und des Psychotherapeuten (PsychThG)

§ 1 – Berufsbezeichnung, Berufsausübung

(1) Wer die Psychotherapie unter der Berufsbezeichnung „Psychotherapeutin" oder „Psychotherapeut" ausüben will, bedarf der Approbation als „Psychotherapeutin" oder „Psychotherapeut". Eine vorübergehende Ausübung des Berufs ist auch aufgrund einer befristeten Erlaubnis nach § 3 Absatz 1 oder Absatz 3 zulässig. Die Berufsbezeichnung nach Satz 1 dürfen nur führen, wer nach Satz 1, Satz 2 oder den Absätzen 5 und 6 zur Ausübung des Berufs befugt sind. Die Bezeichnung „Psycho-

therapeutin" oder „Psychotherapeut" darf über die Sätze 1 und 2 oder die Absätze 5 und 6 hinaus von anderen Personen als Ärztinnen und Ärzten, Psychologischen Psychotherapeutinnen und Psychologischen Psychotherapeuten, sowie Kinder- und Jugendlichenpsychotherapeutinnen und Kinder- und Jugendlichenpsychotherapeuten nicht geführt werden. Ärztinnen und Ärzte können dabei den Zusatz „ärztliche" oder „ärztlicher" verwenden.

(2) Ausübung von Psychotherapie im Sinne dieses Gesetzes ist jede mittels wissenschaftlich geprüfter und anerkannter psychotherapeutischer Verfahren oder Methoden berufs- oder geschäftsmäßig vorgenommene Tätigkeit zur Feststellung, Heilung oder Linderung von Störungen mit Krankheitswert, bei denen Psychotherapie indiziert ist. Im Rahmen einer psychotherapeutischen Behandlung ist eine somatische Abklärung herbeizuführen. Tätigkeiten, die nur die Aufarbeitung und Überwindung sozialer Konflikte oder sonstige Zwecke außerhalb der Heilkunde zum Gegenstand haben, gehören nicht zur Ausübung der Psychotherapie.

(3) Zum Beruf der … gehört neben der Psychotherapie auch die Beratung, Prävention und Rehabilitation zur Erhaltung, Förderung und Wiederherstellung der psychischen Gesundheit der Bevölkerung.

§ 2 – Erteilung der Approbation

(1) Eine Approbation … ist auf Antrag zu erteilen, wenn die antragstellende Person

1. das Studium … erfolgreich absolviert und die psychotherapeutische Prüfung nach § 10 bestanden hat,

2. sich nicht eines Verhaltens schuldig gemacht hat, aus dem sich die Unwürdigkeit oder Unzuverlässigkeit zur Ausübung des Berufs ergibt,

3. nicht in gesundheitlicher Hinsicht zur Ausübung des Berufs ungeeignet ist und

4. über die für die Ausübung der Berufstätigkeit erforderlichen Kenntnisse der deutschen Sprache verfügt.

§ 7 – Ziel des Studiums, das Voraussetzung für die Approbation als Psychotherapeutin oder Psychotherapeut ist

(1) Das Studium, das Voraussetzung für die Erteilung einer Approbation als Psychotherapeutin oder Psychotherapeut ist, vermittelt entsprechend dem allgemein anerkannten Stand psychotherapiewissenschaftlicher, psychologischer, pädagogischer, medizinischer und weiterer bezugswissenschaftlicher Erkenntnisse die grundlegenden personalen, fachlich-methodischen, sozialen und umsetzungsorientierten Kompetenzen, die für eine eigenverantwortliche, selbständige und umfassende psychotherapeutische Versorgung von Patientinnen und Patienten aller Altersstufen und unter Berücksichtigung der Belange von Menschen mit Behinderungen mittels der wissenschaftlich anerkannten psychotherapeutischen Verfahren und Methoden erforderlich sind. Zugleich befähigt es die Psychotherapeutinnen und Psychotherapeuten, an der Weiterentwicklung von psychotherapeutischen Verfahren oder von psychotherapeutischen Methoden mitzuwirken sowie sich eigenverantwortlich und selbständig fort- und weiterzubilden und dabei auf der Basis von Kenntnissen über psychotherapeutische Versorgungssysteme auch Organisations- und Leitungskompetenzen zu entwickeln.

(2) Psychotherapeutische Versorgung im Sinne des Absatzes 1 umfasst insbesondere die individuellen und patientenbezogenen psychotherapeutischen, präventiven und rehabilitativen Maßnahmen zur Gesundheitsförderung, die der Feststellung, Erhaltung, Förderung oder Wiedererlangung der psychischen und physischen Gesundheit von Patientinnen und Patienten aller Altersstufen dienen. Sie findet im Einzel- und Gruppensetting sowie mit anderen zu beteiligenden Personen statt und bezieht Risiken und Ressourcen, die konkrete Lebenssituation, den sozialen, kulturellen oder religiösen Hintergrund, die sexuelle Orientierung, die jeweilige Lebensphase der Patientinnen und Patienten sowie Kompetenzen zum Erkennen von Anzeichen für sexuelle Gewalt und deren Folgen mit ein. Dabei werden die institutionellen, rechtlichen und strukturellen Rahmenbedingungen berücksichtigt, die Selbständigkeit der Patientinnen und Patienten unterstützt sowie deren Recht auf Selbstbestimmung geachtet.

(3) Das Studium befähigt insbesondere dazu,

1. Störungen mit Krankheitswert, bei denen psychotherapeutische Versorgung indiziert ist, festzustellen und entweder zu behandeln oder notwendige weitere Behandlungsmaßnahmen durch Dritte zu veranlassen,

2. das eigene psychotherapeutische Handeln im Hinblick auf die Entwicklung von Fähigkeiten zur Selbstregulation zu reflektieren und Therapieprozesse unter Berücksichtigung der dabei gewonnenen Erkenntnisse sowie des aktuellen Forschungsstandes weiterzuentwickeln,

3. Maßnahmen zur Prüfung, Sicherung und weiteren Verbesserung der Versorgungsqualität umzusetzen

und dabei eigene oder von anderen angewandte Maßnahmen der psychotherapeutischen Versorgung zu dokumentieren und zu evaluieren,
4. Patientinnen und Patienten, andere beteiligte oder andere noch zu beteiligende Personen, Institutionen oder Behörden über behandlungsrelevante Erkenntnisse zu unterrichten, und dabei indizierte psychotherapeutische und unterstützende Behandlungsmöglichkeiten aufzuzeigen sowie über die aus einer Behandlung resultierenden Folgen aufzuklären,
5. gutachterliche Fragestellungen, die insbesondere die psychotherapeutische Versorgung betreffen, einschließlich von Fragestellungen zu Arbeits-, Berufs- oder Erwerbsfähigkeit sowie zum Grad der Behinderung oder der Schädigung auf der Basis einer eigenen Anamnese, umfassender diagnostischer Befunde und weiterer relevanter Informationen zu bearbeiten,
6. auf der Basis von wissenschaftstheoretischen Grundlagen wissenschaftliche Arbeiten anzufertigen, zu bewerten und deren Ergebnisse in die eigene psychotherapeutische Tätigkeit zu integrieren,
7. berufsethische Prinzipien im psychotherapeutischen Handeln zu berücksichtigen,
8. aktiv und interdisziplinär mit den verschiedenen im Gesundheitssystem tätigen Berufsgruppen zu kommunizieren und patientenorientiert zusammenzuarbeiten.

§ 10 – Psychotherapeutische Prüfung als Voraussetzung für die Erteilung der Approbation

(1) Die psychotherapeutische Prüfung dient der Feststellung der für eine Tätigkeit in der Psychotherapie erforderlichen Handlungskompetenzen.
(2) Die psychotherapeutische Prüfung ist eine staatliche Prüfung und steht unter der Aufsicht und Verantwortung des staatlichen Prüfungsamtes. Die nach Landesrecht für Gesundheit zuständige Stelle hat den Prüfungsvorsitz. Sie kann die Hochschule beauftragen, den Vorsitz für sie wahrzunehmen.
(3) Die psychotherapeutische Prüfung wird nicht vor dem letzten Semester des Masterstudiums durchgeführt.
(4) Die psychotherapeutische Prüfung besteht aus den folgenden beiden Teilen:
1. einer mündlich-praktischen Fallprüfung, der ein von der oder dem Studierenden erstelltes schriftliches Sitzungsprotokoll zugrunde liegt, im Rahmen eines arbeitsplatzbasierten Assessments und
2. einer anwendungsorientierten Parcoursprüfung in fünf Kompetenzbereichen.

2.2 Stationäre und ambulante Hilfsangebote für psychisch kranke Menschen

LERNHINWEIS !!

Die wichtigsten Hilfsangebote für psychisch kranke Menschen sollten beschrieben werden können. Sie sollten die Unterschiede zwischen vollstationär, teilstationär und ambulant kennen und sich ein Bild davon machen können, wie sich die Unterbringung und Behandlung in einer psychiatrischen Fachklinik darstellt.

Seit den umfassenden Reformprozessen in den 1970er-Jahren haben sich die Hilfsangebote für Menschen, die an einer psychischen Störung erkrankt sind, vielfältig erweitert. Während bis dahin lediglich eine Alternative zwischen Krankenhausaufenthalt und einer ambulanten Psychotherapie bestand, ist das **Angebot** heute sehr viel **differenzierter. So kann man von einer Aufteilung in stationäre, teilstationäre und ambulante Versorgung sprechen.** Für viele Patienten reicht eine ambulante Behandlung nicht aus, während sich ein langer Aufenthalt in einer psychiatrischen Klinik negativ auf die weitere persönliche und soziale Entwicklung auswirken könnte. Für diese Patientengruppe hat sich das Behandlungsspektrum erweitert. Heute gilt es bei der Behandlung von psychisch kranken Menschen als wesentlich, ihnen so viel **Selbstverantwortung** wie möglich zu überlassen, ihnen gemäß ihren Fähigkeiten Aufgaben zu übertragen und es ihnen darüber hinaus zu ermöglichen, **weitestgehend im bestehenden sozialen Umfeld zu verbleiben.** Als besonders wichtig hat sich herausgestellt, konkrete Hilfen und Angebote bei der **Strukturierung der Tagesabläufe** anzubieten.

Psychiatrische Klinik

Vollstationäre Aufenthalte finden in unterschiedlichen Formen und Krankenhausarten statt. Dazu gehören:

- Fachkliniken für Psychiatrie und Psychotherapie
- Fachkliniken für psychiatrische Akutbehandlungen
- Rehabilitationskliniken
- Psychiatrische Universitätskliniken
- Allgemeinkrankenhäuser mit psychiatrischen Fachabteilungen

Informationen über Behandlung, Programme, Versorgung und Therapieangebote sind heute in der Regel über das Internet abrufbar, sodass die Patienten sich im Vorfeld ein Bild von der Arbeitsweise und den jeweiligen Spezialisierungen einer Klinik machen können.

Psychiatrische Tagesklinik

Psychiatrische Tageskliniken sind meist psychiatrischen Krankenhäusern angegliedert. Häufig befinden sie sich auf dem Krankenhausgelände oder sogar im selben Gebäude. Im Unterschied zur vollstationären Unterbringung verbringen die Patienten die Nächte und das Wochenende in ihrer gewohnten Wohnumgebung und begeben sich **nur tagsüber** in die psychiatrische Einrichtung. Somit handelt es sich hier um ein teilstationäres Angebot. Tageskliniken stehen unter ärztlicher Leitung und bieten ein breit gestreutes Therapie- und Beschäftigungsprogramm an. Neben dem ärztlichen Team arbeiten in Tageskliniken Pflegefachkräfte, Psychologen sowie Ergotherapeuten. Die durchschnittliche Behandlungsdauer liegt bei 2–3 Monaten.

Zu den Angeboten einer Tagesklinik gehören die **medizinische Diagnostik und Therapie:**

- Einleitung, Durchführung und Überwachung einer Psychopharmakotherapie
- Psychotherapie (einzeln und in Gruppen)
- Ergotherapie
- Kunsttherapie
- Musiktherapie
- Entspannungsverfahren
- Sport
- Training alltagspraktischer Fähigkeiten und sozialer Kompetenz
- Arbeitstherapie
- Angehörigenberatung
- Hilfen bei der Tagesstrukturierung
- Freizeitangebote

Weiterhin gibt es im Bereich der teilstationären Hilfen **Akuttageskliniken,** in denen Patienten mit akuten psychischen Störungen behandelt werden können. Hier werden die Betroffenen auch an den Wochenenden betreut und begeben sich nur zum Abend/zur Nacht in die häusliche Umgebung.

Des Weiteren gibt es Angebote, bei denen die erkrankten Menschen am Tage ihren gewohnten Tätigkeiten (z. B. Beruf und Hobbys) nachgehen und sich zur Nacht in der Klinik einfinden.

Sozialpsychiatrischer Dienst (SpDi)

Der Sozialpsychiatrische Dienst (SpDi) hat die Aufgabe, psychisch erkrankte Menschen zu beraten und zu begleiten. Er kooperiert mit allen anderen Institutionen, die vor Ort Hilfen für psychisch kranke Menschen anbieten. Das Ziel der Hilfen ist die **möglichst selbstständige und eigenverantwortliche Lebensführung** der Betroffenen. Der SpDi steht unter fachärztlicher Leitung und besteht aus einem interdisziplinären Team. Im Einzelnen zählt zu seinen Aufgaben:

- Beratung und Hilfe bei psychischen und Suchterkrankungen
- Hilfen in Krisensituationen
- Abwehr von Gefährdungen
- Unterstützung von Patienten nach einem Klinikaufenthalt
- Vermittlung von weitergehenden therapeutischen, pflegerischen, begleitenden und sozialrechtlichen Hilfen
- Beratungsgespräche und Hausbesuche

Tagesstätten für psychisch kranke Menschen

Tagesstätten stellen eine wichtige Anlaufstelle für psychisch kranke Menschen dar, die Schwierigkeiten haben, ihren **Tagesablauf** eigenständig zu **strukturieren.** Häufig handelt es sich um Menschen mit einer chronischen psychischen Erkrankung, die sich nicht mehr in einer akuten Krankheitsphase befinden, jedoch noch länger Betreuung und Unterstützung benötigen. Zu den Aufgaben von Tagesstätten gehören:

- Hilfen zur Förderung der Alltagskompetenz für Betroffene, die nicht oder nicht mehr stationär betreuungsbedürftig sind und bei denen die Arbeitsfähigkeit noch nicht wiederhergestellt ist
- Hilfen zur Beschäftigung, Freizeit und Tagesstrukturierung
- Hilfen bei der Bewältigung von Schwierigkeiten in der Gemeinschaft und zur Wiedererlangung einer selbstständigen Lebensführung
- Hilfen und Betreuung in persönlichen Angelegenheiten
- Hilfen bei der Schaffung der Grundlagen für eine berufliche Wiedereingliederung
- Unterstützung bei weiterführenden Hilfen

Kontakt- und Begegnungsstätten

Kontakt- und Begegnungsstätten bieten ein **niedrigschwelliges und freiwilliges Angebot** für Menschen mit einer chronischen psychischen Erkrankung. Sie sollen der sozialen Isolation vorbeugen und den Betroffenen die Möglichkeit geben, andere Menschen zu treffen und gemeinsame Aktivitäten durchzuführen. Es werden Gesprächskreise, Teestuben, Freizeitaktivitäten und Frühstücksgruppen sowie Aktivitäten in den Bereichen Sport und Musik angeboten. Meist bestehen zusätzlich ein individuelles Beratungsangebot und eine Begleitung bei der Suche nach weiterführenden Hilfen.

Werkstätten für Menschen mit psychischer Behinderung

Spezialisierte Werkstätten für Menschen mit (psychischer) Behinderung (WfbM) versuchen, mit den Betroffenen die Grundlagen zur **Wiedereingliederung** in den beruflichen Alltag zu erarbeiten. Wo dies noch nicht oder nicht mehr möglich ist, werden spezielle **behindertengerechte Arbeitsplätze** angeboten. Zu den Aufgaben der WfbM zählen:

- Klärung und Diagnostik des individuellen Leistungsvermögens
- Vermittlung von Grundarbeitsfertigkeiten und Schlüsselqualifikationen
- Vermittlung fachspezifischer Kenntnisse
- Ausbildungen in anerkannten Ausbildungsberufen
- Beschützte Beschäftigung in unterschiedlichen Werkstattbereichen
- Anleitung zu und Vermittlung von Praktika und Arbeitserprobungen in der freien Wirtschaft

Betreutes Wohnen

Viele psychisch erkrankte Menschen sind in der Lage, in der eigenen Wohnung zu leben. Sie benötigen jedoch Unterstützung und Begleitung bei der Bewältigung der Anforderungen des täglichen Lebens. Die regelmäßige Betreuung durch Sozialpädagogen und/oder sozialpsychiatrische Krankenpflegepersonen stellt einen wichtigen Baustein in der Stabilisierung der Betroffenen dar. Zu den Aufgaben der Betreuungspersonen gehören:

- Hilfen zur Beschaffung, Erhaltung und Ausstattung der eigenen Wohnung
- Vermittlung praktischer Kenntnisse und Fähigkeiten zur Förderung der Teilhabe an der Gemeinschaft
- Unterstützung bei weiterführenden Hilfen

Wohnheime und Wohngruppen

Patienten, die keinen stationären Aufenthalt in einer Klinik mehr benötigen, jedoch noch nicht wieder zu einem selbstständigen Leben in der eigenen Wohnung in der Lage sind, haben die Möglichkeit, übergangsweise in spezialisierten Wohnheimen oder Wohngruppen aufgenommen zu werden. Zu den Maßnahmen in Wohneinrichtungen für psychisch kranke Menschen gehören:

- Förderung der lebenspraktischen Kompetenzen
- Strukturierung der Tagesfreizeit
- Beschäftigungstherapie
- Arbeitstraining
- Hilfen zur Vorbereitung des Wohnens außerhalb der Einrichtung

Pflegeheime mit psychiatrischer Spezialisierung

Sind psychisch kranke Menschen pflegebedürftig, treten bei ihrer Betreuung häufig spezielle Schwierigkeiten auf. Meist sind ältere Menschen betroffen. Die überwiegende Zahl weist Erkrankungen aus dem Bereich der **Demenzen** auf (vor allem vom Alzheimer-Typ, ➤ Kap. 5.2.1). Herkömmliche Pflegeeinrichtungen sind mit dieser Patientengruppe oft überfordert, da das **gerontopsychiatrische Fachpersonal** fehlt. Zunehmend entstehen deshalb spezialisierte Einrichtungen und Abteilungen, die den besonderen Anforderungen im Umgang mit dieser Patientengruppe genügen.

Selbsthilfegruppen

Selbsthilfegruppen stellen ein wichtiges Zusatzangebot zu den Hilfsangeboten des öffentlichen Gesundheitssystems dar. Für nahezu jede Störungsgruppe (z. B. Depressionen, Angststörungen, Abhängigkeitserkrankungen) werden Selbsthilfegruppen angeboten. Auch für Familienmitglieder kann es wichtig sein, sich einer Angehörigengruppe anzuschließen, um eigene Belastungen besser zu verarbeiten. Selbsthilfegruppen funktionieren nach dem Prinzip der **Freiwilligkeit** und der **gegenseitigen Unterstützung** der Teilnehmenden. Meist gibt es regionale Dachorganisationen, die den Ratsuchenden bei der Suche nach einer passenden Gruppe behilflich sind.

2.3 Lernzielkontrolle

Bezüglich dieses Kapitels ist es für Sie als Lernende wichtig, sich sehr gute Kenntnisse im Bereich der Unterbringungsgesetze, bezogen auf Ihr Bundesland (zu erfragen im zuständigen Gesundheitsamt), anzueignen. Des Weiteren sollten Sie wissen, auf welche gesetzliche Grundlage sich Ihre zukünftige Tätigkeit als Heilpraktikerin oder Heilpraktiker, beschränkt auf das Gebiet der Psychotherapie, stützt und auf welcher Grundlage Ihre Prüfung stattfindet. In den schriftlichen Prüfungen werden Kenntnisse sowohl aus dem Bereich des Unterbringungs- als auch dem des Betreuungsrechts erwartet. Bei den mündlichen Prüfungen wird zusätzlich zu den Fragen der Unterbringung auch häufig nach der Sorgfaltspflicht gefragt. Hier geht es dann vor allem um Suizidalität und das Verfahren der Zwangseinweisung.

Die Hilfsangebote, die es für psychisch kranke Menschen gibt, sollten Ihnen bekannt sein, und Sie sollten für die mündliche Prüfung Anlaufstellen und Einrichtungen in Ihrer Umgebung benennen können. Auch Notfall-Telefonnummern sollten Sie kennen.

Fragen zur selbstständigen Bearbeitung

1. In welchen Bereichen werden die Grundrechte eines Menschen im Zuge einer Zwangseinweisung eingeschränkt?
2. Welche Arten von freiheitsentziehenden Maßnahmen im Rahmen einer Unterbringung sind Ihnen bekannt?
3. Unter welchen Voraussetzungen kann eine Zwangseinweisung in ein psychiatrisches Krankenhaus erfolgen?
4. Wer kann einen Antrag auf Betreuung stellen?
5. Wer ordnet eine Zwangseinweisung an?
6. Welche psychischen Störungen sind häufig dafür verantwortlich, dass Personen unter gesetzliche Betreuung gestellt werden?
7. Wer entscheidet nach einer vorläufigen Unterbringung über den weiteren Verbleib der Patienten?
8. Aufgrund welcher Gesetzesvorlagen ist eine Zwangseinweisung möglich?
9. Welche Aspekte beinhaltet die Sorgfaltspflicht?
10. Was ist unter Testierfähigkeit zu verstehen?
11. Für welche Aufgabenbereiche kann eine gesetzliche Betreuung eingerichtet werden?
12. Worin liegt der Unterschied zwischen gewerbsmäßiger und berufsmäßiger Ausübung der Heilkunde?
13. Für welche Menschen eignet sich der Aufenthalt in einem psychiatrischen Wohnheim/einer psychiatrischen Wohngruppe?
14. Welche Aufgaben hat der Sozialpsychiatrische Dienst?
15. Wie sieht ein Tag in einem tagesklinischen Angebot beispielsweise aus?

16. Was bedeutet das Verbot der „Ausübung der Heilkunde im Umherziehen"?
17. Dürfen Sie sich Psychotherapeutin/Psychotherapeut nennen?
18. Welche psychotherapeutischen Verfahren gelten als wissenschaftlich anerkannt?
19. Welche Berufsgruppen können unter gewissen Voraussetzungen als Psychotherapeuten anerkannt werden?
20. Wie lange dauert in etwa die Ausbildung zum Psychologischen Psychotherapeuten?
21. Was besagt die erste Durchführungsverordnung zum Heilpraktikergesetz?
22. Auf der Grundlage welchen Gesetzes findet die Überprüfung zum Heilpraktiker für Psychotherapie statt?
23. Nennen Sie Beispiele, wann die Ausübung der Heilkunde eine Gefährdung für die Gesundheit der Bevölkerung darstellen würde.
24. Inwieweit hat sich die Überprüfung von Heilpraktikeranwärtern verändert?
25. Sie sind sich in der Einschätzung der Suizidalität eines Patienten unsicher. Wie verhalten Sie sich in diesem Fall?

Mündliche Prüfungsfragen: Juristische Aspekte und psychiatrische Hilfsangebote

1. Im Zuge Ihrer Sorgfaltspflicht klären Sie ihre Patienten darüber auf, dass sie auch die Möglichkeit haben, eine Therapie in Anspruch zu nehmen, deren Kosten durch die Krankenkasse übernommen werden. Welche wissenschaftlich anerkannten Therapiemethoden gehören dazu, und wie würden Sie diese in kurzer Form erklären?
2. Die Sorgfaltspflicht beinhaltet auch eine regelmäßige Supervision. Weshalb?
3. Auf welcher Gesetzesgrundlage findet Ihre heutige Überprüfung statt?
4. Wie überprüfen Sie die Qualität Ihrer Arbeit?
5. Erläutern Sie das Prozedere bei einer Zwangseinweisung.
6. Welche Aspekte gehören zur Sorgfaltspflicht von Heilpraktikerinnen und Heilpraktikern für Psychotherapie?
7. Unter welchen Umständen und aufgrund welcher Gesetze kann eine Zwangseinweisung vorgenommen werden?
8. Können Sie einige Störungsbilder nennen, bei denen es häufig zur Einrichtung einer gesetzlichen Betreuung kommt?
9. Welche Grenzen gelten für Ihre zukünftige Tätigkeit?
10. Sie haben um 18:30 Uhr noch einen Termin mit einer Patientin, die nachweislich an einer Depression erkrankt ist. Während des Gesprächs zeigt sich deutlich eine akute Suizidalität. Wie gehen Sie vor, wenn die Patientin sich bereit erklärt, freiwillig in eine psychiatrische Klinik zu gehen? Wie gehen Sie vor, wenn die Patientin das ablehnt?
11. Ein Patient, der in der Vergangenheit immer wieder zu gewalttätigen Ausbrüchen in seiner Beziehung neigte, ist aus diesem Grund bei Ihnen in Behandlung. Im Laufe der Therapie hat er Mechanismen der verbesserten Selbststeuerung erlangt, und die Beziehung zu seiner Freundin hat sich deutlich entspannt. In diesem Gespräch berichtet er jedoch, dass seine Freundin ihn scheinbar betrogen hat. Er ist außer sich vor Wut und stark erregt. Wie verhalten Sie sich?

KAPITEL

3 Diagnostische Methoden

Steckbrief

Elemente des psychiatrischen und psychotherapeutischen Erstgesprächs

- Gesprächsführung mit offenen Fragen in vertrauensfördernder Atmosphäre
- Beobachtung
- Psychopathologischer Befund
- Persönliche und biografische Daten
- Anamnese (aktuelle und frühere körperliche und seelische Erkrankungen, Familienanamnese, Fremdanamnese)

Körperliche Untersuchung

- Durchführung der körperlichen Untersuchung durch eine Ärztin oder einen Arzt
- Funktionsprüfungen und Tests (neurologische Untersuchung, Pupillenreaktion, Blutdruckmessung)

Spezielle neurologische Untersuchungen

Differenzialdiagnostisch müssen vor allem neurologische Erkrankungen ausgeschlossen werden. Besonders aussagekräftig sind bildgebende Verfahren.

Bildgebende Verfahren

- Röntgendiagnostik
- Computertomografie (CT)
- Magnetresonanztomografie (MRT/NMR; Kernspintomografie)
- Zerebrale Angiografie
- Emissionscomputertomografie (PET, SPECT)

Apparative Verfahren

- Elektroenzephalografie (EEG)
- Doppler-Sonografie

Standardisierte testpsychologische Verfahren

Kommen insbesondere dann zum Einsatz, wenn eine Verdachtsdiagnose überprüft werden soll:

- **Selbstbeurteilungsverfahren**: z. B. Freiburger Persönlichkeitsinventar (FPI-R) oder Münchner Alkoholismus-Test (MALT)
- **Fremdbeurteilungsverfahren**: AMDP-System oder *Hamilton Depression Scale* (HAMD)
- **Objektive Tests**: Hamburg-Wechsler-Intelligenztest für Erwachsene (WAIS-IV) oder Aufmerksamkeits-Belastungstest (d2-Test)
- **Projektive Testverfahren**: Rorschach-Test, Szeno-Test, Baumtest

ICD-10 (International Classification of Diseases)

Herausgeber ist die WHO. Seit 2000 auch in Deutschland verbindliches Klassifikationssystem für alle bekannten Krankheiten. Kapitel V bzw. F ist den psychischen Störungen gewidmet.

- F0 Organische, einschließlich symptomatischer psychischer Störungen
- F1 Psychische und Verhaltensstörungen durch psychotrope Substanzen
- F2 Schizophrenie, schizotype und wahnhafte Störungen
- F3 Affektive Störungen
- F4 Neurotische, Belastungs- und somatoforme Störungen
- F5 Verhaltensauffälligkeiten mit körperlichen Störungen oder Faktoren
- F6 Persönlichkeits- und Verhaltensstörungen
- F7 Intelligenzminderung
- F8 Entwicklungsstörungen
- F9 Verhaltens- und emotionale Störungen mit Beginn in der Kindheit und Jugend

ICD-11

- Offizielle Verabschiedung der ICD-11 durch die WHA72 der WHO 2019
- Inkrafttreten der ICD-11 am 01.01.2022 mit flexibler Übergangsfrist von mindestens 5 Jahren
- Vier für die Psychiatrie relevante Kapitel
- 15 neue psychische Störungsgruppen
- Derzeit noch keine praktische Anwendung in der Morbiditätserfassung
- In deutscher Übersetzung bisher nur in einer Entwurfsfassung verfügbar

DSM-5 (Diagnostisches und statistisches Manual psychischer Störungen)

Wird von der Amerikanischen Psychiatrischen Vereinigung (APA) herausgegeben, hat jedoch weltweit großen Einfluss. Ausführliche Beschreibung der Störungsbilder. Wichtig für Lehre, Ausbildung und Forschung.

3.1 Anamnese und Untersuchungen

3.1.1 Psychiatrisches und psychotherapeutisches Erstgespräch

LERNHINWEIS !!!

Anamnese, psychopathologischer Befund und Ablauf des Erstgesprächs müssen Ihnen unbedingt in allen Einzelheiten bekannt sein. Sie werden zu 100 % in der mündlichen Prüfung zur Sprache gebracht. Die wichtigsten Testverfahren sollten Sie in groben Zügen kennen.

PRÜFUNGSTIPP

Denken Sie beim Erstgespräch an die Sorgfaltspflicht Ihres zukünftigen Berufs.

Bei der Beschreibung des Erstgesprächs in einer psychotherapeutischen Praxis sind zwei Situationen zu unterscheiden:

- das reale therapeutische Erstgespräch in der Praxis und
- die Situation des Prüflings, der in der mündlichen Überprüfung vor dem zuständigen Gutachterausschuss dokumentieren muss, dass er die psychiatrische Patientenbefragung kennt und beherrscht.

Vor allem im Hinblick auf die Prüfungssituation ist ein solides psychiatrisches Grundwissen unumgänglich: Heilpraktikerinnen und Heilpraktiker für Psychotherapie müssen die relevanten Krankheitsbilder und vor allem deren Komplikationen kennen. Dieses Wissen wird in der Praxis kaum abgerufen, denn in der Regel leiden die Klienten an weitaus weniger gravierenden Störungen als Menschen, die einen Psychiater aufsuchen. In Fällen, die eine schwerere Störung vermuten lassen, müssen die Patientinnen und Patienten zur Abklärung und genaueren Diagnostik an eine psychiatrische Praxis verwiesen werden.

In der Überprüfung vor dem Gutachterausschuss wird erwartet, dass die Prüflinge all diejenigen Punkte abklären und aktiv erfragen, die auch eine Psychiaterin oder ein Psychiater im Erstgespräch erfragen würde. Aus didaktischen Gründen wird etwas künstlich ein psychotherapeutisches von einem psychiatrischen Erstgespräch unterschieden. In Wirklichkeit gehen beide Gesprächsformen ineinander über. Wegen seiner Wichtigkeit für die Überprüfung wird das psychiatrische Erstgespräch als Erstes dargestellt.

Aufbau des psychiatrischen Erstgesprächs

Im psychiatrischen Erstgespräch unterscheidet man einen unstrukturierten von einem strukturierten Teil. Das Gespräch soll mit **offenen Fragen** beginnen; sie geben den Patienten Gelegenheit, frei über ihre Beschwerden, Sorgen und Ängste zu berichten. Die untersuchende Person muss zum einen für eine **vertrauensfördernde Gesprächsatmosphäre** sorgen und erste Grundlagen für ein Arbeitsbündnis schaffen. Zum anderen soll auf einer zweiten Ebene durch sorgfältige **Beobachtung** wahrgenommen werden, ob sich jenseits der verbalen Informationen auffällige

Verhaltensweisen zeigen, die diagnostisch zu beachten sind. Dies können im Besonderen sein:

- Veränderungen des Antriebs: z. B. große Unruhe, starke Gedämpftheit
- Auffälligkeiten in der Affektivität: z. B. Niedergeschlagenheit, Euphorie
- Art der Schilderung: z. B. logischer Zusammenhang des Gesagten, Sprechgeschwindigkeit

Weitere Hinweise können sich aus dem **äußeren Erscheinungsbild** ergeben (z. B. Hinweise auf Verwahrlosung, auffällige Kleidung, Ernährungszustand).

Elemente des psychiatrischen Erstgesprächs

- Gesprächsführung mit offenen Fragen in vertrauensfördernder Atmosphäre
- Beobachtung
- Psychopathologischer Befund
- Persönliche und biografische Daten
- Anamnese (aktuelle und frühere körperliche und seelische Erkrankungen, Familienanamnese, Fremdanamnese)

Psychopathologischer Befund

Im strukturierten Teil des Erstgesprächs muss systematisch ein psychopathologischer Befund erhoben werden. Hierbei sind folgende Aspekte zu berücksichtigen:

- Bewusstseinslage
- Orientierung
- Aufmerksamkeit
- Konzentration und Gedächtnis
- Ängste/Zwänge
- Formales Denken, inhaltliches Denken
- Wahrnehmungsstörungen
- Ich-Erleben
- Antrieb und Psychomotorik
- Affektivität
- Zirkadiane Rhythmik (die Tagesrhythmik betreffend)
- Schlaf
- Suizidalität

Die genannten Punkte und die Art ihrer Untersuchung werden ausführlich in ➤ Kap. 4 beschrieben.

Beispiel für einen psychopathologischen Befund

Patientin wach, allseits orientiert. Gequältes Auftreten in körperlich vernachlässigtem, ungepflegtem Zustand. Auffassung derzeit eingeengt, Aufmerksamkeit und Konzentration stark reduziert, formales Denken weitschweifig, stark vorbeiredend, mit Grübeln, konkrete Beantwortung von Fragen nicht möglich. Inhaltliches Denken normal, kein Hinweis auf Halluzinationen oder Ich-Störungen. Stimmung ratlos, verzweifelt, hoffnungslos. Schwingungsfähigkeit stark gemindert. Antrieb stark reduziert, Psychomotorik ruhig. Lt. Pat. Ein- und Durchschlafstörungen. Suizidgedanken vorhanden, aktuell glaubhaft von Handlungsimpulsen distanziert.

Zum strukturierten Teil des psychiatrischen Erstgesprächs gehört auch die Aufnahme der **wichtigsten persönlichen und biografischen Patientendaten**:

- Name, eventuell Geburtsname, Geburtsdatum, Staatsangehörigkeit, Familienstand
- Wohnform: z. B. mit der eigenen Familie, bei den Eltern, im Wohnheim, in einer Wohngemeinschaft, allein, Obdachlosigkeit
- Schulbildung, Abschluss, derzeitige berufliche Tätigkeit, bisherige Ausbildungen
- Partnerschaft, Lebensgemeinschaft
- Ggf. Angaben zu eigenen Kindern bzw. Schwangerschaften
- Soziales Netz: z. B. Freundeskreis, Familie, Nachbarn, Vereine
- Angaben zur Herkunftsfamilie: z. B. sozialer Status, Geschwisterfolge, Besonderheiten
- Komplikationen bei der Geburt
- Wichtige Stationen der äußeren Lebensgeschichte: z. B. Ausbildungen, Partnerschaften, Trennungen, Umzüge, berufliche Krisen, Todesfälle in der Familie, Strafverfolgungen, Verschuldungen, Traumatisierungen, religiöse Orientierung

Anamnese

Es folgt die eigentliche Anamnese mit folgenden Angaben:

- **Frühere und bestehende körperliche Erkrankungen**: Art, Dauer, Verlauf, Medikation, stationäre Aufenthalte, behandelnde Ärzte, Verfügbarkeit von Berichten.
- **Frühere seelische Erkrankungen**: Art, Dauer, Verlauf, Medikation, stationäre Aufenthalte, durchgeführte Psychotherapien, behandelnde Ärzte, Verfügbarkeit von Berichten.
- **Aktuelle Beschwerden**: Beginn, Veränderungen (allmählich oder plötzlich), Frage nach möglichen

Auslösern der Symptome, bisherige Behandlungsversuche, eventuell Medikation. Gezielt erfragt werden müssen Schlafstörungen, Gewichtsabnahme, reduzierter Appetit, vermindertes/erhöhtes sexuelles Interesse, Veränderungen in den sozialen Beziehungen.
- **Familienanamnese**: Welche psychischen Erkrankungen bestanden bzw. bestehen bei Verwandten 1. oder 2. Grades? Diese Angaben sind vor allem bei Störungen wichtig, bei denen der genetische Faktor eine große ursächliche Rolle spielt.
- **Fremdanamnese**: Oft ist es sinnvoll und teilweise sogar notwendig, auch die Angehörigen zu befragen, da die Angaben der Patienten häufig nicht zuverlässig genug sind bzw. krankheitsbedingt Verzerrungen der Eigenwahrnehmung bestehen (z. B. bei Schizophrenie, Morbus Alzheimer, Manie). Sollte ein Patient dagegen Einwände erheben, kann man ihm versichern, dass seine Angehörigen nur danach gefragt werden, wie sie den Patienten erleben, ohne dabei Informationen über den Patienten preiszugeben.

Aufbau des psychotherapeutischen Erstgesprächs

Der Verlauf eines psychotherapeutischen Erstgesprächs ist stark davon abhängig, welche Ausbildung ein Psychotherapeut durchlaufen hat. Während sich Verhaltenstherapeuten (➤ Kap. 16.2.2) eher für faktische Beschreibungen interessieren und ein Störungsmodell entwickeln, werden tiefenpsychologisch orientierte Therapeuten insbesondere Biografisches erfragen und die Art der Beziehungsgestaltung durch die Patienten beobachten (➤ Kap. 16.2.1). Trotz dieser Unterschiede wird beim psychotherapeutischen Erstgespräch folgende Vorgehensweise gewählt:
- Exploration des Anliegens
- Aufklärung über das Vorgehen
- Klärung der Rahmenbedingungen

Exploration des Anliegens

Ambulante Psychotherapeuten machen ein **Dienstleistungsangebot.** Welchen Auftrag erteilt der Klient? Aufträge im ambulanten psychotherapeutischen Setting lassen sich nicht in psychiatrischen Kategorien ausdrücken. Beispiele:
- „Ich habe Schwierigkeiten, Männer kennenzulernen, und wünsche mir einen Partner."
- „Ich frage mich, ob ich noch im richtigen Beruf bin."
- „Ich möchte Frieden mit meiner Lebensgeschichte finden."
- „Ich streite mich oft mit meiner Frau. Das möchte ich ändern."

Anderen Aufträgen kann man recht schnell auch **Verdachtsdiagnosen** zuordnen:
- „Ich habe nach dem Essen den Drang, mich zu übergeben, und gebe dem auch manchmal nach. Das möchte ich ändern."
- „Ich fühle mich oft kraft- und energielos. Mir sind mein Elan und die Lebensfreude abhandengekommen."

Viele Therapeuten verwenden sehr viel Sorgfalt auf das exakte Herausarbeiten von **Therapiezielen.** Die Beachtung einiger Kriterien kann dabei helfen:
- Benennung positiver Zielzustände: Die Zielformulierung könnte z. B. statt „Ich möchte keine Kopfschmerzen mehr haben" besser lauten: „Ich möchte mich frei von Schmerzen und lebendig fühlen." Ziele müssen von Betroffenen selbst formuliert werden und dürfen nicht nach einem Schema vorgegeben werden.
- Ziele müssen realistisch und erreichbar sein; eventuell sind Zwischenziele sinnvoll.
- Das Erreichen eines Ziels und der Fortschritt auf dem Weg dorthin sollten messbar und kontrollierbar sein.

Aufklärung über das Vorgehen

Die Strategie, die zur Erreichung des Zielzustands vorgeschlagen wird, sollte den Patienten erklärt werden. In der Regel bedeutet dies, dass die psychotherapeutische Methode, nach der die Behandlung erfolgt, skizzenhaft vorgestellt wird.

Klärung der Rahmenbedingungen

Behandelnde klären über die Rahmenbedingungen der Therapie auf. Hierzu zählen insbesondere die **Kosten.** Im Rahmen der Sorgfaltspflicht ist es angezeigt, darauf hinzuweisen, dass bestimmte Leistungen auch von der Krankenkasse gezahlt werden, wenn man sich an approbierte Psychotherapeuten wendet und die oft sehr lange Wartezeit in Kauf nimmt.

Sollte sich eine therapeutische Maßnahme über einen längeren Zeitraum erstrecken, ist im Vorfeld der Behandlung gemeinsam mit dem Klienten zu überlegen, ob die finanziellen Ressourcen ausreichen.

Weitere Absprachen betreffen die Zeitpunkte von Sitzungen, Regeln für den Fall einer Absage, telefonische Erreichbarkeit des Therapeuten sowie eine Aufklärung über die Schweigepflicht.

3.1.2 Ärztliche Untersuchungen

Viele psychische Störungen können eine körperliche bzw. medizinische Ursache haben. Aus diesem Grund ist eine ausführliche **körperliche Untersuchung unentbehrlich,** die **von einem Arzt durchgeführt werden muss.** Heilpraktisch Tätige sollten jedoch Bescheid darüber wissen, welche medizinischen Untersuchungen bei psychischen Störungen eventuell durchgeführt werden.

- **Inspektion**: Betrachtung des Patienten. Aufnahme des Allgemein- und Ernährungszustands, Sichtung von Bewegungsabläufen, Körperhaltung, Zustand der Muskulatur, Mimik, Auffälligkeiten der Wirbelsäule, Hautverfärbungen, Auffälligkeiten am Auge sowie an Belägen im Rachenraum.
- **Palpation**: Abtasten von Körperteilen durch den Arzt, u. a. Lymphknoten, Schilddrüse, Brustdrüsen, Leber und Gallenblase, Milz sowie Verdauungsorgane. Zum Palpieren zählt auch das Fühlen des Pulses mit Hinweisen zur Funktion von Herz und Kreislauf.
- **Perkussion**: Beklopfen der Körperoberfläche durch den Arzt. Je nach Luftgehalt des darunter liegenden Gewebes ergeben sich unterschiedliche Geräuschqualitäten. Perkussionsbefunde sind besonders im Bereich der Lunge wichtig. Sie geben auch Hinweise auf die Herzgröße, auf Flüssigkeitsansammlungen im Bauchbereich, mögliche Vergrößerungen von Leber und Milz sowie auf schmerzhafte Krankheitsprozesse im Bereich von Nieren, Wirbelsäule und Nasennebenhöhlen.
- **Auskultation**: Abhören von Geräuschphänomenen mit dem Stethoskop. Auskultiert werden Atemwege (z. B. Hinweise auf Entzündungen und Sekretansammlungen), Herz (z. B. Frequenz der Herztöne, Funktion der Herzklappen, Rhythmus), Gefäße (z. B. Hinweise auf Verengungen durch Arteriosklerose) und Verdauungstrakt (z. B. Darmgeräusche).

Funktionsprüfungen und Tests

- Neurologische Untersuchung mit Prüfung von Hirnnerven, Reflexen (Reflexhammer), Sensibilität (Berührungsempfinden, Warm-Kalt-Empfinden), Muskelkraft sowie Koordination und Gleichgewicht
- Untersuchung der Pupillenreaktion auf Licht bei Hinweisen auf neurologische Erkrankungen und Untersuchung des Augenhintergrunds
- Blutdruckmessung; Untersuchung der Herzfunktion mittels Elektrokardiografie (EKG); häufig auch wichtig im Rahmen der Psychopharmakotherapie

3.1.3 Spezielle neurologische Untersuchungen

Bildgebende Verfahren

Zum Ausschluss körperlicher Ursachen für psychische Störungen ist vor allem an neurologische Erkrankungen zu denken. Die aussagekräftigsten Untersuchungsmethoden im Bereich der Neurologie sind die modernen bildgebenden Verfahren (➤ Tab. 3.1).

Röntgendiagnostik

Röntgenuntersuchungen sind sinnvoll, um Hinweise auf Knochenbrüche (Frakturen), Tumoren, Metastasen oder Veränderungen an Wirbeln zu erhalten.

Tab. 3.1 Übersicht über neurologische Untersuchungen

Bildgebende Verfahren	Röntgendiagnostik
	Computertomografie (CT)
	Magnetresonanztomografie (MRT; Kernspintomografie)
	Zerebrale Angiografie
	Emissionscomputertomografie (PET, SPECT)
Apparative Verfahren	Elektroenzephalografie (EEG)
	Doppler-Sonografie

Gehirn und Rückenmark können nicht direkt röntgenologisch dargestellt werden, da nur knöcherne Strukturen abgebildet werden.

Computertomografie (CT)

Beim CT handelt es sich um eine röntgenologische Schichtaufnahme, die von einem Computer ausgewertet wird. Der Patient liegt dabei in einer Röntgenröhre und wird aus verschiedenen Positionen mit Röntgenstrahlen durchstrahlt. Die durch die Beschaffenheit des durchstrahlten Gewebes abgeschwächten Röntgenstrahlen werden von Detektoren erfasst und die Daten an einen Rechner weitergeleitet. Die entstehenden kontrastreichen Bilder geben Hinweise auf Frakturen, Schlaganfälle (Apoplex), Tumoren, Gehirnblutungen, Wasseransammlungen oder Entzündungen. Die Untersuchung des Schädels wird kranielle Computertomografie (cCT) genannt.

Kernspintomografie

Die Kernspintomografie wird auch Magnetresonanztomografie (MRT) genannt. Sie verdrängt zunehmend die Computertomografie, da sie ohne Strahlenbelastung auskommt. Der Körper wird nicht mit Röntgenstrahlen, sondern von einem starken Magnetfeld durchstrahlt, und es entstehen detailliertere und bessere Bilder des Gewebes. Erkrankungen wie Multiple Sklerose (MS), Tumoren oder eine Enzephalitis (Gehirnentzündung) sowie Blutungen und Durchblutungsstörungen können mit diesem Verfahren früh erkannt werden. Die Untersuchung des Schädels wird kranielle Magnetresonanztomografie (cMRT) genannt.

Zerebrale Angiografie

Nach Einspritzung eines Kontrastmittels werden die Hirngefäße röntgenologisch dargestellt. So werden Hinweise auf Gefäßerkrankungen deutlich.

Emissionscomputertomografie

Bei diesen Verfahren werden geringe Mengen einer radioaktiven Substanz in eine Armvene injiziert und anschließend deren Verteilung im Hirngewebe dargestellt. Da stärker durchblutete Bereiche des Gehirns aktiver sind und deshalb mehr radioaktive Substanz aufnehmen, lässt sich nicht nur die Struktur, sondern vor allem auch die Funktion des Gehirns beurteilen. So werden wertvolle Hinweise auf Durchblutungsstörungen und Gewebeuntergang (etwa bei Demenzen) erhalten. Man unterscheidet die **PET** (Positronenemissionstomografie) und die **SPECT** *(Single-Photon Emission Computed Tomography;* Einzelphotonen-Emissionscomputertomografie). Im Gegensatz zur herkömmlichen CT handelt es sich bei der Emissionscomputertomografie nicht um ein Röntgenverfahren, sondern um eine nuklearmedizinische Methode.

Apparative Diagnostik

Elektroenzephalografie (EEG)

In einem Elektroenzephalogramm werden elektrische Potenzialschwankungen des Gehirns aufgezeichnet, die durch die Aktivität der Nervenzellen entstehen. Die Potenziale werden von Elektroden abgeleitet, die an festgelegten Stellen der Kopfhaut fixiert sind. Eine große Rolle spielt das EEG bei der Diagnostik der Epilepsie. Weitere Indikationen sind Hirnentzündungen, Koma und Feststellung des irreversiblen Hirnfunktionsausfalls („Hirntoddiagnostik"). Werden einzelne Sinnesorgane gezielt gereizt, um zur Beurteilung der Reaktionszeit des Gehirns im Anschluss ein EEG abzuleiten, spricht man von einem evozierten (lat. „evocare": erwecken, aufrufen) Potenzial. Dies ist z. B. in der MS-Diagnostik hilfreich.

Im EEG sind verschiedene Wellenformen darstellbar. Im Wachzustand unterscheidet man Alpha-(α-) und Beta-(β-)Wellen, während im Schlaf Theta-(θ-) und Delta-(δ-)Wellen abgeleitet werden. Außerdem wird das Auftreten von abnormen Wellen (z. B. Spike-Wave-Komplexe) registriert.

Doppler-Sonografie

Bei dieser Gefäßuntersuchung mittels Ultraschalls macht man sich den durch Christian Doppler beschriebenen Effekt zunutze, dass sich Schallqualitäten durch Bewegung von gemessenen Objekten verändern *(Beispiel:* Das Geräusch eines Autos verändert sich, wenn es auf eine Person zufährt bzw. sich wieder von ihr entfernt). Mithilfe der Doppler-Sonografie lassen sich z. B. Stenosen (Verengungen) der Halsgefäße feststellen.

3.1.4 Standardisierte testpsychologische Verfahren

Zusätzlich zum anamnestischen Gespräch (> Kap. 3.1) kommen zu diagnostischen Zwecken oft standardisierte testpsychologische Verfahren zur Anwendung (> Tab. 3.2). Sie werden bevorzugt eingesetzt, wenn sich aus dem Erstgespräch eine **Verdachtsdiagnose** ergeben hat und diese überprüft werden soll. Folgende standardisierte Untersuchungsmethoden werden unterschieden: Selbstbeurteilungsverfahren, Fremdbeurteilungsverfahren, objektive Tests, projektive Testverfahren.

Tab. 3.2 Übersicht über standardisierte testpsychologische Verfahren

Selbstbeurteilungsverfahren	Freiburger Persönlichkeitsinventar (FPI-R)
	Minnesota Multiphasic Personality Inventory 2 (MMPI-2)
	Neo-Fünf-Faktoren-Inventar (NEO-FFI)
	Persönlichkeitsfragebogen für Kinder zwischen 9 und 14 Jahren (PFK 9–14)
	Beck-Depressions-Inventar (BDI)
	State-Trait-Angstinventar (STAI)
	Hamburger Zwangsinventar (HZI)
	Münchner Alkoholismus-Test (MALT)
Fremdbeurteilungsverfahren	AMDP-System
	Internationale Skalen für Psychiatrie (z. B. *Brief Psychiatric Rating Scale* [BPRS], *Hamilton Depression Scale* [HAMD])
Objektive Tests	Hamburg-Wechsler-Intelligenztest für Erwachsene *(Wechsler Adult Intelligence Scale, fourth edition;* WAIS-IV)
	Mehrfach-Wortschatz-Intelligenztest
	Aufmerksamkeits-Belastungstest (d2-Test)
	Frankfurter Aufmerksamkeits-Inventar (FAIR)
Projektive Testverfahren	Rorschach-Test
	Szeno-Test
	Baumtest

Bei der Erstellung standardisierter Untersuchungsverfahren wird durch aufwendige Voruntersuchungen sichergestellt, dass die Verfahren (auch Messinstrumente genannt) genau auf das zu untersuchende Konstrukt geeicht werden. Dazu werden folgende Kriterien herangezogen:

- **Validität**: Genauigkeit, mit der ein Merkmal erfasst wird. Es wird genau das gemessen, was gemessen werden soll, z. B. Depression durch einen Depressionsfragebogen und nicht fälschlicherweise eine der Depression ähnliche Angststörung.
- **Objektivität**: Die Messergebnisse sind unabhängig von der untersuchenden oder der auswertenden Person, d. h., jede am Messergebnis beteiligte Person kommt zu demselben Ergebnis.
- **Reliabilität**: Grad der Zuverlässigkeit, mit der ein Merkmal erfasst wird. Die gleiche Person erreicht bei Wiederholung des Tests unter den gleichen Bedingungen das gleiche Ergebnis.

Viele Tests, bei denen Merkmale quantifiziert, d. h. in Zahlen gemessen werden, werden normiert und die Testergebnisse mit einer repräsentativen Stichprobe aus der Durchschnittsbevölkerung verglichen. Eine Vielzahl von Testverfahren liegt heute in computerisierter Form vor.

Selbstbeurteilungsverfahren

Die Patienten werden aufgefordert, ihr eigenes Verhalten oder Erleben anhand eines **Fragebogens** zu beschreiben. In der Regel werden Antwortmöglichkeiten vorgegeben, von denen eine oder mehrere angekreuzt werden sollen. Naturgemäß gibt es Verfälschungsmöglichkeiten der Ergebnisse durch bewusst oder unbewusst falsche Antworten.

In der Testpsychologie ist bekannt, dass Menschen meist Ja-Antworten bevorzugen oder Fragen im Sinne der sozialen Erwünschtheit beantworten. Viele Tests enthalten deshalb Kontrollfragen (Lügenskalen), um die wahrheitsgemäße Beantwortung der Fragen einschätzen zu können. Selbstbeurteilungsverfahren werden meist mit Fremdbeurteilungsmethoden kombiniert.

Insbesondere **Persönlichkeitstests** werden im Selbstbeurteilungsverfahren durchgeführt. Persönlichkeitstests messen in der Regel mehrere über die Zeit stabile Persönlichkeitseigenschaften, die sich in

Verhalten, Einstellungen und Motivation ausdrücken. Neben stabilen Persönlichkeitseigenschaften (Traits) werden häufig auch aktuelle Zustände und Stimmungen (States) erfasst.

Freiburger Persönlichkeitsinventar (FPI-R)

Das Freiburger Persönlichkeitsinventar liegt in der 7. Version vor. Das R in der Abkürzung steht für „revised", also für eine überarbeitete Version. Der Test misst die Faktoren Lebenszufriedenheit, soziale Orientierung, Leistungsorientierung, Gehemmtheit, Erregbarkeit, Aggressivität, Beanspruchung, körperliche Beschwerden, Gesundheitssorgen, Offenheit, Extraversion und Emotionalität. Das FPI-R kann ab dem 16. Lj. eingesetzt werden und dauert 20–30 Minuten.

Minnesota Multiphasic Personality Inventory 2 (MMPI-2)

Das MMPI ist der weltweit am häufigsten eingesetzte Persönlichkeitstest. Neben vielen Persönlichkeitsvariablen erfasst er auch pathologische Kriterien, u. a. Hypochondrie, Depression, Hysterie, Psychopathie, Paranoia, Schizophrenie, Hypomanie und soziale Introversion. Der Test kann ab dem 18. Lj. eingesetzt werden. Seine Durchführung nimmt 60–90 Minuten in Anspruch.

Neo-Fünf-Faktoren-Inventar (NEO-FFI)

Beim NEO-FFI handelt es sich um einen zuverlässigen Test, dessen Durchführung nur wenig Zeit beansprucht. Er ist für den Einsatz bei Jugendlichen und Erwachsenen geeignet. Außer im klinischen Bereich findet er auch in der Schul-, Studien- und Berufsberatung Anwendung. Gemessen werden die Dimensionen Neurotizismus, Extraversion, Offenheit für Erfahrung, Verträglichkeit und Gewissenhaftigkeit. Die Durchführung des Tests beansprucht 10 Minuten.

Persönlichkeitsfragebogen für Kinder zwischen 9 und 14 Jahren (PFK 9–14)

Der PFK 9–14 wird in der pädagogischen und schulpsychologischen Beratung sowie zur Früherkennung von potenziell verhaltensauffälligen Kindern eingesetzt. Er untersucht Verhaltensstile, Motive und Selbstbildaspekte. Erfasst werden folgende Dimensionen: emotionale Erregbarkeit, fehlende Willenskontrolle, extravertierte Aktivität, Zurückhaltung und Scheu im Sozialkontakt, Bedürfnis nach Ich-Durchsetzung und Aggression, Bedürfnis nach Alleinsein und Selbstgenügsamkeit, schulischer Ehrgeiz, Bereitschaft zu sozialem Engagement, Neigung zu Gehorsam und Abhängigkeit gegenüber Erwachsenen, Maskulinität der Einstellung, Selbsterleben von allgemeiner Angst, Selbstüberzeugung, Selbsterleben von Impulsivität, egozentrische Selbstgefälligkeit und Selbsterleben von Unterlegenheit gegenüber anderen. Die Durchführung des Tests erfordert 45 Minuten.

Beck-Depressions-Inventar (BDI)

Das BDI ist ein seit 30 Jahren bewährtes Verfahren zur Erfassung des Schweregrads einer depressiven Symptomatik. Der Fragebogen erfasst u. a. traurige Stimmung, Pessimismus, sozialen Rückzug, Schuldgefühle, Unzufriedenheit, Entschlussunfähigkeit, Weinen, Versagen, Schlafstörungen und Appetitverlust; er ist bei Erwachsenen und bei Jugendlichen ab 16 Jahren anwendbar. Die Bearbeitungszeit beträgt zwischen 10 und 15 Minuten.

State-Trait-Angstinventar (STAI)

Das in den USA entwickelte Verfahren differenziert zwischen Angst als vorübergehendem emotionalem Zustand (State) und Angst als zeitlich überdauerndem Persönlichkeitsmerkmal (Trait). Das Ausfüllen des Fragebogens dauert ca. 10 Minuten. Das STAI kann ab dem 15. Lj. eingesetzt werden.

Hamburger Zwangsinventar (HZI)

Das HZI erfasst Denk- und Handlungszwänge. Im Einzelnen besteht der Test aus sechs Subskalen. Sie erfassen Kontrollhandlungen und gedankliches Kontrollieren, Waschen und Putzen, Zählen, Berühren und Sprechen, Gedankenzwänge und Ordnen, ferner die zwanghafte Vorstellung, sich selbst oder anderen Leid zuzufügen. Die Bearbeitungsdauer beträgt 20 Minuten. Schwer erkrankte Menschen mit Kontrollzwängen benötigen u. U. mehrere Stunden.

Münchner Alkoholismus-Test (MALT)

Der MALT besteht aus einem Selbst- und einem Fremdbeurteilungsteil. Der Test erfasst zuverlässig das Vorliegen einer Alkoholabhängigkeit.

Fremdbeurteilungsverfahren

Bei Fremdbeurteilungsverfahren erfolgt die Beurteilung in standardisierter Form durch speziell geschulte Personen (Ärzte, Psychologen oder Pflegepersonen). Auch Bezugspersonen der Patienten können zur Einschätzung herangezogen werden. Fremdbeurteilungsverfahren können fehlerhafte Einschätzungen der Betroffenen selbst ausgleichen, was besonders bei schweren Störungsbildern von Bedeutung ist. Im Folgenden werden einige der wichtigsten Fremdbeurteilungsverfahren kurz beschrieben.

AMDP-System

Das AMDP wird seit 40 Jahren von der **A**rbeitsgemeinschaft für **M**ethodik und **D**okumentation in der **P**sychiatrie herausgegeben und ist in der deutschen Psychiatrie das meistverbreitete System zur Erhebung des psychopathologischen Befunds (➤ Kap. 4.1). Anhand des AMDP-Systems wurde ein halbstrukturiertes Interview entwickelt.

Internationale Skalen für Psychiatrie

Die vom Collegium Internationale Psychiatriae Scalarum (CIPS) herausgegebenen Skalen erfassen u. a. Messinstrumente für Psychosen, Depression, Angst, Demenz, Schlaf, Schmerz sowie motorische Symptome. Diese Sammlung unterschiedlicher Tests, deren Durchführung in einem Handbuch beschrieben wird, umfasst z. B. die *Brief Psychiatric Rating Scale* (BPRS) zur ökonomischen Erfassung der psychopathologischen Symptomatik hospitalisierter Patienten und die *Hamilton Depression Scale* (HAMD) zur Feststellung depressiver Symptome.

Objektive Tests

Zu den objektiven Tests zählen insbesondere die Leistungstests. Leistungstests messen Faktoren wie Intelligenzleistung, Wahrnehmung, Konzentration oder Merkfähigkeit.

Hamburg-Wechsler-Intelligenztest für Erwachsene (WAIS-IV)

Dieser Intelligenztest wird mit Abstand am häufigsten eingesetzt. Er besteht aus 14 Untertests, die jeweils verschiedene Dimensionen der Intelligenz erfassen. So werden u. a. Wortschatz, rechnerisches Denken, allgemeines Wissen und allgemeines Verständnis geprüft. Standardisierte Aufgaben sind innerhalb einer bestimmten Zeit zu lösen. Neben dem Gesamt-Intelligenzquotienten (IQ) werden ein Verbal-IQ und ein Handlungs-IQ unterschieden. Der Normbereich liegt zwischen einem IQ von 85 und 115. Ein IQ von 70–85 wird als grenzwertige Intelligenz angesehen (➤ Kap. 12.1). Der WAIS-IV ist im Altersbereich von 16 bis 89 Jahren einsetzbar. Für Kinder gibt es einen eigenen Test, den Hamburg-Wechsler-Intelligenztest für Kinder (WISC).

Mehrfach-Wortschatz-Intelligenztest

Einfacher und kurzer orientierender Intelligenztest, der in zwei Versionen (A und B) vorliegt. Aus einer Reihe von Wörtern, z. B. Kulinse – Kulerane – Kulisse – Klubihle – Kubistane, soll höchstens ein Wort angestrichen werden, das gekannt wird.

Aufmerksamkeits-Belastungstest (d2-Test)

Der Test misst Tempo und Sorgfalt, mit der aus einer Reihe von Buchstaben diejenigen mit einem bestimmten Merkmal angekreuzt werden. Mithilfe dieses Tests können Aufmerksamkeits- und Konzentrationsleistungen gemessen werden. Der d2-Test ist in der Altersgruppe der 9- bis 60-Jährigen anwendbar. Wegen der kurzen Testzeit (< 10 Minuten) und wegen seiner Zuverlässigkeit wird dieser Test sehr häufig eingesetzt.

Frankfurter Aufmerksamkeits-Inventar (FAIR)

Der FAIR ist in allen Bereichen der psychologischen Diagnostik einsetzbar. Er erfasst die Aufmerksamkeitsleistung in der Altersspanne von 14 bis 72 Jahren. Es sind unter sehr ähnlichen Zeichen in kurzer Zeit (6 Minuten) die richtigen Zeichen zu markieren. Für den leistungsstarken und den leistungsschwachen Bereich gibt es jeweils unterschiedliche Testversionen.

Projektive Testverfahren

Bei diesen psychodiagnostischen Verfahren werden der Testperson möglichst unspezifische Reize angeboten, die unbewusste Projektionen hervorrufen. Diese Projektionen geben Hinweise auf Gefühle, Haltungen, Stimmungen und Konflikte der Testperson. Projektive Testverfahren sind somit in der Regel den Persönlichkeitstests zuzuordnen.

3

Rorschach-Test

Der Rorschach-Test ist nahezu 100 Jahre alt und findet in der psychologischen Diagnostik nach wie vor häufig Anwendung. Der Testperson werden symmetrische Tintenklecksgebilde vorgelegt, und sie wird aufgefordert zu beschreiben, was sie darin sieht. Die Antworten werden sowohl formal als auch tiefenpsychologisch interpretiert. Der Test ist ohne Altersbeschränkung und ohne Zeitbegrenzung durchführbar.

Szeno-Test

Dieser Test dient der spielerischen Diagnostik bei Kindern. Der Szeno-Testkasten enthält eine Fülle von Figuren (Menschen, Tiere, Bäume, Häuser), die von den Kindern zu einer Szene aufgestellt werden. Im Dialog mit der untersuchenden Person wird die Szene analysiert.

Baumtest

Der Baumtest besteht aus der einfachen Aufforderung: „Zeichnen Sie einen Baum". Die entstehenden Baumfiguren werden als Selbstausdruck der Testperson betrachtet, aus dem Rückschlüsse auf die Persönlichkeit der Testperson gezogen werden. Der Test kann bereits bei Kindern ab 3 Jahren eingesetzt werden.

3.2 Diagnose- und Klassifikationssysteme: ICD-10, ICD-11 und DSM-5

LERNHINWEIS !!!

Sie müssen die grobe Gliederung der ICD-10 wiedergeben können und verstanden haben, mit welcher Intention sie verfasst wurde. Am besten lernen Sie die Überschriften der Hauptkapitel. Kodierungsziffern und ihre Zuordnung zu einzelnen Störungsbildern müssen nicht auswendig gelernt werden, denn mit Kodierungen werden vor allem Berichte und Anträge versehen, die Kliniken und Kassenpraxen bei den Krankenkassen einreichen. Die wichtigsten Veränderungen von der ICD-10 zur ICD-11 sollten Ihnen bekannt sein.

PRÜFUNGSTIPP

Für Heilpraktiker kann bei der Behandlung von Privatversicherten die Notwendigkeit entstehen, Diagnosen zu verschlüsseln. In diesem Fall können die ICD-10/ICD-11 und das DSM-5 bei der Diagnosefindung eine unterstützende Orientierung bieten.

Seit mehr als 100 Jahren bemüht sich die Psychiatrie, seelische Krankheitsbilder eindeutig zu beschreiben. Über viele Jahrzehnte dominierte eine Einteilung, die auf den deutschen Psychiater Emil Kraepelin (➤ Kap. 1.2.1) zurückgeht. Dieser Einteilung wird auch heute noch vielerorts gefolgt, obwohl die aktuellen Klassifikationssysteme ICD-10, ICD-11 und DSM-5 eine andere Systematik favorisieren. Die Einteilung nach Kraepelin ist oftmals praktikabler, da sie gleichzeitig der Therapie einen Weg weist. Kraepelin unterschied drei Gruppen von seelischen Störungen, die er nach den Ursachen ihrer Entstehung differenzierte:

- **Organische oder exogene psychische Störung**: seelische Krankheit, die durch Beeinträchtigung des Gehirns oder durch eine andere, rein körperliche Erkrankung bedingt ist (z. B. Vergiftung, auch Alkohol, Schilddrüsenunterfunktion, Hirntumor). Die Behandlung besteht in einer Therapie der körperlichen Grunderkrankung, Psychotherapie kann bestenfalls zur Unterstützung angezeigt sein.
- **Psychogene psychische Störung**: seelische Krankheit, die als psychische Reaktion auf äußere Ereignisse oder als Folge eines neurotischen Konflikts angesehen wird. Bei der Behandlung stehen psychotherapeutische Verfahren im Vordergrund.
- **Endogene psychische Störung**: Als endogen bezeichnet man eine Erkrankung, bei der keine exogene oder psychogene Ursache festgestellt werden kann. Nach heutigem Verständnis handelt es sich dabei um seelische Störungen, bei deren Entstehung neben einem genetischen Anteil vor allem der Neurotransmitterhaushalt des Gehirns eine große Rolle spielt. Basis der Therapie ist die Behandlung mit Psychopharmaka, um den Neurotransmitterhaushalt zu regulieren.

Diese Aufteilung nach Kraepelin wird auch als **triadisches System** bezeichnet (➤ Abb. 3.1).

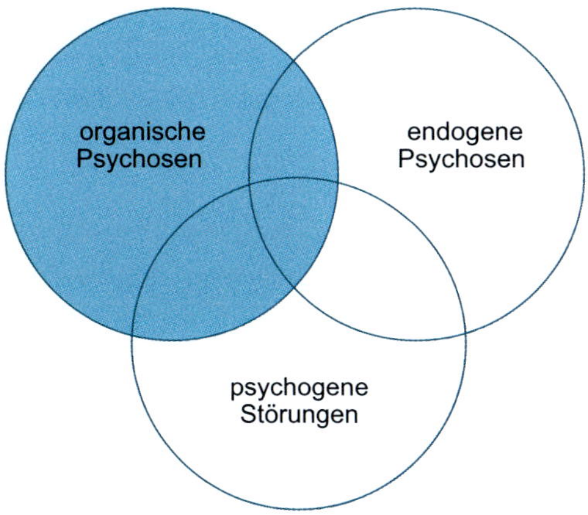

Abb. 3.1 Das triadische System der Psychiatrie [L217]

3.2.1 Von der Ätiologie zum multifaktoriellen Geschehen

Die Einteilung seelischer Erkrankungen nach ätiologischen Gesichtspunkten (Ursachen der Störung, ➤ Abb. 3.1) kann in ihrer Reinform als überholt angesehen werden. Heute hat sich die Erkenntnis durchgesetzt, dass eine seelische Krankheit durch eine Fülle von Faktoren entsteht, die in einer unterschiedlichen Gewichtung zum Tragen kommen. Man spricht von einem multifaktoriellen Geschehen. Bei jeder psychischen Störung können beispielsweise seelische Faktoren festgestellt werden, ebenso bei Krankheiten, bei denen ein hoher Anteil an genetischer Veranlagung zu vermuten ist. Auch rein organische Störungen werden in ihrer Entwicklung und ihrem Verlauf durch psychische Faktoren mit beeinflusst.

Exkurs

Das **Vulnerabilitäts-Stress-Modell** bildet eine Erklärungsgrundlage psychischer Erkrankungen im Rahmen der Gesundheitspsychologie. Der zentrale Gedanke dieses Modells betrifft das Zusammenspiel zwischen natürlichen bzw. genetischen Faktoren und Umwelteinflüssen. Nach diesem Modell bestimmt die Interaktion zwischen Krankheitsneigung und äußeren Einflüssen die Stressanfälligkeit eines Menschen und somit auch die Wahrscheinlichkeit, an einer psychischen Erkrankung zu erkranken (➤ Abb. 3.2).

Im Bemühen um eine immer zuverlässigere Beschreibung seelischer Krankheitsbilder haben sich in der psychiatrischen Fachwelt zunehmend zwei Klassifikationssysteme durchgesetzt: die **ICD-10** (➤ Kap. 3.2.2) und das **DSM-5** (➤ Kap. 3.2.3). Die ICD-11 ersetzt die ICD-10 seit 2022 mit einer flexiblen Übergangszeit von mindestens 5 Jahren. Bisher gibt es lediglich eine Entwurfsfassung, einzusehen unter: https://www.bfarm.de/DE/Kodiersysteme/Klassifikationen/ICD/ICD-11/uebersetzung/_node.html.
Alle Klassifikationssysteme versuchen, bei der Beschreibung seelischer Störungen nur objektive Sachverhalte aufzuführen. Sie vermeiden Hypothesen über die Entstehung einer Störung. Diese Bemühungen haben mit der Zeit dazu geführt, dass viele Begriffe aus dem Bereich des psychoanalytischen Gedankengebäudes verworfen wurden. Besonders die Einteilung in neurotisch und psychotisch wurde aufgegeben. Allerdings waren die Autoren in der Umsetzung nicht immer konsequent. So tauchten die Begriffe vereinzelt doch noch auf. In der ICD-10 wird ein ganzes Kapitel „Neurotische, Belastungs- und somatoforme Störungen" (➤ Kap. 1.2.2) genannt. In der ICD-11 ist der Begriff „neurotisch" nur noch in den zugehörigen Einträgen, z. B. bei der generalisierten Angststörung, zu finden. Der Begriff „psychotisch", der einen realitätsfremden Zustand (Wahn, Halluzinationen, Ich-Störungen) im Rahmen einer psychischen Störung beschreibt, findet sich in der ICD-11 bei allen psychischen Störungen, die mit psychotischen Symptomen einhergehen können.

Die Klassifikationssysteme beschreiben weiterhin sog. **Syndrome** (➤ Kap. 4.1). Syndrome sind Gruppen von Krankheitszeichen, die für ein bestimmtes Krankheitsbild typisch sind, ohne dass jedoch einheitliche Aussagen über die Entstehung der Krankheitsbilder getroffen werden können.

3.2.2 ICD-10 und ICD-11

Die Abkürzung ICD steht für *International Classification of Diseases and Related Health Problems* (dt. **Internationale Klassifikation der Krankheiten**). Die Zahl 10 bedeutet, dass die ICD in ihrer 10. Version vorliegt. Die ICD-10 wurde von der Weltgesundheitsorganisation (WHO) herausgegeben und ist seit 2000 auch in Deutschland das verbindliche Klassifikationssystem. Bereits 2007 begann die Entwicklung der **ICD-11**, die 2019 durch die 72nd World Health

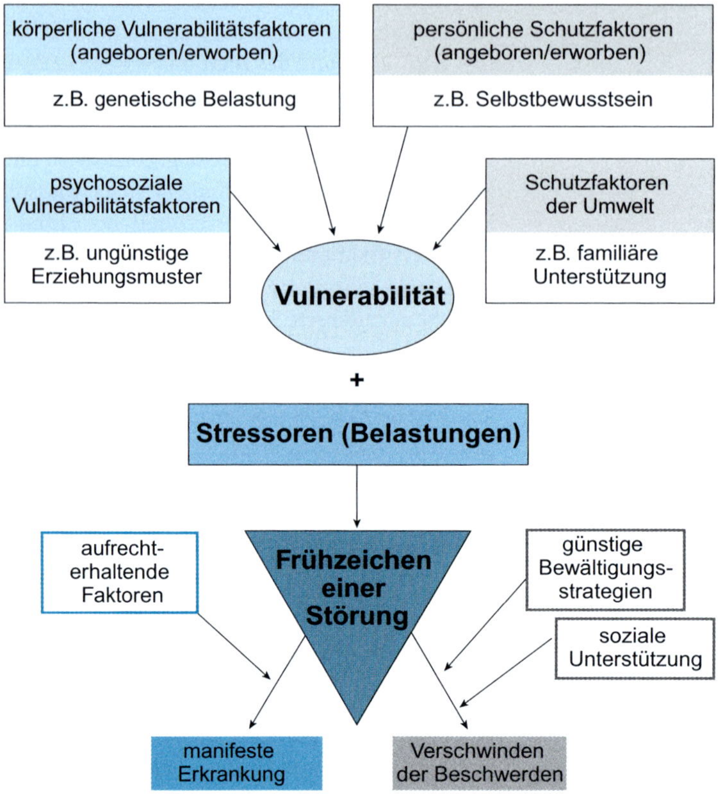

Abb. 3.2 Vulnerabilitäts-Stress-Modell: Verschiedene angeborene und erworbene Faktoren führen zu einer unterschiedlich starken Verletzlichkeit (Vulnerabilität) eines Menschen. Belastungen (Stressoren) führen dann zur manifesten Erkrankung. [L190]

Assembly (WHA72) beschlossen und offiziell verabschiedet wurde. Sie trat am 01.01.2022 in Kraft. Wann sie in Deutschland konkret zur Kodierung aller Erkrankungen eingesetzt wird, ist bisher noch unklar. Bis zu diesem Zeitpunkt bleibt die ICD-10 das offizielle Kodierungssystem. In der ICD werden alle bekannten Krankheiten definiert. Für psychische Störungen ist das Kapitel V bzw. F relevant. Das Kapitel V der ICD-10 liegt als eigenes Buch vor und sollte im Bücherschrank aller psychotherapeutisch tätigen Personen stehen. Von den verschiedenen Versionen sind die klinisch-diagnostischen Leitlinien zu empfehlen. In der ICD-11 sind für die Psychiatrie vier Kapitel von Relevanz (siehe Aufbau). Ein eigenes Kapitel für psychische Erkrankungen, wie in der ICD-10, wird es in der neuen Version nicht mehr geben.

Sowohl die ICD-10 als auch die ICD-11 sehen die Möglichkeit vor, mehrere Diagnosen zu stellen. So können z. B. gleichzeitig eine Depression und eine Medikamentenabhängigkeit bestehen. Dabei ist möglichst festzustellen, welche Störung zuerst bestand und eventuell die andere Störung ausgelöst hat. Es sollen Haupt- und Nebendiagnosen unterschieden werden. Als Hauptdiagnose soll die Störung gekennzeichnet werden, die aktuell im Vordergrund steht. In der ICD-11 besteht die Möglichkeit zur sog. Cluster-Kodierung mit zusätzlichen Spezifizierern („specifier“). Die Kodierung in der ICD-11 stellt ein sehr komplexes System dar, zu dem weitere inhaltliche Auseinandersetzungen durch Fortbildungen und gezieltes Training erfolgen sollen.

Aufbau

Im Folgenden wird der Aufbau der ICD-10 und der ICD-11 anhand von Störungsgruppen wiedergegeben (➤ Tab. 3.3, ➤ Tab. 3.4).

Die Kodierungen der (noch) gültigen ICD-10 bestehen aus einem alphanumerischen System. Am Beispiel der **akuten Alkoholintoxikation mit Delir** soll

Tab. 3.3 Übersicht Kapitel F (Psychische Störungen) der ICD-10

F0	Organische, einschließlich symptomatischer psychischer Störungen
F1	Psychische und Verhaltensstörungen durch psychotrope Substanzen
F2	Schizophrenie, schizotype und wahnhafte Störungen
F3	Affektive Störungen
F4	Neurotische, Belastungs- und somatoforme Störungen
F5	Verhaltensauffälligkeiten mit körperlichen Störungen oder Faktoren
F6	Persönlichkeits- und Verhaltensstörungen
F7	Intelligenzminderung
F8	Entwicklungsstörungen
F9	Verhaltens- und emotionale Störungen mit Beginn in der Kindheit und Jugend

Tab. 3.4 Für die Psychiatrie relevante Störungen in der ICD-11

Kapitel	
6	Psychische Störungen, Verhaltensstörungen oder neuromentale Entwicklungsstörungen
7	Schlaf-Wach-Störungen
8	Krankheiten des Nervensystems
17	Zustände mit Bezug zu sexueller Gesundheit

der Aufbau des Kodierungssystems skizziert werden. Ein Kodierungsbeispiel für die ICD-11 kann zu diesem Zeitpunkt noch nicht gegeben werden, da noch keine endgültige deutsche Übersetzung vorliegt.

Kodierungsbeispiel ICD-10

F10.03	Der Buchstabe „F" steht in der ICD-10 für Kapitel V, in dem die **psychischen Störungen** beschrieben werden. „F" steht demnach bei allen psychischen Störungen an erster Stelle.
F**1**0.03	Die erste Zahl steht für eine **Gruppe psychischer Störungen,** die in einem eigenen Kapitel wiedergegeben werden. Die 1 an dieser Stelle steht für Störungen durch psychotrope Substanzen, eine 3 würde für affektive Störungen stehen.
F1**0**.03	Die zweite Zahl vor dem Punkt steht für die **Substanzgruppe,** die 0 steht für Alkohol. Eine 4 an dieser Stelle steht z. B. für Kokain.
F10.**0**3	Die erste Zahl nach dem Punkt steht für den **Typ der Störung.** Die 0 bedeutet in diesem Fall eine akute Intoxikation. Eine 5 würde z. B. für eine psychotische Störung stehen.
F10.0**3**	Die zweite Stelle nach dem Punkt **kennzeichnet die Art der Störung noch näher.** Eine 3 an dieser Stelle hieße, dass die Störung mit einem Delir einhergeht. Eine 5 würde für ein Koma stehen.

Die **akute Alkoholintoxikation mit Delir** wird in der ICD-10 demnach mit **F10.03** kodiert.

ICD-10: Kapitel F (V) – Psychische und Verhaltensstörungen

➢ Tab. 3.5 gibt einen Überblick über die wichtigsten Diagnosen in Kapitel F (V) der ICD-10 (Version 2018).

Auf eine tabellarische Darstellung der ICD-11 wird zu diesem Zeitpunkt verzichtet, da lediglich die Entwurfsfassung verfügbar ist. Hingewiesen werden soll an dieser Stelle jedoch auf die wichtigsten der fünfzehn neuen Störungsgruppen des neuen Klassifikationssystems. Zu ihnen zählen:

- **Katatonie**
- **Bipolare Störung Typ II**
- **Komplexe posttraumatische Belastungsstörung**
- **Binge-Eating-Störung**
- **Computerspielstörung**

3

Tab. 3.5 Psychische und Verhaltensstörungen (Kapitel F (V), ICD-10, Auszug)

F0	Organische, einschließlich symptomatischer psychischer Störungen
F00	Demenz bei Alzheimer-Krankheit
F01	Vaskuläre Demenz
F02	Demenz bei anderenorts klassifizierten Krankheiten
F03	Nicht näher bezeichnete Demenz
F04	Organisches amnestisches Syndrom, nicht durch Alkohol oder andere psychotrope Substanzen bedingt
F05	Delir, nicht durch Alkohol oder andere psychotrope Substanzen bedingt
F06	Andere psychische Störungen aufgrund einer Schädigung oder Funktionsstörung des Gehirns oder einer körperlichen Krankheit
F07	Persönlichkeits- und Verhaltensstörung aufgrund einer Krankheit, Schädigung oder Funktionsstörung des Gehirns
F09	Nicht näher bezeichnete organische oder symptomatische psychische Störung
F1	Psychische und Verhaltensstörungen durch psychotrope Substanzen
F10	Psychische und Verhaltensstörungen durch Alkohol
F11	Psychische und Verhaltensstörungen durch Opioide
F12	Psychische und Verhaltensstörungen durch Cannabinoide
F13	Psychische und Verhaltensstörungen durch Sedativa oder Hypnotika
F14	Psychische und Verhaltensstörungen durch Kokain
F15	Psychische und Verhaltensstörungen durch sonstige Stimulanzien, einschließlich Koffein
F16	Psychische und Verhaltensstörungen durch Halluzinogene
F17	Psychische und Verhaltensstörungen durch Tabak
F18	Psychische und Verhaltensstörungen durch flüchtige Lösungsmittel
F19	Psychische und Verhaltensstörungen durch multiplen Substanzgebrauch und Konsum anderer psychotroper Substanzen
F2	Schizophrenie, schizotype und wahnhafte Störungen
F20	Schizophrenie
F20.0	Paranoide Schizophrenie
F20.1	Hebephrene Schizophrenie
F20.2	Katatone Schizophrenie
F20.3	Undifferenzierte Schizophrenie
F20.4	Postschizophrene Depression
F20.5	Schizophrenes Residuum
F20.6	Schizophrenia simplex
F20.8	Sonstige Schizophrenie
F20.9	Schizophrenie, nicht näher bezeichnet
F21	Schizotype Störung
F22	Anhaltende wahnhafte Störungen
F23	Akute vorübergehende psychotische Störungen
F24	Induzierte wahnhafte Störung
F25	Schizoaffektive Störungen
F28	Sonstige nichtorganische psychotische Störungen
F29	Nicht näher bezeichnete nichtorganische Psychose

Tab. 3.5 Psychische und Verhaltensstörungen (Kapitel F (V), ICD-10, Auszug) *(Forts.)*

F3	Affektive Störungen
F30	Manische Episode
F30.0	Hypomanie
F30.1	Manie ohne psychotische Symptome
F30.2	Manie mit psychotischen Symptomen
F30.8	Sonstige manische Episoden
F30.9	Manische Episode, nicht näher bezeichnet
F31	Bipolare affektive Störung
F31.0	Bipolare affektive Störung, gegenwärtig (ggw.) hypomanische Episode
F31.1	Bipolare affektive Störung, ggw. manische Episode ohne psychotische Symptome
F31.2	Bipolare affektive Störung, ggw. manische Episode mit psychotischen Symptomen
F31.3	Bipolare affektive Störung, ggw. leichte oder mittelgradige depressive Episode
F31.4	Bipolare affektive Störung, ggw. schwere depressive Episode, ohne psychotische Symptome
F31.5	Bipolare affektive Störung, ggw. schwere depressive Episode mit psychotischen Symptomen
F31.6	Bipolare affektive Störung, ggw. gemischte Episode
F31.7	Bipolare affektive Störung, ggw. remittiert
F31.8	Sonstige bipolare affektive Störungen
F31.9	Bipolare affektive Störung, nicht näher bezeichnet
F32	Depressive Episode
F32.0	Leichte depressive Episode
F32.1	Mittelgradige depressive Episode
F32.2	Schwere depressive Episode ohne psychotische Symptome
F32.3	Schwere depressive Episode mit psychotischen Symptomen
F32.8	Sonstige depressive Episoden
F32.9	Depressive Episode, nicht näher bezeichnet
F33	Rezidivierende depressive Störung
F33.0	Rezidivierende depressive Störung, ggw. leichte Episode
F33.1	Rezidivierende depressive Störung, ggw. mittelgradige Episode
F33.2	Rezidivierende depressive Störung, ggw. schwere Episode ohne psychotische Symptome
F33.3	Rezidivierende depressive Störung, ggw. schwere Episode mit psychotischen Symptomen
F33.4	Rezidivierende depressive Störung, ggw. remittiert
F33.8	Sonstige rezidivierende depressive Störungen
F33.9	Rezidivierende depressive Störung, nicht näher bezeichnet
F34	Anhaltende affektive Störungen
F34.0	Zyklothymia
F34.1	Dysthymia
F34.8	Sonstige anhaltende affektive Störungen
F34.9	Anhaltende affektive Störung, nicht näher bezeichnet
F38	Andere affektive Störungen
F38.0	Andere einzelne affektive Störungen
F38.1	Andere rezidivierende affektive Störungen

Tab. 3.5 Psychische und Verhaltensstörungen (Kapitel F (V), ICD-10, Auszug) *(Forts.)*

F3	Affektive Störungen
F38.8	Sonstige näher bezeichnete affektive Störungen
F39	Nicht näher bezeichnete affektive Störung
F4	Neurotische, Belastungs- und somatoforme Störungen
F40	Phobische Störungen
F40.0	Agoraphobie
F40.00	Ohne Angabe einer Panikstörung
F40.01	Mit Panikstörung
F40.1	Soziale Phobien
F40.2	Spezifische (isolierte) Phobien
F40.8	Sonstige phobische Störungen
F40.9	Phobische Störung, nicht näher bezeichnet
F41	Andere Angststörungen
F41.0	Panikstörung (episodisch paroxysmale Angst)
F41.1	Generalisierte Angststörung
F41.2	Angst und depressive Störung, gemischt
F41.3	Andere gemischte Angststörungen
F41.8	Sonstige spezifische Angststörungen
F41.9	Angststörung, nicht näher bezeichnet
F42	Zwangsstörung
F42.0	Vorwiegend Zwangsgedanken oder Grübelzwang
F42.1	Vorwiegend Zwangshandlungen (Zwangsrituale)
F42.2	Zwangsgedanken und -handlungen, gemischt
F42.8	Sonstige Zwangsstörungen
F42.9	Zwangsstörung, nicht näher bezeichnet
F43	Reaktionen auf schwere Belastungen und Anpassungsstörungen
F43.0	Akute Belastungsreaktion
F43.1	Posttraumatische Belastungsstörung
F43.2	Anpassungsstörungen
F43.8	Sonstige Reaktionen auf schwere Belastung
F43.9	Reaktion auf schwere Belastung, nicht näher bezeichnet
F44	Dissoziative Störungen (Konversionsstörungen)
F44.0	Dissoziative Amnesie
F44.1	Dissoziative Fugue
F44.2	Dissoziativer Stupor
F44.3	Trance- und Besessenheitszustände
F44.4	Dissoziative Bewegungsstörungen
F44.5	Dissoziative Krampfanfälle
F44.6	Dissoziative Sensibilitäts- und Empfindungsstörungen
F44.7	Dissoziative Störungen (Konversionsstörungen), gemischt
F44.8	Sonstige dissoziative Störungen (Konversionsstörungen)

Tab. 3.5 Psychische und Verhaltensstörungen (Kapitel F (V), ICD-10, Auszug) *(Forts.)*

F4	Neurotische, Belastungs- und somatoforme Störungen
F44.9	Dissoziative Störung, nicht näher bezeichnet
F45	Somatoforme Störungen
F45.0	Somatisierungsstörung
F45.1	Undifferenzierte Somatisierungsstörung
F45.2	Hypochondrische Störung
F45.3	Somatoforme autonome Funktionsstörung
F45.4	Anhaltende Schmerzstörung
F45.8	Sonstige somatoforme Störungen
F45.9	Somatoforme Störung, nicht näher bezeichnet
F48	Andere neurotische Störungen
F48.0	Neurasthenie
F48.1	Depersonalisations- und Derealisationssyndrom
F48.8	Sonstige neurotische Störungen
F48.9	Neurotische Störung, nicht näher bezeichnet
F5	Verhaltensauffälligkeiten mit körperlichen Störungen und Faktoren
F50	Essstörungen
F50.0	Anorexia nervosa
F50.1	Atypische Anorexia nervosa
F50.2	Bulimia nervosa
F50.3	Atypische Bulimia nervosa
F50.4	Essattacken bei anderen psychischen Störungen
F50.5	Erbrechen bei anderen psychischen Störungen
F50.8	Sonstige Essstörungen
F50.9	Essstörung, nicht näher bezeichnet
F51	Nichtorganische Schlafstörungen
F51.0	Nichtorganische Insomnie
F51.1	Nichtorganische Hypersomnie
F51.2	Nichtorganische Störung des Schlaf-Wach-Rhythmus
F51.3	Schlafwandeln (Somnambulismus)
F51.4	Pavor nocturnus
F51.5	Albträume
F52	Sexuelle Funktionsstörungen, nicht verursacht durch eine organische Störung oder Krankheit
F53	Psychische oder Verhaltensstörungen im Wochenbett, anderenorts nicht klassifiziert
F54	Psychologische Faktoren oder Verhaltensfaktoren bei anderenorts klassifizierten Krankheiten
F55	Schädlicher Gebrauch von nichtabhängigkeitserzeugenden Substanzen
F59	Nicht näher bezeichnete Verhaltensauffälligkeiten bei körperlichen Störungen und Faktoren
F6	Persönlichkeits- und Verhaltensstörungen
F60	Spezifische Persönlichkeitsstörungen
F60.0	Paranoide Persönlichkeitsstörung
F60.1	Schizoide Persönlichkeitsstörung

Tab. 3.5 Psychische und Verhaltensstörungen (Kapitel F (V), ICD-10, Auszug) *(Forts.)*

F6	Persönlichkeits- und Verhaltensstörungen
F60.2	Dissoziale Persönlichkeitsstörung
F60.3	Emotional instabile Persönlichkeitsstörung
F60.30	Impulsiver Typ
F60.31	Borderline-Typ
F60.4	Histrionische Persönlichkeitsstörung
F60.5	Anankastische (zwanghafte) Persönlichkeitsstörung
F60.6	Ängstliche (vermeidende) Persönlichkeitsstörung
F60.7	Abhängige (asthenische) Persönlichkeitsstörung
F60.8	Sonstige spezifische Persönlichkeitsstörungen
F60.9	Persönlichkeitsstörung, nicht näher bezeichnet
F61	Kombinierte und andere Persönlichkeitsstörungen
F62	Andauernde Persönlichkeitsänderungen, nicht Folge einer Schädigung oder Krankheit des Gehirns
F63	Abnorme Gewohnheiten und Störungen der Impulskontrolle
F63.0	Pathologisches Spielen
F63.1	Pathologische Brandstiftung (Pyromanie)
F63.2	Pathologisches Stehlen (Kleptomanie)
F63.3	Trichotillomanie
F63.4	Sonstige abnorme Gewohnheiten und Störungen der Impulskontrolle
F64	Störungen der Geschlechtsidentität
F65	Störungen der Sexualpräferenz
F66	Psychische und Verhaltensprobleme in Verbindung mit der sexuellen Entwicklung und Orientierung
F68	Andere Persönlichkeits- und Verhaltensstörungen
F69	Nicht näher bezeichnete Persönlichkeits- und Verhaltensstörungen
F7	Intelligenzstörung
F70	Leichte Intelligenzminderung
F71	Mittelgradige Intelligenzminderung
F72	Schwere Intelligenzminderung
F73	Schwerste Intelligenzminderung
F78	Andere Intelligenzminderung
F79	Nicht näher bezeichnete Intelligenzminderung
F8	Entwicklungsstörungen
F80	Umschriebene Entwicklungsstörungen des Sprechens und der Sprache
F81	Umschriebene Entwicklungsstörungen schulischer Fertigkeiten
F82	Umschriebene Entwicklungsstörungen der motorischen Funktionen
F83	Kombinierte umschriebene Entwicklungsstörungen
F84	Tiefgreifende Entwicklungsstörungen
F88	Andere Entwicklungsstörungen
F89	Nicht näher bezeichnete Entwicklungsstörung

Tab. 3.5 Psychische und Verhaltensstörungen (Kapitel F (V), ICD-10, Auszug) *(Forts.)*

F9	Verhaltens- und emotionale Störungen mit Beginn in der Kindheit und Jugend
F90	Hyperkinetische Störungen
F91	Störungen des Sozialverhaltens
F92	Kombinierte Störung des Sozialverhaltens und der Emotionen
F93	Emotionale Störungen des Kindesalters
F94	Störungen sozialer Funktionen mit Beginn in der Kindheit und Jugend
F95	Ticstörungen
F98	Andere Verhaltens- und emotionale Störungen mit Beginn in der Kindheit und Jugend
F99	Psychische Störung ohne nähere Angabe

Exkurs: Klassifikation der katatonen Schizophrenie nach ICD-10

Am Beispiel der katatonen Schizophrenie (➤ Kap. 7.1) wird aufgezeigt, wie die Klassifikation auf der Grundlage der ICD-10 erfolgt. Versuchen Sie an dieser Stelle noch nicht, die inhaltlichen Angaben nachzuvollziehen, sondern konzentrieren Sie sich auf die Art der Darstellung und Systematisierung. Vielleicht lesen Sie diesen Abschnitt erneut nach der Lektüre des gesamten Lehrbuchs – der Inhalt wird dann sehr viel verständlicher sein.

Diagnostische Leitlinien der Schizophrenie (Abschnitt F20)

Erforderlich für die Diagnose Schizophrenie ist mindestens **ein** eindeutiges Symptom (2 oder mehr, wenn weniger eindeutig) der nachfolgenden Gruppen 1–4 oder mindestens zwei Symptome der Gruppen 5–8. Diese Symptome müssen **fast ständig während 1 Monats** oder länger deutlich vorhanden gewesen sein. Zustandsbilder mit den geforderten Symptomen, aber kürzer als 1 Monat andauernd (ob behandelt oder nicht), sollen zunächst als akute schizophreniforme psychotische Störung (F23.2) diagnostiziert werden und erst dann als Schizophrenie, wenn die Symptome länger bestehen. Kriterium 9 der angegebenen Liste bezieht sich auf die Schizophrenia simplex, als Zeitkriterium wird dabei eine Dauer von mindestens 1 Jahr gefordert.

Infrage kommende **Symptomgruppen**:

1. Gedankenlautwerden, Gedankeneingebung oder Gedankenentzug, Gedankenausbreitung.
2. Kontrollwahn, Beeinflussungswahn, Gefühl des Gemachten, deutlich bezogen auf Körper- oder Gliederbewegungen oder bestimmte Gedanken, Tätigkeiten oder Empfindungen; Wahnwahrnehmungen.
3. Kommentierende oder dialogische Stimmen, die über den Patienten und sein Verhalten sprechen, oder andere Stimmen, die aus einem Teil des Körpers kommen.
4. Anhaltender, kulturell unangemessener oder völlig unrealistischer (bizarrer) Wahn, wie der, eine religiöse oder politische Persönlichkeit zu sein, übermenschliche Kräfte und Fähigkeiten zu besitzen (z. B. das Wetter kontrollieren zu können oder im Kontakt mit Außerirdischen zu sein).
5. Anhaltende Halluzinationen jeder Sinnesmodalität, begleitet entweder von flüchtigen oder undeutlich ausgebildeten Wahngedanken ohne deutliche affektive Beteiligung oder begleitet von anhaltenden überwertigen Ideen, täglich über Wochen oder Monate auftretend.
6. Gedankenabreißen oder Einschiebungen in den Gedankenfluss, was zu Zerfahrenheit, Danebenreden oder Neologismen führt.
7. Katatone Symptome wie Erregung, Haltungsstereotypien oder wächserne Biegsamkeit (Flexibilitas cerea), Negativismus, Mutismus und Stupor.
8. „Negative" Symptome wie auffällige Apathie, Sprachverarmung, verflachte oder inadäquate Affekte, zumeist mit sozialem Rückzug und verminderter sozialer Leistungsfähigkeit. Diese Symptome dürfen nicht durch eine Depression oder eine antipsychotische (neuroleptische) Medikation verursacht sein.
9. Eine eindeutige und durchgängige Veränderung bestimmter umfassender Aspekte des Verhaltens der betreffenden Person, die sich in Ziellosigkeit, Trägheit, einer in sich selbst verlorenen Haltung und sozialem Rückzug manifestiert.

Die Diagnose Schizophrenie soll bei ausgeprägten depressiven oder manischen Symptomen nicht gestellt werden, es sei denn, schizophrene Symptome wären der affektiven Störung vorausgegangen. Wenn sich schizophrene und affektive Symptome gleichzeitig entwickeln und in etwa gleicher Intensität auftreten, ist eine schizoaffektive Störung (F25) zu diagnostizieren, selbst dann, wenn die schizophrenen Symptome für sich gesehen die Diagnose einer Schizophrenie rechtfertigen würden. Auch bei eindeutiger Gehirnerkrankung, während einer Intoxikation oder während eines Entzugs soll keine Schizophrenie diagnostiziert werden. Schizophrenieähnliche Zustandsbilder bei Epilepsie oder anderen Hirnerkrankungen sind unter F06.2 zu kodieren, durch Drogen verursachte unter F1.

Diagnostische Leitlinien der katatonen Schizophrenie (Abschnitt F20.2)

Als wesentliche und beherrschende Merkmale stehen psychomotorische Störungen im Vordergrund, die zwischen Extremen wie Erregung und Stupor oder zwischen Befehlsautomatismus und Negativismus alternieren können. Die allgemeinen diagnostischen Kriterien für Schizophrenie (s.o.) müssen erfüllt sein. Voraussetzung für die Diagnose einer katatonen Schizophrenie ist, dass eine oder mehrere der folgenden Verhaltensweisen das klinische Bild beherrschen:

- **Stupor**: eindeutige Verminderung der Reaktionen auf die Umgebung sowie Verminderung spontaner Bewegungen und Aktivität oder Mutismus
- **Erregung**: anscheinend sinnlose motorische Aktivität, die nicht durch äußere Reize beeinflusst ist
- **Haltungsstereotypien**: freiwilliges Einnehmen und Beibehalten unsinniger und bizarrer Körperhaltungen
- **Negativismus**: anscheinend unmotivierter Widerstand gegenüber allen Aufforderungen oder Versuchen, bewegt zu werden, oder stattdessen Bewegung in die entgegengesetzte Richtung
- **Rigidität**: Beibehaltung einer starren Haltung bei Versuchen, bewegt zu werden
- Andere Symptome wie **Befehlsautomatismus** (automatische Befolgung von Anweisungen) und **verbale Perseveration** (Haftenbleiben an einem Gedanken)

Bei nicht kommunikationsfähigen Personen mit katatonen Verhaltensweisen hat die Schizophreniediagnose so lange vorläufig zu bleiben, bis ausreichende Belege für das Vorhandensein anderer Symptome vorliegen. Es ist wichtig zu bedenken, dass katatone Symptome allein die Schizophreniediagnose nicht rechtfertigen können. Sie können durch Gehirnerkrankungen, Stoffwechselstörungen oder Alkohol und Drogen hervorgerufen werden und auch bei affektiven Störungen auftreten.

3.2.3 DSM-5

Die Abkürzung DSM steht für *Diagnostic and Statistical Manual of Mental Disorders* (dt.: Diagnostisches und statistisches Manual psychischer Störungen). Das DSM wird von der American Psychiatric Association (APA; Amerikanische Psychiatrische Vereinigung) herausgegeben. Die Zahl 5 steht für die 5. Version, die in der Originalausgabe im Mai 2013 und in deutscher Übersetzung im Dezember 2014 erschienen ist.

Die Wurzeln des DSM gehen bis auf das Jahr 1844 zurück, als in einer großen Volkszählung die Kategorien „Wahnsinn" und „Schwachsinn" aufgenommen wurden. Obwohl das DSM für die amerikanische Fachwelt geschrieben wurde, hat es weltweit großen Einfluss, vor allem in der psychiatrischen Lehre, Forschung und Ausbildung. Die Beschreibungen der Störungsbilder sind sehr viel ausführlicher als in der ICD. Aus diesem Grund werden die Inhalte des DSM auch in Deutschland als wichtige Ergänzung der ICD in Forschung, Ausbildung und Praxis angesehen.

3.2.4 Klassifikationssysteme: Stellenwert und Kritik

In einzelnen Bereichen gibt es zwischen den Klassifikationssystemen nach wie vor große Unterschiede in der Beschreibung seelischer Störungen. Die Autorinnen und Autoren der beiden Systeme sind jedoch zunehmend darum bemüht, eine möglichst große Übereinstimmung zu erzielen. In den Klassifikationssystemen spricht man von Störungen, nicht von Krankheiten oder Erkrankungen. Es gibt jedoch auch Kritik aus unterschiedlichen Richtungen:

- Klassifikationssysteme bergen die Gefahr, dass Menschen mit seelischen Störungen einen Stempel aufgedrückt bekommen (**Stigmatisierung**), den sie auch nach überwundener Krankheit nicht mehr loswerden. *Beispiel aus der Praxis:* Eine Klientin nahm wegen allgemeiner Erschöpfung eine psychosomatische Kur in Anspruch. Sie erhielt nach ICD-10 eine Diagnose. Die festgestellte Störung war harmlos und vorübergehend. Ein Jahr später lehnte es eine Versicherung wegen dieser Diagnose ab, die Klientin gegen Berufsunfähigkeit zu versichern.
- Klassifikation wird mit Diagnose gleichgesetzt. Ein striktes Vorgehen nach den Diagnosesystemen führt zu einer **Vernachlässigung vieler wichtiger Informationen über den Einzelfall.** Psychiatrische Untersuchung steht dann in der Gefahr, allzu schematisch zu werden und dem Erfahrungswissen der Untersuchenden zu wenig Raum zu geben. So müssen Ärzte das Vorliegen einer Schizophrenie auch dann diagnostizieren, wenn zwar nicht alle Kriterien der ICD-10 erfüllt sind, aber die Symptomatik ansonsten eindeutig ist. Andernfalls würde eine dringend notwendige medikamentöse Therapie zu spät eingeleitet werden.
- Besonders Berufsanfänger unterliegen der Gefahr, **nicht mehr ausreichend Zeit für eine ausführliche Anamneseerhebung** aufzuwenden. Sie überprüfen die objektiven Kriterien der

Klassifikationssysteme und meinen, auf diese Weise genügend Informationen zur Erstellung einer Diagnose zur Verfügung zu haben. Viele individuelle Informationen über Patienten werden auf diese Weise nicht wahrgenommen.

- Überholt scheinen grundsätzliche **antipsychiatrische Positionen,** wie sie z. B. Szasz in den 1960er-Jahren äußerte.
- Es wird kritisiert, dass vor allem ältere Versionen **kulturelle Besonderheiten** in verschiedenen Ländern zu wenig berücksichtigen. Die ICD-10 hat versucht, diese Kritik aufzugreifen. Nun wird vorgebracht, es seien zu viele Kompromisse gemacht worden und die Störungsbilder hätten in ihrer Beschreibung an Kontur verloren.

→ **Update** Die ICD-11 wurde aufgrund kultureller und medizinischer Weiterentwicklungen stark modernisiert.

- Es erscheint nicht sinnvoll, dass zwei bedeutende Klassifikationssysteme nebeneinander bestehen.

3.3 Lernzielkontrolle

Die Diagnostik psychischer Störungen hat in der Prüfung höchste Relevanz. Vor allem in der mündlichen Überprüfung erwartet man von Ihnen sehr gute Kenntnisse über die Erhebung des psychopathologischen Befunds und der Anamnese. Ebenso sollten Sie deutlich machen können, wie Sie ein Erstgespräch führen und unter welchen Umständen Sie einen oder mehrere Fachärztinnen oder Fachärzte hinzuziehen würden. Zum Teil wird in den mündlichen Prüfungen in einer Art Rollenspiel eine psychische Erkrankung dargestellt. Diese gilt es dann zu erkennen und sowohl den Umgang damit als auch den weiteren Behandlungsweg aufzuzeigen. Die Diagnosesysteme sollten Ihnen bekannt sein; wichtig ist es auch, diesbezügliche aktuelle Meldungen zu kennen. Sie sollten sich die Struktur der ICD-11 in der Entwurfsfassung ansehen.

3

Fragen zur selbstständigen Bearbeitung

1. Welche Bereiche umfasst die psychopathologische Befunderhebung?
2. Wie erfolgt die Diagnostik einer psychischen Störung?
3. Welche bildgebenden Verfahren werden zur Diagnosesicherung einer psychischen Störung eingesetzt?
4. Aus welchen Teilen besteht eine Anamnese?
5. Was ist eine Familienanamnese?
6. Welche Klassifikationssysteme werden für die Diagnostik psychischer Störungen herangezogen?
7. Welche Krankheiten werden im Kapitel F (V) der ICD-10 klassifiziert?
8. Welche Testverfahren können für die Messung der Intelligenz herangezogen werden?
9. Was versteht man unter einer psychogenen psychischen Störung?
10. Welche Rahmenbedingungen müssen mit Klientinnen und Klienten geklärt werden?

Mündliche Prüfungsfragen: Diagnostische Methoden

1. Eine Klientin kommt zum ersten Mal in Ihre Praxis. Erläutern Sie bitte detailliert, wie Sie bei diesem ersten Kontakt vorgehen.
2. Erklären Sie bitte den Begriff „triadisches System".
3. Welche Informationen können Sie zur ICD-10 geben?
4. Würden Sie bitte erklären, was man unter dem Vulnerabilitäts-Stress-Modell versteht?
5. Was bedeutet der Begriff „multifaktoriell", und welchen Bezug hat er zu psychischen Störungen?
6. Können Sie einige testpsychologische Verfahren nennen und kurz erläutern, weshalb sie verwendet und wann sie eingesetzt werden?
7. Können Sie Gründe nennen, die den Einsatz bildgebender Verfahren, z. B. eines cMRT, rechtfertigen?

8. Stellen Sie sich vor, eine Patientin käme mit einer leichten depressiven Episode zu Ihnen in die Praxis. Mit welcher Methode würden Sie arbeiten, und wie sähe Ihr Vorschlag für die weitergehende psychotherapeutische Behandlung aus?
9. Welche persönlichen oder auch biografischen Angaben benötigen Sie von einem Klienten?
10. Könnten Sie, wenn Sie vermuten, dass bei einer Klientin eine Intelligenzminderung vorliegt, einen entsprechenden Test durchführen?

KAPITEL

4 Psychopathologie: Grundlagen und Symptome

Steckbrief

Bewusstseinsstörungen (➤ Kap. 4.2)

Quantitative Bewusstseinsstörung (reduzierte Wachheit)

- Benommenheit
- Somnolenz
- Sopor
- Koma

Qualitative Bewusstseinsstörung (Veränderung des Bewusstseins)

- Bewusstseinstrübung
- Bewusstseinseinengung
- Bewusstseinsverschiebung

Orientierungsstörungen (➤ Kap. 4.3)

- Zeitliche Desorientiertheit
- Örtliche Desorientiertheit
- Situative Desorientiertheit
- Desorientiertheit zur eigenen Person

Auffassungsstörungen (➤ Kap. 4.4)

Konzentrationsstörungen (➤ Kap. 4.5)

Gedächtnisstörungen (➤ Kap. 4.6)

- Merkfähigkeitsstörungen
- Amnesie
- Konfabulationen
- Paramnesien
- Zeitgitterstörungen

Formale Denkstörungen (➤ Kap. 4.7)

- Denkverlangsamung
- Denkhemmung
- Umständliches Denken
- Eingeengtes Denken
- Perseverationen
- Grübeln
- Gedankendrängen
- Ideenflucht
- Vorbeireden
- Sperrung des Denkens/Gedankenabreißen
- Zerfahrenheit/Inkohärenz
- Neologismen
- Verbigeration
- Konkretismus
- Assoziationsstörung/-lockerung

Zwänge, Phobien, Ängste, Befürchtungen (➤ Kap. 4.8, ➤ Kap. 9)

Phobien, Ängste, Befürchtungen

- Angst
- Phobie
- Misstrauen
- Hypochondrische Befürchtungen

Zwänge

- Zwangsideen, Zwangsgedanken
- Zwangsimpulse
- Zwangshandlungen

Wahn (inhaltliche Denkstörungen) (➤ Kap. 4.9)

Wahnformen

- Wahnstimmung
- Wahnwahrnehmung
- Wahnerinnerung
- Wahneinfall
- Systematisierter Wahn
- Wahndynamik

Wahnthemen

- Beziehungswahn
- Beeinträchtigungs- und Verfolgungswahn

- Eifersuchtswahn
- Größenwahn
- Nichtigkeitswahn, nihilistischer Wahn
- Hypochondrischer Wahn
- Schuldwahn
- Verarmungswahn
- Liebeswahn
- Doppelgängerwahn
- Symbiontischer Wahn
- Dermatozoenwahn
- Querulantenwahn

Sinnestäuschungen und Halluzinationen (➢ Kap. 4.10)

- Akustische Halluzinationen
- Optische Halluzinationen
- Körperhalluzinationen
- Geruchs- und Geschmackshalluzinationen
- Pseudohalluzinationen
- Illusionen
- Pareidolien

Ich-Störungen (➢ Kap. 4.11)

- Depersonalisation
- Derealisation
- Fremdbeeinflussungserlebnisse
- Gedankenentzug
- Gedankenausbreitung
- Gedankeneingebung

Störungen der Affektivität (➢ Kap. 4.12)

- Gefühl der Gefühllosigkeit
- Störung der Vitalgefühle
- Depressivität
- Insuffizienzgefühle
- Dysphorie
- Euphorie
- Gereiztheit
- Innere Unruhe
- Gesteigertes Selbstgefühl
- Ambivalenz
- Parathymie
- Affektarmut
- Affektinkontinenz
- Affektlabilität
- Affektstarrheit
- Läppischer Affekt
- Affektverflachung
- Anhedonie

Störungen des Antriebs und der Psychomotorik (➢ Kap. 4.13)

- Antriebsarmut
- Antriebshemmung
- Antriebssteigerung
- Stupor
- Logorrhö
- Motorische Unruhe
- Stereotypien
- Automatismen
- Mutismus
- Theatralisches Verhalten
- Aggressivität
- Sozialer Rückzug
- Soziale Umtriebigkeit
- Manierismen
- Ambitendenz

Störungen der Intelligenz (➢ Kap. 4.14, ➢ Kap. 12)

- **Intelligenzminderung:** IQ < 70
- **Oligophrenie** (angeboren oder früh erworben): reicht von der leichten (IQ 50–69) bis zur schwersten Intelligenzminderung (IQ < 20).
- **Demenz:** Erworbene intellektuelle Fähigkeiten gehen verloren, ausgelöst durch Krankheit oder Verletzungen des Gehirns.

4.1 Allgemeine Psychopathologie

- **Psychopathologie:** Lehre, die sich mit psychischen Auffälligkeiten des Menschen befasst, sie beschreibt, benennt und eine Einteilung vornimmt; Grundlage ist die Beobachtung des Erlebens, Fühlens, Denkens und Verhaltens eines Menschen.
- **Psychopathologischer Befund:** Ergebnis von Befragung (Anamnese), Gespräch, Beobachtungen und psychologischen Tests; hierauf stützt sich die Diagnose psychischer Erkrankungen.
- **Elementarfunktionen:** grundlegende psychische Funktionen, die im Rahmen psychischer Störungen beeinträchtigt sein können. Dazu gehören: Bewusstseins-, Aufmerksamkeits-, Gedächtnis-, Konzentrations-, Orientierungs-, Wahrnehmungs-, Denk- und Antriebsfunktionen sowie Affektivität, Ich-Erleben und Intelligenz.

LERNHINWEIS **!!!**

Insbesondere für die schriftlichen Multiple-Choice-Tests sollten Sie die in diesem Kapitel aufgeführten Symptome und Symptomgruppen sehr genau kennen. Möglicherweise müssen Sie auch in der mündlichen Prüfung einzelne Begriffe aus dem Bereich der Psychopathologie präzise erklären und den für sie typischen Störungsbildern zuordnen können.

PRÜFUNGSTIPP

Viele Prüfungsfragen bestehen aus konstruierten Situationen. In einem solchen Fall geht es darum, dass Sie die psychiatrische Denk- und Sichtweise verstanden haben und wiedergeben können. So könnte beispielsweise eine Situation beschrieben werden, in der ein Mensch mit einer schweren, akuten psychischen Störung in ihrer Praxis erscheint und Sie eine vorläufige Diagnose erstellen und ihre weiteren Handlungsschritte darlegen sollen, wie z. B. die Weiterleitung an eine entsprechende Akutklinik. Diese Art der Fragestellung ist zwar sinnvoll, entspricht meist aber nicht den Erfordernissen der täglichen Praxis. Denn mehr als 95 % der Patientinnen und Patienten einer psychotherapeutischen Heilpraxis leiden an leichten bis mittelschweren psychischen Störungen. Psychopathologische Symptome verweisen jedoch in der Regel auf sehr schwere Beeinträchtigungen. Da Sie also in diesem konstruierten Fall nachvollziehen sollen, wie Psychiater zu einer Diagnose kommen, müssen Sie ebensolche psychiatrischen Fragen stellen können (➤ Kap. 3).

Im folgenden Kapitel werden Gruppen von Symptomen beschrieben, die häufig bei psychischen Störungen auftreten. Zur Erstellung eines Befunds müssen alle Beschwerden der, sich bei Ihnen vorstellenden, Person aufgenommen werden. Hierzu zählen neben Symptomen, die die Person von sich aus schildert, auch Verhaltensweisen und Eigenschaften, die sich erst durch Beobachtung, Tests (z. B. Hamburg-Wechsler-Intelligenztest) oder Fremdbefragung (Fremdanamnese; z. B. Befragung von Ehepartnerin oder Partner) feststellen lassen (➤ Kap. 3). In der psychiatrischen Fachwelt in Deutschland hat sich das AMDP-System (AMDP = „Arbeitsgemeinschaft für Methodik und Dokumentation in der Psychiatrie") durchgesetzt. Es wird in der Aus- und Fortbildung von Psychiatern eingesetzt und hat aufgrund seiner klaren Struktur weite Verbreitung in Klinik und Forschung gefunden. Der vorliegende Abschnitt zur Psychopathologie orientiert sich an der groben Systematik des von der AMPD herausgegebenen Manuals, ohne ihm jedoch aus Gründen der Übersichtlichkeit in jedem Detail zu folgen.

Symptome und Syndrome

Fachfremde haben häufig zunächst große Schwierigkeiten, **Symptome** der Psychopathologie von Krankheitsbildern zu unterscheiden. Sowohl seelische als auch körperliche Krankheiten bestehen in der Regel aus einer Vielzahl von Symptomen (➤ Tab. 4.1).

So ist z. B. Fieber ein einzelnes Symptom. Verschiedene somatische Krankheiten können mit Fieber einhergehen, etwa eine Mononukleose (Pfeiffersches Drüsenfieber) oder eine Lungenentzündung. Weitere Symptome müssen jedoch hinzukommen, um ein vollständiges Krankheitsbild darzustellen. Genauso bestehen auch psychische Erkrankungen aus einzelnen Symptomen. Wahn z. B. ist ein psychopathologisches Symptom aus dem Bereich der inhaltlichen Denkstörungen. Ein Wahn kann unterschiedliche Formen annehmen und symptomatisch bei verschiedenen psychiatrischen Krankheitsbildern auftreten, so etwa bei Schizophrenie, Depression, Manie oder Alkoholmissbrauch. Auch hier müssen zur Diagnosestellung der Erkrankung weitere Symptome hinzukommen.

Eine Zwischenstellung nehmen die sog. Syndrome ein. Hier handelt es sich um eine typische **Gruppe**

Tab. 4.1 Symptome auf unterschiedlichen Krankheitsebenen

Krankheitsebene	Symptom(e)	Krankheit, Syndrom
Körperliche Ebene	Fieber	z. B. Mononukleose, Lungenentzündung
Seelische Ebene	Wahn	z. B. Schizophrenie, Depression, Manie, Alkoholmissbrauch, wahnhafte Störung
	Merkfähigkeitsstörungen, Orientierungsstörungen	z. B. amnestisches bzw. Korsakow-Syndrom

von Symptomen, die für sich genommen noch kein vollständiges Krankheitsbild ergeben. Auch dafür ein Beispiel: Nach langjährigem Alkoholmissbrauch kann es zu schweren Merkfähigkeits- und Orientierungsstörungen kommen („amnestisches Syndrom", auch „Korsakow-Syndrom" genannt). Störungen der Merkfähigkeit und Orientierungsstörungen sind an sich Symptome aus der Psychopathologie. Verbinden sich diese Symptome jedoch zu einer typischen Gruppe von Symptomen, spricht man von einem Syndrom. Die übergeordnete Krankheitsdiagnose lautet hier dann z. B. Alkoholmissbrauch.

4.2 Bewusstseinsstörungen

Die Bezeichnung Bewusstseinsstörung steht für alle wichtigen krankhaften Veränderungen des Bewusstseins. Dabei kann das Bewusstsein vermindert (quantitative Bewusstseinsstörung) oder verändert (qualitative Bewusstseinsstörung) sein.

LERNHINWEIS !!!

Besonders für die schriftliche Prüfung sollten Sie die verschiedenen Formen von quantitativen und qualitativen Bewusstseinsstörungen kennen.

PRÜFUNGSTIPP

Bei der Erhebung des psychopathologischen Befunds steht die Bewusstseinsprüfung an erster Stelle!

Bewusstsein kann auf zwei Ebenen beschrieben werden:

- **Bewusstsein als Grad der Wachheit (Vigilanz):** bewegt sich zwischen Schlaf und voller Wachheit.
- **Reflektierendes Bewusstsein:** Wissen um Seinsinhalte und darum, dass es das Subjekt ist, das diese Inhalte erlebt (Ich-Erleben); d. h. die bewusste Kenntnis über psychische Vorgänge (Denken, Vorstellung, Empfindung, Gefühle, Wahrnehmung, Erinnerung), verbunden mit dem Wissen um das eigene „Ich" und die Subjektivität dieser Vorgänge. Das reflektierende Bewusstsein setzt Wachheit voraus.

Formen

Quantitative Bewusstseinsstörung Bei den quantitativen Bewusstseinsstörungen (reduzierte Wachheit) liegen graduelle Abstufungen der verminderten Vigilanz vor:

- **Benommenheit:** Das Denken ist verlangsamt und die Auffassungsgabe reduziert.
- **Somnolenz:** Betroffene sind schläfrig benommen, in Konzentration und Aufmerksamkeit herabgesetzt, jedoch leicht weckbar und orientiert.
- **Sopor:** schlafähnlicher Zustand, der nur durch starke Außenreize (z. B. Schütteln, Zwicken) unterbrochen werden kann. Betroffene sind also weckbar, erlangen jedoch keine volle Orientierung. Die Reflexe sind in der Regel erhalten.
- **Koma:** Betroffene befinden sich in einer Bewusstlosigkeit und sind nicht weckbar. Physiologische Reflexe wie z. B. Pupillen- und Muskelreflexe sind im tiefen Koma nicht auslösbar; ausgeprägte vegetative Funktionsstörungen (Atmung, Kreislauf, Temperaturregulation) sind möglich.

MERKE

Jede quantitative Bewusstseinsstörung zeigt eine akute Gefährdung an.

Qualitative Bewusstseinsstörung Bei qualitativen Bewusstseinsstörungen (Veränderungen des reflektierenden Bewusstseins) sind die Bewusstseinsinhalte verändert, die Bewusstseinsklarheit ist vermindert:

- **Bewusstseinstrübung:** Verwirrtheit des Denkens und Handelns. Verschiedene Aspekte der eigenen Person und der Umwelt werden nicht verstanden und koordiniert. Das Bewusstsein ist wie zerstückelt; Handeln und Kommunikation sind gestört. Eine Bewusstseinstrübung kann sich z. B. in Ablenkbarkeit, schlechter Auffassungsgabe oder Rückzug von der Außenwelt äußern.
- **Bewusstseinseinengung:** Das Bewusstsein ist auf bestimmte Erlebensinhalte (innerhalb oder außerhalb der Person) fokussiert, häufig verbunden mit verminderter Ansprechbarkeit auf Außenreize. Die Betroffenen handeln wie in einem Traum und können sich anschließend oft nicht mehr erinnern. Die Fähigkeit zur Durchführung komplexer Handlungen bleibt oft erhalten (z. B. Reisen).
- **Bewusstseinsverschiebung:** Alles Wahrgenommene ist in seiner Intensität gesteigert. Die Wahrnehmungsinhalte wirken heller, weiter oder intensiver. Die Betroffenen erleben sich wacher oder beschreiben eine Erweiterung ihres Bewusstseins.

Diagnostik

Quantitative Bewusstseinsstörung Durch Verhaltensbeobachtung bei bekannter Schädigung des Gehirns, besonders nach Unfällen.

Qualitative Bewusstseinsstörung

- Anamnestische Fragen: *„Haben Sie schon einmal erlebt, dass sich Ihre Wahrnehmung von Farben oder Klängen verändert hat?“* oder *„Haben Sie Zustände erlebt, in denen Sie sich besonders wach oder intensiv gefühlt haben?“*
- Verhaltensbeobachtung: Die Betroffenen können geistig abwesend wirken oder beantworten Fragen nicht oder ungenau. Im Fall von Bewusstseinsverschiebungen, die in der Regel durch Drogen hervorgerufen werden, wirken die Betroffenen aufgedreht und euphorisch. Sie schildern u. U. intensive Sinneseindrücke.

Vorkommen

Quantitative Bewusstseinsstörung Sie kommen bei den verschiedensten Formen von zerebralen Funktionsstörungen und bei Intoxikationen durch Drogen oder Medikamente (z. B. Schlafmittel, Narkotika, Alkohol) vor, z. B. bei:

- organischen Gehirnerkrankungen (z. B. Meningitis, Gehirntumor, Apoplexie)
- Schädel-Hirn-Trauma
- Vergiftungen (Intoxikationen)

Qualitative Bewusstseinsstörung Treten vor allem bei hirnorganischen Psychosyndromen auf (z. B. Multiinfarkt-Demenz, Morbus Alzheimer), aber auch infolge grippaler Infekte, Lebererkrankungen, Diabetes mellitus und anderer körperlicher Erkrankungen:

- **Bewusstseinstrübung:** Intoxikationen, Delir, organisch bedingte psychische Störungen (z. B. Morbus Alzheimer, vaskuläre Demenz), paranoid-halluzinatorische Schizophrenie, organische Ursachen (z. B. Stoffwechselstörungen, Hirntumor, Infektionskrankheiten)
- **Bewusstseinseinengung:** infolge von akuten exogenen Psychosen (z. B. Morbus Alzheimer, Delir), Epilepsie (Dämmerzustand), Rauschzuständen, akuter Belastungsreaktion, Gehirnentzündungen
- **Bewusstseinsverschiebung:** Drogeneinnahme, beginnende Manie, beginnende Schizophrenie

4.3 Orientierungsstörungen

Bei Orientierungsstörungen ist die Orientierung mangelhaft, unsicher oder gänzlich aufgehoben. Die Orientierung kann Ort und Raum, aber auch das Zeitgefühl, die Situation und die eigene Person betreffen.

LERNHINWEIS !!!

Für die schriftliche Prüfung müssen Sie über Formen und Vorkommen von Orientierungsstörungen Bescheid wissen.

4

PRÜFUNGSTIPP
Orientierungsstörungen können vor allem auf ein hirnorganisches Geschehen hinweisen (➤ Kap. 5).

Der wache, gesunde Mensch weiß, wo er sich befindet, welcher Wochentag ist, was gerade geschieht und wer er selbst ist. Bei Orientierungsstörungen ist dieses Wissen nur noch teilweise oder gar nicht mehr vorhanden. Die Abkürzung **ZSOP** weist darauf hin, in welcher Reihenfolge sich die Fähigkeit zur Orientierung verschlechtert. In der Regel wird mit zunehmendem Schweregrad zunächst die zeitliche (**Z**) und situative (**S**), dann die örtliche (**O**) und zuletzt die Orientierung zur eigenen Person (**P**) beeinträchtigt.

Formen

Zeitliche Orientierungsstörung Betroffene sind unfähig, Datum, Uhrzeit, Tag oder Jahreszeit anzugeben.

Örtliche Orientierungsstörung Betroffene wissen nicht, wo sie sich gerade befinden. Die örtliche Orientierungsstörung darf nicht mit der räumlichen Orientierungsstörung verwechselt werden. Eine räumliche Orientierungsstörung liegt vor, wenn Betroffene sich in ihrer gewohnten Umgebung nicht mehr zurechtfinden und sich z. B. im eigenen Haus verlaufen.

Situative Orientierungsstörung Die augenblickliche Situation wird nicht erfasst (z. B. Arztbesuch).

Orientierungsstörung zur eigenen Person Wichtige lebensgeschichtliche Daten sind unbekannt (z. B. Geburtsdatum, Name). Diese Störung wird auch „autopsychische Orientierungsstörung“ genannt.

Diagnostik

Zu erkennen sind Orientierungsstörungen am Verhalten der Betroffenen und an den Antworten, die sie auf Fragen zu Zeit, Ort oder eigener Person geben. Fragen zu Orientierungsstörungen sollten sich in einfacher Form in das Gespräch einfügen, ohne die Betroffenen bloßzustellen.

Beispiele: *„Welche Jahreszeit haben wir?“, „In was für einer Einrichtung sind wir hier?“, „Wie alt sind Sie?“, „Welchen Beruf haben Sie?“*

Vorkommen

Orientierungsstörungen sind meist Folge von organisch bedingten psychischen Störungen oder stehen im Zusammenhang mit Intoxikationen durch Alkohol oder Drogen.

- **Zeitliche Orientierungsstörung:** Bewusstseinstrübung, Gedächtnisstörung, exogene Psychosen
- **Örtliche Orientierungsstörung:** Alzheimer-Demenz und andere Demenzformen, Bewusstseinstrübung, Korsakow-Syndrom
- **Situative Orientierungsstörung:** exogene Psychosen, Demenz (z. B. Morbus Alzheimer), Korsakow-Syndrom, Delir
- **Orientierungsstörung zur eigenen Person:** Demenz, Wahn, schwere organische Hirnerkrankungen, Delir

4.4 Auffassungsstörungen

Störungen in der Fähigkeit, Wahrnehmungen in ihrer Bedeutung zu begreifen und sinnvoll miteinander zu verbinden. Wahrnehmungsinhalte können nur ungenügend mit früheren Erfahrungen verknüpft werden. Auffassungsstörungen können Fehlhandlungen bewirken, die ggf. zu Fremd- oder Selbstgefährdung führen. Wichtigste Voraussetzungen sind Wachheit und Bewusstseinsklarheit.

LERNHINWEIS !!!
Für die schriftliche Prüfung müssen Sie über Auffassungsstörungen und ihr Vorkommen Bescheid wissen.

Diagnostik

Zweifel an der Auffassungsfähigkeit sind angebracht, wenn Gesprächsinhalte nicht verstanden werden. In diesem Fall kann man eine Fabel (z. B. „Der Rabe und der Fuchs“) vorlesen und darum bitten, den Inhalt wiederzugeben und die Fabel zu deuten. Die Deutung von Sprichwörtern (z. B. „Der Apfel fällt nicht weit vom Stamm") eignet sich ebenfalls zur Überprüfung der Auffassungsfähigkeit.

Vorkommen

- Organisch bedingte psychische Störungen (z. B. Morbus Alzheimer, Creutzfeldt-Jakob-Krankheit, Parkinson-Krankheit)
- Chronischer Alkoholmissbrauch

4.5 Konzentrationsstörungen

Verminderte Fähigkeit, seine Aufmerksamkeit ausdauernd einer Tätigkeit oder einem Thema zuzuwenden. Konzentrationsstörungen werden auch als Zerstreutheit bezeichnet.

LERNHINWEIS !!!
Sie sollten wissen, bei welchen psychischen Störungen Konzentrationsstörungen vorkommen können.

Diagnostik

- **Rechenaufgabe:** Von 100 fortlaufend die Zahl 7 subtrahieren lassen.
- **d2-Aufmerksamkeits- und Belastungstest:** Aus vielen Reihen von kleinen „d" müssen kleine „b" erkannt und gestrichen werden. Es gibt knappe Zeitvorgaben.

Vorkommen

- Organisch bedingte psychische Störungen (z. B. Schädel-Hirn-Trauma, Morbus Alzheimer, vaskuläre Demenz)
- Affektive Störungen
- Aufmerksamkeitsdefizit-Hyperaktivitätsstörung (ADS/ADHS)
- Übermüdung

4.6 Gedächtnisstörungen

Gedächtnisleistungen werden auch als mnestische Funktionen (griech. „mnesia": Erinnerung) bezeichnet, Gedächtnisstörungen entsprechend als mnestische Störungen (inhaltlich bzw. zeitlich begrenzte Gedächtnislücken). Es werden Merkfähigkeitsstörungen und Gedächtnisstörungen unterschieden.

LERNHINWEIS !!!
Gedächtnisstörungen sind Leitsymptom der Demenz. Sie sollten die Unterschiede kennen. Konfabulationen treten häufig im Zusammenhang mit dem Korsakow-Syndrom auf. In den schriftlichen Prüfungen finden sich hierzu regelmäßig Fragestellungen.

Formen

Merkfähigkeitsstörungen Die Fähigkeit, sich neue Eindrücke über einen Zeitraum von 10 Minuten zu merken (Kurzzeitgedächtnis), ist herabgesetzt. Hier liegt eine mangelhafte Speicherung von Wahrnehmungsinhalten vor.

Störungen des Gedächtnisses Herabsetzung der Fähigkeit, sich neue Eindrücke über einen Zeitraum von mehr als 10 Minuten zu merken (Langzeitgedächtnis). In diesem Fall können Inhalte nicht wieder mobilisiert bzw. wieder erinnert werden. Deutlich wird der Unterschied zu Merkfähigkeitsstörungen bei vielen alten Patienten: Sie können sich z. T. sehr detailliert an Ereignisse erinnern, die länger als 50 Jahre zurückliegen, wissen aber nicht mehr, dass sie vor einigen Minuten bereits davon erzählt haben.

Auch spezielle Störungen der Erinnerung zählen zu den Gedächtnisstörungen:

Amnesie Teilweise oder gänzliche Erinnerungslücke:

- Retrograde Amnesie: Verlust der Erinnerung an den Zeitraum, der *vor* einem Ereignis (z. B. Unfall) lag
- Anterograde Amnesie: Verlust der Erinnerung an den Zeitraum, der *nach* einem Ereignis liegt
- Kongrade Amnesie: Verlust der Erinnerung für die Dauer des Ereignisses (z. B. für die Zeit des Unfalls)

Konfabulationen Betroffene füllen Erinnerungslücken mit Einfällen, die sie selbst für echte Erinnerungen halten.

Paramnesien (Wahn- oder Trugerinnerungen): Gedächtnistäuschungen, z. B. das falsche Wiedererkennen einer Situation oder das Gefühl, eine solche Situation schon einmal erlebt zu haben.

Zeitgitterstörungen Unfähigkeit, Gedächtnisinhalte in das richtige Zeitfenster einzuordnen.

Diagnostik

- **Sofortige Wiedergabe** von sechs unbekannten Zahlen (Ultrakurzzeitgedächtnis), die von der behandelnden Person zuvor genannt worden sind, z. B.:
  „Bitte wiederholen Sie die von mir genannten Zahlen, sobald ich sie Ihnen gesagt habe: 4, 9, 7, 5, 2, 8.“
- Behaltenstest mit neutralen Testwörtern (**Wiedergabeversuch nach 10 Minuten**– Kurzzeitgedächtnis), z. B.:
  „Merken Sie sich bitte die folgenden Wörter. Ich frage Sie später erneut danach: Auto, Schal, Mensch, Tasse.“
- Fragen nach **wichtigen biografischen Daten** (Altgedächtnis), z. B.:
  „Wann sind Ihre Eltern geboren? Wo war das? Kennen Sie auch die Geburtsdaten Ihrer Geschwister?“ „In welchem Jahr haben Sie geheiratet?“
- Amnesien, Konfabulationen und Paramnesien werden im Gesprächsverlauf deutlich und z. T. aktiv erfragt.
  - **Amnesie,** z. B.: *„Wissen Sie noch, was unmittelbar vor/nach dem Unfall geschehen ist?“*
  - **Konfabulation,** z. B.: *„Wie lange waren sie 2023 in der psychiatrischen Klinik?“* Diese Frage stellen Sie erneut nach anderen Gesprächsinhalten. Liegt eine Konfabulation vor, werden Sie eine andere Antwort als die vorherige erhalten.
  - **Paramnesie,** z. B.: *„Haben Sie das Gefühl, diese Situation schon einmal erlebt zu haben?“*

Vorkommen

- Organisch bedingte psychische Störungen (z. B. Morbus Alzheimer, vaskuläre Demenz, Morbus Pick, Schädel-Hirn-Trauma)
- Langzeitfolgen von Alkoholismus (typisch: Konfabulieren bei Korsakow-Syndrom)

4.7 Formale Denkstörungen

Formale Denkstörungen sind Störungen des Denkablaufs. Der Zusammenhang und die Geschwindigkeit des Denkens sind verändert. Sie sind nicht krankheitsspezifisch, sondern werden meist subjektiv empfunden.

LERNHINWEIS !!!

Sowohl für die schriftliche als auch für die mündliche Prüfung müssen Sie über die verschiedenen Formen von formalen Denkstörungen sowie über ihre Zuordnung zu den unterschiedlichen Störungsbildern sehr genau Bescheid wissen.

PRÜFUNGSTIPP

Achten Sie bei den schriftlichen Prüfungsfragen sehr genau darauf, ob nach formalen oder inhaltlichen Denkstörungen gefragt wird. Bei den formalen Denkstörungen ist der Denk*ablauf* (wie wird gedacht) verändert, bei den inhaltlichen Denkstörungen der Denk*inhalt* (was wird gedacht).

Einige Störungen des Gedankenablaufs können auch bei Gesunden in bestimmten Situationen auftreten, z. B. vor einer Prüfung (Grübeln), bei Übermüdung (Denkverlangsamung).

Formen

Denkverlangsamung Das Denken ist schleppend und verlangsamt. Gespräche verlaufen träge und zähflüssig.

Denkhemmung Betroffene erleben ihr Denken als gebremst oder blockiert.

Umständliches Denken Weitschweifigkeit in den Äußerungen. Nebensächliches wird nicht vom Wesentlichen getrennt. Oft mangelnde Abstraktionsfähigkeit, der inhaltliche Zusammenhang des Gedachten ist jedoch gegeben.

Eingeengtes Denken Einschränkung des inhaltlichen Denkumfangs. Betroffene sind auf ein Thema oder wenige Themen fokussiert. Sie können kaum das Thema wechseln oder kehren immer wieder zu einer Sache zurück.

Perseverationen Ständiges Wiederholen gleicher Gedanken, Fragen, Befürchtungen und Redewendungen, die im aktuellen Zusammenhang nicht mehr passend sind.

Grübeln Ständiges Beschäftigtsein mit meist unangenehmen Themen. Betroffene kreisen immer wieder um die gleichen Denkinhalte, ohne sie als fremd zu erleben. Die Inhalte stehen meist im Zusammenhang mit der aktuellen Lebenssituation.

Gedankendrängen Viele Einfälle bzw. ständig wiederkehrende Gedanken führen zu einem Gefühl des Unter-Druck-Stehens. Betroffene fühlen sich den Gedanken ausgeliefert.

Ideenflucht Die Betroffenen sind nicht in der Lage, längere Gedankengänge zu Ende zu führen, da sie ständig neuen Assoziationen und Einfällen nachgehen. Das Ziel eines Gesprächs wechselt ständig oder geht verloren.

Vorbeireden Betroffene gehen nicht auf die gestellte Frage ein, sondern bringen inhaltlich etwas völlig anderes hervor, obwohl ersichtlich ist, dass sie die Frage verstanden haben. Das Vorbeireden ist nicht beabsichtigt.

Sperrung des Denkens/Gedankenabreißen Ein eigentlich flüssiger Gedankengang wird ohne ersichtlichen Grund plötzlich abgebrochen. Das Gedankenabreißen wird von den Betroffenen selbst bemerkt. Die Gedankensperre wird vom Gegenüber festgestellt.

Zerfahrenheit/Inkohärenz Sprechen und Denken scheinen ohne Zusammenhang, sprunghaft und unlogisch. Im Extremfall werden z. B. Silben, einzelne Wortteile und Gedankenbruchstücke sinnlos aneinandergereiht, der Satzbau ist zerstört (Schizophasie), und Untersuchende können inhaltlich nicht folgen. In manchen Fällen kann ein Gesamtzusammenhang des Gesagten assoziiert werden. *Beispiel* (nach Kraepelin): „Das Mädchen sei bei solchen Gelegenheiten immer unangenehm akzeptnahme Trinkgelder."

Neologismen Wortneubildungen, die nicht der sprachlichen Konvention entsprechen und oft auch nicht unmittelbar verständlich sind. *Beispiel:* „Die Stationsschwester ist trotzdem trizophren."

Verbigerationen Einzelne Wörter oder Wortbruchstücke werden stereotyp und rhythmisch wiederholt.

Konkretismus Mangelnde Fähigkeit zum abstrakten, symbolhaften Denken. Nach dem AMDP-System wird der Konkretismus unter den Auffassungsstörungen abgebildet, im Rahmen einer Schizophrenie jedoch zu den formalen Denkstörungen gezählt.

Assoziationsstörung oder -lockerung Sprunghaft werden Themen, die ohne erkennbaren Zusammenhang sind, gewechselt. Die aneinandergereihten Aussagen sind sinnlos und unlogisch. Dem Patienten ist dies nicht bewusst.

Diagnostik

Anamnestische Fragen wie z. B.:
- *„Haben Sie das Gefühl, dass sich Ihr Denken in letzter Zeit verändert hat?"*
- *„Kennen Sie Situationen, in denen sich Ihnen viele Gedanken aufdrängen?"*
- *„Haben Sie schon einmal erlebt, dass Sie sich in Ihrem Denken blockiert fühlen?"*

Vorkommen

Die meisten der hier aufgeführten formalen Denkstörungen sind typische Grundsymptome der Schizophrenie. Depressionen sind häufig von Formen des verlangsamten, fixierenden Denkens begleitet, während bei der Manie das andere Extrem, die Ideenflucht, im Vordergrund steht. Im Einzelnen können sich bei speziellen Erkrankungen folgende formale Denkstörungen entwickeln:

- **Denkverlangsamung:** Depression, Schizophrenie
- **Denkhemmung:** Depression
- **Umständliches Denken:** Schizophrenie, Manie, exogene Psychosen (z. B. Morbus Alzheimer oder vaskuläre Demenz), Intelligenzminderung, Zwangsstörungen
- **Eingeengtes Denken:** Depression, exogene Psychosen wie z. B. Demenz
- **Grübeln:** Depression, exogene Psychosen (z. B. Morbus Alzheimer, vaskuläre Demenz)
- **Gedankendrängen:** Schizophrenie, Manie
- **Ideenflucht:** Manie, Drogenkonsum
- **Vorbeireden:** Schizophrenie
- **Sperrung des Denkens/Gedankenabreißen:** Schizophrenie (Patient nimmt das Abreißen der Gedanken als Fremdbeeinflussung wahr), Depression
- **Zerfahrenheit/Inkohärenz:** Schizophrenie, exogene Psychosen, Delir
- **Perseverationen:** Schizophrenie, wahnhafte Störungen, Zwangsstörungen, exogene Psychosen
- **Neologismen:** Schizophrenie
- **Verbigerationen:** Schizophrenie
- **Konkretismus, Assoziationslockerung:** Schizophrenie, Manie

4.8 Phobien, Ängste, Befürchtungen und Zwänge

Ängstliche Befürchtungen oder Einstellungen, die das Verhalten bestimmen, ohne dass ein Wahn vorliegt. Möglicherweise vorhandene Ängste und Zwänge sind nicht nur psychopathologische Symptome, sondern auch eigene Störungsbilder (➤ Kap. 9).

LERNHINWEIS !!!

Es ist äußerst wichtig, Angst und Phobie genau unterscheiden zu können. Außerdem müssen Sie die verschiedenen Erscheinungsformen von Zwängen wiedergeben können. In der Psychopathologie sind Ängste und Zwänge hinweisgebend für die Diagnostik und wichtig für die Erhebung des psychopathologischen Befunds.

Formen

Phobien, Ängste, Befürchtungen Das Symptom Angst kann bei vielen psychischen Störungen auftreten. Phobien sind im Gegensatz zur allgemeinen Angst immer auf bestimmte Situationen und/oder Objekte bezogen.

- **Angst:** Gefühlszustand der Bedrohung und Gefahr. Häufig gehen mit Angst körperliche Reaktionen wie Zittern, Herzklopfen und Schwitzen einher.
- **Phobie:** objekt- oder situationsabhängige Angst, die Vermeidungsverhalten in Gang setzt.
- **Misstrauen:** Anderen Menschen wird ängstlich-unsicher eine feindselige Haltung unterstellt.
- **Hypochondrische Befürchtungen:** objektiv nicht begründbare Sorge um die eigene Gesundheit. Normale Körpervorgänge bekommen eine überhöhte Bedeutung und werden ängstlich fehlinterpretiert.

Zwänge Ein Zwang liegt vor, wenn es nicht gelingt, sich immer wieder aufdrängende Denkinhalte oder Handlungsimpulse zu unterdrücken oder zu verdrängen, obwohl erkennbar ist, dass diese unsinnig oder unbegründet sind. Unterschieden werden:

- **Zwangsideen/-gedanken:** Aufdrängen von nicht unterdrückbaren Denkinhalten, die als unsinnig erlebt werden.
- **Zwangsimpulse:** Impulse, bestimmte Handlungen auszuführen, die sich gegen einen inneren Widerstand aufdrängen. Betroffene lehnen die Impulse ab, können sie jedoch nur schwer unterbinden. Zwangsimpulse können schädigende Handlungen gegen die eigene Person oder andere beinhalten, ebenso das Aussprechen obszöner Wörter oder das Kontrollieren bestimmter Verrichtungen.
- **Zwangshandlungen:** müssen gegen einen inneren Widerstand ausgeführt werden und lassen sich von den Betroffenen nicht oder kaum unterbinden. Zwangshandlungen werden meist als unsinnig erlebt. Häufigste Formen sind Wasch- und Kontrollzwänge, die zu ritualisierten Handlungsabläufen führen.

Diagnostik

Menschen mit Ängsten sprechen meist offen darüber. Zwangshandlungen und -gedanken müssen meist aktiv erfragt werden; leitend können hier sein:
- Welche Handlungen werden wie vollzogen? Wie oft?
- Welche Gedanken/Wörter/Sätze drängen sich auf?

Vorkommen

- **Angststörungen:** Ängste und Phobien sind Leitsymptome der Gruppe der Angststörungen.
- **Zwangsstörungen:** Zwangsideen, Zwangsimpulse und Zwangshandlungen sind Leitsymptome der Gruppe der Zwangsstörungen.

Ängste können bei nahezu jeder psychischen Störung in unterschiedlichem Schweregrad vorhanden sein (z. B. bei Schizophrenie, affektiven Störungen, organischen Hirnerkrankungen, Persönlichkeitsstörungen, Alkohol- und Drogenmissbrauch).

4.9 Wahn

Ein Wahn stellt eine **inhaltliche Denkstörung** dar. Es kommt zu einer Fehlbeurteilung der Realität, an der mit subjektiver Überzeugung festgehalten wird, auch wenn die Denkinhalte im Widerspruch zur Wirklichkeit und den Überzeugungen der Umwelt stehen. Vorkommen bei Schizophrenie, organischen Psychosen, Manie, schweren Depressionen, wahnhaften Störungen.

LERNHINWEIS **!!!**

Insbesondere das Thema Wahn muss genau verstanden worden sein und sollte differenziert gelernt werden. Sie sollten in der Lage sein, die einzelnen Wahnthemen den unterschiedlichen, für sie typischen Störungsbildern zuzuordnen.

PRÜFUNGSTIPP

Wahn (inhaltliche Denkstörung) ist ein Zeichen für den psychotischen und somit schweren Verlauf einer psychischen Erkrankung. Erkrankungen mit einem solchen Verlauf gehören in fachärztliche Behandlung.

Wahnkriterien

Wahninhalte sind nicht durch Erfahrungen oder logische Argumentation zu korrigieren. Sie können sich zu einem Wahnsystem entwickeln, das eine scheinbare innere Logik aufweist.

Entwicklung von **krankhaft falschen Überzeugungen,** die sich nicht mit der Realität vereinbaren lassen. Der Patient ist in seiner Fehlbeurteilung der Realität nicht korrigierbar und hält unbeirrt daran fest. Er hat kein Bedürfnis, seine **wahnhafte Meinung** zu überprüfen.

Die wahnhaften Überzeugungen
- sind inhaltlich falsch und von Fixierungen gekennzeichnet,
- sind lebensbestimmende Wirklichkeit,
- sind eine private und isolierende Wirklichkeitsüberzeugung (für die Umwelt nicht verstehbar),
- zeichnen sich durch eine krankhafte Ich-Bezogenheit aus.

Wahnformen

Die verschiedenen Wahnformen stellen keine Stadien dar. Dennoch lässt sich unter den aufgeführten Wahnformen eine gewisse Hierarchie feststellen:

Wahnstimmung Auftreten besonders zu Beginn von psychotischen Störungen. Eine Wahnstimmung geht dem eigentlichen Wahn voraus. Betroffene erleben, dass etwas anders ist, ohne es genau benennen zu können. Häufig besteht eine Stimmung des Unheimlichen oder der Bedrohung, seltener eine euphorische Stimmung. Ein Wahninhalt hat sich in der Regel noch nicht manifestiert.

Wahnwahrnehmung Realen Sinneswahrnehmungen wird eine abnorme Bedeutung zugewiesen. Es handelt sich also um eine wahnhafte Fehlinterpretation einer an sich richtigen Wahrnehmung. *Beispiel:* Vor dem Fenster stehen drei Männer. Die betroffene Person meint, diese Männer verfolgten sie und seien von der Spionageabwehr eines feindlichen Staates. Bei einer Wahnwahrnehmung sind diese drei Männer real vorhanden (etwa der Nachbar mit zwei Besuchern), die betroffene Person weist ihnen jedoch eine unrealistische Bedeutung zu. Bei einer Halluzination

4

hingegen gäbe es diese drei Männer in Wirklichkeit gar nicht.

Wahnerinnerung Hier handelt es sich um eine wahnhaft verfälschte Erinnerung.

Wahneinfall Unvermitteltes gedankliches Auftreten wahnhafter Vorstellungen und Überzeugungen. Der Begriff steht im Gegensatz zur Wahnwahrnehmung, bei der ein realer Sinnesreiz den Auslöser darstellt. *Beispiel:* Betroffenen kann unvermittelt einfallen, dass sie im religiösen oder politischen Sinne Berufene sind. Ein Wahneinfall wird auch als Wahngedanke, Wahnvorstellung oder Wahnidee bezeichnet.

Systematisierter Wahn Wahnsymptome werden durch logische oder scheinbar logische Verknüpfungen mit anderen Wahnideen, Halluzinationen oder Ich-Störungen zu einem Wahngebäude ausgestaltet, das eine innere Logik aufweist. Die einzelnen Elemente des Wahnsystems beweisen sich somit scheinbar gegenseitig. Dieser Prozess der Ausgestaltung der Wahninhalte wird auch als **Wahnarbeit** bezeichnet. Die Argumente, mit denen die Betroffenen ihr Wahnsystem begründen, werden als **Erklärungswahn** bezeichnet.

Wahndynamik Emotionale Ladung, mit der der Wahn von Betroffenen belegt wird. Kraft des Antriebs, der im Zusammenhang mit dem Wahn wirksam ist.

Wahnthemen

Psychische Erkrankungen, die mit Wahn einhergehen, haben meist typische Wahnthemen zum Inhalt (s. u.).

Beziehungswahn Alles, was in der Umgebung geschieht, **bezieht** die oder der Kranke auf sich. Betroffene können z. B. meinen, Botschaften im Fernsehen würden ausschließlich ihnen gelten oder alle würden sie ansehen.

Beeinträchtigungswahn Ereignisse aus der Umgebung werden nicht nur auf die eigene Person bezogen, sondern werden als gegen sich gerichtet interpretiert. Die Betroffenen unterstellt anderen, sie beleidigen oder schädigen zu wollen.

Verfolgungswahn Steigerung des Beeinträchtigungswahns. Die Kranken fühlen sich verfolgt und glauben, man trachte ihnen nach Besitz und Leben.

Eifersuchtswahn Ohne reale Anzeichen werden Partnerinnen oder Partner der Untreue bezichtigt; öfter bei Männern anzutreffen.

Größenwahn Krankhafte Selbstüberschätzung der eigenen Leistungen, Bedeutung oder Fähigkeiten, meist ins Unrealistische übersteigert. Betroffene halten sich für den Welterlöser, für Gott, für unendlich reich oder mächtig.

Nichtigkeitswahn Die oder der Wahnkranke fühlt sich wert- und bedeutungslos. Die Extremform ist der nihilistische Wahn.

Nihilistischer Wahn Wahnhafte Überzeugung, dass nichts wirklich existiert. Absolute Hoffnungs- und Aussichtslosigkeit. Die Existenz der Welt, Gottes und sogar des eigenen Körpers wird geleugnet.

Hypochondrischer Wahn Wahnhafte Überzeugung, an einer schweren, unheilbaren Erkrankung zu leiden.

Schuldwahn Wahnhafte Überzeugung, Schuld auf sich geladen zu haben. Betroffene sind davon überzeugt, sich an Gott, den Geboten oder ihren Mitmenschen schuldig gemacht zu haben. *Beispiel:* Ein Mann bezichtigt sich selbst, für den Konkurs der Firma verantwortlich zu sein, bei der er bis vor 10 Jahren als Pförtner gearbeitet hat.

Verarmungswahn Ungeachtet ihrer tatsächlichen finanziellen Situation glauben die Wahnkranken, dass sie und ihre Familie vor dem Ruin stehen.

Liebeswahn Wahnhafte Überzeugung, von einer anderen Person geliebt zu werden. Der Liebeswahn bezieht sich meist auf prominente Menschen, zu denen in der Regel keine persönliche Beziehung besteht. Wird auch als **erotischer Beziehungswahn** bezeichnet.

Doppelgängerwahn Krankhafte Überzeugung einer Person, sie habe einen Doppelgänger, verbunden mit der Befürchtung oder Überzeugung, die eigene Stelle würde von jener Person eingenommen. Besteht die Überzeugung, nahestehende Personen seien durch Doppelgängerinnen oder Doppelgänger ersetzt worden, spricht man vom **Capgras-Syndrom.**

Symbiontischer Wahn Auch **„Folie à deux“** oder **induzierter Wahn** genannt. Eine der oder dem Wahnkranken nahestehende Person übernimmt die Wahnidee und/oder das Wahnsystem, und die beiden verbünden sich gemeinsam gegen die meist feindliche Außenwelt (ICD-10: F24 Induzierte wahnhafte Störung).

Dermatozoenwahn Überzeugung, dass im eigenen Körper/unter der Haut kleine Tierchen, Parasiten oder Würmer vorhanden sind.

Querulantenwahn Der Umwelt werden feindliche Motive unterstellt. Kranke wähnen, andere würden gegen sie arbeiten. Immer wieder fühlen sie sich in ihrem Rechtsempfinden gekränkt, weshalb es gehäuft zu Streitigkeiten und juristischen Auseinandersetzungen kommt. Zum Teil findet sich in der Literatur der Hinweis, dass es sich bei einem Querulantenwahn um eine gesteigerte Form der paranoiden Persönlichkeitsstörung handelt.

Wahnentwicklung bei Schwerhörigen Wahnhafte Projektionen bei Verlust des Kontakts zur Umgebung durch Hörverlust. Das Gesprochene wird aufgrund der Schwerhörigkeit häufig nicht richtig verstanden und dann z. T. paranoid fehlinterpretiert. Die Betroffenen neigen zu großem Misstrauen.

Diagnostik

Zeigt ein Wahn sich nicht direkt durch ungewöhnliches Verhalten oder Erleben, sollte die betroffene Person vorsichtig nach Auffälligkeiten gefragt werden. Anamnestische Fragen sind z. B.:

- *„Haben Sie in letzter Zeit bedrohliche Situationen erlebt?“*
- *„Haben Sie das Gefühl, dass Ihre Nachbarn Ihnen etwas Böses wollen?“*
- *„Haben Sie das Gefühl, Schuld auf sich geladen zu haben?“*

Vorkommen

- **Beziehungswahn:** Schizophrenie, schizoaffektive Störung, affektive Störungen, organische Psychosen
- **Beeinträchtigungswahn:** Psychosen bei älteren Menschen, Schizophrenie, schizoaffektive Störung, wahnhafte Störung
- **Verfolgungswahn:** Schizophrenie, schizoaffektive Störung, wahnhafte Störung
- **Eifersuchtswahn:** Alkoholismus, Schizophrenie, Psychosen bei älteren Menschen
- **Größenwahn:** Manie mit psychotischen Symptomen, Schizophrenie, organische Psychosen, schizoaffektive Störung
- **Nichtigkeits-/nihilistischer Wahn:** schwere Depression mit psychotischen Symptomen, Schizophrenie, organische Psychosen, schizoaffektive Störung
- **Hypochondrischer Wahn:** schwere Depression mit psychotischen Symptomen, schizoaffektive Störung
- **Schuldwahn:** schwere Depression mit psychotischen Symptomen, schizoaffektive Störung
- **Verarmungswahn:** schwere Depression mit psychotischen Symptomen, schizoaffektive Störung
- **Liebeswahn:** Schizophrenie, schizoaffektive Störung
- **Doppelgängerwahn:** Schizophrenie
- **Dermatozoenwahn:** meist sind ältere Menschen betroffen
- **Querulantenwahn:** entwickelt sich nicht bei Psychosen, sondern durch starre Charakterzüge, oft auf dem Boden tatsächlicher Ungerechtigkeitserlebnisse

4.10 Sinnestäuschungen und Halluzinationen

Bei einer Sinnestäuschung handelt es sich um eine Störung der Wahrnehmung, wobei eine vermeintliche Wahrnehmung von etwas nicht Vorhandenem oder in der wahrgenommenen Form nicht Vorhandenem als gegeben angenommen wird. Unterschieden werden Halluzinationen (als wichtigste Form) und Illusionen.

LERNHINWEIS !!!

Sie müssen Halluzinationen genau definieren und ihre Untergruppen beschreiben können. Differenzialdiagnostisch müssen Sie Pseudohalluzinationen und Illusionen abgrenzen können.
Sie sollten die bei Delirium tremens (➤ Kap. 6.2) und Schizophrenie (➤ Kap. 7) typischerweise auftretenden Halluzinationen beschreiben können.

PRÜFUNGSTIPP

Halluzinationen können über alle Sinneskanäle auftreten (Sehen, Hören, Fühlen, Schmecken, Riechen). Stimmenhören kann auch als isolierte Erscheinung bei sonst psychisch gesunden Menschen auftreten.

Scharfetter definiert Wahrnehmung als die Kenntnisnahme von sinnlichen Gegebenheiten unserer Welt, unserer Umwelt und des eigenleiblichen Bereichs. Daraus ergibt sich, dass Wahrnehmungsstörungen durch Störungen auf zwei Ebenen bedingt sein können:

- Störungen auf der Ebene der Sinnesorgane; z. B. durch Ausfall eines Sinnesorgans
- Störungen auf der Ebene der Auffassung oder Interpretation der Sinneswahrnehmung

Formen

Halluzinationen sind **Sinneswahrnehmungen ohne real vorhandene Sinnesreize,** sie können auf allen Sinnesebenen auftreten (➤ Abb. 4.1). Die Betroffenen glauben fest an die Realität ihrer Wahrnehmung. Halluzinationen werden mit der gleichen Intensität wahrgenommen wie reale Sinneswahrnehmungen.

Akustische Halluzinationen Häufig werden Stimmen gehört, die das eigene Tun kommentieren, Bedrohungs- oder Befehlscharakter (imperative Stimmen) haben. Oft kommt es auch zu beschimpfenden, entwertenden und anklagenden Stimmen. Akustische Halluzinationen können sich zu-

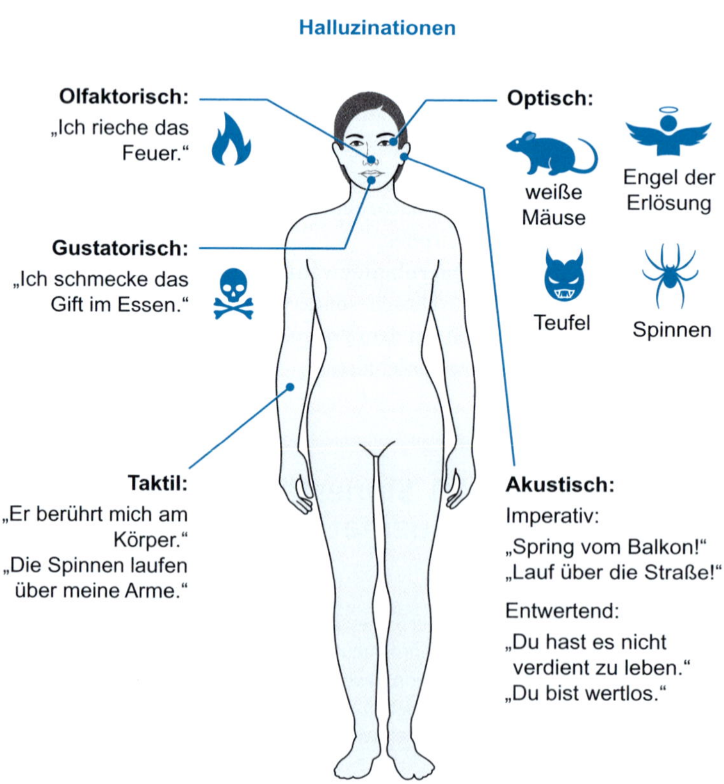

Abb. 4.1 Formen von Halluzinationen [L243]

sätzlich durch Geräusche wie z. B. Brummen, Pfeifen oder Rauschen zeigen (Akoasmen).

Optische Halluzinationen Die Betroffenen sehen nicht vorhandene Personen, Tiere, Szenen oder Gegenstände.

Körperhalluzinationen Hierzu zählen taktile Halluzinationen (z. B. das Gefühl, berührt zu werden) und Zönästhesien (Erleben von eigenartigen Vorgängen im Körper, z. B. ziehen, fließen oder bewegen von oder in inneren Organen).

Geruchs- und Geschmackshalluzinationen Es treten Sinnestäuschungen im Geruchs- (olfaktorisch) oder Geschmackserleben (gustatorisch) auf.

Von Halluzinationen sind die nahestehenden Sinnestäuschungen zu unterscheiden:

Pseudohalluzinationen Die Betroffenen sind sich des Trugcharakters ihrer Wahrnehmung bewusst; oft Vorstufe echter Halluzinationen, zu denen ein fließender Übergang besteht.

Illusionen Vorhandene Sinnesreize werden in ihrer Bedeutung verkannt. Es handelt sich also um verfälschte wirkliche Wahrnehmungen. Illusionen treten auch im normalpsychischen Bereich auf und sind niemals als schlechthin krankhaft zu bewerten. *Beispiel:* Im Wald werden Baumstämme für bedrohliche Gestalten gehalten.

Pareidolien In wirklich Vorhandenes wird Nichtvorhandenes hineingesehen (z. B. Gesichter in Wolken oder in Tapeten).

Diagnostik

Genaue Beobachtung der Patienten während des diagnostischen Gesprächs. Zum Teil wirken die Betroffenen in sich versunken, antworten nicht sofort auf Fragen oder zeigen Auffälligkeiten in der Mimik und Gestik. Auch Antworten auf nicht gestellte Fragen oder Selbstgespräche können hinweisgebend sein. Beispielhafte anamnestische Fragen:

- *„Haben Sie schon einmal Dinge gesehen oder gehört, die andere nicht wahrnehmen?“*
- *„Hören Sie manchmal jemanden sprechen, auch wenn niemand im Raum ist?“*

Vorkommen

- **Akustische Halluzinationen:** Schizophrenie (meist kommentierende, drohende oder befehlende Stimmen, Akoasmen), schizoaffektive Störung, schwere Depression mit psychotischen Symptomen (meist diffamierende oder anklagende, entwertende Stimmen)
- **Optische Halluzinationen:** Delir, Delirium tremens (alkohol- und substanzbedingt), Schizophrenie
- **Körperhalluzinationen:** Schizophrenie, psychotische Depression
- **Olfaktorische/gustatorische Halluzinationen:** Schizophrenie, schwere Depression mit psychotischen Symptomen (Geruch nach Fäulnis und Verwesung)
- **Illusionen:** Drogen- und Medikamenteneinnahme, Delir, extreme Angst, hohes Fieber
- **Pseudohalluzinationen:** Zustände extremer Ekstase, Zustände von Panik
- **Pareidolien:** Fieberdelir

4.11 Ich-Störungen

Das Ich-Bewusstsein ist die Gewissheit des bewusstseinsklaren Menschen: „Ich bin ich selbst."
Ich-Störungen zeichnen sich dadurch aus, dass die Grenze zwischen Ich und Umwelt durchlässig erscheint. Die Ich-Haftigkeit des Erlebens ist beeinträchtigt. Dies betrifft die Ebene der eigenen seelischen Vorgänge und Zustände (Depersonalisation oder Derealisation) ebenso wie die des Denkens (Gedankenentzug, Gedankenausbreitung).

LERNHINWEIS !!!

Sie sollten die verschiedenen Formen von Ich-Störungen beschreiben und unterscheiden können. Besonders wichtig ist die Unterscheidung zwischen Ich-Störungen und formalen Denkstörungen. Bei einem Begriff wie Gedankenentzug kann es schnell passieren, dass man dieses Symptom den Denkstörungen zuordnet, obwohl es zu den Ich-Störungen gehört.

PRÜFUNGSTIPP

Fragen zu Ich-Störungen stehen meist im Zusammenhang mit dem Störungsbild der Schizophrenie oder werden in Abgrenzung zu anderen psychopathologischen Kategorien gestellt.

Ich-Störungen oder Störungen der Meinhaftigkeit sind in den meisten Fällen Folge einer Schizophrenie. Sie werden auch als Ich-Erlebensstörungen bezeichnet.

Formen

Depersonalisation Der Körper oder Körperteile werden als verändert oder nicht zugehörig erlebt. Das eigene Handeln wird als mechanisch empfunden. Die Person erlebt sich selbst als fremd, verändert oder uneinheitlich. *Beispiel:* „Wenn ich diese Gefühle habe, fühlt es sich an, als würde ich nicht mehr richtig da sein. Ich bin irgendwie nicht mehr in meinem Körper."

Derealisation Die Umwelt wird als verändert und fremd erlebt. Betroffene fühlen sich der sachlichen und menschlichen Umwelt entfremdet. Oft sind Depersonalisation und Derealisation nicht klar voneinander zu trennen. *Beispiel:* „In diesen Stimmungen wirkt alles so weit weg und bedrohlich."

Fremdbeeinflussungserlebnisse Fühlen, Streben, Handeln und Wollen werden als von außen gemacht, gesteuert oder gelenkt erlebt. *Beispiel:* „Die können mich von außen fernsteuern – wie eine Puppe."

Gedankenentzug Betroffene meinen, ihre Gedanken würden ihnen von außen abgezogen oder weggenommen (z. B. aus einem Raumschiff).

Gedankenausbreitung Die Betroffenen erleben, dass ihnen ihre Gedanken nicht mehr allein gehören. Andere können ihre Gedanken lesen, ohne dass sie etwas dagegen tun können. *Beispiel:* „Alle wissen, was in meinem Kopf vorgeht."

Gedankeneingebung Gedanken und Vorstellungen erscheinen als von außen beeinflusst, gelenkt, gesteuert, eingegeben oder aufgedrängt.

Diagnostik

Zum Teil berichten die Patienten von sich aus über ungewöhnliches Erleben. Untersuchende müssen das Erleben durch Fragen weiter erkunden:

- *„Kommt Ihnen Ihre vertraute Umgebung in letzter Zeit verändert oder fremd vor?"*
- *„Kennen Sie das Gefühl, dass andere Ihre Gedanken kennen oder beeinflussen?"*

Vorkommen

Ich-Störungen sind typische und häufige Symptome der **Schizophrenie.** Seltener treten sie bei organisch bedingten psychischen Störungen auf (z. B. Schädel-Hirn-Trauma). Depersonalisation und Derealisation können auch bei **Angststörungen** und **posttraumatischer Belastungsstörung** (PTBS) vorkommen.

- **Depersonalisation, Derealisation:** bei Schizophrenie, Angststörungen, dissoziativen Störungen, posttraumatischer Belastungsstörung (PTBS)
- **Fremdbeeinflussungserlebnisse, Gedankenentzug, Gedankenausbreitung, Gedankeneingebung:** bei Schizophrenie, akuter vorübergehender psychotischer Störung, schizoaffektiver Störung

4.12 Störungen der Affektivität

Als Affektivität wird die Gesamtheit der Gefühle, Affekte und Stimmungen bezeichnet. Dementsprechende Störungen manifestieren sich in den nachfolgend aufgeführten Bereichen.

Stimmung (Gemüt) Als Stimmung wird der Gefühlszustand bezeichnet, der über längere Zeit das Denken, Handeln und Empfinden bestimmt.

Affekte („Gefühlswallungen") Hier handelt es sich um kurz dauernde und plötzlich auftretende Gefühlsabläufe wie z. B. Ärger, Wut, Begeisterung, Freude.

Gefühle (Emotionen) Unter Emotionen versteht man Gefühle elementarer Art, wie z. B. Liebe, Zuneigung, Glück, Trauer, Verehrung, aber auch Vitalgefühle wie Spannkraft.

LERNHINWEIS !!!

Wichtig ist die Zuordnung der Störungen der Affektivität zu den genannten Störungsbildern. Die verschiedenen Formen müssen bekannt und verstanden worden sein.

PRÜFUNGSTIPP

Verwechseln Sie Störungen der Affektivität, die in die Psychopathologie gehören, nicht mit affektiven Störungen wie z. B. Depression, Manie (➤ Tab. 4.2, ➤ Kap. 8).

Formen

Gefühl der Gefühllosigkeit Zustand der Gefühlsleere. Nicht nur positive, auch negative Gefühle wie z. B. Trauer werden nicht gespürt. Hiervon ist die Affektarmut abzugrenzen, bei der Gefühle in nur sehr geringer Intensität wahrgenommen werden.

Störung der Vitalgefühle Verringertes Gefühl von Kraft und Lebendigkeit.

Depressivität Betroffene wirken niedergeschlagen, sind freud- und hoffnungslos. Häufig geht Depressivität mit einer Antriebshemmung und einem Gefühl der Gefühllosigkeit einher.

Insuffizienzgefühle Betroffene trauen sich nichts zu, sind der Meinung, Anforderungen nicht mehr bewältigen zu können, und fühlen sich wertlos.

Dysphorie Betroffene wirken mürrisch, unzufrieden und schlecht gelaunt, ihre Stimmung ist missmutig und gereizt.

Euphorie Krankhafte Form der heiteren Stimmung, die mit Sorglosigkeit, Optimismus und übersteigertem Wohlbefinden einhergeht.

Gereiztheit Steigerung der Dysphorie, mit gereizter Stimmungslage und Neigung zu aggressiven Ausbrüchen.

Innere Unruhe Betroffene fühlen sich angespannt, aufgeregt oder nervös.

Gesteigertes Selbstgefühl Betroffene erleben sich in einem positiven Gefühl der Steigerung des eigenen Wertes, der eigenen Kraft und Leistungsfähigkeit.

Ambivalenz Quälende Wahrnehmung gegensätzlicher Gefühle in Bezug auf eine Person oder Situation. *Beispiel:* Eine Patientin berichtet, sie liebe und hasse eine bestimmte Person gleichzeitig.

Parathymie Gefühlsausdruck und Erlebnisinhalt stimmen nicht überein. *Beispiel:* Ein Patient berichtet lachend vom Tod einer nahestehenden Person.

Affektarmut Betroffene zeigen nur wenige Gefühle in geringer Ausprägung, wirken gleichgültig und interessenlos.

Affektinkontinenz Unfähigkeit, den Ausdruck bestimmter Gefühle zurückzuhalten.

Affektlabilität Rasch wechselnde Stimmungen und Gefühle stehen im Vordergrund.

Affektstarrheit Die Schwingungsfähigkeit ist stark reduziert. Betroffene verbleiben unabhängig von der äußeren Situation in bestimmten Gefühlen.

Läppischer Affekt Betroffene wirken in ihren Äußerungen einfältig, unreif und albern.

Affektverflachung Gefühlsleere, Gefühlsabstumpfung und Gleichgültigkeit bei insgesamt verringerter emotionaler Ansprechbarkeit. Der Begriff der Affektverflachung wird im Zusammenhang mit der Schizophrenie verwendet.

Anhedonie Verlust der Fähigkeit, Freude zu empfinden.

Tab. 4.2 Gegenüberstellung von Störungen der Affektivität und affektiven Störungen

Störungen der Affektivität (Symptomebene*)	Affektive Störungen (Syndromebene*)
Gefühl der Gefühllosigkeit	Depression
Störung der Vitalgefühle	
Depressivität	
Insuffizienzgefühle	
Euphorie	Manie
Gereiztheit	
Innere Unruhe	
Gesteigertes Selbstgefühl	

* Zur Unterscheidung zwischen Symptom (Krankheitszeichen) und Syndrom (Gruppe von Krankheitszeichen, die für ein bestimmtes Krankheitsbild typisch sind) ➤ Kap. 4.1.

Diagnostik

Bei der Beurteilung eines Affekts muss immer die Grundstimmung (z. B. deprimiert, euphorisch) der betroffenen Person berücksichtigt werden. Die Angemessenheit der Stimmung und Reaktion angesichts der auslösenden Situation sowie die Stabilität der Gefühle und der Schwingungsfähigkeit („Schwankungsbreite") müssen überprüft werden.

Die Gefühlslage erschließt sich dem erfahrenen Behandelnden in einem ausführlichen anamnestischen Gespräch. Nach bestimmten Affekten wird aktiv gefragt, z. B. nach innerer Unruhe.

Vorkommen

- **Schizophrenie:** innere Unruhe, Ambivalenz, läppischer Affekt, Affektstarre, Affektinkontinenz, Affektlabilität, Affektverflachung, Parathymie, Affektarmut, Depressivität
- **Depression:** Gefühl der Gefühllosigkeit, Affektarmut, Störungen der Vitalgefühle, Depressivität, Insuffizienzgefühle, Anhedonie, Affektstarre
- **Manie:** Euphorie, gesteigertes Selbstgefühl, Gereiztheit, Dysphorie, innere Unruhe
- **Organische psychische Störungen:** Affektstarre, Affektinkontinenz, Affektlabilität, Depressivität, Dysphorie, Gereiztheit, innere Unruhe

Auch bei fast jeder anderen psychischen Störung finden sich Störungen der Affektivität (zur Unterscheidung zwischen Affektivität und affektiven Störungen: ➤ Tab. 4.2).

4.13 Störungen des Antriebs und der Psychomotorik

Mit Antrieb werden Lebendigkeit, Tatkraft, Schwung, Initiative und Unternehmungsgeist eines Menschen bezeichnet. Psychomotorik ist die Gesamtheit des durch seelische Vorgänge beeinflussten Bewegungsablaufs.

LERNHINWEIS !!!
Die verschiedenen Formen von psychomotorischen Störungen sowie ihr Vorkommen werden vor allem in der schriftlichen Prüfung, einzelne Begriffsdefinitionen möglicherweise auch in der mündlichen Prüfung erfragt.

Formen

Antriebsarmut Mangel an Energie und Initiative, gekennzeichnet durch wenig Aktivität und reduzierte Bewegungen.

Antriebshemmung Energie und Initiative werden als gebremst erlebt. Im Gegensatz zur Antriebsarmut nimmt die Person sich durchaus Dinge vor, kann diese jedoch nicht umsetzen und zu Ende bringen.

Antriebssteigerung Zunahme an Energie und Initiative. Starker Bewegungs- und Aktivitätsdrang. Betroffene äußern z. B. viele Pläne, die sie nur teilweise umsetzen können.

Stupor Motorische Bewegungslosigkeit bei vollem Bewusstsein.

Logorrhö Übermäßiger Rededrang. Im Extremfall kann die Person in ihrem Redefluss nicht gebremst oder unterbrochen werden. Oft ist ein zielführendes Gespräch nicht mehr möglich, da auf Einwürfe der oder des Behandelnden nicht reagiert wird.

Motorische Unruhe Ziellose und ungerichtete motorische Aktivität. Betroffene können nicht stillsitzen und müssen auf und ab gehen. Die Unruhe kann sich im Extremfall bis zur Tobsucht steigern. Die beobachtbare Bewegungsunruhe ist Ausdruck einer starken inneren Unruhe.

Stereotypien Sinnlose Wiederholung von Sätzen oder Bewegungen in immer gleicher Art und Weise:
- **Sprachliche Stereotypien** (auch **Verbigerationen**): bestehen aus der sinnlosen, z. T. endlosen Wiederholung von z. B. Silben, Satzteilen, Wortbruchstücken und Wörtern.
- **Haltungsstereotypien:** Betroffene verharren über einen längeren Zeitraum in einer aktiv oder passiv eingenommenen bizarren Körperhaltung.
- **Bewegungsstereotypien:** äußern sich in immer gleichen Bewegungen des Körpers oder einzelner Körperteile (z. B. Rumpfschaukeln).

Automatismen Automatische Handlungen, die als nicht gewollt empfunden werden.
- **Negativismus:** Die Person tut automatisch nicht das, was von ihr verlangt wird oder sogar das Gegenteil davon.
- **Befehlsautomatismus:** Betroffene befolgen automatenhaft ihnen gegebene Befehle.
- **Echolalie:** Alles Gehörte wird imitiert.
- **Echopraxie:** Die Bewegungen des Gegenübers werden nachgeahmt.

Mutismus Betroffene sprechen wenig bis gar nicht, obwohl sie organisch dazu in der Lage sind.

Theatralisches Verhalten Die Person erweckt den Eindruck, als würde sie sich selbst darstellen und ihre Situation dramatisieren.

Aggressivität Neigung zu aggressiven Handlungen.

Sozialer Rückzug Reduzierung der Kontakte zu anderen Menschen.

Soziale Umtriebigkeit Wahllose Kontaktaufnahme zu fremden Menschen, unabhängig davon, ob diese das auch wollen. Die Betroffenen sind distanzlos und sehr zugewandt; oft kommt es zu ablehnenden Reaktionen des Gegenübers.

Manierismen An sich sinnvolle Handlungen werden auf ungewöhnliche, bizarre und verschnörkelte Weise durchgeführt. *Beispiel:* Die Person dreht sich jedes Mal um die eigene Achse, bevor sie eine Tür durchschreitet.

Ambitendenz Gegensätzliche motorische Antriebsimpulse, die einen geordneten Handlungsablauf unmöglich machen und bis zu einer vollständigen Blockade führen können. *Beispiel:* Ein Mensch möchte sich gleichzeitig setzen und hinlegen und verharrt aufgrund der unterschiedlichen Impulse in der Ausgangsposition.

4

Diagnostik

Störungen des Antriebs und der Psychomotorik werden im Gespräch z. T. aktiv erfragt und durch Beobachtung, unterstützt durch fremdanamnestische Angaben, ermittelt.

Vorkommen

- **Schizophrenie:** Antriebsarmut, Logorrhö, Stereotypien, Automatismen, Mutismus, sozialer Rückzug, Stupor, motorische Unruhe, Manierismen.
- **Depression:** Antriebsarmut, Antriebshemmung und sozialer Rückzug. Bei schweren Verläufen kann sich ein Stupor ausbilden. Motorische Unruhe kommt vor allem bei einer agitierten Depression vor.
- **Organische Hirnerkrankung:** Antriebshemmung, Automatismen, Mutismus.
- **Manie:** Antriebssteigerung, Logorrhö, motorische Unruhe und soziale Umtriebigkeit.
- **Drogenkonsum:** kann sich in Abhängigkeit von der konsumierten Substanz als Antriebssteigerung oder Antriebsarmut äußern.

4.14 Störungen der Intelligenz

Intelligenz ist die komplexe Fähigkeit zu geistiger Leistung. Sie beinhaltet die Fähigkeit, Erfahrungen zu sammeln und sich in neuen Situationen zurechtzufinden. Die Intelligenz wird in objektiven, standardisierten Leistungstests (Intelligenztests) gemessen. Es werden angeborene (Oligophrenie) und erworbene Störungen (Demenz) unterschieden.

LERNHINWEIS !!

Prüfungswahrscheinlichkeit 70 %. Am wichtigsten ist die Differenzierung zwischen Oligophrenie und Demenz. Sie sollten die Normalwerte für den IQ sowie die unterschiedlichen Schweregrade der Intelligenzminderung kennen.

Bei einer Intelligenzminderung liegt der Intelligenzquotient (IQ) unter 70. Sie kommt bei 2–3 % der Bevölkerung vor, schwere Formen finden sich bei weniger als 1 %. Die Intelligenzminderung an sich ist keine psychiatrische Erkrankung, aber das Risiko, an einer psychischen Störung zu erkranken, ist 3- bis 4-fach erhöht.

Formen

Ist die Intelligenzminderung angeboren oder wurde sie im frühen Kindesalter erworben, spricht man von Oligophrenie (➤ Kap. 12.2). Je nach Schweregrad werden folgende Formen unterschieden, wobei die in Klammern gesetzten alten Begriffe wegen ihrer abwertenden, diskriminierenden Nebenbedeutung (negative Konnotation) nicht mehr verwendet werden sollten.

Leichte Intelligenzminderung (Debilität, IQ 50–69) Die betroffenen Kinder lernen verzögert sprechen, sind schulfähig und können später einen einfachen Beruf ausüben. Lesen und Schreiben sind häufig problematisch. Meist wird eine vollständige Unabhängigkeit in Bezug auf Selbstversorgung erworben.

Mittelgradige Intelligenzminderung (Imbezillität, IQ 35–49) Der geistige Bewegungsradius ist sehr eingeengt, und die sprachlichen Ausdrucksmöglichkeiten sind stark beeinträchtigt. Die Betroffenen können sich ohne Hilfe im Alltag nicht zurechtfinden, einfache praktische Arbeit unter Aufsicht aber ausführen.

Schwere Intelligenzminderung (schwere Imbezillität, IQ 20–34) Es ist eine andauernde Unterstützung notwendig.

Schwerste Intelligenzminderung (Idiotie, IQ < 20) Die Übernahme einfacher Wörter oder Wortverbindungen ist z. T. möglich, eventuell auch das Erlernen des Ankleidens und selbstständigen Essens. Bildungsfähigkeit ist nicht vorhanden.

Bei einer Demenz (➤ Kap. 5.2), ausgelöst durch eine Erkrankung oder Verletzung des Gehirns, **gehen bereits ausgebildete intellektuelle Fähigkeiten verloren.**

Diagnostik

Die wichtigsten Informationen über die geistige Leistungsfähigkeit liefert die Berufs- bzw. Schulanamnese. Eine erste grobe Orientierung bezüglich der geistigen Leistungsfähigkeit eines Menschen ergibt das anamnestische Gespräch, in das auch Rechenaufgaben oder Fragen nach Allgemeinwissen eingebaut werden können.

Der in Deutschland mit Abstand am häufigsten eingesetzte Test zur Ermittlung des IQ ist der **Hamburg-Wechsler-Intelligenztest** für Erwachsene (WAIS-IV) und Kinder (WISC). Ein IQ von 100 bezeichnet einen durchschnittlichen Wert für eine bestimmte Altersgruppe. Alle Werte über 100 sprechen für eine überdurchschnittliche, alle Werte unter 100 für eine unterdurchschnittliche Intelligenz. Die Spannweite für normale Intelligenz wird mit IQ-Werten zwischen 85 und 115 angegeben.

Vorkommen

- **Intelligenzminderung im Kindes- und Jugendalter:** Meist entstehen Intelligenzminderungen durch Störungen der Embryonalentwicklung (z. B. toxische Schädigungen durch Alkohol- oder Substanzmittelmissbrauch der Mutter, Infektio-

nen mit Röteln, Zytomegalievirus, HI-Virus oder Toxoplasmen). Auch durch Sauerstoffmangel während der Geburt oder genetische Defekte (z. B. Trisomie) kann eine Intelligenzminderung verursacht werden.
- **Organisch bedingte psychische Störungen** wie z. B. Morbus Alzheimer führen zu einer Demenz.

Checkliste für die Erhebung des psychopathologischen Befunds

- Äußeres Erscheinungsbild
- Verhalten in der Untersuchungssituation
- Bewusstseinslage und Orientierung
- Ängste/Zwänge
- Aufmerksamkeit
- Konzentration
- Gedächtnis
- Formales und inhaltliches Denken
- Wahrnehmung
- Ich-Erleben
- Antrieb und Psychomotorik
- Affektivität
- Zirkadiane (tagesrhythmische) Besonderheiten
- Schlaf
- Suizidalität, Fremdgefährlichkeit

4.15 Lernzielkontrolle

Die Psychopathologie ist der Grundstein für das Verstehen aller psychiatrischen Störungsbilder. Da die mündliche Prüfung eher einem Fachgespräch ähnelt und nicht dem Abfragen einzelner Lerninhalte, sollten Ihnen die psychopathologischen Begrifflichkeiten bekannt sein, und Sie sollten diese im Gespräch auch benutzen. Eine gut gelernte Psychopathologie erleichtert das Lernen der anderen Fachgebiete erheblich. In der schriftlichen Überprüfung wird z. T. sehr detailliert nach einzelnen psychopathologischen Begriffen und deren Zuordnung zu einschlägigen psychischen Erkrankungen gefragt. Die Inhalte des psychopathologischen Befunds müssen Ihnen bekannt sein. Diese werden regelmäßig durch die Prüfungskommission erfragt.

Fragen zur selbstständigen Bearbeitung

1. Was bedeutet bzw. beinhaltet die Psychopathologie?
2. Nennen Sie die erforderlichen Elemente, die für die Erhebung des psychopathologischen Befunds nötig sind.
3. Worauf stützt sich die Diagnose einer psychischen Erkrankung?
4. Worin besteht der Unterschied zwischen einem Symptom und einem Syndrom?
5. Welche Formen von Bewusstseinsstörungen gibt es?
6. Nennen Sie Beispiele für das Vorkommen von Bewusstseinsstörungen.
7. Als Folge welcher psychischen Erkrankungen kommen Orientierungsstörungen infrage?
8. Wie nennt man eine Störung der Fähigkeit, Wahrnehmungen in ihrer Bedeutung zu begreifen und sinnvoll miteinander zu verknüpfen?
9. Mit welchen Methoden werden Konzentrationsstörungen diagnostiziert?
10. Was sind mnestische Funktionen?
11. Nennen Sie die einzelnen Formen von Gedächtnisstörungen und beschreiben Sie diese kurz.
12. Nennen Sie fünf Beispiele aus dem Bereich der formalen Denkstörungen und ordnen Sie diese den Störungsbildern zu, bei denen sie typischerweise vorkommen.
13. Wie erfassen Sie formale Denkstörungen?
14. Was sind Inkohärenz, Verbigerationen und Neologismen?
15. Für welche psychische Erkrankung ist die Ideenflucht ein sehr typisches Symptom?
16. Worin liegt der Unterschied zwischen Angst und Phobie?
17. Was zeichnet eine hypochondrische Befürchtung aus?
18. Nennen und beschreiben Sie die unterschiedlichen Erscheinungsformen von Zwängen.
19. Worin besteht der Unterschied zwischen einer formalen und einer inhaltlichen Denkstörung?

20. Welche Wahnformen sind Ihnen bekannt?
21. Welche Themen kann ein Wahn beinhalten?
22. Über welche Sinneskanäle können Halluzinationen auftreten?
23. Welche anderen Sinnestäuschungen sind von Halluzinationen abzugrenzen?
24. Woran erkennen Sie Ich-Störungen?
25. Welche Merkmale haben die einzelnen Formen von Ich-Störungen?
26. Definieren Sie die Begriffe Parathymie und Ambivalenz.
27. Geben Sie Beispiele für Störungen der Affektivität und ordnen Sie diese denjenigen psychischen Störungen zu, bei denen sie typischerweise auftreten.
28. Was versteht man unter dem Begriff Psychomotorik?
29. Welche psychomotorischen Störungen kommen gehäuft bei organischen Hirnerkrankungen vor?
30. Differenzieren Sie Oligophrenie und Demenz.

Mündliche Prüfungsfragen: Psychopathologie

1. Ein Patient kommt zu Ihnen in die Praxis und berichtet, er habe das Gefühl, andere Menschen würden seine Gedanken lesen und ihn mit dem Wissen um deren Inhalt in seinem Handeln beeinflussen. Wie würden Sie diese Situation psychopathologisch bewerten?
2. Definieren Sie bitte den Begriff Halluzination.
3. Erläutern Sie bitte den Unterschied zwischen inhaltlichen und formalen Denkstörungen.
4. Wie Sie wissen, gibt es verschiedene Wahnthemen. Welche kennen Sie, und welche psychischen Störungen können Sie typischerweise zuordnen?
5. Sie bemerken, dass eine Ihrer Patientinnen zunehmend an Gedächtnisstörungen leidet. Was tun Sie?
6. Ein Patient kommt zum ersten Mal in Ihre Praxis. Wie gehen Sie vor?
7. Wie können Sie die Begriffe Intelligenz und Demenz in Verbindung bringen?
8. Im Gespräch merken Sie, dass Ihre Patientin Erinnerungslücken hat, welche sie mit immer neuen Ideen und Inhalten füllt, die sie selbst für Erinnerungen hält. Wie nennt man dieses Füllen von Erinnerungslücken, und für welches Syndrom ist es bezeichnend?
9. Wie Ihnen sicherlich bekannt ist, kann es bei einer psychotischen Depression auch zu inhaltlichen Denkstörungen kommen. Wie würde sich dieses Geschehen bei einem Patienten zeigen?
10. Wenn Sie an Störungen im affektiven Bereich denken … Welche Symptome wären dann für eine manische Patientin typisch?
11. Eine Depression geht mit vielfältigen Symptomen aus dem psychopathologischen Bereich einher. Welche können Sie mir nennen?
12. Welche Beobachtungen lassen sich im Bereich der einzelnen Elementarfunktionen im Zuge der Erhebung des psychopathologischen Befunds beispielsweise machen?
13. Differenzieren Sie bitte Affekt und Emotion.
14. Können Sie anhand eines Beispiels aus dem Bereich der psychischen Störungen die Begriffe Symptom und Syndrom erläutern?
15. Was versteht man unter dem psychopathologischen Befund, und was müssen Sie für die Befunderhebung tun?
16. Wodurch lassen sich Störungen der Elementarfunktionen ermitteln?
17. Welche Formen von Halluzinationen sind Ihnen bekannt? Können Sie typische Krankheitszuordnungen vornehmen?
18. Was ist ein systematisierter Wahn, und bei welcher Erkrankung kann er vorkommen?
19. Wie diagnostizieren Sie formale Denkstörungen?
20. Was sind Zwangshandlungen, und in welcher Form können sie sich äußern?

II Störungen und Krankheitsbilder

KAPITEL

ICD-10: F0; ICD-11: 6D7, 6D8

5 Organische, einschließlich symptomatischer psychischer Störungen

Steckbrief

ICD-10 F0 Organische, einschließlich symptomatischer psychischer Störungen
ICD-11 6D7, 6D8 Neurokognitive Störungen

Demenzen

Klinisch-deskriptiver Begriff für ein syndromales Krankheitsbild, das mit dem Verlust bereits erworbener kognitiver Fähigkeiten einhergeht.

Demenz bei Alzheimer-Krankheit (➢ Kap. 5.2.1)

- Diffuse Hirnatrophie (Rückbildung des Gehirns)
- Ursache weitgehend unbekannt
- Schleichender Verlauf mit kontinuierlichem Fortschreiten der demenziellen Symptomatik

Vaskuläre Demenz (➢ Kap. 5.2.2)

- Schädigung des Gehirns durch Minderdurchblutung (Gefäßerkrankungen)
- Beginn plötzlicher und Verlauf rascher als bei Alzheimer-Krankheit

Demenzen bei anderenorts klassifizierten Krankheiten

Bei Morbus Pick (➢ Kap. 5.3.1)

- Frontallappendemenz mit typischen Charakterveränderungen
- Verlust sozialer Fähigkeiten

Bei Parkinson-Krankheit (➢ Kap. 5.3.2)

- Degeneration der Substantia nigra im Mittelhirn
- Typische Trias: Bewegungsarmut (Hypokinese), Zittern (Tremor), Muskelsteife (Rigor)
- Mögliches Spätsymptom kann eine Demenz sein

Bei Chorea Huntington (➢ Kap. 5.3.3)

- Autosomal-dominant vererbt
- Typische choreiforme Bewegungsstörungen

Bei Creutzfeldt-Jakob-Krankheit (➢ Kap. 5.3.4)

- Rasch fortschreitende Demenz
- Infektion des ZNS durch Prionen

Nach Schädel-Hirn-Trauma (➢ Kap. 5.3.6)

- Schädel- und Hirnverletzungen unterschiedlicher Schweregrade
- Bewusstseinsstörungen, Amnesie (vor allem für die Zeit kurz vor oder nach dem Unfall), Schwindel, Erbrechen, neurologische Ausfälle

Bei HIV-Krankheit (➢ Kap. 5.3.8)

- Ursache: HIV-Infektion
- Spätsymptom im Verlauf einer AIDS-Erkrankung (nur bei einem Teil der Patientinnen und Patienten auftretend)

Bei Multipler Sklerose (➢ Kap. 5.3.10)

- Chronisch-entzündliche Erkrankung des ZNS
- Vielfältige neurologische Ausfallerscheinungen (z. B. spastische Lähmungen, Sprechstörungen, Intentionstremor, Sensibilitätsstörungen)
- Schubweiser oder chronisch-progredienter Verlauf der Erkrankung
- Demenz im Spätstadium bei einem Teil der Erkrankten

Organisches amnestisches Syndrom (➢ Kap. 5.4)

Delir (> Kap. 5.5)

- Reversible Psychose (akutes psychoorganisches Syndrom)
- Auslöser: körperliche Erkrankungen, Medikamente, Operationen
- Plötzliche starke Verwirrtheit und Desorientiertheit

5.1 Organisch bedingte psychische Störungen

Organische, einschließlich symptomatischer psychischer Störungen bezeichnen meist chronische psychische Störungen, die sich aufgrund einer Hirnerkrankung, chronischer toxischer Einwirkungen auf das Gehirn oder fortschreitender Hirnabbauprozesse entwickeln. Andere Bezeichnungen: organisches Psychosyndrom, hirnorganisches Psychosyndrom (HOPS).

LERNHINWEIS !!!

Sie sollten die wichtigsten Strukturen des Nervensystems wiedergeben können. Sehr detaillierte anatomische Kenntnisse sind in der Regel nicht erforderlich. Allerdings müssen Sie die neurologischen Krankheitsbilder gut kennen.

PRÜFUNGSTIPP

Sie sollten verstehen, worin sich die Gruppe der „organischen, einschließlich symptomatischer psychischer Störungen" von anderen psychischen Störungen unterscheidet.

Die diesen seelischen Störungen zugrunde liegende Hirnerkrankung kann eine Erkrankung sein, die **primär** das Gehirn betrifft (z. B. Schädel-Hirn-Trauma, Hirntumor oder Morbus Alzheimer) oder z. B. infolge einer Intoxikation oder eines gefäßbedingten Gehirnprozesses erst **sekundär** auftritt. In der überwiegenden Zahl der Fälle sind alte Menschen betroffen.

MERKE

Hauptkennzeichen fast aller psychischen Störungen dieser Gruppe ist die Entwicklung einer Demenz.

Die Symptome entwickeln sich in Abhängigkeit des betroffenen Hirnareals. Obwohl die Ursachen sehr unterschiedlich sein können und eine organische Ursache nicht immer nachweisbar ist, zeigen die verschiedenen Krankheitsbilder relativ ähnliche klinische Symptome. Bei den chronischen Verläufen dominiert der Verlust kognitiver Fähigkeiten. Zudem bestehen Antriebsstörungen, Affektlabilität bzw. -inkontinenz und Orientierungsstörungen.

- **Verlust kognitiver Fähigkeiten:**
  - **Gedächtnisstörungen:** Je nach Schweregrad der Erkrankung treten Vergesslichkeit, Merkschwächen des Kurzzeitgedächtnisses, Störungen des Langzeitgedächtnisses und der Ausfall von Erinnerungen auf.
  - **Denkstörungen:** gehen mit Verarmung des Denkens, Perseverationen, eingeschränktem Abstraktionsvermögen und Urteilsschwäche einher.
- **Antriebsstörungen:** zeigen sich in der Regel als Antriebsminderung, psychomotorische Verlangsamung und rasche Erschöpfbarkeit.
- **Affektlabilität bzw. -inkontinenz:** Oft kommt es zu einer erhöhten Reizbarkeit sowie zu Schwankungen zwischen euphorischen und depressiven Verstimmungen.
- **Orientierungsstörungen:** in Bezug auf Ort, Zeit oder Person.

5.2 Demenzen

Der Begriff „Demenz" (lat. „de": ohne; „mens": Verstand) wird häufig als eigener Krankheitsbegriff verwendet, obwohl er einen Symptomkomplex beschreibt, der bei verschiedenen Hirnerkrankungen auftritt und keine eigenständige Störung darstellt. Im Gegensatz zu den Oligophrenien (Minderbegabungen bei Kindern) bezeichnet der Begriff **Demenz den Verlust einer zuvor vorhandenen kognitiven Fähigkeit** (im späteren Leben erworbener Intelligenzmangel).

Die Demenz entwickelt sich infolge einer Erkrankung des Gehirns (ca. 50–70 % der Fälle von Alzheimer-Demenz, ca. 15–25 % vaskuläre Demenz, ca. 10–20 % Mischformen beider Erkrankungen, ca. 3–9 % frontotemporale Demenzen, ca. 3 % Demenz bei anderen neurologischen Erkrankungen und 1,7–30 % Lewy-Körper-Demenz). Im weiteren Verlauf kommt es zu einer zunehmenden Beeinträchtigung höherer Hirnfunktionen. 7–9 % der Demenzen gelten als potenziell reversibel. Zurzeit leben in Deutschland nach Schätzungen ca. 1,8 Mio. (Stand 2023) demenzerkrankte Menschen.

Diagnostische Leitlinien für das Vorliegen einer Demenz nach ICD-10

1. Abnahme des Gedächtnisses, insbesondere mit gestörter Aufnahme neuer Informationen
2. Beeinträchtigung des Denkvermögens
3. Reduzierung der Urteilsfähigkeit und des Ideenflusses
4. Bewusstseinsklarheit
5. Bestehen der Symptomatik seit mindestens 6 Monaten

Die **Symptome** betreffen Gedächtnis, Denken, Orientierung, Lernfähigkeit sowie Sprach- und Urteilsvermögen. Hinzu kommen soziale Auffälligkeiten, eine Verschlechterung der emotionalen Kontrolle und die zunehmend schlechtere Fähigkeit, Aufgaben des täglichen Lebens (z. B. Ankleiden, Hygiene) selbstständig zu verrichten. Die folgenden Symptome müssen mindestens 6 Monate bestehen.

- **Uncharakteristische Anfangssymptome:**
  - Konzentrationsschwäche
  - Vergesslichkeit
  - Schwindel
  - Kopfschmerzen
  - Abnahme von Initiative und Interesse
  - Vernachlässigung von Routinetätigkeiten
- **Obligate Symptome:**
  - Merkfähigkeitsstörungen des Kurz-, später auch des Langzeitgedächtnisses, mit der Folge, dass Fragen wiederholt, Antworten schnell vergessen und Gegenstände verlegt werden
  - Desorientiertheit zu Ort, Zeit und später zur Person
  - Denkstörungen mit Verlangsamung, Umständlichkeit, zähflüssigem Gedankenablauf
  - Beeinträchtigung der Urteils- und Abstraktionsfähigkeit (Überprüfung durch Fragen nach Ähnlichkeiten und Unterschieden)
  - Beeinträchtigung der Informationsverarbeitung
  - Konzentrationsstörungen
- **Häufige, aber nicht obligate Symptome:**
  - Zuspitzung charakterlicher Eigenschaften (z. B. wird aus Sparsamkeit Geiz)
  - Antriebslosigkeit (> 80 %), Unruhe (> 50 %), Depressivität (> 40 %), Wahn (> 30 %), Halluzinationen (15 %)
  - Zusätzlich können andere organisch bedingte Störungen auftreten, z. B. Delir (➤ Kap. 5.5).
- **Neurologische Symptome:** z. B. Parkinson-Syndrom (➤ Kap. 5.3.2)

Die Demenz kann in verschiedenen Schweregraden verlaufen. Bei leichter Demenz ist ein unabhängiges Leben möglich, bei mittelschwerer Demenz ist eine Beaufsichtigung, bei schwerer Demenz eine kontinuierliche Hilfestellung notwendig.

Annähernd 60 % aller Plätze in Pflegeheimen werden von Demenzkranken in Anspruch genommen. Für die stationäre und ambulante Betreuung von Demenzkranken werden nach aktuellen Schätzungen derzeit jährlich 10 Mrd. EUR aufgewendet.

Barry Reisberg hat ein Schema entwickelt, mit dessen Hilfe verschiedene Schweregrade einer Demenzerkrankung erfasst werden. Auch wenn nicht alle Demenzen gleich verlaufen, hat sich die Systematik in der Praxis vielfach bewährt. Reisbergs *Functional Assessment Staging* (FAST) unterteilt eine Demenzerkrankung in 7 Stadien (➤ Tab. 5.1).

Die **Ursachen** für Demenzen sind vielfältig. Die wichtigsten Erkrankungen, die in ihrem Verlauf zu einer Demenz führen, werden in den folgenden Abschnitten beschrieben. Einen Überblick gibt ➤ Abb. 5.1.

MERKE

- Dieser Gruppe von Erkrankungen widmet die ICD-10 ein eigenes Kapitel (F0): „Organische, einschließlich symptomatischer psychischer Störungen".
- Im DSM-5 werden die genannten Störungen als „Neurokognitive Störungen (NCD)" bezeichnet. Eine weiterführende Einteilung gibt es für die Schwere und die Form bzw. Ursache der Demenz. An diese Klassifikation schließt sich die ICD-11 an.
- Störungen der Hirnfunktion, die auf Alkohol oder Einnahme psychotroper Substanzen beruhen, werden nach ICD-10 in Kapitel F1 eingruppiert (➤ Kap. 6.1). Die ICD-11 folgt diesem System.

Tab. 5.1 Stadieneinteilung der Demenz nach FAST

Stadium	Symptome
1	Normal
2	Subjektive Beschwerden, Verlegen von Gegenständen, Schwierigkeiten mit der Arbeit
3	Verminderung der Arbeitsleistung, die auch anderen Personen auffällt; Schwierigkeiten, an neue Orte zu gelangen
4	Zunehmende Schwierigkeiten, komplexere Aufgaben zu erledigen, z. B. Abendessen für Gäste planen, Umgang mit Geld, Einkaufen
5	Eigenständige Lebensführung ohne Hilfe zunehmend eingeschränkt; benötigt Hilfe bei der Auswahl der korrekten Kleidung
6	Verlust der Fähigkeit, grundlegende Tätigkeiten des Alltags durchzuführen (z. B. Anziehen, Waschen, Toilettengang, Urin- oder Darmkontrolle)
7	Verlust der Sprache und Psychomotorik; Sprachvermögen reduziert sich auf wenige Worte am Tag, bis keine verständliche Sprache mehr möglich ist; nacheinander Verlust der Fähigkeit zu gehen, zu sitzen, zu lächeln, den Kopf anzuheben

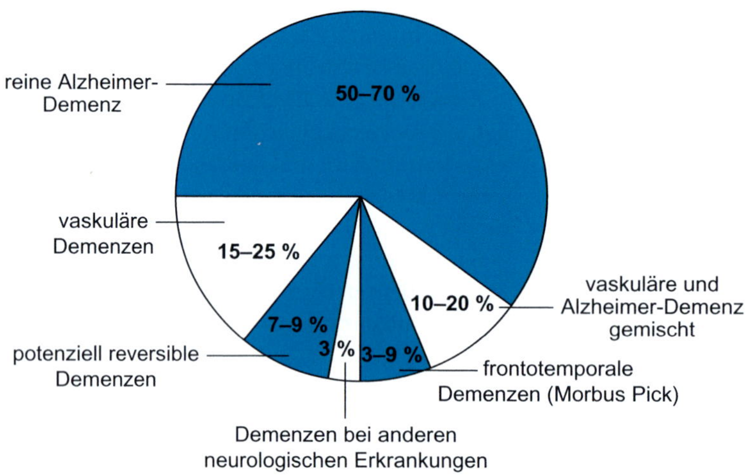

Abb. 5.1 Prozentuale Häufigkeit verschiedener Demenzursachen [L217]

5.2.1 Demenz bei Alzheimer-Krankheit

Die nach dem Neurologen Alois Alzheimer benannte Erkrankung ist die wichtigste der organisch bedingten psychischen Störungen. Synonym: **Demenz vom Alzheimer-Typ.** Demenz durch diffuse Hirnatrophie (Rückbildung des Gehirns) bei ungeklärter Ursache; mehr als zwei Drittel der Demenzerkrankungen gehen auf die Alzheimer-Erkrankung zurück, Frauen sind häufiger betroffen als Männer (u. a. aufgrund der höheren Lebenserwartung) (➤ Tab. 5.2).

Tab. 5.2 Prävalenz der Alzheimer-Demenz

Altersgruppe [Jahre]	Alzheimer-Demenz [%]
30–59	0,1
65–69	1,0
80–84	14,0
> 90	30,0

LERNHINWEIS !!!

Das Störungsbild der Alzheimer-Demenz (AD) ist aufgrund seiner Häufigkeit sehr wichtig und sollte differenziert gelernt werden. Das Krankheitsbild ist in der Regel gut zu verstehen und prägt sich gut ein.

PRÜFUNGSTIPP

Die Behandlung und Betreuung von Demenzkranken erfordert spezielle gerontopsychiatrische Kenntnisse.

Ursachen

Die Ursachen der AD sind weitgehend unbekannt. Man geht von einem **multifaktoriellen Geschehen** aus:

- **Störungen der Neurotransmission** (Botenstoffe im Gehirn): Vor allem Acetylcholin scheint hier eine Rolle zu spielen (➤ Kap. 1.3.2).
- **Infektionen:** Hinweise für mögliche Übertragungen liefert die Creutzfeldt-Jakob-Krankheit, bisher waren jedoch keine Erreger nachweisbar.
- **Toxizität:** Bei vielen Menschen mit AD wurde Aluminium in Form von Aluminiumsilikat gefunden.

Zu den **Risikofaktoren** zählen:

- **Genetische Komponente:** Familienangehörige 1. Grades haben ein erhöhtes Erkrankungsrisiko. Es wurden Zusammenhänge mit Veränderungen am Chromosom 14 und 21 festgestellt. Die genetische Komponente spielt bei früh beginnenden Demenzen (präsenile Demenz mit Beginn vor dem 65. Lj.) eine stärkere Rolle.
- **Alter** (wichtigster Risikofaktor)
- **Neurologische Erkrankungen:** z. B. früheres Schädel-Hirn-Trauma
- Menschen mit einem **Down-Syndrom** haben ein deutlich erhöhtes Risiko, eine AD zu entwickeln.

Die durch die Hirnatrophie hervorgerufenen organischen Umbauprozesse betreffen insbesondere die Großhirnrinde und hier vor allem die Frontal-, Temporal- und Parietalregion (➤ Abb. 5.2). Es treten amyloide Plaques (Protein-Polysaccharid-Komplexe) und Alzheimer-Fibrillen (haarlockenförmige Fäserchen) auf. Zusätzlich besteht ein Befall mehrerer Transmittersysteme, insbesondere des cholinergen Systems. Diese Befunde können allerdings nur durch aufwendige diagnostische Verfahren (Gewebeproben) erhoben werden.

Klassifikation

ICD-10 F0 Organische, einschließlich symptomatischer psychischer Störungen
F00 Demenz bei Alzheimer-Krankheit
ICD-11 6D8 Neurokognitive Störungen
6D80 Demenz durch Alzheimer-Krankheit

- 6D80.0 Demenz durch Alzheimer-Krankheit mit frühem Beginn
- 6D80.1 Demenz durch Alzheimer-Krankheit mit spätem Beginn
- 6D80.2 Alzheimer-Demenz, gemischter Typ, mit zerebrovaskulärer Krankheit

Als Zusatzkodierung können psychische oder Verhaltensstörungen beschrieben werden. Diese gelten **für alle Formen von Demenz.**
6D86 Verhaltensstörungen oder psychologische Störungen bei Demenz

- 6D86.0 Psychotische Symptome bei Demenz
- 6D86.1 Affektive Symptome bei Demenz
- 6D86.2 Angstsymptome bei Demenz
- 6D86.3 Apathie bei Demenz
- 6D86.4 Agitation oder Aggression bei Demenz
- 6D86.5 Enthemmung bei Demenz
- 6D86.6 Umherwandern bei Demenz

Symptome

- Hauptsymptom der Alzheimer-Krankheit ist eine schleichend beginnende und sich kontinuierlich verschlechternde Demenz (s. o.). Die erste Auffälligkeit ist meist eine zunehmende Vergesslichkeit.
- **Frühe Stadien:**
  - Gedächtnisstörungen, vor allem das Kurzzeitgedächtnis betreffend
  - Informationsverarbeitung wird schwieriger
  - Wortfindungsstörungen (Schwierigkeit, für einen Sachverhalt das treffende Wort zu finden)
  - Sprache wird einfacher, Fremdwörter/abstrakte Begriffe verlieren ihre Bedeutung
  - Nachlassende Aktivität und Motivation
  - Sozialer Rückzug
  - Misstrauen, Aggressionen und Wut können auftreten
  - Schamgefühle

5

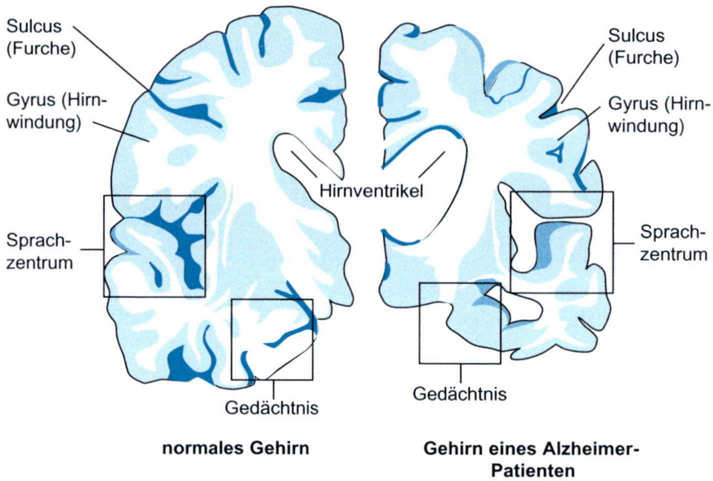

Abb. 5.2 Schematische Darstellung gesunder Gehirnstrukturen und Gehirnstrukturen eines Patienten mit Alzheimer-Demenz im Vergleich (Gehirn im Querschnitt) [L141]

  - Symptomatik ähnelt häufig einer Depression (Pseudodemenz; ➤ Tab. 5.4)
- **Spätere Stadien:**
  - Zunehmende Störungen des Neugedächtnisses (keine Informationsspeicherung mehr möglich; dafür werden verstärkt alte Erinnerungen wiedergegeben).
  - Stimmungsschwankungen
  - Aggressionen, Rückzug und Verweigerung sind möglich.
  - Störungen des Schlaf-Wach-Rhythmus
  - Psychomotorik: In 70 % der Fälle entsteht vermehrte Unruhe, die Patienten wandern umher und „reißen aus". 20 % verhalten sich eher apathisch.
  - Apraxie: Beeinträchtigung der Fähigkeit, motorische Aktivitäten auszuführen (Kochen, Ankleiden) bis hin zur vollständigen Abhängigkeit.
  - Aphasie: Beeinträchtigung der Sprechfunktion mit zunehmenden Wortfindungsstörungen; zunehmende Verarmung/Verlust der Sprache; Sprachverständnisstörungen.
  - Agnosie: Gegenstände werden in ihrer Bedeutung nicht erkannt. Besonders belastend für Angehörige ist das Nichterkennen bekannter Gesichter (Prosopagnosie).
  - Alexie: Unvermögen zu lesen
  - Agraphie: Unfähigkeit zu schreiben
  - Akalkulie: Unfähigkeit zum Umgang mit Zahlen
  - Orientierungsstörungen
  - Harn- oder Stuhlinkontinenz
  - Parkinson-Syndrom (bis zu ⅓ der Fälle, ➤ Kap. 5.3.2)
  - Wahn und Halluzinationen (bis zu 20 % der Betroffenen)
  - Krampfanfälle

Verlauf

Die AD beginnt meistens schleichend mit Störungen des Gedächtnisses; die Schwere der Beeinträchtigungen nimmt über die Jahre kontinuierlich zu. Im fortgeschrittenen Stadium können sich die Erkrankten nicht mehr an Dinge, Personen und Verrichtungen erinnern und benötigen ständige Pflege.

Die Veränderungen schreiten zu Beginn der Erkrankung, etwa über einen Zeitraum von 2 Jahren, langsam fort. In einer mittleren Phase kommt es zu einer raschen Verschlechterung der Symptomatik, und im letzten Abschnitt der Erkrankung sieht man wieder ein langsameres Fortschreiten der Verschlechterung. Die Erkrankung führt im Mittel nach 8 Jahren zum Tod (oft durch Sekundärerkrankungen).

Präsenile Alzheimer-Erkrankungen mit Beginn vor dem 65. Lj. nehmen in der Regel einen rascheren Verlauf.

Diagnostik

MERKE

Die Diagnose Alzheimer-Demenz ist noch immer eine Ausschlussdiagnose, d. h., mögliche andere Ursachen für demenzielle Symptome sind auszuschließen.

Der Verdacht auf AD ergibt sich aus einem schleichenden Beginn mit einem fortschreitenden Abbau der geistigen Fähigkeiten.

- **Anamnese** (einschließlich Fremdanamnese)
- **Psychischer Befund:**
  - Untersuchung des Orientierungsvermögens.
  - Untersuchung der Merkfähigkeit: Untersucher nennt z. B. drei Gegenstände, die der Patient im Anschluss aufzählen soll.
  - Untersuchung der Konzentrationsfähigkeit: z. B. beginnend mit 100 jeweils 7 subtrahieren lassen.
  - Untersuchung des Sprachvermögens und Verständnisses: Der Patient wird z. B. aufgefordert, eine dreiteilige Aufgabe zu verrichten: „Nehmen Sie dieses Blatt Papier, falten Sie es in der Mitte und legen Sie es auf den Tisch."
- **Testverfahren:** Ein leicht durchzuführender und häufig eingesetzter Test zur groben Erfassung kognitiver Defizite ist der **Mini-Mental-Status-Test (MMST)** nach Folstein (➤ Tab. 5.3).
- **Neurologische und internistische Untersuchungen**
- **Apparative Zusatzdiagnostik:**
  - EEG (Messung der Hirnströme) zum Ausschluss von Epilepsien und Stoffwechselstörungen
  - Computertomografie des Schädels (CT, cCT) oder Magnetresonanztomografie (MRT, cMRT) zum Ausschluss von Tumoren, Gefäßveränderungen und Wasseransammlungen
  - Herz-Kreislauf-Untersuchungen wie EKG und Ultraschall
  - Doppler-Sonografie zum Ausschluss von Gefäßveränderungen
  - Liquorpunktion zum Ausschluss anderer Erkrankungen des ZNS

Differenzialdiagnostik

- **Vaskuläre Demenz** (➤ Kap. 5.2.2)
- **Demenzen im Rahmen anderer neurologischer Erkrankungen** (➤ Kap. 5.3, z. B. Chorea Huntington, MS, Morbus Parkinson)
- **Andere hirnorganische Störungen**
- **Depression** (➤ Kap. 8.1): Am Anfang lässt sich eine Depression nur sehr schwer von einer AD unterscheiden. Die Depression beginnt plötzlich und verschlimmert sich nicht. Die Stimmung ist bei depressiven Menschen ständig niedergeschlagen, während sie bei Patienten mit AD schwankt. Bei psychotischen Depressionen finden

Tab. 5.3 Mini-Mental-Status-Test (MMST)* [X314]

	Fragen
Zeitliche Orientierung	„Welches Datum haben wir?"
Merkfähigkeit	„Hören Sie mir aufmerksam zu. Ich werde jetzt drei Worte sagen. Wenn ich mit dem Sprechen fertig bin, werden Sie diese Worte wiederholen. Sind Sie bereit? Hier sind die Worte … APFEL [Pause], LAMPE [Pause], TISCH [Pause]. Wiederholen Sie jetzt diese Worte." [Bis zu 5-mal wiederholen, Punkte jedoch nur für den ersten Versuch vergeben.]
Sprachliche Benennung	„Was ist das?" [Auf einen Bleistift oder Kugelschreiber deuten]
Lesen	„Bitte lesen Sie das durch und tun Sie, wozu Sie aufgefordert werden." [Dem Patient/der Patientin die Worte auf dem Stimulusvordruck zeigen] „Schließen Sie Ihre Augen."

5

Tab. 5.4 Abgrenzung einer demenziellen Erkrankung von einer depressiven Pseudodemenz

	Demenzielle Erkrankung	Depressive Pseudodemenz
Ärztliches Gespräch	Patienten versuchen zu dissimulieren	Patienten beklagen die „Vergesslichkeit"
Standardisierter Test	Testleistung und Alltagsleistung entsprechen sich	Alltagsleistung besser als Testleistung
Verlauf	schleichend-progredient	über Tage/Wochen
Orientierung	gestört	verhältnismäßig intakt
Sexuelle Bedürfnisse	eher ungestört	eher gestört
Hygiene	gestört	eher unauffällig
Ansprechen auf antidepressive Therapie	keine Verbesserung der kognitiven Leistung	Verbesserung der kognitiven Leistung

sich Wahnsymptome, bei AD in frühen Phasen nicht. Depressive Patienten klagen mehr über ihre Vergesslichkeit als Demenzkranke. Depressionen, die mit Vergesslichkeit, verlangsamtem Denken und Leistungseinbruch einhergehen, können einer Demenz, vor allem bei alten Menschen, sehr ähnlich sein und werden auch als **Pseudodemenz** bezeichnet (➤ Tab. 5.4).

- **Delir** (➤ Kap. 5.5)
- **Intelligenzminderungen** (➤ Kap. 12.2)

Therapie

Die Alzheimer-Erkrankung ist **nicht heilbar.**

Medikamentöse Therapie

Antidementiva (➤ Kap. 17.2.6). Die Acetylcholinesterasehemmer Donepezil, Galantamin oder Rivastigmin und der Glutamat-Antagonist Memantin z. B. haben einen positiven Einfluss auf die kognitiven Störungen, und in Studien hat sich gezeigt, dass eine hochgradige Pflegebedürftigkeit erst zu einem späteren Zeitpunkt eintritt. Ansonsten wird der Verlauf der Erkrankung durch Antidementiva nicht beeinflusst.

Mittel- und niederpotente Antipsychotika (Neuroleptika) (➤ Kap. 17.2.2). Diese Medikamente werden vor allem bei psychomotorischer Unruhe und bei Aggressionen verabreicht. Bei z. B. paranoider Symptomatik kommen zusätzlich hochpotente oder atypische Antipsychotika zum Einsatz (z. B. Risperidon).

Analgetika Schmerzmittel sollten zusätzlich verabreicht werden, wenn bei der genauen Beobachtung der Betroffenen Hinweise auf Schmerzen vorhanden sind, die sie selbst nicht äußern können.

Antidepressiva Bei depressiven Verstimmungen werden z. B. SSRIs (➤ Kap. 17.2.1) verordnet.

Phytopharmaka Eine Wirksamkeit auf die kognitiven Störungen zeigen beispielsweise Ginkgo-biloba-Extrakte.

→ Update Das in den USA 2023 zugelassene Medikament Leqembi™ gegen die Alzheimer-Krankheit hat in den europäischen Ländern trotz zahlreicher und starker Nebenwirkungen am 15.04.25 eine Zulassung erhalten. Im Rahmen von Zulassungsstudien wurden z. B. Hirnschwellungen und Hirnblutungen beobachtet. Die Grunderkrankung wird durch das neue Präparat nicht behoben. Das Medikament verlangsamt bei Erkrankten im Anfangsstadium den fortschreitenden Abbau kognitiver Fähigkeiten um ein paar Monate.

Weitere therapeutische Maßnahmen

- Von großer Bedeutung ist der Versuch durch betreuende Personen, die vorhandenen geistigen Fähigkeiten möglichst lange zu erhalten. Dies setzt in der Pflege Zeit und Geduld voraus, hilft den Betroffenen jedoch dabei, an Zufriedenheit und Lebensmut zu gewinnen. Eine weitere Maßnahme ist die Realitätsorientierung, bei der den Erkrankten immer wieder Orientierungshinweise und Informationen gegeben werden. Beständige

Hilfe wird hier nur erreicht, wenn ein sehr regelmäßiges Training stattfindet.
- Betreuung durch Familienangehörige und Betreuungspersonen in möglichst gleichbleibender Form mit einer regelmäßigen Tagesstruktur und einer nicht überfordernden Aktivierung der Erkrankten.
- Für Betreuungspersonen kann es hilfreich und entlastend sein, sich frühzeitig mit aushäusigen Betreuungsmöglichkeiten vertraut zu machen (z. B. Tagesstätten, Kurzzeitpflege etc.).
- Ergotherapie
- Außerordentlich wichtig sind die Beratung und die Aufklärung der Familienangehörigen über das Krankheitsbild und die Prognose. Zudem sollte auf Angehörigengruppen (z. B. bei der Deutschen Alzheimer Gesellschaft) hingewiesen werden.

5.2.2 Vaskuläre Demenz

Durch Gefäßerkrankungen verursachte Demenz, die durch viele kleine Schlaganfälle bedingt und Spätfolge einer ausgeprägten Arteriosklerose der Hirngefäße ist; wird auch als Multiinfarktdemenz bezeichnet. Betrifft ca. 15–25 % der Patienten mit Demenz. Beginn mit 55–60 Jahren.

LERNHINWEIS !!!

Bei der vaskulären Demenz (VD) handelt sich, ebenso wie bei der Alzheimer-Demenz, um eine wichtige Erkrankung aus der Gruppe der organisch bedingten psychischen Störungen. Auch hier sollten Sie für die Prüfung ein fundiertes Wissen erworben haben.

Ungefähr 15–25 % der Altersdemenzen entstehen durch eine verminderte Hirndurchblutung nach kleinen Schlaganfällen (Insulte) oder in seltenen Fällen infolge einer Schädigung des Hirngewebes durch Blutungen (Hämorrhagien).

Betreffen die Schädigungen nicht vorrangig die Großhirnrinde, sondern darunterliegende Strukturen, liegt ein Morbus Binswanger vor. Man spricht hier auch von einer subkortikal lokalisierten (unterhalb der Hirnrinde gelegenen) Demenz.

Ursachen

- **Arteriosklerose** (der Hirngefäße): Eine Arteriosklerose wird durch eine Reihe von Risikofaktoren begünstigt, z. B. Rauchen, hohe Cholesterinwerte, Übergewicht, Bewegungsmangel, Alter, hoher Blutdruck, Diabetes mellitus.
- **Infarkte im Gehirn** (Apoplex)
- Schwere **Hypertonie:** Diese führt zu Umbauprozessen und Verschlüssen kleinerer Gefäße.
- **Subkortikale arteriosklerotische Gehirnerkrankung:** mit Folge einer Hirnsubstanzminderung. Die Herde liegen hierbei unter (lat. „sub-“) der Großhirnrinde (Kortex).
- **Alter**
- **Transitorische ischämische Attacken (TIAs)** in der Anamnese: Dieses sind vorübergehende (transitorische) Zustände von Minderdurchblutung des Gehirns (Ischämie). Hierbei kommt es kurz zu Bewusstseinsstörungen, Lähmungen und Sehstörungen, die einem Schlaganfall ähneln, sich jedoch schnell wieder zurückbilden.

Klassifikation

ICD-10 F0 Organische, einschließlich symptomatischer psychischer Störungen
- F01 Vaskuläre Demenz
- F01.0 Erkrankung mit akutem Beginn
- F01.1 Multiinfarktdemenz mit allmählichem Beginn
- F01.2 Subkortikale vaskuläre Demenz

ICD-11 6D8 Neurokognitive Störungen
6D81 Demenz durch zerebrovaskuläre Krankheit
Zusätzlich können Verhaltensstörungen oder psychische Störungen bei Demenz kodiert werden (→ Klassifikation Alzheimer-Krankheit).

Symptome

Das Ausmaß der Beeinträchtigungen hängt von der Lokalisation und der Größe des geschädigten Gebietes im Gehirn ab.
- **Neurologische Symptome:**
  - Gedächtnisstörungen (entweder langsam anwachsend oder plötzlich durch größeren Schlaganfall)

- Intellektuelle Beeinträchtigungen
  - Kopfschmerzen, Schwindel, Müdigkeit
  - Gangstörungen oder häufiges Hinfallen
  - Neurologische Herdzeichen (z. B. Lähmungen)
- **Affektive Symptome:**
  - Depressive Verstimmung
  - Stimmungsschwankungen
  - Affektlabilität
  - Erhöhte Reizbarkeit
- **Psychomotorische Symptome:**
  - Sozialer Rückzug
  - Verlangsamung
- Hervortreten von typischen Charakterzügen (z. B. kann ein vorher eher vorsichtiger Mensch nun extrem misstrauisch sein)
- **Verwirrtheitszustände,** Desorientiertheit (in späteren Stadien auftretend)
- Häufiges Wasserlassen oder frühzeitige Harninkontinenz (bei Morbus Binswanger)

5

Verlauf

Die VD beginnt plötzlicher und verläuft rascher als die AD (➤ Kap. 5.2.1). Der Zustand der erkrankten Menschen verschlechtert sich in Schüben. Aufgrund der unterschiedlichen Ursachen können die Verläufe sehr verschieden sein. Da die Symptomatik hauptsächlich davon abhängt, welche Hirnregion betroffen ist, können umgrenzte Ausfälle bestehen, während andere Funktionen lange Zeit erhalten bleiben.

Diagnostik

Es sollte ein zeitlicher und kausaler Zusammenhang zwischen dem Auftreten einer Demenz und einer vaskulären Hirnschädigung hergestellt werden können (Zeitspanne 3 Monate).

- Psychopathologische Befunderhebung
- Internistische und neurologische Diagnostik
- CT/cCT
- MRT/cMRT
- Demenzdiagnostik (z. B. MMST, ➤ Tab. 5.3)
- Liquorpunktion

Differenzialdiagnostik

- **Alzheimer-Demenz** (AD) (➤ Kap. 5.2.1): Häufig liegen Sprachstörungen vor, bei der vaskulären Demenz (VD) nicht unbedingt. Bei VD bestehen frühzeitig neurologische Symptome, bei AD nicht. Die AD hat einen Verlauf mit einer kontinuierlichen Verschlechterung, während die VD in Schüben schlechter wird. Bei etwa 10–20 % der Alzheimer-Erkrankungen liegt gleichzeitig eine VD vor (ICD-10: F00.2).
- **Delir** (➤ Kap. 5.5)
- **Intelligenzminderungen** (➤ Kap. 12.2)
- **Depression** (➤ Kap. 8.1)

Therapie

Die vorwiegend somatisch zu therapierende Erkrankung darf nicht vom Heilpraktiker für Psychotherapie behandelt werden.

Medizinische Behandlung

Internistische Therapie Im Vordergrund steht die Verbesserung der Durchblutungs- und Stoffwechselbedingungen sowie die Therapie der Grunderkrankung. Erkrankungen wie z. B. Hypertonie (hoher Blutdruck), Diabetes, Herzinsuffizienz oder Hypercholesterinämie (hohe Cholesterinwerte im Blut) müssen internistisch therapiert werden.

Chirurgische Therapie Möglicherweise müssen gefäßchirurgische Operationen durchgeführt werden.

Medikamentöse Therapie

Gerinnungshemmende Medikamente, Antidementiva (z. B. Donepezil, Galantamin oder Rivastigmin), Antipsychotika bei psychomotorischer Unruhe (z. B. Pipamperon, Risperidon, Haloperidol), bei depressiver Symptomatik Antidepressiva (z. B. Citalopram, Trazodon, Mianserin). Weitere Grunderkrankungen wie Diabetes, Hypertonie etc. müssen ebenfalls medikamentös behandelt werden.

Weitere therapeutische Maßnahmen

- Raucherentwöhnung
- Bewegung und Beschäftigung
- Kognitives Training
- Beratung der Bezugspersonen

5.3 Demenz bei anderenorts klassifizierten Krankheiten

Unter F02 werden in der ICD-10 Erkrankungen abgebildet, in deren Verlauf sich entweder eine Demenz entwickelt oder das Risiko für eine solche Entwicklung erhöht ist. Sie beginnen in der Regel früher als die Alzheimer- und die vaskuläre Demenz.

5.3.1 Morbus Pick

Präsenile Hirnerkrankung, die bevorzugt Stirn- und Schläfenlappen betrifft (frontotemporale Demenz). Der Erkrankungsgipfel liegt zwischen dem 50. und 60. Lebensjahr. Tritt relativ selten auf (1 Fall auf 100 Alzheimer-Erkrankungen).

LERNHINWEIS !!
Symptome und die betroffenen Hirnareale bei einem Morbus Pick sollten bekannt sein.

PRÜFUNGSTIPP
Der Morbus Pick ist eine relativ seltene Demenzursache (3–9 %).

Ursachen

Es besteht eine genetische Veranlagung (autosomal-dominanter Erbgang).

Symptome

Aufgrund der degenerativen Rückbildungen von Hirngewebe (vor allem Frontal- und Temporallappen) mit nachfolgenden Funktionsausfällen treten zunächst Persönlichkeitsveränderungen und Veränderungen des sozialen und emotionalen Verhaltens auf. Im weiteren Verlauf kommt es zu einem fortschreitenden demenziellen Abbauprozess.

- Zeichen der Persönlichkeitsveränderung: Verlust von Takt und Distanz, Enthemmung, Triebhaftigkeit, Erregung oder Apathie
- Zeichen der Demenz: Gedächtnisstörungen, intellektueller Abbau, Störungen der Orientierung
- Sprachstörungen

Klassifikation

ICD-10 F02 Demenz bei anderenorts klassifizierten Krankheiten
F02.0 Demenz bei Morbus Pick
ICD-11 6D8 Neurokognitive Störungen
6D83 Frontotemporale Demenz
Zusätzlich können Verhaltensstörungen oder psychische Störungen bei Demenz kodiert werden (→ Klassifikation Alzheimer-Krankheit).

Verlauf

Zunehmende Ausfallerscheinungen. Meist ist ein Aufenthalt in einer geschlossenen (geschützten) Station notwendig. Der Tod tritt nach durchschnittlich 7 Jahren ein.

Diagnostik

Diagnose vor allem durch bildgebende Verfahren: cCT, cMRT.

Differenzialdiagnostik

Organische Hirnerkrankungen, vor allem Alzheimer-Krankheit und Hirntumoren. Die Differenzierung erfolgt durch bildgebende Verfahren.

Komorbidität

Begleitend können **Depressionen** auftreten.

Therapie

Für diese Erkrankung gibt es keine kausale Therapie und auch keine klaren Behandlungsleitlinien. Es kann der Versuch unternommen werden, den Verlauf mit

Antidementiva etwas aufzuhalten. Bei depressiver Symptomatik kann die Behandlung mit Antidepressiva sinnvoll sein.

5.3.2 Parkinson-Krankheit und Parkinson-Syndrom

Die Parkinson-Krankheit ist eine häufige neurologische Erkrankung des höheren Lebensalters mit Degeneration der Substantia nigra im Mittelhirn (lat. „substantia": Substanz; „nigra": schwarz). Als Leitsymptome werden Hypokinese, Rigor und Tremor angesehen.
Beim symptomatischen (sekundären) Parkinson-Syndrom entwickelt sich die Parkinson-Symptomatik aufgrund von Hirnarteriosklerose, Entzündungen, Vergiftungen oder Medikamenteneinnahme (z. B. Antipsychotika, Reserpin, Tiaprid, Antihistaminika, Metoclopramid, Methyldopa, bestimmte Kalziumantagonisten).

5

LERNHINWEIS !!

Die körperlichen Ursachen und Symptome der Parkinson-Krankheit bzw. des Parkinson-Syndroms sollten bekannt sein.

PRÜFUNGSTIPP

Die Parkinson-Krankheit bzw. das Parkinson-Syndrom kann in manchen Fällen zu einer Demenz führen.

Für den Bereich der Psychiatrie ist es bedeutsam, dass sich als Spätfolge eines Morbus Parkinson eine **Demenz** entwickeln kann. Die Häufigkeit des Auftretens einer Demenz bei Parkinson-Krankheit wird auf mindestens 20 % geschätzt. Es kommt zu einer Degeneration der Substantia nigra. Die Substantia nigra liegt im Mittelhirn und ist für die Produktion des Botenstoffs **Dopamin** verantwortlich. Bei der Parkinson-Erkrankung wird nicht genügend Dopamin gebildet. Zusätzlich zur Parkinson-Krankheit kann auch eine Alzheimer-Erkrankung (➤ Kap. 5.2.1) bestehen.

Mit der Parkinson-Erkrankung wird auch die **Lewy-Körper-Demenz** in Zusammenhang gebracht. Bei bis zu 30 % der Demenzen finden sich Lewy-Körper, die als Zelleinschlüsse in Nervenzellen von Großhirnrinde und Hirnstamm zu erkennen sind. Das Vorhandensein von Lewy-Körpern ist erst nach dem Tod nachweisbar. Es ist unklar, ob die Lewy-Körper-Demenz eine eigenständige Erkrankung ist oder in Zusammenhang mit Parkinson- und Alzheimer-Krankheit steht, mit denen sie häufig vergesellschaftet auftritt. In der Symptomatik finden sich kognitive Störungen, die starken Schwankungen unterliegen (bei anderen Demenzformen sind sie stabil). Darüber hinaus haben die Betroffenen häufiger Halluzinationen als bei anderen Demenzformen. Bei Patienten mit Lewy-Körper-Demenz kann die Gabe von Antipsychotika (Neuroleptika) zu Verschlechterungen führen.

Ursachen

- **Primärer Parkinsonismus:** Dopaminmangel unbekannter Herkunft, Vererbung und Umwelteinflüsse werden als Faktoren diskutiert.
- **Sekundärer Parkinsonismus:** Enzephalitis, Z. n. vorausgegangener Entzündung des Gehirns, Hirnarteriosklerose (Gefäßveränderungen im Gehirn), Medikamente (z. B. Antipsychotika), Vergiftungen (z. B. mit Kohlenmonoxid).

Klassifikation

ICD-10 F02 Demenz bei anderenorts klassifizierten Krankheiten
F02.3 Demenz bei Parkinson-Krankheit
ICD-11 6D8 Neurokognitive Störungen
- 6D85 Demenz infolge anderenorts klassifizierter Krankheiten
  - 6D85.0 Demenz durch Parkinson-Krankheit
- 6D82 Demenz durch Lewy-Körper-Krankheit

Zusätzlich können Verhaltensstörungen oder psychische Störungen bei Demenz kodiert werden (→ Klassifikation Alzheimer-Krankheit).

Symptome

Als typisch gilt die **Parkinson-Trias** aus Hypokinese, Rigor und Tremor; zusätzlich bestehen vegetative Symptome und psychische Veränderungen.

- **Hypokinese (Bewegungsarmut, verlangsamte Bewegungen):**
  - Erschwerter Beginn von komplexen Bewegungen (Betroffene können an der Ampel bei Grün nicht loslaufen)

- Häufige Stürze
- Kleinschrittiger Gang, verminderte Mitbewegung der Arme
- Keine oder geringe Gesichtsmimik („Maskengesicht“)
- Monotones, stimmloses Sprechen
- Gestörte Feinmotorik der Finger (Schrift wird klein und krakelig)

- **Rigor** (Muskelsteife): „wächserne“ Muskeltonuserhöhung
- **Tremor** (Gliederzittern):
  - Ruhetremor der Finger (die Finger bewegen sich, als ob die Betroffenen Münzen zählen oder Pillen drehen würden) und des Kopfes (Nein-Bewegungen). Bei Bewegungen nimmt der Tremor zunächst wieder ab und erst am Ziel wieder zu (wenn z. B. ein Finger zur Nase geführt wird).
  - Zahnradbewegungen (sonst flüssige Bewegung wird in abgehackter Form ausgeführt).
- **Vegetative Symptome:** Speichelfluss, Schluckstörungen, Salbengesicht (glänzende Gesichtshaut) und Obstipation
- **Psychische Veränderungen:**
  - Stimmungslabilität
  - Affektenthemmung
  - Depressive Stimmung
  - Aufmerksamkeits- und Gedächtnisstörungen
  - Bradyphrenie (allgemeine Verlangsamung aller psychischen Vorgänge)
  - Im Spätstadium evtl. Entwicklung einer Demenz

Verlauf

Die Erkrankung schreitet kontinuierlich fort. Trotz medikamentöser Behandlung nehmen Akinese und Rigor über die Jahre zu. Unbehandelt sind 30 % der Erkrankten nach 5 Jahren stark behindert oder versterben.

Diagnostik

- **Anamnese:** Zu erfragen sind psychische oder kognitive Veränderungen, Medikamenteneinnahme, Familienanamnese sowie Hirnerkrankungen oder -verletzungen.
- **Bildgebende und apparative Untersuchungen:** EEG, cCT, cMRT, SPECT (nuklearmedizinische Untersuchung).
- **Funktionstests:** Ein Apomorphin-Test kann weitere Hinweise geben. Verbessert sich unter Apomorphin die Symptomatik kurzfristig, kann dies darauf hinweisen, dass der Patient von L-Dopa (Vorstufe in der Synthese von Dopamin) profitieren könnte.

Differenzialdiagnostik

Häufige Fehldiagnosen im Anfangsstadium einer Parkinson-Erkrankung sind **Depression, Demenz** und **allgemeine Alterserscheinungen.** Bei Stürzen sollte immer an eine Parkinsonsymptomatik gedacht werden.

Komorbidität

Begleitend können im Verlauf **Depressionen** auftreten.

Therapie

Medikamentöse Therapie

- **L-Dopa:** ein Vorläufer von Dopamin, der im Gehirn zu Dopamin umgewandelt wird
- **Antipsychotika** (z. B. Pipamperon, Risperidon, Haloperidol): werden zur Linderung psychischer Veränderungen eingesetzt
- **Antidementiva** (z. B. Donepezil): werden bei der Entwicklung einer Demenz eingesetzt

In jüngster Zeit wird diskutiert, ob Anticholinergika, die bei der Behandlung der Parkinson-Krankheit Anwendung finden, kontraindiziert sind, wenn der Parkinsonismus mit einer Demenz einhergeht. Beobachtungen haben gezeigt, dass sich die Demenz verstärken kann und dass Verwirrtheitszustände auftreten.

Weitere therapeutische Maßnahmen

- **Krankengymnastik:** passive und vorsichtige Bewegungen zur Vorbeugung von Gelenkkontrakturen
- **Ergotherapie und logopädische Behandlung**

5.3.3 Chorea Huntington

Erkrankung des Gehirns, die zu Störungen der Psychomotorik und zu Demenz führt. Die Erkrankung betrifft 5 von 100.000 Menschen. Sie beginnt meist zwischen dem 30. und 40. Lj., kann aber in jedem Lebensalter auftreten. Bei weniger als 10 % der Betroffenen beginnt die Erkrankung vor dem 20. Lebensjahr.

LERNHINWEIS !!
Die Ursachen und Symptome einer Chorea Huntington sollten Ihnen in groben Zügen bekannt sein.

PRÜFUNGSTIPP
Die Chorea Huntington ist eine seltene erbliche Krankheit, die nach vielen Jahren zu einer Demenz führt.

Das Wort „Chorea" kommt aus dem Griechischen, bedeutet „Tanz" und bezieht sich auf die zuckenden Bewegungen, die früher als Veitstanz bezeichnet wurden. Der amerikanische Neurologe George Huntington erkannte 1872, dass die Erkrankung vererbt wird. Das prominenteste Opfer ist der amerikanische Musiker Woody Guthrie. Frauen und Männer sind etwa gleich häufig betroffen.

Ursachen

Die Chorea Huntington wird durch einen Defekt an Chromosom 4 verursacht. Sie wird autosomal-dominant vererbt, d. h., die Erkrankung kann auch dann schon bei einem Kind auftreten, wenn nur ein Elternteil erkrankt ist. Die Kinder von Betroffenen erkranken zu annähernd 50 %.

Es kommt zu einer Degeneration von Nervenzellen im ZNS. Im fortgeschrittenen Stadium ist das gesamte Gehirn atrophisch (degeneriert).

Klassifikation

ICD-10 F02 Demenz bei anderenorts klassifizierten Krankheiten
F02.2 Demenz bei Chorea Huntington

ICD-11 6D8 Neurokognitive Störungen
6D85 Demenz infolge anderenorts klassifizierter Krankheiten
- 6D85.1 Demenz durch Huntington-Krankheit

Zusätzlich können Verhaltensstörungen oder psychische Störungen bei Demenz kodiert werden (→ Klassifikation Alzheimer-Krankheit).

Symptome

- **Organische Wesensveränderung:** psychische Erstsymptome (oft lange vor Beginn der Erkrankung), z. B.:
  - Unruhe
  - Angst
  - Konzentrationsstörungen
  - Affektlabilität
  - Depressive Stimmungslage
  - Später auch Verwahrlosung
- **Bewegungsstörungen:**
  - Ständige Bewegungsunruhe
  - Groteske Extremitätenbewegungen
  - Hyperkinesen im Gesicht
  - Später verlangsamte Bewegungsabläufe (Bradykinesen)
- **Unartikulierte Sprache**
- Patienten wirken schwer krank und abgemagert
- Entwicklung einer **Demenz**
- Im **Einzelfall psychotische Verläufe**
- **Suizidalität**

Verlauf

Die Erkrankung schreitet kontinuierlich fort. Zu Beginn stehen seelische Veränderungen im Vordergrund. Depressionen und schizophrenieähnliche Zustände sind häufig. Spätestens nach 15 Jahren besteht eine Demenz. Die Erkrankungsdauer beträgt 15–20 Jahre. Es sind auch Verläufe von bis zu 40 Jahren dokumentiert. Die Erkrankten versterben meist an Folgeerkrankungen der Lunge oder des Kreislaufsystems.

Diagnostik

Im Fall einer familiären Belastung lassen sich durch Gentests bereits früh sehr genaue Vorhersagen zum Auftreten der Erkrankung treffen.

Weitere Untersuchungen (➤ Kap. 3.1.3):
- Somatosensibel evozierte Potenziale (SEP): Reizung von Nerven und Messung ihrer Reaktion
- Positronenemissionstomografie (PET)
- Magnetresonanztomografie (MRT)
- Elektroenzephalografie (EEG): bei Veränderungen im fortgeschrittenen Stadium

Differenzialdiagnostik

- **Chorea minor** (bei Kindern mit rheumatischem Fieber)
- **Chorea gravidarum** (im 3. bis 5. Schwangerschaftsmonat)
- **Hyperkinetisches Syndrom** bei Arteriosklerose

Therapie

Bisher gibt es keine Therapie, die den Ausbruch der Erkrankung verhindert oder die Krankheit heilt.

Medikamentöse Therapie
- Mineralstoffe: Ubichinon (Coenzym Q10), Vitamin E, Vitamin C, Betacarotin sowie Kreatin
- Piracetam (aus der Gruppe der Antidementiva), Tiaprid (Medikament aus der Gruppe der Parkinsonmittel bei Bewegungsunruhe), Antipsychotika (zur Dämpfung der Hyperkinesen [Bewegungsunruhe] sowie zur Behandlung von aggressivem Verhalten mit Wahnsymptomatik), Benzodiazepine (bei Unruhe und Angst), Antidepressiva (jedoch keine Tri- oder Tetrazyklika)

Weitere therapeutische Maßnahmen
Stressreduktion, Vermeiden von Kaffee und Alkohol, Physiotherapie, regelmäßiges Hirnleistungstraining, Sprechtraining, Entspannungstraining, Gewichtserhaltung (Gewichtsabnahme verschlechtert die Prognose), psychotherapeutische Behandlung (auch von Angehörigen), Kontakt zu Selbsthilfeorganisationen.

5.3.4 Creutzfeldt-Jakob-Krankheit

Die **Creutzfeldt-Jakob-Krankheit (CJK)** ist eine Infektion des ZNS mit Prionen (Eiweißkörper). Charakteristisch für Prionen ist ihre Resistenz gegen alle Maßnahmen, die Proteine zerstören. Sie tritt vor allem im hohen und mittleren Lebensalter (40–65 Jahre) auf und endet tödlich. Die neue Variante der Creutzfeldt-Jakob-Krankheit (nvCJK; seit 1996 beschrieben) ist eine Form, an der vor allem jüngere Menschen erkranken (< 40 Jahre). Sie ist auch als bovine spongioforme Enzephalopathie (BSE; umgangssprachlich: Rinderwahn) bekannt.

LERNHINWEIS !
Die Ursachen und Symptome der Creutzfeldt-Jakob-Krankheit sollten Ihnen in groben Zügen bekannt sein.

PRÜFUNGSTIPP
Die Creutzfeldt-Jakob-Krankheit ist eine mögliche Ursache einer Demenz.

An der von Hans-Gerhard Creutzfeldt und Alfons Jakob 1920 erstmals beschriebenen und nach ihnen benannten Krankheit erkranken in Deutschland 80–100 Menschen pro Jahr. Es handelt sich um eine spongiöse Enzephalomyelopathie (spongiform [lat.] = schwammartig; Enzephalopathie = nichtentzündliche Hirnerkrankung). Durch den Befall des Gehirns kommt es zu nichtentzündlichen degenerativen Veränderungen der grauen und weißen Substanz sowie zu Wucherungen der Gliazellen (Stützzellen des Nervengewebes).

Ursachen

Die Erkrankung wird durch Prionen verursacht. Die Übertragungswege sind noch unklar.

Die Übertragung von Rind zu Mensch (nvCJK) erfolgt durch den Verzehr vor allem von Fleisch (erregerhaltig oder beim Schlachten mit infiziertem Hirn- und Rückenmarksgewebe kontaminiert), von Innereien (Leber, Niere) und eventuell von Tierprodukten (z. B. Gelatine).

Klassifikation

ICD-10 F02 Demenz bei anderenorts klassifizierten Krankheiten
F02.1 Demenz bei Creutzfeldt-Jakob-Krankheit

ICD-11 6D8 Neurokognitive Störungen
6D85 Demenz infolge anderenorts klassifizierter Krankheiten
- 6D85.5 Demenz durch Prionenerkrankung

Zusätzlich können Verhaltensstörungen oder psychische Störungen bei Demenz kodiert werden (→ Klassifikation Alzheimer-Krankheit).

Symptome

- **Frühstadium:** unklare nervöse/psychische Störungen, z. B. Kopfschmerz, Schwindel, Schlaflosigkeit, Gedächtnis- und Konzentrationsschwäche, Reizbarkeit, Angstzustände, Depression
- **Mittleres Stadium:**
  - Spezifische Funktionsstörungen der Großhirnrinde (Aphasie, Schreib- und Leseschwierigkeiten, Agnosie, Apraxie)
  - In 50 % der Fälle spezifische Funktionsstörungen des Kleinhirns (z. B. Ataxie, Gleichgewichtsstörungen, Schwindel, verringerter Muskeltonus)
  - Demenz
  - Myoklonien (Zuckungen einzelner Muskeln)
- **Endstadium:** „Enthirnungsstarre", Koma, Tod (bei CJK 6 bis max. 24 Monate nach Auftreten erster Symptome, bei nvCJK länger)

Verlauf

Innerhalb von 6 Monaten bis 2 Jahren führt die Erkrankung über ein Stadium der Demenz zum Tod. Bei der nvCJK ist der Verlauf etwas länger.

Diagnostik

- Biopsie: Die Entnahme und Untersuchung von Hirngewebe (Biopsie) stellt die sicherste Form der Diagnose dar. Sie wird jedoch meist nicht zu Lebzeiten durchgeführt.
- EEG: Bei CJK entstehen typische Veränderungen („periodic sharp wave complexes").
- Liquorpunktion: Eine Untersuchung der Rückenmark-Gehirn-Flüssigkeit erhärtet in 80 % der Fälle die Diagnose.
- cCT, cMRT

Differenzialdiagnostik

- **Alzheimer-Krankheit** (➤ Kap. 5.2.1): weniger rasch fortschreitend
- **Parkinson-Krankheit** (➤ Kap. 5.3.2): erkennbar an feinschlägigem Tremor, Salbengesicht und typischem kleinschrittigem Gang
- **Morbus Pick** (➤ Kap. 5.3.1): frühes Versagen der Routineleistung

Therapie

Eine kausale Therapie ist bisher nicht möglich. Zur Linderung der Symptome werden Spasmolytika (krampflösende Mittel), Antikonvulsiva (Epilepsiemittel) und schmerzlindernde Medikamente verordnet.

5.3.5 Morbus Wilson

Vererbte generalisierte Kupferstoffwechselstörung. Durch die reduzierte Synthese von Coeruloplasmin wird vermehrt Kupfer in parenchymatöse Organe eingelagert (z. B. Leber, Gehirn, Augen, Nieren). Andere Bezeichnung: hepatolentikuläre Degeneration. Sie tritt selten auf (3 Fälle auf 100.000 Einwohner).

LERNHINWEIS !
Das Krankheitsbild sollte in groben Zügen bekannt sein.

PRÜFUNGSTIPP
Der Morbus Wilson kann mögliche Ursache einer Demenz sein.

Abhängig vom Zeitpunkt der Erkrankung werden zwei Formen unterschieden:

- **Typ Wilson I:** Die jugendliche Form tritt zwischen dem 7. und 15. Lj. auf. Es bestehen vor allem Ikterus (Gelbfärbung der Haut, meist als Zeichen einer Leberschädigung) und Verhaltensstörungen. Der Krankheitsverlauf ist rasch fortschreitend.
- **Typ Westphal-Strümpell:** Die Krankheit beginnt zwischen dem 20. und 30. Lj. und verläuft chronisch über einen Zeitraum von 10–40 Jahren.

Typischerweise entwickelt sich vor allem ein Tremor.

Ursachen

Die Erkrankung wird autosomal-rezessiv vererbt. Es besteht eine Transport- und Ausscheidungsstörung für Kupfer, die mit einer verstärkten Einlagerung von Kupfer in die Körpergewebe (vor allem der Leber und des Nervensystems) einhergeht. In der Folge kommt es zur Degeneration von Nervenzellen und Leberzirrhose.

Klassifikation

ICD-10 F02 Demenz bei anderenorts klassifizierten Krankheiten
F02.8 Demenz bei Morbus Wilson
ICD-11 5C6 Stoffwechselstörungen
5C64.00 Wilson-Krankheit

→ **Update** Die Wilson Krankheit wird in der ICD-11 nicht mehr den psychischen Störungen zugeordnet.

Symptome

- **Neurologische Symptome:**
  - Hyperkinesen (psychomotorische Unruhe)
  - Flapping-Tremor (Zittern der Finger)
- **Psychiatrische Symptome** (10–20 %):
  - Affektinkontinenz (Gefühlsausbrüche bei geringsten Anlässen) in Form von Euphorie, Unruhe, pathologischem Weinen und Lachen
  - Aufmerksamkeits- und Gedächtnisstörungen
  - Schizophreniforme Psychosen
  - Demenz
- **Symptome im Bauchraum:** Vergrößerung von Leber und Milz, Hepatitis, Leberzirrhose, Bauchschmerzen, Ikterus
- **Augen:** bräunlich grüner Hornhautring im Auge

Verlauf

Erste Zeichen der Erkrankung sind aufgrund der starken Leberbeteiligung eine Gelbsucht und starke Stimmungsschwankungen. Einige Erkrankte verhalten sich aufbrausend und gereizt, andere wirken apathisch. Über die Hälfte der Betroffenen entwickelt psychische Störungen, nur ein kleiner Teil wird dement. Bei chronischem Verlauf entwickeln sich die neurologischen und psychiatrischen Symptome meist vor der Lebersymptomatik.

Diagnostik

- Nachweis eines verringerten Spiegels des Transporteiweißes Coeruloplasmin im Blut
- Nachweis einer erhöhten Kupferausscheidung über den Urin
- CT

Differenzialdiagnostik

- **Chorea Huntington** (➤ Kap. 5.3.3): Gentest, Familienanamnese
- **Multiple Sklerose** (➤ Kap. 5.3.10): Nachweis über MRT und Liquoruntersuchung

Therapie

- **Medikamentöse Therapie:** Medikamente zur Hemmung der Kupferaufnahme (Zinksulfat oder Zinkazetat) und zur Förderung der Kupferausscheidung (z. B. D-Penicillamin)
- **Kupferarme Diät:** Meidung kupferreicher Nahrungsmittel (z. B. Schalentiere, Schokolade, Leber, Pilze, Nüsse)

5.3.6 Schädel-Hirn-Trauma (SHT)

Sammelbezeichnung für alle Schädelverletzungen mit oder ohne morphologisch fassbare Schädigung des Gehirns; jährliche Inzidenz ca. 300 pro 100.000 Einwohner; gehört zu den häufigsten Todesursachen bei unter 40-Jährigen; Hauptursache sind Verkehrsunfälle. Das Krankheitsbild hängt von der Schwere der Verletzung ab. Entscheidend für die Prognose ist, ob es zusätzlich zu Gehirnblutungen kommt.

LERNHINWEIS !

Differenzierte körperliche Aspekte eines SHT müssen Sie nicht kennen. Sie sollten jedoch wissen, dass ein SHT in manchen Fällen zu einer Demenz und anderen psychischen Folgeschäden führen kann.

Das SHT gehört in den Bereich der Notfall- und Intensivmedizin sowie der neurologischen Erkrankungen. Hinsichtlich der psychiatrischen Erkrankungen werden die Folgeschäden benannt.

Der Schweregrad eines SHT wird nach einer internationalen Skala, der **Glasgow Coma Scale** (GCS), beurteilt. Mit Punkten, die zum Schluss addiert werden, werden hierbei bewertet:

2. Fähigkeit, die Augen zu öffnen
3. Fähigkeit, verbal zu antworten
4. Fähigkeit, Aufforderungen motorisch nachzukommen

Der schlechteste Wert ist 3, der beste 15. Je nach erreichtem Punktwert spricht man von einem leichten (13–15 Punkte), einem mittelschweren (9–13) oder einem schweren SHT (3–8). Diese Eingruppierungen haben bisherige Bezeichnungen ersetzt, die sich jedoch noch vielfältig in der Literatur finden: Die Begriffe Commotio cerebri (Gehirnerschütterung) und Contusio cerebri (Gehirnquetschung oder -prellung) gelten als überholt.

Ursachen

Ein SHT entsteht in der Regel durch einen Unfall, Sturz oder Schlag. In über 50 % der Fälle entsteht ein SHT infolge eines Verkehrsunfalls. Folgende Formen werden unterschieden:

- **Schädelfraktur:** Kalottenfrakturen (= Brüche des Schädeldachs)
- **Schädelbasisfraktur:** zeigt sich häufig als Brillenhämatom (= Bluterguss um die Augen) oder durch Austritt von Liquor (Gehirnflüssigkeit) aus Mund, Nase oder Ohren

Als **Komplikationen** können auftreten:

- Epidurales Hämatom: Blutung in den Raum zwischen Hirnhaut (Dura) und knöchernem Schädel
- Subduralhämatom: Blutung in den Raum zwischen Hirnhaut und Hirnoberfläche

Die Ausfallerscheinungen sind unmittelbare Folge von mechanisch verletztem Nervengewebe.

Klassifikation

ICD-10 F07 Persönlichkeits- und Verhaltensstörung aufgrund einer Krankheit, Schädigung oder Funktionsstörung des Gehirns

F07.2 Organisches Psychosyndrom nach Schädel-Hirn-Trauma

ICD-11 6D8 Neurokognitive Störungen

6D85 Demenz infolge anderenorts klassifizierter Krankheiten

- 6D85.7 Demenz durch Kopfverletzung

Zusätzlich können Verhaltensstörungen oder psychische Störungen bei Demenz kodiert werden (→ Klassifikation Alzheimer-Krankheit).

Symptome

- **Akute Symptome:**
  - Bewusstseinsstörungen (Vigilanzstörungen): weisen als Kardinalsymptom auf eine diffuse Störung der Hirnfunktion hin. Die Wachheit ist eingeschränkt; optische und akustische Reize werden vermindert wahrgenommen. Später betrifft dies auch Schmerzreize. Eventuell kommt es zu Bewusstlosigkeit oder Koma (Stunden bis Tage).
  - Amnesie: Oft bestehen Erinnerungslücken für die Zeit kurz vor dem Unfall (retrograde Amnesie) und/oder die Zeit kurz nach dem Unfall (anterograde Amnesie).
  - Unspezifische Symptome: z. B. Kopfschmerzen, Schwindel, Erbrechen
  - Neurologische Ausfälle: z. B. einseitige Pupillenerweiterung, Erlöschen des Lichtreflexes, Lähmungen, Gesichtsfeldausfälle, Sprach- und Sprechstörungen, Verwirrtheit, Desorientiertheit
  - Krampfanfälle
- **Psychiatrisch-neurologische Langzeitfolgen** (diese Symptome treten nur bei einem kleinen Teil der Betroffenen auf):
  - Hirnleistungsschwäche
  - Wesensveränderung, z. B. vorher unbekannte Aggressivität
  - Wiederkehrende epileptische Anfälle
  - Verlangsamung, Reizbarkeit, Depression
  - Produktive psychotische Symptome (Wahn, Halluzination)

- Demenz
- Apallisches Syndrom (Wachkoma): schlafähnlicher Zustand, bei dem die grundlegenden Lebensfunktionen fortbestehen

Verlauf

Die Prognose ist abhängig von der Schwere der Verletzung sowie den rechtzeitig eingeleiteten Maßnahmen. Prognostisch ungünstig sind: hohes Alter, niedriger GCS-Wert (s. o.) und blutungsbedingte Steigerung des Hirndrucks. Eine früh einsetzende Rehabilitationsbehandlung kann die Prognose verbessern.

Diagnostik

- Sofortige neurologische Untersuchung (bei Unfall z. T. noch am Unfallort)
- Röntgen, CT, MRT
- EEG, evozierte Potenziale, Angiografie, Ultraschall
- Hirndruckmessung
- Neuropsychologische Tests (in der Rehabilitationsphase)

Therapie

Ziele sind der Erhalt bestehender Hirnfunktionen und die Übernahme gestörter Funktionen durch andere Hirnareale. Die Therapie richtet sich nach dem SHT-Schweregrad. In erster Linie steht bei einem schweren Trauma die Rettung des Lebens im Vordergrund.

- Intensivmedizinisch-neurologische Versorgung
- Eventuell Einleitung notwendiger chirurgischer Eingriffe
- Eventuell Verlegung in eine Spezialklinik
- Einleiten einer Frührehabilitation
- Rehabilitation mit Ergo-, Physio- und Sprachtherapie, Therapie mit Tieren (z. B. Hippotherapie)

5.3.7 Neurosyphilis

Die Neurosyphilis (Neurolues) ist eine neurologisch-psychiatrische Spätfolge der Syphilis mit Befall des Gehirns und Demenz. Tritt erst nach vielen Jahren auf, wenn die auch als Lues bezeichnete sexuell übertragbare Krankheit nicht frühzeitig behandelt wurde. Weltweit ist die Syphilis mit jährlich 12 Mio. Neuerkrankungen nach AIDS die zweithäufigste tödlich verlaufende sexuell übertragbare Erkrankung.

LERNHINWEIS !

Die Neurosyphilis ist ein klassisches Beispiel für eine körperlich bedingte psychische Störung. Sie kommt in Deutschland nur noch sehr selten vor. Im Spätstadium kann eine Demenz auftreten.

Ursachen

Die Erkrankung wird durch eine Infektion mit dem Bakterium *Treponema pallidum* ausgelöst. Der Erreger wird in der Regel durch Geschlechtsverkehr übertragen. Die Ansteckung erfolgt über Schleimhäute, kleine Hautverletzungen oder Blut.

Klassifikation

ICD-10 F02 Demenz bei anderenorts klassifizierten Krankheiten
F02.8 Demenz bei Neurosyphilis
ICD-11 6D8 Neurokognitive Störungen
6D85 Demenz infolge anderenorts klassifizierter Krankheiten
- 6D85.Y Demenz durch Neurosyphilis

Zusätzlich können Verhaltensstörungen oder psychische Störungen bei Demenz kodiert werden (→ Klassifikation Alzheimer-Krankheit).

Symptome

Wird im Spätverlauf der Syphiliserkrankung das Nervensystem befallen, entwickelt sich die Neurolues mit Symptomen einer progressiven Paralyse (progressiv = fortschreitend; Paralyse = Lähmung). Als weitere Form kann eine Tabes dorsalis („Rückenmarkschwindsucht“) mit neurologischen Ausfallerscheinungen auftreten.

- **Progressive Paralyse:**
  - Neurologische Symptome: Pupillenstörungen, verwaschene Sprache, zittrige Schrift, Gang-

störungen und spastische Lähmungen der Extremitäten
  - Paranoid-halluzinatorische Zustände sind möglich.
- **Tabes dorsalis:** Pupillenstörungen, Hyporeflexie, Gangstörungen, Augenmuskelstörung und Blasenentleerungsstörung sowie fehlende Tiefensensibilität, sensible Ausfallerscheinungen und Lähmungen der Muskulatur
- **Demenz**

Verlauf

Die Syphilis verläuft in vier Stadien. Die ersten beiden Stadien klingen auch ohne Behandlung ab. Die Spätstadien entwickeln sich nach Jahren der Beschwerdefreiheit, etwa 10–15 Jahre nach der Erstinfektion.

Die Neurosyphilis hat, wenn sie nicht frühzeitig behandelt wird, eine ungünstige Prognose. Ein hoher Prozentsatz der Betroffenen stirbt, andere werden dauerhaft zu Pflegefällen.

Diagnostik

Erregernachweis in Blut und Liquor.

Differenzialdiagnostik

- **Schizophrenie** (➤ Kap. 7.1): Ähnlichkeit bei bestehender paranoid-halluzinatorischer Symptomatik. An Schizophrenie erkrankte Menschen sind im Durchschnitt jedoch jünger.
- **Alzheimer-Krankheit** (➤ Kap. 5.2.1): Nachweis mittels bildgebender Verfahren und Ausschluss anderer möglicher Ursachen für eine Demenz
- **Vaskuläre Demenz** (➤ Kap. 5.2.2): zeitliche Nähe zu einem Schlaganfall
- **Demenz bei HIV-Infektion** (➤ Kap. 5.3.8): Nachweis des HI-Virus

Therapie

- Penicillin
- Antibiotika
- Spezialisierte Pflege

5.3.8 Demenz bei HIV-Krankheit

Ausgelöst durch eine Infektion mit dem humanen Immundefizienzvirus (HIV, engl. „human immunodeficiency virus"), einem Retrovirus, kommt es zu einer direkten Schädigung des zentralen Nervensystems (ZNS) mit unterschiedlichen Auswirkungen, u. a. zu einer ausgeprägten Demenz.

LERNHINWEIS !

Die Immunschwächekrankheit AIDS führt zu einer Fülle von körperlichen Symptomen. Sie sollten die möglichen psychischen Folgeerscheinungen kennen.

Eine Demenz ist nur eine von vielen möglichen Folgeerkrankungen von AIDS; als Hirnerkrankung tritt die sog. HIV-Enzephalopathie auf (frühere Bezeichnung: AIDS-Demenz-Komplex).

Im Vollbild der Erkrankung kommt es bei über 50 % der Betroffenen zu morphologischen Veränderungen des Gehirns, z. B. zur Erweiterung der Ventrikel (Hohlräume im Gehirn) oder zu einer Atrophie (Degeneration) des Gehirns.

Ursachen

Infektion mit dem HI-Virus. Das Virus wird durch den Austausch von Körperflüssigkeiten, z. B. beim Geschlechtsverkehr (deshalb: Safer Sex!), oder durch Kontakt mit infiziertem Blut (verunreinigte Kanülen bei Drogenabhängigen) übertragen. Eine Schwangere kann das Kind während der Schwangerschaft, bei der Geburt oder beim Stillen mit dem HI-Virus infizieren, sofern sie keine Medikamente gegen HIV einnimmt.

Klassifikation

ICD-10 F02 Demenz bei anderenorts klassifizierten Krankheiten
F02.4 Demenz bei Krankheit durch das humane Immundefizienz-Virus (HIV)
ICD-11 6B8 Neurokognitive Störungen
6D85 Demenz infolge anderenorts klassifizierter Krankheiten
- 6D85.3 Demenz durch humanes Immundefizienz-Virus (HIV)

Zusätzlich können Verhaltensstörungen oder psychische Störungen bei Demenz kodiert werden (→ Klassifikation Alzheimer-Krankheit).

Symptome

- AIDS-Lethargie: Schlappheit, Trägheit und Gleichgültigkeit
- Ängstlich-depressive Verstimmungen, sozialer Rückzug
- Konzentrationsstörungen
- Motorische Störungen: z. B. Gangunsicherheit, Gleichgewichtsstörungen
- Demenz
- Selten sind Krampfanfälle, psychotische oder delirante Verläufe zu beobachten.

Verlauf

Mit Entwicklung des AIDS-Vollbildes beträgt die Lebenserwartung nur wenige Jahre, bei Auftreten der HIV-Demenz nur wenige Monate. Die HIV-Demenz geht wie auch andere Demenzformen mit einer zunehmenden Beeinträchtigung der lebenspraktischen Funktionen und vollständiger Pflegebedürftigkeit einher. Während früher bei jedem vierten AIDS-Erkrankten die HIV-Demenz auftrat, konnte die Häufigkeit durch moderne Medikamente deutlich reduziert werden.

Diagnostik

- Labor: Nachweis des HI-Virus im Blut
- Neurologische Untersuchungen
- cCT
- Liquorpunktion (Entnahme von Gehirn-/Rückenmarkflüssigkeit)

Differenzialdiagnostik

- **Depression** (➤ Kap. 8.1): Auch bei einer Depression können Vergesslichkeit, Konzentrationsstörungen und verlangsamtes Denken auftreten. Depressionen sind neben der verschlechterten Stimmung und dem reduzierten Antrieb vor allem an Schlafstörungen zu erkennen. Depressionen können aber auch **komorbid** bestehen.
- **Demenzen anderer Ursachen**

Therapie

Medikamentöse Therapie

- Hochaktive antiretrovirale Therapie (HAART): eine Kombinationstherapie, die meist Zidovudin (Syn.: Azidothymidin, AZT) enthält. Unter dieser Medikation hat sich der Verlauf der HIV-Erkrankung deutlich verbessert, und es kommt wesentlich seltener zu einer HIV-Demenz bzw. zum Vollbild einer AIDS-Erkrankung.
- Antidepressiva, Antidementiva (nach Bedarf)

Weitere Maßnahmen

- Spezialisierte ambulante oder stationäre Krankenpflege
- Psychotherapie

5

5.3.9 Epilepsie

- **Epilepsie:** Funktionsstörungen des Gehirns mit chronisch rezidivierenden epileptischen Anfällen. 0,5–1 % der Bevölkerung leiden an einer Epilepsie. In Deutschland sind ca. 500.000 Menschen betroffen.
- **Epileptische Anfälle:** Folge einer abnormen Erregungsentstehung und -ausbreitung im Gehirn, wobei die plötzlichen, zeitlich begrenzten und rhythmischen Entladungen entweder auf bestimmte Hirnregionen beschränkt bleiben oder das gesamte Gehirn betreffen.

LERNHINWEIS !

Sie sollten wissen, welche psychischen Folgeerscheinungen eine Epilepsie haben kann. Die Notfallmaßnahmen, die bei einem epileptischen Anfall durchgeführt werden müssen (siehe Kasten „Erste Hilfe bei einem epileptischen Anfall" am Ende von ➤ Kap. 5.3.9), sollten Ihnen bekannt sein.

Eine Epilepsie wird üblicherweise nicht von ambulanten Psychotherapeuten behandelt. Da sie in seltenen

Fällen zu einer Demenz führt, ist sie in diesem Kapitel aufgeführt.

Die anfallsartigen Störungen betreffen Sensorik, Motorik, Befinden und Verhalten. Die Schwere der Erkrankung variiert sehr stark. Manche Menschen haben zeitlebens nur sehr wenige Anfälle. Im anderen Extrem können viele Anfälle an einem Tag auftreten. Einen Anfall, der wegen einer vorübergehenden körperlichen Störung einmalig auftritt, bezeichnet man als **Gelegenheitsanfall.** Ein Gelegenheitsanfall kann durch Alkoholentzug, starken Abfall des Blutzuckers, Verletzungen und Entzündungen des Gehirns entstehen. Auch **Fieberkrämpfe** bei Kleinkindern zählen hierzu.

Formen und Ursachen

Verschiedene Epilepsieformen werden als Syndrome zusammengefasst. Diese Syndrome sind sehr detailliert von der Internationalen Liga gegen Epilepsie (ILAE) beschrieben worden. An dieser Stelle soll ein Überblick über die wichtigsten Kriterien genügen.

Formen

Fokaler Anfall Das Anfallsgeschehen findet in einer umgrenzten Region der Großhirnrinde statt. Das Bewusstsein ist erhalten oder getrübt.

Generalisierter Anfall Das gesamte Gehirn ist in das epileptische Geschehen einbezogen. Die Betroffenen sind in der Regel deutlich bewusstseinsgetrübt oder bewusstlos.

Ursachen

- **Idiopathisch** (ca. 50 %): Diese Epilepsieformen haben eine erbliche Basis.
- **Symptomatisch** (Folge verschiedener Erkrankungen): Hirnerkrankungen und -verletzungen, z. B. Schädel-Hirn-Trauma (ca. 5–15 %), Enzephalitis (ca. 11 %) bzw. Sauerstoffmangel im Gehirn (besonders unter der Geburt ca. 10–14 %), Hirntumoren (ca. 8–22 %).
- **Weitere Ursachen:** Vermutet man eine Hirnerkrankung, die nicht nachgewiesen werden kann, spricht man von einer kryptogenen (verborgenen) Erkrankung. Bei Kindern und Jugendlichen lässt sich die genaue Ursache nur in 25 % der Fälle ermitteln.
- **Auslösende Faktoren für den einzelnen Anfall können sein:** Hypoglykämie (starke Unterzuckerung), Urämie (Nierenversagen), Alkohol- und Medikamentenmissbrauch, Schlafmangel, seelische Belastungssituationen, flackernde Bilder bei Computerspielen oder beim Fernsehen.

Klassifikation

ICD-10 F02 Demenz bei anderenorts klassifizierten Krankheiten
F02.8 Demenz bei Epilepsie
ICD-11 6D8 Neurokognitive Störungen
6D85 Demenz infolge anderenorts klassifizierter Krankheiten
- 6D85.Y Demenz durch Epilepsie

Zusätzlich können Verhaltensstörungen oder psychische Störungen bei Demenz kodiert werden (→ Klassifikation Alzheimer-Krankheit).

Symptome

- **Grand-Mal:** Tage bis Stunden vorher bestehen erhöhte Reizbarkeit und Schwindel. Kurz vor dem Anfall kommt es zu einer sog. Aura mit Sprachstörungen, Lichtblitzen und Übelkeit. Zu einer besonderen Art von epileptischer Aura zählt der „dreamy state", der ein merkwürdiges, traumartiges Gefühl beschreibt. Weiterer Verlauf:
  - Initialschrei und Hinfallen
  - Tonisches Stadium: starrer Streckkrampf
  - Klonisches Stadium: rhythmische Zuckungen, Gefahr von Zungenbiss, Schaum vor dem Mund, Verletzungsgefahr
  - Erschöpfungsstadium: Tiefschlaf mit Übelkeit und Kopfschmerzen beim Erwachen
  - Unwillkürliche Harn- und Stuhlentleerung
- **Status epilepticus:** Sonderform des epileptischen Anfalls, bei der ein Anfall länger als 20 Minuten dauert. Diese Form ist lebensgefährlich.
- **Absencen** (franz. = abwesend sein): Bewusstseinsstörung von einigen Sekunden. Frühere Bezeichnung: **Petit-Mal.**

In einigen Fällen können sich psychische Veränderungen entwickeln, z. B. Denkverlangsamung, Depression, Demenz und starke Affektivität. Es kann zu Wesensveränderungen oder zur Entwicklung eines Dämmerzustands kommen. Auch schizophreniforme Psychosen mit paranoid-halluzinatorischer Symptomatik (bei 2–5 % der schweren Krankheitsverläufe; ➤ Kap. 7.1) sind möglich.

Verlauf

Je nach zugrunde liegender Ursache und Erscheinungsform verläuft die Epilepsie sehr unterschiedlich. Viele Menschen erleiden einzelne oder einige wenige Anfälle und bleiben im weiteren Leben auch ohne Medikamente anfallsfrei. Zwei Drittel der Patienten werden durch Medikamente anfallsfrei und können teilweise sogar (nach Jahren) die Medikamente wieder schleichend absetzen. Lediglich 15 % sprechen nicht gut auf eine Medikation an. Bei den Betroffenen, bei denen Medikamente keine günstige Wirkung erzielen, sind operative Methoden zu diskutieren. Diese sind nur möglich und sinnvoll, wenn der auslösende Ort für die Anfälle im Gehirn lokalisierbar und gleichzeitig operabel ist.

Diagnostik

Die Diagnostik sollte die genaue Epilepsieform erfassen, um einer optimalen Therapie den Weg zu weisen. Es gibt Fachkliniken und Schwerpunktpraxen, die sich auf die Diagnostik und Therapie von Epilepsie spezialisiert haben. Wichtige diagnostische Bausteine sind (➤ Kap. 3.1.3):

- Eigen- und Fremdanamnese (Beschreibung des Anfallsgeschehen)
- Charakteristische EEG-Befunde (z. B. „spike waves" und „sharp waves")
- cMRT: genaueste Möglichkeit, um Hirnschädigungen festzustellen

Differenzialdiagnostik

- **Synkopen:** kurze Ohnmachten anderer Ursache (z. B. Kreislaufversagen)
- **Hyperventilation:** Auslösung von Krampfanfällen durch zu alkalisches Blut
- **Transitorische ischämische Attacken (TIAs):** Anfälle von Minderdurchblutung durch Verengung von Gehirngefäßen auf dem Boden einer Arteriosklerose

Therapie

Medikamentöse Therapie

- **Antikonvulsiva** (Antiepileptika): Es stehen viele Präparate zur Verfügung, und es muss eine genaue Nutzen-Risiko-Abwägung erfolgen, da viele Präparate Nebenwirkungen hervorrufen. Anfangs sollte unbedingt nur ein Präparat eingesetzt werden (Monotherapie).
- **Antidepressiva:** bei Bedarf
- **Antipsychotika:** bei Bedarf

Weitere therapeutische Maßnahmen

- Operation
- Neurostimulation
- Patienten- und Angehörigenschulung
- Vermeidung auslösender Faktoren (z. B. laute Musik, Computerspiele)
- Medizinische Rehabilitation
- Spezielle Ernährungsumstellung (ketogene Diät)

Erste Hilfe bei einem epileptischen Anfall

- Ruhe bewahren.
- Auf die Uhr schauen, um die Dauer des Anfalls zu registrieren.
- Gegenstände, die eine Verletzungsgefahr darstellen, nach Möglichkeit außer Reichweite bringen.
- Wenn möglich, Kleidung lockern.
- Nicht versuchen, Betroffene festzuhalten.
- Nicht versuchen, Betroffenen etwas zwischen die Zähne zu schieben.
- Vor Unterkühlung schützen.
- Notarzt rufen (Tel. **112**), wenn die Zuckungen länger als 2–3 Minuten andauern, das Gesicht blau anläuft, die Zuckungen nur vorübergehend abklingen oder die Verwirrtheit länger als 30 Minuten anhält.
- Nach dem Anfall den Betroffenen in eine stabile Seitenlage bringen.

5.3.10 Multiple Sklerose

Diese chronisch-entzündliche ZNS-Erkrankung führt zu einer herdförmigen Zerstörung der Markscheiden. Mit ca. 240.000 Betroffenen gehört sie zu den häufigsten neurologischen Erkrankungen in unseren Breiten. Erstmanifestation vor allem im 20. bis 40. Lj., Frauen sind häufiger betroffen als Männer. Andere Bezeichnung: Encephalomyelitis disseminata.

LERNHINWEIS !

Die Multiple Sklerose (MS) führt zu vielfältigen neurologischen Ausfallerscheinungen. Sie sollten wissen, dass infolge einer MS auch eine Demenz auftreten kann.

Die MS geht meist mit vielfältigen neurologischen Ausfallerscheinungen einher. Eine Demenz ist nur eine von vielen möglichen Folgeerscheinungen und entwickelt sich relativ selten.

Ursachen

Die Ursachen der MS sind nicht exakt geklärt. Es wird diskutiert, dass sich das eigene Immunsystem gegen die Eiweißhüllen der Nervenzellen richtet. Möglicherweise geschieht dies erst nach Kontakt mit bestimmten Erregern (z. B. dem Epstein-Barr-Virus). Als weitere Faktoren kommen genetische Disposition und Umweltfaktoren (z. B. Klima) infrage.

In den Nervenzellen von Gehirn und Rückenmark entwickeln sich herdförmige Entzündungen mit nachfolgender Zerstörung der Markscheiden (Entmarkung, Demyelinisierung) und Narbenbildung (Entmarkungsherde). Durch Verlust der Markscheiden wird die Reizleitung verlangsamt oder unterbrochen. Je nach Lokalisation des Herdes entwickeln sich sehr unterschiedliche Symptome.

Klassifikation

ICD-10 F02 Demenz bei anderenorts klassifizierten Krankheiten
F02.8 Demenz bei Multipler Sklerose

ICD-11 6D8 Neurokognitive Störungen
6D85 Demenz infolge anderenorts klassifizierter Krankheiten
- 6D85.4 Demenz durch Multiple Sklerose

Zusätzlich können Verhaltensstörungen oder psychische Störungen bei Demenz kodiert werden (→ Klassifikation Alzheimer-Krankheit).

Symptome

- **Frühsymptome:**
  - Sehstörungen wie Verschwommensehen, Doppelbilder oder ruckartige Augenbewegungen (Nystagmus)
  - Konzentrationsstörungen
- **Weiterer Verlauf:**
  - Motorische Störungen: Es kann zu spastischen Lähmungen der Beine kommen.
  - Kleinhirnsymptome: Typisch sind Sprechstörungen (skandierende Sprache: abgehacktes, buchstabierendes Sprechen), zerebelläre Ataxie und Intentionstremor (Zittern bei Bewegungen, bei der man eine feinmotorische Handlung durchführt). Die Kombination aus Koordinationsstörungen und spastischer Lähmung führt zu einem typisch veränderten, breitbeinig-steifen Gangbild mit Gangunsicherheit.
  - Blasen-Darm-Störungen durch Beteiligung des Rückenmarks
  - Sensibilitätsstörungen: Sowohl Parästhesien („Ameisenlaufen“ oder ein „pelziges Gefühl“) als auch verminderte Berührungs- und Schmerzempfindungen sind möglich.
  - Nystagmus (Augapfelzittern)
- **Psychische Störungen** (treten meist später auf): Diese können sich sowohl als Reaktion auf die Erkrankung entwickeln (meist handelt es sich um reaktive Depressionen) als auch hirnorganisch, also durch die Erkrankung selbst, bedingt sein. Bei hirnorganischen Veränderungen ist der Patient häufig euphorisch.
  - Affektive Störungen: Etwa 50 % der Betroffenen entwickeln eine depressive Symptomatik. Vor allem bei jungen Männern besteht ein erhöhtes Suizidrisiko.
  - Paranoide Syndrome: Sie treten seltener als affektive Störungen und in späteren Stadien der Erkrankung auf.

- Demenz: Die mögliche Entwicklung einer Demenz hängt von der Lokalisation der betroffenen Hirnareale ab. Eine Demenz tritt erst im fortgeschrittenen Stadium der Erkrankung auf.

Verlauf

Die Erkrankung verläuft entweder in Schüben oder entwickelt sich kontinuierlich weiter fort (chronisch progredient). Ein **Schub** ist dadurch definiert, dass Symptome für mindestens 24 Stunden bestehen und der letzte Schub länger als 1 Monat zurückliegt. Unterschieden werden folgende Verlaufsformen:

- **Schubförmig rezidivierend-remittierend** (ca. 60 %): Hier kommt es zu vollständiger oder unvollständiger Rückbildung der Symptome. Zwischen den Schüben liegen Pausen von wenigen Wochen bis zu mehreren Jahren.
- **Schubförmig progredient** (ca. 30 %): Zunächst verläuft die Erkrankung schubförmig mit Rückbildung (z. B. für einige Jahre), dann geht sie in einen chronisch-progredienten Verlauf über.
- **Primär chronisch progredient** (ca. 10 %): Eine Rückbildung der Symptome bleibt aus. Diese Form entwickelt sich meist bei späterem Krankheitsbeginn.

Die Krankheit kann sehr milde verlaufen, aber auch sehr schwere Beeinträchtigungen hervorrufen.

Diagnostik

- Messung evozierter Potenziale: Aufzeichnung von Reizantworten des ZNS auf akustische, sensorische und visuelle Reize
- MRT
- Differenzierte Prüfung der Sehleistung (Visusprüfung)
- Liquoruntersuchung

Differenzialdiagnostik

- **Andere Demenzformen:** z. B. Demenz vom Alzheimer-Typ, vaskuläre Demenz, Demenz bei Parkinson-Krankheit; Differenzierung erfolgt über bildgebende Verfahren
- **Tumoren**
- **Infektionskrankheiten:** Syphilis: (Stadium III der Syphilis, Neurosyphilis), Borreliose (Zeckenstichanamnese; Hautveränderungen)
- **Myelitis:** Entzündung des Rückenmarks mit überwiegend neurologischen Ausfallerscheinungen

Therapie

Psychotherapie

Gute Ergebnisse werden in der Frühphase der Erkrankung mit **körperpsychotherapeutischen Verfahren** erzielt, z. B. Bioenergetik (A. Lowen), Biodynamische Psychologie (G. Boyesen), Biosynthese D. Boadella), Hakomi (R. Kurtz).

Medikamentöse Therapie

Die medikamentöse Therapie bei MS ist je nach Krankheitsverlauf, entzündlicher Aktivität, Verträglichkeit und Wirksamkeit sehr individuell. Zum Einsatz kommen u. a. **Immuntherapeutika** (z. B. Beta-Interferone), **Glukokortikoide** (z. B. Methylprednisolon) und Immunglobuline. Für schwere Verläufe kann Mitoxantron eingesetzt werden, das als Zytostatikum zur Behandlung von Krebserkrankungen zugelassen wurde.

Weitere therapeutische Maßnahmen

Hilfreich sind sowohl Physio- als auch Ergotherapie.

5.3.11 Normaldruckhydrozephalus

Durch Zunahme der Gehirnflüssigkeit (Liquor) entwickelt sich bei Normaldruckhydrozephalus eine typische Kombination aus drei Symptomkomplexen: Gangstörungen, Demenz, Harninkontinenz. Betroffen sind ältere Menschen jenseits des 60. Lebensjahres. Eine Untersuchung hat eine Erkrankungsquote von 0,4 % der erfassten 65-Jährigen ergeben. Von einem Normaldruckhydrozephalus spricht man, da der Ventrikeldruck meist nur nachts ansteigt, tagsüber aber normal ist. Damit wird die Erkrankung von Zuständen abgegrenzt, bei denen der Hirndruck ständig erhöht ist (z. B. Hirnschäden bei Kindern, Hirnentzündungen).

5

LERNHINWEIS !
Sie sollten wissen, dass ein Normaldruckhydrozephalus eine mögliche Demenzursache sein kann.

Ursachen

In den meisten Fällen kann keine Ursache festgestellt werden. In manchen Fällen entwickelt sich der Normaldruckhydrozephalus infolge von Vorerkrankungen wie z. B. Hirnverletzungen (10 % der Fälle nach schwerem SHT), Hirnblutungen oder Operationen.

Die das Gehirn und Rückenmark umgebende klare, schützende Flüssigkeit (Liquor cerebrospinalis) wird ständig neu gebildet und wieder abgebaut. Physiologisch besteht ein kontinuierliches Gleichgewicht zwischen dem Auf- und Abbau von Liquor. Aus meist unbekannter Ursache kommt es zu einer vorübergehenden Erhöhung der Liquormenge, die zu einer Kompression von Gehirngewebe führt. Es wird vermutet, dass temporäre lokale Abflussblockierungen vorliegen.

Klassifikation

ICD-10 Nicht im Kapitel F (Psychische und Verhaltensstörungen), sondern im Kapitel G (Krankheiten des Nervensystems) klassifiziert.
ICD-11 6D8 Neurokognitive Störungen
6D85 Demenz infolge anderenorts klassifizierter Krankheiten
- 6D85.6 Demenz durch Normaldruckhydrozephalus

Zusätzlich können Verhaltensstörungen oder psychische Störungen bei Demenz kodiert werden (→ Klassifikation Alzheimer-Krankheit).

Symptome

- **Neurologische Symptome:**
  - Gangstörungen (in fast allen Fällen vorhanden), zunächst Gangunsicherheit, später kleinschrittiges Trippeln
  - Stürze
  - Harninkontinenz
- **Psychiatrische Symptome:**
  - Verlangsamung seelischer Prozesse mit Beeinträchtigung von Antrieb und Aufmerksamkeit, Urteils- und Abstraktionsvermögen
  - Gedächtnis- und Aufmerksamkeitsstörungen
  - Gleichgültigkeit
  - Demenz

Verlauf

Die Krankheit entwickelt sich meist allmählich. Oft vergehen Monate oder Jahre zwischen den ersten Krankheitszeichen und der Konsultation eines Arztes. Etwa 50 % der Betroffenen profitieren von einer Operation.

Diagnostik

- cCT, MRT: Bildgebung zur Bestimmung des Ventrikelvolumens und der Lage des Gehirns.
- Liquorpunktion: Entnahme von Rückenmark-Gehirn-Flüssigkeit. Geht es der Person nach der Liquorentnahme besser, kann dies ein Hinweis sein, dass sie von einer Operation profitieren könnte.
- Neuropsychologische Tests: können hirnorganische Störungen identifizieren, die u. U. durch bildgebende Verfahren nicht aufgedeckt werden. Erfasst werden funktionelle Veränderungen von Konzentration, Gedächtnis, Denken, Sprache und Persönlichkeit. Häufig kommt die CERAD des amerikanischen *Consortium to Establish a Registry for Alzheimer's Disease* oder der einfachere MMST (➤ Tab. 5.3) zum Einsatz.

Differenzialdiagnostik

Viele Fälle eines Normaldruckhydrozephalus werden als normale Alterungserscheinungen angesehen oder durch eine zusätzliche Alzheimer-Krankheit verdeckt und infolgedessen nicht (erfolgversprechend) therapiert.

- **Meningitis:** Fieber, Krämpfe, Entzündungszeichen
- **Parkinson-Krankheit** (➤ Kap. 5.3.2): typischer Tremor, Ansprechen auf L-Dopa

- **Vaskuläre Demenz** (➤ Kap. 5.2.2): Diagnose durch bildgebende Verfahren, zeitlicher Zusammenhang mit dem Auftreten eines Schlaganfalls
- **Hirntumoren:** Diagnose durch bildgebende Verfahren, Auftreten von Kopfschmerzen, Schwindel, Erbrechen

Therapie

Durch eine sog. Shunt-Operation wird versucht, einen Abfluss zu schaffen, um den Druck in den Hirnkammern konstant zu halten.

5.4 Organisches amnestisches Syndrom

Syndrom mit auffallender Beeinträchtigung des Kurz- und Langzeitgedächtnisses, zumeist verursacht durch eine Hirnschädigung oder Hirnerkrankung. Das Immediatgedächtnis ist in der Regel erhalten.

LERNHINWEIS !

Das organische amnestische Syndrom hat nur geringe Prüfungsrelevanz. Achten Sie darauf, es nicht mit dem Korsakow-Syndrom zu verwechseln, das im Zusammenhang mit Substanzmittelmissbrauch (vor allem Alkohol) steht.

Ursachen

Schwere Hirnerkrankungen oder -schädigungen, z. B. durch Infektionen, Verletzungen des Gehirns, Intoxikationen oder Sauerstoffmangel können zu einem organischen amnestischen Syndrom führen. Auch jede andere schwere Systemerkrankung kann in der Folge ein amnestisches Syndrom auslösen.

Klassifikation

ICD-10 F04 Organisches amnestisches Syndrom, nicht durch Alkohol oder andere psychotrope Substanzen bedingt

ICD-11 6D7 Neurokognitive Störungen

6D72 Amnestische Störung

- 6D72.0 Amnestische Störung durch anderenorts klassifizierte Krankheiten

Symptome

- Retrograde und anterograde Amnesie
- Merkfähigkeitsstörungen
- Desorientiertheit
- Eventuell Konfabulationen
- Eventuell Mangel an Einsichtsfähigkeit
- In der Regel keine Beeinträchtigung der allgemeinen intellektuellen Fähigkeiten

Verlauf

Je nach Ursache ist eine Rückbildung der Symptomatik prinzipiell möglich.

Diagnostik

Bei Verdacht auf ein organisches amnestisches Syndrom werden vor allem bildgebende Verfahren zur Diagnostik eingesetzt.

Differenzialdiagnostik

- **Demenzen:** Gedächtnisstörungen gehören zu den Leitsymptomen von Demenzen. Der Verlauf ist jedoch progredient schlechter werdend und nicht reversibel.
- **Korsakow-Syndrom:** Auslösende Faktoren sind hier Alkohol oder andere psychotrope Substanzen.
- **Dissoziative, retrograde oder anterograde Amnesien**

Therapie

Die Therapie des organischen amnestischen Syndroms ist medizinisch und pharmakologisch vorrangig auf die zugrunde liegende Erkrankung ausgerichtet.

5.5 Delir

Reversible Psychose vom akuten, exogenen Typ mit Bewusstseins-, Orientierungs-, Denk- und Wahrnehmungsstörungen sowie motorischer Unruhe (lat. „delirare" = verrückt sein; exogen = Ursache für die Störung liegt in einem äußeren Krankheitsfaktor). Andere Bezeichnungen: akuter exogener Reaktionstyp, akutes psychoorganisches Syndrom, akuter Verwirrtheitszustand (nicht bedingt durch Alkohol oder andere psychotrope Substanzen) oder Durchgangssyndrom.

LERNHINWEIS !!

Sie müssen die körperlichen Ursachen und Symptome eines Delirs kennen. Ein Delir stellt immer eine **Notfallsituation** dar, die in sofortige ärztliche Behandlung gehört!

5

PRÜFUNGSTIPP

Ein Delir hat fast immer einen organischen Hintergrund. Es tritt häufig im Rahmen intensivmedizinischer Maßnahmen auf.

Ein Delir äußert sich als plötzliche, sehr starke Verwirrtheit und Desorientiertheit, bei der die Realität nicht mehr überprüft werden kann. Diese häufigste organische psychische Störung alter Menschen wird oft nicht erkannt bzw. unspezifisch als „Altersverwirrtheit" abgetan, und zur Beruhigung werden Fixierungen, Katheter und Psychopharmaka eingesetzt. In einer Studie wurden 29 % der Patienten mit einem Delir vom notärztlichen Team nach Hause entlassen. Ein Delir **kann** jedoch **lebensbedrohlich verlaufen** und bleibende Hirnschäden hinterlassen, weshalb eine fachgerechte Behandlung zwingend notwendig ist.

Delire treten überwiegend im stationären Bereich auf, d. h. in Krankenhäusern und Pflegeeinrichtungen, am häufigsten auf Intensivstationen (30 %). Die meisten Betroffenen sind über 60 Jahre alt.

Ursachen

Ein Delir kann sehr unterschiedliche Ursachen haben. Im Vordergrund stehen körperliche Erkrankungen und Medikamente.

- **Medikamente:** z. B. trizyklische Antidepressiva, Antipsychotika, Säureblocker, Kortison, Betablocker, Parkinsonmittel
- **Erkrankungen, Traumata:**
  - Nierenerkrankungen (z. B. Harnwegsinfekte, Urämie), Lebererkrankungen (z. B. hepatische Enzephalopathie), Herz-Kreislauf-Erkrankungen (z. B. Vaskulitis), Tumoren
  - Operationen und Traumata: Z. n. größeren Operationen, Z. n. Schädel-Hirn-Trauma
  - Hochfieberhafte Infektionskrankheiten: z. B. Meningitis (Hirnhautentzündung), Enzephalitis (Gehirnentzündung), Pneumonie (Lungenentzündung)
  - Hypoglykämie (starke Unterzuckerung)
  - Entgleisungen des Flüssigkeits- und Elektrolythaushalts (Elektrolyte = in Flüssigkeit gelöste Säuren, Basen, Salze); oft Folge einer zu geringen Trinkmenge, aber auch von Verbrennungen, Durchfall und Erbrechen
- **Psychosozialer Stress:** Auch Veränderungen der Umgebung von alten Menschen (z. B. Verlegung vom Pflegeheim ins Krankenhaus) können ursächlich für ein Delir sein.
- **Fieber**
- **Dysbalance von Neurotransmittern:** Diskutiert wird ein Mangel an Acetylcholin und/oder ein Zuviel an Dopamin.
- **Als Risikofaktoren gelten:** Lebensalter > 60 Jahre, kognitive Beeinträchtigungen, Alkoholmissbrauch in der Vorgeschichte, vorausgegangene Delire, Mehrfacherkrankungen, männliches Geschlecht oder Ängstlichkeit vor operativen Eingriffen.

Klassifikation

ICD-10 F05 Delir, nicht durch Alkohol oder andere psychotrope Substanzen bedingt

- F05.0 Delir ohne Demenz
- F05.1 Delir bei Demenz
- F05.8 Sonstige Formen des Delirs (Postoperatives Delir)

ICD-11 6D7 Neurokognitive Störungen

6D70 Delir

- 6D70.0 Delir aufgrund einer anderenorts klassifizierten Krankheit
- 6D70.1 Delir durch psychoaktive Substanzen, einschließlich Medikamente
- 6D70.2 Delir durch multiple ätiologische Faktoren

Symptome

Die Symptome beginnen plötzlich und können im Tagesverlauf stark schwanken:

- **Bewusstseinsstörungen:** wechselnde Bewusstseinslage mit Bewusstseinstrübung, stark ausgeprägter Schläfrigkeit (Somnolenz), Sopor (tiefer Schlaf) bis hin zum Koma.
- **Störung der Aufmerksamkeit:** Die Fähigkeit, die Aufmerksamkeit auszurichten und aufrechtzuerhalten, ist reduziert.
- **Orientierungsstörungen:** Desorientiertheit bezüglich der Zeit, in schweren Fällen auch in Bezug auf Person und Ort.
- **Psychomotorische Störungen:** sowohl Hyper- als auch Hypoaktivität, manchmal im schnellen Wechsel (Nesteln, Zupfen).
- **Denkstörungen:** inkohärentes Denken und Beeinträchtigung der gedanklichen Abstraktionsfähigkeit.
- **Gedächtnisstörungen:** Das Kurzzeitgedächtnis ist bei relativ intaktem Langzeitgedächtnis teilweise gestört.
- **Wahn:** meist flüchtig und wenig systematisiert.
- **Halluzinationen:** meist optische Halluzinationen; auch Illusionen sind möglich.
- **Vegetative Störungen:** z. B. Tachykardie (schneller Herzschlag), Zittern, Schwitzen.
- **Gestörter Schlaf-Wach-Rhythmus:** Es kann zur Umkehr des Schlaf-Wach-Rhythmus kommen, sodass die Betroffenen tagsüber schläfrig und nachts wach sind. Auch andere Schlafstörungen oder Schlaflosigkeit können vorkommen. Albträume sind möglich, die nach dem Aufwachen in Halluzinationen übergehen können.
- **Sprachstörungen:** Die Sprache ist verwaschen, chaotisch und schnell, in manchen Fällen auch stark verlangsamt; oft Wortfindungsstörungen.
- **Veränderte Affekte:** Es kann zu Angst, Furcht, Depression, Euphorie, Reizbarkeit oder Apathie kommen.

Verlauf

Ein Delir beginnt meist akut. Zu beobachten sind starke Schwankungen der Befindlichkeit im Tagesverlauf sowie eine nächtliche Verschlechterung der Symptomatik. Bei Behandlung der Grunderkrankung ist ein Delir reversibel. In den meisten Fällen bildet sich das Delir nach spätestens 4 Wochen zurück, bei einigen Krankheitsverläufen kann es jedoch auch einige Monate andauern.

Diagnostik

Ein Verdacht besteht aufgrund der Symptomatik unter Einbeziehung der aktuellen Situation (Krankheit, Hospitalisierung, Medikamente). Im Vordergrund stehen die Diagnose der Grunderkrankung und der Nachweis von EEG-Veränderungen.

Durch psychotrope Substanzen und deren Entzug bedingte Delire sind dem Kapitel F1 der ICD-10 zuzuordnen (Störungen durch psychotrope Substanzen). Auch die ICD-11 folgt dieser Systematisierung und kodiert unter „Störungen durch Substanzgebrauch".

Differenzialdiagnostik

- **Schizophrenie** (➤ Kap. 7.1): Meist sind jüngere Menschen betroffen.
- **Demenz** (➤ Tab. 5.5): Der Beginn ist schleichend mit einer fortschreitenden Entwicklung. Beim Delir schwanken die Symptome stark im Tagesverlauf, zudem treten auch Phasen von relativer Klarheit („helle Momente") auf. Bei der Demenz ist das Gedächtnis schwer gestört, beim Delir eher die Aufmerksamkeit. Das Delir ist meist durch allgemeine körperliche Krankheit oder Medikamente hervorgerufen, die Demenz durch Alzheimer-Krankheit oder Gefäßerkrankungen des Gehirns.
- **Affektive Störungen** (➤ Kap. 8): Im Zuge affektiver Störungen kann es zu Verwirrtheitszuständen kommen.

Therapie

Im Vordergrund stehen die Suche nach dem Auslöser und die Behandlung der Grunderkrankung.

MERKE

Notärztliche Versorgung, stationäre Behandlung, ggf. intensivmedizinische Überwachung!

Tab. 5.5 Hinweise zur Unterscheidung zwischen Delir und Demenz

Merkmal	Delir	Demenz
Bewusstseinstrübung	ja	nein
Beginn	plötzlich, Zeitpunkt bekannt	allmählich, Zeitpunkt meist nicht bekannt
Verlauf	akut, Tage bis Wochen, selten länger als 1 Monat	chronisch, länger als 6 Monate, typischerweise über Jahre
Orientierungsstörungen	früh im Verlauf	spät im Verlauf
Befundschwankungen	ausgeprägt	gering
Psychomotorische Veränderungen	ausgeprägte Hyperaktivität oder Hypoaktivität	spät im Verlauf, falls keine Depression
Körperliche Befunde	ausgeprägt	gering

Medikamentöse Therapie

Sowohl die **Überprüfung der aktuellen Medikation** (oft wurden zu viele Medikamente in zu hoher Dosierung eingenommen) als auch die medikamentöse Behandlung bei einem Delir erfolgt durch die Fachärztin bzw. den Facharzt. Zur Beruhigung werden **Antipsychotika** (z. B. Haloperidol) bzw. bei Angst oder Unruhe **Sedativa** (z. B. Lorazepam) eingesetzt.

Weitere Maßnahmen

Flüssigkeitszufuhr, Schaffung einer beruhigenden Umgebung.

5.6 Lernzielkontrolle

Da die Zunahme der Erkrankungen in diesem Bereich kontinuierlich fortschreitet, wird dieses Thema zunehmend intensiver in den Prüfungen behandelt. Besonders weitreichende Kenntnisse benötigen Sie für die vaskuläre und die Alzheimer-Demenz. Ebenso sollten Ihnen die Erkrankungen bekannt sein, die zu einer Demenz führen können. Ratsam ist es, sich z. B. bei der Alzheimer Gesellschaft weiterführende Informationen zu Aufklärung und Hilfen für Angehörige einzuholen.

Fragen zur selbstständigen Bearbeitung

1. Nennen Sie die obligaten Symptome einer demenziellen Erkrankung.
2. Welcher Unterschied besteht zwischen einer Demenz vom Alzheimer-Typ und einer vaskulären Demenz?
3. Welche Ursachen sind für eine vaskuläre Demenz ausschlaggebend?
4. Wie stellt sich der Verlauf einer Alzheimer-Demenz dar?
5. In der Diagnostik von demenziellen Störungen werden verschiedene apparative Untersuchungsmethoden eingesetzt. Welche können das sein?
6. Infolge welcher Erkrankungen kann es zu einer Demenz kommen?
7. Was müssen Sie differenzialdiagnostisch bei einer Alzheimer-Demenz in Betracht ziehen?
8. Was passiert bei einer Alzheimer-Demenz im Gehirn?
9. Durch welche Symptome ist ein Delir gekennzeichnet?
10. Zu welchen psychischen Störungen kann es beim Morbus Parkinson kommen?
11. Mit welcher Symptomatik geht ein Morbus Pick einher, und welche Bereiche des Gehirns sind betroffen?
12. Woran liegt es, dass die demenziellen Erkrankungen zunehmen?
13. Wie grenzen Sie eine Demenz von einer Pseudodemenz ab?
14. Welche Testverfahren werden bei der Diagnostik demenzieller Erkrankungen eingesetzt?
15. Wie sieht die medikamentöse Behandlung einer Alzheimer-Demenz aus?

16. Welche Symptome finden sich bei einer Chorea Huntington?
17. Eine Demenz geht mit dem Verlust kognitiver Fähigkeiten einher. Welche sind das?
18. Welche Bedeutung haben die Begriffe: Apraxie, Aphasie, Agnosie, Alexie und Agraphie?
19. Benennen Sie die typische Symptomtrias des Morbus Parkinson.
20. Was ist eine transitorische ischämische Attacke, und womit könnte sie verwechselt werden?

Mündliche Prüfungsfragen: Organische psychische Störungen

1. Bei einer Patientin kommt es mitten im Gespräch zu einem epileptischen Anfall. Wie verhalten Sie sich?
2. Eine Patientin ruft Sie an und berichtet, bei Ihrem Mann sei eine Demenz diagnostiziert worden. Sie bittet Sie nun, Ihrem Mann zu helfen. Was tun Sie?
3. Was ist ein Durchgangssyndrom, und wann tritt es meistens auf?
4. Wie würden Sie Angehörige eines an Alzheimer-Demenz erkrankten Menschen aufklären und beraten?
5. Aus welchem Grund ist die Differenzierung zwischen Demenz und Pseudodemenz schwierig?
6. Welche Risikofaktoren begünstigen die Entstehung einer vaskulären Demenz?
7. Welche Arten von Medikamenten kommen bei der Behandlung einer Alzheimer-Demenz in Betracht, und worauf wirken sie?
8. Wodurch kann ein demenziell erkrankter Mensch an Lebensqualität hinzugewinnen?
9. Nehmen wir einmal an, Sie würden einen männlichen Patienten diagnostizieren, bei dem der Verdacht einer Alzheimer-Demenz besteht. Wie würden Sie vorgehen?
10. Worin liegt der Unterschied zwischen neurologischen und psychiatrischen Symptomen?
11. Wie muss ich mir eine Patientin im fortgeschrittenen Stadium einer Alzheimer-Demenz vorstellen?
12. Erläutern Sie bitte, weshalb die Diagnose der Alzheimer-Demenz noch immer eine Ausschlussdiagnose ist.
13. Können Sie mir erklären, weshalb eine vaskuläre Demenz immer einer ärztlichen Behandlung bedarf?
14. Erläutern Sie bitte die Begriffe „primärer und sekundärer Parkinsonismus" und nennen Sie jeweils die Ursachen.
15. Welche Symptome müssen vorliegen, um eine Alzheimer-Demenz zu diagnostizieren?

KAPITEL

6 Störungen durch psychotrope Substanzen

ICD-10: F1; ICD-11: 6C4, 6C5

Steckbrief

ICD-10 F1 Psychische und Verhaltensstörungen durch psychotrope Substanzen

ICD-11

- 6C4 Störungen durch Substanzgebrauch
- 6C5 Störungen aufgrund von Verhaltenssüchten

Ursachen

- Multifaktoriell
- Genetische Faktoren
- Ungünstige Bedingungen in der Ursprungsfamilie
- Soziale Faktoren
- Gruppendruck
- Berufliches Umfeld
- Abbau sozialer Hemmungen

Alkoholabhängigkeit (➤ Kap. 6.2)

Akute Alkoholintoxikation

- Einfacher Rausch
- Komplizierter Rausch
- Pathologischer Rausch

Entzugssymptome

- Einfacher Entzug
- Delirium tremens

Folgen langjährigen Alkoholmissbrauchs

- Organschäden
- Wernicke-Enzephalopathie
- Korsakow-Syndrom
- Alkoholhalluzinose
- Eifersuchtswahn

Drogen- und Medikamentenabhängigkeit (➤ Kap. 6.3)

Opioide

- Opium
- Morphium
- Heroin
- Codein

Cannabinoide

- Haschisch
- Marihuana

Sedativa und Hypnotika

- Barbiturate
- Benzodiazepine

Kokain

- Kokain
- Crack

Sonstige Stimulanzien

- Amphetamine („Speed“)
- „Ecstasy“ „Designerdrogen“, Crystal Meth

Halluzinogene

- Lysergsäurediethylamid (LSD)
- Mescalin
- Psilocybin
- MDMA („Ecstasy“)

Lösungsmittel („Schnüffeln")

Nikotin

6.1 Missbrauch und Abhängigkeit

- **Missbrauch:** Vorstufe zur Abhängigkeit. Schädlicher Gebrauch von Substanzen, der zu körperlichen und seelischen Schäden führen kann.
- **Abhängigkeit:** gekennzeichnet durch ein unbezwingbares Verlangen nach fortgesetztem Konsum (Craving) einer Substanz. Bei Abstinenz entstehen Entzugserscheinungen. In der Regel muss die Dosis langsam gesteigert werden, um die gleiche Wirkung zu erreichen. Häufig entsteht eine Gleichgültigkeit gegenüber sozialen Normen. Man unterscheidet zwischen psychischer und körperlicher Abhängigkeit. Der Begriff „Sucht" wurde von der Weltgesundheitsorganisation (WHO) durch den Begriff „Abhängigkeit" ersetzt.

Nach einer Veröffentlichung des Bundesgesundheitsministeriums vom Mai 2019 leben in Deutschland neben ca. 1,6 Mio. Alkoholkranken geschätzte 1,8 Mio. Menschen, die unter einer Medikamentenabhängigkeit leiden, und weitere 600.000 Menschen, die einen problematischen Konsum illegaler Drogen aufweisen (➤ Abb. 6.1). In der Gesamtheit macht das einen Bevölkerungsanteil von ca. 5 % aus. Weitere Angaben aus der Veröffentlichung machen darauf aufmerksam, dass ca. 2,3 % der Erwachsenen pathologisches Glücksspielverhalten zeigen und zusätzliche ca. 5 % onlineabhängig sind. Aufgrund der Prüfungsrelevanz wird dem Thema Alkohol ein eigener Abschnitt (➤ Kap. 6.2) gewidmet, Drogen- und Medikamentenabhängigkeit werden gemeinsam abgehandelt (➤ Kap. 6.3).

Tab. 6.1 Ausmaß der psychischen und physischen Abhängigkeit bei verschiedenen psychotropen Substanzen

Substanz	Psychische Abhängigkeit	Physische Abhängigkeit
Opioide	+++	+++
Alkohol/Barbiturate	++	++
Kokain	++	(+)
Psychostimulanzien	++	(–)
Cannabinoide	++	(+)
Halluzinogene	++	–

Die ICD-10 widmet den Abhängigkeitserkrankungen ein eigenes Kapitel (F1): „Psychische und Verhaltensstörungen durch psychotrope Substanzen".

Psychotrope Substanzen sind diejenigen Stoffe, die kurz- oder langfristig die seelische Befindlichkeit verändern. Die Stärke der Abhängigkeit ist unterschiedlich (➤ Tab. 6.1):

Der Begriff **psychische Abhängigkeit** ist durch ein übermächtiges, unwiderstehliches Verlangen (engl. „craving": Sehnsucht, Begierde, heftiges Verlangen) nach einer bestimmten Substanz gekennzeichnet.

Die **körperliche Abhängigkeit** ist daran zu erkennen, dass ohne die Zufuhr dieser Substanz Entzugssymptome auftreten. Um die erwünschte Wirkung zu erzielen, muss die notwendige Dosis immer weiter gesteigert werden (**Toleranzentwicklung**).

Unterschieden werden **stoffgebundene Abhängigkeiten** und **nichtstoffgebundene Abhängigkeiten.** Letztere sind in der ICD-10 unter F63 aufgeführt und umfassen: Spielsucht (pathologisches Spielen),

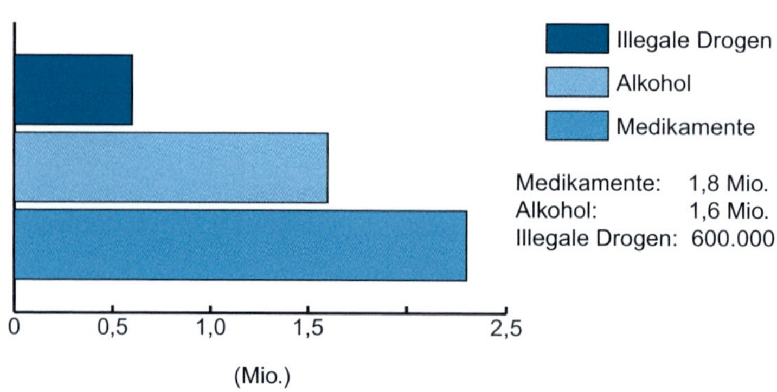

Abb. 6.1 Relative Häufigkeit der Abhängigkeiten in Deutschland [L141]

Kleptomanie (pathologisches Stehlen), Pyromanie (pathologische Brandstiftung) (➤ Kap. 11.2).

→ **Update** Die ICD-11 erweitert den Bereich der Abhängigkeitserkrankungen um die Verhaltenssüchte, also das pathologische Glücks- und Computerspiel.

Symptome

- **Akute Symptome:** akute Intoxikation, spezifische pharmakologische Wirkung der Substanz in Abhängigkeit von der Dosis
- **Langfristige Symptome:** Unabhängig von der spezifischen Wirkung der jeweiligen psychotropen Substanz lassen sich die Folgen langen Missbrauchs wie folgt beschreiben:
  - Abhängigkeit; Zwang, Suchtmittel zu konsumieren
  - Entzugssyndrom
  - Psychosen
  - Soziale Folgen; Änderung des Verhaltens (Außer-Acht-Lassen gesellschaftlicher Normen)
  - Schädigung des Nervensystems
  - Andere körperliche Spätfolgen

Klassifikation

ICD-10 Psychische und Verhaltensstörungen durch psychotrope Substanzen

- F10 Alkohol
- F11 Opioide
- F12 Cannabinoide
- F13 Sedativa oder Hypnotika
- F14 Kokain
- F15 Sonstige Stimulanzien einschließlich Koffein
- F16 Halluzinogene
- F17 Tabak
- F18 Flüchtige Lösungsmittel
- F19 Sonstige psychotrope Substanzen oder multipler Substanzgebrauch

An vierter und fünfter Stelle (➤ Kap. 3.2.2) werden in der ICD-10 die aktuellen Erscheinungsbilder festgehalten:

F1x.0 Akute Intoxikation
Unmittelbare Auswirkung einer aktuellen Einnahme einer psychotropen Substanz. Diese Kategorie sollte nur gewählt werden, wenn keine längerfristigen Probleme durch die Einnahme der psychotropen Substanz bestehen. An fünfter Stelle können Komplikationen festgehalten werden, die mit der akuten Intoxikation einhergehen.

F1x.1 Schädlicher Gebrauch
Für die Diagnose dieser Kategorie müssen eindeutig psychische oder körperliche Schäden infolge der Einnahme einer psychotropen Substanz feststellbar sein (z. B. Leberentzündung).

F1x.2 Abhängigkeitssyndrom
Für die Diagnose eines Abhängigkeitssyndroms fordert die ICD-10 das Vorliegen von mindestens drei der folgenden Faktoren im Verlauf des vergangenen Jahres:

- Starker Wunsch oder Zwang, eine Substanz zu konsumieren
- Verringerte Kontrolle über den Konsum einer psychotropen Substanz
- Entzugserscheinungen bei Beendigung oder Reduktion des Konsums
- Toleranzentwicklung, Erfordernis höherer Dosierungen
- Konsum dominiert die Lebensgestaltung, andere Interessen werden vernachlässigt
- Anhaltender Konsum trotz schädlicher Folgen

An fünfter Stelle kann festgehalten werden, ob der Konsum aktuell kontinuierlich oder gelegentlich ist oder durch therapeutische Maßnahmen aktuell beeinflusst wird.

F1x.3 Entzugssyndrom
Diese Kategorie sollte gewählt werden, wenn das Entzugssyndrom eine aktuelle medizinische Behandlung erfordert. An fünfter Stelle wird festgehalten, ob ein Entzugssyndrom mit oder ohne Komplikationen auftritt.

F1x.4 Entzugssyndrom mit Delir
Die Erscheinungen eines Delirs sind häufig nicht von einem organischen Delir (➤ Kap. 5.4) zu unterscheiden. An fünfter Stelle werden Verläufe mit und ohne Krampfanfälle festgehalten.

F1x.5 Psychotische Störung
Auftreten psychotischer Symptome infolge der Einnahme von psychotropen Substanzen. An fünfter Stelle wird die Art der psychotischen Symptome festgehalten.

F1x.6 Amnestisches Syndrom
Störungen des Kurzzeitgedächtnisses bei gleichzeitigem Erhalt anderer kognitiver Funktionen infolge langfristiger Einnahme von psychotropen Substanzen, meist von Alkohol.

F1x.7 Restzustand und verzögert auftretende psychotische Störung
Langfristige Folgen der missbräuchlichen Einnahme psychotroper Substanzen, die an fünfter Stelle festgehalten werden wie z. B. Demenz, Persönlichkeits- oder Verhaltensstörungen.

ICD-11 Da im neuen Klassifizierungssystem die Kodierung der **Störungen durch Substanzgebrauch** wesentlich umfangreicher geworden ist, beziehe ich mich im Folgenden beispielhaft auf die Alkoholerkrankung. Alle weiteren Substanzgebrauchsstörungen folgen diesem System in gleicher oder beinahe gleicher Weise:

6C4 Störungen durch Substanzgebrauch
- 6C40 Störungen durch Alkohol
  - 6C40.0 Episode des schädlichen Gebrauchs von Alkohol
  - 6C40.1 Schädliches Muster des Gebrauchs von Alkohol
    - *6C40.10 Schädliches Muster, episodisch*
    - *6C40.11 Schädliches Muster, kontinuierlich*
  - 6C40.2 Alkoholabhängigkeit
    - *6C40.20 Alkoholabhängigkeit, gegenwärtiger Gebrauch, kontinuierlich*
    - *6C40.21 Alkoholabhängigkeit, gegenwärtiger Gebrauch, episodisch*
    - *6C40.22 Alkoholabhängigkeit, frühe Vollremission*
    - *6C40.23 Alkoholabhängigkeit, anhaltende Teilremission*
    - *6C40.24 Alkoholabhängigkeit, anhaltende Vollremission*
  - 6C40.3 Alkoholintoxikation
  - 6C40.4 Alkoholentzug
    - *6C40.40 Alkoholentzug, ohne Komplikationen*
    - *6C40.41 Alkoholentzug mit Wahrnehmungsstörungen*
    - *6C40.42 Alkoholentzug mit epileptischen Anfällen*
    - *6C40.43 Alkoholentzug mit Wahrnehmungsstörungen und epileptischen Anfällen*
  - 6C40.5 Alkoholinduziertes Delir
  - 6C40.6 Psychotische Störung durch Alkohol
    - *6C40.60 Psychotische Störung durch Alkohol, mit Halluzinationen*
    - *6C40.61 Psychotische Störung durch Alkohol, mit Wahnsymptomen*
    - *6C40.62 Psychotische Störung durch Alkohol, mit gemischten Symptomen*
  - 6C40.7 Bestimmte näher bezeichnete psychische oder Verhaltensstörungen durch Alkohol
    - *6C40.70 Affektive Störung bedingt durch Alkohol*
    - *6C40.71 Angststörung bedingt durch Alkohol*

Kodierung weiterer suchterzeugender Substanzen:
- 6C41 Störungen durch Cannabis
- 6C42 Störungen durch synthetische Cannabinoide
- 6C43 Störungen durch Opioide
- 6C44 Störungen durch Sedativa, Hypnotika oder Anxiolytika
- 6C45 Störungen durch Kokain
- 6C46 Störungen durch Stimulanzien, einschl. Amphetamine, Methamphetamine oder Methcathinone
- 6C47 Störungen durch synthetische Cathinone
- 6C48 Störungen durch Koffein
- 6C49 Störungen durch Halluzinogene
- 6C4A Störungen durch Nikotin
- 6C4B Störungen durch volatile Inhalanzien
- 6C4C Störungen durch MDMA oder verwandte Substanzen, einschl. MDA
- 6C4D Störungen durch Dissoziativa, einschl. Ketamin oder PCP
- 6C4E Störungen durch sonstige näher bez. psychoaktive Substanzen, einschl. Medikamente
- 6C4F Störungen durch multiple näher bez. psychoaktive Substanzen, einschl. Medikamente
- 6C4G Störungen durch unbekannte oder nicht näher bez. psychoaktive Substanzen
- 6C4H Störungen durch nichtpsychoaktive Substanzen

6C5 Störungen aufgrund von Verhaltenssüchten
- 6C50 Glücksspielstörung
- 6C51 Computerspielstörung

6

6.2 Alkoholabhängigkeit

Körperliche, seelische und soziale Schädigung durch Alkohol. Missbrauch oder Abhängigkeit von Alkohol. Psychische Abhängigkeit oder Auftreten eines Entzugssyndroms bei Abstinenz.

LERNHINWEIS !!!

Die Alkoholkrankheit ist eine wichtige und häufig auftretende psychische Erkrankung mit gravierenden Folgen. Aus diesem Grund sollten Sie das Krankheitsbild sehr genau lernen. Hierzu gehören auch die Typologie und Phasen nach Jellinek.
Da die Darstellung in diesem Buch nicht dem Aufbau in der ICD-10 entspricht, sollte der betreffende Abschnitt (Kapitel F1) in der ICD-10 nachgelesen werden.

PRÜFUNGSTIPP

Sie müssen über die körperlichen Folgeerscheinungen eines chronischen Alkoholmissbrauchs Bescheid wissen. Ein körperlicher Entzug darf nie ohne ärztliche Aufsicht durchgeführt werden!

Im Mai 2019 wurde veröffentlicht (s. o.), dass ca. 1,6 Mio. Menschen in Deutschland alkoholkrank sind und weitere 1,6 Mio. ein missbräuchliches Konsumverhalten (DHS, Jahrbuch Sucht 2017) zeigen. Statistisch

Tab. 6.2 Epidemiologische Daten zur Alkoholabhängigkeit bis 2018 (Quellen: DHS, Destatis, BZgA, BMG)

Lebenszeitrisiko, alkoholabhängig zu werden		ca. 5 %
Riskanter Konsum Problematischer Konsum		ca. 7,9 Mio. Einwohner ca. 9 Mio. Einwohner
Tod als direkte Folge von Alkohol Todesfälle aufgrund alkoholbedingter Krebserkrankungen		14.200 Fälle 8.000 Fälle
Prävalenz (Anteil behandlungsbedürftiger Alkoholiker)		ca. 1,6 Mio. Einwohner • 73 % männlich • 27 % weiblich
Rauschtrinken bei Jugendlichen (2021)		
Männlich	12–15 Jahre	3,8 %
	16–17 Jahre.	23,2 %
	18–25 Jahre	37,8 %
Weiblich	12–15 Jahre	4,6 %
	16–17 Jahre.	25,4 %
	18–25 Jahre	27,1 %
Krankenhausaufenthalte aufgrund von **Alkoholvergiftung** 2022	10–19 Jahre	11.500 Fälle
	Gesamt	68.700 Fälle
Höchste Alkoholikerrate unter Männern bei	Selbstständigen, Freiberuflichen, ungelernten bzw. angelernten Arbeitern	
Höchste Alkoholikerrate unter Frauen	Frauen aus den oberen sozialen Schichten	
Durchschnittlicher Bierkonsum 2022		ca. 90 Liter/Jahr pro Kopf
Durchschnittlicher Konsum reinen Alkohols 2021		ca. 10,6 Liter/Jahr pro Kopf
Einnahmen durch Alkoholsteuer 2023		ca. 2,2 Mrd. Euro
Volkswirtschaftlicher Schaden pro Jahr (2022)		ca. 57 Mrd. Euro

erkranken bis zu 5 % der Erwachsenen in westlichen Ländern im Laufe ihres Lebens an Alkoholismus. In Deutschland ist der Pro-Kopf-Konsum von Alkohol seit 1990 leicht rückläufig, jedoch im internationalen Vergleich mit 131,1 Litern (Stand 2017) immer noch sehr hoch. Schätzungen gehen davon aus, dass in Deutschland jährlich 74.000 Menschen an den Folgen einer Kombination aus Alkohol- und Nikotinmissbrauch versterben.

Ein Drittel der akuten Psychiatrieaufnahmen sind auf Alkoholismus zurückzuführen. Ebenso wird ein Drittel aller Straftaten unter Alkoholeinfluss verübt. Bei Männern ist ein dauernder Alkoholkonsum von über 60 g pro Tag schädigend und gefährlich für den Körper. Für Frauen ist bereits ein Drittel dieser Menge gesundheitsschädigend und gefährlich, da der Alkohol in ihrem Körper anders abgebaut wird als bei Männern. Männer sind im Verhältnis 3:1 häufiger betroffen. Bei Frauen wird jedoch von einer hohen Dunkelziffer ausgegangen. Der volkswirtschaftliche Schaden durch Produktionsausfall, Frühberentung und Behandlungskosten wird auf ca. 57 Mrd. Euro im Jahr geschätzt (➤ Tab. 6.2).

Typologie nach Jellinek

Jellinek beschreibt verschiedene Typen von Alkoholkranken, differenziert nach ihrem Trinkverhalten:

- **Alpha-Trinker („Konflikttrinker"):** Alkoholkonsum ohne Kontrollverlust zur Bewältigung psychischer oder körperlicher Probleme. Erleichterungstrinken. Es besteht „lediglich" eine seelische Abhängigkeit. Etwa 5 % d. F.
- **Beta-Trinker („Gelegenheitstrinker"):** Alkoholkonsum aus Anpassung und Gewohnheit. Es entsteht keine Abhängigkeit, es können jedoch Körperschäden entstehen. Etwa 5 % d. F.
- **Gamma-Trinker („süchtiger Trinker"):** Alkoholkonsum mit zunächst psychischer und dann physischer Abhängigkeit und Kontrollverlust, zeitweilige Fähigkeit zur Abstinenz, körperliche und soziale Folgen. Etwa 65 % d. F.

- **Delta-Trinker („Spiegeltrinker"):** Alkoholkrankheit mit Abhängigkeit und Unfähigkeit zur Abstinenz. Ein bestimmter Blutalkoholspiegel wird aufrechterhalten. Rauscharmer, kontinuierlicher Alkoholkonsum. Etwa 20 % d. F.
- **Epsilon-Trinker („episodischer Trinker"):** exzessiver, tagelanger Alkoholkonsum mit Kontrollverlust. Danach wieder Fähigkeit zur Abstinenz. Umgangssprachlich: „Quartalssäufer". Etwa 5 % d. F.

Ursachen

Zur Erklärung der Entstehung der Alkoholkrankheit geht man heute von einem **multifaktoriellen** Geschehen aus:

- **Lerntheorie** (Lernen durch Belohnung): Betroffene werden durch den Alkoholkonsum „belohnt", indem sie sich entspannter fühlen und weniger Angst und Anspannung verspüren. Sie können u. U. besser schlafen und fühlen sich im sozialen Kontakt gelöster und enthemmter.
- **Vererbung:** Die Genforschung gibt deutliche Hinweise, dass beim Alkoholismus der Vererbungsfaktor eine große Rolle spielt. Die Zwillingsforschung belegt eine erhöhte Konkordanz (Übereinstimmung des Auftretens einer Krankheit) bei eineiigen Zwillingen gegenüber zweieiigen. Die wichtigsten Gene, die im Zusammenhang mit Alkoholismus gefunden wurden, sind Schutzgene. Diese Gene lassen das Auftreten einer Alkoholsucht weniger wahrscheinlich werden, schützen also vor einer Sucht.
- **Familiäre Einflüsse:** Die Wahrscheinlichkeit, an Alkoholismus zu erkranken, ist um das 4- bis 5-Fache erhöht, wenn ein Elternteil alkoholkrank ist. Ob hierfür die Vererbung, soziale Faktoren oder Modelllernen verantwortlich sind, lässt sich nicht sicher sagen. Wahrscheinlich addieren sich diese Faktoren auf. Besonders gefährdet sind Menschen aus sogenannten Broken-Home-Familien (Konflikt-/Scheidungsfamilien).
- Soziale Faktoren:
  - Gruppendruck (z. B. unter Jugendlichen [Peergroup] oder bei Festlichkeiten)
  - Modeerscheinungen (Alkohol ist „in"); gesellschaftliche Akzeptanz des Alkoholkonsums
  - Berufliches Umfeld (Häufung von Alkoholismus in bestimmten Branchen, z. B. Gastronomie, Bauberufe)
  - Geltungsbedürfnis
  - Abbau sozialer Hemmungen
  - Wirkung von Vorbildern und Werbung
- Tiefenpsychologische Theorien:
  - Psychoanalytische Modelle beschreiben eine Regression und Fixierung auf der oralen Ebene. Die Betroffenen fühlen sich auf äußere Zuwendung angewiesen. Da diese nie als ausreichend erlebt wird, fliehen Alkoholkranke vor ihrer Bedürftigkeit und Frustration, indem sie sich selbst mit Alkohol „versorgen".
  - Konzept der Ich-Schwäche: Die Betroffenen wurden in der frühen Kindheit entweder nicht ausreichend versorgt oder überversorgt. In beiden Fällen entstehen Ich-Funktionsdefizite, d. h., die Fähigkeit zur Eigensteuerung wird nicht ausreichend entwickelt. Hierzu gehört auch ein Nicht-aushalten-Können von negativen Gefühlen (Affektintoleranz). Diese Funktionsdefizite werden durch das Suchtmittel ausgeglichen.

Formen und Symptome

Die Symptomatik umfasst Symptome der akuten Alkoholintoxikation, Entzugssymptome, langfristige körperliche Folgen (z. B. Leberschädigung, erhöhtes Krebsrisiko), Folgen krankhafter Gehirnveränderungen sowie Symptome einer Alkoholpsychose.

Akute Alkoholintoxikation

Die akute Alkoholintoxikation wird durch eine höchstens wenige Stunden zurückliegende Zufuhr von Alkohol ausgelöst. In den meisten Fällen ist der Zustand harmlos. Bei niedriger Dosierung hat Alkohol eine anregende Wirkung. Bei höheren Dosierungen kann es zu Erregung und Aggressivität kommen. Sehr große Alkoholmengen (➤ Tab. 6.3) können im Extremfall tödlich enden. Neben einer direkten Vergiftungsfolge kann die Todesursache auch das Ersticken an Erbrochenem sein. Die akute Alkoholintoxikation lässt sich unterteilen in:

Tab. 6.3 Alkoholgehalt alkoholischer Getränke

Getränk	Alkoholgehalt		
	[Vol.-%]	[g/l]	[g/Glas]
Bier	ca. 5	40	8
Wein	ca. 10	80	10
Sekt	ca. 12	96	9,6
Likör	ca. 30	240	9,6
Schnaps, Korn	ca. 32	256	10,2
Wodka, Whisky, Rum, Weinbrand	ca. 40	320	12,8
Obstbrände	ca. 45	360	14,4

Einfacher Rausch Durch den mäßigen Konsum von Alkohol verändert sich die Stimmung, und die Kontrolle über Körperfunktionen lässt nach. Kognitiv kommt es zu Defiziten. Folgende Symptome zeigen sich:

- Gangunsicherheit, undeutliches Sprechen („Lallen")
- Enthemmung, Euphorie (gehobene Stimmungslage)
- Denk- und Konzentrationsstörungen
- Evtl. auch depressive Stimmung mit Suizidalität

Komplizierter Rausch Durch den Verzehr größerer Mengen Alkohol treten ab einem Blutalkoholspiegel von ca. 2,5 ‰ folgende Symptome auf:

- Amnesie (Gedächtnisverlust)
- Erregung und Angst
- Bewusstseinstrübung (Delir)
- Halluzinationen

Pathologischer Rausch Dieser tritt zumeist bei Vorschädigung des Gehirns oder bei gleichzeitiger Einnahme von Medikamenten ein, die auf das zentrale Nervensystem einwirken. In solchen Fällen können bereits geringe Mengen Alkohol folgende Symptomatik auslösen:

- Dämmerzustand
- Erregung
- Gewalttätigkeit
- (Partielle) Amnesie
- Terminalschlaf

Entzug

Entzugssymptome entstehen durch Beendigung oder Unterbrechung eines lang dauernden Alkoholkonsums. Man unterscheidet:

Einfacher Entzug Die Beschwerden beginnen nach ½ Tag und erreichen ihren Höhepunkt nach 1–2 Tagen:

- Schlafstörungen
- Vegetative Überaktivität (z. B. Schwitzen)
- Beschleunigter Herzschlag von über 100 Schläge/min (Tachykardie), Herzklopfen
- Magen-Darm-Störungen (Erbrechen, Durchfall)
- Zittern der Hände, „Nesteln" der Finger
- Unruhe, Angst

Delirium tremens Ein Alkoholentzugsdelir (Delirium tremens) kann auch bei fortgesetztem Alkoholkonsum auftreten. Weit häufiger ist jedoch die Entstehung bei Entzug. Nach einem Vorstadium (Prodromalstadium) mit Symptomen des einfachen Entzugs, in dem bereits Krämpfe auftreten können, entsteht ein psychotischer Zustand, der in der Regel 2–5 Tage dauert. Das **Delirium tremens ist lebensgefährlich!**

- Desorientiertheit und Bewusstseinsstörungen
- Große Unruhe, Angst und Panik
- (Optische) Halluzinationen von kleinen, bewegten Gegenständen (die berühmten „weißen Mäuse" oder anderes Getier)
- Wahnvorstellungen
- Schlaflosigkeit
- In bis zu 50 % d. F.: generalisierte zerebrale Krampfanfälle
- Zittern, Schwitzen, Übelkeit, Tachykardie, Hypertonie

MERKE
Ein Alkoholentzugsdelir ist ein lebensbedrohlicher Notfall! Unbehandelt versterben bis zu 20 % der Patienten, vor allem durch Herz-Kreislauf-Versagen.

Alkoholpsychosen

Alkoholhalluzinose Dieses Krankheitsbild tritt selten auf. Es bildet sich bei Abstinenz in der Regel zurück. Besteht es länger als 6 Monate, ist es meist nicht mehr reversibel. Folgende Symptome entwickeln sich:

- Akustische Halluzinationen mit beschimpfendem Charakter
- Angst

Eifersuchtswahn Eifersucht ist bei Alkoholabhängigen sehr häufig. Als ausgeprägter Eifersuchtswahn tritt er jedoch selten auf.

Psychische Symptome bei Alkoholerkrankungen

Im Rahmen einer Alkoholkrankheit kann es zu unspezifischen psychischen Symptomen kommen, die erst im Zusammenhang mit weiteren Symptomen aus anderen Bereichen ein Gesamtbild ergeben, u. a.:

- Depressive Verstimmungen
- Stimmungslabilität
- Reizbarkeit
- Gedächtnislücken
- Aufmerksamkeits- und Konzentrationsstörungen
- Gestörte soziale Beziehungen

Langfristige körperliche Folgen (➤ Abb. 6.2)

Äußere Merkmale Diese können, müssen aber nicht unbedingt vorhanden bzw. erkennbar sein:

- Ungepflegtes Äußeres
- Bindehautentzündung
- Aufgedunsenes Gesicht
- Alkoholgeruch („Fahne")
- Erweiterte Gefäße (z. B. „Säufernase")

Schäden an inneren Organen Die Organschädigungen durch Alkohol sind gravierend und führen bei weiterem Konsum in der Folge nicht selten zum Tod.

- **Erkrankungen der Leber** (z. B. Fettleber, Hepatitis und Leberzirrhose) können im weiteren Verlauf zu Blutungsneigung (die Leber bildet Gerinnungsfaktoren), Rötung der Handflächen (Palmarerythem), Gefäßzeichen der Haut (wie Spinnen aussehende Spidernävi), Erweiterung der Bauchvenen (Caput medusae), hormonellen Erscheinungen (die Leber baut normalerweise Hormone ab, alkoholbedingte Lebererkrankungen können Potenzstörungen, Brustbildung beim

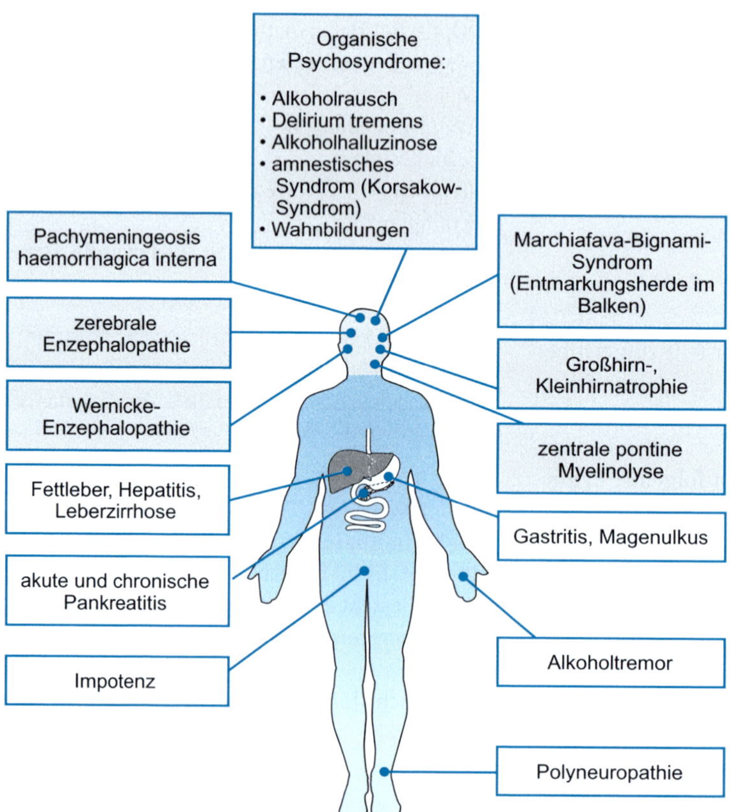

Abb. 6.2 Körperliche Folgen der Alkoholabhängigkeit [L141]

6

Mann, Störungen der Regelblutung hervorrufen), Gelbsucht und Juckreiz führen
- **Erkrankungen der Bauchspeicheldrüse** (z. B. akute oder chronische Entzündung [Pankreatitis])
- **Schädigungen des Magens und Darms** (z. B. Magenschleimhautentzündung, Magengeschwür)
- **Entzündungen und bösartige zelluläre Veränderungen von Speiseröhre und Kehlkopf**
- **Polyneuropathie** (Schädigung der peripheren Nerven mit zahlreichen Ausfallerscheinungen wie z. B. Taubheit, Schmerzen, Kribbeln, Ataxie)
- **Schädigung des Herzmuskels** (Kardiomyopathie)
- **Stoffwechselstörungen** (z. B. Diabetes mellitus)
- **Hypertonie** (hoher Blutdruck)
- **Impotenz**

Langfristige Folgen krankhafter Gehirnveränderungen

Nach vielen Jahren des Alkoholmissbrauchs treten am Gehirn organische Veränderungen auf. Es kommt zu schweren Ausfallerscheinungen, die sich oft nicht mehr zurückbilden.

Wernicke-Enzephalopathie **Erkrankung des Gehirns** infolge eines Mangels an Thiamin (Vitamin B_1), in bis zu 20 % der Fälle tödlich verlaufend. Geht oft in ein Korsakow-Syndrom über (s. u.). Das Hirngewebe verändert sich und bekommt eine spongiöse (schwammartige) Struktur. Bei der Wernicke-Enzephalopathie stehen folgende Symptome im Vordergrund:
- Augenmuskellähmungen
- Pupillenstörungen
- Ataxie (Koordinationsstörung von Gang und Stand)
- Somnolenz (Dämmerzustand)
- Erregungszustände
- Desorientiertheit
- Auffassungs- und Gedächtnisstörungen

Korsakow-Syndrom Alkohol- oder substanzbedingtes amnestisches Syndrom, tritt bei bis zu 5 % der Alkoholkranken aufgrund eines Thiaminmangels auf:
- Desorientiertheit
- Konfabulationen (Erinnerungslücken werden mit Einfällen und Fantasien aufgefüllt)
- Schwere Gedächtnisstörungen (vor allem des Kurzzeitgedächtnisses)
- Ansonsten unauffällige kognitive Funktion

Neben irreversiblen Verläufen gibt es auch Fälle, bei denen sich die Symptomatik wieder bessert.

Organische Persönlichkeitsveränderungen bis hin zur Entwicklung einer Demenz.

Verlauf

Die Alkoholkrankheit verläuft sehr unterschiedlich. Dennoch lassen sich (nach Jellinek) vier Entwicklungsphasen der Alkoholabhängigkeit (> Abb. 6.3) sowie eine Rehabilitationsphase unterscheiden:
- **Voralkoholische Phase:** Das Trinken schafft Erleichterung. Der Alkoholkonsum hilft, Spannungen abzubauen sowie Angst- und Minderwertigkeitsgefühle erträglich zu machen. Die Häufigkeit des Trinkens nimmt zu, bis täglich Alkohol konsumiert wird.
- **Anfangsphase (Prodromalphase):** Es kommt zum wiederholten Rausch mit Erinnerungslücken. Alkohol wird heimlich getrunken, die ersten Gläser werden gierig hinuntergeschüttet. Betroffene versuchen, das Trinken zu verheimlichen, haben Schuldgefühle und müssen ständig an Alkohol denken. Auch die benötigte Alkoholmenge, die nötig ist, um die gewünschte Wirkung zu erreichen, erhöht sich kontinuierlich (Toleranzentwicklung).
- **Kritische Phase:** Die Kranken verlieren die Möglichkeit der willentlichen Beeinflussung des Alkoholkonsums. Es kommt zu Problemen im sozialen Umfeld. Die Betroffenen erfinden Erklärungssysteme, um das Weitertrinken zu rechtfertigen. Der Umwelt gegenüber kann es zu aggressivem Verhalten kommen. Es werden Versuche unternommen, nur zu bestimmten Zeiten zu trinken oder sogar Perioden völliger Abstinenz einzuschieben. Das Trinken findet zunehmend bereits morgens statt, und die Kranken „bunkern" ihren „Stoff" in Geheimverstecken. Die Ernährung wird vernachlässigt, und es kommt zu ersten Krankenhauseinweisungen (alkoholbedingte Unfälle, Bewusstlosigkeit, körperliche Symptome).

6

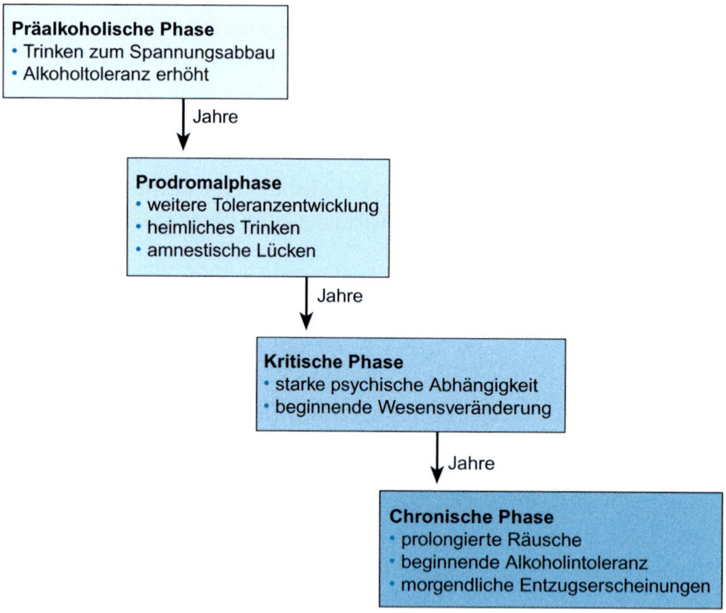

Abb. 6.3 Entwicklungsstadien der Alkoholabhängigkeit [L141]

- **Chronische Phase:** Es bestehen tagelange Räusche, und es kommt zu vorübergehenden Psychosen. Das Wertesystem und die Persönlichkeit der Kranken ändern sich im Sinne eines ethischen Abbaus. Zur Not trinken die Betroffenen auch Ersatzstoffe (z. B. Parfüm) und zusammen mit Personen weit unter ihrem sozialen Niveau. Die Alkoholtoleranz geht verloren, d. h., es wird weniger vertragen. Bei Absinken des Alkoholspiegels entwickelt sich ein Alkoholentzugssyndrom. In dieser letzten Phase sind Kranke so weit „unten", dass sie am ehesten Hilfe von außen annehmen und sich in Behandlung begeben.
- **Rehabilitationsphase:** Es entsteht ein ehrlicher Wunsch nach Hilfe. Die Betroffenen erlangen ihre Selbstachtung wieder und schöpfen Hoffnung. Emotionale Kontrolle, Verlässlichkeit in Arbeitsprozessen und realistisches Denken kehren zurück.

Trotz sehr guter Behandlungsmöglichkeiten gilt Alkoholismus als nicht heilbar. Die Betroffenen bleiben ein Leben lang Alkoholiker, auch bei langjähriger Abstinenz (sog. trockene Alkoholiker). Ob **kontrolliertes Trinken** ein realistisches Therapieziel ist, wird kontrovers diskutiert. Die überwiegende Mehrheit der Betroffenen hat hierzu jedoch eine klare Haltung: Der Versuch, nur bei bestimmten Anlässen zu trinken, stellt bei den schwerwiegenden Folgen der Alkoholkrankheit ein zu großes Risiko dar. Denn die körperliche Abhängigkeit kann auch nach langer Zeit der Abstinenz durch Alkoholaufnahme sehr schnell wieder reaktiviert werden. Ohne Behandlung ist die Lebenserwartung alkoholkranker Menschen um durchschnittlich 10–15 Jahre vermindert. Häufigste Todesursachen sind Suizid, Unfälle, Leberzirrhose und Krebs.

Alkoholismus betrifft nicht nur die Abhängigen selbst, sondern zieht fast immer auch die gesamte Familie stark in Mitleidenschaft.

Diagnostik

ICD-10-Diagnosekriterien

Man spricht von einer Abhängigkeit, wenn im Verlauf des vergangenen Jahres mindestens drei der folgenden Kriterien erfüllt wurden:

- Es besteht der Wunsch oder eine Art Zwang, Alkohol zu trinken.
- Die Fähigkeit, den Alkoholkonsum zu kontrollieren, ist herabgesetzt.
- Ohne Zufuhr von Alkohol treten Entzugssymptome auf.

- Um die gewünschte Wirkung zu erzielen, muss die tägliche Menge des zugeführten Alkohols stetig erhöht werden (Toleranzentwicklung).
- Die Tagesplanung richtet sich zunehmend nach der regelmäßigen Zufuhr von Alkohol. Andere Interessen treten in den Hintergrund.
- Trotz wahrgenommener negativer sozialer, körperlicher oder psychischer Folgen wird der Alkoholkonsum fortgesetzt.

Erhebung des Trinkverhaltens

- Am wichtigsten für die genaue Diagnose ist es, sich einen Eindruck vom Trinkverhalten der Erkrankten zu verschaffen. In den meisten Fällen erhält man beschönigende Antworten (Dissimulation = Herunterspielen der Beschwerden). Oft ist es deshalb wichtig, auch Familienmitglieder zu befragen (Fremdanamnese).
- Ein häufig verwendeter Fragebogen ist der Münchener Alkoholismus-Test (MALT) nach Feuerlein (➤ Kap. 3.1.4).

Internistische Untersuchung

Die körperlichen Folgen langfristigen Alkoholmissbrauchs müssen von einem Internisten festgestellt werden.

- Akuter Blutalkoholspiegel
- Leberenzyme (insbesondere γ-GT), Pankreasenzyme, Vitamin B_1
- Kohlenhydratdefizientes Transferrin („carbohydrate-deficient transferrin“, CDT): Dieser Eiweißstoff ist erhöht, wenn innerhalb der letzten Woche täglich große Mengen Alkohol konsumiert wurden.
- Ggf. Ultraschall der inneren Organe

Differenzialdiagnostik

- **Depression** (➤ Kap. 8.1): Zwischen Depression und Alkoholismus besteht eine enge Wechselwirkung. Viele depressive Menschen greifen zu Alkohol, um ihre Beschwerden zu lindern, und viele Alkoholiker erleben infolge der Abhängigkeit schwere depressive Phasen.
- **Erkrankungen und Verletzungen des Gehirns:** Hirnverletzungen wiederum entstehen häufig in der Folge von Alkoholmissbrauch.
- **Hyperthyreose** (Schilddrüsenüberfunktion)
- **Hypoglykämie** (Unterzuckerung): Menschen mit einer akuten Unterzuckerung werden leicht für betrunken gehalten.
- **Neurologische Erkrankungen**

Komorbidität

Begleitend können u. a. auftreten:

- **Affektive Störungen**
- **Angststörungen**
- **Persönlichkeitsstörungen**
- **Andere Suchterkrankungen (Polytoxikomanie)**

Therapie

Leider ist es oft sehr schwierig und langwierig, Betroffene für eine Therapie zu motivieren. Gelingt dies, belegen Statistiken Erfolgsquoten der Langzeittherapien von bis zu 50 %, d. h., es wird eine dauerhafte Abstinenz erreicht. Entscheidend für den Erfolg und die Prognose ist die Phase der Rehabilitation. Wird eine ambulante Psychotherapie mit dem Besuch einer Selbsthilfegruppe kombiniert, sind die Erfolgsaussichten am größten. Weitere förderliche Faktoren sind eine intakte Partnerschaft, ein bestehendes Arbeitsverhältnis sowie ein mittleres Lebensalter.

Stufentherapie der Alkoholabhängigkeit

Die Therapie des Alkoholismus lässt sich in folgende Stufen unterteilen:

- Motivationsphase
- Körperliche Entgiftung
- Stationäre Entwöhnung
- Nachsorge und Rehabilitation

Motivationsphase

In dieser Phase ist entscheidend, dass sich die Betroffenen selbst als krank und somit als hilfebedürftig erkennen. Ärzte und Suchtberatungsstellen führen den Erkrankten die Folgen ihrer Erkrankung vor Augen und informieren über Hilfsangebote. Familie und Freundeskreis können durch Motivation und sachliche Konfrontation helfen.

6

Körperliche Entgiftung

Eine körperliche Entgiftung wird stets stationär durchgeführt und dauert 1–2 Wochen. Liegen bereits schwere körperliche Langzeitschäden vor, kann die Entgiftungsphase auch erheblich länger dauern. Nur im Krankenhaus können gefährliche Entzugssymptome medikamentös abgefangen werden. Zur Behandlung eines Alkoholentzugsdelirs wird vor allem **Clomethiazol** (z. B. Distraneurin®) eingesetzt, das eine sedierende (beruhigende) Wirkung hat, vegetative Symptome lindert und das Risiko von Krampfanfällen senkt. Bei bestehenden Halluzinationen werden zusätzlich **Antipsychotika (Neuroleptika)** gegeben, z. B. Haloperidol. Zur Prophylaxe und Behandlung von schweren zerebralen Symptomen (z. B. Korsakow-Syndrom) werden hohe Dosen von **Thiamin** (Vitamin B_1) gespritzt. Zur Verhinderung von Kreislaufkrisen kann zusätzlich **Clonidin** verabreicht werden, das die Entzugssymptome lindert und den Blutdruck senkt. **Carbamazepin** reduziert zusätzlich die Wahrscheinlichkeit des Auftretens von Krampfanfällen.

6

Stationäre Entwöhnungstherapie

Ziel der stationären Entwöhnungstherapie ist eine absolute **Abstinenz.** Die Therapie in einer spezialisierten Suchtklinik erstreckt sich über mehrere Monate. Leider werden die Verweilzeiten aus Kostengründen immer weiter verkürzt. Das therapeutische Angebot besteht aus folgenden Elementen:

- Ausführliche Informationen über Suchterkrankungen
- Gruppengespräche
- Strukturierung des Tagesablaufs
- Verhaltenstherapie
- Selbstsicherheitstraining
- Erlernen von Selbstkontrolle
- Bewältigungstraining bei Konfrontation mit Alkohol
- Training sozialer Kompetenz
- Tiefenpsychologische Verfahren
- Analyse der Ursachen der Suchterkrankung
- Familientherapie
- Organisation eines suchtmittelfreien Lebens
- Heranführung an Selbsthilfegruppen

Im Einzelfall werden in der Entwöhnungsphase unter ärztlicher Kontrolle auch Medikamente eingesetzt. Campral® senkt das Verlangen (Craving) nach Alkohol. Eine medikamentöse Therapie kann eine notwendige psychotherapeutische Behandlung jedoch niemals ersetzen.

Nachsorge und Rehabilitation

Die **Rückfallgefahr** ist im ersten Jahr am höchsten. Es gilt, Rückfälle zu vermeiden, jedoch darf ein erfolgter Rückfall nicht katastrophisiert werden. Stattdessen muss er genau analysiert werden, um daraus für die Zukunft lernen zu können. Der wichtigste Baustein in der Nachsorge ist die regelmäßige Teilnahme an einer **Selbsthilfegruppe.** Zusätzlich sollte auch weiterhin professionelle Hilfe in Anspruch genommen werden, die nun ambulant erfolgen kann. Hier haben auch freie Psychotherapeuten – ausreichende Fachkenntnisse und Erfahrung in der Materie vorausgesetzt – ihren Platz.

Themen in der Nachsorge sind Umgang mit Rückfällen (keine Katastrophisierung), Unterstützung bei Beziehungskonflikten, Hilfe bei der praktischen Lebensbewältigung und die Entwicklung von Selbstständigkeit.

Selbsthilfegruppen

Die regelmäßige Teilnahme an Selbsthilfegruppen ist ein wichtiger Schritt auf dem Weg der Genesung und kaum durch professionelle Hilfe zu ersetzen. Viele Fachkliniken binden bereits während der Entwöhnungsbehandlung ihre Patienten an Selbsthilfegruppen an und organisieren solche innerhalb der Klinik. Neben den **Anonymen Alkoholikern (AA)** gibt es zahlreiche andere Vereinigungen, die Selbsthilfegruppen für Alkoholkranke anbieten (z. B. Blaues Kreuz, Guttempler); einige davon sind christlich-religiös orientiert. Auch in Selbsthilfegruppen gibt es eine Schweigepflicht. An Selbsthilfegruppen nehmen sowohl trockene Alkoholiker als auch Menschen teil, die aktuell noch mit ihrer Abhängigkeit ringen. Selbsthilfegruppen sind aus folgenden Gründen hilfreich:

- Sie vermitteln Hoffnung, dass man „es schaffen kann".
- Sie stellen Informationen bereit.
- Sie bieten sozialen Kontakt an.
- Sie geben Raum, sich auszusprechen und sich ehrlich und offen anderen gegenüber zu zeigen.
- Sie geben einen Rahmen für die Arbeit an sich selbst.
- Sie stärken die Selbstverantwortung.

Neben den Selbsthilfegruppen für Betroffene werden meist auch Angehörigengruppen angeboten.

Hinweise für betroffene Familienmitglieder

Die Alkoholkrankheit stellt nicht nur für die Betroffenen eine große Belastung dar. Ehepartner oder Lebensgefährten, Kinder, Eltern, Geschwister und u. U. auch Arbeitskollegen und Freunde können in belastende emotionale Zustände geraten. Häufig entsteht aus dem Wunsch zu helfen eine Dynamik, die das Vorhandensein der Suchterkrankung aufrechterhält. Diese als **Co-Abhängigkeit** bezeichnete Dynamik zeichnet sich durch folgende Verhaltensweisen aus:

- Co-Abhängige übernehmen Verantwortung für die Betroffenen, entschuldigen oder rechtfertigen ihr Verhalten.
- Sie wollen das Verhalten der Abhängigen kontrollieren (z. B. Verstecke aufspüren) und ihnen Belastungen abnehmen.
- Sie verleugnen oder verschleiern die Sachlage gegenüber Dritten.
- Sie unterstützen unbewusst durch unüberlegte Handlungen, z. B. durch den Einkauf alkoholischer Getränke.

All diese Verhaltensweisen sind gut gemeint, verhindern jedoch die notwendige Konfrontation mit den Auswirkungen des süchtigen Verhaltens. Erst eine deutliche Konfrontation durch die soziale Umwelt kann eine Chance für die Kranken darstellen, notwendige professionelle Hilfe zu suchen und in Anspruch zu nehmen. Betroffene Familienmitglieder und andere wichtige Personen sollten sich aus den genannten Gründen Hilfe suchen, um mit den enormen seelischen Belastungen nicht allein dazustehen. Auch in der Beratung von Führungskräften stellt man immer wieder fest, wie groß die Scheu ist, betroffene Mitarbeitende direkt anzusprechen und mit dem Thema Abhängigkeit zu konfrontieren.

6.3 Drogen- und Medikamentenabhängigkeit

Schätzungen gehen von ca. 600.000 Drogenabhängigen (illegale Drogen) und 1,8 Mio. Medikamentenabhängigen in Deutschland aus. Ursprünglich bezog sich der Begriff „Droge" auf pflanzliche Medikamente. Heute spricht man von Drogen, wenn Einnahme und Besitz einer Substanz verboten sind (illegale Drogen) oder wenn die Einnahme einer Substanz nicht aus medizinischen Gründen erfolgt (➤ Tab. 6.4). Drogenabhängige sind in der Regel zwischen 15 und 30 Jahre alt. Verstöße gegen das Betäubungsmittelgesetz (BtMG) machen ca. 8 % der strafgerichtlichen Verurteilungen aus. Hierzu zählt auch die sog. Beschaffungskriminalität. Männer werden weitaus häufiger auffällig, da Frauen ihre Sucht oft über Prostitution finanzieren. Medikamentenabhängig sind überwiegend Frauen (Rolling Stones: „Mother's Little Helper"). Am häufigsten werden Schmerz-, Schlaf-, Beruhigungs- sowie Hustenmittel (enthalten oft Codein, ein schwach wirkendes Opioid) missbräuchlich eingenommen.

LERNHINWEIS **!!!**

Sie müssen die verschiedenen Stoffgruppen kennen, und Sie sollten die wichtigsten Wirkungen, das Suchtpotenzial und die wichtigsten Vertreter jeder Stoffgruppe wiedergeben können.

Erarbeiten Sie sich einen fundierten eigenen Standpunkt zur Legalisierung von Cannabis!

Abhängigkeitserzeugende Substanzen

Opioide

Zu den Opiaten bzw. Opioiden zählen **Opium, Morphium, Heroin und Codein** (in vielen Hustenmitteln enthalten) sowie eine Reihe von opioidhaltigen Schmerzmitteln (Analgetika wie Valoron®, Tramal®). Opioide werden insbesondere bei der Schmerzbekämpfung bei Schwerkranken eingesetzt (z. B. in der Krebstherapie); andere Indikationen sind z. B. chronische oder postoperative Schmerzzustände. Die oft nur zurückhaltende Gabe dieser Medikamente bei Schwerstkranken schafft viel Leid. Bei diesen Patienten entsteht fast nie ein Missbrauch infolge einer medizinisch notwendigen Gabe, da die psychische Haltung normalerweise nicht der von abhängigkeitsgefährdeten Menschen entspricht und einem Missbrauch entgegenwirkt. Schwerstkranke wollen nicht „high" oder problemfrei, sondern ohne Schmerzen sein. Opioide haben jedoch von allen Drogen das **höchste Suchtpotenzial** und führen sehr schnell zu einer Toleranzentwicklung.

6

Tab. 6.4 Die häufigsten Abhängigkeitstypen

Substanzgruppe, Drogentyp	Substanzen	Besonderheiten
Morphin-Opioid-Typ Schnelle Toleranzentwicklung, höchstes Suchtpotenzial, psychische und physische Abhängigkeit	**Opium, Heroin, Codein, Methadon, Analgetika** (Tilidin, Buprenorphin, Pentazocin) Substanzen unterliegen dem BtMG	• Neben schmerzstillender Wirkung vor allem euphorisierendes Glücksgefühl; im Verlauf kommt es zur Veränderung der Wesenszüge • Drei typische Intoxikationssymptome: Pupillenverengung (Miosis), Koma, Atemdepression
Cannabis-Typ Starke psychische, keine physische Abhängigkeit	**Haschisch, Marihuana** „Einstiegsdroge"	• Veränderung des Raum- und Zeiterlebens, angenehme Indifferenz, beeinträchtigtes Beurteilungsvermögen • Chronischer Konsum kann zum amotivationalen Syndrom (Teilnahmslosigkeit, Desinteresse, Passivität, Lethargie) führen
Barbiturat-Typ Psychische und physische Abhängigkeit	**Benzodiazepine, Barbiturate und Derivate**	• Schnelle Toleranzentwicklung, Missbrauch führt zu Sedierung, z. T. auch paradoxe Aktivierung, Euphorie • Barbiturate sind heute als Hypnotika obsolet, Einsatz nur noch als Antikonvulsiva und in der Anästhesie • Therapeutischer Entzug über mehrere Wochen, sonst Unruhezustände, delirante Symptomatik
Kokain-Typ Starke psychische, keine physische Abhängigkeit	**Kokain, Crack** „Modedroge"	• Euphorie, subjektive Steigerung der Leistungsfähigkeit, im Rausch häufig Halluzinationen, nachfolgende depressive Stimmung fördert rasche Abhängigkeitsentwicklung • Chronischer Konsum von psychotischer Symptomatik gekennzeichnet, im Entzug Katerstimmung
Amphetamin-Typ Psychische Abhängigkeit, keine physische Abhängigkeit	**Amphetamine** (z. B. „Speed"), **Ecstasy,** Designerdrogen	• Amphetamine werden zur Antriebssteigerung und als Appetitzügler eingesetzt • Ecstasy ist die typische Partydroge • Gefahr der Entwicklung von Panikreaktionen oder drogeninduzierten Psychosen; körperliche Wirkung auf Kreislauf und Temperaturregulation kann zu tödlichen Komplikationen führen
Halluzinogen-Typ Unterschiedliche psychische Abhängigkeit, keine physische Abhängigkeit	**LSD, Mescalin, Psilocybin, Phencyclidin** (PCP, Angel Dust)	• Psychedelische Zustände, meist optische Pseudohalluzinationen, Enthemmung, Affektlabilität, Depersonalisationserleben • Wirkung abhängig von Grundstimmung („Horrortrip" = paranoide Angstzustände, „Flashback" = Nachrausch ohne Einnahme der Substanz)

Opioide wirken schmerzstillend, schlaffördernd, euphorisierend und reaktionsverlangsamend. Die Droge vermittelt ein Gefühl von Geborgenheit und führt zu sozialer Abkapselung.

Heroinabhängige stellen noch immer den Prototyp der Drogenabhängigen dar (Film bzw. Buch: „Die Kinder vom Bahnhof Zoo"). In manchen Fällen sind auch Menschen betroffen, die im medizinischen Bereich tätig sind und leichten Zugang zu den Substanzen haben.

Cannabinoide

Die als **Haschisch** (extrahierte harzige Substanz) oder **Marihuana** (getrocknete Pflanzenblätter und -blüten) bezeichneten Substanzen werden aus der weiblichen Cannabispflanze gewonnen. Der für die Wirkung zuständige Inhaltsstoff ist Tetrahydrocannabinol (THC).

In anderen Kulturen haben Cannabinoide einen Stellenwert wie in Deutschland der Alkohol. Cannabisprodukte werden geraucht („Joint"), seltener in Tees oder zum Essen (z. B. als Kekse) aufbereitet.

Durch fortgesetzten Cannabiskonsum entsteht keine körperliche, aber eine psychische Abhängigkeit, die oft mit sozialem Rückzug und Interessenverlust einhergeht.

→ **Update** Seit dem 01.04.2024 dürfen Erwachsene in Deutschland legal Cannabis konsumieren.

Seit 2017 konnte Medizinal-Cannabis unter strenger Indikation über ein BtM-Rezept ärztlich verordnet werden. Dies ist seit April nicht mehr nötig; die Verordnung erfolgt nun über das normale e-Rezept. Somit ist die Verordnung von z. B. Sativex® bei Spastiken im Rahmen einer MS-Erkrankung oder von Canemes® bei Schmerzen oder tumorbedingter Übelkeit einfacher geworden.

Sedativa und Hypnotika

Die wichtigste Wirkstoffgruppe aus der Gruppe der Beruhigungs- und Schlafmittel sind die **Benzodiazepine.** Der bekannteste Wirkstoff ist **Diazepam** (z. B. Valium®). Sedativa und Hypnotika wirken bewusstseinsdämpfend, schlaffördernd und verlangsamen die Körperfunktionen (➤ Kap. 17.2.4). Ihre regelmäßige Einnahme führt häufig zu körperlicher und psychischer Abhängigkeit. Eine Toleranzentwicklung macht eine Dosiserhöhung notwendig. Schlaf- und Beruhigungsmittel werden von Drogenabhängigen selten als Hauptdroge eingenommen, sondern mit der Einnahme weiterer Substanzen kombiniert (Polytoxikomanie).

Besonders gefürchtet ist die kombinierte **Einnahme von Alkohol mit Schlaf- und Beruhigungsmitteln,** die leicht zu Vergiftungserscheinungen führen kann. Im Zusammenhang mit Todesfällen durch Drogenkonsum sind Überdosierungen von Beruhigungsmitteln in einem Drittel der Fälle beteiligt. Nicht immer handelt es sich um einen vorsätzlichen Suizid. Oft sind es tragische „Drogenunfälle".

Neben Drogenabhängigen (Alter 20–30 Jahre) gibt es eine zweite Gruppe von Betroffenen (> 40 Jahre): Süchtige, denen die Medikamente ursprünglich aus medizinischen Gründen verordnet wurden (Einnahme in der Regel > 4 Monate). Sie versorgen sich z. B. dadurch, dass sie verschiedene Ärzte konsultieren („doctor hopping"), um eine höhere Menge der Medikamente verschrieben zu bekommen.

Kurzfristig (< 8 Wochen) und unter verantwortungsvoller Betreuung eingenommen, können diese Medikamente sehr hilfreich sein. Es gibt jedoch keine Indikation für eine langfristige Einnahme von Benzodiazepinen! Benzodiazepine dürfen nur sehr langsam ausgeschlichen und nie schlagartig abgesetzt werden.

Grundsätze bei der Verordnung von Benzodiazepinen

- Keine Abgabe von Psychopharmaka mit hohem Abhängigkeitspotenzial an Menschen mit Alkohol-, Medikamenten- oder Drogenabhängigkeit in der Vorgeschichte
- Begrenzung der Verschreibung auf längstens 4 Wochen
- Wahl der niedrigstmöglichen Dosierung
- Genaue Überprüfung, ob die Gabe von Beruhigungsmitteln im vorliegenden Fall angezeigt ist; Überprüfung der Indikation im weiteren Verlauf
- Einsatz nichtmedikamentöser Alternativen (Gespräch, Entspannungsübungen)

Kokain

Kokain ist eine in der Natur vorkommende Substanz, die aus dem in Südamerika wachsenden Kokastrauch gewonnen wird. Indigene Völker in den Anden kauen die Blätter der Pflanze zur Stärkung und gegen Ermüdung. In den Industrienationen wird die Kokapflanze zu Kokain – eine gefürchtete illegale Droge – umgewandelt. Als „Schnee" oder **Koks** wird Kokain geschnupft, inhaliert oder gespritzt. Zu **Crack** umgewandelt, hat es ein noch viel höheres Suchtpotenzial.

Kokain hat zunächst eine extrem starke, schnell einsetzende euphorisierende Wirkung. Es kann bereits bei der ersten Einnahme abhängig machen. Betroffen sind alle (oft auch die oberen) Bevölkerungsschichten, am häufigsten im Alter zwischen 18 und 30 Jahren.

Sonstige Stimulanzien

In dieser Gruppe von Drogen sind alle weiteren anregenden Substanzen neben Kokain zusammengefasst (➤ Kap. 17.2.7). Die wichtigste Gruppe stellen die **Amphetamine** („Speed") dar. Auch das in der Therapie von hyperaktiven Kindern (ADHS, ➤ Kap. 14.1) eingesetzte **Methylphenidat** (Ritalin®) und einige Appetitzügler zählen zu dieser Stoffgruppe. In der ICD-10 wird auch Koffein mit in diese Gruppe einbezogen. Verbreitet ist der Konsum von Amphetaminen in der Club-/Partyszene, aber auch unter Studierenden und in Berufen mit hohem Leistungscharakter ist eine größere Einnahmebereitschaft zu verzeichnen.

Halluzinogene

Zu den Halluzinogenen zählen **LSD** (Lysergsäurediethylamid), **Mescalin** und **Psilocybin.** Während LSD synthetisch hergestellt wird, sind Mescalin (Peyote-Kaktus) und Psilocybin (psilocybinhaltige Pilze, „Magic Mushrooms") pflanzlicher Herkunft. LSD wird geschluckt und führt zu einer Fülle von Wahrnehmungsveränderungen. Halluzinogene rufen keine körperliche Abhängigkeit hervor. Gefährlich sind „Horrortrips" oder selbstgefährdende Handlungen (z. B. Fenstersprung aufgrund des Gefühls, fliegen zu können).

Tabak

Obwohl drei Viertel aller Raucher gern aufhören würden, schaffen es weniger als 5 % ohne professionelle Hilfe. Nikotin wirkt harmonisierend, beruhigend, aber auch antriebs- und konzentrationssteigernd. Trotz allgemeiner Akzeptanz sind die körperlichen und volkswirtschaftlichen Schäden des Rauchens immens.

Flüchtige Lösungsmittel

Drogenkonsum mit inhalierbaren Substanzen wird umgangssprachlich als „Schnüffeln" bezeichnet. Als Suchtmittel werden insbesondere **Benzin, Klebstoffe, Verdünner, Nagellackentferner** und **Sprühfarben** missbraucht. Es entsteht eine psychische, jedoch keine körperliche Abhängigkeit. Der Beginn der Erkrankung liegt meist im Alter zwischen 9 und 12 Jahren. Die Droge ist billig und leicht zu bekommen, hat jedoch eine extreme Wirkung und führt zu teilweise irreversiblen Gesundheitsschäden.

Ursachen

Wie beim Alkoholismus ist auch bei Drogen- und Medikamentenabhängigkeit von einem multifaktoriellen Geschehen auszugehen.

- **Drogenabhängigkeit:** Eine Drogensucht wird häufig durch psychische Labilität im Jugendalter ausgelöst. Oft finden sich schwierige Verhältnisse im Elternhaus (engl. „broken home"), die eine Instabilität der Persönlichkeit hervorrufen. Auslösend sind Kontakte zu einer bestimmten „Szene" und Einflüsse der Peergroup (Gleichaltrige, mit denen Jugendliche regelmäßig Kontakt haben). Häufig verbinden sich mit Drogenkonsum bestimmte Wertemuster (Gegenkultur).
- **Medikamentenabhängigkeit:** Medikamentenabhängigkeit wird meist durch die Behandlung von körperlichen oder seelischen Beschwerden ausgelöst. An erster Stelle stehen Schmerzzustände, gefolgt von Schlafstörungen und Verdauungsbeschwerden. Die ärztliche Verordnung wird durch Selbstmedikation oder „Wunschverschreibung" abgelöst.

Das Aufrechterhalten der Sucht ist von den Eigenschaften der konsumierten Substanz abhängig.

Symptome

Die Symptomatik hängt von den Eigenschaften der konsumierten Suchtstoffe ab. Viele Drogenabhängige verwenden mehrere Substanzen. Man spricht dann von **Polytoxikomanie.**

Opioide

Kurzfristige Wirkungen Bereits nach Sekunden setzt eine starke Euphorie ein, die bis zu ½ Stunde anhält. Es entsteht ein Gefühl des Entrücktseins von der Welt. Der Konsum bewirkt Schläfrigkeit, einen verlangsamten Herzschlag (Bradykardie) und verkleinerte Pupillen (Miosis).

Auswirkungen längeren Missbrauchs Die Suchterkrankten wirken betrunken und haben teilweise Einstichstellen. Bei starker Abhängigkeit kommt es zu Wesensveränderungen mit sittlichem Verfall. Die eigene Familie wird belogen und bestohlen, um sich Drogen zu beschaffen. Es entstehen Beschaffungskriminalität und Prostitution. Durch die Verwendung unreiner Injektionsnadeln kommt es häufig zu Infektionen mit Hepatitis oder HIV. Opioide fallen unter das BtMG. Weitere Auswirkungen der Opioidabhängigkeit sind:

- Trockene, fahlgraue Haut, häufig mit Nadelekzemen
- Übelkeit und Erbrechen
- Frösteln, Zittern, Koma, Gewichtsverlust, Verstopfung
- Impotenz

Entzugssymptome (➤ Abb. 6.4). Entzugssymptome treten bereits ca. 6–8 Stunden nach der letzten Einnahme auf, erreichen am zweiten Tag ihren

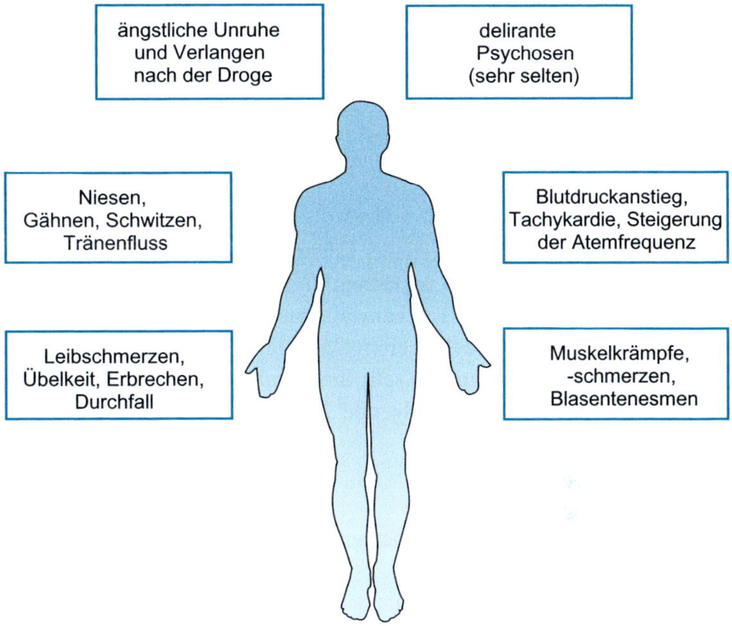

Abb. 6.4 Entzugssymptome bei Opioidabhängigkeit [L217]

Höhepunkt und halten bis zu 10 Tage an. Die Entzugssymptome nehmen meist drastische Ausmaße an (Szenejargon für kalten Entzug/Totalentzug: Cold Turkey, „einen Affen zu schieben") und sind von den meisten Betroffenen nicht zu bewältigen.

- Unruhe
- Laufende Nase, erweiterte Pupillen (Mydriasis)
- Starke Bauchkrämpfe, starke Muskelschmerzen
- Schlaflosigkeit
- Hochgradige Angstzustände

Cannabinoide

Kurzfristige Wirkungen

- Euphorie, Gefühl der Großartigkeit
- Entspanntes Grundgefühl, Beruhigung, Sorglosigkeit, Veränderung der Sinneswahrnehmung
- Gerötete Augen, Mundtrockenheit, gesteigerter Appetit

Auswirkungen längeren Missbrauchs

- Lethargie, Desinteresse, Teilnahmslosigkeit, Passivität (amotivationales Syndrom)
- Beeinträchtigte Leistungsfähigkeit in Bezug auf Arbeit und Schule, Störungen der Merkfähigkeit, noch Wochen nach dem Absetzen nachweisbar; eingeschränkte Verkehrstüchtigkeit; Gefahr von Unfällen
- Einbußen in der kognitiven Leistungsfähigkeit
- Erhöhte Anfälligkeit für die Entwicklung psychiatrischer Störungen wie Depressionen und Angststörungen; auch Entwicklung schizophreniformer Psychosen
- Horrortrips (Gefühl der Bedrohung, Paranoia)
- Flashbacks (Nachrausch ohne Einnahme der Substanz)

Entzugssymptome bei abruptem Absetzen und nach längerem Missbrauch

- Reizbarkeit, Ärger, Aggressionen
- Angst, innere Unruhe
- Schlafschwierigkeiten
- Appetit- und Gewichtsverlust
- Müdigkeit, vermehrtes Gähnen
- Konzentrationsschwierigkeiten
- Depressive Verstimmungen

Sedativa oder Hypnotika

Kurzfristige Wirkungen Sedativa wirken beruhigend, schlafanstoßend und reduzieren Angst- und Erregungszustände. Hypnotika wirken schlaffördernd (➤ Kap. 17.2.4).

6

Auswirkungen längeren Missbrauchs
- Gangunsicherheit, undeutliche Sprache
- Allgemeine Verlangsamung, Apathie, Gleichgültigkeit
- Euphorie, aggressives Verhalten
- Stimmungsschwankungen
- Gedächtnislücken

Entzugssymptome Ein körperlicher Entzug kann schwerwiegender verlaufen als bei Heroin und beim Auftreten eines Delirs zum Tod führen. Ein Entzug kann sich über viele Wochen erstrecken, da die Dosierung von Benzodiazepinen sehr langsam reduziert werden muss. Es treten folgende Symptome auf:
- Unruhe, Zittern, Schwitzen
- Schlaflosigkeit, Angst, Schwäche
- Muskelkrämpfe und Gliederschmerzen
- Krampfanfälle des Gehirns
- Entzugsdelir mit Halluzinationen

Kokain

Kurzfristige Wirkungen
- Euphorisierend; vermittelt Gefühl von erhöhter Leistungsfähigkeit, steigert die sexuelle Appetenz, mindert Hunger- und Müdigkeitsgefühle, führt zu Blutdruckänderungen und Pupillenerweiterung (Mydriasis)
- **Bei abklingender Wirkung:** Apathie, Depression
- **Bei sehr hoher Dosis:** Halluzinationen, Reizbarkeit, Suizidalität, Stimmungsschwankungen, Aggressivität

Auswirkungen längeren Missbrauchs
- Starke psychische Abhängigkeit
- Aufwendung großer Geldmengen für die Beschaffung der Droge
- Vernachlässigung sozialer und beruflicher Verpflichtungen
- Verfolgungsideen, aggressives Verhalten
- Gewichtsverlust, Herz-/Kreislaufkomplikationen, Impotenz
- Angst, Depression
- Kokainpsychosen mit Delir, Wahn und Halluzinationen
- Schäden der Nasenscheidewand (beim Schnupfen von Kokain)

Entzugssymptome Nur bei einem Teil der Konsumenten treten Entzugssymptome auf:
- Schlafstörungen, gesteigerter Appetit
- Körperliche Unruhe oder Verlangsamung, unangenehme Träume
- Dysphorie
- „Katerstimmung“

Sonstige Stimulanzien

Alle zu Kokain getroffenen Aussagen lassen sich auf die Abhängigkeit von Stimulanzien übertragen (➤ Kap. 17.2.4). Auch Amphetamine können paranoid-halluzinatorische Psychosen hervorrufen.

Halluzinogene

Die Wirkung von Halluzinogenen kann sehr unterschiedlich sein. Es werden sowohl sehr positive als auch extrem negative Gefühlserlebnisse beschrieben. Die Wirkung tritt 30–90 Minuten nach Einnahme ein.

Kurzfristige Wirkungen
- Halluzinationen, Auflösung des Raum-Zeit-Gefühls, (positive wie negative) Gefühle werden intensiver wahrgenommen.
- Depersonalisation
- Dissoziative Zustände
- Intensive Farb- und Geräuschwahrnehmungen
- Pupillenerweiterung (Mydriasis), beschleunigter Herzschlag (Tachykardie), Schwitzen, Zittern
- Horrortrips: Die Einnahme der Droge kann starke negative Erlebnisse hervorrufen, z. B. Angst, den Verstand zu verlieren, Verwirrung, Misstrauen, Gefühl von Kontrollverlust. Aufgrund paranoider Ideen kann es zu gewalttätigem Verhalten kommen.

Auswirkungen längeren Missbrauchs
- Herausbilden einer psychischen Abhängigkeit
- In einigen Fällen Auslösung schizophrener Psychosen
- Beeinträchtigung des Gedächtnisses und des abstrakten Denkens
- Flashbacks (wiederauftretende Wahrnehmungsveränderungen ohne erneute Einnahme der Droge)

Entzugssymptome Es treten keine Entzugssymptome auf.

Lösungsmittel

Kurzfristige Wirkungen Die Wirkung setzt sofort ein und hält nur wenige Minuten an:

- Euphorie, Entspannung, Halluzinationen
- Schwindel
- Aggressives Verhalten, undeutliche Sprache, Zittern
- Sehstörungen, Übelkeit und Erbrechen, Koma (selten)

Auswirkungen längeren Missbrauchs

- Schulische bzw. berufliche Schwierigkeiten
- Schädigungen des Nervensystems
- Leber- und Nierenschäden

Entzugssymptome Da keine physische Abhängigkeit entsteht, treten keine Entzugssymptome auf.

Tabak

Kurzfristige Wirkungen Nikotin wirkt kurzfristig harmonisierend, beruhigend, aber auch antriebs- und aufmerksamkeitssteigernd.

Auswirkungen längeren Missbrauchs Die Auswirkungen längeren Tabakmissbrauchs sind körperlicher Art. Im Vordergrund stehen Erkrankungen der Atemwege (chronische Bronchitis bis hin zum Bronchialkarzinom) und des Herz-Kreislauf-Systems (Arteriosklerose, Hypertonie, Herzinfarkt, Schlaganfall).

Entzugssymptome

- Depressive Stimmung, schlechte Laune
- Schlaflosigkeit
- Konzentrationsschwierigkeiten, Angst, Unruhe
- Gesteigerter Appetit, Gewichtszunahme

Diagnostik

Fast alle hier aufgeführten Stoffe lassen sich labortechnisch im Blut oder Urin nachweisen. Weitere Hinweise erhält man über Eigen- und Fremdanamnese, Verhaltensauffälligkeiten, kriminelle Auffälligkeiten, enge/weite Pupillen.

Therapie

Die Therapie der Drogen- und Medikamentenabhängigkeit folgt dem in ➤ Kap. 6.2 angegebenen Schema: Motivationsphase, Entgiftung, Entwöhnung, Nachsorge.

Eine langjährige Drogen- und Medikamentenabhängigkeit muss nach dem stationären körperlichen Entzug anfangs meist weiterhin stationär behandelt werden. Es gibt zahlreiche für diese Zielgruppe zugeschnittene Angebote. Auch für die zunehmende Anzahl von Menschen, die an einer Drogen- und Medikamentenabhängigkeit und zusätzlich an einer schweren anderen psychischen Störung leiden („Doppeldiagnose"), gibt es mittlerweile Spezialkliniken. Naturgemäß ist die Prognose bei der letztgenannten Gruppe schlechter als bei einer reinen Abhängigkeitserkrankung.

Zusätzlich sind Besonderheiten der einzelnen Stoffgruppen zu berücksichtigen:

- **Opioide:** Der körperliche Entzug sollte immer stationär erfolgen. Die starken körperlichen und psychischen Entzugssymptome werden ohne Medikamente durchgestanden („kalter Entzug") oder durch Medikamente wie Antipsychotika abgefangen („warmer Entzug").
- **Methadon:** Methadon ist eine Ersatzdroge aus dem Bereich der Opioide, die an Langzeitabhängige abgegeben wird und ebenfalls suchterzeugend ist. Sie verändert nicht die Sucht an sich, trägt aber dazu bei, dass keine Straftaten zur Beschaffung der Droge begangen werden müssen. Auch das Risiko von HIV- und Hepatitis-Infektionen wird durch die kontrollierte Methadonabgabe deutlich verringert. Methadonprogramme werden von zusätzlichen therapeutischen Maßnahmen begleitet.
- **Tabak:** Zur Behandlung einer Nikotinabhängigkeit ist kein stationärer Aufenthalt notwendig. Bewährt haben sich:
  - Hypnotherapie nach Erickson (➤ Kap. 16.2.6)
  - Verhaltenstherapie (➤ Kap. 16.2.2)
  - Unterstützung durch Nikotinpflaster in abnehmender Konzentration
  - Unterstützung durch Ohrakupunktur

6.4 Lernzielkontrolle

Fragen zur selbstständigen Bearbeitung

1. Was versteht man unter einem Delirium tremens, und mit welchen Symptomen geht es einher?
2. Welche körperlichen Folgeschäden können bei längerem Alkoholmissbrauch auftreten?
3. Was bedeutet Co-Abhängigkeit, und mit welchen Verhaltensweisen geht sie einher?
4. Welche lerntheoretischen Ansätze erklären eine Alkoholabhängigkeit?
5. Nennen und beschreiben Sie die vier Entwicklungsphasen einer Alkoholabhängigkeit nach Jellinek.
6. Welche krankhaften Hirnveränderungen können nach jahrelangem Alkoholmissbrauch auftreten?
7. Benennen Sie die Phasen einer Suchttherapie.
8. Nennen Sie die verschiedenen Typen von Alkoholkranken nach Jellinek.
9. Mit welcher Art von Symptomen ist bei einem komplizierten Rausch zu rechnen?
10. Aus welchem Grund sollte ein Alkoholentzug immer stationär erfolgen?
11. Zu welchen Auswirkungen kommt es nach längerem Missbrauch von Cannabinoiden?
12. Welche typischen Entzugssymptome treten bei Heroinabhängigkeit auf?
13. Was ist ein amnestisches Syndrom, und mit welchen Beeinträchtigungen geht es einher?
14. Welche diagnostischen Leitlinien nach ICD-10 gelten für eine Alkoholabhängigkeit?
15. Welche Grundsätze gelten für die Verordnung von Benzodiazepinen?
16. Welche kurzfristigen Wirkungen haben Opioide?
17. Welche Halluzinogene kennen Sie?
18. Nennen Sie die Auswirkungen eines längeren Kokainmissbrauchs.
19. Bei einer Abhängigkeit von Hypnotika kann es zu schweren Entzugserscheinungen kommen. Welche sind das?
20. In welcher Form findet die körperliche Entgiftung bei einer Alkoholkrankheit statt?

Mündliche Prüfungsfragen: Störungen durch psychotrope Substanzen

1. Eine Patientin, die bei Ihnen schon länger in Behandlung ist, öffnet sich und erzählt sehr beschämt, dass ihr Mann alkoholkrank sei. Sie bittet Sie, doch auch ihrem Mann zu helfen. Was tun Sie bezüglich Ihrer Patientin und deren Ehemann?
2. Wie würden Sie einen drogenabhängigen jungen Menschen behandeln?
3. Woran können Sie erkennen, dass eine Alkoholabhängigkeit besteht?
4. Im Zuge einer Alkoholkrankheit kann es zu einem Korsakow-Syndrom kommen. Welche Symptome sind typisch für diese Erkrankung?
5. Wann können im Zuge einer Alkoholkrankheit Halluzinationen auftreten?
6. Können Sie den Unterschied zwischen einer körperlichen und einer psychischen Abhängigkeit beschreiben?
7. Was ist ein Gamma-Trinker?
8. Die Tiefenpsychologie beschreibt verschiedene Modelle für die Entwicklung einer Suchterkrankung. Welche kennen Sie?
9. Was könnten Sie therapeutisch für einen Menschen mit einer Alkoholerkrankung tun?
10. Sie wissen, dass ein Delirium tremens zu den lebensbedrohenden Zuständen gehört. Wie wird es behandelt?
11. Können Sie die chronische Phase einer Alkoholabhängigkeit nach Jellinek beschreiben?
12. Eine Patientin berichtet, ihr Sohn habe sich in letzter Zeit verändert. Er sei sehr passiv geworden, habe keine Lust mehr, seinem Sport nachzugehen, könne sich nicht mehr so viel merken, und in der Schule liefe es auch nicht mehr so richtig. Haben Sie eine Vermutung?

13. Aus welchem Grund sind Selbsthilfegruppen nach einem Entzug für Betroffene so wichtig?
14. Wie stehen Sie zur Legalisierung von Cannabis?
15. Was sagen Sie zur kontrollierten Abgabe von Methadon an Drogenabhängige?
16. Würden Sie einen alkoholkranken Menschen behandeln? Wenn ja, dann erläutern Sie bitte Ihre Vorgehensweise. Wenn nein, dann begründen Sie bitte, warum nicht.

KAPITEL

7

ICD-10: F2; ICD-11: 6A2

Schizophrenie, schizotype und wahnhafte Störungen

Steckbrief

ICD-10 F2 Schizophrenie, schizotype und wahnhafte Störungen
ICD-11 6A2 Schizophrenie und andere primäre psychotische Störungen

Schizophrenie (➢ Kap. 7.1)

Ursachen

- Multifaktoriell
- Genetisch
- Neurochemisch
- Morphologische Veränderungen des Gehirns
- Belastende Lebensereignisse (Life Events)
- Psychosozial
- Psychodynamisch

Symptome

- Formale Denkstörungen
- Störungen der Affektivität
- Störungen der Psychomotorik
- Ich-Störungen
- Wahn
- Halluzinationen
- Suizidalität

Verlaufsformen/Syndrome

- Paranoid-halluzinatorische Form
- Katatone Form
- Hebephrene Form
- Schizophrenes Residuum (Residualzustand)
- Schizophrenia simplex
- Postschizophrene Depression

→ **Update** In der ICD-11 entfällt die Unterteilung der Schizophrenie in die o. g. Verlaufsformen.

Schizoaffektive Störung (➢ Kap. 7.2)

Ursachen

- Multifaktoriell wie bei Schizophrenie und affektiven Störungen

Symptome

- Gleichzeitig oder kurz nacheinander depressive, manische und schizophrene Symptome

Anhaltende wahnhafte Störung (➢ Kap. 7.3)

Ursachen

Psychosoziale Belastungen und Defizite wie z. B. schwache Kontaktfähigkeit, soziale Isolation oder eine sensitive Persönlichkeit

Symptome

Wahnsymptomatik (Verfolgungswahn, hypochondrischer Wahn, Größenwahn, Querulantenwahn, Eifersuchtswahn, Wahn, einen deformierten Körper zu haben)

Akute polymorphe psychotische Störung (➢ Kap. 7.4)

Ursachen

Unklar

Symptome

- Rascher Wechsel von Wahn und Halluzinationen
- Rascher Wechsel affektiver Symptome

Akute schizophreniforme psychotische Störung (➤ Kap. 7.5)

Ursachen

Unklar

Symptome

Psychotische Symptome wie bei der Schizophrenie, die jedoch nicht länger als 4 Wochen bestehen

Schizotype Störung (➤ Kap. 7.6)

Ursachen

Genetische Disposition

Symptome

- Anhaltendes Muster von exzentrischem Verhalten
- Schizophren anmutende Eigenarten im Denken und Fühlen

7.1 Schizophrenie

Die Schizophrenie (griech. „schizein": spalten, trennen; „-phren": den Verstand betreffend) ist eine Erkrankung aus der Gruppe der Psychosen mit charakteristischen Änderungen von Denken, Wahrnehmung, Willen, Leistungsfähigkeit, Psychomotorik, Affekt und Verhalten. Als psychopathologische Symptome können vorhanden sein: Wahn, Halluzinationen, Denkstörungen, Ich-Störungen sowie Störungen der Affektivität und der Psychomotorik. Es lassen sich verschiedene Syndrome beschreiben, welche die gesamte Persönlichkeit betreffen, jedoch die intellektuellen Fähigkeiten nicht herabsetzen. Im Verlauf kann es jedoch auch in diesem Bereich, u. a. durch die Einnahme von Antipsychotika, zu Beeinflussungen kommen.
Ältere Bezeichnungen: Geisteskrankheit, Verrücktheit, Irresein, Wahnsinn oder Spaltungsirresein. Kraepelin gab der Erkrankung 1896 den Namen „Dementia praecox" (etwa: „vorzeitige Verblödung").

LERNHINWEIS !!!

Die Schizophrenie ist eine der wichtigsten und schwersten Erkrankungen der Psychiatrie und von entsprechend hoher Wichtigkeit für die Prüfung. Beim Lernen der Symptome ist die Wiederholung der allgemeinen Psychopathologie (➤ Kap. 4) zu empfehlen. Alle Bereiche – Ursachen, Symptome, Verläufe, Therapie (vor allem medikamentöse Therapie) – müssen detailliert beherrscht werden. Immer wieder wird nach den Systematiken von Schneider und Bleuler gefragt (s. u. „Symptome").

PRÜFUNGSTIPP

Lernen Sie die im Abschnitt „Verlauf" aufgeführten Formen (Syndrome) genau und vergewissern Sie sich, dass Sie die Inhalte verstanden haben. Ein Hinweis auf die neue Systematik in der ICD-11 kann nicht schaden.

Eugen Bleuler führte 1911 den Begriff „Schizophrenie" ein und bezeichnete damit die typische Spaltung zwischen Denken, Emotionen und Verhalten. Diese Bezeichnung ist allerdings irreführend, denn es liegt keine Spaltung der Persönlichkeit vor, sondern eine Abtrennung der Wahrnehmung von der Realität. Das Krankheitsbild darf nicht mit den Symptomen einer multiplen Persönlichkeitsstörung (➤ Kap. 9.4) verwechselt werden. Diese Erkrankung ist sehr selten und den dissoziativen Störungen zuzuordnen.

Die Schizophrenie stellt ein sehr komplexes und schweres Krankheitsbild dar. So können Patienten oder Patientinnen laut brüllend auf nichtexistente, sie verfolgende Personen weisen, andere sitzen tagelang an derselben Stelle und schaukeln monoton den Körper, ohne einen Ton von sich zu geben. Sie alle sind an einer Schizophrenie erkrankt, befinden sich jedoch in unterschiedlichen Phasen der Erkrankung bzw. leiden an unterschiedlichen Formen oder Syndromen (s. u.). Die Erkrankungswahrscheinlichkeit (Lebenszeitrisiko) liegt bei 1 %. Schizophrenien treten in allen Kulturen auf, lediglich die Erscheinungsbilder können je nach soziokulturellem Hintergrund unterschiedlich sein. Das Haupterkrankungsalter liegt bei Männern zwischen dem 15. und 25. Lj., hier zeichnen sich auch schwerere Verläufe ab. Frauen erkranken hingegen später, etwa zwischen dem 25. und 35. Lebensjahr. Das Verhältnis von männlicher zu weiblicher Erkrankungshäufigkeit beträgt 1,4 : 1. Im Vergleich zu Gesunden haben Menschen mit einer Schizophrenie eine um durchschnittlich 15 Jahre kürzere Lebenserwartung.

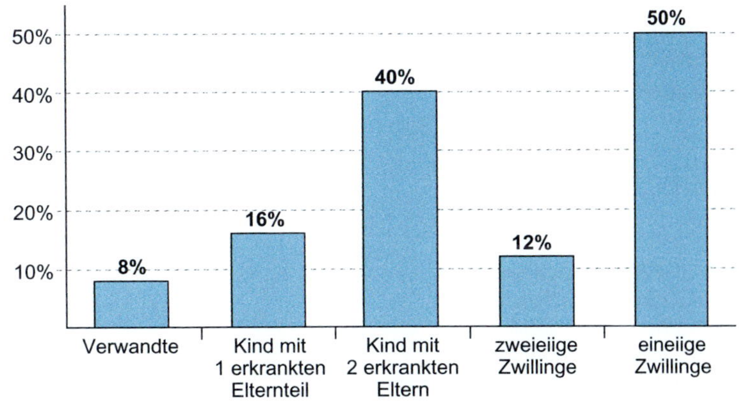

Abb. 7.1 Erkrankungsrisiko für Verwandte von Menschen mit Schizophrenie [L217]

Ursachen

Es gibt viele Hypothesen über die Entwicklung von Schizophrenien, doch lässt sich keine eindeutige Ursache ausmachen. Vielmehr geht man von einer **multifaktoriellen Entstehung** auf dem Boden einer genetisch bedingten Anfälligkeit (Vulnerabilität) aus. Zu beachten ist, dass sich eine Schizophrenie auch durch den Konsum von Drogen, hier vor allem Cannabis, manifestieren kann. Diese Art der drogeninduzierten Psychose wird allerdings an anderer Stelle kodiert (➤ Kap. 6.3).

- **Genetische Faktoren:** Ist ein Elternteil oder eines der Geschwister an Schizophrenie erkrankt, beträgt das Erkrankungsrisiko ca. 10 %, bei eineiigen Zwillingen 50 %. Diese Zahlen verweisen auf eine starke Bedeutung genetischer Faktoren, zeigen jedoch auch, dass andere Umstände hinzutreten müssen, um das Vollbild der Erkrankung auszubilden (➤ Abb. 7.1).
- **Morphologische Befunde:** Bei einigen Betroffenen findet sich ein erweiterter III. Ventrikel (Hohlraum im Gehirn) (➤ Abb. 1.9). Ebenso lassen sich gehäuft Minderdurchblutungen bestimmter Gehirnareale nachweisen.
- **Biochemische Ursachen:** Die Wirksamkeit der Antipsychotika (Neuroleptika) (➤ Kap. 17.2.2) hat deutliche Hinweise auf die Bedeutung der Neurotransmitter (➤ Kap. 1.2.4) geliefert. Vor allem **Dopamin, Serotonin, GABA und Glutamat** scheinen beim vorliegenden Ungleichgewicht eine wichtige Rolle zu spielen. Da durch die Verabreichung älterer Antipsychotika Dopaminrezeptoren gehemmt werden, lässt sich schlussfolgern, dass die Schizophrenie u. a. durch ein relatives Überwiegen von Dopamin entsteht. Hierfür sprechen auch die durch Amphetamine (Aufputschmittel) ausgelösten schizophrenieartigen Psychosen. Amphetamine setzen Dopamin frei.
- **Psychosoziale Faktoren:** Schwierige Beziehungen in der Herkunftsfamilie begünstigen einigen einleuchtenden, jedoch wissenschaftlich nicht bewiesenen Theorien zufolge die Entwicklung einer Schizophrenie. Psychosoziale Faktoren können Auslöser sein und den weiteren Verlauf der Erkrankung entscheidend mitbestimmen. Bei vielen Betroffenen finden sich vor Ausbruch der Erkrankung **belastende Lebenssituationen,** sog. Life Events wie Todesfälle, Trennungen oder sexuelle Begegnungen. Rückfälle treten gehäuft auf, wenn die Kranken noch in ihrer Ursprungsfamilie leben und hier ein Kommunikationsstil herrscht, der als ***High Expressed Emotions*** (HEE) bezeichnet wird: Dabei kommen in hohem Maße negative Botschaften (z. B. Kritik, Feindseligkeit) und/oder sehr positive Signale (z. B. Wärme, Überbehütung) gegenüber den Betroffenen zum Ausdruck.
- **Psychodynamische Faktoren:** Durch widersprüchliches Beziehungs- und Kommunikationsverhalten (Double Bind) (➤ Kap. 16.2.7) kann sich die Persönlichkeit eines Kindes nicht gänzlich entfalten. Als Folge kann sich eine Ich-Schwäche entwickeln. Kommt es in der Familie zusätzlich zu Spannungen bei einer Tendenz zur Verleugnung, begünstigt dies die Entwick-

lung einer Schizophrenie. Diese Ursachen finden sich nur bei einem Teil der Menschen mit einer Schizophrenie. Ihr Stellenwert wird kontrovers diskutiert.

Klassifikation

ICD-10 F20 Schizophrenie
- F20.0 Paranoide Schizophrenie
- F20.1 Hebephrene Schizophrenie
- F20.2 Katatone Schizophrenie
- F20.3 Undifferenzierte Schizophrenie
- F20.4 Postschizophrene Depression
- F20.5 Schizophrenes Residuum
- F20.6 Schizophrenia simplex
- F20.8 Sonstige Schizophrenie
- F20.9 Nicht näher bezeichnete Schizophrenie

ICD-11 6A2 Schizophrenie oder andere primäre psychotische Störungen
6A20 Schizophrenie
Als ergänzende **Kodierung** und **zur Spezifizierung aller primären psychotischen Störungen** stehen folgende Symptomdomänen zur Verfügung:
- 6A25.0 Positive Symptome
- 6A25.1 Negative Symptome
- 6A25.2 Symptome depressiver Verstimmung
- 6A25.3 Symptome manischer Stimmung
- 6A25.4 Psychomotorische Symptome
- 6A25.5 Kognitive Symptome

Symptome

Die Symptome der Schizophrenie werden in Positiv- oder Plus- und Negativ- oder Minussymptome unterteilt (➤ Tab. 7.1). Diese für die klinische Praxis relevante Aufteilung, die auch richtungsgebend für die psychiatrische Therapie ist, nimmt folgende Zuordnungen vor:

- **Positiv-/Plussymptomatik:** Denk- und Verhaltensweisen, die ein Übermaß oder eine Verzerrung normaler Funktionen darstellen. Diese Symptome werden auch als produktiv bezeichnet. Zu den Positivsymptomen zählen Wahn, Halluzinationen, Ich-Störungen, bizarres Verhalten und formale Denkstörungen. Es handelt sich hier um Symptome, die zu typisch psychotischen und desorganisierten Denk- und Verhaltensweisen führen.

Tab. 7.1 Plus- und Minussymptome bei Schizophrenie

Plussymptome (positive oder produktive Symptome)	Minussymptome (negative oder Defizienzsymptome)
Wahn und Halluzinationen	Sozialer Rückzug
Ich-Störungen	Affektverflachung, Abstumpfung
Zerfahrenes (desorganisiertes) Denken	Sprachverarmung (Alogie)
Erregtheit	Antriebsarmut oder -verlust, Apathie, Amotivation
Bizarres (desorganisiertes) Verhalten	Aufmerksamkeitsstörungen

- **Negativsymptomatik:** Krankheitszeichen, bei denen das Verhalten der Betroffenen im Vergleich zu gesunden Menschen Defizite aufweist. Die Erkrankten wirken stark in sich zurückgezogen, sind still, apathisch und antriebsarm. Es bestehen Affektverflachung, Verarmung der Sprache (Alogie) sowie Aufmerksamkeits- und Konzentrationsstörungen, wobei die Orientierung und das Bewusstsein nicht gestört sind (Abgrenzung zu organischen (➤ Kap. 5) und drogeninduzierten (➤ Kap. 6.1) Psychosen).

Weitverbreitet sind aufgrund ihrer historischen Bedeutung zwei weitere Systematiken: die Unterteilung in Erst- und Zweitrangsymptome nach **Schneider** sowie die von **Bleuler** vorgenommene Differenzierung in Grundsymptome und akzessorische Symptome (siehe Kasten). Beide versuchten, die Schizophreniemerkmale nach ihrer pathognomonischen (für eine Krankheit kennzeichnende) Wertigkeit einzuteilen.

Symptome 1. und 2. Ranges nach Schneider

Symptome 1. Ranges sind für die Diagnose einer Schizophrenie von größerer Wichtigkeit als Symptome 2. Ranges.

Symptome 1. Ranges:
- Gedankenlautwerden
- Akustische Halluzinationen
- Gedankenentzug
- Gedankenausbreitung
- Wahnwahrnehmung

Symptome 2. Ranges:
- Wahneinfall
- Ratlosigkeit
- Depressive oder frohe Verstimmungen

Grundsymptome und akzessorische Symptome nach Bleuler

Grundsymptome:
- Störungen des Denkens
- Störungen der Affektivität
- Störungen des Antriebs

Akzessorische Symptome:
- Wahn
- Halluzinationen
- Katatone Erscheinungen

Es gibt keine Symptome, die störungsspezifisch bei Schizophrenien auftreten. Alle Symptome können auch bei anderen psychischen Erkrankungen, vor allem bei organisch bedingten Psychosen vorhanden sein. Die Symptomatik variiert von Fall zu Fall sehr stark (➤ Tab. 7.2). Viele der Betroffenen haben keine Krankheitseinsicht.

- **Formale Denkstörungen** (➤ Kap. 4.7) zeigen sich in einer Verzerrung oder Veränderung des Denkablaufs. Die Betroffenen wirken zerfahren, die Gedankengänge sind sprunghaft und unlogisch. Der Gedankengang kann ohne erkennbare Ursache plötzlich abreißen. Sichtbar werden diese Symptome u. a. durch eine desorganisierte Sprache. Folgende formale Denkstörungen können vorliegen:
  - Zerfahrenheit (Inkohärenz)
  - Sperrung des Denkens oder Gedankenabreißen
  - Gedankendrängen
  - Umständliches Denken
  - Perseverationen
  - Verbigeration
  - Neologismen
  - Vorbeireden
  - Denkverlangsamung
  - Konkretismus

Tab. 7.2 Häufigkeit der Symptome

Störungen der Affektivität	96 %
Wahn	76 %
Formale Denkstörungen	67 %
Psychomotorische Störungen	61 %
Halluzinationen	50 %
Ich-Störungen	45 %

  Eine einfache Prüfung der Denkfähigkeit besteht z. B. darin, eine Tierfabel vorzulesen und sie nacherzählen zu lassen:
  Hier kommt es mehr auf die Sinnerfassung an, die bei schizophren erkrankten Menschen gestört sein kann, als auf die Wiedergabe von Einzelheiten. Die Wiedergabe von Details könnte vielmehr einem psychoorganisch erkrankten Menschen schwerfallen (nach Tölle 1994).
- **Störungen der Affektivität** (➤ Kap. 4.12): An Schizophrenie leidende Menschen haben z. T. einen verringerten gefühlsmäßigen Kontakt zu ihren Mitmenschen. Ihre Gefühlsäußerungen können sehr unpassend wirken. Nach dem Abklingen akuter Episoden kann eine starke Gefühlsverarmung auftreten. Folgende Affektivitätsstörungen können im Zusammenhang mit der Schizophrenie auftreten:
  - Gehobene Stimmung oder läppischer Affekt
  - Depressive Verstimmungen: Im Vergleich zu Personen mit affektiven Störungen sind die depressiven Phasen bei einer Schizophrenie sehr instabil. Sie können sehr schnell durch eine Situation ausgelöst und genauso schnell wieder behoben werden. Häufig treten nach akuten produktiven Phasen depressive Erschöpfungszustände auf.
  - Affektarmut entwickelt sich typischerweise im Residualzustand (s. u.) und ist durch sozialen Rückzug und Interessenlosigkeit gekennzeichnet.
  - Innere Unruhe
  - Affektinkontinenz
  - Affektstarrheit
  - Affektlabilität
  - Affektverflachung, Abstumpfung
  - Angst tritt v. a. zu Beginn akuter Schübe auf; kann in Wahn übergehen.
  - Parathymie
  - Ambivalenz als typisches Zeichen der schizophrenen Desintegration
- **Suizidalität** (➤ Kap. 15.1): Suizidversuche von Menschen mit einer Schizophrenie sind unberechenbar und in jeder Phase der Erkrankung möglich.
- **Ich-Störungen** (➤ Kap. 4.11) treten bei ca. 45 % der an Menschen mit Schizophrenie auf. Alle

Formen können während einer akuten Phase vorhanden sein:
- Depersonalisation
- Derealisation
- Gedankenentzug
- Gedankenausbreitung
- Fremdbeeinflussungserlebnisse

• **Wahn** (➤ Kap. 4.9) gehört zu den typischen Produktivsymptomen einer Schizophrenie. Oft leiden die Betroffenen unter Verfolgungs-, Vergiftungs- oder Größenwahn; z. T. entstehen faszinierende, bizarre Wahngebäude (systematisierter Wahn), die in sich logisch aufgebaut sind und z. T. nicht unbedingt sofort erkennbar sind.

• **Halluzinationen** (➤ Kap. 4.10) treten bei beinahe der Hälfte der Menschen mit einer Schizophrenie auf. Am häufigsten handelt es sich um akustische Halluzinationen in Form von beeinflussenden Stimmen, die flüstern, schimpfen, entwerten, drohen oder Befehle erteilen. Hören Betroffene laut ihre eigenen Gedanken, spricht man von **Gedankenlautwerden.** Aber auch alle weiteren Formen von Halluzinationen können vorhanden sein, sind jedoch nicht krankheitsspezifisch.

• **Psychomotorische Störungen** (➤ Kap. 4.13): Störungen des Antriebs und der Psychomotorik können in Abhängigkeit von der Form der schizophrenen Erkrankung ***zum einen*** als Reduzierung von Bewegungen bis hin zu Bewegungslosigkeit bei voll erhaltenem Bewusstsein auftreten.
Zu diesen **hypokinetischen Symptomen** zählen:
  - **Stupor**
  - **Negativismus**
  - **Mutismus**
  - **Katalepsie:** Die Gliedmaßen lassen sich in beliebige Stellungen bringen und verharren dort. Hebt man z. B. einen Arm an, so verbleibt er, wenn man ihn wieder loslässt, von allein für eine unnatürlich lange Zeit in dieser Position. Die Biegsamkeit der Extremitäten wird auch als Flexibilitas cerea (wächserne Biegsamkeit) bezeichnet.
  - **Sperrung:** Der Patient will etwas tun, hält jedoch mitten in der Bewegung inne.

Zum anderen kann eine psychomotorische Unruhe mit vermehrten Bewegungen auftreten.

Zu diesen **hyperkinetischen Symptomen** rechnet man:
  - **Katatone Erregung:** Es kann zu starker motorischer Unruhe, Schreien und Um-sich-Schlagen kommen.
  - **Befehlsautomatismen**
  - **Bewegungsstereotypien**

Je nach Form der Erkrankung können **weitere Antriebs- und psychomotorische Störungen** hinzukommen. Dazu zählen:
  - Antriebsarmut
  - Sozialer Rückzug
  - Manierismen
  - Logorrhö

Formen/Syndrome

Schizophrene Erkrankungen können sehr unterschiedlich verlaufen. Dennoch lassen sich Gruppen mit ähnlichen Krankheitsverläufen und Symptomkomplexen, sogenannte Syndrome (➤ Abb. 7.2), unterscheiden. Zwischen den Syndromen bestehen fließende Übergänge; so lassen sich die verschiedenen Formen nicht eindeutig gegeneinander abgrenzen, zudem kann z. B. ein Syndrom in ein anderes übergehen. Die Syndrome, die früher als eigenständige Erkrankungen betrachtet wurden, werden in der ICD-10 unterschiedlich kategorisiert.

→ Update In der ICD-11 werden diese Schizophrenie-Syndrome so nicht fortgeschrieben.

Paranoid-halluzinatorische Form Die paranoide Schizophrenie ist mit einem Anteil von ca. 60 % die am häufigsten auftretende Form der Schizophrenie. Sie beginnt meist akut und tritt im Vergleich zu anderen Schizophrenieformen relativ spät auf (4. Lebensjahrzehnt). Vorherrschend sind **Wahn** (➤ Kap. 4.9) **und Halluzinationen** (➤ Kap. 4.10); andere psychopathologische Symptome wie Störungen der Stimmung, der Psychomotorik und der Sprache sind nur schwach ausgeprägt. Bei der Wahnsymptomatik stehen Verfolgungs-, Größen-, Sendungs- und Abstammungswahn im Vordergrund. Diese Wahnsymptome können ein gereizt-aggressives Verhalten produzieren; es kann zu Misstrauen, Furchtsamkeit, aber auch zu plötzlichen Wutausbrüchen kommen. Bei den Halluzinationen handelt es sich meist um akustische Halluzinationen, bei denen die Betroffenen Stimmen hören, die ihr Verhalten

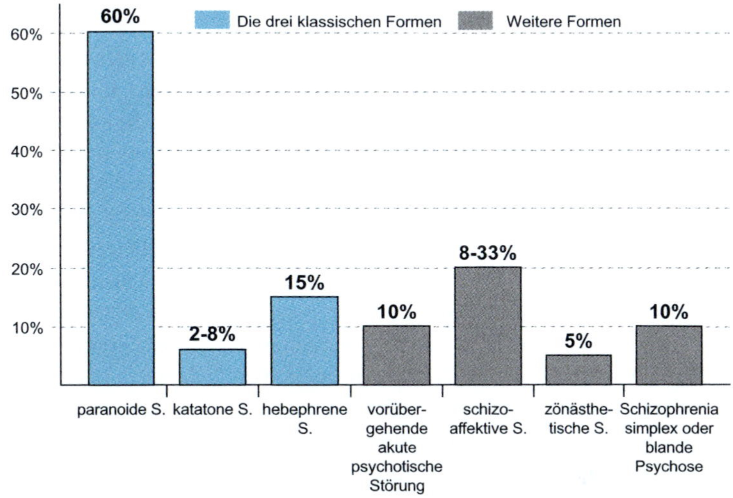

Abb. 7.2 Unterformen der Schizophrenie und ihre Häufigkeit (Robert Koch-Institut 2010) [L141]

kommentieren, Befehle geben, entwerten oder drohen. Oft kommt es auch zu sog. Akoasmen, einer Form von nonverbalen Sinnestäuschungen wie z. B. Pfeifen oder Brummen. Negativsymptome sind häufig vorhanden, beherrschen jedoch nicht das klinische Bild. Der Verlauf ist meist episodisch mit teilweiser oder vollständiger Remission, es sind jedoch auch chronische Verläufe möglich. Das Krankheitsbild wirkt beeinträchtigender als bei anderen Formen der Schizophrenie, die Prognose ist jedoch günstiger als bei Verläufen, die von einer Negativsymptomatik dominiert werden.

Katatone Form Das Krankheitsbild der katatonen Schizophrenie ist durch **psychomotorische Symptome** (➤ Kap. 4.13) geprägt. Hierzu zählen Stupor, Mutismus oder Katalepsie. Weitere psychomotorische Symptome bei der katatonen Form der Schizophrenie können Negativismus, Befehlsautomatismus, Echolalie und Echopraxie sein. Eine Katatonie kann sich auch in Form von starken Erregungszuständen äußern. Die Betroffenen schreien, reißen sich die Kleider herunter und schlagen unkontrolliert-aggressiv um sich.

MERKE

Gefürchtet ist die Entwicklung einer perniziösen (bösartigen) Katatonie. Zu den Symptomen dieser Form der Katatonie treten hohes Fieber, Kreislaufstörungen, Bewusstseinstrübung und Austrocknung des Körpers hinzu. Eine akute Katatonie ist lebensbedrohlich und muss intensivmedizinisch behandelt werden. Die Abgrenzung zum malignen neuroleptischen Syndrom ist schwierig.

Rein katatone Verläufe der Schizophrenie sind in Industrieländern selten (2–8 %) geworden.

Hebephrene Form Diese in ca. 15 % der Fälle auftretende Form der Schizophrenie (griech. „hebe“: Jugend) beginnt, wie der Name besagt, im Jugendalter (15.–25. Lj.). Im Vordergrund stehen **Störungen der Affektivität** (➤ Kap. 4.12). Das Verhalten in einer akuten Phase der Erkrankung ist verantwortungslos, unvorhersehbar und oberflächlich, und es besteht eine unernste, alberne Gestimmtheit, die z. T. völlig unpassend ist. Man spricht von einer „läppischen Grundstimmung“. Zusätzlich zu den Störungen der Affektivität treten formale Denkstörungen (➤ Kap. 4.7), z. B. Zerfahrenheit, auf. Im Bereich der Psychomotorik (➤ Kap. 4.13) kommt es häufig zu Manierismen. Wahn (➤ Kap. 4.9) und Halluzinationen (➤ Kap. 4.10) können auftreten, stehen aber nicht im Vordergrund. Die Betroffenen sind häufig bereits vor Ausbruch der Erkrankung einzelgängerisch und schüchtern. Die Erkrankung hat wegen der ausgeprägten Negativsymptomatik (z. B. Affektverflachung, Antriebsverlust) eine ungünstige Prognose. Die Diagnose „hebephrene Schizophrenie“ sollte erst nach einem Beobachtungszeitraum von mindestens 2–3 Monaten gestellt werden.

Schizophrenes Residuum (Residualzustand)

Nach Abklingen der Akutsymptomatik entwickelt sich häufig ein Zustand von sozialem Rückzug, Antriebsmangel, Vernachlässigung der Körperpflege, Affektverflachung, Verarmung der Sprache und depressiven Verstimmungen. Symptome wie Wahn und Halluzinationen stehen in dieser Phase seit mindestens 12 Monaten nicht (mehr) im Vordergrund. Besteht ein Residualzustand länger als 3 Jahre, ist meist nicht mehr zu erwarten, dass er sich noch zurückbildet.

Schizophrenia simplex Beginn und Verlauf der Erkrankung sind schleichend und unspektakulär. Der Verlauf ist progredient. Das Bild ähnelt dem des Residualzustands, jedoch ohne eine vorhergehende psychotische Phase mit Positivsymptomen. Die Betroffenen verhalten sich ungewöhnlich, können keine sozialen Anforderungen erfüllen und büßen ihre Leistungsfähigkeit ein. Dieser Krankheitsverlauf tritt selten auf.

Postschizophrene Depression Nach Abklingen einer akuten schizophrenen Krankheitsphase stehen depressive Symptome im Vordergrund. Für die Diagnosestellung muss mindestens ein schizophrenes Symptom fortbestehen. Erkrankte müssen innerhalb der vergangenen 12 Monate die Kriterien zur Diagnosestellung einer Schizophrenie erfüllt haben. Die depressiven Symptome (➤ Kap. 8.1) müssen die Kriterien einer depressiven Episode erfüllen und seit mindestens 2 Wochen bestehen. Im Einzelfall kann es schwierig sein, zwischen den Symptomen einer Depression, den Erscheinungen eines Residualzustands oder den Auswirkungen einer Therapie mit Psychopharmaka (➤ Kap. 17.2) zu unterscheiden. **Eine postschizophrene Depression geht mit einem hohen Suizidrisiko einher.**

Zönästhetische Schizophrenie Seltene Form der Schizophrenie mit abnormen Leibgefühlen. Symptome sind Schmerzsensationen (z. B. „Schmerzen im ganzen Körper, als wenn die Lymphe brennt"), Taubheitsgefühle, verändertes Temperaturempfinden (z. B. „Frostgefühl, das vom Kopf in den ganzen Körper strahlt"), Steifigkeits- und Fremdheitsgefühle. Zusätzlich verändern sich das emotionale Wesen, die Beziehungsfähigkeit und das Kontaktverhalten.

Undifferenzierte Schizophrenie Die Diagnose einer Schizophrenie ist berechtigt, ohne dass sie eindeutig einer der o. g. Formen zugeordnet werden kann.

Verlauf

Meist geht dem Ausbruch der Erkrankung eine Phase voraus, in der leichtere psychische Symptome bestehen, die noch nicht auf eine Schizophrenie hinweisen. In diesem sich über Monate oder sogar Jahre erstreckenden **Prodromalstadium** ist die Funktionsfähigkeit für die Verrichtungen des täglichen Lebens in der Regel noch erhalten. Es können depressive Stimmungen, allgemeiner Interessenverlust, Vernachlässigung der Körperhygiene, generalisierte Angst und sozialer Rückzug auftreten. Da es sich oft um junge Menschen handelt, werden die Erscheinungen häufig als Adoleszenzkrisen fehlinterpretiert. Eine Schizophrenie kann jedoch auch plötzlich und akut beginnen.

MERKE

Während aller Phasen der Schizophrenie kann eine oft völlig unvorhergesehene Tendenz zur Suizidalität bestehen. Etwa 10 % der Erkrankten versterben durch Suizid.

Die Ausführung von Gewalttaten kommt aufgrund guter medikamentöser Behandlungsmöglichkeiten der Schizophrenie nicht häufiger vor als in der Allgemeinbevölkerung.

Unabhängig von der Form der Schizophrenie lässt sich der Verlauf der Erkrankung nach unterschiedlichen Kriterien einteilen. Etwa gleich häufig beginnt eine Schizophrenie akut oder schleichend. Ein schleichender Beginn bedeutet eine ungünstigere Prognose. 70 % der Fälle beginnen mit einer Negativ- und 10 % mit einer Positivsymptomatik. In der Gruppe der verbleibenden 20 % treten zu Beginn der Erkrankung sowohl Positiv- als auch Negativsymptome auf.

ICD-10 Die ICD-10 unterscheidet den Verlauf in der Kodierung an zweiter Stelle nach dem Punkt:

- F20.x0 Kontinuierlicher Verlauf
- F20.x1 Episodischer Verlauf mit zunehmendem Residuum
- F20.x2 Episodischer Verlauf mit stabilem Residuum
- F20.x3 Episodisch remittierender Verlauf
- F20.x4 Verlauf mit unvollständiger Remission
- F20.x5 Verlauf mit vollständiger Remission

ICD-11 Die ICD-11 unterteilt die Schizophrenie in fünf unterschiedliche Verlaufsformen:

- 6A20.**0** Schizophrenie, erste Episode (Folge)
- 6A20.**1** Schizophrenie, mehrere Episoden

- 6A20.**2** Schizophrenie, kontinuierlich
- 6A20. **Y** Sonstige näher bezeichnete Episode einer Schizophrenie
- 6A20. **Z** Schizophrenie, Episode nicht näher bezeichnet

Diese Verlaufsformen werden durch eine weitere Ziffer am Ende kategorisiert in:
- 6A20.0**0** Derzeit symptomatisch
- 6A20.0**1** In teilweiser Remission
- 6A20.0**2** In vollständiger Remission
- 6A20.0**Z** Nicht näher bezeichnet

Prognose

Bezüglich der Prognose ergeben Langzeitstudien eine sog. Drittelregel: Bei einem Drittel der Fälle kommt es zur folgenlosen Abheilung (**Vollremission**); bei einem Drittel treten **Rückfälle** und ein leichter Residualzustand auf; bei einem Drittel wiederum bestehen **ungünstige Verläufe** mit beträchtlichen bis schweren dauerhaften Beeinträchtigungen und Residualzuständen.

Rückfälle in Form neuerlicher psychotischer Schübe **kündigen sich häufig** vorher **an.** Erste Anzeichen für eine erneut auftretende Episode können sein:
- Schlaflosigkeit
- Ruhelosigkeit
- Nervosität
- Unbestimmte Angstgefühle
- Überforderungsgefühle
- Sozialer Rückzug
- Vernachlässigung der Körperpflege
- Verworrenes Denken und Sprechen

Bei angemessener und rechtzeitiger Reaktion auf diese **Frühwarnsymptome** können neue Episoden z. T. verhindert oder zumindest abgemildert werden. Wichtig sind eine gute Aufklärung und Sensibilisierung der Betroffenen und ihrer Angehörigen hinsichtlich dieser Symptome.

Ein akuter Erkrankungsbeginn, eine späte Erstmanifestation sowie deutlich auslösende Faktoren weisen auf eine bessere Prognose hin (➤ Tab. 7.3). Alleinstehende und sozial isolierte Menschen, Erkrankte aus HEE-Familien sowie mit dominierender Negativsymptomatik haben eine schlechtere Prognose. Mit zunehmendem Alter mildert sich der Krankheitsverlauf häufig ab.

Diagnostik

Die Diagnosestellung der Schizophrenie ist schwierig. Zwar ist bei sehr auffälligen Patienten der Verdacht schnell gegeben, es ist jedoch wichtig, die Krankheitserscheinungen von anderen, ähnlichen Zuständen zu unterscheiden. Vor allem müssen organische Ursachen für die psychotischen Symptome ausgeschlossen werden. Zu den klassischen Elementen der Diagnostik, d.h. körperlicher und neurologischer Untersuchung, kommen schizophreniespezifische testpsychologische Verfahren, Blutbilderhebung mit Drogenscreening und möglicherweise cCT und cMRT hinzu.

Tab. 7.3 Merkmale für einen günstigen oder ungünstigen Verlauf einer Schizophrenie

	Gute Prognose	Schlechte Prognose
Krankheitsbeginn	spät	früh
	akut	schleichend
Auslösefaktoren	offensichtlich psychoreaktiv	keine erkennbar
Prämorbide Persönlichkeitsstruktur	unkompliziert	asthenisch, sensitiv, schizoid
Familienanamnese	affektive Psychosen	Schizophrenien
Ablauf der Phasen	lange Intervalle	kurze Intervalle
Verlauf	gute Remission früherer Phasen	chronisch
Symptomatik	affektive Symptome (v. a. Depression)	zurückgezogen, hebephrenes autistisches Verhalten
	akzessorische Symptome	Grundsymptome
	Positivsymptome	Negativsymptome

Diagnosekriterien der Schizophrenie

ICD-10

1. Ich-Störungen (z. B. Gedankenlautwerden, Gedankeneingebung, Gedankenentzug oder Gedankenausbreitung)
2. Inhaltliche Denkstörungen in Form von Kontrollwahn, Beeinflussungswahn, Gefühl des Gemachten, Wahnwahrnehmungen
3. Akustische Halluzinationen in Form kommentierender, dialogischer oder anderer Stimmen, die aus einem Teil des Körpers kommen
4. Anhaltender, kulturell unangemessener oder völlig unrealistischer (bizarrer) Wahn (z. B. das Wetter kontrollieren zu können oder im Kontakt mit Außerirdischen zu stehen)

Zur Diagnosestellung muss mindestens eines der o. g. Symptome eindeutig vorhanden sein.

1. Anhaltende Halluzinationen jeder Sinnesmodalität
2. Formale Denkstörungen in Form von Gedankenabreißen oder Einschiebungen in den Gedankenfluss, was zu Zerfahrenheit, Danebenreden oder Wortneubildungen (Neologismen) führt
3. Katatone Symptome wie Erregung, Haltungsstereotypien oder wächserne Biegsamkeit (Flexibilitas cerea), Negativismus, Mutismus und Stupor
4. „Negative" Symptome wie auffällige Apathie, Sprachverarmung, verflachter oder inadäquater Affekt, zumeist mit sozialem Rückzug und verminderter sozialer Leistungsfähigkeit

Zur Diagnosestellung müssen Symptome aus mindestens zwei Bereichen der o. g. Symptome vorhanden sein.

Sehr eindeutige oder durchgängige Veränderungen bestimmter umfassender Aspekte des Verhaltens, die sich in Ziellosigkeit, Trägheit, einer „in sich selbst verlorenen Haltung" und sozialem Rückzug manifestieren.

Die o. g. Symptome sind als Symptomgruppe auf die Schizophrenia simplex bezogen mit einer Mindestdauer von 1 Jahr.

Ein weiteres Kriterium der ICD-10 ist, dass die Symptome bei einer Schizophrenie seit mindestens 4 Wochen beinahe ständig bestehen müssen. Die Prodromalphase wird hier nicht miteinbezogen.

ICD-11 Mindestens zwei der folgenden Symptome müssen die meiste Zeit über einen Zeitraum von 1 Monat oder länger vorhanden sein (Selbstaussagen, Beobachtung, Fremdanamnese). Mindestens eines der qualifizierenden Symptome sollte aus den Punkten A) bis D) stammen:

A) Anhaltende Wahnvorstellungen (z. B. grandiose Wahnvorstellungen, Referenzwahnvorstellungen, Verfolgungswahn).

B) Anhaltende Halluzinationen (am häufigsten akustisch, obwohl sie in jeder sensorischen Modalität auftreten können).

C) Desorganisiertes Denken (formale Denkstörung) (z. B. Tangentialität und lose Assoziationen, irrelevante Sprache, Neologismen). Wenn sie schwerwiegend ist, kann die Sprache der Person so zusammenhanglos sein, dass sie unverständlich ist („Wortsalat").

D) Erfahrungen von Einfluss, Passivität oder Kontrolle (d. h. die Erfahrung, dass die eigenen Gefühle, Impulse, Handlungen oder Gedanken nicht von einem selbst erzeugt werden, von anderen in den eigenen Geist gesetzt oder aus dem eigenen Geist zurückgezogen werden oder die eigenen Gedanken an andere gesendet werden).

E) Negative Symptome wie affektive Abflachung, Alogie und Sprachmangel, Avolition, Asozialität und Anhedonie.

F) Grob desorganisiertes Verhalten, das zielgerichtete Aktivitäten behindert (z. B. bizarres oder zweckloses Verhalten, unvorhersehbare oder unangemessene emotionale Reaktionen, welche die Fähigkeit beeinträchtigen, Verhalten zu organisieren).

G) Psychomotorische Störungen wie katatonische Unruhe oder Unruhe, Haltung, wächserne Flexibilität, Negativismus, Mutismus oder Benommenheit. Hinweis: Wenn das vollständige Katatoniesyndrom im Zusammenhang mit Schizophrenie vorliegt, sollte auch die Diagnose Katatonie mit einer anderen psychischen Störung zugewiesen werden.

Die Symptome sind keine Manifestation einer anderen Erkrankung (z. B. eines Hirntumors) und sind nicht auf die Auswirkungen einer Substanz oder eines Medikaments (z. B. Kortikosteroide) auf das zentrale Nervensystem zurückzuführen, einschließlich Entzugserscheinungen (z. B. durch Alkohol).

Differenzialdiagnostik

In vielen Fällen hat das Auftreten psychotischer Symptome wie **Wahn oder Halluzination** eine andere Ursache als eine Schizophrenie:

- **Organische psychische Störungen** (➤ Kap. 5): Erkrankungen wie die Epilepsie (➤ Kap. 5.2.3) oder Zustände nach Schädel-Hirn-Trauma (➤ Kap. 5.2.3) können positive Symptome hervorrufen. Ebenso können demenzielle Zustandsbilder überschneidende Symptomatiken abbilden. Zu den medizinischen Untersuchungen zum Ausschluss organischer Ursachen der psychotischen Symptome zählen ausführliche internistische und neurologische Untersuchungen, inkl. großem Blutbild, EEG und kranieller Bildgebung bei Vorliegen neurologischer Symptome (➤ Kap. 1.2.4, ➤ Kap. 3.1.2, ➤ Kap. 3.1.3).

- **Affektive Störungen** (➤ Kap. 8): Vor allem bei ausgeprägter Negativsymptomatik oder katatonen Symptomen muss eine Depression (➤ Kap. 8.1) ausgeschlossen werden. Eine Manie (➤ Kap. 8.2) kann mit Größenwahn einhergehen.
- **Schizoaffektive Störung** (➤ Kap. 7.2): Symptome der Schizophrenie und einer affektiven Störung bestehen nebeneinander oder folgen rasch aufeinander.
- **Substanzmissbrauch oder -entzug** (➤ Kap. 6): Im Rahmen der Diagnostik ist ein Drogenscreening durchzuführen, um Drogeneinnahme als Ursache für die psychotischen Symptome auszuschließen.
- **Wahnhafte Störung** (➤ Kap. 7.3): Eine schwere Wahnsymptomatik ist das einzige oder auffälligste Symptom.
- **Autismus-Spektrum-Störung** (➤ Kap. 13.4): Sowohl in Bezug auf die Affektivität als auch die Psychomotorik können ähnliche Symptome auftreten. Wichtig ist hier u. a. die Erstmanifestation der Erkrankung.
- **Posttraumatische Belastungsstörung** (➤ Kap. 9.3): Aufgrund möglicher Überschneidung in der Symptomatik (z. B. sozialer Rückzug, Misstrauen, Gefühl der Bedrohung) muss differenzialdiagnostisch eine PTBS ausgeschlossen werden.
- **Geringgradige Ausprägung und kürzerer Verlauf:** Wenn die Symptome die Kriterien der ICD-10 nicht vollständig erfüllen, weil sie z. B. nicht lange genug bestanden haben oder nicht den Schweregrad einer Schizophrenie erreichen, kann es sich um folgende Störungen handeln:
  - **Schizotype Störung** (➤ Kap. 7.6): Es bestehen schizophrenieähnliche Symptome, die jedoch nicht den Schweregrad einer Schizophrenie erreichen.
  - **Akute vorübergehende psychotische Störung**
  - **Schizoide Persönlichkeitsstörung, paranoide Persönlichkeitsstörung, Borderline-Persönlichkeitsstörung** (➤ Kap. 11.1)

MERKE

Wenn schizophrene Symptome länger als 1 Monat, aber kürzer als 6 Monate bestehen, spricht man von einer schizophreniformen Störung.

Komorbidität

Begleitend können u. a. auftreten:

- **Substanzmissbrauch** (vor allem Alkohol, Tabak, Koffein) (➤ Kap. 6)
- **Angststörungen** (➤ Kap. 9.1)
- **Schlafstörungen**
- **Zwangsstörungen** (➤ Kap. 9.2)
- **Posttraumatische Belastungsstörung** (➤ Kap. 9.3)
- **Somatische Erkrankungen,** wie z. B. Diabetes, Adipositas, arterielle Hypertonie

MERKE

Das Auftreten von Wahn und Halluzinationen bedeutet nicht zwangsläufig, dass eine Schizophrenie vorliegt. Auch andere Störungen können mit Wahn und Halluzinationen einhergehen. Umgekehrt treten die Symptome Wahn und Halluzination bei einem Fünftel der Schizophrenien nicht auf.

Therapie

Der Beginn einer Behandlung kann sich schwierig gestalten, da häufig keine oder nur wenig Krankheitseinsicht besteht. Im Zuge eines Wahns kann das Hilfesystem als bedrohlich wahrgenommen werden, besonders wenn Zwangsmaßnahmen (➤ Kap. 2.1.2, ➤ Kap. 2.1.3) durchgeführt werden müssen. In manchen Fällen tritt das Phänomen der „doppelten Buchführung" auf: Einerseits betrachten sich die Betroffenen nicht als krank, andererseits nehmen sie Medikamente oder wenden sich sogar hilfesuchend an einen Arzt. Auch kommt es zu einem Leben in der eigenen psychotischen Welt bei gleichzeitig (mehr oder minder) gelingender Bewältigung des Alltags. Die meisten Schizophrenien können weitgehend ambulant behandelt werden. Klinikaufenthalte sind häufig nur vorübergehend während akuter Phasen notwendig. Diese sollten, wenn möglich, in Absprache der Erkrankten und ihren Ärzten stattfinden. Auch sollten sie, wenn möglich, von kurzer Dauer sein, um Hospitalisierungen vorzubeugen. Für die Behandlung ist es wichtig, dass Anordnungen einfach und übersichtlich erfolgen. Bezugs- und Betreuungspersonen sollten nicht ständig wechseln. Es sollte ein eindeutiger Kommunikationsstil vorherrschen und versucht werden, die gesunden Ich-Anteile zu stärken.

Früher wurden schizophren erkrankte Menschen oft über viele Monate hospitalisiert. In den vergangenen Jahrzehnten haben sich jedoch differenziertere Hilfsangebote (➤ Kap. 2.2) etabliert. Ein Teil der Betroffenen wohnt in eigener Häuslichkeit und kann durch ambulante sozialpsychiatrische Hilfen betreut und in seiner Eigenständigkeit unterstützt werden, ein anderer Teil wird in psychiatrischen Tageskliniken, Tagesstätten oder therapeutischen Wohngruppen betreut, wobei versucht wird, die Integration in das soziale Umfeld zu erhalten bzw. wieder aufzubauen (gemeindenahe Versorgung psychisch Kranker).

Medikamentöse Therapie

Antipsychotika (Neuroleptika) (➤ Kap. 17.2.2). Im Mittelpunkt der medikamentösen Therapie stehen Antipsychotika . Besonders wichtig sind sie in einer akuten psychotischen Krankheitsphase zur Behandlung der produktiven Symptome. Antipsychotika werden in Bezug auf ihre Wirkung in nieder-, mittel- und hochpotent unterteilt. **Niederpotente und hochpotente Antipsychotika** werden **häufig kombiniert** verordnet, da so neben der antipsychotischen gleichzeitig eine beruhigende und antriebshemmende Wirkung erzielt werden kann. Die atypischen Antipsychotika (auch Atypika) sind sehr viel besser verträglich als die typischen Antipsychotika, da sie deutlich weniger Nebenwirkungen hervorrufen. Außerdem haben sie ein breiteres Wirkspektrum und beeinflussen auch die Negativsymptomatik.

Der Wirkmechanismus von Antipsychotika besteht darin, die Wirkung des Botenstoffs Dopamin zu blockieren. Ihre Dosierung muss individuell abgestimmt werden. Als Faustregel kann gelten: Bei akuten und schweren schizophrenen Symptomen sofort hoch dosieren, diese Dosis nach Eintritt der erwünschten Wirkung (meist innerhalb einiger Tage) reduzieren und die minimal notwendige Dosis ermitteln. Durch die kurzfristige hohe Dosierung wird die Psychose sozusagen überholt, „anstatt ihr mit zu kleinen Dosen nachzulaufen“ (Tölle 1994). Antipsychotika reduzieren die schizophrenen Symptome oder heben sie sogar auf. Nach Abklingen der akuten Symptomatik muss eine Antipsychotikatherapie für mindestens 12 Monate fortgesetzt werden. Dafür wird in der Regel eine niedrigere Dosierung gewählt. In einer Vielzahl der Fälle muss eine dauerhafte Medikation aufrechterhalten werden. Bewährt hat sich die *kooperative Pharmakotherapie,* bei der die Dosierung mit den Erkrankten gemeinsam festgelegt wird. Problematisch sind die vielfältigen Nebenwirkungen der Antipsychotika, die zusätzlich zur mangelnden Krankheitseinsicht der häufigste Grund für eine schlechte Compliance sind. In manchen Fällen (schwere Symptomatik, mangelnde Krankheitseinsicht, schlechte Compliance) ist eine Medikamentengabe in Form einer Depotspritze anzustreben.

Aufgrund möglicher blutbildverändernder Eigenschaften ist bei der Gabe von Antipsychotika auf regelmäßige Blutbildkontrollen zu achten. Ebenso ist an EKG-Kontrollen und regelmäßige Gewichtsüberprüfungen zu denken.

MERKE

Zu Anfang der psychopharmakologischen Behandlung ist eine engmaschige Behandlung notwendig!

Die **häufigsten Nebenwirkungen von Antipsychotika sind** (➤ Kap. 17.2.2):

- Frühdyskinesien
- Parkinsonoid
- Spätdyskinesien
- Sitz- und Bewegungsunruhe
- Gewichtszunahme
- Mundtrockenheit
- Obstipation
- Störungen der Sexualität und Menstruation
- Schlafstörungen
- Kognitive Störungen

Die Langzeiteinnahme von Antipsychotika führt nicht zur Sucht. Auch Vorurteile, die Antipsychotika als eine zu Willenlosigkeit führende „chemische Zwangsjacke“ oder „Pillenkeule“ betrachten, gehen an der Realität vorbei. Antipsychotika ermöglichen in den meisten Fällen erst eine weiterführende Therapie und grundlegende Krankheitsbewältigung. Durch Einführung der Antipsychotika in den 1950er-Jahren konnte die Verweildauer von Menschen mit einer Schizophrenie in psychiatrischen Kliniken deutlich verkürzt werden.

Tranquilizer (➤ Kap. 17.2.3). Menschen mit einer Schizophrenie leiden, gerade zu Beginn einer psychotischen Phase, häufig unter sehr starken Angstgefühlen. Hier kann die Verordnung von Benzodiazepinen über einen begrenzten Zeitraum eine große Unterstützung darstellen.

Antidepressiva (➤ Kap. 17.2.1). Bei komorbider depressiver Symptomatik hat die Hinzunahme eines Antidepressivums positive Behandlungserfolge gezeigt. Zu beachten ist eine eventuelle Zunahme von Nebenwirkungen und eine engmaschige Betreuung zu Beginn der Einnahme.

Psychotherapie

Tiefenpsychologische Therapie (➤ Kap. 16.2.1). Aus psychoanalytischer Sicht galten Menschen mit einer Schizophrenie lange Zeit als nicht therapierbar. Erst mit der Anpassung der psychotherapeutischen Techniken an diese Patientengruppe ließen sich gute Erfolge erzielen. Die so begründete **supportive Psychotherapie** (stützende Psychotherapie) stellt nicht, wie die aufdeckende oder einsichtsorientierte Psychotherapie, die Suche nach den Ursachen in der Lebensgeschichte in den Vordergrund, sondern die Bearbeitung der aktuellen Lebens- und Krankheitssituation. Den Betroffenen werden Informationen über die Erkrankung und Möglichkeiten, diese zu beeinflussen, vermittelt. Die Therapie soll es Betroffenen ermöglichen, am sozialen Leben teilzunehmen, Spannungen in der Familie zu reduzieren und Hoffnung vermitteln, dass sich der seelische Zustand auch wieder verbessern lässt. Von Therapeuten ist eine gleichermaßen wohlwollende wie akzeptierende Grundhaltung sowie eine unmissverständliche Abgrenzung gefordert. Die Therapie wird aus Gesprächen bestehen, die aus einer unterstützenden Haltung heraus geführt werden. Wichtig sind eine aktive Informationsvermittlung und der Versuch, das soziale Umfeld der Betroffenen in die Therapie einzubeziehen.

MERKE

Eine **aufdeckende Psychotherapie** während einer produktiven Phase kann die vorhandenen Ich-Störungen und damit das Krankheitsbild insgesamt verstärken und gilt somit als **kontraindiziert.**

Verhaltenstherapie (➤ Kap. 16.2.2). Ein wichtiger Baustein in der Behandlung von Menschen mit einer Schizophrenie sind **soziale Fertigkeitentrainings,** die in Gruppen durchgeführt werden. In den Trainingseinheiten wird, angeleitet durch Modelllernen und übende Rollenspiele, systematisch Zielverhalten erlernt. Durch **Problemlösetrainings** werden die Betroffenen darin geschult, über- und unterfordernde Situationen zu erkennen und Lösungsstrategien insbesondere für Schwierigkeiten im zwischenmenschlichen Bereich zu entwickeln. **Selbstkontrollmodelle** sollen ihnen helfen, auch produktive Symptome kontrollieren zu lernen.

Familientherapie (➤ Kap. 16.2.7). Ein wichtiger strategischer Ansatz der systemischen Familientherapie besteht darin, die Kommunikationsstruktur in Familien zu verbessern. Besondere Aufmerksamkeit gilt hierbei den „High Expressed Emotions" (s. o.).

Weitere therapeutische Maßnahmen

Psychoedukation (➤ Kap. 16.2.2) Psychoedukation vermittelt den Betroffenen und ihren Angehörigen in verständlicher Form die wichtigsten Informationen zum Krankheitsbild der Schizophrenie. Sie soll u. a. dabei helfen, die Krankheit besser zu verstehen, die Compliance zu erhöhen und achtsamer hinsichtlich der Frühwarnsymptomatik zu werden. Psychoedukative Maßnahmen werden meist in Gruppen durchgeführt und sollen die Erkrankten motivieren und in die Lage versetzen, z. B. bei der Dosierung der Medikation mitzuwirken. Wichtigstes Ziel ist es sicherzustellen, dass Medikamente regelmäßig eingenommen werden. Daher erfolgt u. a. eine ausführliche Schulung über Wirkungen und Nebenwirkungen von Antipsychotika.

Soziotherapie Im Mittelpunkt steht der Versuch, vorhandene soziale Fähigkeiten zu erfassen und zu fördern bzw. die Verstärkung sozialer Defizite zu verhindern. Bei allen therapeutischen Interventionen gilt es, ein gutes Maß zwischen Über- und Unterforderung zu finden. Bewährt hat sich ein Vorgehen in kleinen Schritten. Nach einem eventuell notwendigen Klinikaufenthalt sollten die Betroffenen übergangsweise möglichst in Einrichtungen (z. B. Tages- oder Übernachtungseinrichtungen) untergebracht werden, die verhindern, dass ein Unterforderungseffekt auftritt. Häufig wird der Krankheitsverlauf ungünstig beeinflusst, wenn Erkrankte wieder zurück in ihre Ursprungsfamilie gehen. Zu den Angeboten der Soziotherapie zählen:

- Arbeitstherapie
- Beschäftigungstherapie
- Rehabilitative Maßnahmen

- Teilstationäre Angebote wie Tagesklinik oder therapeutische Wohngemeinschaft

Elektrokonvulsionstherapie (EKT) (➤ Kap. 17.3.1). Ist unter der medikamentösen Behandlung eines katatonen Stupors keine Besserung zu verzeichnen, kann eine EKT indiziert sein, ebenso im Falle einer akuten perniziösen Katatonie (Therapie 1. Wahl).

Rückfallprophylaxe Schizophren erkrankte Menschen müssen darüber informiert werden, dass es zu Rückfällen kommen kann. Sie sollen Frühwarnzeichen erkennen lernen und bekommen Notfallpläne an die Hand, die vor allem darin bestehen, rechtzeitig Kontakt zu ihrem persönlichen Netzwerk, also zu Ärztinnen und Ärzten, Kliniken und anderen unterstützenden Personen, aufzunehmen.

Warnsignale für einen Rückfall

- Ruhelosigkeit
- Ängste
- Schlafstörungen
- Nervosität
- Schwierigkeiten bei der Arbeit
- Überforderungsgefühle
- Eingeschränkter Kontakt zu Freunden
- Gedächtnisschwierigkeiten
- Halluzinationen
- Beeinflussungsgedanken

Umgang mit schizophren erkrankten Menschen

Empfehlungen für Angehörige im Umgang mit psychotisch erkrankten Personen

- Sprechen Sie langsam und ruhig. Verwenden Sie einfache Sätze, um Verwirrung zu vermeiden. Wenn es notwendig ist, wiederholen Sie Sätze und Fragen mit denselben Worten.
- Erklären Sie, was Sie tun und warum Sie es tun, z. B.: „Ich nehme jetzt zwei Tabletten aus dieser Dose und lege sie dir hin, damit du sie einnehmen kannst."
- Seien Sie zuverlässig und berechenbar. Sorgen Sie für regelmäßige und strukturierte Tagesabläufe. Machen Sie keine Ankündigungen oder Versprechungen, die Sie nicht einhalten.
- Vermeiden Sie überfordernde Situationen. Stress, Überstimulierung und Spannungen wirken sich ungünstig auf die Erkrankung aus.
- Kümmern Sie sich darum, dass die verordneten Medikamente regelmäßig eingenommen und medizinische und psychiatrische Folgetermine wahrgenommen werden. Vermeiden Sie es jedoch, Zwang auszuüben.

Leitlinien für den professionellen Umgang mit psychotisch erkrankten Personen

- Schaffen Sie eine beruhigende, entspannende Umgebung.
- Sorgen Sie für personelle und konzeptionelle Kontinuität.
- Vermeiden Sie sowohl Über- als auch Unterforderung.
- Geben Sie möglichst einheitliche Informationen in Bezug auf die Erkrankung und deren Behandlung.
- Kommunizieren Sie eindeutig und klar.
- Erarbeiten Sie realistische und positive Zukunftserwartungen und Ziele.
- Bewährt hat sich eine Kombination aus Kognitiver Verhaltenstherapie, Pharmako- und Soziotherapie.

7.2 Schizoaffektive Störung

Schizoaffektive Störungen stellen ein Mischbild zwischen schizophrenen und affektiven Psychosen dar. Einerseits bestehen neben- oder kurz nacheinander Symptome der Schizophrenie wie Wahn und Halluzinationen, andererseits depressive, manische oder manisch-depressive Beschwerden. In der Literatur findet sich häufig auch die Bezeichnung Mischpsychose.

LERNHINWEIS !

Prüfungswahrscheinlichkeit 20 %. Da Schizophrenie und affektive Störungen (➤ Kap. 8) sehr genau gelernt werden müssen, prägen sich automatisch alle wichtigen Informationen zu den schizoaffektiven Störungen ein. Sie brauchen sich dann nur noch zu merken, dass schizoaffektive Störungen hinsichtlich aller Kriterien (Symptomatik, Verlauf, Prognose, Therapie) sozusagen in der Mitte zwischen der Schizophrenie und den affektiven Störungen liegen.

Die Erkrankung stellt hinsichtlich Entstehung, Verlauf und Therapie eine Mischform dar, die sich zwischen den Polen Schizophrenie und affektiver Psychose bewegt und wird auch als Mischpsychose bezeichnet. Der durchschnittliche Krankheitsbeginn ist später als bei der Schizophrenie und früher als bei der affektiven Störung. Er wird mit 30 Jahren angegeben, ist aber auch in jedem anderen Alter möglich. Frauen sind doppelt so oft betroffen wie Männer.

Die Zahlenangaben zur Häufigkeit der Erkrankung schwanken stark. Bei einem Teil der Erkrankten, der eine schizophrene oder eine affektive Psychose durchlebt, wird im späteren Verlauf eine schizoaffektive Störung diagnostiziert.

Ursachen

Es sind die gleichen **multifaktoriellen Entstehungsbedingungen** anzunehmen wie bei der Schizophrenie und den affektiven Psychosen.

Klassifikation

ICD-10 F25 Schizoaffektive Störungen
Weitere Differenzierung nach Verlaufsform:
- F25.0 Schizoaffektive Störung, gegenwärtig manisch
- F25.1 Schizoaffektive Störung, gegenwärtig depressiv
- F25.2 Gemischte schizoaffektive Störung

ICD-11 6A2 Schizophrenie oder andere primäre psychotische Störungen
6A21 Schizoaffektive Störung
Weitere Differenzierung nach Verlaufsform:
- 6A21.0 Schizoaffektive Störung, erste Episode
- 6A21.1 Schizoaffektive Störung, mehrere Episoden
- 6A21.2 Schizoaffektive Störung, kontinuierlich
- 6A21.Y Sonstige näher bezeichnete schizoaffektive Störung
- 6A21.Z Schizoaffektive Störung, nicht näher bezeichnet

Über eine **Endziffer** wird das gegenwärtige Zustandsbild der o. g. Verlaufsformen kodiert:
- **0** derzeit symptomatisch
- **1** in teilweiser Remission
- **2** in vollständiger Remission
- **Z** nicht näher bezeichnet

Zusätzlich und zur Spezifizierung aller primär psychotischen Störungen stehen folgende Symptomdomänen zur Verfügung:
- 6A25.0 Positive Symptome
- 6A25.1 Negative Symptome
- 6A25.2 Symptome depressiver Verstimmung
- 6A25.3 Symptome manischer Stimmung
- 6A25.4 Psychomotorische Symptome
- 6A25.5 Kognitive Symptome

Symptome

Es bestehen gleichzeitig oder kurz nacheinander:
- **Depressive Symptome** (➤ Kap. 8.1): z. B. Interessenverlust, Verlangsamung, Schlafstörungen, Suizidgedanken
- **Manische Symptome** (➤ Kap. 8.2): z. B. euphorische Stimmung, Antriebssteigerung, Erregung
- **Schizophrene Symptome** (➤ Kap. 7.1)**:** z. B. Ich-Störungen, Wahn, Halluzinationen

Verlauf

Es werden **unipolare** und **bipolare** Verläufe unterschieden. Der Verlauf ist meist phasisch-rezidivierend (in Abständen wiederkehrend), selten chronisch-progredient (fortschreitend). Selten kommt es zur Ausprägung von ausgesprochenen Residualzuständen.

Die Prognose ist besser als bei Schizophrenien und deutlich schlechter als bei affektiven Psychosen.

Diagnostik

Die Diagnosestellung ist schwierig, da schizophrene Störungen häufig mit affektiven Symptomen einhergehen und affektive Erkrankungen z. T. wahnhafte Symptome zeigen. Die Diagnose erhärtet sich in den meisten Fällen erst nach längerem Verlauf, wenn zu den zunächst erkannten Symptomen einer Schizophrenie oder affektiven Störung weitere Symptome hinzutreten. Um eine schizoaffektive Störung diagnostizieren zu können, erfordern die Klassifikationssysteme eine dauerhafte Symptomatik über einen Zeitraum von mindestens 1 Monat.

Differenzialdiagnostik

- **Schizophrenien, affektive Störungen** (➤ Kap. 7.1, ➤ Kap. 8): Die Differenzialdiagnostik wird erst im Verlauf der Erkrankung möglich (gemeinsames Auftreten schizophrener und affektiver Symptome). Besonders genau muss differenziert werden, ob depressive Symptome nicht als Folge einer schizophrenen Erkrankung, etwa im Sinne einer postschizophrenen Depression, oder als Folge einer Antipsychotikatherapie anzusehen sind.
- **Organische psychische Störungen** (➤ Kap. 5): Neurologische Erkrankungen wie z. B. Epilepsie oder Z. n. Schädel-Hirn-Trauma (➤ Kap. 5.2.3) können ebenfalls eine positive Symptomatik hervorrufen.
- **Substanzmissbrauch oder Entzug** (➤ Kap. 6)

Therapie

Auch die Therapie orientiert sich an den Therapiemaßnahmen der Schizophrenie bzw. der affektiven Störungen. In der medikamentösen Therapie stehen **Antipsychotika** im Vordergrund, bei der schizodepressiven Form unterstützt durch **Antidepressiva.** Zur Rezidivprophylaxe wird **Lithium** als Dauermedikation eingesetzt.

7

7.3 Anhaltende wahnhafte Störung

Gruppe von Störungen, bei denen eine Wahnsymptomatik vorliegt, ohne dass weitere psychopathologische Symptome bestehen und ohne dass eine Schizophrenie, eine affektive Störung oder eine organische Psychose diagnostiziert werden kann.

LERNHINWEIS !!

Es ist ausreichend, sich einen Überblick über diese Störung zu verschaffen und die diagnostischen Kriterien der ICD-10 zu kennen. In mündlichen Prüfungen wird das Störungsbild nur sehr selten thematisiert. Für die schriftliche Prüfung müssen Sie wissen, dass die wahnhafte Symptomatik im Vordergrund steht.

Die anhaltende wahnhafte Störung ist mit der Schizophrenie (➤ Kap. 7.1) im Kapitel F2 der ICD-10 aufgeführt. Sie wird jedoch als eigene Störung angesehen, die früher als Paranoia bezeichnet wurde und heute relativ selten diagnostiziert wird.

Ursachen

Über die Ursachen einer anhaltenden wahnhaften Störung gibt es nur wenige gesicherte Erkenntnisse. Es überwiegen Theorien, die ihre Entstehung mit psychosozialen Belastungen und Defiziten in Zusammenhang bringen. Hierbei werden am häufigsten genannt:

- Personen mit schwacher Kontaktfähigkeit, besonders bei sozialer Isolation
- Personen mit einer sensitiv- (empfindsamen, leicht kränkbaren, selbstunsicheren) asthenischen (kraftlosen, rasch ermüdbaren, wenig belastbaren) Persönlichkeit mit depressiven und narzisstischen Zügen
- Auslösung durch eine Häufung kränkender Erlebnisse

Klassifikation

ICD-10 F22 Anhaltende wahnhafte Störung
ICD-11 6A24 Wahnhafte Störung

Symptome

- **Im Vordergrund steht eine Wahnsymptomatik** (➤ Kap. 4.9), **meist in systematisierter Form, mit folgenden möglichen Themen:**
  - Verfolgungswahn
  - Hypochondrischer Wahn
  - Größenwahn
  - Querulantenwahn
  - Eifersuchtswahn
  - Wahn, einen deformierten Körper zu haben
- Weitere Symptome wie z. B. **Halluzinationen** (➤ Kap. 4.10) (häufig olfaktorisch oder taktil) können auftreten, dürfen aber nur eine **milde Ausprägung** haben und stehen meist im Zusammenhang mit den Wahninhalten.
- **Depressive Episoden** können vorhanden sein.

Verlauf

Die Krankheit kann akut oder schleichend beginnen. Betroffen sind vor allem Menschen im mittleren und späteren Lebensalter, aber auch junge Menschen (hier insbesondere mit der wahnhaften Vorstellung eines missgestalteten Körpers) können die Störung entwickeln. Die Krankheit ist in vielen Fällen heilbar, es gibt jedoch auch lebenslange Verläufe.

Prognose

Die Prognose ist umso günstiger, je jünger die Erkrankten sind und je akuter die Symptomatik einsetzt. Insgesamt ist die Prognose günstiger als bei einer Schizophrenie.

Diagnostik

Für die Diagnosestellung müssen Wahnsymptome eindeutig im Vordergrund stehen. Andere Symptome einer Schizophrenie dürfen nicht bestehen oder bestanden haben. Die Wahnsymptomatik muss seit mindestens 3 Monaten existieren.

Differenzialdiagnostik

- **Schizophrenie**
- **Affektive Störungen mit psychotischen Symptomen** (➤ Kap. 8)
- **Organische Psychosen** (➤ Kap. 5)
- **Psychosen durch psychotrope Substanzen** (➤ Kap. 6)
- **Paranoide Persönlichkeitsstörung** (➤ Kap. 11.1)

Therapie

Meist besteht keine Krankheitseinsicht. Den Betroffenen muss deshalb ein Gesprächsangebot gemacht werden, das Sicherheit vermittelt, beschützend und ermutigend ist. Zu Beginn der Therapie dürfen die Erkrankten nicht mit Wahnthemen konfrontiert werden.

MERKE
Aufdeckende Psychotherapie ist kontraindiziert.

Eine Antipsychotikatherapie kann im Einzelfall die Symptomatik verbessern.

7.4 Akute polymorphe psychotische Störung

Akute psychotische Störung mit rasch wechselnden psychotischen und affektiven Symptomen und akutem Beginn.

LERNHINWEIS !
Es ist ausreichend, sich einen Überblick über diese Störung zu verschaffen und die diagnostischen Kriterien der ICD-10 zu kennen. Praktisch ist die Diagnose vor allem im stationären Setting zu stellen. In mündlichen Prüfungen wird das Störungsbild nur sehr selten zum Thema gemacht. Selten gibt es eine schriftliche Frage dazu.

Die akute polymorphe psychotische Störung ist mit der Schizophrenie im Kapitel F2 der ICD-10 aufgeführt. Sie wird jedoch als eigene Störung angesehen. Eine Unterform der Störung wurde früher als Angst-Glücks-Psychose bezeichnet.

Ursachen

Es gibt keine ausreichenden Belege für klar bestimmbare Ursachen der Störung. In einem Teil der Fälle scheinen akut belastende Lebensereignisse (z. B. Partnerverlust, Unfall) auslösend gewesen zu sein. Diskutiert werden außerdem bestimmte prämorbide (d. h. vor Ausbruch der Erkrankung vorhandene) Persönlichkeitszüge und -störungen.

Klassifikation

ICD-10 **F23.0 und F23.1 Akute polymorphe Störung mit/ohne Symptome einer Schizophrenie**
ICD-11 **6A23 Akute und vorübergehende psychotische Störung**

Symptome

- **Psychotische, rasch wechselnde Symptome** wie Halluzinationen und Wahn
- **Rasch wechselnde affektive Symptomatik**

Bei Verläufen, die als „akute polymorphe Störung **mit** Symptomen einer Schizophrenie" bezeichnet werden, kommen weitere schizophrene Symptome hinzu.

Verlauf

Die Erkrankung beginnt akut, die Symptome entwickeln sich in der Regel innerhalb von 14 Tagen. In manchen Fällen ist der Beginn abrupt (innerhalb von 48 Stunden). In den meisten Fällen bestehen die Symptome nur wenige Tage oder Wochen und bilden sich dann vollständig zurück. Bei monatelangen Verläufen ist eine andere Diagnose zu stellen.

Prognose

Die Prognose ist umso günstiger, je akuter die Symptomatik einsetzt.

Diagnostik

Die ICD-10 verlangt für die Diagnosestellung einer akuten polymorphen psychotischen Störung einen akuten Beginn innerhalb von 2 Wochen. Die Symptomatik ist rasch wechselnd und darf nicht die Diagnose Schizophrenie, Depression oder Manie rechtfertigen.

Differenzialdiagnostik

- **Schizophrenie:** Die Differenzierung zur Schizophrenie fällt im Einzelfall schwer. Bestehen schizophrene Symptome länger als 1 Monat, ist die Diagnose Schizophrenie zu stellen.
- **Affektive Störungen** (➤ Kap. 8)
- **Schizoaffektive Störungen**
- **Organische Psychosen** (➤ Kap. 5)
- **Psychosen durch psychotrope Substanzen** (➤ Kap. 6)

Therapie

Häufig ist kurzfristig eine stationäre Behandlung notwendig. Aufgrund der akuten Symptomatik werden vor allem Antipsychotika eingesetzt. Längerfristig sollte eine supportive Psychotherapie erfolgen.

7.5 Akute schizophreniforme psychotische Störung

Akute psychotische Störung mit psychotischen Symptomen, welche die Diagnose Schizophrenie rechtfertigen, jedoch nicht länger als 4 Wochen bestehen.

LERNHINWEIS !

Es ist ausreichend, sich einen Überblick über diese Störung zu verschaffen und die diagnostischen Kriterien der ICD-10 zu kennen. Praktisch ist die Diagnose vor allem im stationären Setting zu stellen. In mündlichen Prüfungen wird das Störungsbild nur sehr selten thematisiert. Selten gibt es eine schriftliche Frage dazu.

Die akute schizophreniforme psychotische Störung ist mit der Schizophrenie im Kapitel F2 der ICD-10 aufgeführt. Sie wird jedoch als eigene Störung angesehen, wobei die Abgrenzung nur nach Zeitkriterien möglich ist. Häufig wird im Verlauf letztlich doch eine Schizophrenie oder eine schizoaffektive Störung diagnostiziert. Die Erkrankung tritt relativ selten auf. Genaue Zahlen liegen nicht vor.

Ursachen

Es gibt keine ausreichenden Belege für klar bestimmbare Ursachen der Störung. Diskutiert werden psychosoziale Stressoren und genetische Faktoren.

Klassifikation

ICD-10 F23.2 Akute schizophreniforme psychotische Störung
ICD-11 6A23 Akute und vorübergehende psychotische Störung

Symptome

- Halluzinationen
- Wahn
- Katatonie
- Formale Denkstörungen
- Ich-Störungen

Verlauf und Prognose

Die Erkrankung beginnt akut, d. h., die Symptome entwickeln sich innerhalb von 14 Tagen. Bei einem Drittel der Betroffenen kommt es zu Rückfällen. Im Verlauf entwickelt sich später häufig eine Schizophrenie, eine schizoaffektive Störung oder eine affektive Störung mit psychotischen Symptomen.

Wie bei der hebephrenen Schizophrenie tritt die Störung erstmalig im Jugend- und frühen Erwachsenenalter auf.

Diagnostik

Die ICD-10 verlangt zur Diagnosestellung einen akuten Beginn innerhalb von 2 Wochen. Die Diagnose muss immer als vorläufig angesehen werden, im Verlauf wird häufig eine andere Diagnose notwendig (z. B. Schizophrenie oder schizoaffektive Störung).

Differenzialdiagnostik

- **Schizophrenie:** Die Abgrenzung gegenüber der Schizophrenie fällt im Einzelfall schwer. Bestehen schizophrene Symptome länger als 1 Monat, ist die Diagnose Schizophrenie zu stellen.
- **Akute polymorphe psychotische Störung:** Bei der akuten schizophreniformen Störung sind Symptomatik und Gefühlslage weitgehend stabil. Bei der akuten polymorphen psychotischen Störung kann sich vor allem die Gemütslage stündlich ändern.
- **Schizoaffektive Störungen**
- **Organische Psychosen** (➤ Kap. 5)
- **Psychosen durch psychotrope Substanzen** (➤ Kap. 6): Auch Psychosen infolge von Drogenkonsum klingen häufig rasch wieder ab und können ein ähnliches Bild zeigen wie eine Schizophrenie.

Therapie

Häufig ist kurzfristig eine stationäre Behandlung notwendig. Aufgrund der akuten Symptomatik kommen vor allem Antipsychotika zur Anwendung. Längerfristig sollte eine supportive Psychotherapie durchgeführt werden.

MERKE
Eine aufdeckende Psychotherapie gilt als kontraindiziert.

7.6 Schizotype Störung

Verlauf und Entwicklung einer schizotypen Störung entsprechen eher der einer Persönlichkeitsstörung. Die Möglichkeit, eine eindeutige Schizophrenie zu entwickeln, ist gegeben, jedoch nur gelegentlich zu verzeichnen. Es besteht ein durchgehendes **Muster von exzentrischem Verhalten und Eigenarten im Denken und Fühlen, das schizophren wirken kann und nicht mit kulturellen oder subkulturellen Normen vereinbar ist.** Die Störung zeigt sich eher bei Personen, in deren Familien schizophrene Erkrankungen vorkommen.

LERNHINWEIS !
Es ist ausreichend, sich einen Überblick über diese Störung zu verschaffen und die diagnostischen Kriterien der ICD-10 zu kennen. In mündlichen Prüfungen wird das Störungsbild nur sehr selten thematisiert. Schriftliche Fragen hingegen werden in den Prüfungen regelmäßig gestellt.

Ursachen

Bei der Entstehung einer schizotypen Störung scheint die genetische Disposition eine wesentliche Rolle zu spielen.

Klassifikation

ICD-10 F21 Schizotype Störung
ICD-11 6A22 Schizotype Störung

Symptome

- Seltsame Überzeugungen oder magische Denkinhalte sowie eigentümliche Glaubensinhalte.
- Ungewöhnliche, gekünstelte oder auch metaphorische Denk- und Sprechweise.
- Zum Teil Argwohn oder paranoide Vorstellungen.
- Stark eingeschränkte oder unangemessene Gefühlsäußerungen; kaltes und distanziertes Erscheinungsbild.
- Äußere Erscheinung z. T. auffällig, exzentrisch oder seltsam.
- Mangel an Freunden und Vertrauten und Rückzugstendenz aus dem sozialen Umfeld.
- Zwanghaftes Grübeln kann vorhanden sein.
- Illusionen, Depersonalisation, Derealisation und Körperempfindungsstörungen sind möglich. Auch akustische oder andere Halluzinationen können vorkommen.
- Zustände, die an psychotische Phasen erinnern, können vorhanden sein.

Verlauf

Im Gegensatz zu schizophrenen Erkrankungen ist der Verlauf einer schizotypen Störung stabil und chronisch und gleicht eher dem Verlauf einer Persönlichkeitsstörung. Erste Symptome zeigen sich typischerweise in der Jugend oder im jungen Erwachsenenalter. Es sind Schwankungen in der Intensität der Symptome zu beobachten.

Diagnostik

Da die Grenzen zur Schizophrenia simplex und zur paranoiden bzw. zur schizoiden Persönlichkeitsstörung nicht immer klar definierbar sind, sollte die Diagnose der schizotypen Störung nur bei sehr eindeutigem Verlauf gestellt werden. Dafür müssen drei bis vier der o. g. Symptome über einen Zeitraum von mindestens 2 Jahren ständig oder episodisch vorhanden gewesen sein. Die Kriterien einer Schizophrenie dürfen zu keinem Zeitpunkt erfüllt worden sein.

Die Diagnosestellung erfolgt in der Regel erst, wenn sich deutliche Beeinträchtigungen in den sozialen Funktionen zeigen und es dadurch zu einem gewissen Leidensdruck kommt. Neben einer längeren klinischen Beobachtung wird häufig eine Fremdanamnese erhoben. Zusätzlich haben sich Persönlichkeitstestverfahren bewährt.

Differenzialdiagnostik

- **Schizophrenie:** Sollten sich im Vorfeld eindeutige schizophrene Symptome gezeigt haben, darf die Diagnose der schizotypen Störung nicht gestellt werden.
- **Autismus-Spektrum-Störung** (➤ Kap. 13.4).
- **Persönlichkeitsstörungen** (➤ Kap. 11.1): Hier sind vor allem die paranoide und die schizoide Persönlichkeitsstörung von Bedeutung, da Ähnlichkeiten in der Symptomatik vorhanden sein können.

Therapie

Neben Kognitiver Verhaltenstherapie kann auch eine tiefenpsychologisch orientierte Therapie einen positiven Einfluss auf die Erkrankung haben (je nach Krankheitsphase). Zusätzlich können weitere Hilfsangebote, wie z. B. ambulante sozialpsychiatrische Betreuung oder tagesklinische Angebote, sinnvoll sein. Psychopharmakologisch können Antidepressiva und Anxiolytika den Therapieverlauf begünstigen.

7.7 Lernzielkontrolle

Die Schizophrenie stellt in der Psychiatrie eines der wichtigsten Störungsbilder dar. Da es sich um ein sehr komplexes Krankheitsbild handelt, ist es für Sie von außerordentlicher Bedeutung, diese Erkrankung in ihrem Wesen zu verstehen und sich ein Bild von den vielgestaltigen Erscheinungsformen zu machen. Sowohl in der schriftlichen als auch in der mündlichen Prüfung wird differenziert gefragt, sodass Ihr Wissen zu allen Aspekten der Erkrankung sehr fundiert sein muss. Hilfreich kann es sein, die Kenntnisse, die Sie durch dieses Buch erwerben, durch Gespräche mit psychiatrisch erfahrenen Fachkräften zu vertiefen. Durch Praktika ergibt sich eventuell auch die Möglichkeit, von Schizophrenie betroffene Menschen kennenzulernen.

Im Zuge der Überprüfung wird zu 100 % auch die medikamentöse Behandlung der Schizophrenie thematisiert. Sie benötigen hier weitreichende Kenntnisse über die verschiedenen Wirkstärken (neuroleptische Potenz) der Antipsychotika, ihre Wirkungen und vor allem auch ihre Nebenwirkungen.

Fragen zur selbstständigen Bearbeitung

1. Welche psychopathologischen Symptome finden sich bei den verschiedenen Formen der Schizophrenie?
2. Welche Ursachen können bei einer Schizophrenie zugrunde liegen, und welche Faktoren begünstigen ihre Entwicklung?
3. Was bedeuten die Begriffe Positiv- und Negativsymptomatik?
4. Welche Neurotransmitter sind bei der Schizophrenie scheinbar von besonderer Bedeutung?
5. Nennen Sie die Erst- und Zweitrangsymptome nach Schneider.
6. Störungen der Affektivität gehören zu den häufigsten Symptomen einer Schizophrenie. Um welche handelt es sich?
7. Ein typisches Symptom bei Schizophrenien sind Ich-Störungen. Benennen und erläutern Sie diese.
8. Welche Symptome gehören nach Bleuler zu den Grundsymptomen, welche zu den akzessorischen Symptomen einer Schizophrenie?
9. Was versteht man unter Katalepsie?
10. Beschreiben Sie das Prodromalstadium einer Schizophrenie.
11. Welche Art von Halluzination tritt bei einer Schizophrenie am häufigsten auf, und wie könnte sie von Betroffenen beschrieben werden?
12. Nennen Sie die diagnostischen Merkmale einer paranoiden, einer hebephrenen und einer katatonen Schizophrenie.
13. Welche hyperkinetischen Symptome sind bei einer Schizophrenie möglich?
14. Geben Sie die Diagnosekriterien der Schizophrenie nach ICD-10 an.
15. Die Prognose einer schizophrenen Erkrankung ist je nach Form unterschiedlich. Wann ist sie als günstig, wann als ungünstig einzuschätzen?
16. Welche Erkrankungen müssen Sie differenzialdiagnostisch von einer Schizophrenie abgrenzen?
17. Wie kann die medikamentöse Behandlung einer Schizophrenie aussehen?
18. Welche Persönlichkeitsstörungen können in ihren Symptomen denen einer Schizophrenie ähneln?
19. Mit welchen Nebenwirkungen ist bei einer Behandlung mit Antipsychotika (Neuroleptika) zu rechnen?
20. Was ist ein schizophrenes Residuum (Residualzustand)?
21. Welche hypokinetischen Symptome können bei der Schizophrenie auftreten?
22. Beschreiben Sie die verschiedenen Verlaufsmöglichkeiten einer Schizophrenie.
23. Wie hoch ist die Suizidrate von Menschen mit einer Schizophrenie?
24. Was ist eine postschizophrene Depression?
25. Erläutern Sie den Begriff supportive Psychotherapie.

Mündliche Prüfungsfragen: Schizophrenie

1. Ein männlicher Patient, der erstmalig zu Ihnen in die Praxis kommt, berichtet während des Gesprächs, dass er sich sicher sei, seine Nachbarin beobachte ihn ständig, und er vermute, sie öffne heimlich seine Post. Wie gehen Sie im weiteren Gesprächsverlauf vor?
2. Beschreiben Sie die Merkmale einer hebephrenen Schizophrenie.
3. Menschen mit einer Schizophrenie leiden häufig sowohl unter formalen als auch inhaltlichen Denkstörungen. Würden Sie bitte den Unterschied erläutern und ein paar Beispiele nennen?
4. Würden Sie eine Person mit einem schizophrenen Residuum behandeln?
5. Wie Sie sicher wissen, werden bei Menschen mit einer Schizophrenie Antipsychotika (Neuroleptika) zur Behandlung psychotischer Symptome eingesetzt. Würden Sie bitte erklären, was psychotische Symptome sind und welche Art von Antipsychotika bevorzugt angewendet wird?
6. Wir sprachen über die medikamentöse Behandlung von Schizophrenien. Mit welchen Nebenwirkungen ist bei der Gabe von klassischen Antipsychotika zu rechnen, und gibt es Möglichkeiten, diese zu lindern?
7. Welche Symptome stehen bei einer paranoiden Schizophrenie im Vordergrund?
8. Wie behandeln Sie eine Patientin, bei der im Laufe eines Gesprächs der Verdacht aufkommt, sie könne an einer Form von Schizophrenie leiden?
9. Was ist eine perniziöse Katatonie?
10. In der ICD-10 gibt es Diagnosekriterien für die Schizophrenie. Welche sind das, und gibt es dort Unterteilungen?
11. Ein Patient, der nachweislich an einer Schizophrenie erkrankt, seit einigen Monaten jedoch symptomfrei ist, berichtet Ihnen, es gehe ihm in den letzten Tagen irgendwie anders. Er habe das Gefühl von Bedrohung und verspüre Angst, sei nervös und habe Schlafstörungen. Was vermuten Sie, und wie ist Ihr weiteres Vorgehen in diesem Fall?
12. Was versteht man unter einer schizoaffektiven Störung?
13. Ein Patient kommt in Ihre Praxis. Er wirkt ängstlich, blickt sich sehr oft um, macht einen gehetzten Eindruck und schaut, bevor er sich setzt, unter den Schreibtisch. Auf Ihr Nachfragen berichtet er, er fühle sich beobachtet und habe Angst. Was tun Sie?
14. Was würden Sie Angehörigen eines an Schizophrenie erkrankten Menschen bezüglich Ihres Umgangs mit ihm raten?
15. Psychoedukation gehört heute zur Behandlung vieler psychischer Störungen dazu. Wie sieht sie bei einer Erkrankung aus dem schizophrenen Formenkreis aus?
16. Welche Symptome sprechen für eine katatone Schizophrenie?
17. Was können Sie bezüglich der Suizidalität schizophren erkrankter Menschen sagen?
18. Bei einer Patientin haben Sie im Laufe des Gesprächs den Verdacht, es könne sich um einen Rückfall in eine schizophrene Episode handeln. Was tun Sie konkret?
19. Woraus besteht eine Soziotherapie?
20. Was sagen Ihnen die Namen Schneider und Bleuler im Zusammenhang mit Schizophrenie?

KAPITEL

8 ICD-10: F3; ICD-11: 6A6, 6A7, 6A8 Affektive Störungen

Steckbrief

ICD-10 F3 Affektive Störungen

ICD-11

- 6A6 Bipolare Störungen
- 6A7 Depressive Störungen
- 6A8 Symptomatische Verläufe und Erkrankungsverläufe

Depression (➤ Kap. 8.1)

Ursachen

- Multifaktoriell
- Genetisch
- Neurochemisch
- Kritische Lebensereignisse
- Umweltfaktoren
- Körperliche Erkrankungen
- Medikamenteneinnahme

Symptome

- Interessenverlust
- Niedergeschlagenheit
- Ängstliche Grundstimmung
- Störungen des Selbstwertgefühls
- Antriebsstörungen
- Müdigkeit
- Appetitlosigkeit
- Gewichtsverlust
- Druckgefühle
- Libidoverlust
- Schlafstörungen
- Morgentief
- Denkhemmung, Denkverlangsamung
- Grübeln
- Konzentrationsstörungen
- Suizidalität

Bei psychotischem Verlauf:

- Wahn
- Halluzinationen
- Depressiver Stupor

Formen

- Larvierte Depression
- Wochenbettdepression
- Endogene Depression
- Melancholie
- Altersdepression
- Gehemmte Depression
- Agitierte Depression
- Zyklothymia
- Dysthymia

Manie (➤ Kap. 8.2)

Ursachen

- Multifaktoriell
- Genetisch
- Neurochemisch

Symptome

- Stimmungshoch
- Antriebsstörungen
- Gefühl erhöhter Energie
- Logorrhö
- Konzentrationsstörungen
- Formale Denkstörungen, z. B. Gedankendrängen, Ideenflucht
- Vermindertes Schlafbedürfnis
- Gesteigerte sexuelle Aktivität, Umtriebigkeit
- Vernachlässigung von Nahrungsaufnahme und Körperhygiene
- Impulsives und rücksichtsloses Verhalten, Fremdgefährdung
- Verlust sozialer Hemmungen, Distanzlosigkeit
- Alkohol- und Drogenmissbrauch
- Fehlendes Krankheitsgefühl
- Suizidalität
- **Bei psychotischem Verlauf:**
- Größenwahn
- Halluzinationen (selten)

Bipolare affektive Störung (➤ Kap. 8.3)

Form der affektiven Störung mit sowohl depressiven als auch manischen Episoden. Es können auch hypomanische, subdepressive oder Mischzustände auftreten.

Bei affektiven Störungen handelt es sich um Erkrankungen, die mit einer Störung des Affekts (Stimmungslage, Grundstimmung; lat. „affectus": Gemütsverfassung) einhergehen. Diese können sich in zwei entgegengesetzten Richtungen manifestieren, als Manie (griech. „mania": Wahnsinn, Sucht) oder als Depression (lat. „deprimere": niederdrücken, herabziehen). Affektive Störungen werden in der Literatur auch als affektive Psychosen bezeichnet.

Affektive Störungen können monopolar (auch unipolar genannt) oder bipolar auftreten (➤ Abb. 8.1). Bei einer **monopolaren Störung** schlägt die Stimmung entweder nur in Richtung Depression oder nur in Richtung Manie aus. Bei einer **bipolaren Störung** wechseln sich depressive und manische Phasen ab. Drei Viertel aller Erkrankungen verlaufen monopolar, wobei rein manische Verläufe (ca. 5 %) relativ selten auftreten. Die Dauer einer Phase variiert sehr stark. Sie beträgt zwischen einigen Wochen (selten nur Tage) bis zu einigen Monaten. In 50 % der Fälle dauern die Phasen weniger als 3 Monate. Die Lebenszeitprävalenz (Chance, in seinem Leben an einer affektiven Störung zu erkranken) beträgt ca. 20 %. Die Störung beginnt meist im Erwachsenenalter (zwischen dem 30. und 45. Lj.). Bei rein manischen Verläufen und bipolaren Störungen liegt das Verhältnis von Männern und Frauen bei 1 : 1.

Bei Depressionen sind Frauen etwa doppelt so häufig betroffen, wobei Männer eine höhere Dunkelziffer aufweisen. Überlastete, arbeitslose und in Großstädten wohnende Menschen sind laut statistischen Angaben häufiger betroffen als andere. Etwa 8–10 % der Depressionen beginnen nach dem 60. Lebensjahr. Bei ca. 30 % der Erkrankten chronifiziert die Erkrankung.

8.1 Depression

Psychische Störung mit trauriger Verstimmung, gedrückter, pessimistischer Stimmungslage, Niedergeschlagenheit, Verzagtheit, Antriebsminderung, leichter Ermüdbarkeit, ggf. mit Angst und Selbsttötungsneigung (nach Peters 2016). Nach älteren Definitionen wurden eine endogene und eine neurotische Depression unterschieden. Diese Unterscheidung wurde in der ICD-10 und ICD-11 aufgegeben, ist aber in der Praxis nach wie vor relevant (s. u.). Heute unterscheidet und klassifiziert man Depressionen nach ihrem Schweregrad.

→ **Update** In der ICD-11 findet sich eine Unterscheidung von einzelner und rezidivierender Depression, jeweils in unterschiedlichen Schweregraden. Eine eigene Kodierung haben die Dysthymie und die „gemischte depressive und Angststörung".

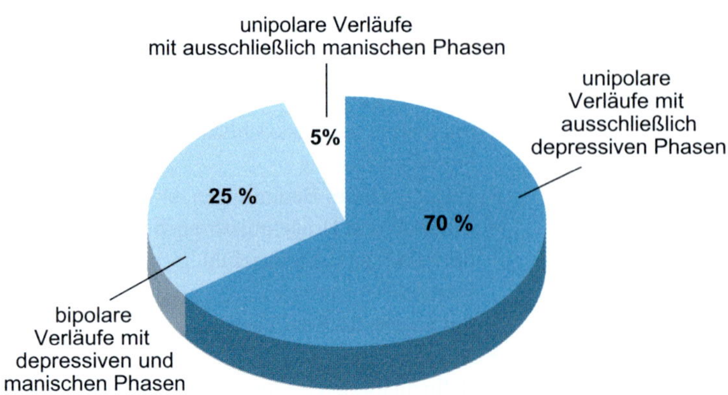

Abb. 8.1 Verlaufsformen affektiver Störungen [L217]

LERNHINWEIS !!!

Prüfungswahrscheinlichkeit 100 %; d. h., Sie müssen äußerst detaillierte Kenntnisse über Ursachen, Symptome, Formen, Verlauf, Diagnostik, Differenzialdiagnostik und Therapie der Depression besitzen. Die Rolle, die Neurotransmitter bei der Entstehung einer Depression spielen, und die unterschiedlichen Therapiemöglichkeiten bei der Depression müssen gut verstanden worden sein!

PRÜFUNGSTIPP

Schlafstörungen und Suizidalität sind wichtige Symptome der Depression. Das Thema Suizidalität muss ebenfalls ausführlich gelernt und verinnerlicht werden. Eine mögliche Suizidalität muss von der Therapeutin bzw. dem Therapeuten sowohl im Erstgespräch als auch im weiteren Verlauf der Behandlung immer aktiv angesprochen und abgeklärt werden!

Ursachen

Eine Depression entwickelt sich meist als multifaktorielles Geschehen, wobei die individuelle Disposition (Vulnerabilität) zusätzlich eine Rolle spielt. Folgende Faktoren begünstigen die Krankheitsentwicklung:

- **Genetische Faktoren:** Befunde aus der Zwillingsforschung belegen eindeutig eine genetische Veranlagung. Eine erhöhte Erkrankungswahrscheinlichkeit besteht bei einer positiven Familienanamnese für Depressionen (➤ Abb. 8.2).
- **Neurotransmitterstörungen:** Bei einer Depression findet sich ein relativer Mangel an Serotonin und Noradrenalin (➤ Kap. 1.3.2). Neuere Theorien gehen von einer Imbalance (Dysbalance) verschiedener Neurotransmitter aus, wobei auch Veränderungen im Bereich der Rezeptoren eine Rolle spielen sollen.
- **Kritische Lebensereignisse („Life Events"):** Häufig lassen sich belastende Lebensereignisse (z. B. der Verlust einer wichtigen Bezugsperson) als Auslöser für eine Depression finden (psychoreaktiv).
- **Umweltfaktoren:** Zum Teil zeigen sich bei Betroffenen z. B. fehlende Unterstützung im sozialen Umfeld, dauerhafte Konflikte bei der Interaktion mit anderen Menschen und soziale Isolation.
- **Chronobiologische Faktoren:** Bei einem kleinen Teil der Erkrankten liegen Störungen der biologischen Rhythmen vor. Hierzu gehören Depressionen, die zu bestimmten Jahreszeiten auftreten (vor allem im Herbst und Winter) und gut auf eine Lichttherapie ansprechen. Auch gestörte Schlaf-Wach-Rhythmen (z. B. durch Schichtarbeit) können eine Rolle spielen.
- **Körperliche Erkrankungen oder Medikamente:** Zu den Erkrankungen, die Depressionen auslösen können, zählen u. a. die Parkinson-Krankheit sowie hirnorganische oder Schilddrüsenerkrankungen. Durch Gehirnerkrankungen oder andere

8

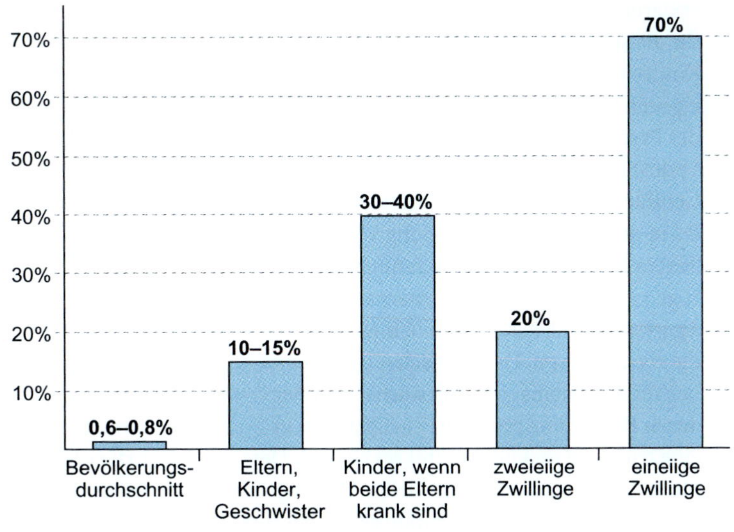

Abb. 8.2 Erkrankungsrisiko für Verwandte affektiv erkrankter Personen [L141]

körperliche Störungen verursachte Depressionen sind als organische affektive Störungen zu diagnostizieren (ICD-10: F06.3). Außerdem können Medikamente wie z. B. Antipsychotika (Neuroleptika), Kortison, L-Dopa, Betablocker, die „Pille“ oder Antibiotika (Sulfonamide) die Entwicklung einer Depression begünstigen.

- **Psychoanalytische Theorien** (➤ Kap. 16.2.1): Die Psychoanalyse sieht Depressionen als Folge von Fehlentwicklungen der frühen Kindheit. Hierbei stehen zwei Entwicklungsbereiche im Vordergrund:
  - **Störung der oralen Phase:** In der oralen Phase (1. Lj.) befindet sich der Säugling in einer völlig abhängigen, symbiotischen Beziehung zu den primären Pflegepersonen, in der Regel zur Mutter. Kann die primäre Pflegeperson das Kind nicht ausreichend emotional versorgen oder wird das Kind sogar wiederholt bzw. endgültig verlassen, können tiefgreifende Entwicklungsdefizite entstehen (Gefühl des existenziellen Zu-wenig- oder Nichts-wert-Seins). In der Folge entwickelt sich eine Persönlichkeit, die diesen frühkindlichen Mangel im Erwachsenenalter durch enge, unterstützende Beziehungen zu kompensieren versucht. Geht eine wichtige, unterstützende Beziehungsperson verloren (durch Tod oder Trennung), kann eine depressive Krise auftreten. Bereits Sigmund Freud beschrieb einen Mechanismus, der die häufige Verbindung zur Suizidalität erklären soll: In der oralen Phase besteht für die sich entwickelnde Persönlichkeit des Kindes noch keine Trennung zwischen der eigenen Person und den Bezugspersonen (in der Psychoanalyse meist Objekte genannt). Bei Verlusterfahrungen entwickeln sich aggressive Gefühle gegenüber der verlassenden Person. Da in dieser Phase die Trennung von der geliebten Person innerpsychisch noch nicht vollzogen ist, bleibt das Objekt internalisiert, und Aggression und Wutgefühle richten sich gegen die eigene Person. Dieser Mechanismus wird bei Verlusterlebnissen im Erwachsenenalter durch Regressionsprozesse (Zurückfallen in eine frühe Entwicklungsstufe) reaktiviert. Der Mensch entwickelt eine feindselige Haltung gegen sich selbst, die im Grunde gegen das ihn verlassende Objekt gerichtet ist. Im Extremfall führt dies zur Suizidalität.
  - **Narzisstische Krisen:** Das Kleinkind ist in seiner Entwicklung darauf angewiesen, von den primären Bezugspersonen bezüglich seiner Äußerungen und Bedürfnisse verstanden und wahrgenommen zu werden. Erfährt das Kind nur wenig Resonanz und Verständnis, versucht es mit der Zeit herauszufinden, was es tun muss, um positive Reaktionen zu erhalten. Es passt sich den Bedürfnissen der Bezugspersonen an, büßt dadurch jedoch die Fähigkeit zur Selbstwahrnehmung und Selbstverwirklichung ein. Dadurch entwickelt sich ein „falsches Selbst“, das sich vor allem an äußeren Anforderungen orientiert. Klassischerweise kommt es auf Grundlage dieser Dynamik zu einer Betonung der äußeren Leistung. Prestige, materieller Erfolg und gesellschaftliches Ansehen werden für das Selbstwertgefühl entscheidend. Brechen äußere Bestätigungsfaktoren plötzlich weg (z. B. unerwarteter Arbeitsplatzverlust), können sich existenzielle Selbstwertkrisen mit Depression und Suizidalität entwickeln.
- **Lerntheorie** (➤ Kap. 16.2.2): In der Verhaltenstherapie werden insbesondere zwei Erklärungsmodelle herangezogen:
  - **Verlust von Verstärkern:** Der Wegfall positiver Verstärkungsfaktoren in Form von Zuwendung und Anerkennung durch wichtige Bezugspersonen scheint eine wichtige Rolle bei der Entstehung von Depressionen zu spielen. Auslöser für depressive Verstimmungen können der Verlust von Beziehungspartnern durch Tod oder Scheidung, Arbeitslosigkeit oder soziale Isolation sein. Depressives Verhalten kann durch die Umwelt verstärkt werden, indem sich z. B. andere Personen von „diesem ewig schlecht gelaunten“ Menschen abwenden. Wieder andere Betroffene sichern sich Zuspruch, Trost und Hilfsangebote dadurch, dass sie eine Besserung der Beschwerden nicht zulassen (können), weil sie befürchten, sonst auf diese Unterstützung verzichten zu müssen (sekundärer Krankheitsgewinn).
  - **Erlernte Hilflosigkeit:** In Experimenten wurde festgestellt, dass Tiere nicht mehr versuchen, schmerzhaften Stromstößen zu entfliehen,

Tab. 8.1 Beispiele für depressive Denkmuster

Negative Selbstbeurteilung	• „Ich kann nichts." • „Ich tauge nichts." • „Ich mache alles falsch."
Negative Sicht der Welt	• „Immer ist alles schwierig." • „Es tun sich immer wieder neue, unüberwindliche Hindernisse auf."
Negative Sicht der Zukunft	• „Es wird nie besser werden." • „Es wird immer so schwer weitergehen."

wenn sie diesen vorher ausgesetzt waren, ohne entkommen zu können (Versuchsanordnung: Im Vorversuch konnten Hunde der Versuchsgruppe A Stromstößen entkommen, indem sie über eine Barrikade sprangen. Die Hunde der Versuchsgruppe B hatten keine Möglichkeit, den Stromstößen zu entgehen. Im eigentlichen Versuch unternahmen die Hunde der Gruppe B keine Fluchtversuche vor den Stromschlägen, auch wenn sie nun die Möglichkeit hatten, ihnen auszuweichen. Sie ergaben sich resigniert in ihr Schicksal). Die Ergebnisse dieser Tierversuche lassen sich auf Menschen übertragen: Ein Mensch entwickelt und behält depressives Verhalten bei, wenn er seine Situation als ausweglos und von ihm nicht beeinflussbar erlebt.

- **Kognitive Theorie:** Aaron T. Beck beschrieb in den 1950er-Jahren typische Denkmuster, die sich bei vielen depressiven Menschen finden lassen (➤ Tab. 8.1): Die Betroffenen nehmen die eigene Person, ihre Umwelt und die eigene Zukunft negativ verzerrt und wie durch einen Grauschleier wahr. Viele dieser Gedankenmuster laufen automatisch ab und führen zu depressiven Stimmungen. Eine Umstrukturierung auf realistische Gedanken kann depressive Gefühle und das Gefühl der erlernten Hilflosigkeit verringern (➤ Kap. 16.2.2).

Klassifikation

ICD-10 F3 Affektive Störungen
- F32 Depressive Episode
- F33 Rezidivierende depressive Störung

Sowohl depressive Episoden (➤ Tab. 8.2) als auch die rezidivierende depressive Störung werden gemäß ihrer Schwere in leichte, mittelgradige und schwere Episoden eingeteilt (➤ Tab. 8.3). Zusätzlich kann ein somatisches Syndrom und/oder ein psychotischer Verlauf kodiert werden.

ICD-11 6A7 Depressive Störungen
- 6A70 Einzelne depressive Episode
- 6A71 Rezidivierende depressive Störung
- 6A72 Dysthyme Störung
- 6A73 Gemischte depressive Störung und Angststörung
- 6A7Y Sonstige näher bezeichnete depressive Störungen
- 6A7Z Depressive Störungen, nicht näher bezeichnet

Um den **Verlauf** und die **besonderen Merkmale** affektiver Störungen genauer beschreiben zu können, kann in der ICD-11 über den Code 6A8 eine Spezifizierung der Episode vorgenommen werden. Diese Kodierungen sollten nur zusätzlich verwendet werden.
- 6A80.0 Ausgeprägte Angstsymptome bei affektiven Episoden
- 6A80.1 Panikattacken bei affektiven Episoden
- 6A80.2 Gegenwärtige depressive Episode, anhaltend
- 6A80.3 Gegenwärtige depressive Episode mit Melancholie
- 6A80.4 Saisonaler Beginn einer affektiven Episode
- 6A80.5 Rapid Cycling

Tab. 8.2 Depressive Episode (ICD-10: F32): Symptome

Typische Symptome	Andere häufige Symptome
1. Gedrückte Stimmung 2. Interessenverlust/Freudlosigkeit 3. Verminderung des Antriebs/erhöhte Ermüdbarkeit	1. Verminderte Konzentration/Aufmerksamkeit 2. Vermindertes Selbstwertgefühl/Selbstvertrauen 3. Schuldgefühle/Gefühle von Wertlosigkeit (auch bei leichten depressiven Episoden) 4. Negative/pessimistische Zukunftsperspektiven 5. Suizidgedanken, Selbstverletzungen, Suizidhandlungen 6. Schlafstörungen 7. Appetitminderung
2 oder 3 typische Symptome müssen vorhanden sein	2–4 andere häufige Symptome müssen vorhanden sein.
Dauer: mindestens 2 Wochen	

Tab. 8.3 Depressive Episode (ICD-10: F32): Schweregradeinteilung

Leichte depressive Episode (F32.0)	• Mindestens 2 typische Symptome • 2 andere häufige Symptome • Mindestdauer 2 Wochen, bei keinem besonders ausgeprägten Symptom
Mittelgradige depressive Episode (F32.1)	• Mindestens 2 typische Symptome • 3–4 andere häufige Symptome • Mindestdauer 2 Wochen • Einige Symptome sind besonders ausgeprägt
Schwere depressive Episode ohne psychotische Symptome (F32.2)	• Alle 3 typischen Symptome • Mindestens 4 häufige Symptome • Einige Symptome sind besonders ausgeprägt • **Bei besonders schwerer Symptomatik darf die Dauer von 2 Wochen auch unterschritten sein**
Schwere depressive Episode mit psychotischen Symptomen (F32.3)	• Die Kriterien von F32.2 müssen erfüllt sein • Zusätzlich kommt es zu Wahnideen, Halluzinationen oder depressivem Stupor
Rezidivierende depressive Störung (F33)	Alle o. g. Episoden werden, wenn sie **wiederholt auftreten** und sich keine manischen oder hypomanischen Phasen in der Vergangenheit finden, in der ICD-10 unter F33.x (rezidivierende depressive Störung) kodiert.

Symptome

- **Depressive Verstimmung** (➤ Kap. 4.12):
  - Traurige, gedrückte Stimmung
  - Reizbarkeit
  - Emotionale Unbeteiligtheit
  - Gefühlsarmut
  - Sinn- und Hoffnungslosigkeit
  - Gefühl der Gefühllosigkeit
  - Gefühle von tiefer Verzweiflung und Nutzlosigkeit
  - Teils übermäßig starke, kaum auszuhaltende Schuldgefühle
  - In schweren Fällen fühlen sich Betroffene wie ausgebrannt, tot oder versteinert
  - Anhedonie (Unfähigkeit, Freude zu empfinden)
- **Interessenverlust:** Hobbys und Interessen, die früher Freude bereitet haben, werden nicht mehr verfolgt.
- **Störungen des Antriebs und der Psychomotorik** (➤ Kap. 4.13)**:**
  - Antriebshemmung
  - Antriebsarmut
  - Erhöhte Ermüdbarkeit mit schneller Erschöpfung
  - Sozialer Rückzug
  - Verlangsamung bis hin zu völliger Bewegungslosigkeit (Stupor)
  - Psychomotorische Unruhe
- **Ängstliche Grundstimmung:** Ausprägung von ängstlicher Grundstimmung bis zu existenzieller Angst
- **Suizidalität** (➤ Kap. 15.1)**:** Von aktiven und/oder passiven Suizidgedanken bis hin zur akuten Suizidalität; ca. 15 % der Erkrankten versterben an Suizid! Eine Selbsttötung ist in allen Phasen der Erkrankung möglich.
- **Wahnerleben** (➤ Kap. 4.9) (bei psychotischem Verlauf, relativ selten):
  - Schuldwahn
  - Hypochondrischer Wahn
  - Verarmungswahn
  - Nihilistischer Wahn (Nichtigkeits- und Kleinheitswahn)
  - Versündigungswahn
  - Gefühl, die Verantwortung für eine bevorstehende Katastrophe zu tragen
- **Halluzinationen** (➤ Kap. 4.10) (bei psychotischem Verlauf, relativ selten):
  - Akustische Halluzinationen in Form von anklagenden, diffamierenden und entwertenden

Stimmen. Es können auch imperative Stimmen vorhanden sein, die beispielsweise zu einem Suizid auffordern.
  - Olfaktorische Halluzinationen mit dem Geruch von Fäulnis und Verwesung.
- **Vitalsymptome** („leibnahe" Symptome nach Tölle) (➤ Tab. 8.4):
  - Müdigkeit
  - Appetitlosigkeit
  - Gewichtsverlust
  - Druckgefühle auf der Brust mit Schwierigkeiten beim Durchatmen
  - Verlust von sexuellem Interesse (Libidoverlust)
- **Schlafstörungen:**
  - Einschlafstörungen
  - Durchschlafstörungen
  - Morgendliches Früherwachen (sehr spezifisches Symptom und in beinahe 100 % der Fälle vorhanden!)
  - Schlaf ist nicht erholsam
- **Formale Denkstörungen** (➤ Kap. 4.7):
  - Oft gehemmtes, eingeengtes und verlangsamtes Denken
  - Sperrung des Denkens, Gedankenabreißen
  - Neigung zum Grübeln
  - Pessimistische Vorstellungen hinsichtlich der Zukunft
- **Starke Entscheidungsschwierigkeiten**

Tab. 8.4 Vegetative Symptome der Depression

Störung der Herz-Kreislauf-Funktionen	• Herzrhythmusstörungen • Schwindel-, Kollapsneigung
Schlafstörungen	• Einschlafstörungen • Durchschlafstörungen • Morgendliches Früherwachen
Appetit- und Verdauungsstörungen	• Appetitlosigkeit, Gewichtsverlust • Obstipation • Übelkeit, Erbrechen
Störung der Tränen-, Speichel-, Schweißdrüsenfunktion	• Mundtrockenheit • Schwitzen
Störung der Geschlechtsfunktionen	• Libido-, Potenzverlust • Amenorrhö
Schmerzsyndrome	• Rückenschmerzen • Kopfschmerzen • Muskelschmerzen

- **Konzentration/Aufmerksamkeit** (➤ Kap. 4.5): stark herabgesetzte Aufmerksamkeit und Konzentrationsfähigkeit
- **Selbstwertstörungen:** Selbstwertgefühl und Selbstvertrauen sind stark vermindert, bis hin zum Gefühl der völligen Wertlosigkeit. Positive persönliche Eigenschaften und eigene Kompetenzen in unterschiedlichen Bereichen können nicht mehr gesehen werden.
- **Morgentief:** allgemeine Verschlechterung der Befindlichkeit morgens und vormittags, selten: Verschlechterung abends.

Somatisches Syndrom

Die ICD-10 beschreibt ein somatisches Syndrom mit folgenden Merkmalen:
- Interessenverlust oder Verlust der Freude an normalerweise angenehmen Aktivitäten
- Mangelnde Fähigkeit, auf eine freundliche Umgebung oder freudige Ereignisse emotional zu reagieren
- Frühmorgendliches Erwachen (≥ 2 Stunden vor der gewohnten Zeit)
- Morgentief
- Objektiver Befund einer psychomotorischen Hemmung oder Agitiertheit
- Deutlicher Appetitverlust
- Gewichtsverlust, häufig mehr als 5 % des Körpergewichts gegenüber dem Vormonat
- Deutlicher Libidoverlust

→ **Update** Die ICD-11 beschreibt ein somatisches Syndrom unter der Zusatzkodierung 6A80.3 als gegenwärtig depressive Episode mit Melancholie.

MERKE

Bei Schlafstörungen muss diagnostisch immer an eine Depression gedacht werden.

Formen

Die nachfolgenden Depressionsformen unterscheiden sich in Bezug auf Ursachen und Verlaufsformen. Obwohl beinahe alle Begriffe in den geltenden Klassifikationssystemen so nicht mehr vorkommen, werden sie an dieser Stelle genannt, da sie in der Praxis wichtige Implikationen für Therapie (➤ Kap. 16) und Prognose haben.

Endogene Depression Der Begriff „endogen" – im Gegensatz zu „neurotisch" – charakterisiert, dass eine Krankheit nicht durch äußere Faktoren, sondern von innen heraus entsteht. Heute geht man jedoch davon aus, dass sich jede Depression aufgrund biologischer wie auch psychologischer Faktoren (s. o. Ursachen) entwickelt. Eine endogene Depression muss wegen der Schwere der Störung von einem Psychiater behandelt werden. Häufig sind Psychopharmaka (➤ Kap. 17) indiziert, und es muss ein stationärer Klinikaufenthalt erwogen werden.

Neurotische Depression Der Begriff orientiert sich an psychoanalytischen Konzepten. Eine Depression wird demnach als Folge eines verdrängten neurotischen Konflikts angesehen. Häufig lässt sich ein auslösendes Ereignis ermitteln. Neurotische Depressionen verlaufen vergleichsweise milder.

Melancholie Interessanterweise wird dieser Begriff bei allem Bemühen um klare Definitionen weiterhin verwendet. Er geht auf die alte Säftelehre nach Hippokrates (460–370 v. Chr.) zurück und suggeriert, dass für diese Störung die Galle verantwortlich ist. Heute wird der Begriff als Synonym für schwere Formen der endogenen Depression verwendet.

Zyklothymia Leichte chronische Form der affektiven Erkrankung mit andauernder instabiler Stimmung und leichten depressiven sowie leichten manischen Phasen. Der Beginn liegt meist im frühen Erwachsenenalter (ICD-10: F34.0 Anhaltende affektive Störungen, ICD-11: 6A62).

8

Dysthymia Leichte, eher chronische als episodische Form der Depression. Früher auch als „neurotische Depression" bezeichnet. Die Kriterien einer depressiven Episode nach ICD-10 werden nicht erfüllt. Die Betroffenen fühlen sich müde, schlafen schlecht, sind unzufrieden, grübeln, bewältigen jedoch ihren Alltag.

Larvierte Depression (somatisierte Depression) Bei einer larvierten (Syn.: maskierten) Depression überwiegen und überdecken körperliche Symptome z. T. die Depression (➤ Abb. 8.3). Die Depression hat sich getarnt und ist als solche oft nur schwer zu erkennen. Im Vordergrund stehen unspezifische körperliche Symptome wie Kopfschmerzen, Rückenschmerzen, Engegefühl in der Brust, Atembeschwerden, Verstopfung oder Unterleibsbeschwerden. Die Diagnose ergibt sich durch aktives Erfragen der Symptome. Andere, vor allem körperliche, Erkrankungen müssen ausgeschlossen werden. Besonders wichtig sind Informationen über Tagesschwankungen und die fast nie fehlenden Schlafstörungen.

Wochenbettdepression Diese depressive Erkrankung zählt zu den postpartalen psychischen Störungen, die in den ersten 6 Wochen nach einer Geburt auftreten können. Die depressive, z. T. sehr schwere Symptomatik entwickelt sich nach der Geburt eines Kindes. Die Mutter hat das Gefühl, der Versorgung des Kindes und den damit zusammenhängenden Aufgaben nicht gewachsen zu sein. Zusätzlich zu den Insuffizienzgefühlen kann es zu starken Stimmungsschwankungen, Zwangsgedanken, Zwangsimpulsen und Suizidalität kommen. Ein psychotischer Verlauf ist möglich (Wochenbettpsychose). Die Auftretenshäufigkeit liegt bei 10–15 %.

→ Update Die Wochenbettdepression wird in der ICD-11 kodiert unter:

- **6E20** Psychische Störungen oder Verhaltensstörungen im Zusammenhang mit Schwangerschaft, Geburt oder Wochenbett, ohne psychotische Symptome
- **6E21** Psychische Störungen oder Verhaltensstörungen im Zusammenhang mit Schwangerschaft, Geburt oder Wochenbett, mit psychotischen Symptomen

Erschöpfungsdepression Störung, die nach langjähriger, seelischer Dauerbelastung auftritt.

Spätdepression Tritt eine Depression erstmalig ab dem 45. Lj. auf, spricht man von einer Spätdepression.

Altersdepression Eine Altersdepression tritt ab dem 60. Lj. auf. Sie geht mit einer hohen Suizidrate einher (Suizidversuche finden sich häufiger bei Frauen, vollendete Suizide eher bei Männern). Sie zeichnet sich durch starke kognitive Defizite wie z. B. Gedächtnisstörungen aus. Die Symptomatik kann mit einer Demenz verwechselt werden (➤ Kap. 5.2), weshalb man auch von Pseudodemenz spricht.

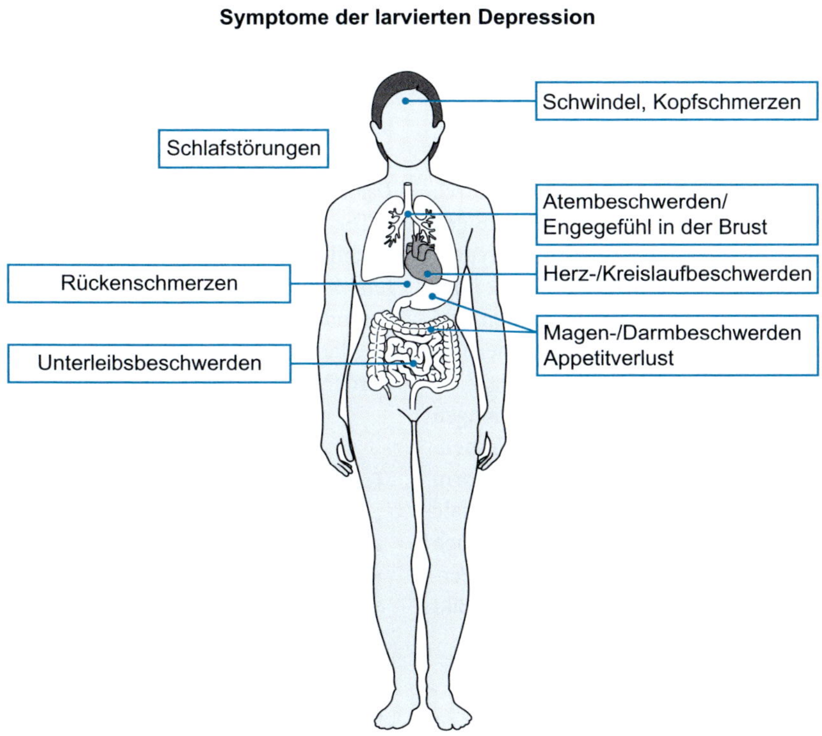

Abb. 8.3 Symptome der larvierten Depression [L231]

Gehemmte Depression Bei einer gehemmten Depression sind Aktivität und körperliche Bewegung stark vermindert. Im Extremfall entwickelt sich ein Stupor (➤ Kap. 4.13).

Agitierte Depression Bei dieser umgangssprachlich bisweilen als „Jammerdepression" bezeichneten Form sind die Betroffenen körperlich extrem unruhig, ängstlich, klagsam und unproduktiv – eine für Betroffene, Angehörige und Therapeuten sehr anstrengende Situation. Es besteht ein hohes Suizidrisiko (➤ Kap. 15.1)!

Saisonale Depression In seltenen Fällen haben depressiv erkrankte Menschen zu einer bestimmten Jahreszeit depressive Episoden. Meist sind dies die sonnenarmen Monate Dezember bis Februar. Das Phänomen tritt fast ausschließlich in den nördlichen Ländern auf. Saisonale Depressionen unterscheiden sich in der Symptomatik von anderen Depressionsformen (asymptomatisch). Die Betroffenen haben ein starkes Schlafbedürfnis und sind, obwohl sie häufig viel schlafen, tagsüber müde und erschöpft. Während bei den meisten Depressionen ein verringerter Appetit besteht, essen die von einer saisonalen Depression betroffenen Menschen mehr und nehmen an Gewicht zu. Andere Symptome wie Antriebslosigkeit, depressive Stimmung und Freudlosigkeit sind wiederum typische Symptome auch anderer Depressionsformen. Saisonale Depressionen sind die einzigen Verlaufsformen affektiver Störungen, die durch Lichttherapie (➤ Kap. 17.3.2) gebessert werden können.

Sissi-Syndrom Vor etwa 25 Jahren wurde der Begriff „Sissi-Syndrom" geprägt. Namensgeberin ist die österreichische Kaiserin Elisabeth (1837–1898), der eine bestimmte Form von Depression nachgesagt wurde, bei der die Betroffenen unruhig und sprunghaft sind, ein eher erhöhtes Aktivitätsniveau aufweisen und selbstbewusst wirken können. Da mit dem Syndrom auch ein verstärkter Bewegungsdrang und rigide Maßnahmen zur Gewichtskontrolle einhergehen, wird diskutiert, ob dieses Syndrom nicht eine besondere Form der Anorexia nervosa (➤ Kap. 10.1.1) darstellt. Das Konzept des Sissi-Syndroms als Sonderform einer depressiven Erkrankung ist stark umstritten.

Atypische Depression Im DSM-5 wird eine weitere Form der Depression abgebildet. Sie zeigt sich durch eine atypische Symptomatik, wie z. B. übermäßigen Hungergefühlen mit Gewichtszunahme, Hypersomnie, erhöhter Empfindsamkeit bei Kritik oder Ablehnung und bleierner Schwere in Armen und Beinen. Im Gegensatz zu anderen Formen der Depression sind die Betroffenen schwingungsfähig, d. h., sie können adäquat auf unterschiedliche Stimmungen reagieren. Betroffen sind in der Mehrzahl Frauen, bei denen sich häufig eine chronische Verlaufsform ausbildet. Komorbid können Essstörungen, soziale Phobie und Dysmorphophobie vorhanden sein. Auch zwanghafte, passiv-aggressive und vermeidende Persönlichkeitsfaktoren oder -störungen passen zum Bild der atypischen Depression.

Verlauf

Die Störung verläuft in Phasen, d. h., gesunde Phasen wechseln sich mit depressiven Episoden ab. Die Phasen können zwischen einigen Wochen bis über 1 Jahr anhalten. Treten Symptome nur einmalig auf, spricht man von einer einphasigen, bei mehrmaligem Auftreten von einer mehrphasigen oder rezidivierenden Erkrankung.

Der Abstand zwischen zwei Phasen kann extrem schwanken und wenige Tagen bis viele Jahre betragen. Die beschwerdefreie Zeit wird mit Zunahme der Phasen eher kürzer.

Diagnostik

Die Diagnose ergibt sich im Rahmen des Erstgesprächs (➤ Kap. 3.1.1). Bei der ausführlichen Erhebung des psychopathologischen Befunds müssen die Symptome aufgrund des Störungsbildes oft aktiv erfragt werden. Fremdanamnestische Angaben können den Verdacht untermauern. Somatische Krankheiten wie z. B. **Schilddrüsenerkrankungen müssen durch eine ärztliche Untersuchung ausgeschlossen werden.**

Ein weiterer Baustein in der Diagnostik ist die neurologische Untersuchung, und u. U. werden auch bildgebende Verfahren nötig.

Zur Ermittlung des Schweregrades werden spezielle testpsychologische Verfahren (➤ Kap. 3.1.4), z. B. das *Beck Depression Inventory* (BDI) oder die *Hamilton Depression Scale* (HAMD), angewendet.

Die Diagnose Depression sollte nach ICD-10 erst gestellt werden, wenn die **Symptome seit mindestens 2 Wochen bestehen.** Wenn die Symptomatik besonders schwer ist oder sich sehr schnell entwickelt hat, darf die Diagnose auch nach kürzerer Zeit gestellt werden.

Frageschema nach Kielholz

- Können Sie sich noch über Dinge freuen?
- Fällt es Ihnen schwer, Entscheidungen zu treffen?
- Haben Sie noch Interesse an etwas?
- Neigen Sie in letzter Zeit vermehrt zum Grübeln?
- Plagt Sie das Gefühl, Ihr Leben sei sinnlos geworden?
- Fühlen Sie sich grundlos müde, schwunglos, abgeschlagen?
- Haben Sie Schlafstörungen?
- Spüren Sie irgendwelche Schmerzen, Missempfindungen, einen Druck auf der Brust?
- Haben Sie wenig Appetit? Haben Sie Gewicht verloren?
- Gibt es Veränderungen in Ihrem Sexualleben?

Differenzialdiagnostik

- **Schizophrenie** (➤ Kap. 7.1): Auch eine Schizophrenie kann mit Wahn (➤ Kap. 4.9) einhergehen, der dann jedoch andere Inhalte hat (z. B. Größen- oder Verfolgungswahn). Wahn tritt bei Depressionen weitaus seltener auf als bei der Schizophrenie. Beide Störungen gehen mit Schlafstörungen einher. Der Residualzustand einer Schizophrenie (schizophrenes Residuum) kann einer Depression sehr ähnlich sein, ebenso muss eine postschizophrene Depression ausgeschlossen werden. Sowohl bei Depressionen als auch bei Schizophrenien kann es zu Suizidgedanken und akuter Suizidalität (➤ Kap. 15.1) kommen.
- **Schizoaffektive Störung** (➤ Kap. 7.2): Mischform zwischen Schizophrenie und affektiven Störungen.

- **Bipolare affektive Störung** (➤ Kap. 8.3): Hierbei kommt es sowohl zu depressiven als auch zu manischen Episoden. Es muss also geklärt werden, ob es in der Vergangenheit auch manische Phasen gab.
- **Organische psychische Störungen** (➤ Kap. 5), die mit Depression bzw. Manie einhergehen (z. B. Schädel-Hirn-Trauma, Parkinson-Krankheit).
- **Demenz** (➤ Kap. 5.2): Besonders bei älteren Menschen mit einer Depression können kognitive Symptome eine Demenz vortäuschen. Starke Gedächtnisstörungen bei älteren depressiv erkrankten Personen werden auch als **Pseudodemenz** bezeichnet (➤ Tab. 8.5).
- **Somatisierungsstörungen** (➤ Kap. 9.5): Symptomatisch können Überschneidungen bestehen. So kann es sowohl bei Somatisierungsstörungen als auch bei Depressionen zu Brustschmerzen, Schwindel oder Beschwerden des Magen-Darm-Trakts kommen. Zu beachten sind hier u. a. die Zeitkriterien für die Diagnosestellung.
- **Anpassungs- und Belastungsstörungen** (➤ Kap. 9.3): Auch bei diesen Störungsbildern kann die Symptomatik der einer Depression ähneln, z. B. Anhedonie, verminderte Schwingungsfähigkeit und sozialer Rückzug bei PTBS.
- **Angststörungen** (➤ Kap. 9.1) können mit ähnlichen, u. a. auch körperlichen Symptomen einhergehen.
- **Persönlichkeitsstörungen** (➤ Kap. 11.1): Hier muss vor allem die Borderline-PS ausgeschlossen werden.
- Vor allem bei der schweren Depression mit psychotischen Symptomen (F32.3) ist es wichtig, die **katatone Schizophrenie** (➤ Kap. 7.1) und den **dissoziativen Stupor** (➤ Kap. 9.4) auszuschließen.

Tab. 8.5 Differenzialdiagnose Depression und Demenz

Depression	Demenz
Schneller Beginn	Schleichender, langsamer Beginn
Patient beklagt schlechte Erinnerung	Patient versucht, kognitive Defizite zu verbergen
Depressive Stimmung	Schwankende Stimmungen
Fragen werden mit „Weiß ich nicht" beantwortet	Antworten auf Fragen sind oftmals annähernd richtig
Alltagsleistungen sind besser als Testleistungen (Gedächtnistests)	Alltagsleistungen entsprechen Testleistung (Gedächtnistests)
Verbesserung kognitiver Symptome durch Antidepressiva	Keine Verbesserung kognitiver Symptome durch Antidepressiva

Komorbidität

Begleitend können den Verlauf ungünstig beeinflussende Erkrankungen auftreten, die in jedem Fall in die Therapieplanung einbezogen werden müssen:

- **Angststörungen** (➤ Kap. 9.1): Nicht immer lässt sich eindeutig klären, ob die Angststörung oder die Depression als Erstdiagnose genannt werden sollte. Bei Kombination beider Störungen finden sich häufiger ein chronischer Verlauf und Therapieresistenzen.
- **Zwangsstörungen** (➤ Kap. 9.2)
- **Essstörungen** (➤ Kap. 10.1): Hier gilt es, ein genaues Augenmerk auf die Suizidalität zu legen, da die Suizidrate höher ist als bei anderen Komorbiditäten.
- **Missbrauch von Alkohol, Medikamenten und psychotropen Substanzen** (➤ Kap. 6)
- **Persönlichkeitsstörungen** (➤ Kap. 11.1): Hier sind die narzisstische, histrionische und die Borderline-PS von besonderer Bedeutung.

8

Therapie

Wegen der hohen Suizidgefahr ist häufig eine stationäre, in manchen Fällen sogar eine geschlossene Unterbringung (➤ Kap. 2.1.2, ➤ Kap. 2.1.3) nötig.

Medikamentöse Therapie

Antidepressiva (➤ Kap. 17.2.1). Antidepressiva führen zu einer Normalisierung des Neurotransmitterspiegels im synaptischen Spalt. Sie wirken vor allem auf die Neurotransmitter Serotonin und Noradrenalin. Besonders zu beachten ist, dass bei manchen Antidepressiva die **Suizidgefahr zu Beginn der Behandlung steigt, da vor der Stimmungsaufhellung eine Antriebssteigerung eintritt.** Bei ca. zwei Drittel der Patienten haben Antidepressiva einen positiven Effekt. Die Medikamente sollten nach Abklingen der Symptomatik mindestens ½ Jahr in voller Dosis weiter eingenommen werden. Danach kann in Absprache mit dem Facharzt ein schrittweises Ausschleichen vereinbart werden.

Phasenprophylaktika (➤ Kap. 17.2.5). Stimmungsstabilisierer (engl. „mood stabilizers“) sollen das Auftreten einer erneuten Krankheitsphase reduzieren. Phasenprophylaktika müssen über einen langen Zeitraum eingenommen werden. *Lithium* verhindert in bis zu 70 % der Fälle das Auftreten neuer Phasen affektiver Erkrankungen. Zu Beginn der Behandlung muss die Plasmakonzentration wöchentlich kontrolliert werden. Später können die Abstände der Untersuchungen vergrößert werden (monatlich bis ¼-jährlich). Der Serumspiegel sollte zwischen 0,5 und 0,8 mmol/l liegen.

Antipsychotika (Neuroleptika) (➤ Kap. 17.2.2). Hochpotente Antipsychotika werden in der Regel bei psychotischem Verlauf eingesetzt. Sie kommen aber auch bei schweren Verläufen einer Depression zum Einsatz. Niederpotente Antipsychotika können zusätzlich bei Schlafstörungen oder Unruhe verabreicht werden.

Tranquilizer (➤ Kap. 17.2.3). Zusätzlich zu einem sedierenden Antidepressivum kann bei ausgeprägten Schlafstörungen oder Angstzuständen zeitlich begrenzt ein Benzodiazepin verordnet werden.

8

Psychotherapie

Eine Psychotherapie sollte grundsätzlich und unabhängig von der eingesetzten Methode aus einer akzeptierenden und verständnisvollen Haltung heraus durchgeführt werden. Erkrankte müssen darüber aufgeklärt werden, dass sie an einer häufig diagnostizierten Krankheit leiden. Diese Information kann ihnen helfen, ihre Situation als nicht selbstverschuldet anzusehen, wozu depressive Menschen typischerweise neigen. Ferner sollte erwähnt werden, dass die Krankheit heute gut behandelbar ist. Dies kann die Compliance, also die Umsetzung der therapeutischen Empfehlungen durch den Betroffenen, sowie Zuversicht in die therapeutischen Maßnahmen fördern.

Bearbeitung der Suizidalität (➤ Kap. 15.1). Das Sprechen über Suizidgedanken hat in der akuten Phase **höchste Priorität.** Zum einen muss das Ausmaß der Suizidalität eingeschätzt werden, um ggf. Maßnahmen zum Schutz der Patienten einzuleiten. Zum anderen ist es für viele Betroffene eine enorme Entlastung, über dieses quälende Thema sprechen zu können. Auch in allen anderen Erkrankungsphasen muss es erneut Gespräche hinsichtlich einer etwaigen Suizidalität geben, da jederzeit starke Stimmungsschwankungen auftreten können. Aufgrund schwerer Schuldgefühle kann es vorkommen, dass depressiv Erkrankte ihre suizidalen Gedanken nicht mitteilen können, sodass ein **aktives Erfragen** in jedem Fall von größter Bedeutung ist.

Verhaltenstherapie (➤ Kap. 16.2.2). Erlernen einer bewussten Selbststeuerung der Affekte; schrittweiser Aufbau von Aktivitäten nach dem Verstärkerprinzip.

Kognitive Therapie (➤ Kap. 16.2.2). Bearbeitung und Reflexion von inneren Überzeugungen bezüglich der eigenen Person und Lebensumstände (kognitive Umstrukturierung). Erlangung der Kontrolle über ungünstige gedankliche Automatismen.

Psychoanalyse/Tiefenpsychologisch orientierte Psychotherapie (➤ Kap. 16.2.1). In der Akutphase stehen Krisenintervention und Stabilisierung im Vordergrund. In dieser Phase wäre eine tiefgreifende, regressionsfördernde Psychotherapie kontraindiziert. Im weiteren Verlauf kann es hilfreich sein, psychodynamische Konflikte in einer intensiveren Psychotherapie aufzuarbeiten. Hierbei werden unreife psychische Bewältigungsmechanismen aufgedeckt, und dadurch wird die Möglichkeit eröffnet, eine größere Bewusstheit und Reife zu entwickeln. Meist zeigen sich die Fehlhaltungen in der Gestaltung sozialer Beziehungen darin, wie eine depressiv erkrankte Person den Kontakt zur Therapeutin bzw. zum Therapeuten gestaltet. Die Analyse dieser Beziehungsgestaltung gelingt durch konsequente Auswertung des Übertragungs- bzw. Gegenübertragungsgeschehens.

Hypnotherapie nach Erickson (➤ Kap. 16.2.6). Betroffene werden in einem Trancezustand z. B. aufgefordert, sich an angenehme Ereignisse zu erinnern. Fällt ihnen dies schwer, können sie sich auch andere Personen vorstellen, denen es gut geht. Sie werden dabei begleitet, sich in diese andere Person hineinzuversetzen. Beide Vorgehensweisen zeigen den Betroffenen positive Gefühlszustände auf und lassen das während der Trance Erlebte zu einer eigenen Erfahrung werden. Da depressive Menschen oft nicht in der Lage sind, sich positive Situationen auch nur vorzustellen, führt dieses Vorgehen zu einer erheblichen Steigerung der Therapiemotivation und zur Einsicht, dass sie trotz der Depression die Fähigkeit, positive Gefühle zu haben, nicht komplett eingebüßt haben, sondern diese während der Depression nur blockiert ist.

Weitere therapeutische Maßnahmen

Wachtherapie (➤ Kap. 17.3.3). 60 % aller depressiven Patienten geht es nach einer durchwachten Nacht stimmungsmäßig besser. Dieser Effekt ist jedoch meist nur von kurzer Dauer. Erfolgversprechender sind teilweise (partielle) Schlafentzüge in den Morgenstunden. Im klinischen Bereich haben sich auch Schlafvorverlagerungen bewährt, bei denen Betroffene zunächst von 17–24 Uhr schlafen, um den Schlaf anschließend mit jedem Tag um 1 Stunde nach hinten zu verschieben, bis wieder eine normale Schlafenszeit von 23–6 Uhr erreicht ist.

Lichttherapie (➤ Kap. 17.3.2). Bei dieser Therapieform sitzen die Erkrankten täglich, am besten morgens, für ca. 30–40 Minuten vor einer Lichtquelle von mindesten 10.000 Lux. Die Methode findet nur bei saisonalen, z. B. regelmäßig nur im Winter auftretenden, Depressionen Anwendung.

Elektrokonvulsionstherapie (EKT) (➤ Kap. 17.3.1). Durch Elektrostimulation wird ein künstlicher Krampfanfall im Gehirn ausgelöst. Trotz vielversprechender Therapieerfolge und geringer Nebenwirkungen wird diese Methode in Deutschland nur als letzte Möglichkeit (Ultima Ratio) bei bisher therapieresistenten Krankheitsverläufen eingesetzt. Über die Hälfte der depressiven Menschen, bei denen Medikamente nicht angeschlagen haben, erfahren unter der EKT eine deutliche Besserung. Als weiteres Indikationsgebiet gilt ein schwerer depressiver Verlauf mit lebensgefährlichem Stupor.

Psychoedukation (➤ Kap. 16.2.2). Die Betroffenen und ihre Angehörigen werden über die Krankheit, deren Ursachen, Verlauf und Symptome sowie Therapieverfahren ausführlich informiert. Sie sollen Experten in eigener Sache werden und selbststeuernd versuchen, den Ausbruch neuer Krankheitsphasen zu verhindern.

Ergotherapie (Beschäftigungs- und Gestaltungstherapie) (➤ Glossar). Diese wird vor allem bei stationären Aufenthalten eingesetzt, um neue Ressourcen kennenzulernen und positiv zu nutzen. Ergotherapie kann auch außerhalb des klinischen Kontextes ambulant verordnet werden.

Tagesstrukturierung Depressiv erkrankten Menschen kommt der Tag oft endlos lang vor. Durch sinnvolle, aktivierende und nicht überfordernde Tätigkeiten wird ihnen ein Angebot gemacht, das sie zunehmend selbst modifizieren können, um festzustellen, welche Aktivitäten sich positiv auf ihre Stimmung auswirken. Psychiatrische Tageskliniken oder Tagesstätten (➤ Kap. 2.2) für psychisch Erkrankte können hier eine gute Unterstützung bieten.

8.2 Manie

Psychische Störung mit euphorisch-gehobener oder gereizter (dysphorischer) Stimmungslage, Enthemmung, Ideenflucht und Selbstüberschätzung. Ältere Bezeichnungen: manische Psychose, endogene Manie. Rein manische Verläufe kommen bei ca. 5 % der affektiven Störungen vor.
Wie eine Depression verläuft auch die Manie in Phasen von unterschiedlicher Dauer. Diese sind im Durchschnitt aber kürzer als depressive Episoden.

LERNHINWEIS !!!

Prüfungswahrscheinlichkeit 80 %; besonders wichtig sind die Symptome der Manie. Eine eindrückliche Darstellung des Störungsbildes vermittelt der Film „Mr. Jones", in dem Richard Gere einen manisch-depressiven Patienten spielt.

8

PRÜFUNGSTIPP

Die Manie stellt einen Pol der affektiven Störungen dar und ist keine eigenständige Erkrankung.
Denken Sie in Ruhe darüber nach, wie Sie sich einem manischen Klienten gegenüber verhalten würden und welche Schritte Sie ggf. einleiten müssen. Beachten Sie auch den Aspekt des Selbstschutzes.

Eine Manie führt häufig zu einer zumindest zeitweiligen Schuld- und Geschäftsunfähigkeit (➤ Kap. 2.1.3). Bei schwerem und rezidivierendem Verlauf kann die Einrichtung einer gesetzlichen Betreuung notwendig und sinnvoll sein. In einer manischen Phase geschlossene Verträge können für ungültig erklärt werden. Dennoch können Betroffene durch eine manische Phase oft in ernsthafte finanzielle und soziale Schwierigkeiten geraten.

Ursachen

Der Manie liegt ebenso wie der Depression ein multifaktorielles Geschehen zugrunde.

- **Genetische Faktoren:** Oft liegt eine familiäre Belastung vor. Hierbei ist zu beachten, dass sich das Erkrankungsrisiko auf eine affektive Störung im Allgemeinen und nicht notwendigerweise nur auf eine Manie bezieht.
- **Störungen im Neurotransmitterhaushalt** (➤ Kap. 1.3.2): Während bei einer Depression ein relativer Mangel an Serotonin und Noradrenalin herrscht, besteht bei einer Manie ein relativer Überschuss an Dopamin und Noradrenalin.

Klassifikation

ICD-10 F30 Manische Episode
- F30.0 Hypomanie (leichtere Verlaufsformen)
- F30.1 Manie ohne psychotische Symptome
- F30.2 Manie mit psychotischen Symptomen

ICD-11 6A6 Bipolare oder verwandte Störungen
- **6A60 Bipolare Störung Typ I**
  Über eine weitere Kodierungsstelle kann das derzeitige Zustandsbild spezifiziert werden:
  - 6A60.0 Bipolare Störung Typ I, gegenwärtig manische Episode, ohne psychotische Symptome
  - 6A60.1 Bipolare Störung Typ I, gegenwärtig manische Episode, mit psychotischen Symptomen
  - 6A60.2 Bipolare Störung Typ I, gegenwärtig hypomanische Episode
  - 6A60.B Bipolare Störung Typ I, gegenwärtig in Teilremission, letzte Episode manisch oder hypomanisch
  - 6A60.F Bipolare Störung Typ I, gegenwärtig in Vollremission
- **6A61 Bipolare Störung Typ II**
  Über eine weitere Kodierungsstelle kann das derzeitige Zustandsbild spezifiziert werden:
  - 6A61.0 Bipolare Störung Typ II, gegenwärtig hypomanische Episode
  - 6A61.7 Bipolare Störung Typ II, gegenwärtig in Teilremission, letzte Episode hypomanisch
  - 6A61.A Bipolare Störung Typ II, gegenwärtig in Vollremission

Symptome

- **Störungen der Affektivität** (➤ Kap. 4.12)**:**
  - Gehobene, ausgelassene bis euphorische Stimmung oder auch
  - Reizbar, streitsüchtig und misstrauisch
  - Erhöhtes Selbstwertgefühl
  - Subjektives Gefühl erhöhter Energie
- **Störungen der Psychomotorik** (➤ Kap. 4.13)**:**
  - Antriebssteigerung mit meist großem Tatendrang und starker Bewegungsunruhe. Manisch Erkrankte begehen unüberlegte Handlungen; sie tätigen z. B. unverhältnismäßige Einkäufe oder spontane Vertragsabschlüsse mit z. T. fatalen materiellen Konsequenzen
  - Innere Unruhe bis zu unkontrollierter Erregung
  - Unentwegter Redefluss und starkes Mitteilungsbedürfnis (**Logorrhö**)
  - Soziale Umtriebigkeit
- **Formale Denkstörungen** (➤ Kap. 4.7)**:**
  - Umständliches Denken
  - Gedankendrängen
  - Assoziationslockerung
  - Typisch bei der Manie ist die **Ideenflucht:** Die Betroffenen springen auf jedes Thema an, kommen vom Hundertsten ins Tausendste und haben ständig neue Einfälle und Ideen.
- **Konzentration** (➤ Kap. 4.5)**:** starke Ablenkbarkeit
- **Wahnerleben** (➤ Kap. 4.9) **(bei psychotischem Verlauf):** Größenwahn mit Selbstüberschätzung oder unrealistischem Optimismus

8

- **Halluzinationen** (➤ Kap. 4.10): Selten kommt es zu akustischen Halluzinationen, die z. B. die überwertigen Ideen von Grandiosität noch unterstützen.
- **Vermindertes Schlafbedürfnis**
- **Gesteigerte sexuelle Aktivität** mit Promiskuität
- **Impulsives und rücksichtsloses Verhalten, Fremdgefährdung**
- **Alkohol- und Drogenmissbrauch** (➤ Kap. 6)
- **Suizidalität** (➤ Kap. 15.1)
- **Fehlendes Krankheitsgefühl**
- **Vernachlässigung von Nahrungsaufnahme und Körperhygiene:** In Phasen der Manie mit psychotischen Symptomen kann es zu Dehydratation und Verwahrlosung kommen.

Verlauf

Wie bei der Depression gibt es auch bei der Manie einphasige (monophasische) oder mehrphasige (polyphasische) Krankheitsverläufe. Überwiegt eine heitere, ausgelassene Stimmung, liegt eine euphorische Manie vor. Bei gereizter und streitsüchtiger Stimmung spricht man von einem dysphorischen Verlauf. Sind die manischen Symptome weniger stark ausgeprägt und entsprechen nicht den diagnostischen Kriterien einer manischen Episode, so spricht man von einer hypomanischen Phase. In bis zu 50 % der Fälle kommt es zu einem psychotischen Erkrankungsverlauf.

Diagnostik

Die Diagnose ergibt sich aus der Erhebung eines ausführlichen psychopathologischen Befunds (➤ Kap. 3.1.1) in Verbindung mit einer Befragung der Angehörigen (Fremdanamnese).

Differenzialdiagnostik

- **Organische Ursachen** (➤ Kap. 5): Bestimmte neurologische Erkrankungen wie z. B. Gehirnentzündungen, Chorea Huntington, Hirntumoren oder Multiple Sklerose können mit manischen Symptomen einhergehen (in diesen Fällen muss die Diagnose nach ICD-10 „Organische manische Störung“ [F06.30] lauten). Ebenso kann es im Zuge einer Hyperthyreose (**Schilddrüsenüberfunktion**) zu manischen Symptomen kommen.
- **Medikamente und Drogen** (➤ Kap. 17, ➤ Kap. 6): Beispielsweise können Antidepressiva, Kortisonpräparate, Barbiturate, Alkohol, LSD oder Marihuana manische Episoden auslösen.
- **Schizophrenie** oder **schizoaffektive Störung** (➤ Kap. 7): Viele der bei einer Manie vorkommenden Symptome können sich auch im Rahmen einer Erkrankung aus dem schizophrenen Formenkreis zeigen. Hier können fremdanamnestische Angaben zu Verlauf und Symptomatik hilfreich sein.

Therapie

Leider ist häufig eine Zwangseinweisung (➤ Kap. 2.1.2, ➤ Kap. 2.1.3) notwendig, da in der Regel keine Krankheitseinsicht besteht und z. T. akute Eigen- bzw. Fremdgefährdung vorhanden ist. Aufgrund der fehlenden Krankheitseinsicht bleibt meist auch die Motivation zur Mitarbeit in einer Therapie aus. In vielen Fällen ist eine Abschirmung von sozialen Kontakten hilfreich und notwendig, da sich die Kranken durch ihr problematisches Verhalten oft bleibenden sozialen Schaden zufügen. Deswegen sind Gruppentherapien für Maniker meist ungeeignet. Vielmehr soll die überschießende Energie durch produktive (z. B. Kunsttherapie) und sportliche Aktivitäten kanalisiert werden.

Der Umgang mit den Kranken sollte stets berechenbar, geduldig und konsequent sein. Wichtig im Umgang mit manischen Patienten ist es, sich nicht provozieren zu lassen und nicht zu konfrontieren, sondern zu deeskalieren. Gewalttätigkeit bei manisch Erkrankten ist möglich, weshalb ein ausreichender Selbstschutz wichtig und nötig ist.

Medikamentöse Therapie

Phasenprophylaktika (➤ Kap. 17.2.5). Vor allem **Lithium** ist ein gut wirksames antimanisches Medikament. Die Dosierung muss meist höher gewählt werden als bei depressiver Erkrankung. Zur Akutbehandlung und Phasenprophylaxe können auch Antikonvulsiva wie z. B. Carbamazepin oder Valproinsäure eingesetzt werden. Nach Abklingen der

Akutphase wird die Dosis der Phasenprophylaktika angepasst.

Antipsychotika (Neuroleptika) (➤ Kap. 17.2.2). Oft wird ein hochpotentes Neuroleptikum mit antipsychotischer Wirkung (z. B. Olanzapin) mit einem niedrigpotenten sedierenden Neuroleptikum kombiniert. Auch hier findet nach der Akutphase eine Dosisanpassung statt.

Hypnotika (➤ Kap. 17.2.4). Zur Sedierung können kurzzeitig auch hohe Dosen von Beruhigungsmitteln notwendig sein.

Weitere therapeutische Maßnahmen

Regulierung des Schlaf-Wach-Rhythmus Eine Schlafdauer von regelmäßig mindestens 6 Stunden hat einen antimanischen Effekt. Unter Umständen muss der Schlaf medikamentös unterstützt werden (z. B. durch Benzodiazepine).

MERKE

Schlaflosigkeit kann ein Frühwarnsymptom sein und trägt zur Aufrechterhaltung der manischen Symptome bei.

Elektrokonvulsionstherapie (➤ Kap. 17.3.1). Bei starker Fremd- und Selbstgefährdung oder bei Therapieresistenz gegen Psychopharmaka kann eine EKT erwogen werden.

Psychoedukation (➤ Kap. 16.2.2). Vor allem für Angehörige manisch erkrankter Menschen kann durch die Edukation ein besseres Verständnis für die Erkrankung und ein klarerer Umgang mit den Betroffenen vermittelt werden. Auch für die Einsicht zur Aufrechterhaltung der passenden prophylaktischen Medikation ist die Edukation hilfreich.

8.3 Bipolare affektive Störung

Bei einer bipolaren affektiven Störung treten im Verlauf sowohl depressive als auch manische Episoden auf. Leichtere Formen mit andauernder Instabilität der Stimmung und mit zahlreichen Perioden leichter Depression im Wechsel mit leicht gehobener Stimmung bezeichnet man als Zyklothymia.

LERNHINWEIS !!!

Für die bipolaren affektiven Störungen gelten dieselben Aussagen wie für die unipolaren Störungen der Depression und Manie. Der Unterschied ist lediglich, dass bei bipolaren Störungen sowohl die Manie als auch die Depression auftritt, während bei unipolaren Störungen nur eine der beiden Störungen vorkommt.

PRÜFUNGSTIPP

Etwa ein Viertel der affektiven Störungen verläuft bipolar. Beachten Sie, dass sich in jeder Phase der Erkrankung durch Stimmungsumschwünge unvermittelt eine akute Suizidalität entwickeln kann.

Ursachen

Bei den bipolaren affektiven Störungen geht man, wie bei der Depression, von einer multifaktoriellen Genese aus. Relevant sind:

- **Genetische Faktoren**
- **Störungen im Neurotransmitterhaushalt** (➤ Kap. 1.3.2)
- **Kritische Lebensereignisse als auslösende (nicht als ursächliche) Faktoren**
- **Psychodynamische Faktoren**
- **Erlerntes (Fehl-)Verhalten**

Klassifikation

ICD-10 F31 Bipolare affektive Störung

Die Kodierung der bipolaren affektiven Störungen erfolgt aufgrund ihres Verlaufs und der im Vordergrund stehenden affektiven Präsenz in der zum Diagnosezeitpunkt bestehenden Episode durch eine weitere Bezifferung, z. B.:

F31.5 Bipolare affektive Störung, gegenwärtig schwere depressive Episode mit psychotischen Symptomen

ICD-11 6A6 Bipolare oder verwandte Störungen

- **6A60 Bipolare Störung Typ I**
- **6A61 Bipolare Störung Typ II**

Auch hier erfolgt eine Spezifizierung durch weitere Bezifferung, z. B.:

6A60.7 Bipolare Störung Typ I, gegenwärtig depressive Episode, schwergradig mit psychotischen Symptomen

Symptome

Die Symptomatik ist identisch mit der der Depression und Manie, mit dem Unterschied, dass beide Pole der affektiven Störung abwechselnd auftreten können. Nur selten sind beide Formen gleichzeitig anzutreffen (affektiver Mischzustand); in den meisten Fällen treten depressive und manische Episoden nacheinander auf. Auch bipolare Störungen können psychotisch verlaufen.

In depressiven Phasen ist die häufig vorhandene Suizidalität (➤ Kap. 15.1) zu berücksichtigen, in manischen Phasen kann stark selbst- und fremdgefährdendes Verhalten vorliegen.

Verlauf

Bipolare affektive Störungen haben einen phasenhaften Verlauf. Gesunde Phasen wechseln sich mit manischen oder depressiven Episoden ab. Die **vollständige Besserung zwischen den Episoden ist charakteristisch** für dieses Störungsbild. Von *Rapid Cycling* (= schnell wechselnd) spricht man, wenn die Störung mit mehr als vier manischen und/oder depressiven Phasen pro Jahr einhergeht.

Diagnostik

Die Diagnose kann nur im Verlauf gestellt werden. Eine bipolare affektive Störung liegt vor, wenn mindestens jeweils eine depressive und eine manische Phase durchlaufen wurden. Ein ausführlicher psychopathologischer Befund (➤ Kap. 3.1.1) sowie die Anamnese und Fremdanamnese bestimmen das diagnostische Vorgehen. Alle weiteren nötigen Untersuchungen zur Diagnosestellung, wie z. B. die körperliche und neurologische Untersuchung, finden selbstverständlich zusätzlich statt.

Differenzialdiagnostik

Bei einer **schizoaffektiven Störung** (➤ Kap. 7.2) liegen zusätzlich schizophrene Symptome vor; eine **Borderline-Persönlichkeitsstörung** (➤ Kap. 11.1) kann einer bipolaren Störung ähneln. Die Phasen schwanken dabei aber viel häufiger und dauern oft nur Stunden an. Das Auftreten von Symptomen ist hier situationsabhängig. Auch alle in der Differenzialdiagnostik der Depression und der Manie genannten anderen Erkrankungen müssen von einer bipolaren Störung abgegrenzt werden.

Therapie

- Aufgrund von akuter Suizidalität in depressiven Phasen oder von selbst- und fremdschädigendem Verhalten während manischer Episoden kann eine stationäre freiwillige oder zwangsweise Unterbringung notwendig sein.
- Bei leichteren Verläufen reicht häufig eine langfristige Dauermedikation mit **Lithium** aus (➤ Kap. 17.2.5). Bei entsprechender Motivation ist eine Psychotherapie (➤ Kap. 16) möglich und sinnvoll.
- Während ausgeprägter depressiver oder manischer Phasen sind die therapeutischen Leitlinien für die jeweils im Vordergrund stehende Episode zu wählen.

8.4 Lernzielkontrolle

Die Prüfungen der letzten Jahre haben gezeigt, dass der Bereich der affektiven Störungen neben dem der Schizophrenie am ausführlichsten geprüft wird. In den schriftlichen Prüfungen wird sehr detailliert in alle Teilbereiche hineingefragt, ausgesprochen häufig nach den Diagnosekriterien der ICD-10. Auch müssen Symptomkomplexe der einzelnen Formen affektiver Störungen bekannt sein und zugeordnet werden können.

In den mündlichen Prüfungen werden z. T. ebenfalls Details gefordert, es geht jedoch eher darum, dass der Prüfling zeigen kann, dass er die einzelnen Störungsbilder in ihrem Auftreten, ihren Ursachen und ihren Gefahren für die Betroffenen verstanden hat. Ebenso kann man von angehenden Heilpraktikerinnen und Heilpraktikern für Psychotherapie zu Recht erwarten, dass sie sowohl ausführliche Kenntnisse über Behandlungskonzepte als auch fundiertes

Wissen über die gesetzlichen Vorgaben bezüglich einer möglicherweise notwendigen zwangsweisen Unterbringung vorweisen können. Wichtig ist die genaue Kenntnis der eigenen Behandlungsmöglichkeiten und deren Grenzen.

Fragen zur selbstständigen Bearbeitung

1. In welchem Kapitel der ICD-10 werden die affektiven Störungen kodiert, und was bedeuten die Begriffe unipolar und bipolar?
2. Nennen und beschreiben Sie die verschiedenen Formen der Depression.
3. Welche körperlichen Erkrankungen können ursächlich für eine Depression verantwortlich sein?
4. Wie erklären psychoanalytische Theorien die Entwicklung einer Depression?
5. Unter den Ursachen affektiver Störungen finden sich neurochemische Faktoren. Welche sind das?
6. Welche vegetativen Symptome können eine Depression begleiten?
7. Die Lerntheorie beschreibt für die Depression zwei Erklärungsmodelle. Benennen Sie diese.
8. Welche Erkrankungen müssen Sie differenzialdiagnostisch von einer Depression abgrenzen?
9. Was versteht man unter einer Pseudodemenz?
10. Während einer Depression kann es zu formalen Denkstörungen sowie zu Störungen der Psychomotorik kommen. Welche sind das?
11. Was können Sie zur Depression im fortgeschrittenen Lebensalter sagen?
12. In der ICD-10 finden sich sowohl typische als auch häufige Symptome einer Depression. Benennen Sie diese und erläutern Sie beispielhaft deren Zuordnung zur Ermittlung des Schweregrads der Erkrankung.
13. Wie lange müssen die Symptome einer Depression vorhanden sein, um die Diagnosekriterien der ICD-10 zu erfüllen? Gibt es Ausnahmen?
14. In der medikamentösen Behandlung affektiver Störungen werden auch Antipsychotika (Neuroleptika) eingesetzt. Wann und in welcher Form kommt es dazu?
15. Beschreiben Sie die möglichen Verlaufsformen einer Depression.
16. Welche depressiven Denkmuster sind Ihnen bekannt?
17. Welche Diagnosekriterien müssen laut ICD-10 für eine schwere depressive Episode (F32.2) erfüllt sein?
18. Was ist laut ICD-10 ein somatisches Syndrom?
19. Welche diagnostischen Mittel werden zur Feststellung einer Manie eingesetzt?
20. Bei der Behandlung manischer Patientinnen und Patienten kommen verschiedene Psychopharmaka zur Anwendung. Welche sind das, und wie wirken sie?
21. Differenzialdiagnostisch muss eine Manie von einer Schizophrenie abgegrenzt werden. Weshalb?
22. Welche typischen Symptome finden sich bei einer Manie?
23. Die ICD-10 beschreibt eine Manie mit psychotischen Symptomen (F30.2). Welche Kriterien müssen zur Diagnosestellung erfüllt sein?
24. Welche Symptome kommen bei bipolaren Störungen vor?
25. Beschreiben Sie den Verlauf einer bipolaren Störung.

Mündliche Prüfungsfragen: Affektive Störungen

1. In der ICD-10 werden Depressionen in verschiedene Schweregrade eingeteilt. Nennen Sie diese bitte und erklären Sie die Unterschiede.
2. Erläutern Sie bitte den Unterschied zwischen Affekt und Emotion.
3. Was ist bei der Verordnung von Antidepressiva zur Behandlung einer Depression von besonderer Bedeutung?
4. Ihnen ist sicherlich bekannt, dass eine schwere Depression beinahe immer mit einem somatischen Syndrom einhergeht. Was können Sie mir dazu sagen?
5. Wie würden Sie eine Person mit einer schweren depressiven Episode behandeln?
6. Wie stehen Sie zur Elektrokonvulsionstherapie bei affektiven Störungen?
7. Wie würden Sie einen depressiven Menschen beschreiben?
8. Sie haben eine neue Patientin, die über vielfältige körperliche Beschwerden klagt. Durch zahlreiche Untersuchungen konnte eine somatische Ursache ausgeschlossen werden. Wie gehen Sie vor?
9. Erklären Sie bitte, was man unter einer bipolaren Störung versteht.
10. Welche Aspekte der Psychoedukation bei einem depressiv Erkrankten würden Sie vermitteln, und weshalb sind sie wichtig?
11. Was halten Sie von der medikamentösen Behandlung affektiver Störungen?
12. Psychoanalytiker sprechen von einer „narzisstischen Krise" als möglicher Depressionsursache. Können Sie das näher erläutern?
13. Es ist zu beobachten, dass sowohl Demenzen als auch Depressionen bei älteren Menschen in ihrer Häufigkeit zunehmen. Wie können Sie diese Störungen voneinander abgrenzen?
14. Im Gespräch mit einem männlichen Patienten bemerken Sie, dass er einen gequälten Eindruck macht. Auf Ihr Nachfragen beginnt er, Ihnen zu erzählen, dass in seinem Bekanntenkreis ein Suizid stattgefunden hat. Wie reagieren Sie?
15. Wie sähe Ihr therapeutisches Konzept bei der Behandlung einer Depression aus?
16. Welche Fragen würden Sie stellen, um eine depressive Erkrankung zu erkennen?
17. Wie schätzen Sie die Suizidalität einer Patientin bzw. eines Patienten mit einer affektiven Störung ein?
18. Ein Patient berichtet Ihnen von Schlafstörungen. Sein Schlaf wäre schon länger nicht erholsam, doch jetzt sei er jeden Morgen mindestens 2 Stunden früher wach als gewöhnlich. Wie gehen Sie im weiteren Gespräch vor, und was vermuten Sie?
19. Eine entfernte Bekannte von Ihnen berichtet, dass sie die Vermutung hat, Ihr Mann sei krank. Er habe Phasen, in denen er sich herumtreibe und unnötig Geld ausgebe. Auf Nachfragen reagiere er recht gereizt, und manchmal habe sie in solchen Momenten Angst vor ihm. Ihre Bekannte bittet Sie, doch einmal mit ihrem Mann zu sprechen. Wie verhalten Sie sich?
20. Welche Ursachen und Symptome für eine Manie sind Ihnen bekannt?

KAPITEL

9 Neurotische, Belastungs- und somatoforme Störungen

ICD-10: F4; ICD-11: 6B0, 6B2, 6B4, 6B6, 6C2, QD85

Steckbrief

ICD-10 F4 Neurotische, Belastungs- und somatoforme Störungen

ICD-11

- 6B0 Angst- oder furchtbezogene Störungen
- 6B2 Zwangsstörung oder verwandte Störungen
- 6B4 Störungen, die spezifisch Stress-assoziiert sind
- 6B6 Dissoziative Störungen
- 6C2 Störung der körperlichen Belastung oder des körperlichen Erlebens
- QD85 Burnout

Formen der Angst- und Panikstörungen (➢ Kap. 9.1)

Phobische Störungen

- Agoraphobie
- Soziale Phobie
- Spezifische (isolierte) Phobien

Sonstige Angststörungen

- Panikstörung (episodisch paroxysmale Angst)
- Generalisierte Angststörung

Ursachen

- Multifaktoriell
- Genetisch
- Neurobiologisch

Symptome

- Ängste
- Körperliche Symptome
- Derealisation
- Depersonalisation
- Suizidalität

Einteilung der Zwangsstörungen (➢ Kap. 9.2)

- Zwangsgedanken
- Zwangsimpulse
- Zwangshandlungen

Ursachen

- Multifaktoriell
- Genetisch
- Neurobiologisch

Symptome

- Sich aufdrängende Gedanken/Impulse
- Sich wiederholende Handlungen
- Angst
- Innere Anspannung

Einteilung der Belastungs- und Anpassungsstörungen (➢ Kap. 9.3)

- Akute Belastungsreaktion
- Posttraumatische Belastungsstörung (PTBS)
- Anpassungsstörung

→ **Update** Die Belastungs- und Anpassungsstörungen werden in der ICD-11 erweitert und unter „Störungen, die spezifisch Stress-assoziiert sind" kategorisiert.

Ursachen

- Belastende/traumatisierende Ereignisse
- Individuelle Disposition

Symptome

- Körperliche Symptome
- Angst
- Emotionale Beeinträchtigungen
- Depressive Verstimmung
- Amnesien
- Sozialer/emotionaler Rückzug
- Verminderte Schwingungsfähigkeit

- Nervliche und körperliche Übererregtheit
- Sich wiederholendes Trauma in Flashbacks, Albträumen, Gedanken

Einteilung der dissoziativen Störungen (➤ Kap. 9.4)

- Dissoziative Amnesie
- Dissoziative Fugue
- Dissoziativer Stupor
- Trance- und Besessenheitszustände
- Dissoziative Bewegungsstörungen
- Dissoziative Krampfanfälle
- Dissoziative Sensibilitäts- und Empfindungsstörungen
- Ganser-Syndrom
- Multiple Persönlichkeitsstörung

Ursachen

- Psychogen

Einteilung der somatoformen Störungen (➤ Kap. 9.5)

- Somatisierungsstörungen
- Somatoforme autonome Funktionsstörung
- Anhaltende somatoforme Schmerzstörung

→ **Update** Alle somatoformen Störungen werden in der ICD-11 in der Rubrik „Störungen der körperlichen Belastung oder des körperlichen Erlebens" zusammengefasst.

- Hypochondrische Störung

→ **Update** Die hypochondrische Störung wird in der ICD-11 in der Kategorie „Zwangsstörung oder verwandte Störung" kodiert.

Ursachen

- Multifaktoriell
- Genetisch
- Chronische Überforderung
- Psychosozialer Stress
- Selbstunsichere Persönlichkeitsstrukturen
- Individuelle Disposition
- Verminderte Fähigkeit, Gefühle wahrzunehmen und auszudrücken

Symptome

- Vielfältige, wechselnde körperliche Beschwerden an unterschiedlichen Organsystemen oder Funktionsstörungen/Beschwerden an einem Organsystem
- Hypochondrische Befürchtungen
- Schwere beeinträchtigende Schmerzphänomene

Burnout-Syndrom (➤ Kap. 9.6)

- Keine psychiatrische (F-) Diagnose

Ursachen

- Chronische Überlastung
- Individuelle prämorbide Persönlichkeitsmerkmale

Symptome

- Körperliche Symptome
- Angst
- Schuldgefühle
- Depressive Symptome
- Emotionale Erschöpfung
- Hilf- und Hoffnungslosigkeit
- Gedächtnis- und Konzentrationsstörungen
- Nervosität, Gereiztheit, Ungeduld, Aggressionen

9.1 Angst- und Panikstörungen

Unter Angst- und Panikstörungen versteht man umschriebene Krankheitsbilder, die durch unterschiedliche Erscheinungsformen von Angst geprägt sind. Man unterscheidet Panikstörung, Phobie und generalisierte Angststörung. Angst- und Panikstörungen gehen sowohl mit körperlichen als auch mit seelischen Symptomen einher.

LERNHINWEIS !!!

Angststörungen zu verstehen ist nicht besonders schwer. Komplizierter ist es, zwischen den verschiedenen Formen von Angst- und Panikstörungen zu unterscheiden. Sie sollten den grundsätzlichen Unterschied zwischen Phobien und generalisierter Angst bzw. Panik unbedingt verstanden haben.

9

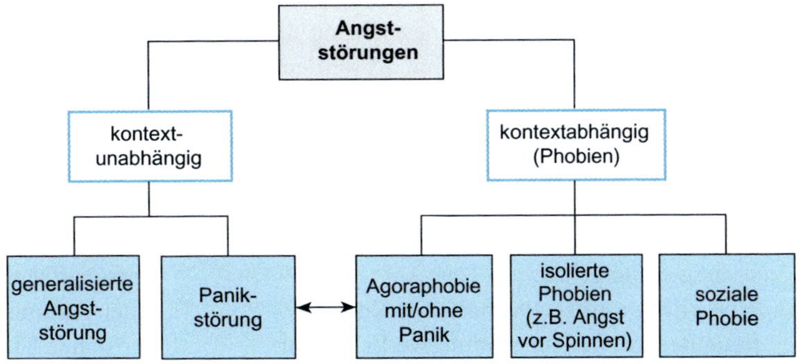

Abb. 9.1 Klassifikation der Angststörungen [L217]

PRÜFUNGSTIPP

Eine differenzierte Diagnostik ist die Grundlage für eine angemessene Therapie. Sie sollten die wichtigsten therapeutischen (verhaltenstherapeutischen und medikamentösen) Interventionen kennen. In der Überprüfung ist die Aussage, man würde Menschen mit einer Angst- und/oder Panikstörung einer Verhaltenstherapie zuführen – was in der Tat meist sinnvoll ist –, nicht ausreichend. Sie sollten diese auch gut begründen und die verhaltenstherapeutischen Maßnahmen ausreichend beschreiben können.

Angst ist ein alltägliches Phänomen. Sie übernimmt als physiologische Anpassungsleistung an gefährliche Situationen eine wichtige Warnfunktion und erhöht die Aufmerksamkeit und die Handlungsbereitschaft. Angst im pathologischen Sinne bewirkt jedoch das Gegenteil. Betroffene sind gehemmt und nicht mehr im normalen Maße handlungsfähig. Die in diesem Kapitel aufgeführten Störungen sind eigenständige Krankheitsbilder. Wichtig zu beachten ist, dass bei sehr vielen anderen psychischen Erkrankungen Angst als Begleitsymptom vorhanden sein kann (➤ Kap. 4.8). Deshalb ist es sehr wichtig, die in diesem Abschnitt beschriebenen Störungen genau von anderen alltäglichen oder krankhaften Zuständen unterscheiden zu können (➤ Abb. 9.1). Etwa 10–15 % der Bevölkerung in Deutschland leiden an einer behandlungsbedürftigen Angststörung. Am häufigsten kommen soziale Phobien, gefolgt von spezifischen Phobien vor. Die meisten Angsterkrankungen beginnen zwischen dem 15. und 35. Lebensjahr. Frauen sind häufiger betroffen.

Eine wichtige begriffliche Unterscheidung besteht zwischen Phobien und sonstigen Angststörungen:

- **Phobien:** Bei Phobien tritt eine ausgeprägte und übermäßige Angst in spezifischen Situationen oder bei Kontakt mit bestimmten Objekten auf, die für sich genommen ungefährlich sind. Die Angst kann bereits vor der eigentlichen Situation oder Begegnung einsetzen. Die betreffenden Objekte oder Situationen werden nach Möglichkeit gemieden oder nur voller Angst ertragen. Die phobische Störung reicht in ihrer Intensität von leichtem Unbehagen bis hin zu panischer Angst.
- **Sonstige Angststörungen (generalisierte Angststörung, Panikstörung):** Die Angst tritt unvorhersehbar und objekt- bzw. situationsunabhängig auf.

Ursachen

Wie vielen anderen psychischen Erkrankungen liegt auch der Entstehung von Angststörungen ein multifaktorielles Geschehen zugrunde. Ein besonderes Augenmerk liegt hier jedoch auf lerntheoretischen Erklärungsmodellen.

- **Genetische Faktoren:** Zwillingsstudien legen einen genetischen Faktor nahe.
- **Neurobiologische Faktoren:** Menschen mit einer Angsterkrankung besitzen eine höhere Empfindlichkeit des vegetativen Nervensystems. Bestimmte Hirnareale, die für die Entstehung und Verarbeitung von Emotionen und Ängsten eine Rolle spielen, scheinen besonders bei schweren Verläufen beteiligt zu sein (z. B. limbisches System oder Locus coeruleus).
- **Störungen in der Neurotransmission** (➤ Kap. 1.3.2)**:** Wie bei vielen anderen psychischen Störungen ist das Neurotransmittersystem beteiligt. Bei Angststörungen spielen vor allem GABA und Serotonin eine Rolle.

9

- **Lerntheoretisches Erklärungsmodell:** Aus Sicht der Verhaltenstherapie ist eine Angststörung auf erlerntes Verhalten zurückzuführen. Es werden disponierende, auslösende und aufrechterhaltende Bedingungen für Angststörungen beschrieben.
  - **Auslösende Momente** können emotional belastende Lebensereignisse sein, die mit einer erhöhten Erregbarkeit des vegetativen Nervensystems einhergehen.
  - Eine wichtige **aufrechterhaltende Komponente** stellt das Vermeidungsverhalten dar, z. B. das Nicht-mehr-verlassen-Können des eigenen Hauses im Zuge einer Agoraphobie. Vermeidung führt zu einer negativen Verstärkung (➤ Kap. 16.2.2) und verhindert korrigierende Lernerfahrungen.
  - In manchen Fällen scheint **Modelllernen** (➤ Kap. 16.2.2) bei der Entstehung von Angststörungen eine Rolle zu spielen. Von besonderer Bedeutung ist dabei der erlebte Umgang mit Angst im Elternhaus, wobei sich sowohl Überängstlichkeit als auch übertriebene Angstunterdrückung negativ auswirken können. Bei manchen Formen von Phobien (z. B. Flugangst) spielen auch Erzählungen aus dem Umfeld oder Medienberichte eine Rolle.
  - Ein **psychophysiologisches Modell** versucht, körperliche Prozesse und ihre gedankliche und emotionale Verarbeitung zu beschreiben. Am Anfang der Entwicklung einer Angststörung stehen demnach körperliche Vorgänge und Reaktionen, die unspezifisch sind und durch Überanstrengung oder Stress ausgelöst werden können. Zu diesen körperlichen Erscheinungen können Schwitzen, Herzklopfen, Schwindel oder Nervosität gehören, die an sich harmlos sind, jedoch durch kognitiv-emotionale Prozesse als Gefahr fehlinterpretiert werden. In der Folge wird die Aufmerksamkeit auf die körperlichen Erscheinungen fokussiert, die ängstlich beobachtet werden und sich dadurch subjektiv verstärken (➤ Tab. 9.1).
- **Tiefenpsychologisches Erklärungsmodell** (➤ Kap. 16.2.1):
  - Angststörungen werden häufig durch **Partnerschaftskonflikte** ausgelöst. Sie aktivieren einen **Autonomie-Abhängigkeits-Konflikt,** der seinen Ursprung in den frühen Bindungserfahrungen der Betroffenen hat. Auf der einen Seite besteht ein großes Bedürfnis nach Geborgenheit, Sicherheit und symbiotischer Beziehung. Da andererseits Bestrebungen nach Selbstständigkeit und starke Impulse (z. B. aggressiver oder sexueller Art) nach außen drängen, gerät die Beziehung zum Bezugsobjekt in Gefahr. Der innere Konflikt zwischen dem Bedürfnis nach Abhängigkeit und dem Streben nach Selbstständigkeit lässt sich nicht auflösen. Die Angstsymptomatik stellt einen neurotischen Kompromiss für dieses unbewusste Konfliktgeschehen dar. Menschen mit Angststörungen wirken häufig sehr anklammernd und unselbstständig und sichern sich die Unterstützung und Begleitung ihrer Partnerinnen oder Partner durch ihr großes Leiden.
  - Bei Phobien werden innere angstauslösende Triebimpulse nach außen verschoben und durch assoziative Fantasien auf Objekte übertragen, die nun eine scheinbare äußere Gefahr darstellen. Die vorherrschenden Abwehrmechanismen bei diesem Geschehen sind Verschiebung und Projektion.

9

Tab. 9.1 Negativspirale bei Angststörungen

1.	Wahrnehmung körperlicher Erscheinungen (Reize)	Schwitzen, Herzklopfen, Schwindel, Nervosität etc. Auslöser: Überanstrengung, Stress, Genussmittel etc.
2.	Fehlinterpretation der Körpersensationen als Gefahr (kognitive Ebene)	„Mit mir stimmt was nicht."
3.	Angstreaktion (emotionale Ebene)	Angst vor Krankheit, Ohnmacht, Todesangst („Jetzt muss ich sterben.")
4.	Eskalation und Verstärkung des Angsterlebens	Fokussieren und Beobachten der körperlichen Erscheinungen

Klassifikation

ICD-10 F4 Angst- und Panikstörungen
- F40.0 Agoraphobie
- F40.1 Soziale Phobie
- F40.2 Spezifische (isolierte) Phobien
- F41.0 Panikstörung (episodisch paroxysmale Angst)
- F41.1 Generalisierte Angststörung
- F41.2 Angst und depressive Störung gemischt

ICD-11 6B0 Angst- oder furchtbezogene Störungen
- 6B00 Generalisierte Angststörung
- 6B01 Panikstörung
- 6B02 Agoraphobie
- 6B03 Spezifische Phobie
- 6B04 Soziale Angststörung
- 6B05 Trennungsangststörung
- 6B06 Selektiver Mutismus

→ **Update** Sowohl die Trennungsangststörung als auch der selektive Mutismus wurden in der ICD-10 unter F9 Verhaltens- und emotionale Störungen mit Beginn in der Kindheit und Jugend geführt.

Symptome und Folgen

- **Körperliche Symptome:** Angstanfälle, insbesondere Panikattacken, gehen mit einer Reihe körperlicher Symptome einher:
  - Herzklopfen, beschleunigter Puls, Herzrasen, Schwitzen und Zittern
  - Atemnot oder Erstickungsgefühle, Schmerzen oder Beklemmungen in der Brust
  - Mundtrockenheit, Übelkeit
  - Schwindel, Benommenheit
  - Hitzewallungen oder Kälteschauer, Taubheit oder Kribbeln
  - Allgemeines Schwächegefühl
  - Unklare Oberbauchbeschwerden (vor allem bei der generalisierten Angststörung)
- **Psychische Symptome,** die bei sehr starken Angstanfällen zusätzlich auftreten können:
  - Derealisation (Gefühl der Unwirklichkeit)
  - Depersonalisation
  - Angst, die Kontrolle zu verlieren, verrückt zu werden oder zu sterben
- **Soziale und gesundheitliche Folgen:** entstehen durch Vermeidungsverhalten und Versuche, die Angstgefühle zu kontrollieren; sie entwickeln sich meist über eine längere Zeitspanne:
  - Unfähigkeit, bestimmte Dinge allein zu tun
  - Soziale Isolation
  - Berufsunfähigkeit
  - Starke Abhängigkeit gegen Bezugspersonen
  - Depressionen
  - Substanzmissbrauch (Alkohol, Beruhigungsmittel)

Bei einem Großteil der Betroffenen besteht zusätzlich eine Depression (➤ Kap. 8.1). In rund 15 % der Fälle kommt es zu **Suizidversuchen.** Bei Kindern zeigen sich Angstsymptome häufig unspezifisch in Form von Bauchschmerzen, Weinen, Wutanfällen, Erstarren oder Anklammern.

Formen

Agoraphobie

Der Begriff Agoraphobie (griech. „agora“: Marktplatz, „phobos“: Furcht) beschreibt ursprünglich die Angst, sich auf weiten, offenen Flächen (Marktplätzen) zu bewegen. Deshalb wird dieses Beschwerdebild auch „Platzangst“ genannt. Heute wird die Agoraphobie sehr viel weiter gefasst und beinhaltet die Vermeidung von

- öffentlichen Plätzen,
- Menschenmengen,
- Situationen, in denen man sich nicht schnell an einen sicheren Platz, insbesondere nach Hause, zurückziehen kann,
- Reisen allein oder an Orte in größerer Entfernung.

Bei der Agoraphobie besteht keine Angst vor der Situation an sich. Die Betroffenen befürchten vielmehr, im Fall einer Angstattacke nicht aus der Situation flüchten zu können, auf die Hilfe anderer angewiesen zu sein oder zu kollabieren. Daraus resultierend ist die Bewegungsfreiheit für Menschen mit einer Agoraphobie deutlich eingeschränkt. Im Extremfall wird die Wohnung nicht mehr verlassen. Als Kompensationsmöglichkeit sind die Betroffenen auf eine Begleitperson angewiesen. 30 % der Erkrankten sind so stark in ihrer Beweglichkeit eingeschränkt, dass sie ihren beruflichen und familiären Verpflichtungen nicht mehr nachkommen können.

Agoraphobien gehen häufig mit Panikattacken einher. Die ICD-10 unterscheidet zwischen Agoraphobie ohne Panikstörung (F40.00) und Agoraphobie mit Panikstörung (F40.01). Zusätzlich kann das Vorhandensein depressiver und zwanghafter Symptome sowie die Entwicklung einer sozialen Phobie kodiert werden. Auch in der ICD-11 gibt es einen Zusatzcode (MB23.H) für eine Agoraphobie mit Panikattacke.

Die Störung beginnt in der Regel im frühen Erwachsenenalter und wird ohne angemessene Behandlung meist chronisch.

Soziale Phobie

Menschen mit einer sozialen Phobie fällt es schwer, sich in Situationen zu begeben, in denen sie im Mittelpunkt der Aufmerksamkeit stehen und von anderen Menschen kritisch beurteilt werden könnten. Früher wurde die Störung auch „krankhafte Schüchternheit" genannt. Die Betroffenen befürchten, ein Verhalten zu zeigen, das andere zu demütigenden oder peinlichen Reaktionen veranlassen könnte. Hierzu gehören nicht nur so offensichtliche Herausforderungen wie das Sprechen vor einer größeren Gruppe, sondern auch alltägliche Handlungen wie das Unterschreiben von Schriftstücken oder die Einnahme einer Mahlzeit in Gegenwart anderer. Die Angst wird als sinnlos und übertrieben erkannt; vor Fremden ist sie ausgeprägter als vor Bekannten. Kleine Gruppen wirken im Gegensatz zu großen Menschenmengen bedrohlicher. Zermürbende Grübeleien und negative Gedanken erhöhen den Leidensdruck der Betroffenen. Es bestehen starke Minderwertigkeitsgefühle. In schweren Fällen kann Vermeidungsverhalten zu vollständiger sozialer Isolation führen. Zusätzliche ausgeprägte Panikattacken sind seltener als bei der Agoraphobie. Soziale Phobien beginnen meist im Jugendalter. Männer und Frauen sind etwa gleich häufig betroffen.

Spezifische (isolierte) Phobie

Eine spezifische Phobie beschreibt eine deutlich ausgeprägte anhaltende Angst vor bestimmten Situationen, Dingen oder Lebewesen, die bei dem Betroffenen erhebliches Leiden verursacht:

- **Tiere,** z. B. Spinnen, Schlangen, Hunde, Mäuse, Würmer, Pferde
- **Umweltereignisse** wie Sturm, Gewitter, Wasser, Dunkelheit, Feuer
- Anblick von Blut, Spritzen oder Verletzungen
- **Spezifische Situationen,** z. B. Benutzung von öffentlichen Verkehrsmitteln oder Fahrstühlen, Fliegen, Befahren von Tunneln oder Brücken, Aufenthalt in geschlossenen Räumen (Klaustrophobie), im Dunkeln oder in der Höhe; Zahnarztbesuche
- Die Furcht davor, sich mit einer **bestimmten Krankheit anzustecken** (z. B. Geschlechtskrankheiten, HIV-Krankheit)

Die phobischen Situationen werden gemieden bzw. nur unter starker Angst und Unbehagen ertragen. Phobien können mit Panikattacken einhergehen. Der Beginn der Störung liegt in der Kindheit oder im frühen Erwachsenenalter. Unbehandelt kommt es zu chronischen Verläufen. Dennoch ist nicht jede spezifische Phobie behandlungsbedürftig. Leidet ein Mensch z. B. an einer Schlangenphobie, ist eine Behandlung in einem Gebiet, in dem es keine Schlangen gibt, nicht sinnvoll.

Panikstörung (episodisch paroxysmale Angst)

Bei einer Panikstörung kommt es zu **wiederkehrenden schweren Angstattacken,** die sich nicht auf bestimmte Situationen oder Objekte beziehen. Sie entstehen ohne ersichtlichen Anlass und sind deshalb **nicht vorhersehbar.** Panikattacken beginnen plötzlich und gehen mit starken körperlichen Reaktionen wie Herzklopfen, Erstickungsgefühlen oder Schwindel einher. Damit verbunden sind Gefühle der Entfremdung (Depersonalisation und Derealisation), des Kontrollverlustes sowie der Angst davor, wahnsinnig zu werden oder zu sterben. Solche Zustände sind für die Betroffenen subjektiv äußerst bedrohlich. Panikattacken erreichen schnell ihren Höhepunkt und dauern einige Minuten bis zu ½ Stunde. Tritt Panik in einer bestimmten Situation auf (z. B. bei einer Busfahrt), kann es sein, dass Betroffene aus Furcht vor einem neuen Angstanfall („Angst vor der Angst", Erwartungsangst) ähnliche Situationen in Zukunft meiden. Zusätzlich zur Panik entwickelt sich in der Folge oft eine Agoraphobie.

Panikstörungen werden häufig als vegetative Dystonie, psychovegetatives Syndrom oder funktionelles kardiovaskuläres Syndrom fehldiagnostiziert. Frauen werden als hysterisch, Männer als Hypochonder angesehen. Die Störung wird auch als **episodisch paroxysmale (= anfallsartige) Angst** bezeichnet. Zur eindeutigen Diagnosestellung fordert die ICD-10 das Auftreten mehrerer schwerer vegetativer Anfälle innerhalb von 1 Monat.

Generalisierte Angststörung

Auch hier bezieht sich die Angst, wie bei der Panikstörung, nicht auf bestimmte Objekte oder Situationen. Die generalisierte Angststörung verläuft nicht hoch akut wie eine Panikattacke; vielmehr leiden die Betroffenen über Monate unter folgenden Symptomen:

- **Befürchtungen:** Die Betroffenen äußern vielfältige Befürchtungen in verschiedenen Themenbereichen. So kann es zu negativen Vorahnungen kommen oder z. B. zu der Sorge, dass eine nahestehende Person schwer erkranken oder ihr etwas Schwerwiegendes widerfahren könnte.
- **Fortwährendes Sich-Sorgen**
- **Starke Anspannung:** Häufig gehören z. B. körperliche Unruhe, Spannungskopfschmerz und Muskelverspannungen zu den Symptomen einer generalisierten Angststörung.
- **Vegetative Übererregung:** Schwitzen, beschleunigter Herzschlag, Mundtrockenheit, Zittern und Schwindel gehören ebenso oft zum Beschwerdebild.
- **Konzentrationsstörungen**
- **Reizbarkeit**
- **Nervosität**
- **Schlafstörungen**

Die Betroffenen können ihre Ängste nicht kontrollieren, obwohl sie erkennen, dass sie unbegründet und übertrieben sind. Es besteht ein ständig erhöhtes Angstniveau, meist ohne die Stärke einer Panikattacke zu erreichen. Im Gegensatz zur Panikstörung entwickelt sich eine generalisierte Angststörung langsam.

Wie bei den meisten Angststörungen sind auch hier Frauen häufiger betroffen. Der Krankheitsverlauf ist schwankend mit der Tendenz zur Chronifizierung.

Verlauf

Angst- und Panikstörungen verlaufen meist chronisch. Die Beschwerden treten wellenförmig auf, d. h., es kann durchaus längere beschwerdefreie Intervalle geben. Im Alter mildern sich die Symptome ab. In vielen Fällen bestehen zusätzlich weitere psychische Störungen, insbesondere Depression (40–60 %) und Alkohol- bzw. Medikamentenmissbrauch (20–40 %).

Diagnostik

Da eine Panikattacke ein sehr körpernahes Geschehen ist, muss nach dem ersten Auftreten eine ausführliche ärztliche Untersuchung erfolgen, um körperliche Ursachen der Symptome auszuschließen. Auch andere psychische Störungen müssen ausgeschlossen werden. Die eigentliche Diagnosestellung einer Angststörung ergibt sich aus den Schilderungen der Betroffenen. Im anamnestischen Gespräch wird zunächst geklärt, ob die geschilderten Ängste Krankheitswert besitzen oder noch im Normalbereich liegen. Danach wird erfragt, ob die Ängste nur in bestimmten Situationen bzw. bei Kontakt mit bestimmten Objekten bestehen oder ob die Angstanfälle situationsunabhängig auftreten. Im Anschluss wird das Ausmaß des Vermeidungsverhaltens und der sozialen Beeinträchtigung festgestellt. Ein häufig in der Diagnostik von Angststörungen eingesetzter Test ist die *Hamilton-Angstskala* (HAMA).

Differenzialdiagnostik

- **Organische Erkrankungen:** Zu den häufigsten körperlichen Erkrankungen, die mit ähnlichen Symptomen wie bei Angststörungen einhergehen, zählen Hyperthyreose (Überfunktion der Schilddrüse), Diabetes mellitus (Zustände von Unterzuckerung), akute Herz-Kreislauf-Erkrankungen und hirnorganische Krankheiten (z. B. Epilepsie).
- **Depressionen** (➤ Kap. 8.1): Oft ist es nicht einfach, Depressionen klar von Angststörungen abzugrenzen. Beide Krankheiten bestehen häufig nebeneinander (Komorbidität). Besonders bei Männern treten Panikattacken im Zusammenhang mit Depressionen auf. Im Fall einer Komorbidität gilt es zu unterscheiden, ob zu einer bestehenden Depression eine Angststörung hinzugekommen ist oder ob die depressiven Beschwerden Folge einer Angststörung sind. Bei einer gemeinsamen Entwicklung beider Symptomgruppen liegt laut ICD-10 eine Mischdiagnose vor, die als „Angst und depressive Störung, gemischt" (F41.2) bezeichnet wird.
- **Schizophrenien** (➤ Kap. 7.1) gehen oft mit Angst einher. Meist ist die Grundsymptomatik so auffällig, dass eine Unterscheidung zu Angststörungen leichtfällt. Vordergründig können spe-

zifische Phobien wie Wahnsymptome aussehen. Angsterkrankte wissen jedoch, dass ihre Angst übermäßig und unbegründet ist, während Wahnkranke dies nicht erkennen.

- **Abhängigkeitserkrankungen und Demenzen** (➤ Kap. 6, ➤ Kap. 5.2): Bei genauer Untersuchung lassen sich Intoxikationen und Entzugssyndrome sowie Demenzen gut abgrenzen.
- **Zwangserkrankungen** (➤ Kap. 9.2): Es kann zum Auftreten von starker Angst und Anspannung kommen, wenn z. B. die Zwangshandlung unterbunden wird bzw. nicht ausgeführt werden kann.
- **Posttraumatische Belastungsstörungen** (➤ Kap. 9.3): Sehr oft geht eine PTBS mit starken Angstsymptomen einher. Hier wird jedoch spontan oder auf Nachfrage ein auslösendes Lebensereignis berichtet, welches das Auftreten der Beschwerden erklärt.
- **Persönlichkeitsstörungen** (➤ Kap. 11.1): Hier ist vor allem die ängstliche (vermeidende) PS von Bedeutung, die ebenfalls häufig mit Anspannung, Besorgtheit und Angst vor Bewertung und Kritik einhergeht.
- **Phobien:** Die Unterscheidung zwischen **Agoraphobie** und **sozialer Phobie** fällt bisweilen schwer. Menschen mit Agoraphobie fürchten sich vor allem davor, eine Situation oder einen Ort nicht schnell genug wieder verlassen zu können. Menschen mit einer sozialen Phobie befürchten hingegen die kritische Beurteilung durch andere. Eine Agoraphobie entwickelt sich meist sehr viel schneller als eine Sozialphobie. Während Menschen mit einer Agoraphobie Angst entwickeln, wenn sie in einer ungewohnten Umgebung allein sind, entsteht bei der sozialen Phobie die Angst nur in Gegenwart anderer. Tritt eine Panikattacke in Zusammenhang mit einer Agoraphobie auf, wird dies als Kriterium der Schwere der Agoraphobie angesehen und die Diagnose „Agoraphobie mit Panikstörung" gestellt. Eine isolierte Panikstörung wird nur diagnostiziert, wenn keine Symptome aus dem Bereich der Phobien vorliegen.
- **Hypochondrische Störung** (➤ Kap. 9.5): Angst, an einer bestimmten Krankheit (z. B. Krebs- oder Herzerkrankung) zu leiden.

Komorbidität

Begleitend können u. a. auftreten:

- Depression (➤ Kap. 8.1)
- Dissoziative und somatoforme Störungen (➤ Kap. 9.4)
- Persönlichkeitsstörungen (vor allem ängstlich-vermeidende) (➤ Kap. 11.1)
- Alkohol- und Medikamentenmissbrauch (➤ Kap. 6.2, ➤ Kap. 6.3)

Therapie

Die Therapie von Angst- und Panikstörungen erfolgt vor allem durch drei Verfahren: Psychopharmakotherapie, Verhaltenstherapie und tiefenpsychologisch orientierte Psychotherapie.

Medikamentöse Therapie

Die Behandlung von Angststörungen durch Psychopharmaka ist mit vielen Vorurteilen behaftet. Gerade Menschen mit einer Angststörung haben große Befürchtungen bezüglich unerwünschter Nebenwirkungen. Eine differenzierte Aufklärung über die Wirkungen und Nebenwirkungen der Präparate ist daher notwendig, damit die Medikamente regelmäßig und lange genug eingenommen werden. Wenn die Betroffenen ausreichend Zeit bekommen, all ihre Befürchtungen zu äußern, besteht die Möglichkeit, Bedenken fachlich zu widerlegen. Eine medikamentöse Therapie sollte immer durch eine Psychotherapie begleitet werden.

Antidepressiva (➤ Kap. 17.2.1). Moderne Antidepressiva (SSRIs und SSNRIs) sind die Mittel der Wahl bei der Langzeitbehandlung von Angststörungen. Es ist jedoch zu beachten, dass die Wirkung erst nach 2–3 Wochen eintritt.

Tranquilizer (➤ Kap. 17.2.3). Benzodiazepine werden am erfolgreichsten bei Panikstörungen eingesetzt. Sie können zu Abhängigkeit führen, weshalb ihre Einnahme ärztlich kontrolliert werden muss. Eine Langzeittherapie ist nicht sinnvoll (Abhängigkeitsrisiko!). Das Absetzen der Präparate muss extrem langsam und vorsichtig erfolgen. **Eine alleinige und längerfristige Behandlung mit Benzodiazepinen**

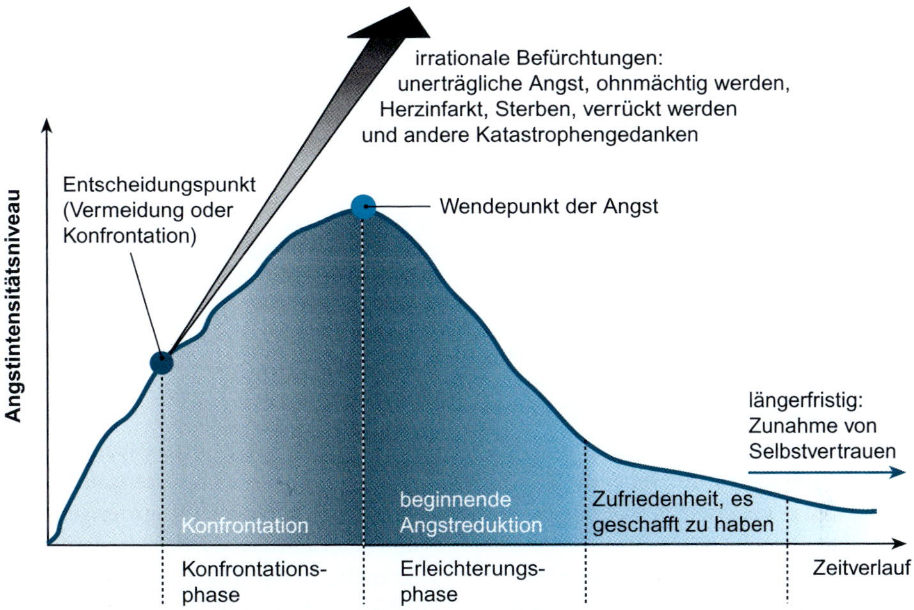

Abb. 9.2 Angstkurve bei Durchführung einer Reizkonfrontationstherapie [L190]

ohne Psychotherapie ist kontraindiziert! Viele Angstkranke führen Beruhigungsmittel mit sich, häufig sogar mehrere Präparate. Diese haben oft auch einen psychologischen Effekt, da die Betroffenen bei Einnahme in beängstigenden Situationen oft eine sofortige Wirkung spüren, obwohl die pharmakospezifische Wirkung erst nach ½ Stunde einsetzt.

Betarezeptorenblocker (➤ Kap. 17.2.3). Betablocker werden eingesetzt, um die körperlichen Symptome von Angstanfällen (Zittern, Herzklopfen) zu kontrollieren. Allerdings werden Präparate dieser Gruppe zunehmend weniger verordnet, da die Ergebnisse selten überzeugen.

Antipsychotika (Neuroleptika) (➤ Kap. 17.2.2). Niederpotente Antipsychotika stellen eine mögliche Alternative zu Benzodiazepinen dar, da sie eine beruhigende, spannungslösende Wirkung haben und keine Abhängigkeit hervorrufen. Dieser Aspekt sollte insbesondere bei suchtgefährdeten Menschen bedacht werden.

Psychotherapie

Kognitive Verhaltenstherapie (➤ Kap. 16.2.2).

- **Reizkonfrontation:** Wenn sich für die Angst und Panik eindeutige Auslöser identifizieren lassen und die Betroffenen ein klares Vermeidungsverhalten zeigen, hat sich die Reizkonfrontationstherapie bewährt (➤ Abb. 9.2). Zuerst wird ausführlich über die Erkrankung und die „Physiologie der Angst“ informiert.
- Bei der **systematischen Desensibilisierung** wird abgestuft vorgegangen. Nach dem Erstellen einer „Angsthierarchie“ von kaum ängstigenden bis zu maximal angstauslösenden Situationen werden die Betroffenen in einem Zustand der Entspannung zunächst *in sensu* (in der Vorstellung) mit den angstauslösenden Reizen konfrontiert. Dies findet in graduierten Schritten von der geringsten bis zur höchsten Belastung statt. Später erfolgt die Reizkonfrontation *in vivo* (in der Realität), ebenfalls in graduierter Form.
- Noch wirksamer ist eine massive Konfrontation mit dem angstauslösenden Reiz. Hierbei werden Betroffene nach angemessener Vorbereitung in eine Situation gebracht, in der ein Höchstmaß an Angst auftritt. Diese Methode wird auch

Flooding oder Reizüberflutung genannt. Der Therapeut muss währenddessen verhindern, dass die Betroffenen die angstauslösende Situation verlassen und die Flucht ergreifen (Reaktionsverhinderung). Die Angst steigt erst an und bleibt dann auf einem Plateau, bevor sie wieder abflacht und verschwindet, obwohl sich die Betroffenen noch immer in der beängstigenden Situation befinden. Der Körper verfügt nur über einen bestimmten Vorrat an Stresshormonen. Wenn dieser aufgebraucht ist, lässt die Angst nach. Dies kann allerdings bis zu einige Stunden dauern. Die Patienten lernen auf diese Weise, dass sie – entgegen ihrer Befürchtung – nicht „vor Angst sterben" und auch nicht verrückt werden, sondern dass Panik ein vorübergehender Zustand ist, für den es geeignete Bewältigungsstrategien gibt.

- **Gruppentherapie:** Bei einer Sozialphobie hat sich die Behandlung in kleinen Gruppen bewährt, in denen sich angstbesetzte Situationen sehr realistisch konstruieren und erlebbar machen lassen. In Rollenspielen lernen Betroffene,
  - sich schwierigen Situationen auszusetzen,
  - ihre Gedanken und ihr Selbstbild zu hinterfragen,
  - Kontakt mit fremden Personen aufzunehmen und Gespräche zu führen,
  - andere, (neu) erlernte Bewältigungsstrategien einzusetzen.
- Im **Selbstsicherheitstraining** lernen die Teilnehmenden, sich durchzusetzen und ihre eigenen Bedürfnisse, Interessen und Gefühle offen auszudrücken. Hierbei sollen die Bedürfnisse anderer beachtet, aber gleichzeitig auch unberechtigte Kritik oder Forderungen zurückgewiesen werden.
- **Kognitive Therapie:** Bei der generalisierten Angststörung kann eine konsequente mentale Konfrontation mit den sorgenvollen Gedanken hilfreich sein. Ängste und damit verbundene automatische Gedanken werden genau analysiert, und es wird angemessenes Denken eingeübt. Beim genauen „Zu-Ende-Denken" der angstbesetzten Gedanken können durchaus reaktive psychovegetative Symptome auftreten.
- **Entspannungsverfahren:** Zur Reduzierung der allgemeinen Anspannung und Ängstlichkeit wird unterstützend die progressive Muskelrelaxation nach Jacobsen (PMR) eingesetzt. Die PMR ist keine Methode der Verhaltenstherapie, sondern ein Entspannungsverfahren (> Kap. 16.4). Sie wird jedoch häufig mit verhaltenstherapeutischen Methoden kombiniert.

MERKE

Die Kognitive Verhaltenstherapie stellt nach heutigem Wissensstand die effektivste Form von Psychotherapie bei Angst- und Panikstörungen dar.

Tiefenpsychologisch orientierte Psychotherapie (> Kap. 16.2.1) Psychoanalytische oder tiefenpsychologisch orientierte Psychotherapie kann Angststörungen ebenfalls bessern, die Behandlungen sind in der Regel jedoch langwieriger und weniger symptomorientiert als verhaltenstherapeutische Therapien. In der Therapie sollen grundlegende Konflikte und Fantasien bewusstwerden. Zu Beginn der Behandlung steht die Ich-Stärkung im Vordergrund. Die Klienten müssen lernen, dass es nicht darum geht, ein Leben ohne Angst und Konflikte zu erreichen, sondern dass diese zum Leben dazugehören. Sie sollen lernen, aktiv-bewältigend damit umzugehen. Eine starke regressive Bindung an den Therapeuten ist zu vermeiden, da sie einer Angstbewältigung entgegenläuft und Vermeidungsverhalten verstärkt.

Hypnotherapie Gute Erfolge lassen sich mit der Hypnotherapie nach Erickson (> Kap. 16.2.6) erreichen.

Weitere therapeutische Maßnahmen

- Zusätzlich zu den erwähnten Verfahren ist regelmäßige **körperliche Bewegung** hilfreich. Körperliche Aktivität leert die Stresshormonspeicher und kann Angst reduzieren.
- Neben der bereits erwähnten progressiven Muskelentspannung sind auch **Entspannungsverfahren** wie autogenes Training oder Yoga hilfreich.
- Vorsichtig sollten Angstkranke im Umgang mit sog. Genussmitteln und Medikamenten sein. Auch Kaffee und Nikotin können Angstanfälle auslösen!

9.2 Zwangsstörungen

Bei einer Zwangsstörung besteht ein innerer Drang, bestimmte Dinge zu denken oder zu tun (Zwangsgedanken und/oder Zwangshandlungen). Betroffene wehren sich gegen das Auftreten der Zwänge und erleben diese als übertrieben und sinnlos. Ältere Bezeichnungen: Zwangsneurose, anankastische Neurose.

LERNHINWEIS **!!!**

Zwangsstörungen sollten genau gelernt werden. Besonders wichtig ist es, dass Sie die verschiedenen Formen der Zwangsgedanken und Zwangshandlungen beschreiben können und über die effektivsten Behandlungsstrategien Bescheid wissen.

PRÜFUNGSTIPP

Zwangsstörungen dürfen zwar von einem Heilpraktiker für Psychotherapie behandelt werden, allerdings sollten Betroffene mit Blick auf die Sorgfaltspflicht an Fachärzte verwiesen werden. Zwangserkrankungen neigen zur Chronifizierung und sollten sowohl medikamentös als auch verhaltenstherapeutisch behandelt werden.

Auch viele gesunde Menschen kennen zwangsähnliche Phänomene wie z. B. das Bedürfnis nach einer bestimmten Ordnung oder übertriebener Sauberkeit. Krankheitswert erreicht eine Symptomatik, wenn es zur Beeinträchtigung des Denkens, Handelns und sozialen Verhaltens kommt. Zwangsstörungen führen zu starken Belastungen der sozialen Beziehungen und zu einer Schwächung der beruflichen Leistungsfähigkeit. Nach Angststörungen, Depressionen und Schizophrenien sind sie die vierthäufigste psychische Störung. In Deutschland leiden 2 % der Bevölkerung im Laufe ihres Lebens an einer Zwangsstörung, wobei Frauen und Männer ungefähr gleich häufig betroffen sind. Auffallend ist ein sehr hoher Prozentsatz von alleinstehenden Menschen.

Ursachen

Es besteht ein Zusammenspiel von biologischen und psychologischen Faktoren:

- **Lerntheoretische Aspekte (➤ Kap. 16.2.2):** Das lerntheoretische Modell erklärt mehr die Aufrechterhaltung als das Zustandekommen von Zwängen. Demnach haben Betroffene unangenehme Gedanken und Gefühle, die Angst, Unruhe oder Ekel erzeugen. Bestimmte ritualisierte Handlungen helfen, diese unangenehmen Gedanken und Gefühle zu reduzieren und die Kontrolle wiederzuerlangen. Das Zwangsverhalten wird wiederholt und stabilisiert sich dadurch. Können die Zwangshandlungen nicht ausgeführt werden, entwickeln sich starke Angstgefühle.
- **Kognitive Aspekte:** Menschen mit einer Zwangsstörung haben eine bestimmte Art zu denken. Dabei dominieren folgende Gedankenmuster und Grundüberzeugungen:
  - Überzeugung von Verantwortlichkeit
  - Überzeugung von Schuld
  - Überzeugung von Unsicherheit und Zweifel
  - Überzeugung von negativem Ausgang
- **Neurobiologische Faktoren (➤ Kap. 1.3):** Das Auftreten von Zwangssymptomen bei organischen Hirnerkrankungen zeigt, dass Störungen bestimmter Hirnareale bei der Entstehung von Zwangsstörungen eine Rolle spielen. Bildgebende Untersuchungen ergaben Funktionsstörungen im Bereich der Basalganglien, des limbischen Systems und des Frontalhirnlappens. Für die Zusammenarbeit der angesprochenen Gehirnareale spielt der Botenstoff Serotonin eine wesentliche Rolle. Die Wirksamkeit antidepressiver Medikamente in über der Hälfte aller Fälle bestätigt einen starken biologischen Faktor.
- **Genetische Faktoren:** Zwillingsstudien belegen einen genetischen Faktor, der zu einer erhöhten Vulnerabilität bei Angehörigen ersten Grades führt.
- **Psychodynamische Theorie:** Der psychoanalytischen Theorie zufolge liegt der Zwangsstörung eine Fixierung in der analen Phase zugrunde. In dieser Phase entwickelt sich beim Kind das Ich unter Integration von antisozialen, sadistischen und aggressiven Regungen. Wird auf das Kind in dieser Phase übermäßig moralisch und restriktiv reagiert, werden die entsprechenden Regungen tabuisiert und verleugnet. Es entstehen ein strenges Über-Ich und gleichzeitig die Angst vor unangepassten seelischen Regungen, also ein Konflikt zwischen Es und Über-Ich. Diese teils verdrängten und teils verleugneten Seelenanteile werden durch die Zwangssymptomatik in Schach gehalten.

Klassifikation

ICD-10 F42 Zwangsstörung
- F42.0 Vorwiegend Zwangsgedanken oder Grübelzwang
- F42.1 Vorwiegend Zwangshandlungen (Zwangsrituale)
- F42.2 Zwangshandlungen und Zwangsgedanken, gemischt
- F42.8 sonstige Zwangsstörungen
- F42.9 Zwangsstörungen, nicht näher bezeichnet

ICD-11 6B2 Zwangsstörung oder verwandte Störungen
- 6B20 Zwangsstörung
  - 6B20.0 Zwangsstörung mit mittelmäßiger bis guter Krankheitseinsicht
  - 6B20.1 Zwangsstörung mit schlechter bis fehlender Krankheitseinsicht
  - 6B20.Z Zwangsstörung, nicht näher bezeichnet
- 6B21 Körperdysmorphe Störung
- 6B22 Eigengeruchswahn
- 6B23 Hypochondrie
- 6B24 Pathologisches Horten
- 6B25 Körperbezogene repetitive Verhaltensstörungen
- 6B2Y Sonstige näher bezeichnete Zwangsstörung oder verwandte Störungen
- 6B2Z Zwangsstörung oder verwandte Störungen, nicht näher bezeichnet

Formen und Symptome

Pathologische Zwangsphänomene drängen sich auf, werden als sinnlos erlebt, können nicht vermieden werden und wiederholen sich stereotyp (➤ Tab. 9.2). Bei dem Versuch, sich zu widersetzen, tritt intensive innere Spannung mit vorherrschender Angst auf (➤ Abb. 9.3). Personen aus der sozialen Umgebung werden oft in das Zwangssystem einbezogen, was zu großen Schwierigkeiten im Zusammenleben und beim Zusammenarbeiten führt.

Zwangsgedanken

Bei den Zwangsgedanken können Zwangsbefürchtungen, Zwangsimpulse und Grübelzwang unterschieden werden.

Zwangsbefürchtungen und Zwangsimpulse Die Betroffenen stellen sich bestimmte Katastrophen vor oder verspüren den Impuls, Dinge zu tun oder zu sagen, die im krassen Widerspruch zu ihrem Wertesystem stehen. So kann eine Mutter den wiederkehrenden Gedanken haben, ihr Kind umzubringen, oder ein gläubiger Mensch hat gotteslästerliche Gedanken. Zwangsgedanken führen zu Angst- und Unruhezuständen. Meist wird versucht, diesen mit ritualisierten Gegengedanken entgegenzuwirken – ein sehr unauffälliges Vermeidungsverhalten, das meist nur auf ausdrückliches Nachfragen geäußert wird.

Grübelzwang Die Inhalte beim Grübelzwang sind mehr oder weniger beliebig. Die Betroffenen sind zwanghaft damit beschäftigt, bestimmte Gedanken wieder und wieder zu durchdenken. Es ist nicht möglich, Entscheidungen zu treffen oder Lösungen zu finden. Dieser Form der Zwangsgedanken kann auch nicht mit Gegengedanken begegnet werden.

Tab. 9.2 Typische Symptome der Zwangserkrankung

Symptom	Definition	Beispiele
Zwangsgedanken	Gedanken, die sich immer wieder aufdrängen	• Angst, andere zu verletzen • Angst, sich durch Kontakt mit Menschen oder Dingen zu beschmutzen, oder Angst vor einer Erkrankung • Nachgrübeln, ob man bestimmte Dinge erledigt hat oder nicht
Zwangsimpulse	Vorstellung, anfallsartige Handlungen zu begehen	• Angst, seinem Kind, Angehörigen oder sich selbst etwas anzutun • Angst vor impulsartigen sexuellen Handlungen, die als ich-fremd erlebt werden
Zwangshandlungen	Handlungen werden wiederholt zum Abbau innerer Anspannung und Angst durchgeführt	• Kontrollzwang (Tür geschlossen? Herd ausgeschaltet?) • Rituelle Waschungen bei Angst vor Krankheitserregern • Sich rückversichern, ob alles in Ordnung ist, ob man keinen Fehler gemacht hat • Zählzwang

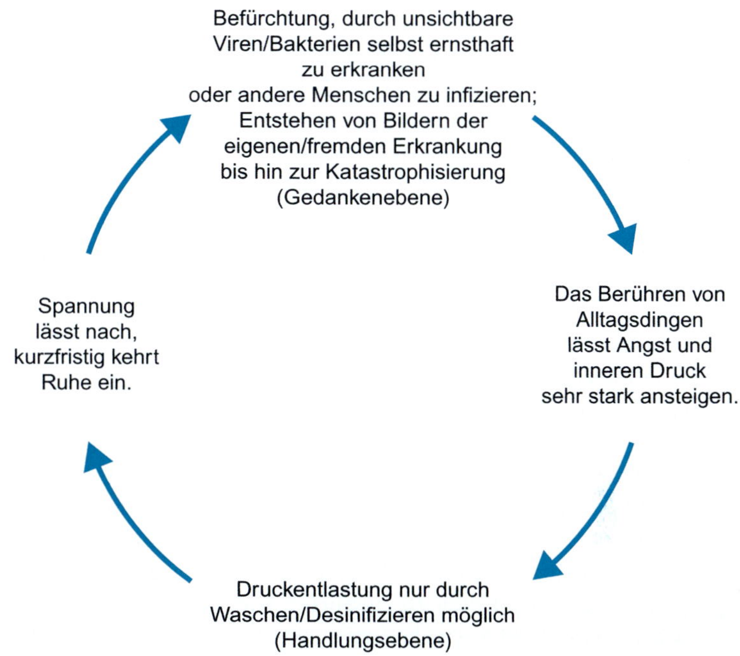

Abb. 9.3 Beispielhafter vereinfachter Teufelskreis beim Waschzwang [L231]

Zwangshandlungen

Zum Abbau innerer Anspannung und Angst werden Handlungen wiederholt durchgeführt.

Waschzwang Die Betroffenen waschen sich bis zu 100-mal am Tag (und mehr) die Hände. Dies geschieht in ritualisierter Form nach einem genau festgelegten Handlungsschema. Auch andere Abläufe der Körperpflege können miteinbezogen sein. So kann z. B. die morgendliche Körpertoilette mehrere Stunden dauern. Auch Gegenstände werden exzessiven Reinigungsprozeduren unterworfen. Die Reinigungsrituale dienen der „Entseuchung" des Körpers oder der Säuberung „kontaminierter" Gegenstände, insbesondere dann, wenn die Wohnung verlassen oder eingekauft wurde oder wenn „verunreinigende" Körpersäfte (Schweiß, Urin, Kot) im Spiel waren. Waschzwänge können schwerwiegende Hautschäden verursachen und nehmen sehr viel Zeit in Anspruch.

Kontrollzwang Die Betroffenen versuchen, durch wiederholtes Kontrollieren von alltäglichen oder beruflichen Verrichtungen, Fehler zu vermeiden. Es wird immer wieder bezweifelt, dass eine bestimmte Tätigkeit bereits vollzogen wurde, oder es wird befürchtet, etwas nicht richtig getan zu haben. In der Folge werden Verrichtungen immer wieder kontrolliert, und manchmal werden auch andere Menschen dazu angehalten, Kontrollen durchzuführen, um eine Rückversicherung zu erhalten. Typischerweise wird das Abschließen von Türen oder Fenstern, das Ausschalten von Wasser- und Gashähnen oder Elektrogeräten (Herdplatte, Bügeleisen) kontrolliert. Bei einer ausgeprägten Zwangsstörung können Erkrankte durchaus 100-mal hintereinander kontrollieren, ob z. B. ein Fenster geschlossen oder die Handbremse des Autos angezogen wurde.

Ordnungszwang Handlungsabläufe und Gegenstände werden in ein starres Ordnungsschema eingeordnet. Häufig müssen Gegenstände millimetergenau ausgerichtet liegen. Für die Herstellung und Aufrechterhaltung der richtigen Ordnung müssen viele Stunden am Tag aufgewendet werden. Bei Störungen der Ordnung tritt eine große innere Unruhe auf. Häufig sind Kleidungsstücke, Schuhe, Schreibtischutensilien oder Arbeitsgeräte Inhalt eines Ordnungszwangs.

9

Wiederholungszwänge Bei dieser Zwangsform werden Handlungen, Wörter, Sätze oder Zahlen ständig in ritualisierter Form wiederholt. Diese Rituale dienen der Abwehr befürchteter Katastrophen, ohne dass ein logischer Zusammenhang besteht. Handlungen können unter dem Diktat einer bestimmten Zahl stehen; so muss eine Verrichtung beispielsweise immer 7-mal wiederholt werden. Gelingt dies nicht, muss die Arbeit noch einmal von vorn begonnen werden, um ein Unglück zu verhindern.

Weitere Zwangsformen

Primäre zwanghafte Langsamkeit Alle Tätigkeiten werden im Zeitlupentempo durchgeführt.

Sammeln, Stapeln, Horten In der Wohnung entstehen Platzmangel und Unordentlichkeit durch das Sammeln von Besitztümern. So werden z. B. Zeitungen, kostenlose, gekaufte oder gestohlene Gegenstände, leere Mülltüten etc. gehortet. Die Nutzung der Räumlichkeiten wird beeinträchtigt. Betroffene können sich von diesen Dingen nicht trennen.

→ **Update** Neu in der ICD-11 unter 6B24 „Pathologisches Horten".

Trichotillomanie (➤ Kap. 11.2). Dieses Krankheitsbild zählt in der ICD-10 nicht zu den Zwangsstörungen, ist ihnen aber sehr ähnlich (F63.3 Abnorme Gewohnheiten/Störungen der Impulskontrolle). Es besteht der unwiderstehliche Impuls, sich die Haare auszureißen. Die Folge ist ein sichtbarer Haarverlust.

Dermatillomanie Hierbei handelt es sich um ein zwanghaftes Aufkratzen von Pickeln oder anderen Hautunreinheiten. Diese Störung tritt insbesondere unter Stress auf und kann zu schweren Entzündungen der Haut führen (Skin-Picking-Störung).

→ **Update** Die Trichotillomanie und die Skin-Picking-Störung werden in der ICD-11 den körperbezogenen repetitiven Verhaltensstörungen zugerechnet.

MERKE
Wasch- und Kontrollzwänge sind die häufigsten Symptome bei Zwangsstörungen.

Verlauf

Zwangserkrankungen beginnen meist in der Jugend oder im frühen Erwachsenenalter (15–25 Jahre), aber auch ein Beginn in der Kindheit ist möglich. Die Krankheit kann sowohl schleichend einsetzen als auch durch ein bestimmtes Ereignis ausgelöst werden (insbesondere Waschzwänge). Zwangsstörungen haben die Tendenz zu chronifizieren. Oft vergehen viele Jahre, bevor eine Therapie begonnen wird. Die Kranken halten ihre Symptome verborgen und wenden eine hohe Energie auf, um ihren beruflichen und sozialen Verpflichtungen nachkommen zu können.

In vielen Fällen entwickeln sich im Krankheitsverlauf depressive Symptome, teils mit akuter Suizidgefahr (➤ Kap. 15.1). Ebenso kann es zur Abhängigkeit von Alkohol und Medikamenten (meist Benzodiazepinen) kommen (➤ Kap. 6). Auch die sozialen Folgen der Erkrankung sind schwerwiegend. Zwänge haben die Tendenz, sich auszuweiten und immer mehr Lebensbereiche zu durchdringen. Dies führt zu sozialem Rückzug und Isolierung bis hin zu Verwahrlosung.

Diagnostik

Die Diagnose setzt ein Vorhandensein der Symptome seit mindestens 2 Wochen voraus. Um Krankheitswert zu haben, müssen die Zwangssymptome psychisches Leiden hervorrufen, zeitraubend sein, den normalen Tagesablauf beeinträchtigen und sich auf die beruflichen Leistungen auswirken. Da Zwangsstörungen stark schambesetzt sind, muss im Erstgespräch oft gezielt danach gefragt werden.

Differenzialdiagnostik

- **Angststörungen** (➤ Kap. 9.1): Es besteht eine enge Beziehung zwischen Angst- und Zwangsstörungen. Bei Angststörungen fühlen sich Betroffene einer Situation ausgeliefert, ohne dass als unsinnig empfundene Zwangsinhalte bestehen. Sie haben nicht das Gefühl, die Angst durch rituelle Handlungen verringern zu können. Zwangserkrankte hingegen verspüren

Angst, die sie durch Zwangshandlungen minimieren können. Sie befürchten ansonsten eine mögliche Katastrophe, für die sie verantwortlich sind.

- **Psychotischer Wahn** (➤ Kap. 4.9): Im Gegensatz zu Wahnkranken wissen Zwangserkrankte, dass ihre Sorgen übertrieben sind. Im Wahn wird das Zwangsverhalten oft empfunden, als sei es „von außen gemacht" oder als werde es von Stimmen befohlen.
- **Depression** (➤ Kap. 8.1): Häufig wird eine Zwangsstörung von einer Depression begleitet. Teils können sich bei einer schweren Depression aber auch Zwangssymptome einstellen (anankastische Depression). Die genaue Unterscheidung fällt daher oft schwer. Im Zweifelsfall lautet die Empfehlung der ICD-10, die Diagnose einer Depression zu vergeben oder im Akutfall die Störung zu diagnostizieren, die sich zuerst entwickelt hat.
- **Anankastische (zwanghafte) Persönlichkeitsstörung** (➤ Kap. 11.1): Nur bei 10 % der Betroffenen mit einer Zwangsstörung liegt auch eine zwanghafte Persönlichkeitsstörung vor. Diese ist charakterisiert durch ein ausgeprägtes Streben nach Ordentlichkeit, Perfektion und Kontrolle. Es bestehen jedoch keine Zwangsgedanken oder Zwangshandlungen. Das eigene Verhalten wird nicht als übertrieben oder sinnlos erachtet.
- **Organisch bedingte Störungen:** Neben der differenzialdiagnostischen Abklärung anderer psychischer Erkrankungen muss auch ausgeschlossen werden, dass die Zwangsstörung im Rahmen einer organischen Erkrankung (z. B. Enzephalitis oder Intoxikation) auftritt.
- **Tic-Störungen** (➤ Kap. 14.5): Sehr viele Patienten mit Tourette-Syndrom haben die zusätzliche Diagnose einer Zwangsstörung. Die Abgrenzung kann Schwierigkeiten bereiten. Ein möglicher Hinweis ist das Erkrankungsalter.
- **Essstörungen** (➤ Kap. 10.1): Menschen mit einer Anorexia nervosa zeigen bezüglich ihres Essverhaltens oft zwanghaftes Verhalten. Die Diagnose einer zwanghaften Störung sollte erst vergeben werden, wenn weitere Lebensbereiche von zwanghaftem Denken oder Handeln betroffen sind.

Komorbidität

Begleitend können u. a. auftreten:

- Angststörungen (➤ Kap. 9.1)
- Affektive Störungen (➤ Kap. 8)
- Zwanghafte Persönlichkeitsstörung (➤ Kap. 11)
- Tic-Störungen (➤ Kap. 14.5)
- ADHS (➤ Kap. 14.1)
- Substanzmissbrauch (➤ Kap. 6)
- Posttraumatische Belastungsstörung (➤ Kap. 9.3)

Therapie

Früher galten Zwangsstörungen als nicht erfolgreich behandelbar. Eine Kombination aus Medikation und Psychotherapie zeigt heute sehr viel bessere Ergebnisse. Selten gelingt ein vollständiges Verschwinden der Problematik, es kann jedoch ein guter Umgang mit den Symptomen und eine starke Verringerung des Leidensdrucks erreicht werden. Bei einem Viertel der Betroffenen bleiben die Symptome trotz Therapie bestehen.

Medikamentöse Therapie

Teilweise können Antidepressiva eine Zwangsstörung mildern, manchmal sogar gänzlich beseitigen. Eingesetzt werden vor allem SSRIs und SSNRIs (➤ Kap. 17.2.1). Zeigen diese Wiederaufnahmehemmer keine ausreichende Wirkung, ist das trizyklische Antidepressivum Clomipramin das Mittel der Wahl. Der Erfolg der medikamentösen Therapie sollte frühestens nach 6–12 Wochen beurteilt werden. Meist ist mit einer sehr langen Behandlungsdauer zu rechnen.

Psychotherapie

Kognitive Verhaltenstherapie (➤ Kap. 16.2.2).

- **Expositionstraining:** Die Betroffenen werden mit Unbehagen auslösenden Situationen konfrontiert. Gleichzeitig wird verhindert, dass die auftretende Anspannung in der bisher üblichen Weise durch Zwangshandlungen vermindert wird (Reaktionsverhinderung). Die Erkrankten lernen, mit den entstehenden Spannungsgefühlen anders umzugehen und erleben, dass die Anspannung nach einer Zeit von allein abebbt und

9

dass bei Unterlassen der Zwangshandlung keine Katastrophe eintritt. Die Reizkonfrontation kann abgestuft (graduiert) oder massiv erfolgen. Eine massive Reizkonfrontation ist zwar effektiver, für viele Betroffene jedoch überfordernd. Um der Gefahr von Therapieabbrüchen zu begegnen, wird oft graduiert vorgegangen. Anfangs empfehlen sich 1- bis 2-stündige Sitzungen, die 2- bis 3-mal wöchentlich stattfinden. Anders als bei Angststörungen kommt es viel seltener zu einer Generalisierung des Behandlungserfolgs. Die Erkrankten müssen noch lange Zeit selbstständig Reizkonfrontationsübungen durchführen.
- **Training sozialer Kompetenz:** Oft gehen die Fähigkeiten zum Umgang mit anderen Menschen im langjährigen Krankheitsverlauf verloren; diese können z. B. in Rollenspielen wieder eingeübt werden.
- **Kognitive Therapie:** Besonders bei Zwangsgedanken werden Techniken der Kognitiven Therapie eingesetzt. Die Gedankenmuster werden einer genauen Analyse unterzogen, und die mit den Zwangssymptomen verbundenen Befürchtungen und Interpretationen werden bearbeitet.

Familientherapie (➤ Kap. 16.2.8) Bei der Einbeziehung von Familie und Partnern in die Therapie versucht man vor allem beratend und aufklärend dafür zu sorgen, dass die Familie dazu beiträgt, die Zwangsdynamik aufzulösen. Oft sind Familienmitglieder selbst Teil des Zwangssystems. In der Annahme, den Betroffenen damit zu helfen, übernehmen sie z. B. Kontrollen oder die „Dekontamination" der eigenen Kleidung. Ein weiterer wichtiger Aspekt der Familientherapie ist, dem sozialen Rückzug und der Isolation der Erkrankten entgegenzuwirken.

Psychodynamische Therapie (➤ Kap. 16.2.1) Tiefenpsychologische Psychotherapie scheint bei Zwangsstörungen nicht so effektiv zu sein wie Verhaltenstherapie.

Weitere therapeutische Maßnahmen

Manche Patienten profitieren im Rahmen von **Selbsthilfegruppen** sehr von der Unterstützung durch andere Betroffene (➤ Kap. 2.2).

9

9.3 Belastungs- und Anpassungsstörungen

Belastungs- und Anpassungsstörungen sind psychische Reaktionen, die eindeutig auf außergewöhnlich belastende Lebensereignisse zurückzuführen sind. Sie unterscheiden sich hinsichtlich der Schwere des auslösenden Ereignisses, der Schwere der Symptomatik und des Zeitpunktes ihres Auftretens.

LERNHINWEIS !!!

In der Regel dauert es eine gewisse Zeit, bis sich Lernende an die Begrifflichkeiten gewöhnt haben. Prüfungsrelevant ist insbesondere die posttraumatische Belastungsstörung (PTBS). Da die Betroffenen in ihrer Alltagsbewältigung sehr stark beeinträchtigt sind, bedarf es umfassender Kenntnisse des Krankheitsbildes und eines traumaspezifischen Therapieverfahrens, um sie effektiv behandeln zu können.

PRÜFUNGSTIPP

Sie sollten vor allem drei Kriterien voneinander unterscheiden können, die hinweisgebend für die Diagnostik sind:
- Schwere des Traumas
- Schwere der Symptome
- Zeitfaktor

Ursachen

Disposition:
- Früher nahm man an, dass schwerwiegende Reaktionen auf beeinträchtigende Lebensereignisse Zeichen einer bereits vorher angelegten neurotischen Persönlichkeit seien. Heute geht man davon aus, dass auch gesunde und psychisch stabile Menschen durch traumatisierende Lebensereignisse in schwere seelische Krisenzustände geraten können. Dennoch scheint es biologische Unterschiede zu geben, die dafür verantwortlich sind, dass manche Menschen eine Belastungsreaktion zeigen und andere in derselben Situation nicht. Studien zufolge entwickeln etwa 35 % der Betroffenen nach einer Vergewaltigung eine PTBS. Bei Vietnamveteranen mit PTBS fand man in 25 % der Fälle chronischen Alkoholmissbrauch (bei Veteranen ohne PTBS waren es lediglich 10 %).

- Anfälliger für Anpassungs- und Belastungsstörungen sind auch Menschen mit seelischen Vorerkrankungen, organisch kranke oder alte Menschen.

Traumatisierende Lebensereignisse (traumatische Erfahrungen nach Ursachengruppen):

- **Individuelle Gewalt:** Vergewaltigung, Zeuge oder Opfer von Gewalttaten in der Familie, versuchter Raubmord, Geiselhaft, Körperverletzung, Folter, Entführung
- **Kollektive Gewalt:** Kriegsereignisse, Erlebnisse in Luftschutzkellern, Vertreibung aus der Heimat, unmenschliche Haftbedingungen (Konzentrationslager), Ausstieg aus Sekten
- **Naturkatastrophen:** Überschwemmung, Feuer, Blitzeinschlag, Lawinenunglück, Erdbeben
- **Technische Katastrophen:** Flugzeugabsturz, schwerer Autounfall, Explosion, Arbeitsunfall, Chemieunfall
- **Körperliche oder psychische Extrembelastungen:** schwere Verbrennungen, überlebter Herzstillstand, schwerer allergischer Schock, andere lebensbedrohliche Erkrankungen
- **Häufigkeit des Auftretens traumatisierender Erfahrungen:**
  - Einmaliges Ereignis, z. B. Unfall oder Überfall
  - Lang andauernde bzw. wiederholte traumatische Erfahrungen, z. B. Krieg oder wiederholtes Erleben von gewalttätigen oder sexuellen Übergriffen in der Familie

Klassifikation

ICD-10 F43 Reaktionen auf schwere Belastungen und Anpassungsstörungen

- F43.0 Akute Belastungsreaktion
- F43.1 Posttraumatische Belastungsstörung
- F43.2 Anpassungsstörung

Bei Anpassungsstörungen können laut ICD-10 außerdem die Erscheinungsformen differenziert werden (depressive Reaktion, Angst und depressive Reaktion gemischt, Störungen des Sozialverhaltens).
Des Weiteren sind in diesen Abschnitt auch Belastungs- und Anpassungsstörungen von Kindern und Jugendlichen eingeschlossen.

ICD-11 6B4 Störungen, die spezifisch Stress-assoziiert sind

- 6B40 Posttraumatische Belastungsstörung
- 6B41 Komplexe posttraumatische Belastungsstörung
- 6B42 Anhaltende Trauerstörung
- 6B43 Anpassungsstörung
- 6B44 Reaktive Bindungsstörung
- 6B45 Störung der sozialen Bindung mit enthemmtem Verhalten

→ **Update** Sowohl die reaktive Bindungsstörung als auch die Störung der sozialen Bindung mit enthemmtem Verhalten wurden in der ICD-10 unter F9 Verhaltens- und emotionale Störungen mit Beginn in der Kindheit und Jugend kodiert. Neu aufgenommen in der ICD-11 wurde die komplexe posttraumatische Belastungsstörung.

Symptome

Akute Belastungsreaktion

- Zu Beginn Gefühl von Betäubung, Empfindungslosigkeit
- Zeichen panischer Angst mit Herzklopfen, Schwitzen, Zittern
- Unruhe, Überaktivität
- Verzweiflung, depressive Symptome, sozialer Rückzug
- Teilweise oder vollständige Amnesie bezüglich des Belastungsgeschehens möglich

Zeitkriterium Beginn meist unmittelbar nach dem Ereignis und Abklingen der Symptome nach 2–3 Tagen.

Posttraumatische Belastungsstörung (PTBS)

Wiederholtes Erleben des Traumas:

- Ständiges Wiedererleben des Traumas in Gedanken, Albträumen oder Flashbacks
- Vermeiden von Reizen (Trigger), die an das Trauma erinnern
- Heftige seelische oder körperliche Reaktionen durch Reize, die an das Ereignis erinnern (z. B. Jahrestag des Ereignisses)

Emotionaler und sozialer Rückzug:

- Unfähigkeit, sich an zuvor angenehmen Tätigkeiten zu erfreuen
- Reduzierte Fähigkeit, Gefühle zu empfinden
- Quälende Schuldgefühle bezüglich anderer Betroffener (vor allem bei überlebenden Opfern gegenüber den nicht Überlebenden)

- Verminderte affektive Schwingungsfähigkeit (oft im Bereich von Intimität und Zärtlichkeit)
- Gleichgültigkeit und Teilnahmslosigkeit gegenüber anderen Menschen und sozialem Umfeld

Nervliche und körperliche Übererregtheit:

- Schlafstörungen (Ein- oder Durchschlafstörungen, Albträume)
- Angst vor dem Alleinsein, teils mit Kontrollzwängen (Sind Türen und Fenster wirklich verschlossen?)
- Schreckhaftigkeit
- Ständiges Gefühl des Bedrohtseins

Psychische Symptome:

- Gereizte Stimmung
- Dissoziative Zustände
- Depersonalisation/Derealisation
- Psychosomatische Beschwerden
- Selbstschädigendes und impulsives Verhalten
- Suizidgedanken/Suizidalität
- Amnesie bezüglich des traumatischen Geschehens möglich

Zeitkriterium Die Beschwerden treten meist verzögert auf. Sie beginnen oft erst einige Wochen nach dem traumatisierenden Ereignis und/oder halten Monate an. Die Symptomatik sollte jedoch innerhalb von 6 Monaten ausgebrochen sein. Sie ist umso ausgeprägter,

- je größer die eigene Gefährdung und Betroffenheit war,
- je mehr Todesgefahr oder Verletzung direkt erlebt wurde,
- je enger und persönlicher die Beziehung zum Täter war,
- je länger das traumatische Geschehen andauerte.

Anpassungsstörung

- Emotionale Beeinträchtigung durch depressive Stimmung, Angst und Besorgnis
- Gefühl, alltägliche Dinge nicht bewältigen zu können.
- Befürchtung, sich in der Situation nicht mehr zurechtzufinden.
- Bei Jugendlichen ist aggressives oder dissoziales Verhalten möglich.
- Bei Kindern können Zeichen der Regression wie Bettnässen, Daumenlutschen oder Babysprache auftreten.

Zeitkriterium Die Störung beginnt innerhalb der ersten 4 Wochen nach dem belastenden Ereignis und dauert meist nicht länger als 6 Monate an.

Formen

Anpassungs- und Belastungsstörungen werden erst seit etwas mehr als 30 Jahren als eigenständige Störungsbilder angesehen. Seitdem haben Forschung und Therapie große Fortschritte gemacht. Obwohl es problematisch ist, leidvolle Erfahrungen von Menschen zu bewerten, ist es wissenschaftlich sinnvoll, Ereignisse zu unterscheiden, die „nur" belastend sind, während andere als extrem traumatisierend gelten. Menschen reagieren, je nach individueller Vulnerabilität, auf ähnliche Ereignisse zudem sehr unterschiedlich. Deutlich sollte sein, dass ein Arbeitsplatzverlust von den meisten Menschen anders verarbeitet wird als ein gewalttätiger Übergriff.

In der Gruppe der Belastungs- und Anpassungsstörungen werden nach ICD-10 drei Unterformen unterschieden. Die ICD-11 erfasst unter der 6B4x weitere Stress-assoziierte Störungen (siehe Klassifikation).

Akute Belastungsreaktion

Diese ist eine vorübergehende Reaktion bei einer bisher psychisch unauffälligen Person. Sie entsteht aufgrund schwerwiegender Ereignisse und tritt meist sofort nach dem Belastungsgeschehen auf. Nach 2–3 Tagen gehen die Symptome im Allgemeinen von allein zurück, möglich ist dies jedoch auch innerhalb von einigen Stunden. Beispiele für belastende Lebensereignisse sind Gefahr für Leib und Leben der betroffenen Person oder von Angehörigen (z. B. durch einen Unfall oder ein Verbrechen), der Tod nahestehender Menschen, Arbeitsplatz- oder finanzieller Verlust. Ältere Bezeichnungen: akute Krisenreaktion, psychischer Schock.

Posttraumatische Belastungsstörung (PTBS)

Die PTBS ist eine verzögerte, schwerwiegende Reaktion auf extrem traumatische Ereignisse (lebensbedrohliche Situationen), die mit dem Erleben von Furcht, Ohnmacht und Entsetzen einhergegangen sind und bei jedem Menschen eine psychische Beeinträchtigung hervorrufen würden. Betroffene haben selbst unmittelbare Gefahr für Leib und Leben ausgestanden oder schwerwiegende Ereignisse direkt beobachtet oder miterlebt. Beispiele für extrem traumatisierende Lebensereignisse sind Vergewaltigung, Kriegserfahrungen, Gewaltverbrechen, Naturkatastrophen, Entführung, Gefangenschaft, Folter, Unfälle, die Diagnose einer lebensbedrohlichen Krankheit oder unangemessene sexuelle Erfahrungen bei Kindern. Besonders schwer traumatisierend scheinen Ereignisse zu sein, die willentlich durch Menschen hervorgerufen wurden (z. B. Folter, Vergewaltigung, sexueller Missbrauch). Ältere Bezeichnungen: Fremdneurose, traumatische Neurose.

→ **Update** Bei der in der ICD-11 neu kodierten komplexen PTBS kommen zu den Symptomen der PTBS drei weitere Kriterien zur Diagnosestellung hinzu:

Alle diagnostischen Voraussetzungen für eine PTBS sind erfüllt. Darüber hinaus ist die komplexe PTBS gekennzeichnet durch
1) schwere und anhaltende Probleme bei der Affektregulierung;
2) Überzeugungen über die eigene Person als vermindert, besiegt oder wertlos, begleitet von Scham-, Schuld- oder Versagensgefühlen im Zusammenhang mit dem traumatischen Ereignis, und
3) Schwierigkeiten, Beziehungen aufrechtzuerhalten und sich anderen nahe zu fühlen

www.bfarm.de

Anpassungsstörungen

Hier werden Reaktionen auf entscheidende Lebensveränderungen oder belastende Ereignisse, die mit emotionalen Störungen und Leidempfinden einhergehen, abgebildet. Die Reaktionen sind nicht so ausgeprägt wie bei der PTBS und dauern nicht so lange an, und das auslösende Ereignis ist nicht als extrem traumatisierend anzusehen. Ältere Bezeichnungen: abnorme Trauerreaktion, Kulturschock, reaktive Depression.

→ **Update** Die abnorme Trauerreaktion wird in der ICD-11 als Anhaltende Trauerstörung unter 6B42 kodiert.

Verlauf

- **Akute Belastungsreaktion:** Meist klingt eine akute Belastungsstörung innerhalb von 2–3 Tagen auch ohne therapeutische Unterstützung wieder ab.
- **Posttraumatische Belastungsstörung (PTBS):** Der Verlauf ist wechselhaft. Bei 50 % der Patienten gehen die Symptome nach einigen Monaten von allein zurück. In einem Drittel der Fälle nimmt die Störung einen chronischen Verlauf. Bei Nachuntersuchungen berichteten viele Holocaust-Opfer auch nach 4 Jahrzehnten noch von belastenden Bildern. **Bei sehr langem Verlauf oder nach lang andauernden extremen Belastungen** (z. B. Folter, Geiselhaft) **kann die Störung in eine andauernde Persönlichkeitsänderung (ICD-10 F 62.0)** mit folgenden in der ICD-10 genannten Symptomen **übergehen:**
  - Feindliche oder misstrauische Haltung gegenüber der Welt
  - Sozialer Rückzug
  - Gefühle der Leere und Hoffnungslosigkeit
  - Chronisches Gefühl von Nervosität wie bei ständigem Bedrohtsein
  - Entfremdung

  Um diese Diagnose zu stellen, muss die Persönlichkeitsänderung mindestens über 2 Jahre bestehen.
- **Anpassungsstörungen:** dauern selten länger als 6 Monate.

Diagnostik

Die Diagnose im Rahmen der klassischen Befunderhebung setzt immer den eindeutigen Zusammenhang zwischen den Beschwerden und dem auslösenden Belastungsfaktor voraus.

Differenzialdiagnostik

Von Anpassungs- und Belastungsstörungen sind insbesondere abzugrenzen:

- **Depression** (➤ Kap. 8.1): Die Symptomatik einer Anpassungs- und Belastungsstörung kann die Kriterien einer Depression erfüllen. Im Zu-

sammenhang mit Anpassungsstörungen können kurze oder längere depressive Reaktionen nach ICD-10 verschlüsselt werden.
- **Angststörungen** (➤ Kap. 9.1): Anpassungs- und Belastungsstörungen gehen in ihrer Symptomatik häufig mit Angst- und Paniksymptomen einher.
- **Dissoziative Störungen** (➤ Kap. 9.4): Sowohl die akute Belastungsreaktion als auch die PTBS können mit Amnesie einhergehen.
- **Organische psychische Störungen** (z. B. nach Kopfverletzungen) (➤ Kap. 5)
- **Störungen aufgrund psychotroper Substanzen** (z. B. Alkohol) (➤ Kap. 6)
- Einfache **Trauer**
- Bei **Kindern** muss differenzialdiagnostisch eine **Trennungsangst** (➤ Kap 14.3) ausgeschlossen werden. Diese geht häufig, wie auch Anpassungsstörungen, mit regressiven Symptomen einher.

Komorbidität

Begleitend können u. a. auftreten:
- Affektive Störungen (➤ Kap. 8)
- Angststörungen (➤ Kap. 9.1)
- Substanzmissbrauch (➤ Kap. 6)
- Persönlichkeitsstörungen (vor allem Borderline-PS) (➤ Kap. 11.1)
- Störungen des Sozialverhaltens (➤ Kap. 14.2)

Therapie

Während sich Anpassungsstörungen und akute Belastungsstörungen oft von allein zurückbilden oder zumindest mit psychologischer Unterstützung bessern lassen, ist die Behandlung der PTBS sehr viel schwieriger. Zwar haben sich in den vergangenen Jahren effektive therapeutische Ansätze entwickelt, jedoch sollte die Behandlung **hierfür speziell ausgebildeten Therapeuten vorbehalten** bleiben. Häufig fordern die Betroffenen selbst vehement nach einer Bearbeitung der Störung, bei unsachgemäßer Therapie und ohne ausreichende Vorbereitung kann es jedoch schnell zu einer Retraumatisierung kommen. Auch die Belastung für die Behandelnden darf nicht unterschätzt werden (Psychotraumatologie, ➤ Kap. 16.2.4).

Medikamentöse Therapie

Zur Unterstützung der psychotherapeutischen Behandlung können zeitlich begrenzt **Antidepressiva** und selten auch **Anxiolytika** gegeben werden. Bei akuten Erregungszuständen kommen neben Beruhigungsmitteln auch **Antipsychotika** zum Einsatz.

Psychotherapie

EMDR (Eye Movement Desensitization and Reprocessing) (➤ Kap. 16.2.4). Diese für Traumabehandlungen spezifische Therapieform wurde zu Beginn der 1990er-Jahre entwickelt. Die Wirkmechanismen sind noch nicht endgültig erforscht. Nach ausgiebiger Vorbereitung der Betroffenen werden mittels Augenbewegungen beide Gehirnhälften stimuliert. Dadurch werden Verarbeitungs- und Reintegrationsprozesse angeregt.

Hypnotherapie nach Erickson (➤ Kap. 16.2.6). Mittels imaginativer Techniken und Suggestionen lernen die Betroffenen, die Kontrolle über unwillkürlich auftretende Bilder (Flashbacks) zu erlangen. Es werden eigene, individuelle Ressourcen gefunden, um mit den Ereignissen umzugehen und die eigene Handlungskompetenz wiederzuerlangen.

9.4 Dissoziative Störungen

Kennzeichen dissoziativer Störungen (lat. „dissociatio": Spaltung, Trennung) sind teilweise oder vollständige Entkopplungen von seelischen und körperlichen Funktionen. In der Folge entstehen sehr unterschiedliche Symptome, die sich auf die Wahrnehmung der eigenen Identität, das Gedächtnis, die Körperwahrnehmung oder Körperfunktionen beziehen. Synonyme: Konversionsstörung, hysterische Neurose.

LERNHINWEIS !!

Da das Konzept der dissoziativen Störungen in sich nicht immer schlüssig und logisch ist, haben viele Lernende Schwierigkeiten, es sich einzuprägen. Dessen ungeachtet müssen Sie die verschiedenen Untergruppen der dissoziativen Störungen und ihre wichtigsten Symptome lernen und kennen. Vor allem in der schriftlichen Prüfung wird regelmäßig danach gefragt.

PRÜFUNGSTIPP

Bei dissoziativen Störungen sind fachärztliche Untersuchungen zwingend notwendig, um organische Ursachen auszuschließen.

Dissoziative Störungen äußern sich sehr unterschiedlich. So gibt es z. B. Menschen, die nach einem belastenden Ereignis unter Erinnerungsverlusten leiden, andere Betroffene zeigen Beeinträchtigungen in ihrem Selbsterleben, wieder andere sind nicht mehr in der Lage, sich zu bewegen oder zu sprechen. Häufig treten dissoziative Störungen in der Folge traumatischer Ereignisse auf oder entwickeln sich aufgrund unlösbarer Konflikte in sozialen Beziehungen.

Frauen erkranken häufiger als Männer (3:1). Die Krankheit beginnt meist in der Adoleszenz oder im jungen Erwachsenenalter.

Exkurs: Konversion

Wichtig für das Verständnis der dissoziativen Störungen ist das Konzept der Konversion. Darunter versteht man die Umsetzung eines seelischen Konflikts in körperliche Symptome. Ausführliche Beispiele schildert Sigmund Freud (1856–1939) in der Entstehungsphase der Psychoanalyse. Zu jener Zeit wurden dissoziative Symptome als Zeichen einer „Hysterie" angesehen. Einen seiner ersten beschriebenen Fälle beobachtete Freud bei einem Studienaufenthalt in dem seinerzeit berühmten Hôpital de la Charité in Paris. Dort behandelte Jean-Martin Charcot, Neurologe und leitender Arzt der Einrichtung, eine gelähmte Patientin, die unter Hypnose aus ihrem Rollstuhl aufstehen und umhergehen konnte – ein Beweis dafür, dass die Symptome psychischer und nicht körperlicher Natur waren.

Ursachen

- **Psychodynamische Theorie:** Die ersten Theorien über die Entstehung von Konversionssymptomen (→ Kasten) stammen aus der Frühzeit der Psychoanalyse. Freud ging davon aus, dass Fälle von „Hysterie" durch unbewusste Konflikte aus dem Bereich der psychosexuellen Entwicklung entstehen, wobei dem Ödipuskomplex eine zentrale Rolle zukommt. Heutige psychoanalytische Theorien fassen das Modell der Konversion weiter (➤ Kap. 16.2.1, ➤ Kap. 1.4.2). Unerfüllte Triebwünsche und verdrängte, unbewusste Konflikte zeigen sich in Form körperlicher Symptome. Diese haben Symbolcharakter und sprechen bisweilen eine deutliche Sprache. So kann z. B.
  - eine Lähmung der Beine anzeigen, dass jemand „nicht mehr weitergehen will",
  - eine Sehstörung deutlich machen, dass jemand „nicht hinschauen möchte", und
  - eine Schluckstörung signalisieren, dass jemand etwas „nicht schlucken (= hinnehmen) möchte".

  Konversionssymptome haben Appellcharakter und zielen auf Entlastung von äußeren und inneren Konflikten ab. Durch den Ausdruck des Konflikts in symbolischer Form wird die Psyche durch das Nachlassen innerer Anspannung entlastet. Verdrängte Triebe erfahren durch die Symptomatik eine gewisse Befriedigung, was als **primärer Krankheitsgewinn** bezeichnet wird. Durch Reaktionen der Umwelt wie z. B. Rücksichtnahme, Schonung oder sogar Berentung erfahren die Kranken einen **sekundären Krankheitsgewinn,** der sich verstärkend auf die Aufrechterhaltung der Störung auswirken kann (➤ Tab. 9.3).
- **Lerntheoretische Aspekte:** Verhaltenstherapeutisch wird davon ausgegangen, dass bestimmte Bewegungen, die häufig ihren Ursprung in „primitiven" Bewegungsmustern haben, in belasteten Situationen eine Verstärkung erfahren und als entlastend erlebt werden. Der Krankheitsgewinn

Tab. 9.3 Primärer und sekundärer Krankheitsgewinn (nach Shaw und Eustachi 2009*)

Primärer Krankheitsgewinn	Innere Vorteile, die durch die neurotischen Symptome für den Patienten entstehen: • Inneren Konflikten kann ausgewichen werden. • Das Innerseelische erfährt eine Entlastung.
Sekundärer Krankheitsgewinn	Äußere Vorteile, die sich durch Krankheitssymptome ergeben, z. B.: • Vermeiden unangenehmer Tätigkeiten • Sorge und Sympathie von Familie und Freunden • Finanzielle Vorteile durch Arbeitsunfähigkeit (Berentung) • Druckmittel in der Partnerbeziehung

* Shaw R, Eustachi A. Somatoforme Störungen. München: Elsevier Urban & Fischer 2009.

9

verstärkt und unterhält diese Verhaltensweisen (➤ Tab. 9.3). Ein weiterer lerntheoretischer Ansatz sieht die Symptome als in der Kindheit erlerntes Schutzverhalten in traumatischen Situationen. Die betreffenden Personen schützen sich durch eine Art Selbsthypnose. Auch das Modelllernen an nahen Angehörigen spielt evtl. eine Rolle bei der Entstehung von Konversionssymptomen.
- **Neurobiologische Faktoren:** Neuere Befunde zeigen Veränderungen im Neurotransmittersystem und Auffälligkeiten im vorderen Teil des Frontallappens sowie im limbischen System und im Thalamus. Ebenso scheint die zentrale Informationsverarbeitung verändert zu sein. Im Gegensatz zu den meisten anderen psychischen Störungen werden dissoziative Störungen eindeutig als psychogen (durch seelische Prozesse hervorgerufen) angesehen.

Klassifikation

ICD-10 F44 Dissoziative Störungen (Konversionsstörungen)
- F44.0 Dissoziative Amnesie
- F44.1 Dissoziative Fugue
- F44.2 Dissoziativer Stupor
- F44.3 Trance- und Besessenheitszustände
- F44.4 Dissoziative Bewegungsstörungen
- F44.5 Dissoziative Krampfanfälle
- F44.6 Dissoziative Sensibilitäts- und Empfindungsstörungen
- F44.7 Dissoziative Störungen (Konversionsstörungen), gemischt
- F44.80 Sonstige dissoziative Störungen (Ganser-Syndrom)
- F44.81 Sonstige dissoziative Störungen (Multiple Persönlichkeitsstörung)
- F48.1 Depersonalisations-/Derealisationssyndrom

ICD-11 6B6 Dissoziative Störungen
- 6B60 Dissoziative Störungen mit neurologischen Symptomen

→ **Update** Durch einen Punkt und eine Nachstelle der 6B60 findet eine Zuordnung der neurologischen Symptomatik statt, z. B. 6B60.0 Dissoziative Störung mit neurologischen Symptomen: Sehstörung

- 6B61 Dissoziative Amnesie

→ **Update** Auch hier besteht die Möglichkeit, eine dissoziative Amnesie durch eine Nachstelle genauer zu beschreiben, z. B. 6B61.0 Dissoziative Amnesie mit dissoziativer Fugue.

- 6B62 Trance-Störung
- 6B63 Besessenheits-Trance-Störung
- 6B64 Dissoziative Identitätsstörung
- 6B65 Partielle dissoziative Identitätsstörung
- 6B66 Depersonalisations- oder Derealisationsstörung
- 6B6Y Sonstige näher bezeichnete dissoziative Störungen
- 6B6Z Dissoziative Störungen, nicht näher bezeichnet

Formen und Symptome

Dissoziative Amnesie

Es besteht Erinnerungsverlust an wichtige, kurz zurückliegende, oft traumatische Ereignisse. Die Amnesie kann einen bestimmten Zeitabschnitt (lokalisierte Amnesie) oder bestimmte Inhalte (selektive Amnesie) betreffen. Meist tritt sie plötzlich auf und endet ebenso plötzlich. Insgesamt tritt die dissoziative Amnesie selten auf, mit einer Häufung in Kriegszeiten und bei Naturkatastrophen. Am häufigsten sind junge Erwachsene betroffen.

Dissoziative Fugue (frz.: Ausreißen, Flucht)

Es kommt zu einem unbegründeten, plötzlichen, für die Betreffenden selbst nicht nachvollziehbaren Weggehen von zu Hause oder vom Arbeitsplatz, oft mit Zeichen einer dissoziativen Amnesie und Annahme einer neuen Identität. Betroffene verhalten sich in diesem Zustand meist völlig unauffällig und geordnet. Die Symptome können mehrere Tage, in seltenen Fällen auch über einen längeren Zeitraum bestehen.

Dissoziativer Stupor

Die Betroffenen zeigen eine Verringerung oder ein gänzliches Fehlen willkürlicher Bewegungen mit verringerter oder fehlender Reaktion auf äußere Reize: fast bewegungsloses Sitzen oder Liegen über längere Zeit, ohne zu schlafen oder bewusstlos zu sein. Der Zustand geht zumeist mit fehlender Sprache einher. Der Stupor darf nicht durch körperliche oder andere psychiatrische Erkrankungen verursacht sein. Das z. T. gänzliche Fehlen von Reaktionen auf äußere Reize

(z. B. Nadelstiche) zeigt, dass Betroffene die Symptomatik nicht einfach nur „vorspielen".

Trance- und Besessenheitszustände

Die Zustände treten im Alltag und nicht im Zusammenhang mit religiösen oder anderen Ritualen auf. Es kommt zu einem veränderten Bewusstsein, ebenso ist die Aufmerksamkeit deutlich eingeschränkt. Die Empfänglichkeit für Umgebungsreize ist unvollständig, und zeitweilig tritt ein Verlust der persönlichen Identität auf. Häufig sind Bewegungen und Äußerungen eingeschränkt, oft werden sie mehrfach wiederholt. Dieser Zustand kann so weit gehen, dass die Betroffenen wie von einem Geist besetzt wirken.

Dissoziative Bewegungsstörungen

Diese häufigste Unterform der dissoziativen Störungen erweckt meist den Eindruck einer neurologischen Erkrankung. Es kommt zu einem vollständigen oder teilweisen Verlust der Bewegungsfähigkeit eines oder mehrerer Körperteile mit Lähmungen, Tremor (Zittern, Schütteln), Ataxie (Störung der Bewegungskoordination, z. B. Gangstörungen), Astasie (Unfähigkeit zu stehen) oder Abasie (Unfähigkeit zu gehen).

Dissoziative Krampfanfälle

Dissoziative Krampfanfälle ähneln epileptischen Anfällen, gehen allerdings nur selten mit Zungenbiss, Sturzverletzungen oder Harnabgang einher. Anstelle von Bewusstseinsverlust (epileptischer Anfall) entwickelt sich ein stupor- oder tranceähnlicher Zustand.

Dissoziative Sensibilitäts- und Empfindungsstörungen

Die Betroffenen beklagen Hautareale mit Taubheit und Unempfindlichkeit. Diese Areale entsprechen aber nicht den klar umschriebenen Versorgungsgebieten (Dermatomen) der Nerven, die bei Erkrankungen der peripheren Nerven betroffen sind. Diese Störungen können von Parästhesien begleitet werden. Teilweise treten Sehstörungen mit Verlust der Sehschärfe, Tunnelsehen oder sogar Blindheit auf. Selten entwickeln sich eine Taubheit oder eine Anosmie (Verlust des Geruchsvermögens).

Ganser-Syndrom

Das Ganser-Syndrom beschreibt das (scheinbare) Vortäuschen einer psychischen Störung mit demonstrativem Vorbeireden, scheinbarem Nichtwissen, falschem Handeln oder Orientierungsstörungen.

Multiple Persönlichkeitsstörung

Die Betroffenen beschreiben und zeigen zwei oder mehr verschiedene Persönlichkeiten innerhalb einer Person. Zu jedem Zeitpunkt ist dabei jeweils nur eine Teilpersönlichkeit nachweisbar. Jede Persönlichkeit ist vollständig und hat ihre eigenen Erinnerungen, Verhaltensweisen und Vorlieben. In nahezu allen Fällen lassen sich schwerwiegende Traumata in der Kindheit nachweisen. Von einigen Fachleuten wird die Existenz dieser Störung als eigenständige Erkrankung angezweifelt. Nach ihrer Meinung handelt es sich dabei eher um eine Variante der Borderline-Persönlichkeitsstörung (➤ Kap. 11.1).

Depersonalisations-/Derealisationssyndrom

Depersonalisationssymptome Dabei wird eine distanzierte, losgelöste Wahrnehmung innerer Prozesse, vor allem eigener Gefühle und Erfahrungen, beklagt. Der eigene Körper kann als fremd und unwirklich erlebt werden, z. T. berichten die Betroffenen auch davon, sich selbst aus einer anderen Position zu betrachten.

Derealisationssymptome Dinge, Menschen oder allgemein die Umgebung wirken verändert, entfernt und unwirklich. Die Betroffenen sind bei klarem Bewusstsein. Sie wissen, dass sich innerlich etwas verändert hat und die qualitativ anders erlebte Wahrnehmung nicht von außen verursacht ist (im Gegensatz zum Fremdbeeinflussungserleben z. B. bei der Schizophrenie).

Verlauf

Zeichen einer dissoziativen Störung treten meist plötzlich und in einem engen zeitlichen Zusammenhang mit psychisch belastenden Situationen auf. Die Symptome verschwinden häufig spontan oder infolge der Veränderung von Lebensbedingungen nach einigen Wochen oder Monaten. Selten kommt es zu chronischen Verläufen. Symptome, die länger als 2 Jahre bestehen, lassen sich häufig therapeutisch nicht mehr beeinflussen. Bei motorischen Störungen besteht die Gefahr bleibender Fehlhaltungen und Kontrakturen.

Diagnostik

Die Diagnose erfordert eine genaue internistische und neurologische Abklärung, um ein körperliches Geschehen sicher auszuschließen. Außerdem muss ein Zusammenhang mit einer aktuellen seelischen Belastung hergeleitet werden können, der die Symptome erklärt. Eine fehlende Übereinstimmung von beschriebenen Beschwerden und anatomischen Gegebenheiten kann wichtige Hinweise geben.

Differenzialdiagnostik

- Die wichtigste Abgrenzung ist die gegenüber organischen, insbesondere **neurologischen Erkrankungen.**
- Bei einer Amnesie sind insbesondere **organische Ursachen** (dann ist zumeist auch das Kurzzeitgedächtnis betroffen), Auswirkungen von **Alkohol- und Drogenmissbrauch** (➤ Kap. 6) (irreversibler Erinnerungsverlust) oder **Schädelverletzungen** (gehen mit retrograder Amnesie einher) auszuschließen.
- Ein dissoziativer Stupor muss immer von einem **Stupor bei Schizophrenie** (➤ Kap. 7) **oder Depression** (➤ Kap. 8) abgegrenzt werden.
- Dissoziative Trancezustände dürfen nur diagnostiziert werden, wenn die Erscheinungen nicht durch Psychosen (vor allem Schizophrenie), organische Hirnerkrankungen, psychotrope Substanzen oder eine multiple Persönlichkeitsstörung ausgelöst wurden.
- Im Rahmen von gutachterlichen Tätigkeiten müssen Ärzte auch an die Möglichkeit von **Simulation** denken.

Therapie

Medikamentöse Therapie

Nur in begründeten **Einzelfällen** werden bei entsprechender Symptomatik **Anxiolytika** (Tranquilizer, ➤ Kap. 17.2.3) oder **Antidepressiva** (➤ Kap. 17.2.1) eingesetzt.

Psychotherapie

Tiefenpsychologische Therapie (➤ Kap. 16.2.1). Eine tiefenpsychologische Therapie sollte folgende Grundsätze einhalten: Es darf keinesfalls der Eindruck erweckt werden, die Symptome der Betroffenen seien nur eingebildet oder vorsätzlich simuliert. Das konfliktzentrierte Vorgehen zielt darauf ab, den Erkrankten schrittweise eine Einsicht in die seelische Entstehung der Beschwerden zu vermitteln. Bei fortgeschrittener Therapie können eine vorsichtige Aufhebung der Verdrängung sowie eine Deutung der Symptomatik erfolgen. Bei multipler Persönlichkeitsstörung wird versucht, eine Integration und Kooperation der verschiedenen Persönlichkeitsanteile zu erreichen.

Hypnotherapie nach Erickson ➤ Kap. 16.2.6.

Traumaspezifische Therapie Im Fall von schweren Traumatisierungen sind traumaspezifische Verfahren wie z. B. **EMDR** (➤ Kap. 16.2.4) einzusetzen.

Weitere therapeutische Maßnahmen

Entspannungsverfahren (➤ Kap. 16.4).

9.5 Somatoforme Störungen

Vorliegen einzelner oder mehrerer körperlicher Beschwerden, die nicht ausreichend durch medizinische Faktoren erklärbar sind. Die Betroffenen fordern trotz negativer Ergebnisse von Voruntersuchungen hartnäckig weitere Diagnostik. Zum Störungsbild gehört darüber hinaus die übermäßige, unbegründete Sorge, an einer schweren körperlichen Krankheit zu leiden. Frühere Bezeichnungen für ähnliche Zustände: psychosomatisches Syndrom, funktionelle Organbeschwerden (z. B. Herzneurose, Herzphobie, Psychalgie).

LERNHINWEIS !!!

Das Konzept der somatoformen Störungen folgt keiner zwingenden Logik. Es ist ratsam, die Unterteilung in die Untergruppen auswendig zu lernen. Sie sollten zudem die spezifischen Symptome zuordnen können.

An einer somatoformen Störung leidende Menschen sind meist lange Zeit in unterschiedlichen fachärztlichen Disziplinen in Behandlung (Allgemeinmedizin, Neurologie, Orthopädie u. a.) (➤ Abb. 9.4). Oft vergehen mehr als 10 Jahre, bis eine somatoforme Störung erkannt und angemessen behandelt wird.

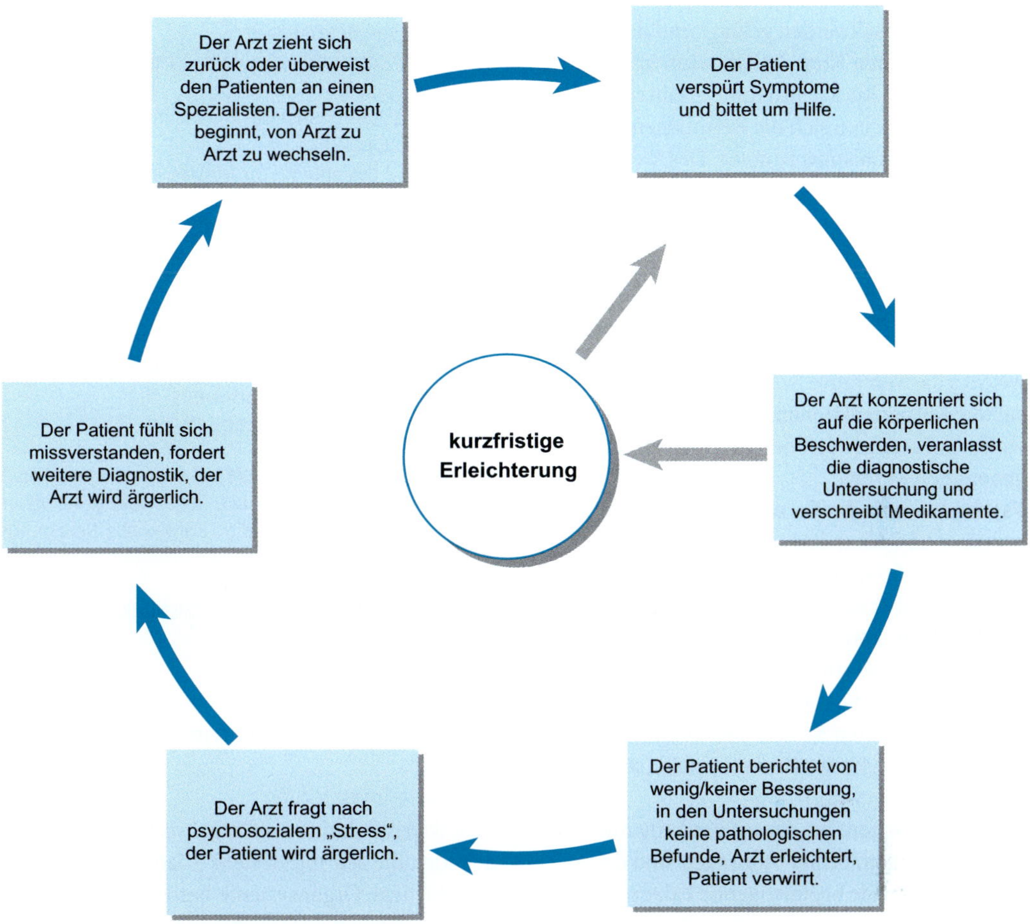

Abb. 9.4 Somatisch fixierter Kreislauf [L157]

Der Kontakt mit den Ärzten gestaltet sich oft schwierig, da die Betroffenen nach immer weiteren Untersuchungen verlangen, häufig die Ärzte wechseln oder auch mehrere gleichzeitig aufsuchen („doctor hopping"). Körperliche Ursachen, die das Ausmaß der Beschwerden erklären, werden nicht gefunden. Versuche, einen Zusammenhang zwischen den körperlichen Beschwerden und seelischen Belastungen und Konflikten zu vermitteln, scheitern in der Regel am Widerstand der Betroffenen. Im therapeutischen Kontakt fällt häufig ein Aufmerksamkeit forderndes (histrionisches) Verhalten auf.

Von einer Somatisierungsstörung sind häufiger Frauen betroffen. Hypochondrische Störungen treten bei beiden Geschlechtern gleich häufig auf.

Im Hinblick auf die Häufigkeit somatoformer Störungen gibt es sehr unterschiedliche Schätzungen. Der Anteil von Patienten mit einer somatoformen Störung wird in der allgemeinärztlichen Praxis auf bis zu 10 %, in Allgemeinkrankenhäusern auf bis zu 20 % und in der Allgemeinbevölkerung auf bis zu 25 % geschätzt. Die meisten Erkrankungen beginnen bereits vor dem 20. Lebensjahr.

Ursachen

- **Lerntheoretische Aspekte** (➤ Kap. 16.2.2)**:** Sowohl das Lernen am Modell als auch erlerntes Verhalten spielen bei der Entwicklung somatoformer Störungen eine Rolle. So kann z. B.

ein Mitglied der Ursprungsfamilie vermehrt über körperliche Beschwerden geklagt und dadurch einen sekundären Krankheitsgewinn in Form von Schonung und Rücksichtnahme erfahren haben. Unbewusst machen sich die Betroffenen nun den gleichen Mechanismus zunutze. Des Weiteren besteht die Annahme, dass für die Entstehung der Erkrankung ein erlernter, sich immer wieder verstärkender Kreislauf von großer Bedeutung ist. In diesem Fall nimmt die Person einen Vorgang im Körper als nicht regelhaft wahr. In der Folge entsteht ein Gefühl von Anspannung und Angst, welches das vegetative System beeinflusst und weitere Körperreaktionen hervorruft, die dann wiederum intensiv von den Betroffenen wahrgenommen werden.

- **Psychodynamische Theorie:** Auch hier spielen primärer und sekundärer Krankheitsgewinn eine große Rolle. So werden innerpsychische Konflikte unbewusst über den Körper zum Ausdruck gebracht, und es kommt zu einer Entlastung innerer Anspannung und Angst (primärer Krankheitsgewinn). Durch die vorhandenen körperlichen Symptome erfahren Kranke Verständnis, Hilfe und Unterstützung aus ihrem Umfeld (sekundärer Krankheitsgewinn).
- **Weitere Ursachen:** Im Zusammenhang mit dem Auftreten somatoformer Störungen sind des Weiteren folgende begünstigende Faktoren zu nennen:
  - Sowohl seelische als auch körperliche chronische Überforderung
  - Psychosozialer Stress
  - Angelegte oder erworbene Organschwäche im Sinne des „Locus minoris resistentiae“ (schwächstes Glied in der Kette)
  - Stark verminderte Fähigkeit, Gefühle wahrzunehmen und angemessen auszudrücken (Alexithymie)
  - Selbstunsichere Persönlichkeitsstrukturen

Klassifikation

ICD-10 F45 Somatoforme Störungen

- F45.0 Somatisierungsstörung
- F45.2 Hypochondrische Störung
- F45.3 Somatoforme autonome Funktionsstörung mit vorrangiger Betroffenheit
  - F45.30 des kardiovaskulären Systems (Herz-Kreislauf-System)
  - F45.31 des oberen Gastrointestinaltrakts (oberer Verdauungstrakt)
  - F45.32 des unteren Gastrointestinaltrakts (unterer Verdauungstrakt)
  - F45.33 des respiratorischen Systems (Atemtrakt)
  - F45.34 des urogenitalen Systems (Niere und Geschlechtsapparat)
- F45.4 Anhaltende somatoforme Schmerzstörung
- F45.8 Sonstige somatoforme Störungen

ICD-11 6C2 Störung der körperlichen Belastung oder des körperlichen Erlebens

- 6C20 Körperliche Belastungsstörung

  → **Update** Die Schwere der Erkrankung wird durch die weitere Kodierung nach dem Punkt beschrieben, z. B. 6C20.2 Schwergradige körperliche Belastungsstörung.

- 6C21 Körper-Integritäts-Identitätsstörung (Wunsch, körperlich behindert zu sein)

Formen und Symptome

Somatisierungsstörung

Charakteristisch sind vielfältige, wechselnde Beschwerdebilder, die seit mindestens 2 Jahren bestehen und verschiedene Organsysteme betreffen. Es gibt meist eine jahrelange Vorgeschichte mit unauffälligen medizinischen Untersuchungen sowie ergebnislosen Operationen und Behandlungen. In der Folge kommt es sowohl zu Beeinträchtigungen im familiären und sozialen Bereich als auch zu starken beruflichen Leistungseinbußen. Des Weiteren können Depression und Angst hinzukommen. Im Zuge zahlreicher medikamentöser Behandlungen kann sich zusätzlich ein Medikamentenmissbrauch und eine Medikamentenabhängigkeit entwickeln. Die Störung tritt fast nur bei Frauen auf. Folgende Organsysteme können betroffen sein:

- **Verdauungstrakt:** mit Bauchschmerzen, Übelkeit, Erbrechen oder Regurgitation (Hochwürgen von Speisen), häufigem Durchfall oder Unverträglichkeit von Speisen und Blähungen
- **Herz-Kreislauf:** mit Brustschmerzen, Herzklopfen, Schwindel und Benommenheit
- **Urogenitalsystem:** mit Schmerzen beim Wasserlassen, Schmerzen beim Geschlechtsverkehr,

menstruellen Störungen, unangenehmen Empfindungen im Genitalbereich oder ungewöhnlichem und verstärktem vaginalem Ausfluss
- **Weitere Symptome:** Taubheit, Kribbelgefühl, Jucken oder Brennen der Haut, Rückenschmerzen, Gelenkschmerzen, Müdigkeit, Kopfschmerzen oder Kurzatmigkeit

Hypochondrische Störung

Die Betroffenen sind der Überzeugung, an einer (oder mehreren) schweren körperlichen Krankheit(en) zu leiden. Normale oder allgemeine Körperempfindungen werden im Sinne einer schweren Erkrankung fehlinterpretiert. Die Betroffenen lassen sich trotz häufiger ärztlicher Konsultationen nicht davon überzeugen, dass kein objektiver organischer Befund vorliegt. Sie beschäftigen sich in übermäßiger Form gedanklich mit den vermeintlichen Erkrankungen, wodurch sehr häufig Schwierigkeiten mit dem sozialen Umfeld auftreten. Oft finden sich zusätzlich Angst und Depressionen. Von einer **körperdysmorphen** oder **dysmorphophobischen Störung** spricht man, wenn Betroffene sich ohne objektive Gründe als entstellt oder missgebildet empfinden. In der Mehrzahl der Fälle bezieht sich diese Empfindung auf den Bereich des Gesichts, andere Körperteile können jedoch ebenso betroffen sein. Abzugrenzen sind hier dysmorphophobische Störungen im Rahmen einer psychotischen Erkrankung. Die Symptomatik muss seit mindestens 6 Monaten bestehen.

→ **Update** Die Hypochondrie findet sich in der ICD-11 unter der Rubrik Zwangsstörung und verwandte Störungen und wird über 6B23 kodiert.

Somatoforme autonome Funktionsstörung

Erkrankte deuten vorhandene vegetative Erscheinungen wie z. B. Herzklopfen im Sinne einer schweren körperlichen Krankheit und beschäftigen sich gedanklich intensiv mit dieser Möglichkeit. Betroffen sind vor allem Herz, Verdauungstrakt, Atemtrakt oder Urogenitalsystem. Im Gegensatz zur Somatisierungsstörung ist in der Regel nur **ein Organsystem betroffen.**

Anhaltende somatoforme Schmerzstörung

Die Betroffenen leiden seit mindestens 6 Monaten unter schweren beeinträchtigenden Schmerzen, für die es keine ausreichende organische Erklärung gibt. Die Beschwerden stehen dabei in Zusammenhang mit seelischen Konflikten und psychosozialen Problemen, was im Gespräch jedoch verneint wird. Häufig findet sich ein komorbider Alkohol- und Medikamentenmissbrauch. Dies ist die häufigste Untergruppe der somatoformen Störungen.

Sonstige somatoforme Störungen

In der Kategorie „Sonstige somatoforme Störungen" (F45.8) werden in der ICD-10 noch die Beschwerdebilder **Globus hystericus** (Kloßgefühl in der Kehle), psychogener Schiefhals (**Tortikollis**), psychogener Juckreiz, psychogene Regelbeschwerden und Zähneknirschen (Bruxismus) eingruppiert.

Verlauf

Somatoforme Störungen haben eine Tendenz zur Chronifizierung. Die lange Zeitspanne bis zur Diagnosestellung und Vermittlung einer Therapie verursacht dem Gesundheitssystem immense Kosten, birgt für die Betroffenen gesundheitliche Risiken (unnötige Operationen) und verfestigt die Störung. Wichtig ist eine entsprechende Behandlung beim Auftreten begleitender Erkrankungen wie z. B. der Depression. Wie oben erwähnt, kommt es u. a. durch ärztliche Verschreibung von Beruhigungs- und Schmerzmitteln häufig zu Abhängigkeitserkrankungen.

Diagnostik

Die Diagnose kann naturgemäß nur im Verlauf der Erkrankung gestellt werden. Körperliche Untersuchungen haben zum Zeitpunkt der Diagnosestellung in der Regel bereits im Übermaß stattgefunden. Als Fragebögen können das *Screening für somatoforme Störungen* (SOMS) und der *Whitley-Index für Hypochondrie* eingesetzt werden. Hinweise auf eine somatoforme Störung können vielfältige Schmerzen in unterschiedlichen Organen/Organsystemen, weitere psychische Symptome wie z. B. Konzentrationsschwierigkeiten, Schlafstörungen, innere Unruhe oder auch ähnliche Krankheitsbilder im nahen sozialen Umfeld sein.

Differenzialdiagnostik

Differenzialdiagnostisch am wichtigsten ist der **Ausschluss körperlicher Erkrankungen.** Allerdings wurden organische Störungen in der Regel schon umfassend ausgeschlossen, wenn sich die Betroffenen in psychotherapeutische Behandlung begeben. Weitere Störungen, die ausgeschlossen werden müssen, sind:

- **Depression** (➤ Kap. 8.1): Auch Depressionen können mit körperlichen Beschwerden einhergehen. Es ist genau zu klären, ob depressive Symptome bereits vorher bestanden haben oder durch die somatoforme Störung ausgelöst wurden. Über 60 % der Patienten mit Somatisierungsstörungen klagt auch über depressive Phasen.
- **Angststörung** (➤ Kap. 9.1): Mit Angststörungen besteht ebenfalls eine hohe Komorbidität. Auch hier muss geklärt werden, welche Symptome zuerst entstanden sind.
- **Dissoziative Störungen** (➤ Kap. 9.4)
- **Somatoforme oder hypochondrische Symptome** im Rahmen **schizophrener Psychosen** (➤ Kap. 7) **oder affektiver Störungen** (➤ Kap. 8) **bzw. hirnorganischer Erkrankungen** (➤ Kap. 5)

Bisweilen fällt eine Unterscheidung zwischen **Somatisierungsstörung** und **hypochondrischer Störung** schwer. Bei einer Somatisierungsstörung beschäftigen die Betroffenen sich vor allem mit ihren Symptomen und nehmen Medikamente ein, um die Beschwerden zu beseitigen. Bei der hypochondrischen Störung dreht sich alles um die Diagnose. Die Einnahme von Medikamenten wird wegen der Nebenwirkungen eher gefürchtet.

Komorbidität

Begleitend können u. a. auftreten:

- Depression (➤ Kap. 8.1)
- Angststörungen (➤ Kap. 9.2)
- Substanzmissbrauch (➤ Kap. 6)

Therapie

Wichtig ist vor allem, eine tragfähige therapeutische Beziehung aufzubauen und die Beschwerden der Betroffenen ernst zu nehmen. Auch wenn keine objektiven körperlichen Befunde vorliegen, besteht ein großer Leidensdruck, und die Menschen brauchen Hilfe. Einige Patienten berichten über abwertende Kommentare frustrierter Therapeuten („funktionelle Spinner"). Im Vordergrund stehen psychotherapeutische Maßnahmen, die den Betroffenen ein angemessenes Erklärungsmodell liefern und mit dessen Hilfe das organmedizinische Krankheitsmodell vorsichtig durch ein Modell ersetzt wird, das biologische, soziale und seelische Faktoren berücksichtigt.

Medikamentöse Therapie

Medikamente, insbesondere starke Schmerzmittel und Beruhigungsmittel, sind auch bei massivem Druck seitens der Erkrankten zurückhaltend zu verordnen, um der Gefahr einer Suchtentwicklung und der Verfestigung des Krankheitskonzepts entgegenzuwirken. **Phasenweise** können jedoch **Anxiolytika** (➤ Kap. 17.2.3) oder **Antidepressiva** (➤ Kap. 17.2.1) angezeigt sein, um den häufig mit somatoformen Störungen einhergehenden depressiven oder ängstlichen Phasen Rechnung zu tragen. Bei der somatoformen Schmerzstörung zeigen Antidepressiva, hier vor allem die trizyklischen und die dual wirksamen SSNRIs gute Erfolge in der Behandlung (z. B. Amitriptylin, Duloxetin).

Psychotherapie

- **Psychoanalyse** (➤ Kap. 16.2.1):
  - Übersetzen der Körpersprache in eine innerseelische Sprache
  - Aufdecken unbewusster Konflikte
  - Finden von auslösenden Ereignissen
- **Kognitive Verhaltenstherapie** (➤ Kap. 16.2.2):
  - Maßnahmen zur Wiedererlangung der Eigenkontrolle über das körperliche Wohlbefinden
  - Ungünstige Krankheitsüberzeugungen (kognitive Therapie) bewusst machen
  - Verringerung der Frequenz von Selbstuntersuchungen, Arztbesuchen und Medikamenteneinnahmen auf ein angemessenes Maß
  - Übungen zur Schmerzbewältigung
- **Körperpsychotherapie** (➤ Kap. 16.2.5):
  - Verbesserung der Körperwahrnehmung
  - Training, Gefühle wahrzunehmen und angemessen auszudrücken
- **Hypnotherapie nach Erickson** (➤ Kap. 16.2.6): spezielle Therapieansätze zur Schmerzbewältigung

Weitere therapeutische Maßnahmen

Entspannungstechniken:
- Autogenes Training (➤ Kap. 16.4.1)
- Progressive Muskelentspannung nach Jacobson (➤ Kap. 16.4.2)

9.6 Burnout-Syndrom

Das Burnout-Syndrom bezeichnet einen Zustand von emotionaler Erschöpfung und damit verbundener reduzierter Leistungsfähigkeit. In der Folge langfristiger beruflicher Überforderung kommt es zum Gefühl des „Ausgebranntseins" mit physischen und psychischen Beschwerden nach häufig sehr engagiertem beruflichem Einsatz.

LERNHINWEIS !!

Vor allem in den mündlichen Prüfungen kann nach dem Burnout-Syndrom gefragt werden. Sie sollten einen Überblick über dieses komplexe Beschwerdebild haben und wissen, dass es sich dabei **nicht** um eine psychiatrische Diagnose handelt. Wichtig ist die Abgrenzung zu einer Depression, die jedoch begleitend auftreten kann. Häufig wird in der mündlichen Prüfung auch um eine persönliche Einschätzung dieser Erkrankung gebeten, da das diesbezügliche öffentliche Interesse sehr groß ist und die Diskussion kontrovers geführt wird.

PRÜFUNGSTIPP

In der ICD-11 wird das Burnout-Syndrom als ein Syndrom in der Rubrik „Faktoren, die den Gesundheitszustand beeinflussen" beschrieben, wird also auch hier nicht unter den psychischen Störungen kodiert.

Seit einigen Jahren kommt dem Ausdruck Burnout eine immer höhere Bedeutung zu. Angeregt durch öffentliche Diskussionen und mediale Verbreitung scheint sich ein ausgeprägteres Bewusstsein für Überforderungen am Arbeitsplatz und damit verbundene körperliche und seelische Stressreaktionen entwickelt zu haben. **In der ICD-10 ist das Burnout-Syndrom unter Z73.0** (Probleme, verbunden mit Schwierigkeiten in der Lebensführung) klassifiziert **(keine F-Kodierung!).** Häufig entsteht diese Erkrankung auf dem Boden einer hohen persönlichen Motivation und idealistischen Begeisterung, die in der beruflichen Realität jedoch in Desillusionierung und Frustration enden.

Das Burnout-Syndrom ist von sehr großer und zunehmender volkswirtschaftlicher Relevanz. Die Betroffenen stammen aus allen Berufsgruppen, ein vermehrtes Auftreten ist jedoch im sozialen Bereich auszumachen. Größere Unterschiede sind auch zwischen Stadt und Land zu beobachten.

Ursachen

Die begünstigenden Entstehungsfaktoren eines Burnout-Syndroms sind vielfältig. So finden sich neben chronischer Überlastung im beruflichen Alltag auch gewisse individuelle prämorbide Persönlichkeitsfaktoren und sehr häufig zusätzliche private Probleme.

Chronische Überlastungen entstehen durch:
- Diskrepanzen zwischen der individuellen Leistungsfähigkeit und den gestellten Arbeitsanforderungen
- Zeitdruck und dauernde Anspannung
- Wenig Anerkennung für die erbrachte Leistung
- Wenig Unterstützung im direkten Arbeitsumfeld
- Übermäßig lange Arbeitszeiten

Prämorbide Persönlichkeitsmerkmale:
- Hochmotiviert, engagiert und idealistisch
- Verantwortungsbewusst
- Perfektionistisch
- Empathisch, mit Schwierigkeiten, professionelle Distanz einzunehmen
- Selbstüberschätzend mit Omnipotenzfantasien
- Probleme bei der Abgabe und Übertragung von Aufgaben an andere

Symptome

Beim Burnout-Syndrom kommt es zu vielfältigen Symptomen, die z. T. denen einer Depression gleichen.

Körperliche Symptome:
- Rückenschmerzen, Kopfschmerzen
- Übelkeit, Verdauungsstörungen und Appetitverlust
- Chronische Müdigkeit, Schlafstörungen
- Herz- und Kreislaufbeschwerden, Schwindel
- Sexuelle Beschwerden

- Verringerte körperliche Leistungsfähigkeit

Psychische Symptome:

- Angst und depressive Verstimmung
- Insuffizienzgefühle
- Emotionale Erschöpfung
- Hilflosigkeit, Hoffnungslosigkeit
- Verlust von Interessen
- Schuldgefühle
- Gedächtnisstörungen, Konzentrationsschwierigkeiten
- Verlangsamtes Denken
- Nervosität, Gereiztheit
- Aggressive Impulse, Ungeduld, unbeherrschte Ausbrüche

→ **Update** Die ICD-11 kennzeichnet das Burnout-Syndrom durch folgende drei Dimensionen:

1) Gefühle der Energieerschöpfung oder Erschöpfung
2) Erhöhte mentale Distanz zur Arbeit oder Gefühle von Negativismus oder Zynismus in Bezug auf die Arbeit
3) Ein Gefühl der Ineffektivität und des Mangels an Leistung

(www.bfarm.de)

Folgen und therapeutische Maßnahmen

Für die Betroffenen sind die Auswirkungen eines Burnouts häufig sehr gravierend. So kommt es aufgrund vorhandener Symptome (z. B. ständige Nervosität, Gereiztheit, Ungeduld) oft zu einem Rückzug von sozialen Kontakten. Die Kommunikation gegenüber Arbeitskolleginnen und Arbeitskollegen, Vorgesetzten und in der Familie verändert sich. Erhöhter Alkohol- und/oder Drogenkonsum kann auftreten. Das Interesse an privaten Aktivitäten nimmt wegen der Beschwerden ab, und es kommt zu einem fehlenden Ausgleich der Überlastung in der Freizeit. Betroffene, die im Vorfeld ihrer Erkrankung noch passioniert und euphorisch ihrer beruflichen Tätigkeit nachgegangen sind, leiden nun unter Gleichgültigkeit, Pessimismus und Apathie. Oft sind sie frustriert und werden zynisch.

Im Vordergrund einer Therapie stehen das Herausarbeiten persönlicher Stressfaktoren und die Erarbeitung neuer Wege, mit diesen zukünftig anders umzugehen bzw. sie zu vermeiden. Weitere Punkte sollten die Organisation sozialer Unterstützung und das Fördern eines verantwortungsvollen Umgangs mit sich selbst sein. Hilfreich können zudem das Erlernen von Entspannungsmethoden und eine körperliche Aktivierung sein.

9.7 Lernzielkontrolle

Sowohl für den schriftlichen als auch für den mündlichen Teil der Prüfung sind sehr gute Kenntnisse über Angst- und Panikstörungen und die PTBS erforderlich. In der schriftlichen Prüfung wird z. T. sehr detailliert in allen Kategorien des Kapitels F4 der ICD-10 geprüft. Beim Lernen sollten Sie noch einmal die Begriffe Neurose und Psychose und das Modell der Konversion wiederholen. In den mündlichen Prüfungen werden z. T. Falldarstellungen konstruiert, in denen Sie ein genaues therapeutisches Vorgehen bei Angsterkrankungen darlegen sollen. Denken Sie hier an die verhaltenstherapeutische Evidenz.

Fragen zur selbstständigen Bearbeitung

1. Nennen Sie die verschiedenen Formen von Angsterkrankungen.
2. Wofür steht der Begriff „episodisch paroxysmale Angst"?
3. Wie zeigt sich eine Panikstörung?
4. Würden Sie Angst in jedem Fall als krankhaft bezeichnen?
5. Beschreiben Sie eine generalisierte Angststörung.
6. Welche Art von Beschwerden weist diagnostisch auf eine Agoraphobie hin?
7. Wie sehen die sozialen und gesundheitlichen Folgen einer Angsterkrankung häufig aus?
8. Welche Bedeutung kommt den Begriffen „kontextabhängig/kontextunabhängig" im Zusammenhang mit Angsterkrankungen zu?
9. Spielen biologische Faktoren bei der Entstehung einer Angsterkrankung eine Rolle?

10. Welche lerntheoretischen Aspekte erklären die Entstehung einer Angststörung?
11. Was ist eine soziale Phobie, und wie kann sie behandelt werden?
12. Welche Formen von dissoziativen Störungen sind Ihnen bekannt?
13. In welche Bereiche lassen sich Zwangsstörungen unterteilen?
14. Was müssen Sie differenzialdiagnostisch bei Angsterkrankungen beachten?
15. Welche Arten von Psychopharmaka können bei Zwangserkrankungen eingesetzt werden?
16. Welche Formen der Reizkonfrontationstherapie kennen Sie?
17. Beschreiben Sie die Angstkurve bei der Durchführung einer Reizkonfrontation.
18. Welche Ursachen gibt es für die Entwicklung einer posttraumatischen Belastungsstörung (PTBS)?
19. Welche therapeutischen Maßnahmen sind bei einer PTBS sinnvoll?
20. Was bedeutet der Begriff Konversion?
21. Wie unterscheiden Sie einen dissoziativen von einem epileptischen Krampfanfall?
22. Die ICD-10 nennt unter F45 die somatoformen Störungen. Wie sieht die weitere Einteilung dieser Störungen laut ICD-10 aus?
23. Was ist unter dem Begriff Dysmorphophobie zu verstehen?
24. Welche Symptome können im Zuge einer Anpassungsstörung bei Kindern auftreten?
25. Weshalb sollte bei Zwangserkrankungen das Familiensystem in die Therapie einbezogen werden?
26. Welche Organsysteme können bei einer Somatisierungsstörung betroffen sein?
27. Beschreiben Sie das Wesen einer hypochondrischen Störung.
28. Weshalb kann die unprofessionelle Behandlung einer PTBS schwerwiegende Folgen haben?
29. Beschreiben Sie das verhaltenstherapeutische Expositionstraining bei einer Zwangserkrankung.
30. Welches Zeitkriterium muss für die Diagnosestellung einer somatoformen Schmerzstörung laut ICD-10 erfüllt sein?

Mündliche Prüfungsfragen: Neurotische, Belastungs- und somatoforme Störungen

1. Ein Patient kommt in Ihre Praxis und berichtet, er habe bei seinem letzten Kinobesuch plötzlich starkes Herzklopfen, Schwindel und ein beklemmendes Gefühl gespürt. In der Folge habe er große Angst empfunden. Wie reagieren Sie in dieser Situation? Wie kommen Sie zu einer Verdachtsdiagnose, und welche weiteren Schritte leiten Sie ein?
2. Erläutern Sie eine tiefenpsychologische Theorie der Entstehung von Angsterkrankungen.
3. Eine Patientin berichtet, sie habe große Angst davor, ein demnächst gebuchtes Seminar zu besuchen. Es handele sich um eine Fortbildung, in der u. a. in Kleingruppen gearbeitet werden soll. Sie wisse, dass es ihr Schwierigkeiten bereiten werde, da sie zum Erröten neige und beim Sprechen so aufgeregt sei, dass sie befürchte, keine Luft mehr zu bekommen. Um welche Art von Angststörung handelt es sich hier am ehesten, und was raten Sie Ihrer Patientin hinsichtlich einer Therapie?
4. Erklären Sie bitte das Vorgehen bei einer Reizkonfrontationstherapie.
5. Wie stehen Sie zur Behandlung von Angststörungen mit Psychopharmaka?
6. Ein Patient berichtet von einer Panikattacke. Welche Symptome würde er Ihnen beschreiben?
7. Welche Formen von Angsterkrankungen sind Ihnen bekannt, und wie können Sie deren Unterschiede kurz erläutern?
8. Erläutern Sie den Begriff Neurose.
9. Eine Patientin berichtet, dass sie seit einem Autounfall vor 5 Monaten unter Albträumen leide. Bilder des Unfalls kämen immer wieder hoch, sie schlafe schlecht und spüre die Ge-

fühle, die sie bei und nach dem Unfall hatte, in gewissen Situationen noch immer. Welche Verdachtsdiagnose liegt in diesem Fall nahe? Wie würden Sie diese Patientin behandeln?

10. Nennen Sie den Unterschied zwischen einem Zwangsimpuls und einer Zwangshandlung.
11. Ein Patient berichtet Ihnen, dass er zur Therapie seines Waschzwangs nun einen Verhaltenstherapeuten aufsuchen wolle. Er habe gehört, dass das sog. Expositionstraining gute Erfolge erziele. Er bittet Sie um eine genaue Erklärung, was er dort zu erwarten habe.
12. Es hat sich gezeigt, dass zwangserkrankte Menschen gewisse Denkmuster und Grundüberzeugungen haben. Welche sind das?
13. Wie kann man sich den Alltag der von einem Waschzwang Betroffenen vorstellen?
14. Weshalb führen Zwangserkrankungen häufig zu Rückzug und sozialer Isolation?
15. Welche Medikamente könnten bei einer Zwangsstörung hilfreich sein?
16. Welche Erkrankungen müssen Sie ausschließen, bevor Sie eine Zwangserkrankung diagnostizieren?
17. Wann kann eine akute Belastungsreaktion auftreten, und wie wird sie häufig auch genannt?
18. Was können Sie zum Verlauf einer PTBS sagen?
19. Welche Ursachen können zu einer PTBS führen?
20. Erklären Sie den Begriff Vulnerabilität.
21. Wenn Sie einmal an die dissoziativen Bewegungsstörungen denken … Welchen primären und sekundären Krankheitsgewinn könnten Betroffene haben?
22. Im Rahmen dissoziativer Erscheinungen müssen differenzialdiagnostisch andere Erkrankungen ausgeschlossen werden. Welche sind das?
23. Es gibt in der ICD-10 die Gruppe der somatoformen Störungen. Können Sie die Untergruppen mit den dazugehörigen Symptomen nennen?
24. Weshalb kommt es im Bereich der somatoformen Störungen häufig zusätzlich zu Abhängigkeitserkrankungen?
25. Beschreiben Sie die Symptomatik eines Burnout-Syndroms. In welchem unmittelbaren Zusammenhang kommt es zu dieser Erkrankung?

KAPITEL

10 ICD-10: F5; ICD-11: 6B8 Verhaltensauffälligkeiten mit körperlichen Störungen

Steckbrief

ICD-10 F5 Verhaltensauffälligkeiten mit körperlichen Störungen
ICD-11 6B8 Fütter- oder Essstörungen

Formen von Essstörungen (➤ Kap. 10.1)

- Anorexia nervosa
- Bulimia nervosa
- Binge-Eating-Störung

→ **Update** In der ICD-11 wird das Feld der Essstörungen weiter gefasst als in der ICD-10. Hier fließen neu die Vermeidungs- und restriktive Nahrungsaufnahmestörung und die Fütterstörungen im frühen Kindesalter (ICD-10: F9) ein.

Ursachen

- Anorexia nervosa:
  - Multifaktoriell
  - Genetisch
  - Soziokulturell
  - Gestörte Beziehungen zu nahen Familienangehörigen
  - Leistungsorientiertheit in der Familie
  - Schwierigkeiten mit der weiblichen Geschlechterrolle
- Bulimia nervosa:
  - Multifaktoriell
  - Genetisch
  - Soziokulturell
  - Persönlichkeitsfaktoren
  - Traumatisierungen
- Binge-Eating-Störung: weitgehend unbekannt

Symptome

- Anorexia nervosa:
  - Deutliches Untergewicht (BMI < 17,5)
  - Körperschemastörung
  - Willentlich verursachte Gewichtsabnahme
  - Willentliches Erbrechen
  - Übermäßige körperliche Aktivität
  - Amenorrhö
  - Hormonelle und körperliche Folgesymptome
  - Medikamentenmissbrauch zur Gewichtsreduktion
- Bulimia nervosa:
  - Essanfälle
  - Willentliches Erbrechen
  - Medikamentenmissbrauch zum Gewichtserhalt
  - Körperschemastörung
  - Körperliche Folgesymptome
  - Sozialer Rückzug
- Binge-Eating-Störung:
  - Essanfälle
  - Gefühl des Kontrollverlusts
  - Schnelles, schlingendes Essen
  - Ekel- und Schuldgefühle nach den Essanfällen
  - Keine Maßnahmen zur Gewichtskontrolle oder -reduktion

→ **Update** Die Binge-Eating-Störung wurde als eigenständige Diagnose in die ICD-11 aufgenommen.

Formen nichtorganischer Schlafstörungen (➤ Kap. 10.2)

- Dyssomnien
- Parasomnien

Ursachen

- Genetisch
- Psychisch
- Situativ
- Psychosozial
- Medikamente/Drogen

Symptome

- Störungen des Schlafs in Qualität, Quantität, Rhythmus
- Schlafphänomene

→ **Update** In der ICD-11 sind die Schlafstörungen nicht mehr dem Kapitel der psychischen Störungen zugeordnet. Sie haben dadurch den Stellenwert einer eigenständigen Erkrankung bekommen.

10.1 Essstörungen

Als Essstörungen werden Störungen des Essverhaltens bezeichnet, die mit der Aufnahme zu großer oder zu geringer Nahrungsmengen einhergehen. Bei ein und derselben Person finden sich häufig beide Extreme. Zu den Essstörungen werden in der ICD-10 vor allem die Anorexie und die Bulimie gezählt. Eine Bulimie kann einer Anorexie vorausgehen oder umgekehrt.

Die in der ICD-10 noch nicht aufgeführte Binge-Eating-Störung wurde nunmehr neu in die ICD-11 aufgenommen. Weitere Essstörungen aus dem Bereich der Störungen mit Beginn im Kindes- und Jugendalter sind in der ICD-11 ebenso dem neuen Kapitel „Fütter- oder Essstörungen" zugeordnet. Neu hinzu gekommen ist die Vermeidungs- und restriktive Nahrungsaufnahmestörung. Fütter- und Essstörungen bei Säuglingen und Kleinkindern finden sich in diesem Buch bei den Störungen des Kindes- und Jugendalters (➤ Kap. 14.6.3, ➤ Kap. 14.6.4).

Menschen mit **krankhaftem Übergewicht (Adipositas)** kommen zwar häufig ebenfalls in die psychotherapeutische Praxis, ein Krankheitsbild der Fettleibigkeit, die auf seelische Faktoren zurückzuführen ist, kennt die ICD-10 jedoch nicht. Aus diesem Grund wird die Störung in diesem Buch auch nicht abgehandelt. Eine Ausnahme bilden die in der ICD-10 unter F50.4 aufgeführten Essanfälle bei sonstigen psychischen Störungen, die in der Folge von belastenden Lebensereignissen auftreten können.

10.1.1 Anorexia nervosa

Bei der Anorexia nervosa handelt es sich um ein deutliches selbstverursachtes Untergewicht in Verbindung mit der übersteigerten Idee, trotz Untergewichts zu dick zu sein. Andere Bezeichnungen: Magersucht, Anorexie.

LERNHINWEIS !!!

Die Anorexia nervosa ist ein wichtiges Krankheitsbild und sollte detailliert gelernt werden. In der Regel bereitet das Verstehen dieser Störung keine Schwierigkeiten. Wiederholen Sie in diesem Zusammenhang die Regularien zur Zwangseinweisung.

PRÜFUNGSTIPP

Sie sollten die körperlichen Folgen und Risiken einer Anorexia nervosa genau kennen (➤ Abb. 10.1). Bei der Behandlung der Störung muss aufgrund des Risikos einer drohenden Mangelernährung immer ein Arzt beteiligt sein.

„Anorexia" bedeutet Appetitlosigkeit (von griech. „an": ohne und „orexis": Begierde, Appetit). Die Bezeichnung ist irreführend, da die Betroffenen sehr wohl großen Appetit haben können, diesen jedoch rigoros bekämpfen. Der Zusatz „nervosa" weist auf seelische Zusammenhänge hin. Bereits im 19. Jahrhundert gab es das Krankheitsbild der Anorexia nervosa, ablesbar z. B. an der von Heinrich Hoffmann 1845 beschriebenen Geschichte vom Suppen-Kaspar.

Zu über 90 % sind Mädchen und junge Frauen betroffen; ca. 1 % aller Mädchen leidet an einer Anorexie. Die Krankheit bricht meist in der Pubertät aus, das Durchschnittsalter liegt zwischen 16 und 17 Jahren. In vielen Fällen sind die Betroffenen sehr leistungsorientiert und überdurchschnittlich gut in der Schule. Die Zahl der Krankheitsfälle scheint zuzunehmen.

Ursachen

Bei der Entstehung einer Anorexia nervosa ist von einem multifaktoriellen Geschehen auszugehen:

- **Soziokulturelle Faktoren:** Eine große Rolle spielt das in einer Kultur vorherrschende Schönheitsideal. Gerade auf junge Frauen übt die übermäßige Betonung von Schlanksein und Fitness z. T.

10

großen Druck aus. In Gesellschaften, in denen dicke Frauen als schön gelten, tritt die Anorexie kaum auf. Studien belegen, dass Frauen in Westeuropa, unabhängig davon, ob sie über-, normal- oder gar untergewichtig sind, ihr Wunschgewicht durchschnittlich 5 kg unter ihrem tatsächlichen Gewicht angeben. Als **auslösende Faktoren** finden sich gehäuft partnerschaftlich-sexuelle Konflikte und Trennungssituationen im Elternhaus.

- **Gestörte Beziehungen zu nahen Familienmitgliedern:** Diskutiert wird immer wieder die Frage nach der Beziehung zur Mutter. Dabei wird die Verweigerung der Nahrungsaufnahme gleichgesetzt mit einer unbewussten Abkehrbewegung von der Mutter. Häufig finden sich in der Anamnese sehr dominante Mütter. Wissenschaftlich ließen sich diese Ansätze bisher nicht erhärten.
- **Schwierigkeiten mit der weiblichen Geschlechtsrolle:** In der Pubertät findet die Entwicklung vom Mädchen zur Frau statt, die mit starken körperlichen Veränderungen und einer erwachenden Sexualität einhergeht. Durch die, im Rahmen einer Anorexie auftretende, starke Gewichtsreduktion treten die typisch weiblichen Merkmale deutlich in den Hintergrund, sodass sich die Jugendliche nicht mehr mit ihrer sexuellen Rolle auseinandersetzen muss. Auch dieser Faktor kann mit der inneren, unbewussten Notwendigkeit zusammenhängen, sich von der Mutter als weiblichem Vorbild abzugrenzen. Bei einem Teil der Erkrankten scheint die erste Regelblutung deutlich früher eingesetzt zu haben als bei Gleichaltrigen.
- **Genetische Faktoren:** Ergebnisse der Zwillingsforschung belegen eine erbliche Komponente.
- **Hoher Stellenwert von Leistung in der Ursprungsfamilie:** Leistung und damit Äußerlichkeiten stellen in den Familien von Betroffenen wichtige Faktoren dar. Nicht zuletzt ist das Verhalten während der Erkrankung als eine enorme Willens**leistung** anzusehen.

Klassifikation

ICD-10 F50 Essstörungen
- F50.00 Restriktiver Typ: Gewichtskontrolle durch überdisziplinierte Essensbeschränkung und ohne aktive Maßnahmen zur Gewichtsreduktion
- F50.01 Aktiver Typ: Form mit aktiven Maßnahmen zur Gewichtsabnahme wie Erbrechen, Abführen, u. U. begleitet von Heißhungerattacken

ICD-11 6B8 Fütter- oder Essstörungen
6B80 Anorexia nervosa
- 6B80.0 Anorexia nervosa mit signifikant geringem Körpergewicht
- 6B80.1 Anorexia nervosa mit gefährlich niedrigem Körpergewicht
- 6B80.2 Anorexia nervosa in Remission mit normalem Körpergewicht
- 6B80.Y Sonstige, näher bezeichnete Anorexia nervosa
- 6B80.Z Anorexia nervosa, nicht näher bezeichnet

Symptome

- **Unter der Norm liegendes Körpergewicht:**
  - Das Körpergewicht liegt mindestens 15 % unter dem zu erwartenden Gewicht. Die durchschnittliche Gewichtsabnahme beträgt 45 % des Normalgewichts. Bei einem Gewicht von < 35 kg besteht akute Lebensgefahr.
  - Bei Erwachsenen spricht man ab einem Body-Mass-Index (BMI) von 17,5 und darunter von einer Anorexie (➤ Tab. 10.1). Der BMI errechnet sich aus dem Körpergewicht in Kilogramm dividiert durch das Quadrat der Körpergröße. Beispielrechnung: Eine Patientin wiegt 45 kg und ist 1,68 m groß. Ihr BMI beträgt $45 \div (1{,}68)^2 = 15{,}95$. Nach Adolphe Quetelet, dem Entwickler dieser Formel, wird der BMI auch als Quetelet-Index bezeichnet.
- **Störung des Körperschemas:** Es besteht eine übersteigerte Angst, übergewichtig zu werden bzw. zu sein. Diese Befürchtung hat keinen

Tab. 10.1 Einteilung des Körpergewichts nach BMI (DGPPN 2000)

Klassifikation	BMI in kg/m²
Hochgradiges Untergewicht	< 14
Mittelgradiges Untergewicht	14–16
Leichtgradiges Untergewicht	16–18
Normalgewicht	18–26
Übergewicht (Adipositas Grad I)	26–30
Adipositas (Adipositas Grad II)	30–40
Extreme Adipositas (Adipositas Grad III)	> 40

Bezug zur Realität, und es wird ein extrem niedriges Zielgewicht angestrebt. Die Sorge um die vermeintliche Körperfülle kann sich auch speziell auf bestimmte Körperpartien beziehen (z. B. Bauch, Gesäß, Hüften). Häufig betrachtet sich die völlig abgemagerte Person im Spiegel und nimmt sich als dick wahr. Diese Wahrnehmungsverzerrung und Bewertung sind von außen nicht korrigierbar.

- **Selbstverursachte Gewichtsabnahme:** Es werden drastische Maßnahmen zur Vermeidung einer Gewichtszunahme bzw. zur Herbeiführung einer weiteren Gewichtsreduktion ergriffen:
  - Meidung von kalorienhaltigen Speisen wie Fett, Süßigkeiten, Fleisch
  - Fasten
  - Essensrituale, z. B. Essen von Puppengeschirr oder extrem langsames Essen
  - Willentliches Herbeiführen von Erbrechen
  - Missbrauch von Abführmitteln (Laxanzien)
- **Ständige Gewichtskontrolle** durch mehrfaches tägliches Wiegen.
- **Starke körperliche Aktivität:** In manchen Fällen nimmt die sportliche Betätigung mehrere Stunden am Tag in Anspruch.
- **Ausbleiben der Regelblutung (Amenorrhö):** Das durchschnittliche Gewicht, bei dem die Regelblutungen ausbleiben, liegt nach wissenschaftlichen Untersuchungen bei 47 kg. Bei männlichen Patienten mit Anorexie kommt es infolge der hormonellen Störungen zu Libido- und Potenzverlust. Beginnt die Störung vor der Pubertät, verzögert sich die pubertäre Entwicklung.
- **Weitere hormonelle Folgesymptome:** Die Regulation der folgenden Hormone kann infolge einer Anorexie gestört sein: Wachstumshormone, Insulin, Kortisol, Schilddrüsenhormone, Hypothalamus-Hypophysen-Hormone (regeln übergeordnet die Tätigkeit der Hormondrüsen im Körper) und Sexualhormone.
- Besteht die Krankheit länger, können **körperliche Folgesymptome** auftreten (➤ Abb. 10.1), z. B. Schwellung der Ohrspeicheldrüse, Schilddrüsenunterfunktion, Osteoporose (Veränderung der Knochensubstanz), verzögerte körperliche Entwicklung, Hautveränderungen, Verstopfung (Obstipation), verlangsamter Herzschlag (Bradykardie), Elektrolytentgleisungen (Natrium, Kalium), Hypothermie, Muskelatrophie, Lanugobehaarung.

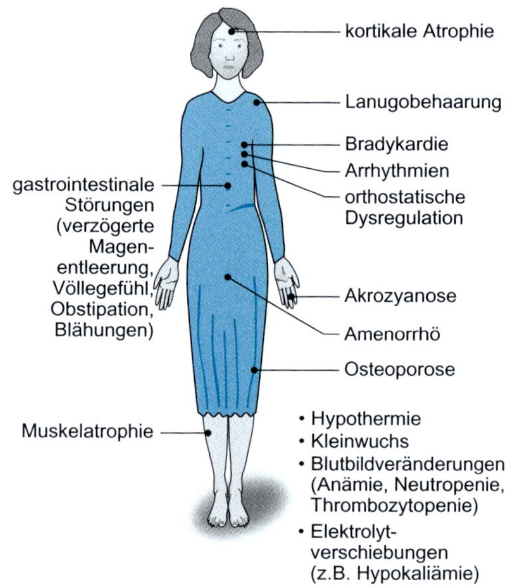

Abb. 10.1 Körperliche Folgen von Anorexia nervosa [L141]

Verlauf

Wissenschaftlichen Beobachtungen zufolge nimmt die Erkrankung bei ca. 30 % der Erkrankten einen chronischen Verlauf. Die Hälfte der Betroffenen erholt sich vollständig, und ca. 5 % der Erkrankten versterben.

MERKE

Die Anorexia nervosa ist eine lebensbedrohliche Krankheit, daher kann eine Zwangseinweisung nötig werden. Rund 5 % der Betroffenen versterben durch Suizid oder durch die körperlichen Folgen der Unterernährung.

Diagnostik

Im Mittelpunkt der Diagnostik steht das ausführliche Gespräch. Eltern sollten getrennt interviewt werden. Aufgrund der meist fehlenden Krankheitseinsicht muss damit gerechnet werden, dass die Angaben der Kranken nicht verlässlich sind. Bei unter 18-Jährigen werden Wachstums- und Gewichtskurven, sog. Perzentilenkurven, herangezogen. Die Werte von Jugendlichen sollten durch einen Arzt ermittelt werden. Tritt die Störung in der Kindheit oder frühen Adoleszenz auf, kann sie sich auch dadurch zeigen, dass eine Gewichtszunahme trotz Längenwachstums ausbleibt.

Zusätzlich zu den allgemeinen anamnestischen Fragen sind besonders folgende Themen zu erfragen:

- Essverhalten: Zusammensetzung der Mahlzeiten, Einhalten von Essenszeiten, Essen allein oder mit anderen zusammen, spezifische Essrituale, Täuschungsmanöver gegenüber Dritten, Diäten, Missbrauch von Abführmitteln oder anderen Medikamenten
- Entwicklung des Gewichts, subjektives Zielgewicht, gewichtsreduzierende Maßnahmen (z. B. übermäßige körperliche Aktivität)
- Beziehung zum Körper, Wahrnehmung des Körpers
- Sexualität
- Soziale Beziehungen
- Körperliche Aktivität
- Menstruation

Die **ärztliche Diagnostik** gilt den typischen körperlichen Folgen einer Mangelernährung: z. B. Veränderungen an Haut und Haaren (Haarausfall, Flaum- bzw. sog. Lanugobehaarung), Laboruntersuchungen (Blutbild, Elektrolyte), Hormonstatus (Amenorrhö), EKG und ggf. weitere kardiologische Untersuchungen. Zusätzlich **müssen seelische Probleme erfragt werden,** z. B. depressive Verstimmungen, Süchte, selbstschädigendes Verhalten, soziale Auffälligkeiten, Ängste, Zwänge, Delinquenz. Unter Umständen können **testpsychologische Verfahren** wie z. B. Leistungs- und Persönlichkeitstests oder spezifische **Fragebögen** für Essstörungen *wie das Eating Disorder Inventory* (EDI) oder das *Anorexia Nervosa Inventar zur Selbsteinschätzung* (ANIS) sinnvoll sein.

Differenzialdiagnostik

Die Diagnose einer Anorexia nervosa fällt nicht schwer. Bei grenzwertigem Gewicht kann die Unterscheidung zur Bulimie unklar sein (➤ Abb. 10.2).

- **Bulimia nervosa** (➤ Kap. 10.1.2): Bei Bulimie besteht eher Normalgewicht, bei einer Anorexie definitionsgemäß deutliches Untergewicht. Beide Störungen können mit Essanfällen und willentlich herbeigeführtem Erbrechen einhergehen.

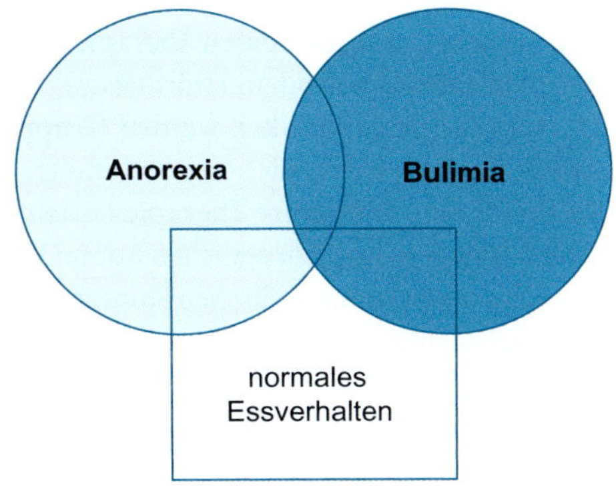

Abb. 10.2 Formenkreis der Essstörungen [L217]

- **Organische Störungen:** Medizinisch abzugrenzen sind Fälle von organisch bedingtem Untergewicht (z. B. Erkrankungen des Verdauungstrakts, Krebserkrankungen, AIDS). Diese Patientengruppen streben jedoch kein Untergewicht an.
- **Depression** (➤ Kap. 8.1): Deutliche Symptome einer Depression sind als zusätzliche Diagnose zu interpretieren, die nach Abklingen der Anorexie überprüft werden sollte.
- **Zwangsstörungen** (➤ Kap. 9.2): Bei der Anorexia nervosa zeigt sich ein zwanghaftes Verhalten in Bezug auf die Ernährung (z. B. zwanghaftes Wiegen). Ein Zwang sollte jedoch erst dann als zusätzliche Diagnose angegeben werden, wenn sich das Zwangsverhalten oder die Zwangsgedanken auch auf andere Lebensbereiche erstrecken.

Komorbidität

Begleitend können u. a. folgende Erkrankungen vorhanden sein:

- Depression (➤ Kap. 8.1)
- Angststörungen (➤ Kap. 9.1)
- Zwangsstörungen (➤ Kap. 9.2)
- Persönlichkeitsstörungen (➤ Kap. 11.1)
- Substanzmittelmissbrauch (➤ Kap. 6)

Therapie

Es bestehen sehr unterschiedliche Behandlungsansätze. Durchgesetzt hat sich eine Kombination aus verschiedenen Bausteinen unterschiedlicher Therapiesysteme. Diese sog. **multimodalen Therapieansätze** arbeiten schulenübergreifend und störungsspezifisch. In den meisten Spezialkliniken werden **Gruppentherapien** mit Einzelgesprächen kombiniert. Die Indikation für eine **stationäre Therapie** besteht bei kritischem Untergewicht, körperlichen Komplikationen und schwerwiegenden seelischen Störungen (z. B. Psychose, Suizidalität, selbstschädigendes Verhalten). Nach einer stationären Therapie sollte die Therapie immer ambulant fortgesetzt werden. Auch hier haben sich Gruppentherapien bewährt.

Stabilisierung des Gewichts

Einigkeit besteht darüber, dass die erste und vorrangige Therapiemaßnahme eine Stabilisierung des Gewichts ist. In Extremfällen muss die Ernährung zunächst über eine Magensonde oder Infusionen sichergestellt werden.

Ernährungsprotokoll

Zu Beginn der Behandlung steht die genaue Dokumentation, in schweren Fällen auch die Kontrolle der Nahrungsaufnahme im Mittelpunkt. Zeitpunkt, Menge und Zusammensetzung der aufgenommenen Nahrung werden dokumentiert. Mahlzeiten sollten in Gegenwart anderer eingenommen werden.

Regelmäßige Gewichtskontrollen

Ein- bis zweimaliges Wiegen pro Woche (in der Akutphase auch häufiger) in Unterwäsche und in Anwesenheit einer Kontrollperson. Ein häufiges Täuschungsmanöver ist das Trinken großer Wassermengen vor dem Wiegen. Dieser „Trick“ kann durch Messen des spezifischen Gewichts des Harns aufgedeckt werden.

Kognitive Verhaltenstherapie

- **Überprüfung negativer Kognitionen:** Hier steht die Korrektur von Gedankenmustern in Bezug auf Gewicht und Figur im Vordergrund.
- **Training sozialer Kompetenz:** Dieses ist besonders wichtig, wenn sich die erkrankte Person sehr stark zurückgezogen hat und wenig unterstützende Kontakte besitzt. Beim Training sozialer Kompetenz lernen die Teilnehmenden, Beziehungen aufzubauen und aufrechtzuerhalten und ein höheres Konfliktlösungspotenzial zu entwickeln (➤ Kap. 16.2.2).

10

Körperwahrnehmungstraining

Körperorientierte Therapiemethoden wie Bioenergetik, Feldenkrais-Übungen oder auch Yoga bieten die Möglichkeit, die Wahrnehmung des eigenen Körpers zu verbessern. Kontraindiziert sind alle Übungen, die einen Leistungscharakter aufweisen (➤ Kap. 16.2.5).

Kreative Therapien

Die Betroffenen können im Rahmen einer künstlerisch-kreativen Therapie Gefühle und Konflikte indirekt mitteilen, z. B. in Form eines Bildes, einer Skulptur oder durch Musik (➤ Kap. 16.3).

Familientherapie

Insbesondere bei jüngeren sowie noch bei den Eltern lebenden Erkrankten ist das Familiensystem in die Therapie einzubeziehen. In seltenen Fällen kann aber auch ein Auszug aus dem Elternhaus eine wichtige und sinnvolle therapeutische Maßnahme darstellen (➤ Kap. 16.2.8).

10.1.2 Bulimia nervosa

Bei einer Bulimia nervosa handelt es sich um Essanfälle, die mindestens 2-mal wöchentlich auftreten, gefolgt von dem Versuch, einer Gewichtszunahme durch Erbrechen, Abführen oder andere Maßnahmen entgegenzuwirken. Es besteht eine übersteigerte Angst davor, zu dick zu werden bzw. zu sein. Andere Bezeichnung: Ess-Brech-Sucht.

LERNHINWEIS !!!

Hinsichtlich der Prüfungsrelevanz ist die Bulimie mit der Anorexie auf eine Stufe zu stellen. Das Verstehen des Störungsbildes bereitet in der Regel keine Schwierigkeiten.

PRÜFUNGSTIPP

Auch bezüglich der Bulimia nervosa müssen Ihnen körperliche Folgeerscheinungen bekannt sein und beachtet werden (➤ Abb. 10.3).

Bulimie bedeutet sinngemäß „Ochsenhunger“. Der Zusatz „nervosa“ weist auf seelische Zusammenhänge hin. Obwohl die Symptome im Zusammenhang mit der Magersucht schon lange beschrieben waren, wurde die Bulimia nervosa erst 1979 als eigenes Störungsbild definiert.

In > 90 % der Fälle sind Frauen bzw. Mädchen betroffen. Schätzungen gehen davon aus, dass 2,5 % aller Frauen bis zum Alter von 35 Jahren eine Bulimie entwickeln. Etwa 5 % aller Frauen geben an, bereits Phasen durchlebt zu haben, in denen sie ihr Gewicht durch willentliches Erbrechen oder Abführmittel gesenkt haben. Das Durchschnittsalter bei Beginn der Erkrankung liegt bei ca. 18 Jahren.

Ursachen

Auch die Bulimie wird durch verschiedene Faktoren ausgelöst. In den meisten Fällen finden sich ähnliche Ursachen wie bei der Anorexie.

- **Soziokulturelle Faktoren:** Auch hier ist das Schönheitsideal vom schlanken Model in der westlichen Kultur ein wesentlicher druckerzeugender Faktor.
- **Traumatische Kindheitserlebnisse:** In einigen Fällen und häufiger als bei Anorexie lassen sich Traumatisierungen (z. B. sexuelle Übergriffe) in der Kindheit finden.
- **Genetische Faktoren:** Zwillingsstudien zeigen bei Bulimie eine hohe Konkordanzrate, wenn auch nicht ganz so hoch wie bei der Anorexie.
- **Persönlichkeitsfaktoren:** Bei der Bulimie sind gehäuft emotionale Instabilität und mangelnde Impulskontrolle vorhanden.
- **Psychodynamische Faktoren:** Tiefenpsychologisch orientierte Autoren sprechen von neurotischer Regression (Regression = Zurückfallen in ein früheres seelisches Entwicklungsstadium; ➤ Kap. 16.2.1) mit dem Ziel, sexuelle Entwicklungsschritte zu vermeiden. Es bestehen die Notwendigkeit der Abkehr von einer dominanten Mutter und eine Belastung durch eine ödipale Konstellation mit dem Vater.

Klassifikation

ICD-10 F50 Essstörungen
- F50.2 Bulimia nervosa
- F50.3 Atypische Bulimia nervosa

ICD-11 6B8 Fütter- oder Essstörungen
6B81 Bulimia nervosa

Symptome

- **Essanfälle:** Meist handelt es sich um die Aufnahme unnatürlich großer Mengen hochkalorischer Nahrungsmittel (z. B. Süßigkeiten, Pizza, Chips, Torten). Bei einem solchen Anfall werden mitunter bis zu 10.000 Kalorien verzehrt. Die Nahrungsmittel werden häufig sehr schnell gegessen („verschlungen"). Der Sättigungsgrad kann sich bis zu einem schmerzhaften Völlegefühl steigern. Nach einem kurzfristigen Gefühl der Zufriedenheit stellen sich Schuldgefühle und depressive Zustände ein. Der einzelne Anfall kann durch schlechte Gedanken oder Gefühle gegenüber der eigenen Person oder des eigenen Körpers, durch sozialen Stress oder intensiven Hunger nach längerer Diät ausgelöst werden. Auch innere Leere und Langeweile werden von den Betroffenen als Auslöser beschrieben. Die Betroffenen erleben ein Gefühl des Kontrollverlusts. Allerdings können sie einen Essanfall unterbrechen, vor allem wenn eine andere Person hinzukommt.
- **Willentliches Erbrechen** der aufgenommenen Speisen.
- **Missbrauch von Medikamenten** mit dem Ziel der Gewichtsreduktion (z. B. Abführmittel, Appetitzügler).
- **Diäten und Fasten:** Den Essanfällen folgen immer wieder Phasen von begrenzter Nahrungsaufnahme.
- **Störungen des Körperschemas:** Dem Äußeren wird eine überwertige Bedeutung zugemessen, und es ist das Gefühl vorhanden, übergewichtig zu sein.
- **Sozialer Rückzug:** Die Betroffenen schämen sich ihres Essverhaltens und isolieren sich. Es wird heimlich gegessen (und sich wieder entleert).
- **Meist** besteht bei einer Bulimie **Normalgewicht.** Zum Teil ist leichtes Über- oder Untergewicht vorhanden.
- **Körperliche Folgesymptome** (➤ Abb. 10.3):
  - Zahnschäden
  - Schwielen an den Fingern oder Verletzungen des Handrückens durch vielfaches Auslösen des Würgereizes
  - Entgleisungen des Flüssigkeits- und Elektrolythaushalts mit der Gefahr von Krampfanfällen, lebensgefährlichen Herzrhythmusstörungen oder Muskelschwäche

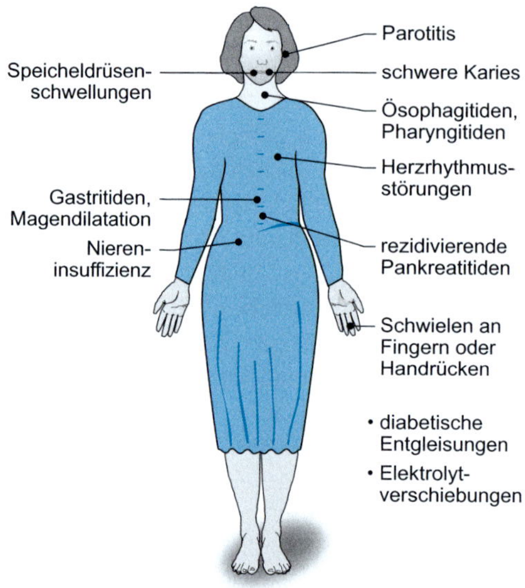

Abb. 10.3 Körperliche Folgen der Bulimia nervosa [L141]

– Bei Personen mit Diabetes besteht die Gefahr, dass die Kontrolle des Blutzuckerspiegels vernachlässigt wird.

Verlauf

Die Hälfte der Betroffenen hatte bei einer Nachuntersuchung nach 10 Jahren die Krankheit überwunden oder zumindest eine deutliche Verbesserung erreicht. Je 20 % haben auch nach 10 Jahren noch eine Bulimie oder mittlerweile eine andere Essstörung. Ungünstig ist die Prognose besonders bei denen, die auch andere schwere psychische Erkrankungen aufweisen (z. B. Depression oder eine schwere Persönlichkeitsstörung). Vereinzelt kommt es zu Todesfällen.

Diagnostik

Die Diagnostik entspricht der bei Anorexia nervosa (➤ Kap. 10.1.1). Im Mittelpunkt der Diagnostik steht das ausführliche Gespräch. Erkrankte und Eltern sollten getrennt interviewt werden. Wegen der fehlenden Krankheitseinsicht muss damit gerechnet werden, dass die Angaben der Patienten nicht verlässlich sind.

Differenzialdiagnostik

- **Organische Erkrankungen:** Von einer Bulimia nervosa müssen vor allem Störungen des Magen-Darm-Trakts, die mit Erbrechen einhergehen, abgegrenzt werden.
- **Anorexie** (➤ Kap. 10.1.1): Wenn Personen mit Anorexie Essanfälle mit Erbrechen aufweisen, ist bei entsprechendem Gewicht die Diagnose Anorexie mit dem Zusatz „mit aktiven Maßnahmen zur Gewichtsabnahme" zu stellen.
- **Depression** (➤ Kap. 8.1): Häufig gehen die Symptome einer Bulimie mit Zeichen einer Depression einher. Nicht immer lässt sich klären, welche Störung zuerst aufgetreten ist. Auch depressive Menschen können dazu neigen, mehr zu essen. Sie machen sich aber in der Regel keine übermäßigen Sorgen um ihr Gewicht. Im Zweifelsfall sind beide Diagnosen zu stellen.
- **Alkohol- und Medikamentenmissbrauch:** In einem Drittel der Fälle findet sich neben der Bulimie ein Alkohol- und/oder Medikamentenmissbrauch. Bei Symptomüberschneidungen muss eine Suchterkrankung ausgeschlossen werden.
- **Persönlichkeitsstörungen** (➤ Kap. 11.1): Bis zu 50 % aller Betroffenen zeigen Zeichen einer zusätzlichen Persönlichkeitsstörung (meist emotional instabile PS).

Komorbidität

Begleitend können u. a. auftreten:

- Persönlichkeitsstörung (➤ Kap. 11.1)
- Angststörung (➤ Kap. 9.1)
- Depression (➤ Kap. 8.1)
- Substanzmissbrauch (➤ Kap. 6)

Therapie

Medikamentöse Therapie

In manchen Fällen scheinen **Antidepressiva** (➤ Kap. 17.2.1) den Verlauf der Erkrankung günstig zu beeinflussen.

Psychotherapie

Die Behandlung der Bulimie kann meist ambulant erfolgen. Wie bei der Anorexia nervosa hat sich ein **multimodaler, störungsspezifischer Behandlungsansatz** bewährt. Meist wird eine Kombination aus Gruppen- und Einzeltherapie bevorzugt.

Kognitive Verhaltenstherapie (➤ Kap. 16.2.2).

- **Überprüfung negativer Kognitionen:** Auch hier ist die Korrektur negativer Gedankenmuster hinsichtlich Gewicht und Figur von hoher Bedeutung.
- **Training sozialer Kompetenz:** Dieses Training ist besonders wichtig, wenn sich die betroffene Person sehr stark zurückgezogen hat und wenig stützende Kontakte besitzt. Ein Therapieziel sollte sein, dass die meist jungen Patienten an altersentsprechenden Aktivitäten mit Gleichaltrigen teilnehmen.
- **Problemlösetraining:** Ess- und Brechanfälle treten gehäuft in bestimmten Stress- und Belastungssituationen auf. Die Betroffenen lernen, diese Situationen zu identifizieren und ein alternatives Bewältigungsverhalten zu entwickeln.

Psychodynamische Therapie (➤ Kap. 16.2.1). Sofern sich keine eindeutigen Traumatisierungen in der Lebensgeschichte finden, geht es bei der tiefenpsychologischen Therapie weniger um die Aufarbeitung lebensgeschichtlicher Themen, als vielmehr um die Erarbeitung einer besseren Beziehungsfähigkeit.

Körperwahrnehmungstraining (➤ Kap. 16.2.5). Körperorientierte Therapiemethoden wie Bioenergetik, Feldenkrais-Übungen oder auch Yoga bieten die Möglichkeit, die Wahrnehmung des eigenen Körpers zu verbessern. Kontraindiziert sind alle Übungen, die Leistungscharakter aufweisen.

Kreative Therapien (➤ Kap. 16.3). Im Rahmen einer kreativ-künstlerischen Therapie können Gefühle und Konflikte indirekt mitgeteilt werden, z. B. in Form eines Bildes, einer Skulptur oder durch Musik.

Familientherapie (➤ Kap. 16.2.8). Insbesondere bei jüngeren und noch bei den Eltern lebenden Erkrankten ist das Familiensystem in die Therapie einzubeziehen. In selteneren Fällen kann aber auch ein Auszug aus dem Elternhaus eine wichtige therapeutische Maßnahme darstellen.

10.1.3 Binge-Eating-Störung

Bei der Binge-Eating-Störung (BES) kommt es zu wiederkehrenden Essanfällen, bei denen in kurzer Zeit große Mengen an Nahrungsmitteln konsumiert werden. Maßnahmen zur Verhinderung einer Gewichtszunahme werden nach einem Essanfall nicht durchgeführt (Abgrenzung zur Bulimie).

LERNHINWEIS !

Das Krankheitsbild ist von geringer Prüfungsrelevanz. Wissen sollten Sie jedoch, dass die BES im DSM-5 als eigenes Störungsbild definiert ist und als eigene Diagnose auch in die ICD-11 aufgenommen wurde. Achten Sie in der schriftlichen Prüfung darauf, ob nach Inhalten der ICD-10 oder der ICD-11 gefragt wird.

Das englische Wort „binge" bedeutet „Gelage, Orgie", sodass „binge eating" auch als „Fressgelage" oder „Fressorgie" verstanden werden kann. Diese seit 1994 in den USA als eigenständige Diagnose geltende Störung geht meist mit Übergewicht einher. Ungefähr 2 % der Bevölkerung und 5 % aller Übergewichtigen (ca. 1–2 Mio. US-Amerikaner) leiden an der BES. Die Störung hat einen starken Bezug zu Suchterkrankungen.

Ursachen

Die Ursachen sind bisher unbekannt. Die Hälfte der Betroffenen leidet an depressiven Verstimmungen. Allerdings ist unklar, ob die Depression Ursache oder Folge der BES ist. Die Störung tritt familiär gehäuft auf.

Als Auslöser des einzelnen Essanfalls werden Langeweile, Traurigkeit, Ärger, Angst oder andere negative Gefühle benannt.

Klassifikation

DSM-5 Klassifizierung der Binge-Eating-Störung unter den Essstörungen; im DSM-IV noch als „weiter zu erforschende Störung" erwähnt.
ICD-11 **6B8 Fütter- oder Essstörungen**
6B82 Binge-Eating-Störung

Symptome

- **Essanfälle:** Regelmäßig (mind. 1 × wöchentlich oder mehr über mehrere Monate) kommt es zu ausgeprägten Essanfällen. Nach einem Essanfall wird nicht versucht, einer Gewichtszunahme entgegenzuwirken. Es kommt also nicht zu Erbrechen, Medikamentenmissbrauch o. Ä. (Abgrenzung zur Bulimia nervosa).
- **Gefühl des Kontrollverlusts** in Bezug auf Menge und Beschaffenheit der konsumierten Nahrung
- **Schnelles Essen** („Schlingen"); essen, bis ein unangenehmes Völlegefühl entsteht; essen, ohne hungrig zu sein. Die Mahlzeiten werden aus Schamgefühl allein eingenommen, um dabei nicht gesehen zu werden.
- Gefühle von **Ekel, Depression** und **Schuld** nach einem Essanfall.
- **Sozialer Rückzug**.

Verlauf

Die Erkrankung verläuft chronisch. Gefährlich sind die üblichen Folgen starken Übergewichts wie Diabetes mellitus (Zuckerkrankheit), Hypertonie (Bluthochdruck), Gallenblasen- oder Herzerkrankungen.

Diagnostik

Die Diagnose ergibt sich aus einem ausführlichen anamnestischen Gespräch. Ärztliche Untersuchungen zum Ausschluss organischer Erkrankungen.

Differenzialdiagnostik

- **Organische Erkrankungen**
- **Adipositas aufgrund zu hoher Nahrungs- bzw. Kalorienzufuhr (ohne Essanfälle)**
- **Bulimia nervosa** (➤ Kap. 10.1.2): Bei beiden Störungsbildern kommt es zu regelmäßigen Essanfällen, allerdings fehlt bei der BES das kompensatorische Verhalten.
- **Depression** (➤ Kap. 8.1): Auch im Rahmen einer Depression kann es zu erhöhter Nahrungsauf- und Gewichtszunahme kommen.
- **Borderline-Persönlichkeitsstörung** (➤ Kap. 11.1): Bei der Borderline-PS kann sich das impulsive Verhalten auch auf das Aufnehmen der Nahrungsmenge beziehen.

Komorbidität

Begleitend können u. a. auftreten:

- Depression (➤ Kap. 8.1)
- Bipolare affektive Störung (➤ Kap. 8.3)
- Angststörung (➤ Kap. 9.1)
- Substanzmissbrauch (➤ Kap. 6)

Therapie

Der Erfolg von Diäten ist sehr fraglich, denn sie verstärken u. U. die Störung. Vor allem Menschen, die kein oder nur ein geringes Übergewicht aufweisen, sollten keine Diäten durchführen.

Eine Therapie sollte sich zunächst auf die Reduzierung der Essanfälle beschränken. Die Betroffenen sollten eine gesunde Ernährungsweise erlernen. Dadurch stellt sich in den meisten Fällen automatisch eine Gewichtsreduzierung ein. Zusätzlich ist die Teilnahme an Selbsthilfegruppen zu empfehlen, z. B. den *Overeaters Anonymous*, die nach einem ähnlichen 12-Punkte-Programm arbeiten wie die Anonymen Alkoholiker.

Medikamentöse Therapie

In manchen Fällen scheinen **Antidepressiva** (➤ Kap. 17.2.1) den Verlauf der Erkrankung günstig zu beeinflussen.

Psychotherapie

Kognitive Verhaltenstherapie (➤ Kap. 16.2.2).

- **Analyse und Veränderung von Essgewohnheiten:** Zur Anwendung kommen ähnliche Strategien wie bei der Bulimie.
- **Einübung neuer Problemlösetechniken**
- **Erlernen von Bewältigungsstrategien** für stressauslösende Situationen

Hypnotherapie nach Erickson (➤ Kap. 16.2.6). Die Hypnotherapie ist darauf ausgerichtet, andere entspannende Verhaltensweisen zu finden, die das eigentliche Bedürfnis hinter den Essanfällen auf gesündere Weise befriedigen. Hier kann eine Unterstützung durch CD-Programme hilfreich sein.

Weitere therapeutische Maßnahmen

Ernährungsberatung.

10.2 Nichtorganische Schlafstörungen

Die Internationale Klassifikation der Schlafstörungen *(International Classification of Sleep Disorders,* ICSD) unterscheidet über 80 verschiedene Formen von Schlafstörungen. Nichtorganische Schlafstörungen lassen sich in zwei Hauptgruppen unterteilen: Dyssomnien und Parasomnien (s. u.). Die durchschnittliche Schlafdauer beträgt 7–8 Stunden täglich. Während ein Neugeborenes noch bis zu 16 Stunden täglich schläft, benötigt ein alter Mensch nur noch 5–6 Stunden. Das Schlafbedürfnis nimmt also im Laufe eines Lebens immer weiter ab.

LERNHINWEIS !

Schlafstörungen haben keine große Prüfungsrelevanz und werden hier deshalb auch nur sehr knapp behandelt. Die wichtigsten Begrifflichkeiten sollten Ihnen bekannt sein. Wissen sollten Sie, dass die ICD-11 eine Veränderung in diesem Bereich mit sich bringt.

PRÜFUNGSTIPP

Aber: **Denken Sie bei Schlafstörungen im Zusammenhang mit der Prüfung und in der Befragung Ihrer Klientinnen und Klienten immer an eine möglicherweise vorliegende Depression!** Es wird Ihnen nicht negativ ausgelegt, falls Sie eine bestimmte Form der Schlafstörung nicht kennen. Eine nicht erkannte Depression ist allerdings ein hundertprozentiger Grund für die Verweigerung der Heilerlaubnis! Auch andere einschlägige psychiatrische Krankheitsbilder können mit Schlafstörungen einhergehen oder beginnen. Diesen Zusammenhang sollten Sie herstellen können.

Normaler Schlaf gliedert sich in fünf Schlafstadien, die sich zyklisch wiederholen. Während des Schlafs treten Phasen mit schnellen Augenbewegungen auf, sog. REM-Phasen („rapid eye movements“). Diese Schlafphasen werden als aktiver Schlaf bezeichnet. In ihnen treten die meisten Träume auf.

Schätzungen gehen davon aus, dass bis zu 30 % der Bevölkerung an behandlungsbedürftigen Schlafstörungen leidet. Frauen und alte Menschen sind besonders häufig betroffen.

Ursachen

Die Gründe für Schlafstörungen können sehr vielfältig sein und müssen im Einzelfall abgeklärt werden.

- **Körperliche Erkrankungen:** z. B. Herz-Kreislauf-Erkrankungen, Schlafapnoe (Atemaussetzer während der Nacht, besonders bei übergewichtigen Menschen), Polyneuropathie, mit Juckreiz oder mit Schmerzen einhergehende Erkrankungen
- **Seelische Erkrankungen:** z. B. Depressionen, Schizophrenie, Manie, Suchterkrankungen, Neurosen, Ängste, Demenzen
- **Situative Faktoren:** z. B. eine ungewohnte Umgebung, Zeitverschiebungen, Lärm, Hitze oder Kälte
- **Psychosoziale Belastungen:** z. B. hohe berufliche Belastung oder familiäre Krisen
- **Drogen und Medikamente:** z. B. Alkohol, Betarezeptorenblocker, Diuretika, Appetitzügler, Antidementiva, Antibiotika, aktivierende Antidepressiva
- **Weitere Faktoren:** z. B. zu langes Arbeiten oder Fernsehen, Schichtarbeit, überhöhter abendlicher Computerkonsum

Klassifikation

ICD-10 F51 Nichtorganische Schlafstörungen

- F51.0 Nichtorganische Insomnie
- F51.1 Nichtorganische Hypersomnie
- F51.2 Nichtorganische Störung des Schlaf-Wach-Rhythmus
- F51.3 Schlafwandeln (Somnambulismus)
- F51.4 Pavor nocturnus
- F51.5 Albträume

ICD-11 7A; 7B Schlafstörungen

- 7A0x Insomnische Störungen
- 7A2x Hypersomnische Störungen
- 7A4x Schlafbezogene Atmungsstörungen
- 7A6x Zirkadiane Schlaf-Wach-Rhythmusstörungen
- 7A8x Schlafbezogene Bewegungsstörungen
- 7B0x Parasomnische Störungen

10

Formen und Symptome

Als Dyssomnien werden Störungen des Schlafs bezeichnet, die aufgrund emotionaler Ursachen die Dauer, Qualität oder den Zeitpunkt des Schlafs beeinträchtigen. Parasomnien sind Schlafphänomene, die nicht zu einem normalen Schlaf gehören.

Dyssomnien

Nichtorganische Insomnie Die Dauer oder Qualität des Schlafs ist über einen längeren Zeitraum ungenügend (nach ICD-10: mindestens 3-mal/Woche seit mindestens 1 Monat). Es werden Einschlaf- und Durchschlafstörungen sowie morgendliches Früherwachen unterschieden. Bei länger andauernden Insomnien entsteht ein Teufelskreis, bei dem die ständige Beschäftigung mit dem Thema Schlaf einen guten Schlaf erst recht verhindert. Die ungenügende Schlafdauer oder -qualität kann das Leistungsvermögen herabsetzen. Häufig stehen Insomnien im Zusammenhang mit erhöhten beruflichen oder psychosozialen Anforderungen. Insomnien stellen mit Abstand die größte Gruppe der Schlafstörungen dar.

Nichtorganische Hypersomnie Stark ausgeprägte Müdigkeit, die nicht mit einer unzureichenden Schlafdauer zu erklären ist. Es kann tagsüber zu Schlafanfällen kommen. Der Übergang vom Schlaf zum Wachzustand kann stark verlängert sein. Wenn keine organische Ursache gefunden wird, ist eine Hypersomnie meist auf eine Depression zurückzuführen.

Nichtorganische Störung des Schlaf-Wach-Rhythmus Die Betroffenen wachen, wenn andere schlafen, und sind dafür tagsüber müde und haben Schlafattacken. Meist findet sich eine andere schwerwiegende psychiatrische Störung. Als weitere Gruppe von Betroffenen sind Menschen in Schichtarbeit zu nennen, deren innere biologische Uhr nicht mehr richtig funktioniert. Die Patienten sind deutlich erschöpft und in ihrer Leistungsfähigkeit eingeschränkt.

Parasomnien

Schlafwandeln (Somnambulismus) Beschrieben wird hier das nächtliche Verlassen des Bettes, u. U. sogar des Hauses, ohne richtig wach zu sein. Schlafwandler können ansprechbar sein, erinnern sich jedoch am Morgen nicht an die Vorfälle der Nacht. Diese Störung tritt insbesondere bei Kindern auf. Häufig besteht ein starker Bezug zu nächtlichen Ängsten (Pavor nocturnus).

Pavor nocturnus Diese Störung geht mit nächtlichen Episoden äußerster Furcht und Panik mit heftigem Schreien sowie starker Erregung einher und tritt meist im ersten Nachtdrittel auf. Nach dem Erwachen können sich die Betroffenen nicht an die Episode erinnern. Die meist jungen Patienten stürzen zur Tür, wie um zu fliehen, verlassen aber nur selten den Raum. Es besteht ein erhöhtes Verletzungsrisiko.

Albträume Ein lebhaftes Träumen mit beängstigenden Inhalten. In den Träumen droht Gefahr für Leben, Sicherheit oder Selbstachtung. Bestimmte Trauminhalte wiederholen sich häufiger. Bei Kindern gehören Albträume in bestimmten Phasen scheinbar zur seelischen Entwicklung. Meist sind die Trauminhalte am Morgen gut erinnerbar.

Diagnostik

- Sorgfältige Anamnese mit schlafbezogener Exploration:
  - Art der Schlafstörung
  - Dauer, Verlauf und Rhythmus der Schlafstörung
  - Erhebung des Schlafverhaltens und schlafbeeinflussender Lebensumstände
  - Beachtung von Umgebungseinflüssen
  - Symptomatik während der Schlafperiode
  - Erhebung der Tagesbefindlichkeit
- Allgemeinmedizinische und psychiatrische Anamnese
- Eruieren der privaten und beruflichen Lebenssituation
- Schlaffragebogen und „Schlaftagebuch“
- Evtl. Schlaflabor (in ca. 10 % der Fälle sinnvoll)

Differenzialdiagnostik

- **Depression** (➤ Kap. 8.1): Hypersomnien sind sehr häufig Symptom einer Depression.

- **Organische psychische Störungen** (➤ Kap. 5): Demenzen gehen sehr häufig mit Schlafstörungen einher.
- **Andere psychische Störungen:** Sowohl bei der Schizophrenie als auch bei der Manie finden sich in der Regel Schlafstörungen; in beiden Fällen zählen sie auch zu den Frühwarnsymptomen. Anpassungs- und Belastungsstörungen gehen häufig mit Schlafstörungen oder Albträumen einher. Auch bei Angststörungen kann es zu Beeinträchtigungen des Schlafs kommen.
- **Organische Erkrankungen:** müssen ausgeschlossen werden, z. B. Herz-Kreislauf-Erkrankungen, Störungen der Atmung, Schilddrüsenerkrankungen, Diabetes mellitus, Schlafapnoe, Schmerzzustände, Inkontinenz und Juckreiz.
- **Medikamentenmissbrauch** (➤ Kap. 6): z. B. Psychostimulanzien
- **Medikamente:** z. B. Diuretika, Antidementiva, antriebssteigernde Antidepressiva.

Komorbidität

Begleitend kann es zu **Substanzmittelmissbrauch** kommen.

Therapie

Eine Therapie von Schlafstörungen sollte erst erfolgen, wenn organische Ursachen und andere schwerwiegende seelische Erkrankungen ausgeschlossen wurden. Die Betroffenen müssen sich darauf einstellen, dass die Therapie zwar sehr gute Erfolge zeigt, die Wirkung jedoch erst nach einiger Zeit, möglicherweise erst nach Wochen eintritt.

Beratung Häufig sind eine Aufklärung und Beratung über Faktoren hilfreich, die den Schlaf fördern bzw. verhindern:

- **Zu vermeiden sind:** Lärmbelästigungen, stimulierende Substanzen wie Kaffee, Tee, Nikotin, Nahrungsaufnahme bzw. aufregende Tätigkeiten kurz vor dem Schlafengehen.
- **Schlafplatz:** Das Bett sollte nur zum Schlafen benutzt werden. Betroffene sollten das Bett wieder verlassen, wenn sie nicht schlafen können und z. B. in einem Sessel lesen, bis sie ausreichend müde sind, um erneut ins Bett zu gehen.
- **Schlaffördernde Faktoren:** Einhaltung regelmäßiger Schlafenszeiten, optimale Schlaftemperaturen (15–17 °C), ausreichend abgedunkelter Schlafplatz, warme Füße (Socken, Wärmflasche, Fußbäder), Einschlafrituale (vor allem bei Kindern).
- **Entspannungsübungen** (➤ Kap. 16.4): Das Erlernen und regelmäßige Praktizieren von Entspannungsübungen wie dem autogenen Training oder der progressiven Muskelrelaxation nach Jacobson können bei Schlafstörungen sehr hilfreich sein.

Medikamentöse Therapie

Schlafmittel (➤ Kap. 17.2.4). Hypnotika wie z. B. Benzodiazepine werden heute sehr viel zurückhaltender verschrieben. Ihre Einnahme sollte zeitlich befristet erfolgen. Bei schnellem Absetzen kann wieder Schlaflosigkeit auftreten. Bei längerer Einnahme drohen Gewöhnung und Abhängigkeit. Zu den Nebenwirkungen kann eine Tagesmüdigkeit gehören.

Naturheilkundliche Präparate Pflanzliche Mittel in Form von Tropfen, Tabletten oder besser als Tees können hilfreich sein (Baldrian, Melisse, Hopfen).

Psychotherapie

Kognitive Verhaltenstherapie (➤ Kap. 16.2.2).

- **Vermeidung negativer Kognitionen** in Bezug auf das „Schlafen-Müssen".
- **Verringerung des Schlafdrucks:** möglicherweise bereits Kontrolle negativer Erwartungsgedanken während des Tages. Eingesetzt werden die Techniken des Gedankenstopps und der Umstrukturierung dysfunktionaler negativer Kognitionen.

Schlaftraining

- **Führen von Schlaftagebüchern**
- **Einschränken der Schlafenszeiten:** Diese scheinbar paradoxe Maßnahme ist eminent wichtig. Die Betroffenen sollen dem Schlafbedürfnis nicht tagsüber oder abends vor dem Fernseher nachgeben, sondern später ins Bett gehen und früher aufstehen. Hierdurch wird das natürliche Schlafbedürfnis wieder geweckt. Nach Absprache mit der Therapeutin bzw. dem Therapeuten kann

die Schlafdauer in Schritten von jeweils 15 Minuten verlängert werden.

Weitere Maßnahmen

Alkoholkonsum Bei Menschen, bei denen weder eine Suchtgefahr noch medizinische Gründe dagegensprechen, kann ein Glas Wein oder Bier schlaffördernd sein. Eine größere Menge schadet und wirkt sich negativ auf den Schlaf aus.

Bewegung Ausreichende Bewegung tagsüber ist schlaffördernd. Starke Anstrengungen sollten 2–3 Stunden vor dem Schlafengehen vermieden werden. Ein ruhiger, nicht zu langer Abendspaziergang ist förderlich für den Schlaf.

Hinweis

Bei Schlafwandeln bzw. nächtlichem Hochschrecken sind keine wirksamen Behandlungsmethoden bekannt. Die Schlafumgebung sollte gesichert werden, z. B. durch das Entfernen von Stolperfallen. Albträume sollten, wenn sie gehäuft (mehrmals wöchentlich) auftreten, psychotherapeutisch behandelt werden; hier stehen nicht selten unbearbeitete Konflikte im Hintergrund. Auch eine posttraumatische Belastungsstörung kann mit Albträumen einhergehen.

10.3 Lernzielkontrolle

Anhand der Prüfungsverläufe ist erkennbar, dass die Essstörungen an Prüfungsrelevanz gewonnen haben. Vor allem im schriftlichen Teil der Prüfung wird vermehrt und sehr genau gefragt, insbesondere in Bezug auf körperliche Symptome und Folgen. Bezüglich der Schlafstörungen sind ein grober Überblick, Kenntnisse der Begrifflichkeiten und deren Bedeutung ausreichend. Wichtig ist, wie oben erwähnt, der Bezug zur Depression.

Fragen zur selbstständigen Bearbeitung

1. Nennen Sie die körperlichen Folgesymptome einer Bulimie.
2. Welche Unterschiede bestehen zwischen einer Anorexia nervosa und einer Bulimia nervosa?
3. Welche Differenzialdiagnosen und Komorbiditäten sind bei einer Bulimie von Bedeutung?
4. Was bedeutet der Ausdruck „Körperschemastörung"?
5. Welche verhaltenstherapeutischen Maßnahmen können bei einer Anorexia nervosa zum Einsatz kommen?
6. Geben Sie die BMI-Werte für hochgradiges, mittelgradiges und leichtgradiges Untergewicht an.
7. Wodurch zeichnet sich die restriktive Form der Anorexia nervosa aus?
8. Welche körperlichen Symptome können im Zuge einer Anorexia nervosa auftreten?
9. Worin liegen die Ursachen von Essstörungen?
10. Aus welchem Grund gehört die Anorexia nervosa zu den lebensbedrohlichen Erkrankungen?
11. Was versteht man unter einer Binge-Eating-Störung?
12. Welche Maßnahmen könnten Menschen, die an einer Anorexie leiden, ergreifen, um eine Gewichtsabnahme zu erreichen?
13. Was können Sie hinsichtlich des Verlaufs von Essstörungen sagen?
14. Wie sollte die Diagnostik von Essstörungen ablaufen?
15. Aus welchen Gründen sollte bei Essstörungen zusätzlich zu Einzel- und Gruppentherapie immer auch die Familie einbezogen werden?
16. Welche Elemente könnte ein multimodaler Therapieansatz bei Essstörungen enthalten?
17. Welche Arten von Schlafstörungen sind Ihnen bekannt?
18. Wann und wie sollte eine Therapie bei Schlafstörungen durchgeführt werden?
19. Welche organischen Ursachen kommen für Schlafstörungen infrage?
20. Welche Arten von Schlafstörungen sind in der ICD-10 im Kapitel F5 aufgeführt?

Mündliche Prüfungsfragen: Essstörungen und Schlafstörungen

1. Sie haben eine Patientin, bei der Sie in der letzten Zeit eine deutliche Gewichtsabnahme bemerken. Wie gehen Sie vor?
2. Wie würden Sie einen Patienten mit einer Anorexia nervosa behandeln?
3. Welche äußerlichen Merkmale könnten bei einer Bulimie vorhanden sein?
4. Können Sie erklären, wie es überhaupt zu Essstörungen kommt?
5. Denken Sie, dass die Medien einen Teil dazu beitragen, dass es junge Menschen gibt, die unter Essstörungen leiden?
6. Warum wurde Ihrer Meinung nach die Binge-Eating-Störung in das neue Klassifikationssystem ICD-11 aufgenommen?
7. Was hat die „Identifikation mit der weiblichen Geschlechterrolle“ mit einer Essstörung zu tun?
8. Weshalb wird bei Patientinnen und Patienten mit Essstörungen u. a. körperorientiert gearbeitet?
9. Wie unterscheiden sich die Anorexia nervosa und die Bulimia nervosa hinsichtlich der Symptomatik?
10. Wann wird bei Erkrankten mit einer Essstörung eine medizinische oder sogar eine intensivmedizinische Behandlung erforderlich und weshalb?

KAPITEL

11 Persönlichkeits- und Verhaltensstörungen

ICD-10: F6, IDC-11: 6D1, 6C7, 6D3

Steckbrief

ICD-10 F6 Persönlichkeits- und Verhaltensstörungen

ICD-11

- 6D1 Persönlichkeitsstörungen und zugehörige Persönlichkeitsmerkmale
- 6C7 Störungen der Impulskontrolle
- 6D3 Paraphile Störungen

Persönlichkeitsstörungen (➤ Kap. 11.1)

Ursachen

- Multifaktoriell

Formen

- Paranoide Persönlichkeitsstörung
- Schizoide Persönlichkeitsstörung
- Dissoziale Persönlichkeitsstörung
- Emotional instabile Persönlichkeitsstörung:
  - Impulsiver Typ
  - Borderline-Typ
- Histrionische Persönlichkeitsstörung
- Anankastische (zwanghafte) Persönlichkeitsstörung
- Ängstliche (vermeidende) Persönlichkeitsstörung
- Abhängige (asthenische) Persönlichkeitsstörung
- Narzisstische Persönlichkeitsstörung (ICD-10: Sonstige spezifische Persönlichkeitsstörungen)

→ **Update** In der ICD-11 werden Persönlichkeitsstörungen zukünftig nach der Schwere erfasst und können zusätzlich durch unterschiedliche Spezifizierungsdomänen näher beschrieben werden.

Symptome

- Tief verwurzelte Verhaltensweisen mit starren Reaktionen
- Je nach Form der Persönlichkeitsstörung auffallende Abweichungen in Denken, Fühlen, Wahrnehmung, Verhalten und Beziehungsgestaltung
- Relevante Einschränkungen in Bezug auf:
  - Subjektives Befinden/Empfinden
  - Soziale Anpassung
  - Berufliche/gesellschaftliche Leistungsfähigkeit

Verhaltensstörungen (➤ Kap. 11.2)

- Abnorme Gewohnheiten und Störungen der Impulskontrolle:
  - Pathologisches Spielen
  - Pathologische Brandstiftung (Pyromanie)
  - Pathologisches Stehlen (Kleptomanie)
  - Trichotillomanie

→ **Update** Störungen der Impulskontrolle sind in der ICD-11 auch als solche zu kodieren und fallen nicht mehr in die Kategorie Verhaltensstörungen. Die Trichotillomanie findet sich zukünftig in der Rubrik „Zwangsstörung oder verwandte Störungen".

Sexuelle Störungen (➤ Kap. 11.3)

- Nichtorganische sexuelle Funktionsstörungen (ICD-10: F5)
- Störungen der Geschlechtsidentität (ICD-10: F6)
- Störungen der Sexualpräferenz (ICD-10: F6)

→ **Update** Die Störungen der sexuellen Präferenz wurden in der ICD-11 in „paraphile Störungen" umbenannt, und es wurden nur diejenigen aufgenommen, die als krankheitswertig erachtet werden.

11.1 Persönlichkeitsstörungen

Bei Persönlichkeitsstörungen sind Persönlichkeitsmerkmale in einer Art und Weise ausgeprägt, dass sie subjektiven Leidensdruck hervorrufen und mit sozialen Beeinträchtigungen einhergehen. Meist handelt es sich um tiefgreifende, unflexible und wenig angepasste Muster des inneren Erlebens, Denkens, Fühlens und Verhaltens. Ältere Bezeichnungen für Persönlichkeitsstörungen sind Charakterneurose, psychopathische Persönlichkeit und Soziopathie.

LERNHINWEIS !!!

Persönlichkeitsstörungen müssen ihrem Wesen nach genau erklärt werden können. Entwicklung, Manifestation, Symptomatik und Auswirkungen auf Betroffene und Umfeld müssen verstanden worden sein. Besonders wichtig für Prüfung und Praxis ist die Borderline-Persönlichkeitsstörung. Für die schriftliche Prüfung empfiehlt sich ein genaues Lernen der ICD-10-Diagnosekriterien, da häufig nach Persönlichkeitsstörungen laut ICD-10 gefragt wird (Kasten „Klassifikation").

PRÜFUNGSTIPP

Persönlichkeitsstörungen müssen von Psychosen und Neurosen abgegrenzt werden (➤ Kap. 1.2.2).

Charakteristisch für Persönlichkeitsstörungen ist, dass oft mehrere Persönlichkeitsmerkmale betroffen sind, d. h. der Mensch in seinem ganzen Wesen. Beispielsweise können Angepasstheit, Ordentlichkeit, Schüchternheit oder Misstrauen so extrem ausgeprägt sein, dass sie vor allem mit Problemen im sozialen Umfeld einhergehen. Menschen mit einer Persönlichkeitsstörung haben lange Jahre nicht das Gefühl, krank zu sein, sondern erleben sich bestenfalls als Menschen mit besonderen Eigenarten. Sie empfinden ihre Eigenheiten meist als **ich-synton,** d. h. als zu sich selbst gehörig. Menschen mit neurotischen Störungen (➤ Kap. 9) hingegen erleben ihre Symptome (z. B. Ängste oder Zwänge) als bedrohlich und **ich-dyston,** sind sich also bewusst, dass es sich um Krankheitssymptome handelt.

Persönlichkeitsstörungen beginnen definitionsgemäß in der Kindheit oder Adoleszenz und manifestieren sich im Erwachsenenalter. Zwischen 5 und 25 % der Bevölkerung sind davon betroffen. In psychiatrischen Fachkliniken weisen 40–50 % der Patientinnen und Patienten eine Persönlichkeitsstörung auf.

Dissoziale, schizoide und zwanghafte Persönlichkeitsstörungen treten häufiger bei Männern auf, Borderline-Störungen, selbstunsichere und abhängige Persönlichkeitsstörungen bevorzugt bei Frauen.

Die modernen Diagnosesysteme sehen vor, dass Persönlichkeitsstörungen neben anderen psychischen Störungen diagnostiziert werden. Sie bilden eine eigene Krankheitskategorie, die von anderen psychischen Störungen abgegrenzt werden muss. In sehr vielen Fällen besteht zusätzlich zu einer Persönlichkeitsstörung eine weitere psychische Erkrankung, wie z. B. Alkoholabhängigkeit (➤ Kap.6.2), Depression (➤ Kap. 8.1) oder Angsterkrankung (➤ Kap. 9.1). Eine zweifache Diagnose bedeutet nicht unbedingt eine Aussage über ursächliche Zusammenhänge.

Das Big-Five- oder Fünf-Faktoren-Modell der Persönlichkeit

Dieses Modell bildet anhand vergleichbarer, kulturübergreifender Faktoren eine der wichtigsten Grundlagen zur wesentlichen Beschreibung der Persönlichkeit in der Persönlichkeitspsychologie (➤ Abb. 11.1). Das Modell umfasst folgende Faktoren:

- Extraversion
- Verträglichkeit
- Gewissenhaftigkeit
- Neurotizismus
- Offenheit

Die Variabilität dieser fünf Persönlichkeitscharakteristika lässt eine differenzierte Betrachtung und Beschreibung der Persönlichkeit zu und ermöglicht es, Abweichungen zu den üblichen kulturellen und gesellschaftlichen Normen zu erkennen.

Das Big-Five-Modell spielt in der Feststellung, Klassifizierung und Behandlung von Persönlichkeitsstörungen eine signifikante Rolle.

Ursachen

Obwohl bisher kein allgemein anerkanntes Ursachenmodell vorliegt, wird die Entwicklung von Persönlichkeitsstörungen als **multifaktorielles Geschehen** angesehen. So lassen sich Persönlichkeitsstörungen bisher weder ausschließlich durch genetische noch durch neurobiologische oder durch organische Befunde erklären, allerdings konnten alle Faktoren

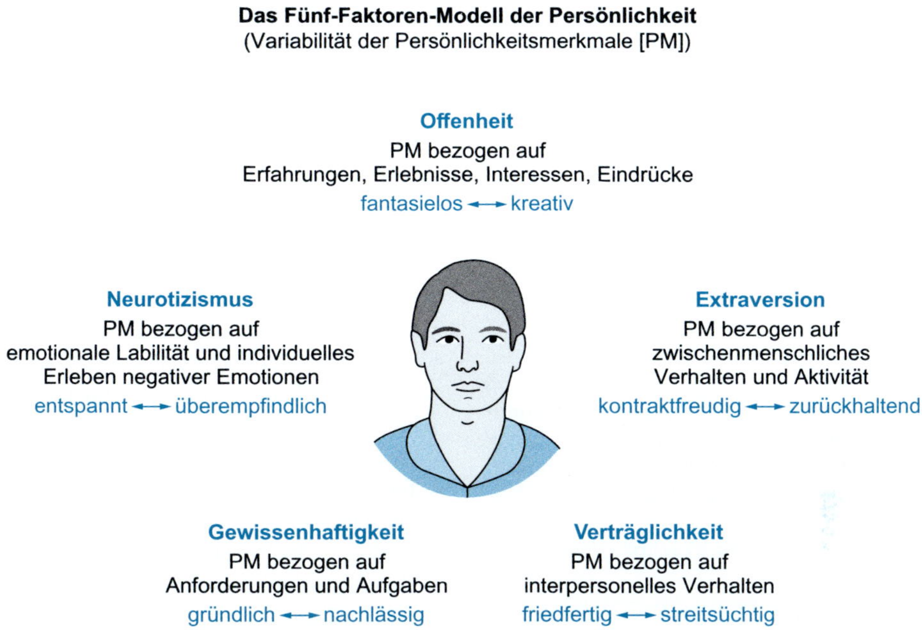

Abb. 11.1 Das Fünf-Faktoren-Modell der Persönlichkeit: Variabilität der Persönlichkeitsmerkmale (PM) [L231]

vereinzelt nachgewiesen werden (z. B. EEG-Veränderungen, Hirnstoffwechselstörungen, morphologische Veränderungen oder vorübergehende Sauerstoffminderversorgung während der Geburt). Des Weiteren spielen Faktoren wie Vulnerabilität und psychosoziale Faktoren bei der Entwicklung der Störung eine Rolle.

Tiefenpsychologisch und lerntheoretisch orientierte Therapeuten haben jeweils eigene Hypothesen zur Entstehung von Persönlichkeitsstörungen:

- **Tiefenpsychologische Konzepte:** Aus psychoanalytischer Sicht entstehen Persönlichkeitsstörungen durch Fehlentwicklungen in den frühkindlichen Entwicklungsphasen. Persönlichkeitsstörungen werden als sog. Frühstörungen angesehen. Das „Ich" ist hier stärker entwickelt als bei Menschen mit psychotischen Erkrankungen, jedoch schwächer als bei Menschen mit neurotischen Symptomen. Im Hinblick auf den Störungsschweregrad sind Persönlichkeitsstörungen zwischen Psychosen und Neurosen einzuordnen.
- **Lerntheoretische Konzepte:** Persönlichkeitsstörungen bilden gelerntes Verhalten ab. Durch positive und negative Verstärkung (operantes Konditionieren) sowie durch Modelllernen werden spezielle Verhaltensweisen, die bereits genetisch angelegt sind, in extremer Weise über- bzw. unterentwickelt. Auf kognitiver Ebene entwickeln sich individuelle Überzeugungen, die sich im Denken und in der Interaktion mit anderen Menschen zeigen. Dadurch dass sich sowohl das eigene Verhalten anders als bei der Mehrheit der Bevölkerung darstellt und auch das Verhalten anderer Menschen von den Betroffenen subjektiv beurteilt wird, ist es häufig sehr schwierig, diese der Lerngeschichte der Betroffenen geschuldeten und fest etablierten kognitiven Muster im Rahmen einer Therapie zu verändern.

Klassifikation

ICD-10 F60 Spezifische Persönlichkeitsstörungen
- F60.0 Paranoide Persönlichkeitsstörung
- F60.1 Schizoide Persönlichkeitsstörung
- F60.2 Dissoziale Persönlichkeitsstörung
- F60.3 Emotional instabile Persönlichkeitsstörung:
  - F60.30 Impulsiver Typ
  - F60.31 Borderline Typ
- F60.4 Histrionische Persönlichkeitsstörung

- F60.5 Anankastische (zwanghafte) Persönlichkeitsstörung
- F60.6 Ängstliche (vermeidende) Persönlichkeitsstörung
- F60.7 Abhängige (asthenische) Persönlichkeitsstörung
- F60.8 Sonstige spezifische Persönlichkeitsstörungen:
  - F60.80 Narzisstische Persönlichkeitsstörung
  - F60.81 Passiv-aggressive Persönlichkeitsstörung

ICD-11 6D10 Persönlichkeitsstörung

- 6D10.0 Leichtgradige Persönlichkeitsstörung
- 6D10.1 Mittelgradige Persönlichkeitsstörung
- 6D10.2 Schwergradige Persönlichkeitsstörung
- 6D10.Z Persönlichkeitsstörung, Schweregrad nicht näher bezeichnet

Zur Differenzierung bzw. Spezifizierung stehen folgende Domänen zur Verfügung:

6D11 Ausgeprägte Persönlichkeitsmerkmale oder -muster:

- 6D11.0 Negative Affektivität bei Persönlichkeitsstörung oder -problematik
- 6D11.1 Distanziertheit bei Persönlichkeitsstörung oder -problematik
- 6D11.2 Dissozialität bei Persönlichkeitsstörung oder -problematik
- 6D11.3 Enthemmung bei Persönlichkeitsstörung oder -problematik
- 6D11.4 Anankasmus bei Persönlichkeitsstörung oder -problematik
- 6D11.5 Borderline-Muster

Formen und Symptome

Bei allen Formen von Persönlichkeitsstörungen kommt es zu deutlichen Leistungseinbußen im privaten, sozialen und beruflichen Bereich. Die Betroffenen weichen in ihrer Wahrnehmung, ihrem Denken und Fühlen sowie in ihrer Beziehungsgestaltung deutlich von den Normen und Werten ihrer Kultur ab.

Paranoide Persönlichkeitsstörung

Menschen mit einer paranoiden PS haben ein durchgängiges **Muster, in verschiedensten Situationen die Handlungen anderer als absichtlich erniedrigend oder bedrohlich zu interpretieren.** Die Betroffenen wirken häufig emotions- und humorlos, in ihrem Innern sind sie jedoch sehr verletzlich und leicht kränkbar.

Typische Charakteristika

- Misstrauisches, argwöhnisches und grollendes Verhalten
- Weigerung, Beleidigungen, Verletzungen oder Missachtungen anderer zu verzeihen
- Oft streitsüchtiges, starres Beharren auf vermeintlichem eigenem Recht
- Große Empfindlichkeit bei Ablehnung und Misserfolg
- Übertriebene Eifersucht und häufiges, ungerechtfertigtes Misstrauen gegenüber der sexuellen Treue der Ehe- oder Sexualpartnerinnen und -partner
- Unverhältnismäßige Empfindlichkeit bei Rückschlägen und Zurücksetzung
- Verdrehen von Erlebtem, indem z. B. neutrale oder freundliche Handlungen anderer als feindlich oder verächtlich missdeutet und zornig oder verärgert beantwortet werden
- Tendenz zu stark überhöhtem Selbstwertgefühl mit ständiger Selbstbezogenheit
- Häufige Gedanken an Verschwörungen als Erklärung für Ereignisse im eigenen Umfeld oder in der Gesellschaft
- Vermeidung enger und intimer Kontakte

Häufigkeit Betroffen sind 2–3 % der Allgemeinbevölkerung, Männer häufiger als Frauen.

Schizoide Persönlichkeitsstörung

Das durchgängige Muster eines Menschen mit einer schizoiden PS ist **geprägt von Gleichgültigkeit gegenüber sozialen Beziehungen sowie von eingeschränkter emotionaler Erlebnis- und Ausdrucksfähigkeit.** Die Betroffenen wirken auf ihre Mitmenschen zurückhaltend, unnahbar und in sich gekehrt. Es kann zu Überschneidungen mit der paranoiden PS kommen.

Typische Charakteristika

- Soziale Distanziertheit und emotionale Kühle mit flacher Affektivität
- Gering ausgeprägte Fähigkeiten, zärtlichen Gefühlen oder Ärger Ausdruck zu verleihen
- Wenig Interesse an sexuellen Erfahrungen
- Mangel an vertrauensvollen Beziehungen und Freunden
- Unfähigkeit, Freude zu empfinden (Anhedonie)
- Schwache Reaktionen bzw. scheinbare Gleichgültigkeit gegenüber Lob und Kritik
- Übermäßige Vorliebe für Fantasie und einzelgängerisches Verhalten

- Defizite im Erkennen und Befolgen gesellschaftlicher Regeln, oft mit der Folge von exzentrischem Verhalten und sich daraus entwickelnden Konflikten im zwischenmenschlichen Bereich
- Starke emotionale Verletzbarkeit und Empfindlichkeit

Häufigkeit In der Allgemeinbevölkerung ca. 1 %.

Dissoziale Persönlichkeitsstörung

Menschen mit dieser Persönlichkeitsstörung werden auch als antisoziale Persönlichkeiten bezeichnet. Es besteht ein durchgängiges **Muster von verantwortungslosem und antisozialem Verhalten, das sich überwiegend im sozialen Bereich auswirkt.** Erste Anzeichen dieser Persönlichkeitsstörung können sich bereits in der Kindheit und Jugend (➤ Kap. 14) zeigen, z. B. durch wiederholtes Stehlen, Prügeleien, Vandalismus, körperliche Grausamkeiten gegen andere, Schulschwänzen und häufiges Weglaufen von zu Hause. Begleitend kann früher Nikotin-, Alkohol- und Drogenabusus auftreten.

Typische Charakteristika

- Deutliche und andauernde Missachtung sozialer Regeln (als Folge z. B. häufiger Beziehungswechsel, Arbeits- und Wohnungslosigkeit).
- Niedrige Schwelle für aggressives und gewalttätiges Verhalten mit der Tendenz zu wiederholten kriminellen Handlungen.
- Kaltes und rücksichtsloses Verhalten bezüglich der Gefühle anderer.
- Sehr geringe Frustrationstoleranz mit gewalttätigen Ausbrüchen auch Schwächeren, z. B. Kindern, Partnerinnen oder Partnern gegenüber.
- Kein Schuldbewusstsein und kein Lernen aus Erfahrungen, selbst wenn es im Vorfeld zu Bestrafungen gekommen ist.
- Die Betroffenen können zwar Beziehungen aufnehmen, sie zumeist aber nicht längerfristig aufrechterhalten.
- Eigene Fehler, die zu gesellschaftlichen Konflikten führen, werden durch Beschuldigung anderer oder durch vordergründiges Rationalisieren begründet.

Häufigkeit In der Allgemeinbevölkerung sind 1–2 % Frauen und 3–7 % Männer von dieser Störung betroffen. In Gefängnissen beträgt der Anteil der Insassen mit einer dissozialen PS bis zu 40 %.

Emotional instabile Persönlichkeitsstörung

Die Betroffenen zeigen ein durchgängiges **Muster von rasch wechselnder Stimmung, instabilen zwischenmenschlichen Beziehungen und dem Hang, Impulse auszuagieren,** ohne die Konsequenzen zu berücksichtigen.

Es werden der impulsive und der Borderline-Typ unterschieden.

Typische Charakteristika Impulsiver Typ

- Starke Affektausbrüche mit gewalttätigem und bedrohlichem Verhalten, die für die jeweilige Situation unangemessen sind und vor allem durch Kritik ausgelöst werden
- Mangelnde Impulskontrolle
- Dauerhafte emotionale Instabilität

Typische Charakteristika Borderline-Typ Beim Borderline-Typ handelt es sich um eine der bedeutsamsten Störungen im klinischen Bereich. Die Symptomatik zeigt sich u. a. durch die Unbeständigkeit des Selbstbilds, Unklarheit über berufliche und private Ziele, das fehlende Gefühl für die eigene Identität und die Unfähigkeit, gegensätzliche Gefühle und Wahrnehmungen zu vereinen (innerseelische Spaltung). Des Weiteren bestehen:

- Deutliche Zeichen emotionaler Instabilität.
- Intensive, aber instabile Beziehungen mit wiederkehrenden emotionalen Krisen.
- Häufig wechselnde sexuelle Kontakte.
- Selbstverletzende und selbstschädigende Handlungen (bei ca. 80 % der Betroffenen) wie z. T. schwerwiegende Schnittverletzungen mit Rasierklingen oder anderen scharfen Gegenständen, Brandverletzungen durch das Ausdrücken von Zigaretten auf der eigenen Haut oder Alkohol- und Drogenmissbrauch. Das selbstverletzende Verhalten dient zum einen dem Spannungsabbau und zum anderen dem „Sich-wieder-spüren-Können".
- Wiederkehrende Verzweiflung mit Suizidgedanken, Suiziddrohungen und Suizidversuchen („chronische Suizidalität").
- Anhaltendes Gefühl von innerer Leere.
- Übergreifendes Schwarz-Weiß-Denken.

- Möglichkeit zusätzlicher Symptome, z. B. Auftreten von dissoziativen Zuständen (➤ Kap. 9.4) wie Depersonalisation, Derealisation oder vorübergehender Bewegungsunfähigkeit.
- Häufig komorbide psychische Störungen.

Häufigkeit In der Allgemeinbevölkerung ca. 3 %. Bei Erkrankten mit einer Borderline-Störung sind in der Kindheitsgeschichte meist schwerwiegende Traumatisierungen, Gewalterfahrungen, Missbrauch oder starke Vernachlässigung zu finden. Der überwiegende Anteil der Betroffenen ist weiblich.

Histrionische Persönlichkeitsstörung

Menschen mit einer histrionischen PS (lat. „histrio": Schauspieler) zeigen ein durchgehendes **Muster von überdurchschnittlicher Emotionalität mit übergroßem Verlangen nach Aufmerksamkeit, Lob und Bestätigung.** Bei Nichtbeachtung empfinden diese Menschen ein starkes Unwohlsein. Das nach außen sichere Auftreten ist von innerer Sensibilität und Verletzbarkeit begleitet. Diese Störung entspricht der „hysterischen Persönlichkeitsstörung" der klassischen psychopathologischen Terminologie. Ein gehäuftes Auftreten mit Konversionsstörungen ist zu beobachten.

Typische Charakteristika

- Theatralischer, übertriebener Ausdruck von Gefühlen, verbunden mit Dramatisierungen bezüglich der eigenen Person
- Leichte Beeinflussbarkeit (Suggestibilität) durch andere
- Sehr oberflächliche und labile Affektivität, mit der Neigung, schon bei kleinen Anlässen in emotionale Erregung zu geraten
- Verlangen, im Mittelpunkt der Aufmerksamkeit zu stehen, und der Wunsch nach Aufregung, Spannung und sofortiger Befriedigung eigener Bedürfnisse
- Häufig übertriebenes und verführerisches Verhalten, das meist durch eine sehr auffällige und oft attraktive äußerliche Erscheinung noch unterstrichen wird
- Ausgeprägte Selbstbezogenheit und egozentrisches, manipulatives Verhalten

Häufigkeit In der Allgemeinbevölkerung ca. 2–3 %.

Anankastische (zwanghafte) Persönlichkeitsstörung

Diese Form wird auch als **zwanghafte Persönlichkeitsstörung** (griech. „ananke": Zwang, Gewalt) bezeichnet. Es besteht ein durchgehendes **Muster von Perfektionismus.** Im Hintergrund dieser Störung steht eine tiefe persönliche Unsicherheit, durch die es zu Unentschlossenheit, großer Vorsicht und starken Zweifeln kommt. Bei Kritik sozialer Art kann es zu sehr sensiblen Reaktionen kommen.

Typische Charakteristika

- Starrheit im Denken und Handeln
- Starker Hang zu Pedanterie und zur Anpassung an soziale Normen
- Ausgeprägte Rigidität und Eigensinn
- Übertriebene Gewissenhaftigkeit und das Streben nach Perfektion, die jedoch nur schwer erreichbar ist, da die selbstgesetzten überzogenen und strengen Normen nur ungenügend realisiert werden können
- Unverhältnismäßig große Leistungsbezogenheit unter Vernachlässigung von Vergnügen und zwischenmenschlichen Beziehungen
- Erwartung, dass andere Personen sich den eigenen Gewohnheiten unterordnen
- Andrängen beharrlicher und unerwünschter Gedanken und Impulse
- Eingeschränkte Fähigkeit des Ausdrucks warmer Gefühle
- Der häufige Verlust, den Überblick zu behalten, da das Augenmerk eher auf Details, Planen und Ordnen gerichtet ist

Häufigkeit In der Allgemeinbevölkerung ca. 2 %. Im Verlauf dieser Störung kann es zu depressiven Verstimmungen und Zwangsstörungen kommen.

Ängstliche (vermeidende) Persönlichkeitsstörung

Es besteht ein durchgehendes **Muster von Anspannung, Besorgtheit, Schüchternheit und Angst vor negativer Beurteilung.** Synonym wird auch der Begriff selbstunsichere Persönlichkeitsstörung verwendet, der das Wesen dieser Störung deutlich macht und eine Erklärung dafür liefert, weshalb geringste Anzeichen von Ablehnung eine verheerende Wirkung bei den Betroffenen auslösen können.

Typische Charakteristika
- Vermeidung beruflicher oder sozialer Kontakte aus Furcht vor Kritik oder Ablehnung. Das Entstehen solcher Kontakte wird nur zugelassen, wenn sich die Betroffenen der Akzeptanz und Sympathie sicher sind.
- Starke Minderwertigkeitsgefühle, da Betroffene davon überzeugt sind, unbeholfen, unattraktiv und minderwertig zu sein.
- Andauernde Sehnsucht nach Zuneigung und Akzeptanz.
- Leichte Verletzbarkeit durch Kritik und Ablehnung anderer.
- Eingeschränkter Lebensstil wegen des Bedürfnisses nach körperlicher Sicherheit.

Häufigkeit In der Allgemeinbevölkerung ca. 1 %. Im Verlauf der Erkrankung kann es zu Depression und Angstsymptomen kommen.

Abhängige (asthenische) Persönlichkeitsstörung

Diese Störung wird auch als asthenische oder dependente PS bezeichnet. Bei den Betroffenen besteht ein durchgehendes **Muster mit einer Selbstwahrnehmung als hilflos und inkompetent.** In der Folge entwickeln sich sehr starke Ängste vor dem Verlassenwerden und Verhaltensweisen, die darauf abzielen, Beziehungen in jedem Fall aufrechtzuerhalten bzw. die Zuneigung anderer Menschen zu gewinnen, selbst wenn dafür unangenehme oder erniedrigende Handlungen vollzogen werden müssen.

Typische Charakteristika
- Unfähigkeit zu eigenen Entscheidungen. Diese werden anderen überlassen, oder es wird zumindest ein hohes Maß an Ratschlägen zur Bestätigung eingeholt.
- Abhängigkeit von anderen Personen mit starker Nachgiebigkeit gegenüber deren Wünschen.
- Die Betroffenen vermeiden die Äußerung von adäquaten Ansprüchen an Personen, von denen sie sich abhängig fühlen.
- Ängste und unangenehme Gefühle beim Alleinsein, verbunden mit der Überzeugung, nicht für sich selbst sorgen zu können.
- Gefühl körperlicher Schwäche.

Häufigkeit In der Allgemeinbevölkerung ca. 1 %. Komorbid zeigen sich häufig Depressionen und Angststörungen sowie Überschneidungen mit anderen Persönlichkeitsstörungen (z. B. ängstliche [vermeidende] PS).

Narzisstische Persönlichkeitsstörung

Menschen mit einer narzisstischen PS zeigen ein durchgehendes **Muster von Großartigkeit (in Fantasie oder Verhalten) mit der festen Überzeugung der übermäßigen eigenen Wichtigkeit und Bedeutung.** Die zwischenmenschlichen Beziehungen sind sehr oft deutlich gestört, u. a. dadurch, dass es zu Umschwüngen bezüglich des Selbstwertgefühls kommen kann.

Typische Charakteristika
- Bedürfnis nach Bewunderung und die Erwartung an andere, bevorzugt behandelt zu werden
- Fantasien hinsichtlich des eigenen unbegrenzten Erfolgs, der eigenen Macht oder Schönheit
- Glaube daran, einzigartig und besonders zu sein (Grandiositätsempfinden/Selbstidealisierung) bei gleichzeitig instabilem Selbstwertgefühl
- Ausnutzen, Ausbeuten und Manipulieren anderer Menschen
- Arrogantes und überhebliches Verhalten
- Mangel oder gänzliches Fehlen von Empathie
- Reduzierte Anpassungsfähigkeit an soziale Situationen
- Ausgeprägte Empfindlichkeit gegenüber Kritik

Im Rahmen einer narzisstischen Krise kann es zu schwerer Depression und Suizidalität kommen!

Häufigkeit In der Allgemeinbevölkerung ca. 0,5 %.

DSM-5-Klassifikation

Das **DSM-5** ordnet Persönlichkeitsstörungen (➤ Tab. 11.1) mit ähnlichen Erscheinungsformen drei Untergruppen (Clustern) zu.

Cluster A
- Paranoide Persönlichkeitsstörung
- Schizoide Persönlichkeitsstörung
- Schizotype Persönlichkeitsstörung

Gemeinsamkeit: Die Betroffenen wirken **sonderbar oder exzentrisch.**

Cluster B
- Dissoziale Persönlichkeitsstörung
- Narzisstische Persönlichkeitsstörung
- Histrionische Persönlichkeitsstörung
- Emotional instabile Persönlichkeitsstörung

Gemeinsamkeit: Die Betroffenen erscheinen **dramatisch, emotional oder launisch.**

Cluster C
- Ängstliche (vermeidende) Persönlichkeitsstörung
- Anankastische Persönlichkeitsstörung
- Abhängige Persönlichkeitsstörung

Gemeinsamkeit: Die Betroffenen wirken **ängstlich, vermeidend oder furchtsam.**

Verlauf und Prognose

Persönlichkeitsstörungen entstehen laut ICD-10 bereits in der Kindheit und Jugend und stabilisieren sich im Erwachsenenalter. Die Symptome bestehen kontinuierlich über viele Jahre, wenn nicht ein Leben lang. Hinsichtlich der Schwere und Ausprägung können allerdings Schwankungen auftreten. In der ICD-11 besteht nunmehr die Möglichkeit, den Schweregrad des aktuellen Zustands zu erfassen.

Bezüglich der Prognose gilt eine Drittelregel: In einem Drittel der Fälle besteht ein günstiger Verlauf, bei einem Drittel eine kompromisshafte Lebensbewäl-

Tab. 11.1 Charakteristika und Diagnosekriterien der einzelnen Persönlichkeitsstörungen und ihre klinische Häufigkeit

Persönlichkeitsstörung (PS)	Häufigkeit [%]	Charakteristika und Diagnosekriterien
Paranoide PS	2,4	Misstrauisch, streitsüchtig; Weigerung, anderen zu verzeihen; leicht kränkbar, überempfindlich gegenüber Kritik und Rückschlägen, ständige Selbstbezogenheit, Verschwörungsideen
Schizoide PS	1,8	Kühl, distanziert, affektiv flach, freudlos, wenig Interesse an Mitmenschen, introvertiert, Einzelgänger, eingeschränktes Gespür für soziale Normen
Histrionische PS	4,3	Dramatische Selbstdarstellung, erhöhte Suggestibilität; oberflächlicher, labiler Affekt; Geltungssucht, ständige Beschäftigung damit, äußerlich attraktiv zu sein; theatralisch und sprunghaft
Dissoziale PS	3,2	Geringe Frustrationstoleranz, Neigung zu Aggressivität und Gewalt, Missachtung sozialer Normen, rücksichtslos, fehlendes Schuldbewusstsein; verminderte Fähigkeit, aus Erfahrungen zu lernen; keine dauerhaften Sozialkontakte
Borderline-PS	14,9	Emotional instabil, unklares Selbstbild, manipulativ, Wutausbrüche, chronische Ängste, abrupte Kontaktwechsel, Gefühl der inneren Leere, selbstschädigendes/suizidales Verhalten
Narzisstische PS	1,3	„Ich bin etwas Besonderes", Bedürfnis nach Bewunderung, Mangel an Empathie, arrogant, neidisch, manipulativ; nutzt andere aus, Größenfantasien
Ängstliche (vermeidende) PS	15,2	Angst vor Kritik und Ablehnung, im Selbstbild unterlegen und sozial unbeholfen, häufig unentschlossen, andauerndes Gefühl von Anspannung und Besorgtheit, Bedürfnis nach körperlicher Sicherheit
Abhängige PS	4,6	Fehlen von Selbstvertrauen, delegiert Entscheidungen an andere; Angst vor dem Alleinsein, Unterordnung eigener Bedürfnisse, Entscheidungsschwäche, „allein geht es nicht"
Zwanghafte PS	3,6	Ordnungsliebe, Perfektionismus, Gewissenhaftigkeit und starke Leistungsbezogenheit, ständige Kontrollneigung; Angst, Fehler zu machen; Gefühl von starkem Zweifel mit Vorsicht, Eigensinn; Vernachlässigung von sozialen Kontakten und Dingen, die Freude machen

tigung, bei einem Drittel ist der Verlauf als ungünstig zu bezeichnen. Bei einigen Verläufen mildert sich das Ausmaß der Beeinträchtigung im Alter (z. B. dissoziale Persönlichkeitsstörung) ab. In vielen Fällen kommt es zum Missbrauch von Alkohol und anderen psychotropen Substanzen (➤ Kap. 6).

Diagnostik

Die Diagnose einer Persönlichkeitsstörung sollte erst im Erwachsenenalter gestellt werde, und zumindest sollte ein leichter Leidensdruck bestehen. Die PS wird häufig erst durch ihre Auswirkungen im beruflichen und sozialen Bereich erkannt, weshalb in den meisten Fällen eine Fremdanamnese oder eine längere Beobachtung in einer Klinik notwendig ist. Häufig werden mehrere Persönlichkeitsstörungen gleichzeitig diagnostiziert.

Unterstützend können Persönlichkeitstests (➤ Kap. 3.1.4) eingesetzt werden. Bewährt haben sich z. B. das *Freiburger-Persönlichkeits-Inventar (FPI),* der *Gießen-Test (GT)* und das *Minnesota Multiphasic Personality Inventory* (MMPI).

ICD-10- und ICD-11-Diagnosekriterien

ICD-10

1. Deutliche Unausgeglichenheit in mehreren Bereichen wie Affektivität, Antrieb, Impulskotrolle, Wahrnehmung, Denken und Beziehungen zu anderen.
2. Die auffälligen Verhaltensmuster treten nicht nur episodisch auf, sondern andauernd und gleichförmig.
3. Die auffälligen Verhaltensmuster sind tiefgreifend und in sozialen Situationen eindeutig unpassend.
4. Die Störungen beginnen immer in der Kindheit und Jugend und manifestieren sich auf Dauer im Erwachsenenalter.
5. Es besteht deutliches subjektives Leiden, u. U. erst im späteren Verlauf.
6. Meist ist die Störung mit deutlichen Einschränkungen der beruflichen und sozialen Leistungsfähigkeit verbunden.

ICD-11

1. „Anhaltende (dauerhafte) Störung, die durch Probleme beim Funktionieren von Aspekten des Selbst und/oder durch zwischenmenschliche Dysfunktion gekennzeichnet ist.
2. Die Störung besteht seit längerer Zeit (z. B. 2 Jahre oder länger).
3. Die Störung manifestiert sich in Mustern der Kognition, der emotionalen Erfahrung, des emotionalen Ausdrucks und des Verhaltens, die maladaptiv sind (z. B. unflexibel oder schlecht reguliert).
4. Die Störung manifestiert sich in einer Reihe von persönlichen und sozialen Situationen, obwohl sie durchweg durch bestimmte Arten von Umständen hervorgerufen werden kann und nicht durch andere.
5. Die Symptome sind nicht auf die direkten Wirkungen eines Medikaments oder einer Substanz zurückzuführen, einschließlich Entzugserscheinungen, und lassen sich nicht besser durch eine andere psychische Störung, eine Erkrankung des Nervensystems oder eine andere Erkrankung erklären.
6. Die Störung ist mit erheblichen Belastungen oder erheblichen Beeinträchtigungen in persönlichen, familiären, sozialen, bildungsbezogenen, beruflichen oder anderen wichtigen Funktionsbereichen verbunden.
7. Eine Persönlichkeitsstörung sollte nicht diagnostiziert werden, wenn die Verhaltensmuster, die für die Persönlichkeitsstörung charakteristisch sind, entwicklungsbedingt sind oder in erster Linie durch soziale oder kulturelle Faktoren, einschließlich soziopolitischer Konflikte, erklärt werden können."

Differenzialdiagnostik

Die Differenzialdiagnostik bereitet zuweilen Schwierigkeiten: Besonders bei leichten Formen von Persönlichkeitsstörungen steht hier zu Recht die Frage im Raum: „Ist dieses Verhalten noch gesund und in diesem Zusammenhang adäquat; oder ist hier bereits ein störungsbedingtes (Fehl-)Verhalten vorhanden?". Daher sind, wie oben erwähnt, Diagnosezeitraum und fremdanamnestische Auskünfte wichtig. Erkrankungen mit ich-dystoner Symptomatik sind einfacher zu differenzieren, wenngleich z. T. symptomatische Ähnlichkeiten vorhanden sind.

- Persönlichkeitsstörungen müssen von **Persönlichkeitsmerkmalen,** die nicht das Ausmaß einer Persönlichkeitsstörung erreichen, unterschieden werden. Wichtigstes Kriterium hierfür ist, dass das auffällige Verhalten unflexibel, unangepasst und überdauernd auftritt.
- Ferner sind **Persönlichkeitsveränderungen** abzugrenzen. Diese treten oft erst im höheren Lebensalter auf (z. B. als Folge von organischen Hirnschäden oder aufgrund von Extrembelastungen).

- **Schizophrene und affektive Psychosen** (➤ Kap. 7, ➤ Kap. 8) sind schwerwiegender und verlaufen phasenhaft, während Persönlichkeitsstörungen in ihrer Erscheinungsweise konstant sind.
- **Angst- und Zwangsstörungen** (➤ Kap. 9) zeigen z. T. erhebliche Symptomüberschneidungen mit Persönlichkeitsstörungen.
- **Autismus-Spektrum-Störungen** (➤ Kap. 13.4) können einer schizoiden PS ähneln.

Komorbidität

Persönlichkeitsstörungen gehen häufig mit anderen psychischen Störungen einher und sind zusätzlich zu diesen zu diagnostizieren. Eine hohe Komorbidität besteht mit:

- Angststörungen (➤ Kap. 9.1)
- Depressionen (➤ Kap. 8.1)
- Essstörungen (➤ Kap. 10.1)
- Abhängigkeitserkrankungen (➤ Kap. 6)
- Bei der Borderline-Persönlichkeitsstörung ist komorbid an eine posttraumatische Belastungsstörung (➤ Kap. 9.3) zu denken!

Therapie

Persönlichkeitsstörungen gelten als nicht heilbar. Durch geeignete, z. T. störungsspezifische therapeutische Maßnahmen kann jedoch ein starkes Maß an Linderung und Kompensation erreicht werden (➤ Abb. 11.2). Eine Motivation zur Therapie ist oft schwer zu erreichen. Die Betroffenen sind zwar häufig unzufrieden und unglücklich, erleben sich aber durch die ich-syntone Symptomatik oft nicht als krank und behandlungsbedürftig.

Medikamentöse Therapie

In Einzelfällen und bei komorbiden psychischen Erkrankungen können **Antidepressiva, Antipsychotika, Lithium und Anxiolytika** (➤ Kap. 17.2) den Therapieverlauf günstig beeinflussen.

Psychotherapie

Tiefenpsychologische Therapie (➤ Kap. 16.2.1). Es bestehen mittlerweile gut entwickelte Strategien für die Behandlung von Persönlichkeitsstörungen mittels psychodynamischer Therapien. Allerdings ist meist mit jahrelangen Therapieverläufen zu rechnen.

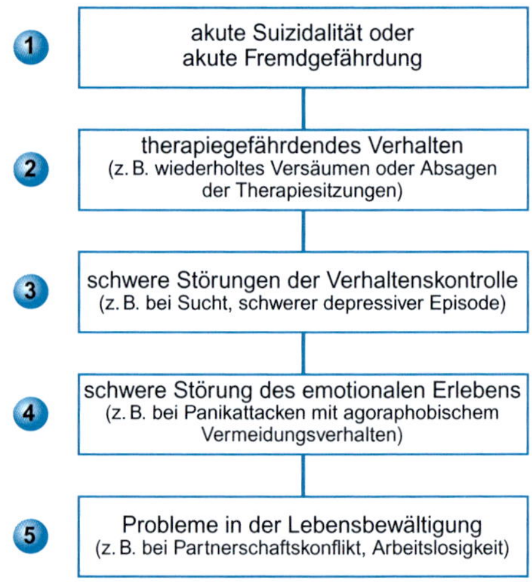

Abb. 11.2 Hierarchisierung von Behandlungszielen bei Persönlichkeitsstörungen [L141]

Menschen mit Persönlichkeitsstörungen stellen eine große Herausforderung für die Behandelnden dar, denen viel Erfahrung und Geduld abverlangt werden. Es muss mit starken Gegenübertragungsgefühlen gerechnet und umgegangen werden, da sie durch die Betroffenen z. T. auch beschimpft oder entwertet werden. Ständig wird die Beziehung belastet und infrage gestellt. Dies ist vor allem bei Borderline-, dissozialer und narzisstischer PS der Fall. Eine regelmäßige, engmaschige Supervision ist in diesen Fällen unabdingbar. Mit persönlichkeitsgestörten Menschen muss weniger aufdeckend und einsichtsorientiert als vielmehr stützend und ich-stärkend gearbeitet werden.

Verhaltenstherapie (➤ Kap. 16.2.2). Im Bereich der Verhaltenstherapie wurden in den vergangenen Jahren erfolgreiche Therapiekonzepte für spezifische Persönlichkeitsstörungen entwickelt. Ein Beispiel dafür ist das Konzept von Marsha Linehan (Dialektisch-behaviorale Therapie, DBT) zur Behandlung der Borderline-PS. Die **DBT** läuft in **vier Phasen** ab:

1. Die Betroffenen werden ausführlich über ihr Störungsbild aufgeklärt. Es werden Vereinbarungen getroffen, die Suizidimpulse, selbstverletzendes Verhalten und therapieverhinderndes Verhalten umfassen.

2. Bearbeitung von sozialen Problemen (Arbeit, Wohnung) und Stabilisierung.
3. Systematisches Erlernen der Selbstregulierung von Gefühlen (meist stationär).
4. Falls erforderlich, Bearbeitung früherer Traumatisierungen.

11.2 Verhaltensstörungen

In der ICD-10 sind Verhaltensstörungen in unterschiedlichen Kapiteln klassifiziert. Die in F6 aufgeführten Störungen beziehen sich auf Störungen der Impulskontrolle und andere abnorme Gewohnheiten mit weitgehend unbekannter Ursache. Es handelt sich um Handlungen, die ohne weitere Motivation wiederholt auftreten, nicht kontrolliert werden können und in ihrer Folge die Betroffenen oder andere Menschen schädigen. Vor und während der Handlung besteht in der Regel eine hohe Anspannung, nach der Handlung folgen Entspannung und Erleichterung. Die ICD-11 ordnet die Erkrankungen unterschiedlichen Kategorien zu (siehe Klassifikation).

LERNHINWEIS !

Abnorme Gewohnheiten und Störungen der Impulskontrolle haben eine geringe Prüfungsrelevanz. Der Begriff Trichotillomanie sollte bekannt sein und beschrieben werden können. Die ICD-11 führt die Trichotillomanie unter den „Zwangsstörungen oder verwandte Störungen". Wichtig ist das Wissen darum, dass die Computerspielstörung neu in die ICD-11 aufgenommen und zusammen mit der Glücksspielstörung als Verhaltenssüchte beschrieben und klassifiziert wird.

Formen und Symptome

Abnorme Gewohnheiten und Störungen der Impulskontrolle werden in der ICD-10 wie folgt unterteilt.

Pathologische Brandstiftung Übermäßige Beschäftigung mit Feuer und damit zusammenhängenden Themen; wiederholte unmotivierte Versuche oder tatsächliche Brandstiftungen. Synonym: Pyromanie.

Pathologisches Stehlen Wiederholtes Stehlen von Dingen, die nicht benötigt werden. Oft werden die gestohlenen Gegenstände nach der Tat weggeworfen oder verschenkt. Synonym: Kleptomanie.

Pathologisches Spielen Wiederholtes, phasenhaftes, unkontrollierbares Glücksspiel mit starken negativen Auswirkungen auf Finanzen, Familie, Beruf und soziales Umfeld.

Trichotillomanie Wiederholtes Ausreißen von Haaren mit sichtbarem Haarverlust (➤ Kap. 9.2).

Klassifikation

ICD-10 63 Abnorme Gewohnheiten und Störungen der Impulskontrolle

- F63.0 Pathologisches Spielen
- F63.1 Pathologische Brandstiftung (Pyromanie)
- F63.2 Pathologisches Stehlen (Kleptomanie)
- F63.3 Trichotillomanie
- F63.4 Sonstige abnorme Gewohnheiten und Störungen der Impulskontrolle

ICD-11 6C7 Störungen der Impulskontrolle

- 6C70 Pyromanie
- 6C71 Kleptomanie
- 6C72 Zwanghafte sexuelle Verhaltensstörung
- 6C73 Intermittierende explosible Störung

→ **Update** Das pathologische Spielen und neu die Computerspielstörung sind in der ICD-11 unter 6C5 „Störungen aufgrund von Verhaltenssüchten" den Suchtstörungen zugeordnet.

→ **Update** Neue Klassifizierung der Trichotillomanie in der ICD-11 unter „Zwangsstörungen oder verwandte Störungen", dort unter 6B25.0 „Körperbezogene repetitive Verhaltensstörungen".

11.3 Sexuelle Störungen

Unter sexuellen Störungen versteht man Störungen des sexuellen Verlangens, der sexuellen Erregung, der Geschlechtsidentität und der sexuellen Präferenz (sexuelle Ausrichtung). Sie finden sich in Kapitel 5 und 6 der ICD-10. Die häufigsten sexuellen Funktionsstörungen bei Frauen sind verminderte Lust auf sexuelle Kontakte und Orgasmusprobleme. Bei Männern dominieren Erektionsstörungen und vorzeitiger Samenerguss.

LERNHINWEIS !

Sexuelle Störungen haben keine Prüfungsrelevanz und werden deshalb hier auch sehr knapp behandelt. Die Namen der Störungen und ihre wichtigsten Symptome sollten Ihnen jedoch bekannt sein.

Für den Ablauf der sexuellen Erregung wird ein klarer Phasenablauf beschrieben: Erregungsphase, Plateauphase, Orgasmusphase, Entspannungsphase (> Abb. 11.3). Die Phasen verlaufen beim Mann relativ gleich, bei Frauen ist der Verlauf deutlich individueller. Störungen können alle Phasen betreffen.

Sexuelle Funktionsstörungen treten relativ häufig auf. 35 % der Frauen und 16 % der Männer leiden an Störungen der sexuellen Appetenz. Störungen der sexuellen Erregung finden sich bei 30 % der verheirateten Frauen und 20 % der Männer. Ein Drittel der verheirateten Männer leidet unter vorzeitigem Samenerguss (Ejaculatio praecox). Die Unterscheidung zwischen gestörtem und normalem Verhalten ist oft schwierig. Es stellt sich dabei stets die Frage, wer bestimmt, was normal ist. In den Krankheitsbeschreibungen wird aus diesem Grund ein deutlicher Leidensdruck, ausgelöst durch die Situation oder die sexuelle Ausrichtung, gefordert.

Die veränderten Werte in der Gesellschaft zeigen sich deutlich am Wandel der Einstellungen zum Thema Homosexualität. Noch Ende der 1960er-Jahre stand Homosexualität in Deutschland unter Strafe, und noch in der ICD-8 (1968) galt sie als krankhafte Störung. Heute können homosexuelle Paare in manchen Ländern heiraten und sind gesellschaftlich weitgehend akzeptiert.

Schätzungen gehen davon aus, dass etwa 15 % der Patientinnen und Patienten, die einen Arzt aufsuchen, behandlungs- oder zumindest beratungswürdige sexuelle Probleme haben, die aus Scham jedoch oft nicht berichtet werden. Es bietet sich deshalb an, im Anamnesegespräch auch nach Problemen im Bereich Sexualität zu fragen, um Gesprächsbereitschaft zu signalisieren.

→ **Update** In der ICD-11 finden sich unter der Ziffer 6 nur noch die paraphilen Störungen. Alle weiteren sexuellen Störungen werden nicht mehr den psychischen Störungen zugeordnet.

Ursachen

Wie bei den meisten psychischen Störungen scheinen sich auch hier körperliche, soziale und seelische Aspekte zu ergänzen. Wichtige Faktoren für die Entstehung nichtorganischer sexueller Funktionsstörungen können sein:

- Störungen in unterschiedlichen Phasen der sexuellen Entwicklung (psychosexuelle Entwicklung > Kap. 16.2.1)
- Probleme in der Partnerschaft
- Kognitive Faktoren (Einstellungen zu Sexualität und Partnerschaft, die oft unreflektiert und unbewusst aus Kindheit und Jugend übernommen werden)
- Erziehungsfaktoren (Angst vor Strafe, fehlende Akzeptanz der eigenen Geschlechterrolle)

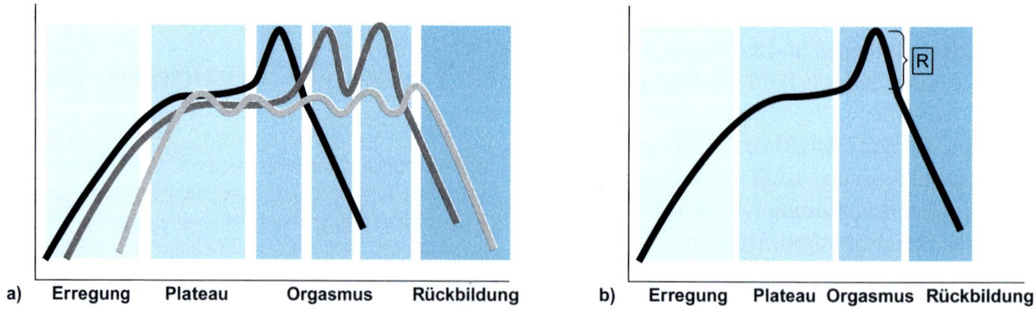

Abb. 11.3 Reaktionszyklus der Erregung bei Frau und Mann: **a** weiblicher Reaktionszyklus mit Orgasmusmanschette, **b** männlicher Reaktionszyklus [L141]

- Unzureichende Informationen (über sexuelle Abläufe)
- Ungünstige äußere Faktoren (z. B. Angst vor ungewollter Schwangerschaft)
- Körperliche Erkrankungen (z. B. Arteriosklerose, Diabetes mellitus)

Klassifikation

ICD-10
- F52 Sexuelle Funktionsstörungen, nicht verursacht durch eine organische Störung oder Krankheit
- F64 Störungen der Geschlechtsidentität
- F65 Störungen der Sexualpräferenz
- F66 Psychische und Verhaltensprobleme in Verbindung mit der sexuellen Entwicklung und Orientierung

ICD-11 6D3 Paraphile Störungen
- 6D30 Exhibitionistische Störung
- 6D31 Voyeuristische Störung
- 6D32 Pädophile Störung
- 6D33 Sexuell-sadistische Störung unter Ausübung von Zwang
- 6D34 Frotteuristische Störung
- 6D35 Sonstige paraphile Störung mit nicht einwilligenden Individuen
- 6D36 Paraphile Störung, die Verhaltensweisen als Einzelperson oder einwilligenden Personen beinhaltet
- 6D3Z Paraphile Störungen, nicht näher bezeichnet

Formen und Symptome

Sexuelle Störungen werden nach der ICD-10 in organische/nichtorganische sexuelle Funktionsstörungen, Störungen der Geschlechtsidentität und Störungen der sexuellen Präferenz unterteilt. Die organischen sexuellen Funktionsstörungen sind dem medizinischen Bereich zuzuordnen und finden sich daher an dieser Stelle nicht wieder.

Nichtorganische sexuelle Funktionsstörungen

Mangel an oder Verlust von sexuellem Verlangen
Die Betroffenen sind aufgrund eines verminderten Verlangens seltener sexuell aktiv, die Möglichkeit der sexuellen Erregung und Befriedigung ist dabei aber nicht ausgeschlossen. Frigidität, sexuelle Hypoaktivität.

Sexuelle Aversion Vermeidung von sexuellen Aktivitäten aufgrund einer Aversion (starke Abneigung bis Ekel) gegen Sexualität, auch in einer Partnerbeziehung. Die Vorstellung erzeugt so viel Angst und Furcht, dass sexuelle Begegnungen vermieden werden.

Mangelnde sexuelle Befriedigung Diese häufiger bei Frauen anzutreffende Störung führt im sexuellen Erleben trotz Orgasmus zu keinem Lustgefühl.

Versagen genitaler Reaktionen Erektionsstörungen (beim Mann), Störungen der sexuellen Erregung (bei der Frau) mit Mangel an vaginaler Lubrikation (Befeuchtung der Scheide).

Orgasmusstörungen Der Orgasmus tritt nicht oder nur stark verzögert ein. Häufiger bei Frauen als bei Männern.

Ejaculatio praecox Vorzeitiger Samenerguss mit Beeinträchtigung des sexuellen Erlebens.

Nichtorganischer Vaginismus Verkrampfung der den Scheideneingang umgebenden Muskulatur. Dies macht den Geschlechtsakt unmöglich, oder er ist nur unter Schmerzen möglich.

Nichtorganische Dyspareunie Schmerzen während des Sexualverkehrs, sowohl Frauen als auch Männer sind betroffen.

Gesteigertes sexuelles Verlangen Selten auftretendes Problem bei meist jungen Menschen. Synonyme: Nymphomanie, Satyriasis.

Störungen der Geschlechtsidentität

Bei den Störungen der Geschlechtsidentität besteht eine kontinuierliche, tiefe Unzufriedenheit mit dem eigenen biologischen Geschlecht, bis hin zu der Empfindung, in einem falschen Körper zu sein und eigentlich dem anderen Geschlecht anzugehören. Es besteht der dringende und anhaltende Wunsch, die Rolle des anderen Geschlechts teilweise oder vollständig anzunehmen.

Transsexualismus Wunsch, als Angehörige des anderen anatomischen Geschlechts zu leben und anerkannt zu werden. Dieser Wunsch ist über einen Zeitraum von mindestens 2 Jahren stabil. Es bestehen ein anhaltendes Unbehagen und Gefühl der Nichtzugehörigkeit zum eigenen (biologischen) Geschlecht sowie der Wunsch nach Angleichung des Körpers an das bevorzugte Geschlecht durch hormonelle und chirurgische Behandlung.

Transvestitismus unter Beibehaltung beider Geschlechterrollen Anhaltendes oder wiederholtes Tragen der jeweils typischen gegengeschlechtlichen Kleidung. Es besteht kein Wunsch nach langfristiger Geschlechtsumwandlung, vielmehr werden beide Geschlechtsrollen beibehalten. Tritt fast nur bei Männern auf. Das Tragen gegengeschlechtlicher Kleidung dient *nicht* dem Zweck der sexuellen Erregung (im Gegensatz zum fetischistischen Transvestismus F65.1).

Störung der Geschlechtsidentität des Kindesalters Anhaltendes und starkes Unbehagen über das angeborene Geschlecht, zusammen mit dem starken Wunsch, zum anderen Geschlecht zu gehören (relativ selten auftretende Störung). Beginn in der frühen Kindheit, beständige Beschäftigung mit der Kleidung oder den Aktivitäten des anderen Geschlechts oder der Ablehnung des eigenen Geschlechts.

Störungen der Sexualpräferenz

Hier handelt es sich um stereotype Formen sexueller Betätigung und Befriedigung mit Kopplung außergewöhnlicher Bedingungen an die sexuellen Handlungen (Synonym: Paraphilie).

Sexuelle Impulse, Fantasien und Handlungen richten sich fast ausschließlich auf nichtmenschliche Objekte, Leiden oder Demütigung der eigenen Person oder der Partnerin/des Partners, auf Kinder oder Personen, die mit der sexuellen Interaktion nicht einverstanden sind.

Die sexuelle Ausrichtung kann einen suchtähnlichen Charakter mit Verlust der Impulskontrolle annehmen. Beim Ausleben der sexuellen Ausrichtung drohen nicht selten strafrechtliche Konsequenzen (z. B. bei Exhibitionismus und Pädophilie).

Fetischismus Die Durchführung sexueller Handlungen ist an den Gebrauch lebloser Objekte gekoppelt (z. B. Kleidungsstücke, Schuhe, Leder, Gummi, Plastik); sie dienen der Erregung und Befriedigung. Kommt fast ausschließlich bei Männern vor. Fetischistische Fantasien werden nicht als Störung angesehen.

Fetischistischer Transvestitismus Tragen gegengeschlechtlicher Kleidung (u. U. inkl. Make-up und Perücke) zur Erlangung sexueller Erregung (im Gegensatz zum reinen Transvestitismus F64.1). Häufig besteht der starke Wunsch, die Kleidung nach Abklingen der sexuellen Erregung schnell wieder abzulegen.

Exhibitionismus Entblößen der Genitalien in der Öffentlichkeit vor gegengeschlechtlichen Fremden, oft begleitet von sexueller Erregung und Masturbation. Fast ausschließlich bei heterosexuellen Männern vorkommend. Die meisten Betroffenen empfinden ihren Drang als schwer kontrollierbar und persönlichkeitsfremd.

Voyeurismus Meist heimliches Beobachten anderer Personen bei sexuellen Aktivitäten oder beim Entkleiden, verbunden mit sexueller Erregung und Masturbation.

Pädophilie Sexuelle Kontakte Erwachsener mit Kindern (meist nicht älter als 13 Jahre), vermehrt bei Männern auftretend. Ein Teil der Menschen mit pädophilen Neigungen lebt seine Störung nicht in der Realität aus.

Sadomasochismus Es werden sexuelle Aktivitäten bevorzugt, die mit Schmerzen, Erniedrigung oder Fesselung einhergehen – bei der Bevorzugung der aktiven Rolle als Sadismus, bei Bevorzugung der passiven Rolle als Masochismus bezeichnet. Diagnosestellung nur bei Unerlässlichkeit oder extremer Ausprägung dieser Praktiken. Leichte Formen sind sehr verbreitet und haben keinen Krankheitswert.

Therapie

Die psychotherapeutische Behandlung einer sexuellen Störung sollte spezifisch erfolgen. Für viele Störungen gibt es mittlerweile bewährte Vorgehensweisen. Leben Betroffene in einer festen Partnerschaft, sollten Partnerinnen oder Partner in die Therapie einbezogen werden. Starke Partnerschaftskonflikte wirken sich auch auf das Sexualleben aus und müssen möglicherweise vor einer reinen Sexualtherapie bearbeitet werden (Näheres zur verhaltenstherapeutischen Sexualtherapie ➤ Kap. 16.2.2).

Sensualitätstraining

Bei dieser von Masters und Johnson entwickelten Methode, die als Basistherapie bei vielen Sexualstörungen eingesetzt wird, wird dem Paar Raum und Zeit gegeben, sich entspannt körperlich zu begegnen. Das Paar bekommt Hausaufgaben: Zu Beginn stehen Streichelübungen auf dem Programm, bei denen es zunächst nicht gestattet ist, miteinander zu schlafen.

Behandlung von Erektionsstörungen

Sind Erektionsstörungen psychisch bedingt, sollte mit technischen oder medikamentösen (z. B. Viagra®) Hilfen zurückhaltend umgegangen werden. Es gibt eine Vielzahl von Behandlungsmöglichkeiten, die in Abhängigkeit der genauen Symptome im Einzelfall ausgewählt werden müssen. Ein Vorgehen nach Masters und Johnson ist bei psychischer Entstehung oft erfolgreich. Gute Erfolge zeigen Behandlungen mit Hypnotherapie nach Erickson.

MERKE

Rauchen kann Erektionsstörungen verursachen oder verstärken!

Squeeze- und Stopp-Start-Methode

Beide Methoden dienen der Ejakulationskontrolle. Der Mann wird so lange stimuliert, bis er signalisiert, dass er kurz vor einem Orgasmus steht.

- Bei der **Squeeze-Methode** drückt (engl. „squeeze") der Mann selbst oder die beteiligte Person für einige Sekunden an bestimmten Stellen den Penis und wartet, bis die Erregung abklingt. Dadurch soll der Mann die Kontrolle über seinen Samenerguss wiedererlangen. Dieses Vorgehen wird mehrfach wiederholt und soll auch noch Monate nach erfolgter Therapie weitergeführt werden.
- Bei der **Stopp-Start-Methode** werden lediglich verbale Signale gegeben.

Gesprächsführung nach dem PLISSIT-Modell

Die Buchstaben im Akronym PLISSIT stehen für:

- **P**ermission (= Erlaubnis): Die behandelnde Person gibt zu erkennen, dass sie willens ist, sexuelle Fragen zu besprechen.
- **L**imited **I**nformation (= begrenzte Information): Die Betroffenen erhalten wichtige Informationen über sexuelle Störungen.
- **S**pecific **S**uggestions (= spezifische Vorschläge): Die Therapeutin oder der Therapeut macht konkrete Vorschläge zur Lösung des Problems.
- **I**ntensive **T**herapy (= intensive Therapie): Bei Bedarf kommt es zur Durchführung einer Therapie.

Spezifische Therapie bei Geschlechtsidentitätsstörungen

Am Ende einer solchen Therapie kann eine vollständige Geschlechtsumwandlung stehen. Wegen der weitreichenden Konsequenzen solcher medizinischen Maßnahmen sollten Beratung und Therapie nur durch spezialisierte Fachpersonen erfolgen, die auf dem neuesten Stand der wissenschaftlichen Forschung stehen. Vor einer Geschlechtsumwandlung muss ein psychiatrisches Fachgutachten erstellt werden.

11.4 Lernzielkontrolle

Sowohl für die schriftliche als auch für die mündliche Prüfung benötigen Sie fundierte Kenntnisse der einzelnen Formen von Persönlichkeitsstörungen. Sowohl das Erscheinungsbild als auch die ursächlichen Zusammenhänge müssen bekannt sein. Verlauf, Prognose, komorbide Erkrankungen, Diagnostik (u. a. die gängigen Testverfahren), Differenzialdiagnostik und die Behandlungsmöglichkeiten sollten intensiv gelernt werden. Besonders wichtig ist es, das Wesen, also die tiefgreifenden, andauernden Muster dieser Störungen und das ich-syntone Verhaltens- und Gefühlsempfinden der Betroffenen zu erfassen und wiedergeben zu können. Von höchster Prüfungsrelevanz ist nach wie vor die emotional instabile Persönlichkeitsstörung vom Borderline-Typ. Hier sollten Sie tief in die Materie hineinlernen. Die sexuellen Störungen haben in den letzten Prüfungen keine Beachtung gefunden, dennoch sollten Sie einen Überblick haben und auch die diesbezüglichen Änderungen in der ICD-11 kennen.

Fragen zur selbstständigen Bearbeitung

1. Aus welchen Gründen kommt es bei der Borderline-Persönlichkeitsstörung zu selbstverletzendem Verhalten?
2. Welche Ursachen nennt die Lerntheorie für die Entstehung von Persönlichkeitsstörungen?
3. Welche typischen Verhaltensweisen zeigt eine Person mit paranoider Persönlichkeitsstörung?
4. Welcher Persönlichkeitsstörung würden Sie folgende Charakteristika zuordnen: Unfähigkeit, Freude zu empfinden; emotionale Kühle und soziale Distanziertheit; Vorliebe für Fantasie; scheinbare Gleichgültigkeit gegenüber Lob und Kritik?
5. Weshalb gilt die Therapie von Persönlichkeitsstörungen als schwierig?
6. In welchem Kapitel der ICD-10 werden die Persönlichkeitsstörungen kodiert?
7. Worin liegt das Wesen einer Persönlichkeitsstörung?
8. Welche Komorbiditäten kommen bei der Borderline-Störung vor?
9. In welchen Formen werden selbstverletzende bzw. selbstschädigende Handlungen bei Borderline-Störungen ausgeführt?
10. In welchem Alter beginnen Persönlichkeitsstörungen?
11. Wo bestehen die Unterschiede zwischen einer dissozialen und einer emotional instabilen Persönlichkeitsstörung vom impulsiven Typ?
12. Was ist bezüglich des Affekts bei der emotional instabilen Persönlichkeitsstörung zu nennen?
13. Welche Merkmale sind typisch für eine narzisstische Persönlichkeitsstörung?
14. Welche Störungen treten häufig im Zusammenhang mit einer histrionischen Persönlichkeitsstörung auf?
15. Wodurch äußert sich die anankastische Persönlichkeitsstörung?
16. Nennen Sie die Symptome einer ängstlichen (vermeidenden) Persönlichkeitsstörung.
17. Wie könnte eine medikamentöse Behandlung bei Persönlichkeitsstörungen aussehen?
18. Welche Erklärungsmodelle bietet die Tiefenpsychologie für die Entstehung von Persönlichkeitsstörungen?
19. Welche Selbstwahrnehmung liegt einer abhängigen Persönlichkeitsstörung zugrunde?
20. Welche Symptome können bei einer Borderline-Störung vorhanden sein?
21. Welche Persönlichkeitsstörung geht mit einer überdurchschnittlichen Emotionalität und einem übergroßen Verlangen nach Aufmerksamkeit einher? Welche weiteren Merkmale sind zu nennen?
22. Was können Sie hinsichtlich des Krankheitsempfindens bei Persönlichkeitsstörungen anführen?
23. Bei welchen Persönlichkeitsstörungen besteht eine mangelnde Empathiefähigkeit?
24. Welche Heilungschancen bestehen bei Persönlichkeitsstörungen?
25. Welches verhaltenstherapeutische Verfahren wird bei der Borderline-Störung bevorzugt eingesetzt?
26. Worin liegt der Nachteil der tiefenpsychologischen Therapie von Persönlichkeitsstörungen?
27. Welche Symptome sind typisch für eine schizoide Persönlichkeitsstörung?
28. Was bedeutet im Zusammenhang mit der Borderline-Störung die Symptomatik der „intensiven, aber instabilen Beziehungsgestaltung"?
29. In welchem Kapitel der ICD-10 wird die schizotype Persönlichkeitsstörung kodiert?
30. Was für Schwierigkeiten können im sozialen Umfeld persönlichkeitsgestörter Menschen auftreten?

Mündliche Prüfungsfragen: Persönlichkeitsstörungen, Verhaltensstörungen

1. Würden Sie einen Menschen mit einer Borderline-Störung behandeln? Wenn nein, warum nicht? Wenn ja, wie würden Sie dabei vorgehen?
2. Erklären Sie den Unterschied zwischen einer Neurose und einer Persönlichkeitsstörung.
3. Wie würden Sie eine Charakterneurose definieren?
4. Mit welchen Übertragungs- und Gegenübertragungsphänomenen müssen Sie bei der Behandlung einer Borderline-Störung rechnen?
5. Was würden Sie vorschlagen, um innere Spannungszustände in Bezug auf die Borderline-Persönlichkeitsstörung abzubauen?
6. Sie haben eine Patientin, die Ihnen ständig unterstellt, Sie wären ihr feindlich gesinnt, und sie könne daher überhaupt kein Vertrauen zu Ihnen aufbauen. Außerdem würden Sie nicht um ihretwillen Therapie mit ihr machen, sondern weil Sie Geld verdienen wollten. Welche Art der Persönlichkeitsstörung könnte hier vorliegen?
7. Worauf müssen Sie in Bezug auf Ihre Sorgfaltspflicht bei der Behandlung von Persönlichkeitsstörungen achten?
8. Ein neuer Patient tritt Ihnen gleich beim ersten Termin mit dem Hinweis entgegen, dass er zukünftig leider keine Rücksicht mehr auf Ihr Terminbuch nehmen könne und nur bereit wäre, abends und somit außerhalb Ihrer Sprechstunde weitere Gespräche zu führen. Er habe berufliche Verpflichtungen, die weitaus wichtiger seien. Aber da Sie professionell tätig seien, dürfte das ja kein Problem für Sie darstellen. Während des Gesprächs zeigt der Patient eine unangemessene Arroganz und Überheblichkeit. Weiter fällt Ihnen auf, dass er scheinbar kaum Mitgefühl für andere Menschen entwickeln kann. Worauf würden Sie hier schließen, und wie wäre Ihr weiteres Vorgehen?
9. Bei einer Borderline-Patientin deutet sich im Gespräch mit Ihnen eine Suizidalität an. Wie reagieren Sie, und wie könnte der weitere Verlauf der Behandlungseinheit aussehen?
10. Wie muss ich mir eine Person mit einer abhängigen Persönlichkeitsstörung vorstellen?
11. Wie, denken Sie, würde ein Mensch mit einer paranoiden Persönlichkeitsstörung auf Kritik Ihrerseits reagieren?
12. Worin liegen die Ursachen für eine dissoziale Persönlichkeitsstörung, und wie äußert sie sich?
13. Wie würden Sie bei der Therapie eines Menschen mit einer schizoiden Persönlichkeitsstörung vorgehen?
14. Können Sie anhand von Persönlichkeitsstörungen die Begriffe ich-synton und ich-dyston näher erläutern?
15. In der ICD-10 wird im Kapitel Persönlichkeitsstörungen von „deutlichem subjektivem Leiden" gesprochen. Was könnte man darunter verstehen, und wie könnte sich dies bei den verschiedenen Formen darstellen?
16. Sie begrüßen eine neue Patientin, die durch äußerliche Attraktivität, starke Emotionalität und dramatische Selbstdarstellung auffällt. Welche Form der Persönlichkeitsstörung könnte hier vorliegen?
17. Für die spezifischen Persönlichkeitsstörungen gibt es in der ICD-10 diagnostische Leitlinien. Können Sie einige davon nennen?
18. Beschreiben Sie bitte einen männlichen Patienten mit einer zwanghaften Persönlichkeitsstörung.
19. Worin bestehen bei Persönlichkeitsstörungen üblicherweise die Behandlungsziele?
20. Welche Gemeinsamkeiten gibt es bei den verschiedenen Formen von Persönlichkeitsstörungen?

KAPITEL

12 ICD-10: F7, ICD-11: 6A0 Störungen der Intelligenz

Steckbrief

ICD-10 F7 Störungen der Intelligenz
ICD-11 6A0 Neuromentale Entwicklungsstörungen
- 6A00 Störungen der Intelligenzentwicklung

Störungen der Intelligenz (➤ Kap. 12.1)

Ursachen

- Chromosomenanomalien
- Genetische Faktoren
- Verletzungen/Unfälle
- Angeborene strukturelle oder funktionelle Störungen des Gehirns
- Geburtskomplikationen
- Infektionskrankheiten/Intoxikationen während der Schwangerschaft
- Stoffwechselerkrankungen

Schweregrade der Intelligenzminderung

- Leichte Intelligenzminderung (IQ 50–69)
- Mittelgradige Intelligenzminderung (IQ 35–49)
- Schwere Intelligenzminderung (IQ 20–34)
- Schwerste Intelligenzminderung (IQ < 20)

Stehen gebliebene oder unvollständige Entwicklung der geistigen Fähigkeiten, die sich im Laufe der kindlichen Entwicklung zeigt. Die Störung wirkt sich auf Denken, Verhalten, Problemlösefähigkeiten, Sprechen, Lebensbewältigung, soziale und teilweise motorische Fähigkeiten aus. Heute nicht mehr gebräuchliche Bezeichnungen für Intelligenzminderung sind Oligophrenie oder geistige Minderbegabung.

LERNHINWEIS !

Sie sollten in der Lage sein, eine Intelligenzminderung zu definieren, und die Abstufungen von Intelligenzminderungen inkl. der entsprechenden IQ-Werte kennen. Die theoretische Konstruktion von Intelligenz ist in der Regel nicht Gegenstand der Prüfung. Wichtig ist die Unterscheidung von Intelligenzminderung und Demenz.

12.1 Intelligenz und Intelligenzmessung

Intelligenz setzt sich aus verschiedenen Faktoren zusammen und ist Forschungsgegenstand der differenziellen Psychologie. Am weitesten verbreitet ist das Konzept von *Louis Thurstone,* das den meisten Intelligenztests zugrunde liegt (s. Kasten).

Faktoren der Intelligenz nach Thurstone

- Wortverständnis
- Rechenfertigkeit
- Sprachproduktion
- Merkleistung des Kurzzeitgedächtnisses
- Auffassungsvermögen
- Räumliches Vorstellungsvermögen
- Schlussfolgerndes Denken

Intelligenz ist ein kontrovers diskutiertes Konstrukt. *Howard Gardner* z. B. hat Thurstones Intelligenzfaktoren um vier weitere ergänzt:

Zusätzliche Faktoren der Intelligenz nach Gardner

- Musikalisch-rhythmische Intelligenz
- Körperlich-kinästhetische Intelligenz
- Interpersonale Intelligenz
- Intrapersonale Intelligenz

Intelligenz wird meist in Form eines **Intelligenzquotienten (IQ)** gemessen. Auch die Unterteilung der

Schweregrade einer Intelligenzminderung nach der ICD-10 orientiert sich am IQ. Der IQ ist ein Wert, der Ergebnisse von Intelligenztests wiedergibt. In Deutschland wird am häufigsten der *Hamburg-Wechsler-Intelligenztest* (➤ Kap. 3.1.4) eingesetzt, der sich an Thurstones Faktoren orientiert.

Die Ergebnisse von Leistungstests (Intelligenztests) sind jedoch vorsichtig zu beurteilen. Fachleute aus dem Bereich der Behindertenarbeit weisen immer wieder darauf hin, dass diese Messinstrumente für Menschen mit Intelligenzminderung nicht geeignet sind. Viel wichtiger ist die **Beurteilung der lebenspraktischen Fähigkeiten** des Einzelnen, um angemessene Betreuungsformen zu gewährleisten. Menschen mit Intelligenzminderung benötigen bei Erreichen der Volljährigkeit häufig eine gesetzliche Betreuung (früher: Vormundschaft), z. T. auch mit Einwilligungsvorbehalt. Die Geschäftsfähigkeit ist oft eingeschränkt oder nicht vorhanden.

12.2 Intelligenzminderung

Häufig bestehen neben der Intelligenzminderung weitere körperliche und psychische Beeinträchtigungen. Menschen mit einer Intelligenzminderung sind in größerer Gefahr, körperlich oder sexuell ausgenutzt zu werden. Das Risiko für eine zusätzliche psychiatrische Erkrankung ist 3- bis 4-mal höher als in der Allgemeinbevölkerung.

Veraltete Bezeichnungen für Intelligenzminderung tauchen vereinzelt noch in der Literatur auf und können Ihnen auch in den Prüfungen noch begegnen. Nur deshalb werden sie hier aufgeführt. Sie sollten jedoch wegen ihrer negativen Konnotation keinesfalls verwendet werden. Obsolete Bezeichnung für leichte Intelligenzminderung: Debilität; für mittelgradige Intelligenzminderung: Imbezillität; für schwerstgradige Intelligenzminderung: Idiotie.

Ursachen

- Angeborene strukturelle oder Funktionsstörungen des Gehirns
- Chromosomenanomalien und Erbkrankheiten (z. B. Trisomie 21 [Down-Syndrom])
- Verletzungen, Unfälle
- Infektionskrankheiten der Mutter während der Schwangerschaft (z. B. Röteln, Toxoplasmose, HIV-Krankheit)
- Stoffwechselkrankheiten
- Vergiftungsfolgen bei der Mutter (z. B. durch Konsum von Drogen, Alkohol oder Medikamenten während der Schwangerschaft)
- Komplikationen bei der Geburt

Klassifikation

ICD-10 F7 Störungen der Intelligenz
- F70 Leichte Intelligenzminderung
- F71 Mittelgradige Intelligenzminderung
- F72 Schwere Intelligenzminderung
- F73 Schwerste Intelligenzminderung

ICD-11 6A0 Neuromentale Entwicklungsstörungen

6A00 Störungen der Intelligenzentwicklung
- 6A00.0 Leichtgradige Störung der Intelligenzentwicklung
- 6A00.1 Mittelgradige Störung der Intelligenzentwicklung
- 6A00.2 Schwergradige Störung der Intelligenzentwicklung
- 6A00.3 Tiefgreifende Störung der Intelligenzentwicklung
- 6A00.4 Vorläufige Störung der Intelligenzentwicklung
- 6A00.Z Störungen der Intelligenzentwicklung, nicht näher bezeichnet

→ **Update** Die neuromentalen Entwicklungsstörungen sind weiter gefasst und beinhalten Störungsbilder aus den Kapiteln F7, F8 und F9 der ICD-10.

Schweregrade und Symptome

Die durchschnittliche Intelligenz liegt bei einem IQ zwischen 85 und 115. Bis zu einem IQ von 129 besteht eine überdurchschnittliche Intelligenz, bis 135 hohe Intelligenz und darüber hinaus Hochbegabung.

Eine grenzwertige Intelligenz (IQ 70–85) wird nicht als psychiatrische Störung, sondern als Lernbehinderung angesehen.

Leichte Intelligenzminderung (IQ 50–69)

- Verzögerte Sprachentwicklung, alltägliche Unterhaltung in der Regel möglich
- Meist Erreichung einer Unabhängigkeit in der Selbstversorgung (Waschen, Anziehen, Hygiene)
- Fähigkeit zu angelernten, praktischen Tätigkeiten besteht; das Erlernen der Tätigkeiten benötigt deutlich mehr Zeit als bei Menschen ohne Intelligenzminderung
- Unter Umständen emotionale und soziale Unreife mit Schwierigkeiten, am sozialen Leben teilzunehmen

Mittelgradige Intelligenzminderung (IQ 35–49)

- Sprachverständnis und Sprachentwicklung ist verlangsamt, der Erwerb höherer Fähigkeiten sehr begrenzt
- Einschränkungen in der Selbstversorgung, oft lebenslange Betreuung nötig
- Durchführung einfacher praktischer Tätigkeiten mit präziser Anleitung und Beaufsichtigung z. T. möglich
- Vollständig selbstständiges Leben im Erwachsenenalter nur selten erreichbar
- Meist Anzeichen für eine soziale Entwicklung (Kontaktaufnahme zu anderen Menschen und einfache Kommunikation möglich)

Schwere Intelligenzminderung (IQ 20–34)

- Starke motorische Ausfälle und starke geistige Einschränkungen (deutliche Hinweise auf Schädigung des ZNS)
- Oft Pflegebedürftigkeit

Schwerste Intelligenzminderung (IQ < 20)

- Meist nur einfachste Form nonverbaler Kommunikation möglich
- Unfähigkeit, Aufforderungen oder Anweisungen zu verstehen oder auszuführen
- Immobilität und Inkontinenz
- Ständige Hilfe und Überwachung nötig; keine Fähigkeit zur Erfüllung der eigenen Grundbedürfnisse

Verlauf

Die Störung kann nicht grundsätzlich behoben werden. Eine rechtzeitige und intensive Förderung ermöglicht jedoch im Einzelfall große Entwicklungsschritte. Deshalb ist eine **Früherkennung** besonders wichtig. Der Begriff „Intelligenzminderung" suggeriert etwas Feststehendes, die Bezeichnung „Entwicklungsverzögerung" wird vielen Betroffenen gerechter; daher wird in der ICD-11 auch von Störungen der intellektuellen Entwicklung gesprochen.

Bei leichten Formen der Intelligenzminderung können 50–80 % der Betroffenen ein eigenständiges Leben führen. Die meisten Menschen mit einer Intelligenzminderung leben und arbeiten in spezialisierten Einrichtungen für Menschen mit einer geistigen Behinderung mit der Möglichkeit einer individuellen Entwicklungsförderung.

Diagnostik

Individuell angepasste Leistungsdiagnostik unter Einbeziehung der Fähigkeiten zur Alltagsbewältigung. Als Leistungstests (➤ Kap. 3.1.4) werden der *Hamburg-Wechsler-Intelligenztest für Erwachsene* (WAIS-IV) bzw. *Kinder* (WISC) oder die *BGB-Testbatterie für geistig behinderte Kinder* eingesetzt. Intelligenztests differenzieren meist zwischen einem Handlungsteil und einem Verbalteil. Bei derselben Person können in den verschiedenen abgefragten Testbereichen große Unterschiede in der Leistungsfähigkeit bestehen. Zur Ursachenklärung muss eine ausführliche Untersuchung inkl. Labordiagnostik durchgeführt werden.

Die ICD-10 fordert zur Diagnosestellung neben einem verminderten Intelligenzniveau auch Einschränkungen bei der Alltagsbewältigung.

Zur besseren Beurteilung der Fähigkeiten der Betroffenen sollten auch Familienangehörige und Betreuungspersonen befragt werden.

Differenzialdiagnostik

- **Sozial bedingte Leistungsminderung**
- **Ausgeprägte Vernachlässigung**
- **Psychiatrische Störungen**

Komorbidität

Eine Intelligenzminderung kann zusammen mit **Autismus, Selbstverletzungen, stereotyper Bewegungsstörung, Pica, Enuresis oder Enkopresis** auftreten.

Therapie

Meist ist eine vollständige oder teilweise Unterbringung in spezialisierten Einrichtungen sinnvoll, da dort eine individuelle Förderung mit konsequentem Training lebenspraktischer Fertigkeiten, Logopädie, Krankengymnastik und Familienberatung am besten gewährleistet werden kann.

Die Unterbringungsangebote sind meist abgestuft und auf die Bedürfnisse der zu betreuenden Bewohnerinnen und Bewohner zugeschnitten. So reicht das Angebot für Erwachsene von vollstationärer Betreuung bis zum Wohnen in der eigenen Wohnung mit ambulanter sozialpädagogischer Betreuung. Auch die Arbeitsangebote in den Werkstätten für behinderte Menschen (WfbM) werden mit den Fähigkeiten und Neigungen der betreuten Mitarbeitenden abgestimmt.

12.3 Lernzielkontrolle

Die Lernzielkontrolle zu den Intelligenzminderungen finden Sie am Ende von ➤ Kap. 14.

KAPITEL

13 ICD-10: F8, ICD-11: 6A0 Entwicklungsstörungen

Steckbrief

ICD-10
F8 Entwicklungsstörungen
ICD-11
6A0 Neuromentale Entwicklungsstörungen
- 6A01 Störungen der Sprech- oder Sprachentwicklung
- 6A03 Lernentwicklungsstörung
- 6A02 Autismus-Spektrum-Störung

Umschriebene Entwicklungsstörungen des Sprechens und der Sprache (➤ Kap. 13.3)
- Artikulationsstörung
- Expressive Sprachstörung
- Rezeptive Sprachstörung

Umschriebene Entwicklungsstörungen schulischer Fertigkeiten (➤ Kap. 13.4)
- Lese- und Rechtschreibstörung (LRS)
- Rechenstörung

Tiefgreifende Entwicklungsstörungen (➤ Kap. 13.5)
- Frühkindlicher Autismus
- Asperger-Syndrom
- Rett-Syndrom

→ **Update** In der ICD-11 wird das Rett-Syndrom nicht mehr bei den psychischen Störungen, sondern unter den Entwicklungsanomalien kodiert.

Die Arbeitsbereiche der Kinder- und Jugendpsychiatrie und der Kinder- und Jugendlichen-Psychotherapie setzen differenzierte Kenntnisse der **Entwicklungsphasen von Kindern und Jugendlichen** voraus. Kinder und Jugendliche sollten nur von Therapeutinnen und Therapeuten diagnostiziert und behandelt werden, die diese speziellen Kenntnisse besitzen. Mit Einführung des Psychotherapeutengesetzes im Jahr 1999 wurde der Beruf des Kinder- und Jugendlichen-Psychotherapeuten mit eigenem Ausbildungsgang geschaffen.

13.1 Überblick über die Entwicklung von Kindern und Jugendlichen

13.1.1 Entwicklung des Kindes

LERNHINWEIS !
Die Entwicklungsschritte eines Kindes sollten Ihnen bekannt sein. Inhaltliche Fragen zu den Entwicklungsstadien nach Jean Piaget werden in den schriftlichen Prüfungen immer mal wieder gestellt.

Die Entwicklung von Kindern lässt sich auf verschiedenen Ebenen beschreiben. Es ist wichtig, sich stets zu vergegenwärtigen, dass die Beschreibung von Entwicklungsphasen immer Durchschnittsbilder wiedergibt (➤ Tab. 13.1). Die individuelle Entwicklungs- und Reifungsgeschwindigkeit von Kindern ist sehr unterschiedlich. Faktoren wie Genetik, Konstitution und vor allem Umwelteinflüsse können eine große Rolle spielen. So ist es z. B. für die geistige Entwicklung eines Kindes außerordentlich wichtig, welche Anreize es erhält.

Zu Beginn seines Lebens ist der Säugling vollständig von der Zuwendung der Bezugspersonen abhängig. Das Kind lebt in einer Symbiose mit seiner Mutter. In dieser frühen Phase des Lebens bildet sich das **Urvertrauen** aus, sofern die Bedingungen günstig sind. In dieser Phase ist es auf Resonanz, Körperkontakt und liebevolle Fürsorge angewiesen.

Ab dem 3. Lebensmonat erkennt der Säugling seine Eltern und zeigt dies mit einem **Lächeln.**

Tab. 13.1 Motorische und sprachliche Entwicklung im Kindesalter

Motorische Entwicklung	
0–3 Monate	• Das Neugeborene hat zunächst keine Kontrolle über die eigene Muskulatur. • In den ersten 3 Lebensmonaten entwickelt das Kind die Fähigkeit, seinen Kopf eigenständig zu bewegen und zu halten. • Der Säugling bewegt sich zunehmend mehr und hat Freude an Bewegung; wenn er wach ist, strampelt er und fuchtelt mit den Armen. • In den ersten Wochen ist Greifen ein angeborener Reflex; nach etwa 2 Monaten kann der Säugling seine Hände wahrnehmen.
4–9 Monate	• Entwicklung vollständiger Kontrolle über die Haltung des Kopfes. • Das Baby kann willentlich die Beine beugen und seine Füße anfassen. • Das Baby erwirbt nach und nach die Fähigkeit, sich vom Rücken auf den Bauch zu drehen und umgekehrt. • Ab dem 7. Monat beginnt das Baby, sich fortzubewegen (meist in Form von Krabbeln). • Das Baby entwickelt die Fähigkeit zu sitzen. • Mit etwa 9 Monaten kann das Baby stehen, wenn es eine Möglichkeit zum Festhalten gibt. • Ab dem 4. Monat kann das Baby greifen, nach 6 Monaten auch einhändig; das Loslassen fällt noch lange Zeit schwer.
Ab 10. Monat	• Das Kleinkind kann sich selbstständig zum Stehen hochziehen. • Ab dem 14. Monat werden die ersten Schritte ohne Halt gegangen; ab dem 18. Monat wird das Gehen sicherer. • Ab dem 15. Monat kann das Kleinkind aus einer Tasse trinken und mit dem Löffel essen; aus drei Bauklötzen kann ein Turm gebaut werden.
Sprachliche Entwicklung	
0–3 Monate	• Vorsprachliche Phase: Das Baby äußert sich durch Schreien; es lernt bereits, dass sein Schreien Reaktionen hervorruft. • Es kann hören und wendet seine Aufmerksamkeit insbesondere menschlichen Lautäußerungen zu.
3–6 Monate	• 1. Lallphase: Das Baby erprobt seine Sprachorgane und schreit nicht mehr ausschließlich; es gurrt, quietscht, juchzt. • Mit 6 Monaten reagiert es auf seinen Namen.
6–10 Monate	• 2. Lallphase: Der Säugling äußert ganze Silben und versucht, Laute nachzuahmen. • Beginnendes Sprachverständnis; das Baby kann z. B. das Wort „Ball" zuordnen.
Bis 12 Monate	• Das Kind gibt mit Freude längere Silben von sich. • Die ersten Wörter entstehen wohl meist zufällig.
12–18 Monate	• Weitere Wörter werden gelernt. • Das Kleinkind spricht in einer Kindersprache; es spricht nur einzelne Worte (z. B. „Mih" für Milch).
18–24 Monate	• Der Wortschatz erweitert sich auf ca. 200 Wörter, wobei viele noch vereinfacht ausgesprochen werden. • Das Kind beginnt einfache Fragen zu stellen.
24–30 Monate	• Sätze enthalten mehr als zwei Wörter. • Das Kind beginnt von „Ich" zu sprechen oder verwendet zumindest seinen Namen, wenn es von sich spricht.
30–36 Monate	• Das Kind bildet erste vollständige Sätze und stellt weiterhin viele Fragen. • Der Wortschatz wächst weiter an; es werden erste Nebensätze gebildet und Präpositionen verwendet.
36–48 Monate	• Der Satzbau des Kindes wird zunehmend korrekter. • In dieser Phase kann es wegen der Komplexität der Satzbildung zu vorübergehendem Stottern kommen, das meist nicht behandlungsbedürftig ist. • Das Kind versucht, Zeitformen auszudrücken, was noch nicht vollständig gelingt.
4.–6. Lj.	• Am Ende der Sprachentwicklung beherrscht das Kind bis zu 5.000 Wörter und kann grammatikalisch richtig sprechen. • Fehler in der Lautbildung (z. B. Lispeln) sollten bei der Einschulung nicht mehr bestehen.

Im Alter von etwa 8 Monaten entwickelt das Baby eine Phase des „Fremdelns" als Ausdruck einer entstehenden **Bindungsfähigkeit.** Das Baby kann zunehmend zwischen sich selbst und anderen Personen unterscheiden.

Mit durchschnittlich 14 Monaten beginnt das Kind zu laufen. Es erkennt Objekte und entwickelt Wünsche und Interessen. Die Sprache entwickelt sich, und das Kleinkind lernt immer besser, seine Ausscheidungsfunktionen zu kontrollieren.

Im Alter zwischen 2 und 3 Jahren begibt sich das Kind selbstständiger auf Entdeckungsreise in seiner Umwelt. Diese Bestrebungen nach Eigenständigkeit wechseln mit Wünschen nach Sicherheit und Geborgenheit. In diese Zeit fällt die bekannte **Trotzphase,** mit der das Kleinkind versucht, sich von den Bezugspersonen abzugrenzen. Die Entwicklung von Moral und Gewissen setzt ein.

Ab dem 3. Lj. besteht ein Bewusstsein für das eigene Geschlecht. Tiefenpsychologisch wird eine **ödipale Phase** mit geäußerten und konfliktbesetzten Beziehungswünschen gegenüber dem gegengeschlechtlichen Elternteil beschrieben.

Im Kindergartenalter trainieren Kinder weiter ihre sozialen Fertigkeiten. Im **Schulalter** können Entwicklungsverzögerungen deutlich werden, da die schulischen Leistungen der Kinder im Klassenverband verglichen werden.

Durch die einsetzende Sexualität in der **Pubertät** kommt es zu einer Vertiefung der Geschlechtsidentität. Weitere soziale Anforderungen prägen Rollenmuster. Durch die zunehmende Bedeutung des Kontakts mit Gleichaltrigen beginnt die allmähliche Ablösung von der Ursprungsfamilie. Die Pubertät ist eine Zeit der Krisen, in der auch psychische Erkrankungen ihren Anfang nehmen können.

13.1.2 Entwicklung des Kindes nach Piaget

Zu den wichtigsten Theoretikern der Entwicklungspsychologie zählt der Schweizer Psychologe Jean Piaget (1896–1980). Piaget beschrieb vier Hauptentwicklungsphasen der geistigen Entwicklung: die sensomotorische, voroperationale, konkret-operationale und formal-operationale Phase.

Piagets Forschungen spielen in der Entwicklungspsychologie noch immer eine große Rolle. Neuere Forschungsergebnisse zeigen, dass Kinder geistige Fähigkeiten bereits früher entwickeln, als von Piaget angenommen wurde. Die Unterschiede zwischen einzelnen Kindern können sehr groß sein und sind stark davon abhängig, welche Anregungen sie von außen erhalten.

Sensomotorisches Stadium (0–18/24 Monate)

In dieser Phase übt das Kind seine angeborenen Reflexe (z. B. Saugreflex). Handlungen, die als angenehm erlebt wurden, werden wiederholt. Das Kind lernt, dass seine Handlungen bestimmte Reaktionen hervorrufen können (z. B. Strampeln im Kinderwagen löst Glöckchenklang aus). Im weiteren Entwicklungsverlauf entstehen komplexere Handlungsmuster (z. B. Werfen eines Balls, was Greifen und Loslassen beinhaltet). Das Kind beginnt, Handlungen zu variieren und Ergebnisse zu vergleichen. In der Mitte des 2. Lj. kann es sich die Ergebnisse seiner Handlungen vorstellen. Diese Verinnerlichung von Handlungen stellt den Übergang zum Denken dar. Das Kind ist in diesem Stadium nur zu sensomotorischem Spiel fähig.

Voroperationales Stadium (0,5–4 Jahre)

Das Kind beginnt, sich die Erscheinungen der Welt zu erklären. Hierbei liegt es naturgemäß noch häufig falsch, ist jedoch von der Richtigkeit seiner Begründungen überzeugt. Es lernt, sich in Bezug zu anderen zu setzen, und übernimmt nach und nach neue Perspektiven und Rollen. Es überwindet den bestehenden Egozentrismus (neben meiner eigenen Wahrnehmungsperspektive gibt es auch noch andere). Das Kind ist in seiner Urteilsfähigkeit noch eingeschränkt. Beim Wahrnehmen von Gegenständen konzentriert es sich meist nur auf einen oder wenige Aspekte (Zentrierung). In diesem Entwicklungsstadium dominiert im kindlichen Spiel das Rollenspiel.

Konkret-operationales Stadium (4–7/8 Jahre)

Das Kind entwickelt die Fähigkeit, komplexere Klassifikationen zu verstehen und zu bilden (z. B. Objekte nach Form und Farbe einzuteilen) und kann zunehmend mehrere Eigenschaften gleichzeitig erfassen. Es beginnt vorauszudenken und kann sein Handeln reflektierend steuern. Das Spiel nach Regeln ist die vorherrschende Spielform.

Formal-operationales Stadium (7–12 Jahre)

Das Kind entwickelt zunehmend die Fähigkeit, Hypothesen zu bilden und Experimente planvoll umzusetzen. Aus Beobachtungen können Aussagen abstrahiert werden. Das Kind ist zu logischem und abstraktem Denken fähig.

13.2 Klassifikation psychischer Störungen des Kindes- und Jugendlichenalters

Die psychischen Störungen des Kindes- und Jugendlichenalters sind in der ICD-10 in drei Kapiteln (F7, F8, F9) dargestellt. ➤ Tab. 13.2 zeigt eine Auswahl der wichtigsten Störungen. Die ICD-11 folgt einem neuen Muster der Klassifizierung und wird bei den einzelnen Störungsbildern im jeweiligen Kapitel dargestellt.

13.3 Umschriebene Entwicklungsstörungen des Sprechens und der Sprache

Sämtliche Sprachentwicklungsstörungen sind dadurch gekennzeichnet, dass Kinder Schwierigkeiten beim Verstehen oder Verwenden von Sprache oder beim Sprechen selbst haben. Die Auffälligkeiten entwickeln sich außerhalb der normalen Sprachentwicklung und entsprechen nicht der intellektuellen Leistungsfähigkeit.

Klassifikation

ICD-10 F80 Umschriebene Entwicklungsstörungen des Sprechens und der Sprache

- F80.0 Artikulationsstörung
- F80.1 Expressive Sprachstörung
- F80.2 Rezeptive Sprachstörung

ICD-11 6A0 Neuromentale Entwicklungsstörungen

6A01 Störungen der Sprech- oder Sprachentwicklung

- 6A01.0 Entwicklungsstörung der Lautbildung
- 6A01.1 Entwicklungsstörung des Sprechflusses
- 6A01.2 Entwicklungsstörung der Sprache

13.3.1 Artikulationsstörung

Bei einer Artikulationsstörung kommt es zu Fehlern in der Lautbildung, die in Bezug auf das Entwicklungsalter außerhalb des Normbereichs liegen. Die sprachlichen Fertigkeiten sind normal. Andere Bezeichnungen: phonologische Störung, Dyslalie, Lallen, Stammeln.

LERNHINWEIS !

Sie sollten die Artikulationsstörung definieren und Beispiele für Artikulationsstörungen angeben können.

Kinder sprechen „Tuhl" statt Stuhl, „sade" statt schade, „ot" statt rot oder „Darten" statt Garten. Die Laute, die am häufigsten nicht richtig ausgesprochen werden

Tab. 13.2 Auswahl der wichtigsten psychischen Störungen im Kindes- und Jugendlichenalter nach ICD-10

Intelligenzstörung (ICD-10: F7)		• Leichte Intelligenzminderung • Mittelgradige Intelligenzminderung • Schwere Intelligenzminderung • Schwerste Intelligenzminderung
Entwicklungsstörungen (ICD-10: F8)	*Umschriebene Entwicklungsstörungen des Sprechens und der Sprache*	• Artikulationsstörung • Expressive Sprachstörung • Rezeptive Sprachstörung
	Umschriebene Entwicklungsstörungen schulischer Fertigkeiten	• Lese- und Rechtschreibstörung • Rechenstörung
	Tiefgreifende Entwicklungsstörungen	• Frühkindlicher Autismus • Rett-Syndrom • Asperger-Syndrom

Tab. 13.2 Auswahl der wichtigsten psychischen Störungen im Kindes- und Jugendlichenalter nach ICD-10 *(Forts.)*

Verhaltens- und emotionale Störungen mit Beginn in der Kindheit und Jugend (ICD-10: F9)	• Hyperkinetische Störungen (ADHS) • Störungen des Sozialverhaltens • Emotionale Störungen des Kindesalters • Störungen sozialer Funktionen – Elektiver Mutismus – Bindungsstörungen • Ticstörungen • Sonstige Verhaltens- oder emotionale Störungen – Enuresis – Enkopresis – Pica – Stereotype Bewegungsstörungen – Stottern – Poltern

können, sind „s", „sch", „r" und „g". Die **Schwierigkeiten der Lautbildung** behindern die schulische Leistung und die soziale Kommunikation.

Von einer Artikulationsstörung sind 2–3 % der 6-jährigen Kinder betroffen.

Ursachen

Die Ursachen der isolierten Artikulationsstörung sind noch nicht hinreichend verstanden; es wird jedoch diskutiert, ob genetische Zusammenhänge bestehen oder bestehende schlechte Sprachmodelle in der Familie oder im Umfeld eine Rolle spielen.

Symptome

Aussprachefehler, wie z. B.:

- Auslassungen
- Ersetzen oder Verzerren von Lauten
- Lispeln (Sigmatismus), fehlerhaftes Aussprechen des „s"-Lautes
- Schweregrad: variiert zwischen geringer Auswirkung auf die Sprachverständlichkeit bis hin zu vollkommener Unverständlichkeit
- Bisweilen Eindruck von Babysprache

Verlauf

Artikulationsstörungen können sehr unterschiedlich verlaufen. Dies hängt von der Schwere der Störung, der Unterstützung durch das soziale Umfeld und einer rechtzeitig einsetzenden Therapie ab. Leichtere Fälle können sich auch von allein zurückbilden.

Diagnostik

Die Diagnostik umfasst verschiedene Tests und einen logopädischen Befund. Des Weiteren findet eine Beobachtung des Sprechverhaltens statt. Die Aussagen von Eltern sind nicht immer aussagekräftig, da sie sich an den Sprachstil des Kindes gewöhnt haben. Die Diagnosekriterien der ICD-10 setzen voraus, dass die Störung nicht organisch oder neurologisch bedingt ist.

Differenzialdiagnostik

- **Intelligenzminderung** (➤ Kap. 12.2)
- **Expressive oder rezeptive Sprachstörung** (➤ Kap. 13.3.2, ➤ Kap. 13.3.3)
- **Organische Ursachen,** z. B. Hörschäden oder Fehlbildungen im Mundbereich
- **Neurologische Erkrankungen**

Komorbidität

Bei ausgeprägter Komorbidität müssen u. U. mehrere Diagnosen kodiert werden, z. B. **expressive und rezeptive Sprachstörungen, partielle Dyslalie, Intelligenzminderung, ADHS.**

Therapie

Eine Therapie wird in der Regel ambulant durchgeführt und sollte möglichst bis zur Einschulung abgeschlossen sein. Sie besteht aus den folgenden logopädischen Maßnahmen:

- Bei kleinen Kindern in Form von spielerischen Übungen, bei älteren Kindern mit dem Einsatz von Tonband-Feedbacks
- Motorisches Training des Mundsegments
- Verschiedene Lautbildungsübungen

Ergänzend sollte eine intensive Elternberatung stattfinden. Tritt bei Kindern zusätzlich eine psychische Störung auf, wird diese gesondert behandelt.

Hinweise für Eltern

- Als Vorbild sauber und deutlich sprechen.
- Sprech- und Imitationsspiele mit den Kindern spielen.
- Richtige Wiederholung falsch gesprochener Wörter oder Sätze.
- Bei Therapieresistenz oder bei ungünstigem familiärem Umfeld ist eine Unterbringung in einem Sprachheilkindergarten bzw. in einer Sprachheilschule zu erwägen.

13.3.2 Expressive Sprachstörung

Umschriebene Störung, bei der das Niveau der gesprochenen Sprache deutlich unter dem Intelligenzniveau des Kindes liegt. Zum Sprachniveau gehören der aktive Wortschatz, die Grammatik und die Fähigkeit, Inhalte sprachlich auszudrücken. Das Sprachverständnis entspricht bei dieser Störung der Altersnorm. Andere Bezeichnungen: entwicklungsbedingte Dysphasie, Aphasie (expressiver Typ).

LERNHINWEIS !

Sie sollten die expressive Sprachstörung definieren und die wichtigsten Symptome der Störung wiedergeben können.

Ursachen

Die Ursachen dieser Störung sind unbekannt. Es werden Defizite des phonologischen Arbeitsgedächtnisses vermutet. Auch eine genetische Veranlagung spielt eine Rolle.

Symptome

Bei Kleinkindern (ca. 2 Jahre):

- Einzelne Wörter oder wortähnliche Gebilde werden nicht beherrscht.
- Mit ca. 3 Jahren sind die Kinder nicht in der Lage, Zweiwortsätze zu bilden.

Bei älteren Kindern:

- Mangelnde Beachtung einfacher grammatikalischer Regeln
- Mangelnde Satzflüssigkeit
- Schwierigkeiten in der Zeitenfolge bei Nacherzählungen

Weitere Symptome:

- Eingeschränktes Vokabular
- Häufiger Gebrauch weniger einzelner Worte
- Schwierigkeiten in der Wortwahl
- Artikulationsstörungen sind möglich

Diagnostik

Die Diagnostik stützt sich auf die Befragung der Eltern, die Erhebung der Sprachanamnese des Kindes und Sprachentwicklungstests.

Differenzialdiagnostik

- **Frühkindlicher Autismus** (➤ Kap. 13.5.1): Kontaktstörung mit Entwicklungsrückstand und ausgeprägten Sprachentwicklungsstörungen.
- **Erworbene Aphasie mit Epilepsie (Landau-Kleffner-Syndrom):** Schädigung der Sprachregion nach vorhandenem Spracherwerb durch epileptische Anfälle (Krampfanfälle).
- **Rezeptive Sprachstörung** (➤ Kap. 13.3.3): Das Verstehen von Gesprochenem ist gestört.
- **Elektiver Mutismus** (partieller Mutismus, ➤ Kap. 14.4.1): Das Kind spricht mit wenigen

Personen, mit den meisten anderen Menschen spricht es nicht.
- **Intelligenzminderung** (➤ Kap. 12.2).

Therapie

Neben der logopädischen Therapie und der Einbeziehung der Eltern kommen auch verhaltenstherapeutische Elemente zum Einsatz, z. B. das Modell der operanten Verstärkung.

13.3.3 Rezeptive Sprachstörung

Umschriebene Störung, bei der das Sprachverständnis, d. h. die Fähigkeit, gesprochene Sprache altersentsprechend zu verstehen, deutlich unter dem Intelligenzniveau des Kindes liegt. Meist ist auch die expressive Sprache beeinträchtigt. Andere Bezeichnungen: entwicklungsbedingte rezeptive Aphasie bzw. Dysphasie, Worttaubheit.

LERNHINWEIS !

Sie sollten die rezeptive Sprachstörung definieren und ihre wichtigsten Symptome wiedergeben können.

Ursachen

Die Ursachen der rezeptiven Sprachstörung sind unbekannt.

Symptome

Bei Kleinkindern:
- Mit 1 Jahr reagieren betroffene Kinder nicht, wenn sie beim Namen genannt werden.
- Mit 18 Monaten ist es ihnen nicht möglich, wenigstens einige vertraute Gegenstände zu benennen.
- Mit 2 Jahren können sie auch einfachsten Anweisungen nicht folgen.

Bei älteren Kindern:
- Unfähigkeit, grammatikalische Strukturen zu verstehen (Verneinungen, Fragen, Vergleiche)
- Mangelndes Verständnis für subtile Aspekte von Sprache (z. B. Stimmlage, Gestik)
- Zum Teil soziale, emotionale und Verhaltensstörungen

Diagnostik

Wie bei der expressiven Sprachstörung besteht die Diagnostik aus der Befragung der Eltern, einer Erhebung der Sprachanamnese des Kindes und Sprachentwicklungstests.

Differenzialdiagnostik

- **Erworbene Aphasie mit Epilepsie (Landau-Kleffner-Syndrom):** Schädigung der Sprachregion nach vorhandenem Spracherwerb durch epileptische Anfälle (Krampfanfälle).
- **Frühkindlicher Autismus** (➤ Kap. 13.5.1): Kontaktstörung mit Entwicklungsrückstand, Stereotypien und verzögerter Sprachentwicklung.
- **Elektiver Mutismus** (partieller Mutismus, ➤ Kap. 14.4.1): Das Kind spricht nur mit wenigen Personen, mit den meisten anderen Menschen spricht es nicht.
- **Intelligenzminderung** (➤ Kap. 12.2).
- **Expressive Sprachstörung** (➤ Kap. 13.3.2): Das Niveau der gesprochenen Sprache liegt deutlich unter der Altersnorm.

Komorbidität

Eine rezeptive Sprachstörung tritt häufig gemeinsam mit **ADHS oder einer Störung des Sozialverhaltens** auf.

Therapie

Logopädische Therapie, Elternberatung, verhaltenstherapeutische Methoden.

13.4 Umschriebene Entwicklungsstörungen schulischer Fertigkeiten

Entwicklungsstörungen schulischer Fertigkeiten beziehen sich auf grundlegende Funktionsbereiche des Lernens und somit nach ICD-10 auf das Lesen, Schreiben und Rechnen. Die ICD-11 sieht eine weitere Kodierungsmöglichkeit vor, die sich auf Lernentwicklungsstörungen in anderen (spezifizierten) Bereichen bezieht. Die Störungen sind nicht auf eine Störung der intellektuellen Entwicklung zurückzuführen.

Klassifikation

ICD-10 F81 Umschriebene Entwicklungsstörungen schulischer Fertigkeiten
- F81.0 Lese- und Rechtschreibstörung
- F81.1 Isolierte Rechtschreibstörung
- F81.2 Rechenstörung
- F81.3 Kombinierte Störungen schulischer Fertigkeiten

ICD-11 6A0 Neuromentale Entwicklungsstörung
6A03 Lernentwicklungsstörung
- 6A03.0 Lernentwicklungsstörung mit Lesebeeinträchtigung
- 6A03.1 Lernentwicklungsstörung mit Beeinträchtigung im schriftlichen Ausdruck
- 6A03.2 Lernentwicklungsstörung mit Beeinträchtigung in Mathematik
- 6A03.3 Lernentwicklungsstörung mit anderer spezifizierter Beeinträchtigung des Lernens

13.4.1 Lese- und Rechtschreibstörung (LRS)

Umschriebene Beeinträchtigung beim Erwerb der Lese- und der Rechtschreibfähigkeiten. Andere Bezeichnungen: Legasthenie, Entwicklungsdyslexie.

LERNHINWEIS !
Sie sollten die Lese- und Rechtschreibstörung definieren und ihre wichtigsten Symptome wiedergeben können.

Etwa 3–8 % aller Kinder und Erwachsenen sind von einer LRS betroffen.

Ursachen

Ausgegangen wird von einer Beeinträchtigung der sprachlichen und visuellen Informationsverarbeitung aufgrund biologischer Fehlfunktionen sowie einer genetischen Veranlagung. Letztlich sind die Ursachen unbekannt.

Symptome

Bei Kindern:
- Anfangs Schwierigkeiten, das Alphabet aufzusagen
- Beim Vorlesen kommt es zum Auslassen, Verdrehen oder Hinzufügen von Wörtern oder Wortteilen. Einzelne Buchstaben oder ganze Wörter werden vertauscht. Die Lesegeschwindigkeit ist vermindert, und es kommt zu Startschwierigkeiten beim Vorlesen und teils zum Verlust ganzer Zeilen. Das Leseverständnis ist gestört.
- Beim Schreiben kommt es zu Auslassungen oder Einfügungen von Buchstaben oder Wortteilen. Häufig schreiben die Kinder gemäß der Lautbildung. Die Reihenfolge von Buchstaben ist fehlerhaft, und es kommt zu Buchstabenverwechslungen.
- Bei einem Teil der Kinder ist die Aufmerksamkeit gestört. Auch Überaktivität und Impulsivität können auftreten.
- Häufig bestehen zusätzlich Störungen des Sozialverhaltens.
- Oft kommt es infolge der LRS zu Schulunlust und einem sehr niedrigen Selbstwertgefühl.
- Die Schwierigkeiten lassen sich durch Hilfestellungen vonseiten der Schule, der Eltern oder durch Nachhilfe nicht rasch beheben.

In der **Pubertät** und beim **Erwachsenen** dominieren Rechtschreibschwächen.

Verlauf

Die Störung nimmt einen chronischen Verlauf. Durch konsequente Therapie sind jedoch erhebliche Besserungen möglich. Viele Betroffene wählen später einen Beruf, bei dem ihre Störung möglichst wenig zum Tragen kommt.

Diagnostik

Zum Einsatz kommen spezielle Teilleistungstests, die in standardisierter Form Lesen, Schreiben, Lesegeschwindigkeit und Leseverständnis messen.

Außerdem kommen Intelligenztests zur Erfassung der Grundintelligenz zur Anwendung. Elementar ist weiterhin die Erhebung eines psychopathologischen Befunds, der u. a. die bisherige Entwicklung des Kindes und etwaige reaktive Symptome erfasst.

Differenzialdiagnostik

- **Mangelnde oder mangelhafte Beschulung**
- **Hirnschädigungen oder andere neurologische Erkrankungen**
- **Intelligenzminderung** (➤ Kap. 12.2)
- **Störungen des Hörens oder Sehens**

Komorbidität

Eine LRS kann zusammen mit **ADHS oder einer Störung des Sozialverhaltens** auftreten.

Therapie

Im Vordergrund steht ein gezieltes Übungsprogramm, das von spezialisierten Lehrkräften, psychologischen und anderen pädagogisch-therapeutischen Fachkräften durchgeführt wird. Besonders wichtig für das Kind ist der Rückhalt in der Familie. Dem Kind sollten keine Vorwürfe gemacht werden. Die Eltern sollten dahingehend beratende und regelmäßige Unterstützung erhalten. Bei zusätzlichem Auftreten weiterer Störungen werden integrative therapeutische Maßnahmen erforderlich.

13.4.2 Rechenstörung

Umschriebene Beeinträchtigung beim Erwerb der Rechenfähigkeit. Es bestehen deutliche Schwächen in den Grundrechenarten. Andere Bezeichnungen: Entwicklungsakalkulie, Dyskalkulie.

LERNHINWEIS !

Sie sollten die Rechenstörung definieren und ihre wichtigsten Symptome wiedergeben können.

Von einer Rechenstörung sind rund 3–7 % aller Kinder und Erwachsenen betroffen.

Ursachen

Die Ursachen sind unbekannt.

Symptome

- Die Rechenleistung liegt deutlich unter dem Alters- und Intelligenzniveau.
- Meist besteht ein großes Defizit in den Grundrechenarten.
- Relationen von Zahlen zueinander werden häufig nicht erfasst (mehr – weniger, Vielfaches, vergleichen).
- Das Schätzen von Mengen und Ergebnissen ist beeinträchtigt.
- Häufig wird das Einmaleins nicht beherrscht.
- Schwierigkeiten, mathematische Konzepte zu verstehen und Symbole wiederzuerkennen.
- Lese- und Rechtschreibleistungen normal.
- Bei einem Teil der Kinder zusätzlich **soziale und emotionale Verhaltensauffälligkeiten.**

Diagnostik

Zum Einsatz kommen spezielle Teilleistungstests, die in standardisierter Form die Rechenleistung messen. Zur Messung der Grundintelligenz werden Intelligenztests durchgeführt. Neben einer detaillierten Anamnese werden sowohl Eltern als auch Lehrkräfte befragt, um über die Auswirkungen der Störung im sozialen Umfeld Auskunft zu geben.

Differenzialdiagnostik

- **Mangelnde oder mangelhafte Beschulung**
- **Hirnschädigung**
- **Neurologische Erkrankungen**
- **Intelligenzminderung** (➤ Kap. 12.2)

Komorbidität

Eine Rechenstörung kann zusammen mit **ADHS, emotionalen Störungen oder einer Störung des Sozialverhaltens** auftreten.

Therapie

Im Vordergrund steht ein gezieltes Übungsprogramm (Rechentraining), das von spezialisierten Lehrkräften, Psychologinnen und Psychologen sowie anderen pädagogisch-therapeutischen Fachkräften durchgeführt wird. Auch hier sollte eine regelmäßige Elternberatung und im Falle begleitender psychischer Störungen eine Psychotherapie stattfinden.

13.5 Tiefgreifende Entwicklungsstörungen

Kennzeichen dieser Störungsgruppe ist die qualitative Abweichung in den Bereichen der sozialen Interaktion und Kommunikation. Des Weiteren sind sowohl die Interessen als auch die Aktivität eingeschränkt. Die tiefgreifenden Entwicklungsstörungen finden sich in der ICD-11 so nicht mehr wieder, vielmehr werden frühkindlicher Autismus und Asperger-Syndrom nun den neuromentalen Entwicklungsstörungen zugeordnet. Auch die zugehörige Begrifflichkeit hat sich verändert. Es wird von Autismus-Spektrum-Störungen gesprochen. Die weitere Differenzierung finden Sie in der Klassifikation. Das Rett-Syndrom wird in der ICD-11 nicht mehr unter den psychischen Störungen abgebildet.

Klassifikation

ICD-10 F84 Tiefgreifende Entwicklungsstörungen
- F84.0 Frühkindlicher Autismus
- F84.1 Atypischer Autismus
- F84.2 Rett-Syndrom
- F84.5 Asperger-Syndrom

ICD-11 6A0 Neuromentale Entwicklungsstörungen

6A02 Autismus-Spektrum-Störung
- 6A02.0 Autismus-Spektrum-Störung ohne Störung der Intelligenzentwicklung, mit leichtgradiger oder keiner Beeinträchtigung der funktionellen Sprache
- 6A02.1 Autismus-Spektrum-Störung mit Störung der Intelligenzentwicklung, mit leichtgradiger oder keiner Beeinträchtigung der funktionellen Sprache
- 6A02.2 Autismus-Spektrum-Störung ohne Störung der Intelligenzentwicklung, mit Beeinträchtigung der funktionellen Sprache
- 6A02.3 Autismus-Spektrum-Störung mit Störung der Intelligenzentwicklung, mit Beeinträchtigung der funktionellen Sprache
- 6A02.5 Autismus-Spektrum-Störung mit Störung der Intelligenzentwicklung, Fehlen der funktionellen Sprache

13.5.1 Frühkindlicher Autismus

Tiefgreifende Entwicklungsstörung, die sich vor dem 3. Lj. zeigt. Es besteht eine gestörte Funktionsfähigkeit in den Bereichen der sozialen Interaktion und Kommunikation. Das Verhalten zeigt eingeschränkte, sich wiederholende Muster. Andere Bezeichnungen: autistische Störung, Kanner-Autismus, frühkindliche Psychose.

LERNHINWEIS !!

Sie sollten das Krankheitsbild des frühkindlichen Autismus definieren und seine wichtigsten Symptome wiedergeben können. In den schriftlichen Prüfungen werden regelmäßig Fragen zu den Autismus-Spektrum-Störungen gestellt.

Die Häufigkeit der Störung liegt bei ca. 0,02 %; Jungen sind bis zu 4-mal häufiger betroffen.

Ursachen

Die Ursachen des frühkindlichen Autismus sind unbekannt. Bildgebende Verfahren zeigen Unterschiede zwischen Gehirnen von autistischen und gesunden Kindern. Ein genetischer Faktor scheint ebenso eine Rolle zu spielen. Auch Umweltfaktoren werden diskutiert.

Symptome

Soziale Beeinträchtigungen:
- Kein Kontakt- und Bindungsverhalten
- Kein Wunsch nach emotionaler Zuwendung und dem Eingehen von Freundschaften
- Kein direkter Blickkontakt; Blick scheint durch andere Personen hindurchzugehen
- Unfähigkeit, Gefühle (Freude, Mitleid, Traurigkeit) mitzuteilen

- Kein Empathievermögen

Kommunikationsprobleme:

- Etwa 50 % der Kinder entwickeln keine Sprache oder sprechen unverständlich mit monotoner Sprachmelodie.
- Sprachverständnisstörungen
- Stark eingeschränkte nonverbale Kommunikation (Mangel an Mimik und Gestik)
- Kaum Reaktionen auf soziale Signale
- Kein spontanes oder fantasievolles Spielen
- Kommunikation vor allem unter Gleichaltrigen ausgesprochen schwierig

Ritualisierte oder sich stereotyp wiederholende Aktivitäten: Diese Symptome sind hinweisend für ein zwanghaftes Bestehen auf gleichen Abläufen und gleichen Bedingungen im Umfeld. Beim Spielen werden z. B. gewisse Gegenstände, zu denen scheinbar eine besondere Bindung besteht, immer wieder in gleiche Bewegungen versetzt. Entfernt man diese Gegenstände, kann es zu starker Erregung, heftigen Gefühlsausbrüchen und Aggressionen gegen die eigene Person und andere kommen. Solche Ausbrüche können auch auftreten, wenn z. B. Veränderungen in der Wohnung vorgenommen werden.

Motorische Stereotypien: Wiederholungen von Körperbewegungen (z. B. über einen längeren Zeitraum den Rumpf hin- und herschaukeln; händeschüttelnd auf der Stelle stehen).

Weitere Symptome:

- Mangelnde Kreativität und Fantasie im Denken
- Mangelnde Fähigkeit zur Sinnerfassung sprachlicher Informationen
- Sensorische Störungen, z. B. verminderte Schmerzempfindlichkeit
- Befühlen von Oberflächen
- Riechen an Gegenständen
- Fehlende Reaktion bei Geräuschen
- Intensive Beschäftigung mit Objekten oder Teilen davon

Verlauf

Die Störung beginnt vor dem 3. Lj. und besteht ein Leben lang. Eine frühzeitig einsetzende Therapie kann zu Verbesserungen führen. In einigen wenigen Fällen wurde von einer fast vollständigen Heilung berichtet. Am ungünstigsten ist die Prognose bei ausgeprägter Intelligenzminderung. In vielen Fällen müssen die Betroffenen lebenslang intensiv betreut werden.

Diagnostik

- Ausführliche Anamnese und psychopathologische Befunderhebung
- Ausführliche körperliche Untersuchungen
- Befragung der Eltern
- Verhaltensbeobachtungen
- Spezifische Tests für Autismus (z. B. *Diagnostisches Interview für Autismus - Revidiert* [ADI-R] oder *Diagnostische Beobachtungsskala für Autistische Störungen – 2* [ADOS-2])

Differenzialdiagnostik

- **Bindungsstörungen** (➤ Kap. 14.4.2): Die Kinder erscheinen furchtsam und übervorsichtig, haben wenig Kontakt zu Gleichaltrigen und können sich aggressiv verhalten.
- **Frühkindliche schizophrene Psychose:** unangemessene Einschätzung sozialer und emotionaler Signale, z. B. Wutausbrüche, aggressives Verhalten, Selbstverletzungen.
- Weiterhin müssen abgegrenzt werden: **Rett-Syndrom** (➤ Kap. 13.5.3), **expressive und rezeptive Sprachstörung** (➤ Kap. 13.3.2, ➤ Kap. 13.3.3).
- **Elektiver Mutismus** (➤ Kap. 14.4.1): Das Kind weist zumindest einigen Personen gegenüber eine normale Beziehungsfähigkeit auf, und das Spielen zeigt keine zwanghaften oder ritualisierten Verhaltensauffälligkeiten.

Komorbidität

Frühkindlicher Autismus kann zusammen mit **ADHS** (50 % der Fälle), **Tic-Störungen, Epilepsie** (30 % der Fälle) oder **Intelligenzminderung** auftreten.

Therapie

- Eine ursächliche Therapie des Autismus ist nicht möglich. Ziel der Behandlung ist es, die Fähigkeit

der Kontaktaufnahme und eine möglichst weitgehende selbstständige Bewältigung des Alltags mit folgenden Maßnahmen zu trainieren: Sprach- und Lernförderung, gezielte Aktivitäten mit Gleichaltrigen, Verbesserung des Sozialverhaltens, Unterstützung der Familie in der Alltagsbewältigung.
- Der Autismus selbst kann nicht erfolgreich mit Medikamenten behandelt werden. Oft ist es jedoch notwendig, eine gleichzeitig bestehende andere Störung medikamentös zu behandeln. Hierzu können Methylphenidat bei ADHS oder Medikamente gegen Epilepsie gehören. Bei starken Erregungszuständen, aggressivem und/oder selbstverletzendem Verhalten kann es sinnvoll sein, Antipsychotika (Neuroleptika) oder auch Lithium einzusetzen. Diese Gaben sind jedoch eher als Krisenintervention zu betrachten.
- Eine Festhaltetherapie ist besonders bei stark aggressivem Verhalten angezeigt. Hierbei wird das Kind von einer ihm nahestehenden Person unter Blickkontakt fest in die Arme genommen, bis die aggressiven Impulse abebben.

13.5.2 Asperger-Syndrom

Form einer autistischen Entwicklungsstörung mit gestörter Beziehungsfähigkeit sowie eingeschränkten, spezialisierten Interessen und Aktivitäten. Im Gegensatz zum frühkindlichen Autismus ist die Sprachfähigkeit entwickelt oder besonders ausgeprägt. Andere Bezeichnungen: hochfunktionaler Autismus, autistische Psychopathie, schizoide Störung des Kindesalters.

LERNHINWEIS !!

Sie sollten das Asperger-Syndrom definieren und die wichtigsten Symptome wiedergeben können.

Jungen sind 8-mal häufiger von einem Asperger-Syndrom betroffen als Mädchen. Die Intelligenz entspricht meist der Norm oder kann sogar überdurchschnittlich sein.

Ursachen

Die Ursachen sind unbekannt. Vererbung scheint eine große Rolle zu spielen.

Symptome

Soziale Beeinträchtigungen:
- Durch soziale und emotionale Verhaltensabweichungen Schwierigkeiten in sozialen Beziehungen
- Interesse am Kontakt zu anderen Kindern vorhanden
- Häufig Einzelgängertum als Folge vieler absonderlicher Verhaltensweisen

Kommunikationsprobleme:
- Sprachfähigkeit meist erheblich besser als beim frühkindlichen Autismus.
- Sprache oft formal, pedantisch und steif.
- Häufig Sprachverständnisstörungen und Fehlinterpretationen implizierter Bedeutungen.
- Sprechen, ohne darauf zu achten, ob der andere noch zuhört oder sich schon einem anderen Thema zugewandt hat.
- Durch mangelndes Schwingungsvermögen wird der emotionale Inhalt im Kontakt nicht erfasst.
- Ungeschickte Körpersprache, eingeschränkte Gestik und Mimik.
- Teilweise eigentümlicher, starrer Blick.

Spezifische, umschriebene Interessen: häufig Spezialinteressen (z. B. Astronomie: ein 5-Jähriger, der die Entfernung aller Planeten zur Sonne auswendig aufzählt, vgl. den Film „Rainman").

Weitere Symptome:
- Starke Irritationen bei Störungen gewohnter Abläufe und Routinen.
- Auffällige motorische Ungeschicklichkeit.
- Im frühen Erwachsenenalter können **psychotische Episoden** auftreten.

Verlauf

Die Störung ist nicht heilbar und schreitet bis zum Erwachsenenalter fort. Bei guter pädagogisch-therapeutischer Begleitung durch Familie, Schule und sonstige Hilfsinstanzen ist die Störung in einigen Fällen gut kompensierbar.

Betroffene Erwachsene können gute Arbeit leisten, wenn ihre Qualitäten wie Pünktlichkeit, Genauigkeit und Zuverlässigkeit gut zum Berufsbild passen.

Tab. 13.3 Differenzialdiagnose Asperger-Syndrom und frühkindlicher Autismus

	Asperger- Syndrom	Frühkindlicher Autismus
Auftreten	2.–5. Lj.	erste Lebensmonate bis 3. Lj.
Geschlecht	vor allem Jungen	Mädchen und Jungen
Intelligenz	normal bis hoch	niedrig
Reaktion auf die Umwelt	als störend empfunden	meist nicht erfasst
Entwicklung	Kind spricht, bevor es läuft, wirkt frühreif	Kind läuft, bevor es spricht, wirkt retardiert

Differenzialdiagnostik

- **Frühkindlicher Autismus** (➤ Kap. 13.5.1): Kontaktstörung mit Entwicklungsrückstand, Stereotypien und verzögerter Sprachentwicklung (➤ Tab. 13.3).
- **Schizotype Störung** (➤ Kap. 11.1): Störung mit exzentrischem Verhalten und Anomalien des Denkens und der Stimmung.
- **Bindungsstörungen** (➤ Kap. 14.4.2): Die Kinder erscheinen furchtsam und übervorsichtig. Sie haben wenig Kontakt zu Gleichaltrigen und können sich aggressiv verhalten.
- **Zwanghafte Persönlichkeitsstörung** (➤ Kap. 11.1), **Zwangsstörung** (➤ Kap. 9.2).

Komorbidität

Ein Asperger-Syndrom kann zusammen mit **ADHS, Zwangsstörungen** oder **Ticstörungen** auftreten.

Therapie

Training zur Alltagsbewältigung, Training alltäglicher Kommunikation sowie intensive psychosoziale Betreuung.

13.5.3 Rett-Syndrom

Auf eine Chromosomenstörung (X-chromosomal) zurückgehende Erkrankung mit stereotypen Bewegungsmustern und autistischen Zügen.

LERNHINWEIS !
Sie sollten das Rett-Syndrom definieren und den Verlauf wiedergeben können.

Das Krankheitsbild wurde erstmalig 1966 von dem Wiener Arzt und Jugendpsychiater Andreas Rett beschrieben. Die Störung tritt mit einer Häufigkeit von 1 : 15.000–20.000 Kinder auf. Es sind ausschließlich Mädchen betroffen.

Ursachen

In über 80 % der Erkrankungsfälle liegt eine Chromosomenanomalie vor, die 1999 entdeckt wurde.

Symptome

In den ersten Monaten entwickelt sich das Kind weitgehend normal und unauffällig. Ab dem 7.–24. Lebensmonat tritt eine Entwicklungsverzögerung bzw. ein Entwicklungsstillstand mit folgenden Symptomen ein:

Frühes Stadium (6–24 Monate):

- Verlangsamung und Stillstand der Entwicklung
- Kind nimmt nur noch wenig Augenkontakt auf
- Verlust des Interesses an Spielzeug

Zweites Stadium (1–4 Jahre):

- Weitgehender Verlust des Sprechvermögens
- Verlust feinmotorischer Fähigkeiten der Hände (Handstereotypien: typisch sind „waschende" oder knetende Handbewegungen)
- Verlangsamung des Kopfwachstums, Kleinwuchs
- Autistisches Verhalten
- Gangstörungen, epileptische Anfälle
- Stillstand oder sehr starke Verlangsamung der geistigen Entwicklung
- Plötzliche Schreianfälle

Drittes Stadium (2–10 Jahre):

- Teilweise Wiedererlangung einiger Fertigkeiten
- Wieder stärkeres Interesse an der Umwelt
- Inkontinenz

- Apraxie (Unfähigkeit, erlernte, sinnvolle und zweckmäßige Bewegungen und Handlungen trotz erhaltener Wahrnehmungs- und Bewegungsfähigkeit auszuführen)
- Ataxie (Störung der Bewegungskoordination)

Spätstadium (ab 10. Lj.):

- Meist Rollstuhl erforderlich, vor allem wegen orthopädischer Probleme (z. B. Skoliose)
- Abmagerung, Schwäche
- Verbesserung der kognitiven Fähigkeiten

Verlauf

Die Erkrankung beginnt nach zunächst normaler Entwicklung ab dem 7.–24. Lebensmonat. Sie führt in der Regel zu einer starken Pflegebedürftigkeit bei mehrfacher Behinderung. Die Betroffenen sterben meist vor dem 40. Lebensjahr.

Differenzialdiagnostik

Frühkindlicher Autismus (➤ Kap. 13.5.1): Kontaktstörung mit Entwicklungsrückstand, Stereotypien und verzögerter Sprachentwicklung.

Therapie

Eine ursächliche Therapie ist nicht bekannt. Häufig ist eine Unterbringung in einer Einrichtung für Menschen mit Behinderungen angezeigt.

13.6 Lernzielkontrolle

Die Lernzielkontrolle zu den Entwicklungsstörungen finden Sie am Ende von ➤ Kap. 14.

KAPITEL ICD-10: F9, ICD-11: 6A0, 6B0, 6B4, 6B8, 6C0, 6C9

14 Verhaltens- und emotionale Störungen mit Beginn in der Kindheit und Jugend

Steckbrief

ICD-10

F9 Verhaltens- und emotionale Störungen mit Beginn in der Kindheit und Jugend

ICD-11

- 6A0 Neuromentale Entwicklungsstörungen
- 6B0 Angst- oder furchtbezogene Störungen
- 6B4 Spezifisch belastungsassoziierte Störungen
- 6B8 Fütter- und Essstörungen
- 6C0 Ausscheidungsstörungen
- 6C9 Disruptives Verhalten oder dissoziale Störungen

Störungen mit Beginn in der Kindheit und Jugend

- **Aufmerksamkeitsdefizit-Hyperaktivitätsstörung (ADHS,** ➤ Kap. 14.1)
- **Störungen des Sozialverhaltens** (➤ Kap. 14.2)
- **Emotionale Störung** (➤ Kap. 14.3)
- **Elektiver Mutismus** (➤ Kap. 14.4)
- **Bindungsstörungen** (➤ Kap. 14.5)
- **Tic-Störungen** (➤ Kap. 14.6)
- **Enuresis** (➤ Kap. 14.6.1)
- **Enkopresis** (➤ Kap. 14.6.2)
- **Fütterstörung im frühen Kindesalter** (➤ Kap. 14.6.3)
- **Pica** (➤ Kap. 14.6.4)
- **Stereotype Bewegungsstörung** (➤ Kap. 14.6.5)
- **Stottern** (➤ Kap. 14.6.6)
- **Poltern** (➤ Kap. 14.6.7)

→ **Update** Sämtliche hier aufgeführten Störungsbilder finden sich in der ICD-11 nicht mehr in einem gemeinsamen Abschnitt, sondern wurden mit Blick auf Ursachen und Symptome neuen Bereichen zugeordnet.

Neben Kapitel F7 (Störungen der Intelligenz) und Kapitel F8 (Entwicklungsstörungen) der ICD-10 ist der Bereich der Verhaltens- und emotionalen Störungen (Kapitel F9) die dritte Säule in der kinder- und jugendpsychiatrischen Diagnostik. Erkrankungen aus diesem Sektor sind u. a. mit von der Norm abweichenden Verhaltensauffälligkeiten in Bezug auf das Aktivitätsniveau sowie soziale bzw. emotionale Funktionen verbunden. Des Weiteren werden in diesem Kapitel Tic-Störungen und Störungen in Bezug auf Essen, Ausscheidungsfunktionen, Sprache und Bewegung abgebildet. Die neue Zuordnung nach ICD-11 finden Sie im jeweiligen Abschnitt unter „Klassifikation“.

14.1 Aufmerksamkeitsdefizit-Hyperaktivitätsstörung (ADHS)

Beginnend in der frühen Kindheit entwickelt sich ein charakteristisches, zeitlich stabiles Verhaltensmuster mit Störungen der Aufmerksamkeit. In den meisten Fällen treten Impulsivität und Hyperaktivität hinzu.

LERNHINWEIS !!!

Wegen seiner großen Aktualität sollten Sie das Störungsbild differenziert lernen. Zudem sollten Sie sich eine fundierte Position zum Thema: „Gabe von Medikamenten bei ADHS" erarbeiten und sich Gedanken darüber machen, wie Sie auf die Frage nach Ihren therapeutischen Möglichkeiten bei einer hyperkinetischen Störung antworten würden.

Die Störung wird in der Literatur unterschiedlich bezeichnet. In der ICD-10 wird sie unter F90 „**Hyperkinetische Störungen**" als einfache *Aktivitäts- und Aufmerksamkeitsstörung* (ICD-10: F90.0) und als *hyperkinetische Störung des Sozialverhaltens* (ICD-10: F90.1) geführt. Es besteht weitgehend Einigkeit darüber, dass bei einem Teil der betroffenen Kinder lediglich eine gestörte Aufmerksamkeit ohne Hyperaktivität vorliegt. Aus diesem Grunde finden sich auch die Kürzel ADS (Aufmerksamkeitsdefizitsyndrom, Syndrom ohne Hyperaktivität) oder AD(H)S (Aufmerksamkeitsdefizit, das mit und ohne Hyperaktivität einhergehen kann). Die hier gewählte Überschrift „Aufmerksamkeitsdefizit-Hyperaktivitätsstörung" (ADHS) entspricht der Bezeichnung im amerikanischen Diagnosemanual DSM-5 (➤ Kap 3.2.3).

Die ADHS gehört zu den häufigsten psychischen Störungen bei Kindern und Jugendlichen. Man schätzt, dass ca. 5 % aller Schulkinder eine ADHS aufweisen. Jungen sind im Verhältnis 4 : 1 häufiger betroffen. Auch bei Erwachsenen ist ein Anstieg der AD(H)S-Diagnosen zu verzeichnen; dies mag zum einen mit einer erhöhten Testanzahl und zum anderen mit einer insgesamt intensiveren Diagnostik im Zusammenhang mit anderen psychischen Erkrankungen zu tun haben.

In den vergangenen Jahren ist die ADHS verstärkt in das öffentliche Bewusstsein gerückt, nicht zuletzt im Zusammenhang mit den Diskussionen über das Für und Wider der Behandlungsmöglichkeiten mit Methylphenidat (z. B. Ritalin®), das überwiegend zur Behandlung der Hyperaktivität eingesetzt wird. ADHS-Erkrankte ohne Überaktivität sind eher versonnen und wirken wie weltentrückte Träumer, die nicht in das Muster des hyperaktiven Rabauken passen. Bei allen Formen fällt jedoch auf, dass massive Konzentrationsstörungen vorhanden sind. Bei den Betroffenen bleibt die Störung oft lange unerkannt und wird häufig erst im Zusammenhang mit Leistungsschwächen in der Schule, Konzentrationsstörungen im Beruf oder in Verbindung mit anderen psychischen Störungen festgestellt. Ungefähr 70 % der betroffenen Kinder weisen neben den Symptomen der Aufmerksamkeitsstörung eine Hyperaktivität auf. Auch wenn es den Anschein hat, dass es sich bei ADHS um eine neue Erkrankung handelt, wurde sie bereits im 19. Jahrhundert von Heinrich Hoffmann, einem Neurologen aus Frankfurt, beschrieben. In seinem „Struwwelpeter" werden die Symptome der ADHS pointiert dargestellt.

Ursachen

Multifaktorielle Genese:

- **Neurobiologische Faktoren:** Zum Teil sind anatomische Abweichungen bezüglich des Gehirnvolumens und der Leitungsbahnen (Nervenbahnen) festzustellen.
- **Genetische Faktoren:** Zwillings- und Familienstudien belegen einen starken Vererbungsfaktor bei ADHS.
- **Störungen des Hirnstoffwechsels:** ADHS scheint mit einer unzureichenden Verfügbarkeit bestimmter Neurotransmitter zusammenzuhängen. Besonders Dopamin und Noradrenalin sind beteiligt, wahrscheinlich auch Serotonin.

Als nicht haltbar haben sich Theorien erwiesen, nach denen ADHS auf Faktoren wie zu viel Fernsehen, Unverträglichkeit bestimmter Nahrungsmittel oder ein „schlechtes" Elternhaus zurückzuführen ist. Richtig ist vielmehr, dass Elternhaus, Schule, Ernährungsgewohnheiten oder auch die Häufigkeit des Fernsehkonsums den Verlauf der Störung positiv oder negativ beeinflussen können.

Klassifikation

ICD-10 F90 Hyperkinetische Störung
- F90.0 Einfache Aktivitäts- und Aufmerksamkeitsstörung
- F90.1 Hyperkinetische Störung des Sozialverhaltens

ICD-11 6A0 Neuromentale Entwicklungsstörungen

6A05 Aufmerksamkeitsdefizit- und Hyperaktivitätsstörung
- 6A05.0 ADHS, vorwiegend unkonzentriert
- 6A05.1 ADHS, vorwiegend hyperaktiv-impulsiv
- 6A05.2 ADHS, kombiniert

Symptome

Bei Kindern

Der Beginn dieser Störung liegt in der frühen Kindheit (vor dem 6. Lj.). Kinder und Jugendliche mit einer hyperkinetischen Störung fordern ihre Umgebung ständig heraus, sodass zunehmend negative Interaktionsmuster entstehen. Eltern, Lehrer und andere Bezugspersonen sind häufig überfordert. Sie schimpfen oder maßregeln das Kind, wenn es dazwischenredet, herumzappelt oder sich einer Aufgabe nicht konzentriert widmen kann. Gleichaltrige gehen dem Kind häufig aus dem Weg, weil es „nervt“. Sowohl das betroffene Kind als auch Eltern und soziales Umfeld leiden unter dieser Situation. Oft kommt es begleitend zu schulischen Schwierigkeiten, z. T. mit dem Ergebnis, dass nicht der Schulabschluss erreicht wird, der möglich wäre. Langfristig entwickelt sich z. T., vor allem wenn keine therapeutischen Hilfen angenommen werden, dissoziales Verhalten.

- **Störungen der Aufmerksamkeit:**
  - *Konzentrationsstörungen:* Die betroffenen Kinder sind nicht in der Lage, sich über einen längeren Zeitraum mit einer Sache zu beschäftigen. Ihre Aufmerksamkeit springt schnell von einem Gegenstand zum nächsten, sodass sie begonnene Aufgaben nicht zu Ende bringen. Es entstehen häufig Flüchtigkeitsfehler.
  - *Erhöhte Ablenkbarkeit:* Unwichtige Signale können von den Kindern nicht ausreichend ausgeblendet werden (Reizoffenheit), was zu starker Ablenkbarkeit und sofortigem Reaktionsverhalten führt. Die Konsequenzen werden nicht überblickt. Häufig scheinen die Kinder nicht zuzuhören, wenn sie angesprochen werden.
- **Hyperaktivität und Impulsivität:** Oft werden Impulse ohne weitere Reflexion in Worte oder Taten umgesetzt. So kommt z. B. auf eine noch nicht beendete Frage eine vorschnelle Antwort, oder andere Kinder/Erwachsene werden in ihren Aktivitäten spontan unterbrochen. Die hierdurch entstehenden Regelverletzungen ziehen häufig disziplinarische Maßnahmen nach sich. Eine ausgeprägte motorische Unruhe zeigt sich z. B. durch Zappeln, Hüpfen, übermäßige Redseligkeit oder in der Unfähigkeit, über einen längeren Zeitraum stillzusitzen. Bezugspersonen beschreiben das Verhalten der Kinder als ziellos und wie getrieben wirkend.
- **Mangel an Ausdauer**
- **Distanzlosigkeit in sozialen Beziehungen**
- **Oft unzureichende Vorsicht und Zurückhaltung**
- **Neigung zu Unfällen durch Unachtsamkeit**
- **Teilweise sprachliche und motorische Entwicklungsverzögerungen**
- **Störungen des Affekts:** Rasche Stimmungswechsel, Wutanfälle und eine niedrige Frustrationstoleranz können vorhanden sein.

Bei Erwachsenen

Da Erwachsene naturgemäß besser an gesellschaftliche Konventionen angepasst sind als Kinder und Jugendliche, ist eine ADHS oft schwerer zu erkennen. Zeichen für ADHS bei Erwachsenen:

- Schlechtes Konzentrationsvermögen; mit den Gedanken ständig woanders
- Schwierigkeiten mit Autoritätspersonen; wechselnde Arbeitsplätze und Beziehungen
- Substanzmissbrauch
- Probleme mit Polizei und Gerichten
- Motorische Unruhe (z. B. Fußwippen)
- Schlechte Schrift unter Zeitdruck

Verlauf

Die Störung zeigt sich bereits vor dem 6. Lebensjahr. Unbehandelt entwickeln viele der betroffenen Kinder soziale Auffälligkeiten und Delinquenz. Sie sind wesentlich stärker als andere gefährdet, eine Abhängigkeitserkrankung zu entwickeln. Viele junge Betroffene konsumieren Cannabis (Selbstmedikation). Sie bleiben in der Schule und auch später im Berufsleben oft deutlich hinter ihren Möglichkeiten zurück. Auch Depressionen entstehen häufig auf dem Boden einer unbehandelten ADHS im Erwachsenenalter.

Bei einem Teil der betroffenen Jugendlichen entwickelt sich die Störung zurück (spontane Remission), sodass die Medikamente u. U. abgesetzt werden können.

Diagnostik

Die Diagnose ergibt sich aus fremdanamnestischen Angaben von Eltern und Lehrkräften, durch Anamneseerhebung, Verhaltensbeobachtung und testpsychologische Untersuchungen (z. B. *d2-Konzentrationstest*, ➤ Kap. 3.1.4). Die Diagnose ADHS darf erst gestellt werden, wenn durch medizinische Untersuchungen eine organische Ursache (z. B. Schilddrüsenüberfunktion) und neurologisch auch eine Hirnerkrankung ausgeschlossen wurden.

Leistungstests wie z. B. der *Hamburg-Wechsler-Intelligenztest für Kinder* (WISC) geben Aufschluss darüber, ob eventuell vorhandene Schulleistungsschwächen auf mangelnde Intelligenz oder auf andere Faktoren wie z. B. ADHS zurückzuführen sind.

Differenzialdiagnostik

- **Störung des Sozialverhaltens** (➤ Kap. 14.2): Da ADHS mit vielfältigen sozialen Schwierigkeiten einhergeht, ist die Abgrenzung gegenüber Störungen des Sozialverhaltens nicht einfach. Sind beide Störungen gleichzeitig vorhanden, hat die Diagnose ADHS (bzw. hyperkinetische Störung nach ICD-10) Vorrang. Die ICD-10 sieht dafür zudem eine eigene Kategorie vor: hyperkinetische Störung mit Störung des Sozialverhaltens (F90.1).
- **Unruhe und Hyperaktivität:**
  - Sind **Angst, Manie** oder **agitierte Depression** die Ursache der Unruhe, haben diese bei der Diagnosestellung Vorrang.
  - Hyperaktivität als normale Reifungsvariante darf nicht als ADHS diagnostiziert werden.
- **Schizophrenie** (➤ Kap. 7.1): Schizophrenien des Kindes- und Jugendalters gehen häufig mit Konzentrationsschwierigkeiten und Hyperaktivität einher. In der Regel dominieren jedoch andere Symptome, sodass eine klare Abgrenzung stattfinden kann.
- **Anpassungsstörungen** (➤ Kap. 9.3): Durch anhaltende Konflikte und Spannungen in der Familie kann es im Zuge einer Anpassungsstörung zu motorischer Unruhe und Konzentrationsstörungen kommen.
- **Tiefgreifende Entwicklungsstörungen** (➤ Kap. 13.5): Ausgeschlossen werden müssen auch Autismus-Spektrum-Störungen, bei denen ebenfalls Konzentrationsschwierigkeiten und motorische Auffälligkeiten vorhanden sein können.

Komorbidität

Begleitend kann es im Verlauf der Erkrankung u. a. zu **Substanzmittelmissbrauch, dissozialem und aggressivem Verhalten** und in der Folge auch zur **Entwicklung einer dissozialen Persönlichkeitsstörung** kommen. **Depression und mangelnder Selbstwert** können ebenso vorhanden sein.

Therapie

Medikamentöse Therapie

Substanzgruppen

- **Methylphenidat:** Der am weitesten verbreitete Wirkstoff in der Behandlung der ADHS ist Methylphenidat, das in Deutschland z. B. als Ritalin® oder Concerta® auf dem Markt ist. Methylphenidat ist eigentlich ein stimulierendes Medikament aus der Gruppe der Amphetamine und hat nur bei Menschen mit ADHS eine ausgleichende Wirkung. Laien meinen häufig, Kinder würden mit Drogen künstlich ruhiggestellt und in der Folge nur noch betäubt in der Ecke sitzen. Diese Vorurteile entbehren jeder Grundlage. Es findet keine Beruhigung oder Bewusstseinstrübung statt. Vielmehr gleicht Methylphenidat eine Stoffwechselstörung im Gehirn aus: „Lieber ein Kind ohne Ritalin® als eines mit. Lieber ein Kind mit Ritalin® in der Regelklasse als eines ohne in der Sonderschule. Und: Lieber eines mit Ritalin® in der Familie als eines ohne in einem Heim" (Prof. Dr. Wilhelm Felder, Leiter der Kinder- und Jugendpsychiatrie der Universität Bern). Methylphenidat fällt unter das BtMG, was seine Verschreibung umständlich macht.
- **Antidepressiva:** Gute Erfolge zeigt der SNRI **Atomoxetin** (z. B. Strattera®) durch eine indirekte Beeinflussung der Dopaminaktivität. Es handelt sich hier um ein Präparat, das nicht dem BtMG unterliegt und als deutlich nebenwirkungsärmer gilt. Gut wirksam ist es bei komorbiden Depressionen und Angststörungen.

MERKE

Sowohl Methylphenidat als auch Atomoxetin sind zur Behandlung von Kindern und Erwachsenen mit ADHS zugelassen.

Nebenwirkungen Das Risiko einer Abhängigkeit ist bei Methylphenidat sehr gering und bei Atomoxetin nicht gegeben. Allerdings darf die Einnahme nur unter fachärztlicher Aufsicht erfolgen, da – wie bei jedem anderen Medikament auch – Nebenwirkungen auftreten können. Methylphenidat kann das Herz-Kreislauf-System belasten und zu Appetitmangel, Schlafstörungen, Tics oder Kopfschmerzen führen. Atomoxetin kann möglicherweise, gerade zu Beginn der Behandlung) suizidale Gedanken auslösen. Die Nebenwirkungen klingen in der Regel beim Absetzen des Medikaments ab (➤ Kap. 17.2.7).

Die Notwendigkeit der Medikamentengabe sollte in Absprache mit dem verschreibenden Arzt durch Auslassversuche überprüft werden, wobei insbesondere Antidepressiva keinesfalls abrupt abgesetzt werden dürfen, sondern durch Dosisreduzierungen ausgeschlichen werden sollten (➤ Kap. 17.2.1).

Psychotherapie

Verhaltenstherapie Studien aus jüngerer Zeit belegen die Wirksamkeit einer Verhaltenstherapie (➤ Kap. 16.2.2) bei ADHS. Diese sollte jedoch, wenn möglich, mit einer medikamentösen Therapie gekoppelt werden. Eine Kombinationstherapie aus Medikamentengabe und Verhaltenstherapie ist einer rein medikamentösen Therapie geringfügig überlegen.

Die Kinder lernen, ihre Aufgaben in einer bestimmten Reihenfolge und in zumutbaren Etappen auszuführen. Belohnt werden sie mit einem Punktesystem, bei dem sie die erworbenen Bonuspunkte nach einiger Zeit gegen eine größere Belohnung eintauschen können. Einmal erworbene Punkte sollten nicht gestrichen werden. Zudem wird das Führen von Listen trainiert, um dem Tag eine klare Struktur zu geben. Es werden Erinnerungssysteme eingeübt, zu denen Notizbücher und Merkzettel gehören.

Training von Eltern und anderen Bezugspersonen Eltern, Lehrkräfte und andere mit dem Kind in regelmäßigem Kontakt stehende Personen können durch ihr Verhalten zur Besserung der ADHS beitragen. Meist muss zunächst eine ausführliche Aufklärung erfolgen, damit das Kind als hilfebedürftig erkannt wird, nachdem es bisher meist als Störenfried und u. U. sogar als böswillig eingestuft wurde. Einige Empfehlungen im Umgang mit ADHS-Kindern:

- Eindeutige, unmissverständliche Kommunikation; laute und wiederholende Anklagen vermeiden
- Mit dem Kind dann sprechen, wenn man seine Aufmerksamkeit hat, d. h., wenn direkter Blickkontakt besteht
- Beziehung zum Kind pflegen, indem Zeiten reserviert werden, in denen es nur um die Bedürfnisse des Kindes geht und die das Kind aktiv gestaltet (Spielzeiten)
- Das Kind loben, wenn es etwas gut oder richtig gemacht hat
- Konsequenz in der Einhaltung von Regeln und angekündigten Sanktionen zeigen

Familientherapie (➤ Kap. 16.2.8): Es scheint, dass eine klassische systemische Familientherapie als alleinige Therapieform nicht ausreicht, um ADHS erfolgreich zu behandeln. Sie kann jedoch helfen, die belasteten Beziehungen innerhalb der Familie zu verbessern.

Weitere therapeutische Maßnahmen

- **Entspannungstraining:** Erlernen von progressiver Muskelentspannung nach Jacobson (➤ Kap. 16.4.2).
- **Ergotherapie**
- **Verbesserung der Psychomotorik**
- **Sensorische Integration**

14.2 Störungen des Sozialverhaltens

Muster dissozialer, aggressiver oder aufsässiger Verhaltensweisen mit Verletzung altersentsprechender sozialer Erwartungen. Andere Bezeichnungen: Schwererziehbarkeit, Verhaltensstörung.

LERNHINWEIS !
Sie sollten Störungen des Sozialverhaltens definieren und ihren Verlauf wiedergeben können.

Störungen des Sozialverhaltens sind die zweithäufigste Diagnose in der Kinder- und Jugendpsychiatrie. 1–2 % der Grundschüler und ca. 6 % der 10- bis 12-jährigen Jungen sind betroffen. Die Störungen treten bei Jungen im Verhältnis 3 : 1 häufiger auf als bei Mädchen, im Jugendalter nimmt der Anteil der Mädchen jedoch deutlich zu.

14

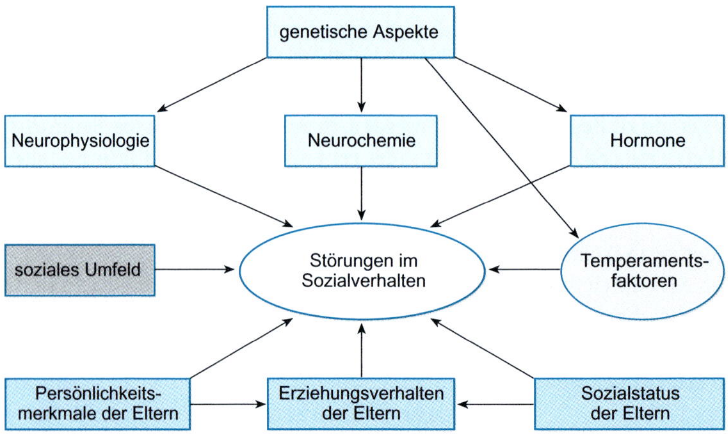

Abb. 14.1 Modell der Entstehung von Störungen des Sozialverhaltens [L141]

Ursachen

➤ Abb. 14.1.

- **Schwierige Familienverhältnisse:** Die Kinder lernen Gewalt und Delinquenz bereits in der Familie kennen. Neben einem aggressiven Erziehungsstil, Dissozialität bei den Eltern und mangelnder elterlicher Wärme finden sich bei den betroffenen Kindern auch frühe Traumatisierungen. Psychische Erkrankungen und Substanzmittelmissbrauch bei Familienangehörigen sind nicht selten. Hinzu kommen häufig Schulversagen, ein niedriger sozialer Status, verbunden mit Armut, beengten Wohnverhältnissen und Randgruppenzugehörigkeit.
- **Genetische Faktoren:** In einigen Fällen, so das Ergebnis von Zwillingsstudien, scheint die Anlage eine Rolle zu spielen.
- **Organische Faktoren:** Hirnstrukturelle Veränderungen scheinen an der Entstehung beteiligt zu sein.

Klassifikation

ICD-10 F91 und F92 Störungen des Sozialverhaltens

- F91.0 Auf den familiären Rahmen beschränkte Störung des Sozialverhaltens
- F91.1 Störung des Sozialverhaltens bei fehlenden sozialen Bindungen
- F91.2 Störung des Sozialverhaltens bei vorhandenen sozialen Bindungen
- F91.3 Störung des Sozialverhaltens mit oppositionellem, aufsässigem Verhalten
- F92 Kombinierte Störung des Sozialverhaltens und der Emotionen

ICD-11 6C9 Disruptives Verhalten oder dissoziale Störungen

- 6C90 Störung des Sozialverhaltens mit oppositionellem, aufsässigem Verhalten
- 6C91 Störung des Sozialverhaltens mit dissozialem Verhalten

Symptome

Es zeigt sich ein andauerndes Muster von dissozialem, aggressivem oder aufsässigem Verhalten. Die betroffenen Kinder und Jugendliche neigen zu Ungehorsam, extremer Streitsucht und zum Tyrannisieren anderer Personen. Häufig führen sie körperliche Grausamkeiten gegen andere Menschen und Tiere aus, benutzen Waffen, verhalten sich destruktiv gegenüber fremdem Eigentum, lügen, stehlen unter Gewaltanwendung oder legen Feuer.

Begleitmerkmale sind neben schweren, häufigen Wutausbrüchen Schulschwänzen und wiederholtes Weglaufen von zu Hause.

Verlauf

Schätzungen gehen davon aus, dass bis zu 50 % der betroffenen Kinder und Jugendlichen später eine dissoziale Persönlichkeitsstörung (➤ Kap. 11.1) entwickeln.

Diagnostik

Einzelne Episoden krimineller oder dissozialer Handlungen reichen für die Diagnosestellung nicht aus. Es wird ein zeitlich überdauerndes Verhaltensmuster von mindestens 6 Monaten Dauer gefordert. Informationen werden mithilfe von Verhaltensfragebögen erhoben, die von den Eltern und Lehrern ausgefüllt werden. Leistungs- und Teilleistungstests geben Hinweise auf schulische Defizite.

Differenzialdiagnostik

- **Schizophrenie** (➤ Kap. 7.1) und **Manie** (➤ Kap. 8.2) können mit Störungen des Sozialverhaltens einhergehen, sind jedoch vorrangig zu diagnostizieren.
- **ADHS** (➤ Kap. 14.1). Die ICD-10 sieht eine Mischdiagnose unter F90.1 (hyperkinetische Störung des Sozialverhaltens) vor.
- **Autismus-Spektrum-Störungen** (➤ Kap. 13.5).

Therapie

Häufig sind Maßnahmen der Jugendhilfe angezeigt. Im Extremfall wird das Kind außerhalb der Familie untergebracht. Eine stationäre Unterbringung erfolgt bei Suizidgefahr oder starker Fremdgefährdung.

Psychotherapie

Verhaltenstherapie In einer Verhaltenstherapie kann das Kind lernen, Kommunikationsmuster zu verändern und aggressives Verhalten zu kontrollieren.

Elterntraining Ähnlich wie bei ADHS müssen die Eltern lernen, eindeutig zu kommunizieren und dem Kind klare und liebevolle Grenzen zu setzen. Konsequenz in der Einhaltung von Regeln ist unerlässlich. Ein zu strenger, zu gewährender (permissiver) oder unberechenbarer Erziehungsstil muss korrigiert werden. Möglicherweise müssen sich Eltern einer weiteren Therapie unterziehen, z. B. bei Alkohol- und/oder Drogenmissbrauch.

Medikamentöse Therapie

In einigen Fällen kann die unterstützende Therapie mit Psychopharmaka hilfreich sein. Zur Anwendung kommen Methylphenidat sowie nieder- und hochpotente Antipsychotika (Neuroleptika).

Weitere therapeutische Maßnahmen

- Entspannungstraining
- Häufig sind die Trennung des Kindes von ungünstigen Bezugsgruppen (Gang, Bande) und der Aufbau neuer Bezugssysteme von großer Bedeutung.
- Das Aufarbeiten von Bildungsdefiziten und eine Unterstützung der schulischen und beruflichen Entwicklung sind weitere wichtige Bausteine.
- Enge, regelmäßige Zusammenarbeit mit den behandelnden Ärzten und ambulanten sozialpsychiatrischen Hilfen.

MERKE

Nach neuesten Forschungsergebnissen haben sich tiefenpsychologische Psychotherapie, Spieltherapie und Selbsthilfegruppen als **nicht** hilfreich erwiesen.

14.3 Emotionale Störungen

Befindensstörung des Kindesalters, die mit unterschiedlichen Symptomen wie Angst, Depression, Unsicherheit, Zwangssymptomen oder Geschwisterrivalität einhergehen kann. Ältere Bezeichnung: „kindliche Neurose".

LERNHINWEIS !

Sie sollten emotionale Störungen definieren und ihren Verlauf wiedergeben können.

Angstzustände bei Kindern können sehr ähnlich wie Angststörungen bei Erwachsenen (➤ Kap. 9.1) verlaufen. Sie werden in eine eigene Kategorie eingereiht, weil angenommen wird, dass es sich noch nicht um voll ausgebildete Neurosen handelt. Auch die Prognose ist wesentlich günstiger als bei Erwachsenen. Die Beschreibung des Störungskonzepts scheint weder ganz ausgereift noch klar abgegrenzt zu sein.

→ **Update** In der ICD-11 werden die emotionalen Störungen des Kindesalters unter den „Angst- oder furchtbezogenen Störungen" kodiert. Die Geschwisterrivalität wird untergeordnet den „Problematiken in Verbindung mit Erziehung“ zugeordnet, die keinen direkten Bezug mehr zu psychischen Störungen haben.

Ursachen

Spezifische Ursachen sind nicht bekannt. Man geht von einem multifaktoriellen Geschehen aus, an dem sowohl eine genetische Komponente als auch emotionale Belastungssituationen und kognitive Verzerrungen einen Anteil haben.

Klassifikation

ICD-10 Emotionale Störungen des Kindesalters
- F93.0 Emotionale Störung mit Trennungsangst des Kindesalters
- F93.1 Phobische Störung des Kindesalters
- F93.2 Störung mit sozialer Ängstlichkeit des Kindesalters
- F93.3 Emotionale Störung mit Geschwisterrivalität

ICD-11
- **6B0 Angst- oder furchtbezogene Störungen**
  - 6B05 Störung mit Trennungsangst
  - 6B02 Agoraphobie
  - 6B03 Spezifische Phobie
  - 6B04 Soziale Angststörung
- **QE9 Problematik in Verbindung mit Erziehung**

QE92 Veränderungen der Struktur der Familienbeziehungen in der Kindheit

Formen und Symptome

Emotionale Störung mit Trennungsangst Die Kinder leiden unter außergewöhnlich schwerer **Trennungsangst** (ein gewisses Maß an Trennungsangst ist für Kinder vor dem Schulalter als normal anzusehen). Sie befürchten, dass Hauptbezugspersonen ein Unheil zustoßen oder sie selbst ein Schicksal erleiden könnten, das zur Trennung führt (z. B. entführt zu werden). Die Trennungsangst kann zur Weigerung führen, zur Schule zu gehen, allein zu Hause zu bleiben oder allein ins Bett zu gehen. Die Kinder können auf (drohende) Trennungen extrem emotional reagieren oder körperliche Symptome entwickeln. Auch Albträume können Trennungen zum Inhalt haben.

Phobische Angst des Kindesalters Ängste treten bei vielen Kindern der entsprechenden Altersstufe auf, bei den Betroffenen entwickeln sie sich jedoch in einem ungewöhnlich starken Schweregrad (häufig Angst vor Tieren).

Störung mit sozialer Ängstlichkeit Auch Angst vor Fremden ist bei vielen Kindern ein normales Phänomen. Bei der Störung mit sozialer Ängstlichkeit ist diese Angst jedoch ungewöhnlich stark ausgeprägt und auffällig.

Emotionale Störung mit Geschwisterrivalität Es kann regressives Verhalten auftreten, bei dem sich eine starke Bedürftigkeit nach Aufmerksamkeit durch die Eltern zeigt. Es kommt jedoch auch zu Wutausbrüchen und Trotz gegenüber den Eltern und feindseligem Verhalten gegenüber den Geschwistern. Meist tritt die Störung in den Monaten nach der Geburt eines Geschwisterkindes auf.

Verlauf

Die Angststörungen und die Geschwisterrivalität haben eine günstige Prognose und eine geringe Neigung, sich in das Erwachsenenalter fortzusetzen.

Diagnostik

Bei der Beurteilung der Symptomatik muss immer der Bezug zu den normalen Entwicklungsphasen beachtet werden (➤ Kap. 13.1, ➤ Tab. 13.1). Beispielsweise ist es für 6–9 Monate alte Babys normal zu „fremdeln“. Es können spezifische Fragebögen eingesetzt werden, die speziell für Angststörungen bei Kindern entwickelt wurden (z. B. *Kinder-Angst-Test* oder *Phobiefragebogen für Kinder und Jugendliche, PHOKI)*. Im Vordergrund steht die Befragung der Eltern und ggf. der pädagogischen Fachkräfte.

Differenzialdiagnostik

Störungen im Rahmen einer **Schizophrenie** (➤ Kap. 7.1), **Störungen des Sozialverhaltens** (➤ Kap. 14.2) und **elektiver Mutismus** (➤ Kap. 14.4.1) müssen ausgeschlossen werden.

Therapie

Eine Therapie kann in der Regel ambulant durchgeführt werden.

Verhaltenstherapie

Die verhaltenstherapeutischen Strategien entsprechen denen bei Angststörungen im Erwachsenenalter (➤ Kap. 9.1). Reizkonfrontation wird mit Entspannungsverfahren kombiniert. Ein Training sozialer Kompetenz kann bei sozialen Ängsten eine gute Wirksamkeit zeigen. Die Interventionen werden an die Altersstufe angepasst, und die Familie wird stärker eingebunden. Eltern müssen lernen, angstvermeidendes Verhalten nicht zu verstärken.

Medikamentöse Therapie

Psychopharmaka sind wirksam, sollten aber möglichst vermieden werden. Ist ihr Einsatz unumgänglich, sollte er nur sehr zurückhaltend und nur für kurze Zeit erfolgen.

14.4 Störungen sozialer Funktionen mit Beginn in der Kindheit und Jugend

Hier handelt es sich um Störungen, bei denen die soziale Funktionsfähigkeit der betroffenen Kinder Abweichungen zeigt, die sich nicht in der Schwankungsbreite der kindlichen Entwicklung bewegen. Anders als bei tiefgreifenden Entwicklungsstörungen sind nicht alle sozialen Funktionsbereiche betroffen.

Klassifikation

ICD-10 F94 Störungen sozialer Funktionen mit Beginn in der Kindheit und Jugend
- F94.0 Elektiver Mutismus
- F94.1 Reaktive Bindungsstörung des Kindesalters
- F94.2 Bindungsstörung des Kindesalters mit Enthemmung

ICD-11
- **6B0 Angst- und furchtbezogene Störungen**
  - 6B06 Selektiver Mutismus
- **6B4 Spezifisch belastungsassoziierte Störungen**
  - 6B44 Reaktive Bindungsstörung
  - 6B45 Störung der sozialen Bindung mit Enthemmung

14.4.1 Elektiver Mutismus

Bei dieser Störung sprechen Kinder in bestimmten Situationen oder mit bestimmten Personen nicht, obwohl die Fähigkeit zum Sprechen erwiesenermaßen besteht. Ein kompletter Mutismus ist sehr selten. Er tritt nach schweren Traumatisierungen auf. Elektiver Mutismus wird auch als selektiver Mutismus bezeichnet (elektiv = auswählend, Mutismus = Stummheit).

LERNHINWEIS !
Sie sollten den elektiven Mutismus definieren und seine Symptome wiedergeben können.

Die Störung ist selten und tritt bei weniger als 1 von 1.000 Kindern auf. Mädchen und Jungen sind etwa gleich häufig betroffen. Kinder mit elektivem Mutismus haben bis zum Beginn der Störung eine normale Sprachentwicklung. Gelegentlich bestehen leichte Beeinträchtigungen der Sprechfähigkeit. Meist weisen die Kinder andere psychische Auffälligkeiten auf, ohne dass diese Krankheitswert annehmen. So kann eine soziale Überempfindlichkeit oder oppositionelles Verhalten bestehen. Die Betroffenen wirken oft scheu und ängstlich. Der elektive Mutismus wird als Störung der sozialen Funktion angesehen. Kinder von Immigranten scheinen häufiger betroffen zu sein, wobei differenziert werden muss, ob die deutschen Sprachkenntnisse ausreichend sind.

Ursachen

Über die Ursachen der Störung lassen sich keine sicheren Aussagen treffen. Manche der betroffenen Kinder leben in Familien, die sich sozial zurückgezogen haben, umgeben von Erwachsenen, die kommunikativ gehemmt wirken. Manche Autoren sprechen von einer familiären Disposition für diese Störung. Andere Autoren beschreiben ein **Diathese-Stress-Modell** als Erklärung der mutistischen Symptomatik. Schwierige und als bedrohlich erlebte Situationen (Stress) treffen auf eine bestimmte Anlage in einer Person (Diathese =

Neigung). Erlebt also ein Kind eine Situation als sehr schwierig, etwa den Aufenthalt im Kindergarten, kommen angelegte Persönlichkeitszüge zum Vorschein. Ein anderes Kind mit einer anderen Anlage würde auf den gleichen Stress anders reagieren, vielleicht mit aggressivem Verhalten.

Symptome

- **Sprachverweigerung:** Das Kind spricht in manchen Situationen fließend und bleibt in anderen stumm. Die Situationen, in denen das Kind nicht spricht, sind vorhersagbar. Das Kind verwendet nonverbale Kommunikation (Gesten, Geschriebenes). Meist sprechen die Kinder im vertrauten Familienkreis, während sie in der Schule oder Fremden gegenüber nicht reden. In seltenen Fällen kann es jedoch auch umgekehrt sein.
- **Mögliche Begleitsymptome:** Angst, Depression, Enuresis und Enkopresis.

Verlauf

Die Störung beginnt meist vor dem 5. Lj. und ist in vielen Fällen nach einigen Monaten überwunden. Viele der betroffenen Kinder sind bereits vorher in dem Sinne auffällig, dass sie sich ängstlich, scheu und zurückgezogen verhalten. Bei einem gewissen Prozentsatz kann die Störung chronisch verlaufen und im Extremfall bis in das Erwachsenenalter anhalten.

Diagnostik

Die Störung sollte seit mindestens 1 Monat bestehen. Neue Situationen (Kindergarten, Einschulung) sollten während des ersten Monats nicht berücksichtigt werden. Die Diagnose eines elektiven Mutismus ergibt sich aus den Schilderungen von Eltern und anderen Bezugspersonen (Lehr- und pädagogische Fachkräfte). Die Situationen, in denen gesprochen bzw. nicht gesprochen wird, sind genau zu analysieren. Im Idealfall werden Ton- oder Videoaufnahmen genutzt.

In Zweifelsfällen sollte eine Entwicklungsdiagnostik bezüglich Motorik, Schreiben und Schriftsprache durchgeführt werden. Weiterhin kommen Leistungs- und Sprachentwicklungstests zur Anwendung. Zur Erfassung des elektiven Mutismus kann ein spezieller Fragebogen von Bergmann und Steinhausen eingesetzt werden, der in einer Version für Eltern und Lehrkräfte vorliegt.

Differenzialdiagnostik

- **Schizophrenie** (➤ Kap. 7.1): endogene Psychose mit vielfältiger und unterschiedlicher Symptomatik
- **Tiefgreifende Entwicklungsstörungen:** Ein frühkindlicher Autismus (➤ Kap. 13.5.1) kann sich sehr unterschiedlich manifestieren, z. B. als Unfähigkeit zu sozialen Interaktionen mit Gleichaltrigen, keine oder unverständliche Sprache, reduzierte Gestik oder Mimik.
- **Schwere Sprachstörungen:** Aphasie als Folge von Hirnschädigung nach bereits abgeschlossenem Spracherwerb
- **Hörstörungen**, schwere **Hirnschäden**

Therapie

Eine Therapie kann **ambulant** durchgeführt werden, wenn die Einschätzung besteht, dass Eltern und die betreuenden Einrichtungen (Kindergarten, Schule) verlässlich mitarbeiten. Eine **stationäre** Therapie ist angezeigt, wenn ungünstige Bedingungen in Familie und Schule herrschen, bei Kindern ab 10 Jahren und wenn sich eine ambulante Therapie nicht bewährt hat. Es sollte in jedem Fall zügig mit einer therapeutischen Maßnahme begonnen werden, da die Chronifizierungsgefahr sonst steigt.

Eine ausschließlich logopädische Behandlung ist nicht sinnvoll. Interdisziplinäre Therapieansätze sollten individuell angepasst werden.

Psychotherapie

Verhaltenstherapie Die verhaltenstherapeutischen Maßnahmen sind z. B. die Konfrontation des Kindes mit den Folgen des Nichtsprechens, Belohnungen für soziale Aktivitäten des Kindes und das Training sozialer Kompetenz. Ein Ausweichen des Kindes auf nonverbale Kommunikation wird nicht unterstützt, und Interventionen finden direkt im Kindergarten bzw. in der Schule statt.

Gruppentherapie Ziel ist die Reduktion von Ängsten unter Gleichaltrigen.

Elternberatung und Familientherapie Bei Bedarf ist ein Elterntraining zur Reduzierung von Angst und Erhöhung der sozialen Kompetenz angebracht. Des Weiteren ist eine Unterstützung der Familie mit Nachbetreuung durch die sozialpädagogische Familienhilfe ratsam.

MERKE

Zur Aufarbeitung von ggf. vorhandenen Traumatisierungen sollte eine spezifisch auf traumatisierte Kinder ausgerichtete Psychotherapie erfolgen.

14.4.2 Bindungsstörungen

Vor dem 5. Lj. entstehendes Verhaltensmuster mit Störungen der sozialen Funktion und emotionalen Auffälligkeiten. Es entwickeln sich charakteristische Muster in der Gestaltung der Beziehungen zu Bezugspersonen. Die ICD-10 unterscheidet eine reaktive Bindungsstörung des Kindesalters von einer Bindungsstörung des Kindesalters mit Enthemmung.

LERNHINWEIS !

Sie sollten die charakteristischen Merkmale der reaktiven Bindungsstörung und der Bindungsstörung mit Enthemmung beschreiben können.

Bindungsstörungen entwickeln sich infolge von starker Vernachlässigung und Misshandlungen in der Familie bzw. bei Heim- oder Pflegekindern durch häufigen Wechsel der Bezugspersonen. Je nachdem, wie sich der Kontakt zu den wichtigsten Bezugspersonen in den ersten Lebensjahren eines Kindes gestaltet, können Kinder auffällige Beziehungsmuster entwickeln. Einige typische auffällige Bindungsmuster und Annahmen über ihre Entstehung sind ➤ Tab. 14.1 zu entnehmen.

Ursachen

- Bindungsstörungen entstehen durch **ungünstige Beziehungen und Umstände** in Bezug auf Eltern und Pflegepersonen in den ersten Lebensjahren.
- **Reaktive Bindungsstörung:** Man findet meist Missbrauch und Vernachlässigung durch die Eltern.

Tab. 14.1 Auffällige Bindungsmuster und Annahmen über ihre Entstehung

Bindungsmuster	Verhalten des Kindes	Mögliche Ursachen
Keine Anzeichen von Bindungsverhalten	• Undifferenziertes Verhalten jeder beliebigen Person gegenüber • Kind geht keine Bindung ein	• Negative Erfahrungen mit frühen Bezugspersonen • Häufiger Wechsel der Pflegepersonen
Undifferenziertes Bindungsverhalten	• Unablässige Suche nach Aufmerksamkeit, auch bei Fremden • Fehlende Unterscheidung zwischen fremden und vertrauten Personen • Distanzlosigkeit	• Verlassenheitserfahrungen • Häufiger Wechsel der Pflegepersonen
Übersteigertes Bindungsverhalten	• Starke Trennungsangst und intensives Anklammern	• Verlassenheitserfahrungen • In manchen Pflegefamilien Zeichen von Bindungsaufbau
Gehemmtes Bindungsverhalten	• Stark gehemmtes Verhalten gegenüber Pflegepersonen • Übermäßige Anpassung	• Erfahrungen von Misshandlungen und Gewalt
Aggressives Bindungsverhalten	• Wünsche nach Nähe und Schutz werden auf aggressive Weise geäußert	• Gewalterfahrungen • Bedrohliches Verhalten von Pflegepersonen
Bindungsverhalten mit Rollenumkehr	• Kind übernimmt Verantwortung für Pflegepersonen • Verhält sich überfürsorglich und kontrollierend	• Suchtfamilien • Mehrfache Wechsel in der Betreuung

- **Bindungsstörung mit Enthemmung:** Kinder haben oft schon in jungen Jahren eine Fülle von wechselnden Bezugspersonen erlebt.

Formen und Symptome

Reaktive Bindungsstörungen

- Ambivalentes Verhalten gegenüber Betreuungspersonen, Mischung zwischen Annäherung und Vermeidung von Kontakt
- Oft wenig Kontakt mit Gleichaltrigen, aggressives Verhalten gegen sich und andere
- Zum Teil starke Ängstlichkeit und übervorsichtiges Verhalten
- Apathie und Mangel an emotionalen Reaktionen

Bindungsstörung mit Enthemmung

- Wahllose Freundlichkeit und Distanzlosigkeit auch gegenüber Fremden, z. T. regelrechte Aufdringlichkeit
- Starkes Anklammerungsverhalten
- Wahlloses Suchen nach Aufmerksamkeit
- Wenig Kontakt mit Gleichaltrigen

Verlauf

Der Verlauf hängt entscheidend vom umgebenden Milieu des Kindes ab. Wichtig sind förderliche und konstante Beziehungen zu Eltern bzw. Pflegepersonen.

Diagnostik

Die Störung muss vor dem 5. Lj. beginnen, damit die Diagnose nach ICD-10 gestellt werden kann. Die Diagnose ergibt sich aus der Symptomatik und der Exploration der Vorgeschichte.

Differenzialdiagnostik

- **Tiefgreifende Entwicklungsstörungen** (z. B. frühkindlicher Autismus, ➤ Kap. 13.5.1)
- **ADHS** (➤ Kap. 14.1)

Therapie

Wichtigste Aufgabe und zugleich Voraussetzung für eine erfolgreiche Therapie ist das Schaffen einer verlässlichen sozialen Umgebung. Bei Pflegefamilien helfen oft eine intensive Beratung und Supervision der Bezugspersonen des Kindes.

14.5 Tic-Störungen

Als Tics bezeichnet man unwillkürliche, rasche, wiederholte und nicht kontrollierbare Bewegungen eines Körperteils oder unfreiwillig erzeugte Geräusche. Unterschieden werden motorische und vokale Tics sowie einfache und komplexe Tics (➤ Tab. 14.2). Das Gilles-de-la-Tourette-Syndrom (kurz: Tourette-Syndrom) stellt eine schwere, chronische Form einer motorischen und vokalen Tic-Störung dar.

LERNHINWEIS !

Vokale und motorische Tics sollten beschrieben werden können. Die Symptomatik des Tourette-Syndroms sollte bekannt sein.

Tics können eine sehr unterschiedliche Intensität aufweisen. Viele Betroffene haben kaum wahrnehmbare Tics, am anderen Ende der Skala stehen sehr auffällige und nicht zu übersehende Tics, die zu massiven Beeinträchtigungen der Lebensführung und zu sozialer Isolation führen können. Bei Anspannung treten sie verstärkt auf. Tics können z. T. kurzfristig unterdrückt werden, um sich dann in einer „günstigeren" Situation zu entladen. Über längere Zeit sind Tics jedoch nicht willentlich steuerbar, und den Betroffenen darf für ihr Verhalten kein Vorwurf gemacht werden. Tics sind nicht Ausdruck einer geistigen Behinderung.

Tic-Störungen beginnen am häufigsten um das 7. Lebensjahr. Für die Diagnose ist ein Beginn vor dem 18. Lj. gefordert. Ungefähr 10 % aller Kinder und Jugendlichen entwickeln vorübergehende Tic-Störungen.

Formen

➤ Tab. 14.2 gibt einen Überblick über unterschiedliche Erscheinungsformen von Tic-Störungen.

Tab. 14.2 Einteilung von Tic-Störungen

Einteilung		Einfach	Komplex
Motorische Tics	können jeden Körperteil betreffen (z. B. Gesicht, Hände, Beine)	• Grimassieren • Blinzeln • Kopfwerfen • Kopfschütteln • Schulterzucken	• Springen • Hüpfen • Sich selbst schlagen • Wiederholtes Berühren von Gegenständen • Liegestütze machen • Sich flach auf den Boden legen • Tiefe Kniebeugen
Vokale Tics	unfreiwillig erzeugte Geräusche	• Räuspern • Bellen • Schnüffeln • Zischen	• Imitation von Lauten • Wiederholung sinnloser Begriffe • Ausstoßen von Obszönitäten und Schimpfwörtern (Koprolalie [„kopr-„ = Wortteil mit der Bedeutung von Schmutz, Mist, Kot]) • Wiederholung eigener Laute und Wörter (Palilalie) • Nachsprechen von Worten (Echolalie)
Mutilationen	• Ticförmige Selbstverletzungen: eine ernst zu nehmende, schwere Form von Tics, die sich zudem nur schwer von Zwangshandlungen unterscheiden lässt • Mutilationen können zu schweren Körperschäden führen, im Extremfall zu Taubheit und Erblindung (Selbstverletzungen ohne Tic-Charakter treten bei Autismus, Intelligenzminderung oder Borderline-Persönlichkeitsstörung auf)		

Ursachen

- **Stress** ist kein Auslöser von Tics, **kann** aber die **Auftretenswahrscheinlichkeit** kurzfristig **erhöhen.** Dies hat lange die Annahme gestützt, dass Tics rein seelisch bedingt sind.
- Tics treten familiär gehäuft auf, was auf eine **genetische Disposition** hinweist.
- Die Wirksamkeit mancher Medikamente, die in das Neurotransmittersystem eingreifen, deutet auf zugrunde liegende **Hirnstoffwechselstörungen** hin.

Klassifikation

ICD-10 F95 Tic-Störungen
- F95.0 Vorübergehende Tic-Störung: Tics halten nicht länger als 12 Monate an.
- F95.1 Chronische motorische oder vokale Tic-Störung: länger als 1 Jahr andauernd. Es treten nur motorische **oder** vokale Tics auf.
- F95.2 Tourette-Syndrom: chronische motorische **und** vokale Tics.

ICD-11 8A0 Bewegungsstörungen
8A05 Tic-Störungen
- 8A05.0 Primäre Tics oder Tic-Störungen
- 8A05.00 Tourette-Syndrom
- 8A05.01 Chronisch-motorische Tic-Störung
- 8A05.02 Chronisch-phonische Tic-Störung
- 8A05.03 Vorübergehende motorische Tics
- 8A05.1 Sekundäre Tics
- 8A05.10 Infektiöse oder postinfektiöse Tics
- 8A05.11 Tics im Zusammenhang mit Entwicklungsstörungen

→ **Update** Am Code 8A wird ersichtlich, dass Tic-Störungen nicht mehr unter den psychiatrischen Diagnosen (06) abgebildet werden. Die übergeordnete Gruppe 08 bezeichnet Krankheiten des Nervensystems.

Symptome

- Große Variabilität hinsichtlich Zahl, Häufigkeit und Dauer: Motorische Tics treten am häufigsten im Gesichtsbereich auf. Die Symptome können kurzfristig unterdrückt, jedoch auch provoziert werden und verstärken sich bei Stress. Während des Schlafs bestehen keine Tics.

- Häufig zusätzlich depressive Verstimmung, Angst oder Zwangssymptome.
- Tourette-Syndrom: vielfache motorische Tics neben mindestens einem meist komplexen vokalen Tic.

Verlauf

Tic-Störungen beginnen in der Kindheit und bilden sich in den meisten Fällen von allein zurück. In diesem Fall spricht man von einer vorübergehenden Tic-Störung.

Bei der schwersten Form von Tic-Störungen, dem Tourette-Syndrom, steigert sich die Symptomatik und erreicht nach 5–7 Jahren ihren Höhepunkt. Ab etwa dem 20. Lj. entwickelt sich bei einem Drittel der Patienten die Störung vollständig zurück. Bei einem weiteren Drittel bessert sich die Symptomatik, während beim restlichen Drittel keine Besserung eintritt.

Diagnostik

Schwach ausgeprägte Tics lassen sich nur schwer diagnostizieren. Die Patienten beschreiben ihre Beschwerden oft so, dass sie wie Zwangssymptome anmuten. In der Tat ist dies eine häufig zu treffende Differenzialdiagnose.

Differenzialdiagnostik

- **Zwangsstörungen** (➤ Kap. 9.2): Oft besteht eine Komorbidität mit Zwangsstörungen (Schätzungen gehen davon aus, dass über 50 % der Patienten mit einem Tourette-Syndrom auch gleichzeitig Zwangssymptome aufweisen).
- **ADHS** (➤ Kap. 14.1): Zwei Drittel aller Patienten mit Tic-Störungen leiden auch an ADHS. In diesen Fällen müssen beide Diagnosen gestellt werden. Das am häufigsten zur Behandlung von ADHS eingesetzte Medikament Methylphenidat (z. B. Ritalin®) kann als Nebenwirkung Tics hervorrufen.
- **Spätdyskinesien nach Antipsychotikatherapie** (Schizophrenie, ➤ Kap. 7.1): Spätdyskinesien wirken sich besonders auf Arme, Beine und Rumpf aus, während Tics sich hauptsächlich im Gesichtsbereich zeigen. Spätdyskinesien treten jedoch meist erst nach jahrelanger Behandlung mit Antipsychotika auf und zeigen sich demnach selten im Kindesalter.
- **Hyperkinesen** durch Medikamente (z. B. Amphetamine).
- Folgen bestimmter **Infektionskrankheiten** (z. B. Streptokokkeninfektion).

Therapie

Psychotherapie

Verhaltenstherapie Reaktionsumkehrtraining, Stressbewältigungstraining und Selbstmanagementtraining.

Medikamentöse Therapie

Eine Pharmakotherapie mit Antipsychotika kann die Symptomatik deutlich bessern. Die Gabe solcher Medikamente sollte immer einschleichend erfolgen, um Nebenwirkungen kontrollieren zu können. An erster Stelle steht in Deutschland der Einsatz von Tiaprid (z. B. Tiapridex®), das besonders günstig auf überschießende Bewegungen wirkt. Mittel der 2. Wahl sind die Antipsychotika Risperidon (z. B. Risperdal®), Pimozid (Orap®) und Haloperidol (z. B. Haldol®). Leichte und vorübergehende Tic-Störungen werden nicht medikamentös behandelt.

Weitere therapeutische Maßnahmen

- Aufklärung von Lehrkräften bzw. Arbeitgebern: Im sozialen Umfeld der Betroffenen sollte Verständnis für die Störung geweckt werden, aber selbstverständlich nur, wenn dies gewünscht wird.
- Entspannungstraining
- Selbsthilfegruppe der Tourette-Gesellschaft

14.6 Andere Verhaltens- und emotionale Störungen mit Beginn in der Kindheit und Jugend

14.6.1 Nichtorganische Enuresis

Unkontrollierte, vollständige Blasenentleerung ohne organische Ursache am falschen Platz und zur falschen Zeit. Unterschieden werden primäre und sekundäre Enuresis. Andere Bezeichnung: Bettnässen. Abzugrenzen ist der Begriff der Harninkontinenz, die im Erwachsenenalter auftritt und organische Ursachen hat. Obwohl die Enuresis auch bei 1 % der Erwachsenen auftritt, wird die Störung dem Kindesalter zugeordnet.

LERNHINWEIS !

Das Krankheitsbild und die wichtigsten therapeutischen Strategien zur Behandlung der Enuresis sollten Ihnen bekannt sein.

Die Häufigkeit der Enuresis beträgt bei 5-Jährigen 15 %, bei 10-Jährigen 8 %, bei 15-Jährigen 2,5 % und bei Erwachsenen 1 %.

Formen

Primäre Enuresis Das Kind war noch nie länger als 6 Monate „trocken". Mit über 80 % ist dies die häufigste Form.

Sekundäre Enuresis Es gab bereits eine Phase von mindestens 6 Monaten, in der das Kind „trocken" war. Meist ausgelöst durch psychosoziale Belastungen, fängt es wieder an einzunässen.

Enuresis nocturna Nächtliches Einnässen.

Enuresis diurna Unfreiwilliger Harnabgang am Tag.

Ursachen

- **Primäre Enuresis:** Hierbei geht man heute von einer Reifungsverzögerung oder einer neurologischen Störung aus.
- **Sekundäre Enuresis:** Als Auslöser scheinen seelische Stressoren und eine rigide und sehr frühe Reinlichkeitserziehung verantwortlich zu sein. Auch familiäre Probleme (z. B. Eheprobleme und Trennung, Umzug, Geburt eines weiteren Kindes) spielen eine Rolle.

Klassifikation

ICD-10 F98 Andere Verhaltens- und emotionale Störungen mit Beginn in der Kindheit und Jugend
- F98.0 Nichtorganische Enuresis
- F98.00 Enuresis nocturna
- F98.01 Enuresis diurna
- F98.02 Enuresis nocturna et diurna

ICD-11 6C0 Ausscheidungsstörungen

6C00 Enuresis
- 6C00.0 Enuresis nocturna
- 6C00.1 Enuresis diurna
- 6C00.2 Enuresis nocturna et diurna

Symptome

Die Diagnose wird erst bei 5-Jährigen gestellt.
- Das Bettnässen besteht seit mindestens 3 Monaten und tritt mindestens 2-mal im Monat auf (ab 7 Jahren reicht 1-mal im Monat für die Diagnosestellung).
- Ein Drittel der betroffenen Kinder nässt jede Nacht ein.
- Primäre Enuresis: tiefer Schlaf, schwere Aufweckbarkeit.

Verlauf

Die Störung hat eine gute Prognose und entwickelt sich häufig auch von allein zurück. Wichtige Faktoren sind das familiäre Umfeld, die Reduktion psychosozialer Belastungen sowie eine konsequente Umsetzung der Therapie.

Diagnostik

Die Diagnostik ergibt sich aus der ausführlichen Anamnese unter Einbeziehung der Familie. In jedem

Fall ist eine sorgfältige körperliche Untersuchung durchzuführen, um organische Ursachen (z. B. Harnwegsanomalien) auszuschließen.

Differenzialdiagnostik

- **Erkrankungen und Fehlbildungen der Harnwege:** In 5 % der Fälle finden sich z. B. Harnwegsinfekte, Blasenfunktionsstörungen oder strukturelle Fehlbildungen von Niere, Blase und ableitenden Harnwegen.
- **Organische Erkrankungen** (s. auch „Ursachen") wie z. B. Diabetes mellitus, **neurologische Erkrankungen** (Epilepsie).
- Bei tagsüber einnässenden Kindern bestehen häufiger noch **weitere psychische Störungen** (z. B. emotionale Störung oder andere Verhaltensstörungen).

Therapie

Psychotherapie

Verhaltenstherapie

- **Sonne-und-Wolke-Kalender:** Trockene Nächte werden mit einer Sonne gekennzeichnet, nasse mit einer Wolke. Hinzu kommt ein Belohnungssystem (Prinzip der Verstärkung).
- **Apparative Verhaltenstherapie:** Eine Klingelmatratze oder eine Klingelhose gibt ein Wecksignal ab, sobald Feuchtigkeit auftritt. Es setzt ein klassischer Konditionierungsprozess ein, der in über 70 % der Fälle erfolgreich ist. Die Anwendung erfolgt über mehrere Wochen.

Medikamentöse Therapie

In schweren Fällen wird für eine überschaubare Zeit mit Desmopressin (z. B. Minirin Nasenspray®) therapiert. Der Wirkstoff greift in den Wasserhaushalt des Körpers ein. Zu Beginn sind die Erfolgsraten sehr hoch, nach Absetzen des Medikaments besteht jedoch eine ebenso hohe Rückfalltendenz. Sinnvoll kann die Therapie für umschriebene Situationen wie Klassenfahrten sein. Antidepressiva werden nur noch selten eingesetzt. Eine medikamentöse Therapie sollte, wenn nötig, immer von anderen therapeutischen Maßnahmen begleitet werden.

MERKE
Abendlicher Flüssigkeitsentzug ist nicht sinnvoll.

14.6.2 Nichtorganische Enkopresis

Regelmäßige, willkürliche oder unwillkürliche Entleerung von Stuhl in die Unterwäsche oder an nicht dafür vorgesehenen Stellen. Andere Bezeichnung: Einkoten. In einem Viertel der Fälle liegt auch eine Enuresis vor.

LERNHINWEIS !
Die wichtigsten Formen der Enkopresis und relevante therapeutische Strategien zur Behandlung sollten Ihnen bekannt sein.

Eine Enkopresis tritt seltener auf als eine Enuresis. In der Altersstufe der 8-Jährigen ist 1 % der Kinder betroffen. Der Anteil der Jungen ist im Verhältnis 4 : 1 erhöht.

Formen

Primäre Enkopresis Das Kind war noch nie sauber.

Sekundäre Enkopresis Es kommt zum Einkoten, nachdem das Kind bereits für eine Phase von mindestens 1 Jahr sauber war.

Retentive Enkopresis Der Stuhl wird zurückgehalten, und es kommt zu Verstopfung mit einer Erweiterung des Darms. Die Folge sind kleine, dünne Stühle (Überlaufenkopresis).

Nichtretentive Enkopresis Das Einkoten ist eine Folge unzureichenden Toilettentrainings oder unzureichenden Ansprechens auf das Toilettentraining.

Ursachen

Ein bedrängendes oder bestrafendes Toilettentraining und schwierige familiäre und soziale Bedingungen sind häufig ursächlich.

Klassifikation

ICD-10 F98 Andere Verhaltens- und emotionale Störungen mit Beginn in der Kindheit und Jugend
F98.1 Nichtorganische Enkopresis
ICD-11 6C0 Ausscheidungsstörungen
6C01 Enkopresis
- 6C01.0 Enkopresis mit Obstipation oder Überlaufinkontinenz
- 6C01.1 Enkopresis ohne Obstipation oder Überlaufinkontinenz

Symptome

- Zum Einkoten kommt es mindestens 1-mal im Monat für mindestens 3 Monate. Meist tagsüber auftretend. In manchen Fällen Verschmieren von Kot über den Körper oder auf die Umgebung, oft Verstecken der schmutzigen Wäsche
- Selten mit analer Manipulation oder Masturbation einhergehend
- Starke Schamgefühle

Verlauf

Die Störung ist sehr belastend und führt zu gestörten sozialen Beziehungen. Meist bildet sie sich aber auch ohne Therapie zurück.

Diagnostik

Um die Diagnose zu stellen, muss das Kind mindestens 4 Jahre alt sein. Im anamnestischen Gespräch sollte der Sachverhalt wegen der Verheimlichungstendenz und der meist vorhandenen Scham erst nach ausführlichem Beziehungsaufbau thematisiert werden.

Differenzialdiagnostik

- **Organische Erkrankungen**
- **Entwicklungsverzögerung**
- **Angeborene Fehlbildungen**
- **Wurmbefall**
- **Zwangsstörungen** (Toilettenbesuche werden vermieden, um sich nicht zu beschmutzen oder mit gefährlichen Erregern anzustecken)

Komorbidität

Die Enkopresis kann zusammen mit einer **Störung des Sozialverhaltens,** einer **emotionalen Störung** oder **ADHS** auftreten.

Therapie

In den meisten Fällen kann eine Therapie ambulant durchgeführt werden. Voraussetzung ist eine gute Kooperation der Eltern. Ist diese nicht gegeben oder hat eine ambulante Therapie nach 3 Monaten keinen Erfolg, sollte eine stationäre Therapie durchgeführt werden.

Etwaige gleichzeitig vorhandene Störungen wie ADHS oder Angst- und Zwangsstörungen müssen vorab behandelt werden, da die Therapie der Enkopresis sonst keinen Erfolg hätte.

Psychotherapie

Verhaltenstherapie Die Kinder erhalten ein systematisches Toilettentraining. Nach jeder Mahlzeit werden sie angehalten, die Toilette aufzusuchen, auch wenn sie keinen Stuhldrang haben. Die Situation sollte angenehm gestaltet werden, sodass ein Toilettenbesuch positiv empfunden wird (z. B. Lesen von Comics). Das regelmäßige Aufsuchen der Toilette und erfolgte Entleerungen werden durch Lob und Belohnungen verstärkt. Zur Kontrolle des Therapieverlaufs werden Erfolge und Misserfolge protokolliert.

Spieltherapie In einer Spieltherapie können gehemmt-aggressive Impulse deutlich gemacht und bearbeitet werden.

Erziehungstraining für die Eltern Erziehungstrainings dienen dazu, dass Eltern eine höhere Erziehungskompetenz entwickeln können. So lernen sie anhand von Skills beispielsweise einen neuen Umgang mit Konfliktsituationen zwischen ihnen und dem Kind.

Weitere therapeutische Maßnahmen

- Ernährungsberatung (z. B. Empfehlung von ballaststoffreicher Kost)
- Beckenbodengymnastik
- Bei Obstipation 2- bis 3-mal wöchentlich abführen

14.6.3 Fütterstörung im frühen Kindesalter

Störung des frühen Kleinkindalters mit unterschiedlicher Symptomatik, die beim Gefüttertwerden auftritt.

LERNHINWEIS !
Geringe Prüfungsrelevanz. Die Störung sollte in wenigen Sätzen beschrieben werden können. Der Begriff Rumination sollte bekannt sein, auch wenn das Symptom nur sehr selten auftritt.

Beide Geschlechter sind gleich häufig betroffen.

Ursachen

Meist bestehen gravierende Beziehungsprobleme zu den Eltern. Oft sind die betroffenen Kinder von Verwahrlosung und Misshandlungen betroffen. Nicht selten leiden die Eltern selbst an einer psychischen Erkrankung.

Klassifikation

ICD-10 F98 Andere Verhaltens- und emotionale Störungen mit Beginn in der Kindheit und Jugend
F98.2 Fütterstörung im frühen Kindesalter
ICD-11 6B8 Fütter- oder Essstörungen
- 6B83 Störung mit Vermeidung oder Einschränkung der Nahrungsaufnahme
- 6B85 Ruminations-Regurgitations-Störung

→ **Update** Außerhalb der Gruppe der psychischen Störungen gibt es in der ICD-11 unter der Nummer 21 „Symptome, Zeichen oder klinische Befunde, anderenorts nicht klassifiziert" die Möglichkeit, Ernährungsprobleme für unterschiedliche Altersgruppen zu kodieren.

Symptome

- Kontinuierlich zu geringe Nahrungsaufnahme, daher Gewichtsabnahme oder keine Gewichtszunahme
- Ablehnen einzelner Speisen
- Verweigerung fester Nahrung
- Extrem langsames Essen
- Rumination (willkürliches Heraufwürgen von Nahrung mit erneutem Kauen und Schlucken, ohne dass Übelkeit und Ekel bestehen)

Verlauf

Die Prognose ist umso günstiger, je besser es gelingt, die Beziehungen im sozialen Umfeld zu verbessern. Gelingt dies nicht, können in der Folge weitere Entwicklungsstörungen auftreten.

Diagnostik

Befragung von Eltern und anderen Bezugspersonen sowie Verhaltensbeobachtung. Eltern können gebeten werden, die häusliche Fütterungssituation auf Video aufzunehmen.

Differenzialdiagnostik

Organische Erkrankungen des Magen-Darm-Trakts.

Therapie

- Oft ist eine medizinische Betreuung des Kindes im Krankenhaus notwendig.
- Beratung und ggf. Therapie der Mutter/Eltern mit dem Ziel, die Fähigkeit zu einem emotional angemessenen Umgang mit dem Kind zu entwickeln. Häufig sind die betroffenen Mütter noch jung und unerfahren.

14.6.4 Pica

Anhaltender Verzehr nicht essbarer Substanzen. Pica ist eine seltene Erkrankung des Kleinkindalters. Die Störung wird auch Pica-Syndrom genannt.

LERNHINWEIS !
Sie sollten das Pica-Syndrom definieren können und die Symptome kennen.

Der Begriff Pica leitet sich vom lateinischen Wort für Elster ab. Dem Vogel wird nachgesagt, er würde wahllos alle Dinge in den Schnabel nehmen.

Ursachen

Meist liegt eine geistige Behinderung vor; selten ist eine gestörte Mutter-Kind-Beziehung verantwortlich. Auch Verwahrlosung kann das Pica-Syndrom verursachen.

Klassifikation

ICD-10 F98 Andere Verhaltens- und emotionale Störungen mit Beginn in der Kindheit und Jugend
F98.3 Pica im Kindesalter
ICD-11 6B8 Fütter- oder Essstörungen
6B84 Pica

Symptome

- Verzehren von normalerweise nicht essbaren Substanzen wie Schmutz, Farbschnipseln, Holz, Insekten, Kot, Kreide, Gras, Haaren, Papier, Zigaretten, Streichhölzern, Steinen oder Erde.
- Das Essen der verzehrten Stoffe ist kulturell nicht üblich (z. B. haben die Aborigines in Australien andere Essgewohnheiten als Westeuropäer).

Verlauf

Der Verlauf hängt von der zugrunde liegenden Störung ab. Das Verzehren bestimmter Gegenstände kann lebensbedrohliche Komplikationen nach sich ziehen.

Diagnostik

Das Verhalten muss für mindestens 1 Monat bestehen, und es muss für die Entwicklungsstufe des Kindes unangemessen sein. Bei Kleinkindern liegt es im Bereich der Norm, dass sie bis zum 2. Lj. alles Mögliche in den Mund nehmen.

Differenzialdiagnostik

Häufig liegt eine **geistige Behinderung** oder eine **schwere psychische Erkrankung** wie **Schizophrenie** zugrunde. In diesen Fällen ist die Grundstörung zu diagnostizieren.

Therapie

Besonders bei Menschen mit einer geistigen Behinderung sollten betreffende Stoffe aus dem Lebensumfeld entfernt werden (z. B. andere Wandoberflächen bei Verspeisen von Putz oder kurze Frisur beim Essen von Haaren). Wichtig ist die Therapie der Grunderkrankung.

Psychotherapeutisch stehen verhaltenstherapeutische Interventionen im Vordergrund.

14.6.5 Stereotype Bewegungsstörung

Wiederholte, gleichförmige Bewegungen von Kopf, Körper und Händen, die nicht durch eine andere Erkrankung zu erklären sind und keine Funktion erfüllen.

LERNHINWEIS !
Beispiele für stereotype Bewegungsstörungen sollten angeführt werden können.

Motorische Stereotypien sind vor allem bei Kleinkindern sehr häufig, nach dem 3. Lj. treten sie nur noch selten auf. Meist sind vernachlässigte, blinde oder intelligenzgeminderte Kinder betroffen. Es kann selbstverletzendes Verhalten auftreten (Automutilation).

Ursachen

- **Lerntheorie:** Das Kind kann gelernt haben, dass es mit seinem Verhalten Aufmerksamkeit erlangt (Prinzip der Verstärkung).

- Stereotypien können einen kommunikativen Charakter haben, d. h., die Kinder wollen mit ihrem Verhalten etwas ausdrücken.
- Es kann sich um die Folgen schwerer Vernachlässigung handeln.
- Stereotype Bewegungsstörungen können die Funktion der sensorischen Selbststimulierung bei mangelnder äußerer Stimulation haben.
- Auch hirnorganische Prozesse können die Ursache von Stereotypien sein.

Klassifikation

ICD-10 F98 Andere Verhaltens- und emotionale Störungen mit Beginn in der Kindheit und Jugend
- F98.40 Stereotype Bewegungsstörungen ohne Selbstverletzung
- F98.41 Stereotype Bewegungsstörungen mit Selbstverletzung

ICD-11 6A0 Neuromentale Entwicklungsstörungen
6A06 Stereotype Bewegungsstörung
- 6A06.0 Stereotype Bewegungsstörung ohne Selbstverletzung
- 6A06.1 Stereotype Bewegungsstörung mit Selbstverletzung

Symptome

- **Bei nicht selbstschädigenden Bewegungen:** z. B. Körperschaukeln (Jactatio), Kopfschaukeln, Haarezupfen, Haaredrehen, Fingerschnippen oder Händeklatschen.
- **Bei selbstschädigenden Bewegungen:** z. B. Kopfaufschlagen, Ins-Gesicht-Schlagen, In-die-Augen-Bohren (vor allem bei Kindern mit visueller Behinderung) oder Beißen in Lippen, Hände oder andere Körperteile. Es kann zu erheblichen Verletzungen kommen.

Verlauf

Der Verlauf ist von der zugrunde liegenden Störung abhängig. Die Prognose ist umso günstiger, je besser es gelingt, das familiäre Umfeld günstiger zu gestalten und für genügend Außenreize zu sorgen.

Diagnostik

Befragung von Eltern und anderen Bezugspersonen sowie Verhaltensbeobachtung.

Differenzialdiagnostik

- **Bei Jugendlichen:** Persönlichkeitsstörungen, Essstörungen oder Störungen des Sozialverhaltens.
- **Bei Kindern: Die Störung ist meist mit einer starken Intelligenzminderung** (> Kap. 12.2) **vergesellschaftet oder tritt bei autistischen Kindern** (> Kap. 13.5) auf. Die ICD-10 grenzt „sonstige näher bezeichnete Verhaltens- und emotionale Störungen mit Beginn in der Kindheit und Jugend" ab. Diese werden unter F98.8 kodiert. Zu ihnen zählen Daumenlutschen, Nägelkauen, Nasebohren und (exzessives) Masturbieren.
- **Tic-Störungen** (> Kap. 14.5), **Folgen von Erkrankungen oder Verletzungen des Gehirns, katatone Symptome einer Schizophrenie** (> Kap. 7.1).

Therapie

- Behebung etwaiger Missstände in der Kinderbetreuung durch Intervention in der Familie oder betreuenden Einrichtung.
- **Verhaltenstherapie:** Kontingenzprogramme (Programme mit konsequenter, gezielter Verstärkung von Zielverhalten).
- **Medikamentöse Therapie:** Sedierende Antipsychotika, Lithium oder Carbamazepin sind mögliche Medikamente, die bei Kindern naturgemäß zurückhaltend eingesetzt werden.

14.6.6 Stottern

Sprechstörung mit Unterbrechung des Redeflusses in Form von Blockaden, Wiederholungen von Wortteilen oder Dehnungen. Zögern und Innehalten unterbrechen den rhythmischen Redefluss. Der Schweregrad der Störung kann bei derselben Person in Abhängigkeit von der sozialen Situation, bestimmten Wörtern, der Gefühlslage oder der körperlichen Verfassung stark variieren.

LERNHINWEIS !

Sie sollten die Sprechstörung des Stotterns definieren können und über die wichtigsten therapeutischen Strategien Bescheid wissen.

Die Störung ist oft mit sehr starker Anstrengung beim Sprechen verbunden. Das Sprechen wird von Verkrampfungen der Gesichtsmuskulatur oder zusätzlichen Körperbewegungen begleitet. Die Ursachen sind nicht geklärt. Es gibt kein typisches Persönlichkeitsprofil für stotternde Menschen. In der Regel sind sie nicht nervöser, ängstlicher oder weniger intelligent als nicht stotternde Menschen.

Die Störung beginnt meist im Alter von 2–5 Jahren. Etwa 1 % aller Kinder stottert. Im Alter von 2–3 Jahren sind beide Geschlechter gleich häufig betroffen. Im Erwachsenenalter findet sich Stottern zu 80 % bei Männern. Für viele Betroffene sind die sozialen Folgen gravierender als die Störung selbst. Sie meiden entsprechende Situationen, entwickeln Erwartungsängste und erleben negative Reaktionen von Mitmenschen. Es entstehen Teufelskreise, die das Stottern verstärken können. Beim Singen, Flüstern oder Sprechen im Chor besteht das Stottern nicht.

Ursachen

Die Ursachen sind unbekannt. Es besteht eine genetische Komponente.

Klassifikation

ICD-10 F98 Andere Verhaltens- und emotionalen Störungen mit Beginn in der Kindheit und Jugend
F98.5 Stottern (Stammeln)
ICD-11 6A0 Neuromentale Entwicklungsstörungen
6A01 Störungen der Sprech- oder Sprachentwicklung
- 6A01.1 Entwicklungsstörung des Sprechflusses

Symptome

- Sprechblockaden, Wiederholung von Wortteilen oder Wortdehnungen
- Meiden oder Schieben gefürchteter Wörter durch Einlegen von Pausen oder Benutzung von Füllwörtern
- Von Bewegungen des Gesichts oder anderer Körperteile begleitetes Sprechen

Verlauf

Bei mehr als 50 % der Kinder bildet sich das Stottern bis zur Pubertät von allein zurück. Auch Erwachsene haben noch die Möglichkeit, die Störung zu verbessern oder sogar vollständig zu überwinden.

Diagnostik

Ausführliche Befragung der Eltern, Sprachproben aus verschiedenen Situationen mittels audiovisueller Aufnahmen.

Differenzialdiagnostik

- **Tic-Störungen** (➤ Kap. 14.5): unfreiwillig erzeugte Geräusche, nicht kontrollierbare Bewegungen von Körperteilen
- **Poltern** (➤ Kap. 14.6.7): überstürzte Sprechweise, eher die gedankliche Vorbereitung des Sprechens (nicht den Sprechvorgang) betreffend
- **Zwangsstörungen** (➤ Kap. 9.2)

Therapie

Nicht jedes stotternde Kind benötigt eine intensive Therapie. Oft ist eine ausführliche Beratung der Eltern ausreichend, sofern diese die therapeutischen Hinweise konsequent befolgen und umsetzen. Eltern sollten sich jedoch im Verdachtsfall immer an kompetente Spezialistinnen oder Spezialisten wenden, da eine Therapie umso erfolgversprechender ist, je früher sie begonnen wird.

Logopädische Therapieansätze

In der Behandlung von stotternden Kindern und Erwachsenen haben sich die im Folgenden genannten logopädischen und psychotherapeutischen Therapieansätze bewährt. Therapieerfolge sind in vielen Fällen dokumentiert, jedoch nie sicher vorherzusagen. Deshalb sollte ein Therapieerfolg nicht an das Verschwinden des Stotterns gekoppelt sein, sondern an die Bewältigung der Störung. Viele stotternde Erwachsene kommen privat und beruflich sehr gut zurecht.

Logopädie

- **Fluency Shaping:** eine Sprechtechnik, die das gesamte Sprechen verändert. Nach viel Üben automatisiert sich diese Art des Sprechens, erfordert aber weiterhin eine ständige Kontrolle.
- **Stottermodifikation:** Statt Vermeidung und Anstrengung wird das Stottern durch Sprachtechniken kontrolliert und leichter gemacht.
- **Atemtraining**

Psychotherapie

Verhaltenstherapie Willentliches Stottern, Konfrontationstraining bezogen auf beängstigende Sprechsituationen und Selbstsicherheitstraining gehören zu den verhaltenstherapeutischen Interventionen.

Tiefenpsychologisch orientierte Psychotherapie
Es ist nicht sinnvoll, nach verborgenen Ursachen für das Stottern zu suchen. Allerdings kann die tiefenpsychologisch orientierte Psychotherapie helfen, die seelischen Folgen des Stotterns zu bewältigen.

Medikamentöse Therapie

Antipsychotika wie z. B. Tiaprid können die Symptomatik verbessern. Da die Substanzen ständig genommen werden müssten und ein hohes Nebenwirkungsrisiko besteht, wird dieser Weg jedoch selten beschritten.

Weitere therapeutische Maßnahmen

Entspannungsübungen: autogenes Training, progressive Muskelentspannung nach Jacobson

Hinweise für Eltern

- Geduld beim Zuhören
- Hilfen, Korrekturen oder Kritik beim Sprechen vermeiden
- Situationen vermeiden, in denen das Kind durch Sprechen-Müssen unter Druck gerät
- Das Kind auch mit der Störung annehmen
- Kontakte zu Selbsthilfegruppen suchen
- In schweren Fällen in einem Sprachheilkindergarten bzw. einer Sprachheilklasse unterbringen

14.6.7 Poltern

Redeflussstörung, die sich durch eine überstürzte und unregelmäßige Sprechweise zeigt. Die Störung betrifft die gedankliche Vorbereitung des Sprechens, nicht den Sprechvorgang selbst. Die Kinder sind oft unruhig und impulsiv.

LERNHINWEIS !
Sie sollten die Redeflussstörung des Polterns wiedergeben und Poltern differenzialdiagnostisch von der Sprechstörung des Stotterns abgrenzen können.

Während ein stotternder Mensch vielleicht sagen würde: „Ich möchte zum Lllladen und habe kein Ge-ge-ge-geld“, würde ein polternder Mensch sagen: „Ich möchte zum La… eeh … wo man einkauft. La-la-laden und habe keine Zeit Geld.“

Ursachen

Die Ursachen sind nicht bekannt.

Klassifikation

ICD-10 F98 Andere Verhaltens- und emotionalen Störungen mit Beginn in der Kindheit und Jugend
F98.6 Poltern
ICD-11 6A0 Neuromentale Entwicklungsstörungen
6A01 Störungen der Sprach- oder Sprachentwicklung
- 6A01.1 Entwicklungsstörung des Sprechflusses

Symptome

- Hohe Sprechgeschwindigkeit, das Sprechen ist unregelmäßig und stolpernd
- Ausbrüche und Pausen, die nicht zur Satzstruktur passen

- Beeinträchtigte Verständlichkeit durch das Verschlucken oder Verschmelzen von Wörtern oder Satzteilen
- Deutliche Besserung durch die Aufforderung, langsamer zu sprechen

Diagnostik

Elternbefragung, Sprachproben.

Differenzialdiagnostik

- **Tic-Störungen** (➤ Kap. 14.5): unfreiwillig erzeugte Geräusche, nicht kontrollierbare Bewegungen von Körperteilen
- **Stottern** (➤ Kap. 14.6.6): Sprechstörung mit Unterbrechung des Redeflusses durch Wiederholung von Wortteilen oder Dehnungen

Komorbidität

Poltern tritt oft zusammen mit einer Lese- und Rechtschreibstörung (➤ Kap. 13.4.1), ADHS (➤ Kap. 14.1) oder einer verzögerten Sprachentwicklung auf.

Therapie

Meist ist im Gegensatz zum Stottern kein Störungsbewusstsein vorhanden. Dies gilt es z. B. mit Audioaufnahmen zu entwickeln. Zudem werden logopädische Maßnahmen und Entspannungsverfahren eingesetzt.

Hinweise für Eltern

- Klares Sprechvorbild sein, d. h. langsam und sauber sprechen
- Das Kind ermuntern, zu erzählen und dabei langsam zu sprechen
- Lob und Belohnung bei verständlichem und langsamem Sprechen
- Bei Gesprächen in der Familie den anderen ausreden lassen

14.7 Lernzielkontrolle

Sie sollten einen Überblick über die möglichen Störungen des Kinder- und Jugendalters haben und daran denken, dass es für die therapeutische Behandlung von Kindern und Jugendlichen einer mehrjährigen Zusatzausbildung bedarf. Gerade in Hinsicht auf die Behandlung von Kindern gilt es, der Sorgfaltspflicht ein besonderes Augenmerk zu schenken. Umfassende Kenntnisse sollten Sie in den Bereichen Autismus-Spektrum-Störungen und hyperkinetische Störungen besitzen.

Fragen zur selbstständigen Bearbeitung

1. Nennen Sie Symptome und Ursachen einer Störung des Sozialverhaltens.
2. In welche Kategorien werden die Entwicklungsstörungen nach ICD-10 unterteilt?
3. Definieren Sie die verschiedenen Grade einer Intelligenzminderung mit den dazugehörigen IQ-Werten.
4. Auf welcher Grundlage entstehen Bindungsstörungen?
5. Welchem Störungsbild ordnen Sie die Begriffe Echolalie, Palilalie und Koprolalie zu?
6. Das kindliche Spiel entwickelt sich in chronologischer Reihenfolge. Welche ist das?
7. Nennen Sie die diagnostischen Kriterien des Tourette-Syndroms.
8. Welche medikamentöse Behandlung kann bei ADHS sinnvoll sein?
9. Gibt es Zwangserkrankungen bei Kindern?
10. Welche Ursachen hat eine sekundäre Enuresis?
11. Worin unterscheiden sich frühkindlicher Autismus und Asperger-Syndrom?
12. Welcher Krankheitsverlauf ist typisch für das Rett-Syndrom?
13. Bei den Bindungsstörungen wird die reaktive Bindungsstörung von der Bindungsstörung mit Enthemmung unterschieden. Nennen Sie die jeweils typischen Symptome.
14. Welche diagnostischen Kriterien nach ICD-10 müssen für die Diagnose ADHS erfüllt sein?

15. Welche Symptome können sich bei Kindern mit einer Aufmerksamkeitsstörung ohne Hyperaktivität zeigen?
16. Welche Nebenwirkungen können bei einer Behandlung mit Methylphenidat auftreten?
17. Was müssen Sie bei ADHS differenzialdiagnostisch beachten?
18. Bei Tic-Störungen kann es zu sog. Mutilationen kommen. Was versteht man darunter?
19. Nennen Sie jeweils drei Beispiele für komplexe motorische und vokale Tics.
20. Was ist unter dem Begriff undifferenziertes Bindungsverhalten zu verstehen?

Mündliche Prüfungsfragen: Kinder- und Jugendpsychiatrie

1. In welchen Kapiteln der ICD-10 werden psychische Störungen bei Kindern und Jugendlichen verschlüsselt?
2. Welche Einstellung haben Sie zur Gabe von Psychopharmaka bei Kindern und im Speziellen bei Kindern mit einem hyperkinetischen Syndrom?
3. Wie würden Sie ein Kind mit ADHS behandeln?
4. Laut Inklusionsgesetz haben alle Kinder ein Recht auf die Beschulung in Regelschulen, somit also auch Kinder mit z. B. tiefgreifenden Entwicklungsstörungen. Wie ist Ihre Meinung dazu?
5. Können Sie beschreiben, wie sich das Krankheitsbild eines Kindes mit einer schweren Intelligenzminderung darstellt?
6. Was ist ADHS?
7. Können Sie die Symptomatik eines Asperger-Syndroms schildern?
8. Wie unterscheiden sich Oligophrenie und Demenz?
9. Das Tourette-Syndrom ist eine relativ bekannte Erkrankung. Wie würden Sie sie beschreiben?
10. Haben Sie das Gefühl, dass Sozialverhaltensstörungen in der heutigen Gesellschaft zunehmen?

KAPITEL

15 Suizidalität und psychiatrische Notfälle

Steckbrief

Ursachen und Risikofaktoren von Suizidalität

Psychische Störungen mit erhöhtem Risiko

- Depression
- Abhängigkeitserkrankungen (Alkohol-/Drogenabhängigkeit)
- Schizophrenie
- Narzisstische und Borderline-Persönlichkeitsstörung

Spezielle Personengruppen

- Menschen mit Traumatisierungen
- Alte und einsame Menschen
- Junge Menschen in Entwicklungsphasen (z. B. Pubertät)
- Menschen in schweren familiären, beruflichen oder finanziellen Krisen
- Menschen mit schweren körperlichen Erkrankungen
- Menschen mit Suizidversuchen in der Anamnese
- Menschen, die einen Suizid ankündigen

Stadien der Suizidalität

- Präsuizidales Syndrom nach Ringel
- Phasenmodell nach Pöldinger

Therapie der Suizidalität

- Ausführliche Exploration der Suizidalität (Einschätzung der aktuellen Gefährdung, seelische Entlastung)
- Stationäre Unterbringung mit Beobachtung auch gegen den Willen des Patienten (nach Unterbringungs- bzw. Psychisch-Kranken-(Hilfe-) Gesetz)
- Medikamentöse Behandlung der psychischen Grunderkrankung (z. B. Antidepressiva, Antipsychotika)

Psychiatrische Notfälle

- Suizidalität
- Akute Erregungszustände
- Angst- und Panikstörungen
- Delir
- Akute psychotische Symptome
- Hirnorganisch bedingte Verwirrtheit
- Substanzinduzierte Akutsituationen
- Dämmerzustand
- Stupor
- Hyperventilation

15.1 Suizidalität

Als Suizid bezeichnet man eine absichtliche Selbstschädigung mit tödlichem Ausgang. Suizidalität erstreckt sich von Gedanken und Fantasien über die konkrete Planung bis hin zum Vollzug des Suizidversuchs.

LERNHINWEIS !!!

Mit dem Thema Suizidalität müssen Sie sich sehr differenziert auskennen. An Suizidalität muss insbesondere im Zusammenhang mit Depressionen (➤ Kap. 8.1) und Schizophrenie (➤ Kap. 7) gedacht werden. Allerdings tritt Suizidalität auch bei vielen anderen Störungen und in Lebenssituationen auf (s. o.), die Sie ebenfalls kennen müssen. Häufig wird nach dem präsuizidalen Syndrom nach Ringel und den Entwicklungsphasen nach Pöldinger gefragt (➤ Abb. 15.1). Diese müssen von Ihnen verstanden worden sein. Sie müssen Notfallmaßnahmen kennen und beschreiben können. Unbedingt bekannt sollten Ihnen auch die Modalitäten der Zwangseinweisung sein (➤ Kap. 2.1.2). Hier denken Sie bitte auch daran, dass die Modalitäten je nach Bundesland unterschiedlich ausfallen können.

15

PRÜFUNGSTIPP

In der Überprüfung der Gutachterausschüsse wird häufig die Situation konstruiert, dass sich eine akut suizidale Person in einer psychotherapeutischen Heilpraxis befindet. Die Prüflinge müssen differenziert darlegen können, wie sie sich in einem solchen Fall verhalten, und die Inhalte des entsprechenden Psychisch-Kranken-(Hilfe-)Gesetzes (PsychK(H)G) bzw. Unterbringungsgesetzes (UBG) wiedergeben können (➤ Kap. 2.1.2). Erkundigen Sie sich, wie die Hilfesysteme vor Ort organisiert sind, da sich das Prozedere und die Zuständigkeiten von Landkreis zu Landkreis unterscheiden. Sie sollten auch in Erfahrung bringen, wer außerhalb der Bürozeiten, abends und am Wochenende Ansprechperson ist. Der lapidare Hinweis, man verständige Polizei oder Notärztin/-arzt reicht nicht aus!
Nehmen Sie bei Bedarf an einem Erste-Hilfe-Kurs zur Auffrischung Ihrer Kenntnisse teil, um Fragen nach medizinischen Notfallmaßnahmen sicher beantworten zu können. In der Praxis müssen Sie vor allem Gespräche mit suizidalen Patientinnen und Patienten genau dokumentieren!

Man kann davon ausgehen, dass 2 % der Durchschnittsbevölkerung einen Suizidversuch unternehmen. Fast jeder Mensch erlebt einmal im Leben Suizidgedanken.

Etwa 10.000 Menschen nehmen sich jährlich in Deutschland das Leben. Diese Zahl ist höher als die der Verkehrstoten, AIDS-Toten, Drogentoten und Opfer von Gewalttaten zusammengenommen. Zusätzlich muss von einer hohen Dunkelziffer ausgegangen werden. Im Jahr 2023 waren in Deutschland 10.300 Menschen betroffen, von denen 73 % männlich und 27 % weiblich waren. Bei den Frauen war ein Anstieg um 8 % gegenüber dem Vorjahr zu verzeichnen. 74 % der Selbsttötungen wurden von über 50-Jährigen begangen. Bei der Zahl der Suizidversuche überwiegt die Zahl der Frauen um das 2- bis 3-Fache. Tödlich endende Suizidversuche kommen häufiger bei Männern vor.

Bei Kindern sind Suizide sehr selten. Im Jugendalter ist die Zahl der Suizidversuche am höchsten; Mädchen sind hier im Verhältnis 6 : 1 deutlich stärker betroffen.

Vollendete Suizide bei Jugendlichen und jungen Erwachsenen sind im Verhältnis 3 : 1 stark erhöht beim männlichen Geschlecht zu finden. Jugendliche wählen am häufigsten den Weg der Selbstvergiftung und vollziehen die Suizidhandlungen meist in der elterlichen Wohnung.

Formen

Hinsichtlich der **Suizidmethoden** können unterschieden werden (➤ Tab. 15.1):

- **Harter Suizid:** Diese in der Mehrzahl der Fälle von Männern gewählten Methoden führen unentrinnbar zum Tod. Zu ihnen zählen: Erschießen, Erhängen, Sturz aus großer Höhe, sich vor einen Zug oder ein Fahrzeug werfen.
- **Weicher Suizid:** Weiche Methoden werden eher von Frauen gewählt. Beispiele sind die Einnahme von Schlaftabletten oder das Einatmen giftiger Gase. Es besteht eine höhere Wahrscheinlichkeit, den Suizidversuch zu überleben, wenn man rechtzeitig gefunden wird.

In Bezug auf die **betroffenen Personen** sind zu unterscheiden:

- **Erweiterter Suizid (Mitnahmesuizid):** Bei dieser Form werden vor der eigentlichen Suizidhandlung Familienangehörige (z. B. Ehepartnerin, Ehepartner, Kinder) gegen ihren Willen getötet.
- **Gemeinsamer Suizid:** Zwei oder mehr Menschen entscheiden sich, gemeinsam in den Tod zu gehen (ein prominentes Beispiel sind die Grünen-Politiker Petra Kelly und Gert Bastian).

Selbstschädigendes und selbstgefährdendes Verhalten wird als **Parasuizidalität** bezeichnet. Dieser Begriff wird auch verwendet, wenn eine Person einen Suizidversuch so anlegt, dass sie sicher gefunden wird und der Appellcharakter offensichtlich ist (Ursachen).

Tab. 15.1 Suizidmethoden (Quelle: Statistisches Bundesamt, Stand 2023)

Methode	Anzahl der Fälle
Erhängen, Strangulieren, Ersticken	4.435
Vergiftungen (z. B. durch Medikamente, Drogen, Chemikalien)	2.489
Schusswaffen/scharfe Gegenstände (z. B. Messer, Rasierklingen)	1.145
Sturz in die Tiefe	947
Überfahren durch Zug oder Auto	471
Autoabgase	338
Sonstige	475

Ursachen

Ein Suizid erklärt sich immer vor dem Hintergrund der individuellen Lebensgeschichte. Dennoch gibt es zum einen Theorien über die seelischen Prozesse, die in einen Suizid münden, zum anderen stellen bestimmte Krankheiten und Lebensumstände Risikofaktoren dar.

Motive

Die Beweggründe für einen Suizid können sehr unterschiedlich sein. Eine Rolle spielen sicherlich Faktoren wie z. B. persönlicher Umgang mit Emotionen, fehlende Strategien zum Umgang mit schwierigen Situationen und soziale Gegebenheiten. So können hinter einem Suizid folgende Motive liegen:

- Todeswunsch
- Wunsch nach Ruhe/Erlösung
- Rache
- Enttäuschung und Wut über Lebensereignisse und auf Personen
- Negative Lebensbilanz: Erfolgt ein Suizid nach reiflicher Überlegung, spricht man von einem **Bilanzsuizid**.
- Hilferuf und Appell: Steht der Appellcharakter bei einem Suizidversuch im Vordergrund und kann sicher mit einer Rettung gerechnet werden, spricht man auch von Parasuizid.

Risikofaktoren

Psychische Störungen gehen z. T. mit einer erheblichen Gefahr für das eigene Leben einher. Bei der Behandlung folgender Störungen ist immer auf eine etwaige Suizidalität zu achten:

- **Depression** (➤ Kap. 8.1): Depressive Patienten haben von allen psychisch kranken Menschen das höchste Suizidrisiko. Bei vollzogenen Suiziden hat in 40–60 % der Fälle eine Depression vorgelegen.
- **Suchterkrankungen** (Alkoholkranke, Drogenabhängige, ➤ Kap. 6): Rund 20 % der Suizide erfolgen auf dem Boden einer Abhängigkeitserkrankung.
- **Schizophrenie** (➤ Kap. 7.1): Zu einer suizidalen Handlung kann es in allen Phasen einer schizophrenen Erkrankung kommen. Rund 10 % der Betroffenen versterben durch Suizid.

> **MERKE**
> Mehr als die Hälfte aller Suizide wird von Menschen verübt, die an einer Psychose (z. B. Depression oder Schizophrenie) erkrankt sind.

- **Persönlichkeitsstörungen** (➤ Kap. 11.1): Bei der Borderline-Störung besteht selbstverletzendes Verhalten gekoppelt mit einer großen Impulsivität. Beides zusammen mündet häufig in einen Suizid. Menschen mit einer narzisstischen Persönlichkeitsstörung können, insbesondere bei Verlust von Ansehen, Prestige und damit verbundenen Kränkungen, eine ausgeprägte Suizidalität entwickeln.

Personengruppen mit erhöhter Suizidgefahr

- **Menschen mit Gewalt- und Missbrauchserfahrung**
- **Menschen mit Suizidversuchen in der Anamnese:** Bei erfolgtem Suizidversuch liegt die Wahrscheinlichkeit, dass in den ersten 12 Monaten danach ein weiterer Versuch unternommen wird, bei ca. 50 %.
- **Alleinstehende Menschen:** Menschen ohne soziale Kontakte und alte Menschen haben ein höheres Risiko, sich zu suizidieren.
- **Menschen in belastenden Lebenssituationen, z. B.:**
  - in familiären, beruflichen oder finanziellen Krisen
  - mit tiefgreifenden Veränderungen im Leben (z. B. Berentung, Umzug in ein Altenheim, Tod der Partnerin bzw. des Partners)
  - mit schweren körperlichen Erkrankungen
- **Menschen, die einen Suizid angekündigt haben**
- **Menschen mit selbstschädigendem Verhalten**
- **Junge Menschen in Entwicklungsphasen** (z. B. Pubertät)

> **MERKE**
> Während der Therapie sollte in regelmäßigen Abständen das Gespräch zum Thema Suizidalität gesucht werden.

Psychodynamische Theorien

Aggressionsmodell Aufgrund komplizierter seelischer Vorgänge, die bereits Sigmund Freud (➤ Kap. 16.2.1) beschrieben hat, wendet die oder der Betroffene die Aggression, die ursprünglich einer anderen Person (äußeres Objekt) galt, gegen sich selbst. Häufig handelt es sich bei dem Objekt um einen nahen Menschen, der die oder den Betroffenen verlassen hat (Tod, Trennung).

Narzissmustheorie Nach dieser Theorie ist Suizidalität die Folge eines gestörten Selbstwertgefühls. Die Betroffenen sind extrem kränkbar. Krisen in Partnerschaft und Beruf können zu einer regressiven Dekompensation (Zurückfallen in frühe Entwicklungsstadien) des seelischen Apparats führen und werden als Katastrophe erlebt. Der Suizid stellt eine paradoxe Möglichkeit dar, die eigene Allmacht zu erhalten.

Stadien der Suizidalität

Der Psychiater *Erwin Ringel* hat das mittlerweile „klassische" **präsuizidale Syndrom** beschrieben, das in drei Phasen verläuft (➤ Abb. 15.1):

- **Phase der zunehmenden Einengung:** Die Betroffenen erleben ihre Situation als ausweglos. Sie ziehen sich aus sozialen Kontakten zurück. Die seelischen Kräfte lassen nach.
- **Phase der Aggressionsumkehr:** Aggressionen können nicht ausgedrückt werden und richten sich zunehmend gegen die eigene Person.
- **Suizidfantasien:** Die Betroffenen denken aktiv über einen Suizid nach, oder Suizidgedanken drängen sich passiv auf.

Das präsuizidale Syndrom geht in ein Vorbereitungsstadium der Selbsttötung über.

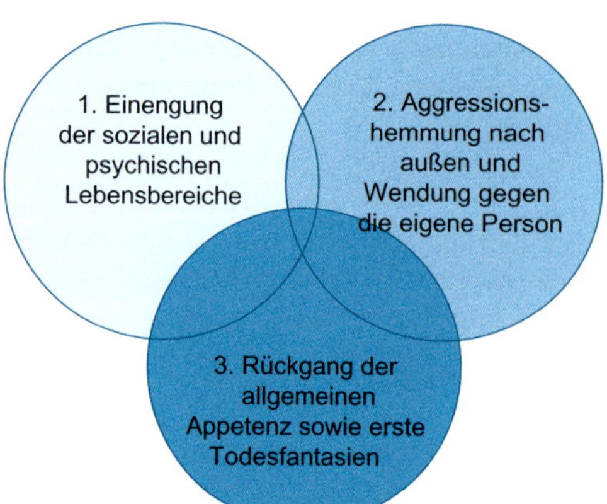
1. Einengung der sozialen und psychischen Lebensbereiche
2. Aggressionshemmung nach außen und Wendung gegen die eigene Person
3. Rückgang der allgemeinen Appetenz sowie erste Todesfantasien

Abb. 15.1 Präsuizidales Syndrom nach Ringel [L141]

Walter Pöldinger beschreibt ebenfalls eine dreiphasige Entwicklung vom Suizidgedanken bis zum vollzogenen Suizid:

- **Erwägungsstadium:** Auch Pöldinger beschreibt wie Ringel in dieser Phase eine Aggressionshemmung und soziale Isolierung. Suizide im Umfeld oder in den Medien können von außen Suizidgedanken verstärken.
- **Ambivalenzstadium:** Es kann zu direkten Suizidankündigungen kommen. Hilferufe haben eine Ventilfunktion. Eine Restambivalenz kann bis zum unmittelbaren Vollzug des Suizids bestehen bleiben.
- **Entschlussstadium:** In dieser Phase finden Vorbereitungshandlungen statt. Zur Suizidankündigung kommt es nur noch auf indirekte Art. **Die fantasierte Erleichterung durch den Tod führt zu einer „Ruhe vor dem Sturm", die Angehörige und Pflegepersonal annehmen lässt, es ginge dem Betroffenen wieder besser.**

Verlauf und Symptome

MERKE

Suizidankündigungen sind immer ernst zu nehmen!

Vorurteile, eine Suiziddrohung sei „nur" ein Appell oder Betroffene wollten ihre Umwelt unter Druck setzen, sind gefährlich. Studien belegen, dass 75 % der durch Suizid verstorbenen Menschen diesen vorher angekündigt haben.

Zunehmende Schweregrade von Suizidalität

Häufig werden folgende Stadien durchlaufen:

- Passiver Todeswunsch
- Unspezifische Suizidgedanken
- Konkrete Suizidgedanken
- Planung des Suizids
- Konkrete Vorbereitungen des Suizids
- Suizidhandlung

Diagnostik

Beim geringsten Verdacht und bei Erkrankungen, die mit einem gesteigerten Suizidrisiko einhergehen, muss der oder die Untersuchende aktiv nach etwaiger Suizidalität fragen und eine solche ggf. ausführlich explorieren. Eingeleitet werden kann die Exploration etwa mit der Frage: *„Haben Sie schon einmal daran gedacht, sich das Leben zu nehmen?"*

Als weitere Fragen können folgen:

- *„Haben Sie schon einmal versucht, sich das Leben zu nehmen?"*
- *„Wie haben Sie es versucht? Was ist daraufhin passiert?"*
- *„Wenn Sie daran denken, sich das Leben zu nehmen, haben Sie schon einmal überlegt, wie Sie es tun würden?"*
- *„Haben Sie bereits konkrete Vorbereitungen getroffen?"*

Mit anderen Worten: Während der Laie meistens befürchtet, durch Ansprechen der Suizidalität die Wahrscheinlichkeit eines Suizids zu erhöhen („Möglicherweise bringe ich ihn noch auf die Idee ..."), beweist die Praxis im Umgang mit psychisch kranken Menschen, dass die Möglichkeit, **Suizidabsichten anzusprechen,** für die Betroffenen eine enorme und **wichtige Erleichterung bei suizidaler Einengung** darstellt.

MERKE

Bei Patienten mit einem Suizidversuch in der Vorgeschichte, besteht besonders im ersten Jahr nach dem Versuch die erhöhte Gefahr, dass ein erneuter Versuch unternommen wird.

Paul Kielholz entwickelte einen **Leitfaden zur Abschätzung der Suizidalität** als Hinweis auf einen anstehenden Suizidversuch. Zu den Faktoren, die ein erhöhtes Suizidrisiko anzeigen, zählen:

- **Eigene frühere Suizidversuche**
- **Vorkommen von Suiziden in der Familie oder im Umfeld**
- **Selbstmordgedanken ohne konkreten Plan**
- **Direkte oder indirekte Suiziddrohungen**
- **Äußerung konkreter Vorstellungen über die Durchführbarkeit oder Vorbereitungshandlungen**

Therapie bei akuter Suizidalität und nach Suizidversuch

Stationäre und ambulante Betreuung

Bei Patienten mit schweren **psychischen Störungen** (z. B. Schizophrenie, Depression, andere Psychosen, Persönlichkeitsstörungen) muss die Grunderkrankung effektiv therapiert werden. Meist ist zunächst ein stationärer Aufenthalt, möglicherweise auch auf einer geschützten Station, notwendig. Unter Umständen muss die betroffene Person auch gegen ihren Willen eingewiesen werden. Die Psychisch-Kranken-(Hilfe)- bzw. Unterbringungsgesetze der Länder regeln das Vorgehen bei akuter Fremd- oder Selbstgefährdung (➤ Kap. 2.1).

Suizidale Menschen werden, wenn eine akute Krise überwunden ist, individuell und auf unterschiedliche Weise weiterversorgt. Heute gibt es z. B. Programme, die es ermöglichen, nach dem stationären Aufenthalt ambulant und in eigener Häuslichkeit weiterbetreut zu werden. Mit multiprofessionellen Teams einer psychiatrischen Klinik werden hier engmaschige Kontakte vereinbart, bei denen z. B. entlastende Gespräche geführt werden, die weitere medikamentöse Versorgung sichergestellt wird und andere weiterführende Hilfsmaßnahmen (z. B. sozialpsychiatrische Unterstützung) etabliert werden. Durch die kontinuierliche Betreuung kann auf erneute psychische Veränderungen bei Betroffenen sofort reagiert werden. Weitere Möglichkeiten zur Stabilisierung bietet z. B. der Aufenthalt in Tageskliniken oder anderen spezialisierten Einrichtungen oder die Anbindung an eine niedergelassene psychiatrische und/oder psychotherapeutische Praxis. Auch Sozialpsychiatrische Dienste (SpDi), psychiatrische Institutsambulanzen (PIA) und ambulante sozialpsychiatrische Hilfen können nach einer Krise unterstützen. Überleitungen aus dem stationären Bereich in weiterführende Maßnahmen werden in der Regel vom Sozialdienst der Kliniken begleitet.

Im Rahmen Ihrer mündlichen Prüfung kann es vorkommen, dass Sie gefragt werden, wie es für suizidale Patienten nach einer akuten Krise und Entlassung aus dem psychiatrischen Krankenhaus weitergehen kann. Informieren Sie sich am besten in einer ortsnahen Klinik über die Möglichkeiten und Vorgehensweisen vor Ort. Auch der SpDi und sozialpsychiatrische Einrichtungen können Ihnen hier Auskunft geben.

Medikamentöse Therapie

Je nach Grunderkrankung werden Psychopharmaka (z. B. Antidepressiva, Antipsychotika) eingesetzt. Bei der Gabe von vor allem klassischen **Antidepressiva** ist zu bedenken, dass **der gewünschten Stimmungsaufhellung eine Antriebssteigerung vorausgehen kann** (➤ Kap. 17.2.1). Diese Steigerung des Aktivitätsniveaus stellt eine Gefahr dar, weil der betroffenen

Person nunmehr die zum Vollzug eines Suizids notwendige Energie zur Verfügung stehen könnte.

MERKE

Die Suizidgefahr kann vor allem in den ersten Wochen der Einnahme von antriebssteigernden Antidepressiva stark erhöht sein.

Deshalb müssen die Patienten während der ersten Phase der Medikamenteneinnahme besonders engmaschig betreut werden. Zudem müssen Präparate mit einem möglichst geringen toxischen Potenzial und nur in kleinen Packungsgrößen verordnet werden.

Bei schwerer Symptomatik kommt es auch zum begrenzten Einsatz sedierender Medikamente (z. B. Benzodiazepine). Je nach Grunderkrankung kommen weitere Psychopharmaka hinzu.

Psychotherapie

Es ist wichtig, im psychotherapeutischen Kontakt eine **akzeptierende Grundhaltung** zu bewahren. Die Gedanken an und die Bereitschaft zum Suizid dürfen nicht verurteilt werden. Die Akzeptanz der suizidalen Tendenz aufseiten der Therapeutin oder des Therapeuten führt zu einer Stärkung des Selbstwertgefühls und reduziert Schuldgefühle bei den Betroffenen.

Die Therapiestrategie ist darauf ausgerichtet herauszuarbeiten, welche bewussten oder unbewussten Ziele mit dem Suizid erreicht werden sollen. Es ist nach Möglichkeiten zu forschen, wie sich diese Ziele auch auf anderem Wege erreichen lassen. Die Betroffenen brauchen Hilfe bei der Bewältigung konkreter Lebenssituationen und müssen Raum erhalten, um tiefe Gefühle wie Verzweiflung, Trauer und Wut ausdrücken zu können. Wichtige Beziehungspersonen sollten in die Psychotherapie eingebunden werden.

Wichtige Maßnahmen

- Viele Therapeuten schließen zu Behandlungsbeginn einen **Non-Suizid-Vertrag** mit ihren Patienten ab, in dem diese versprechen, sich innerhalb eines bestimmten Zeitraums nicht zu suizidieren. Meist fühlen sich die Betroffenen stark an solche Vereinbarungen gebunden. Zusätzlich kann vereinbart werden, dass bei zu starkem Suiziddruck sofort Kontakt zur Praxis oder Klinik aufgenommen wird. Der Nutzen derartiger Verträge wird kontrovers diskutiert. Auf jeden Fall sollten die vereinbarten Zeiträume zu Beginn der Behandlung überschaubar sein, damit sich bei den Betroffenen kein zu großer Druck aufbaut.
- Besonders in der Arbeit mit suizidalen Menschen ist eine intensive und regelmäßige **Supervision** für Therapierende unentbehrlich. In der Gegenübertragung (➤ Kap. 16.2.1) können starke Gefühle von Ohnmacht, Angst und Aggression entstehen. Des Weiteren muss darauf geachtet werden, die Probleme der Betroffenen nicht zu bagatellisieren und zu schnell auf Scheinlösungen zu drängen, die langfristig dann aber nicht tragen.
- Weitere Hilfsangebote für Suizidgefährdete bestehen in der **Telefonseelsorge** und in **Beratungsstellen.**

MERKE

Psychotherapeutische Heilpraktiker sollten einen suizidalen Menschen nur behandeln, wenn sie sehr erfahren sind, und dann auch nur in Kooperation mit einem Psychiater.

15.2 Psychiatrische Notfälle

Psychiatrische Notfälle sind zunächst nicht anders zu handhaben als andere medizinische Notfälle. Sie beschreiben eine **krankheitsbedingte Situation,** die ein **sofortiges Handeln** erfordert, und führen in der Regel zu einer **intensivmedizinischen Behandlung.** Psychotherapeutisch tätige Personen sind, wie jeder andere Mensch auch, zur Hilfe verpflichtet, sie verfügen aber weder über die Rechte noch die Kenntnisse, solche Notfälle selbst zu behandeln. Es kann jedoch zu Recht erwartet werden, dass Heilpraktiker für Psychotherapie in der Lage sind, eine **Verdachtsdiagnose** zu stellen und in einer Akutsituation beruhigend und aufklärend mit den Betroffenen zu sprechen. Schätzungen gehen davon aus, dass bis zu 20 % der Notarzteinsätze auf psychiatrische Notfälle zurückgehen.

LERNHINWEIS !!!

Das Thema Suizidalität muss sehr differenziert gelernt werden. Die anderen psychiatrischen Notfälle sollten auf Nachfrage aufgelistet werden können. Des Weiteren müssen Sie in der Lage sein, andere lebensbedrohliche Situationen wie z. B. einen Herzinfarkt zu erkennen. Sie müssen wissen, was Sie im Falle einer Akutsituation zu tun haben (z. B. Alarmierung des Notarztes/der Notärztin). Die Modalitäten der Zwangseinweisung müssen unbedingt bekannt sein (➤ Kap. 2.1).

Zu den Ursachen psychiatrischer Notfälle gehören:

- Alkohol- und Drogenprobleme (hier insbesondere Intoxikationen und Entzugssyndrome)
- Psychische Krisen
- Psychotische Episoden bei Schizophrenien, Depressionen und Manie
- Organisch bedingte psychische Störungen inkl. psychotischer Symptome
- Akute organische Psychosyndrome
- Akute Belastungsreaktionen
- Posttraumatische Belastungsstörungen

Im Folgenden werden die wichtigsten Notfallsituationen mit den zugehörigen Behandlungshinweisen beschrieben.

Suizidalität

Wegen der außerordentlichen Relevanz werden die wichtigsten Informationen aus ➤ Kap. 15.1 an dieser Stelle noch einmal zusammengefasst: Suizidalität kann im Zusammenhang mit vielen psychischen Störungen, aber auch in krisenhaften Situationen ohne vorhergehende psychische Erkrankung auftreten. Zu den wichtigsten Störungen, die häufig mit Suizidalität einhergehen, zählen Depressionen (➤ Kap. 8.1), Abhängigkeitserkrankungen (➤ Kap. 6), Persönlichkeitsstörungen (➤ Kap. 11) und Schizophrenien (➤ Kap. 7.1). Besonders häufig sind alte und alleinstehende Menschen betroffen.

MERKE
Suizidankündigungen sind immer ernst zu nehmen und dürfen nie bagatellisiert werden!

Therapie Im Zusammenhang mit psychischen Störungen, die mit einem erhöhten Suizidrisiko verbunden sind, ist immer aktiv nach suizidalen Gedanken und Impulsen zu fragen. Die **akute Gefahr** muss eingeschätzt werden. Als besonders gefährlich muss die Suizidalität bewertet werden, wenn Betroffene

- bereits **konkrete Vorstellungen** haben, wie sie den Suizid umsetzen wollen,
- schon **konkrete Vorbereitungen** für die Umsetzung des Suizids getroffen haben oder
- **Suizidversuche** in der **Anamnese** aufweisen.

Therapeutinnen und Therapeuten sollten eine vertrauensvolle, **akzeptierende Gesprächsatmosphäre** schaffen und dafür sorgen, dass die Betroffenen nicht allein bleiben; sie sollten sie davon überzeugen, sich freiwillig in stationäre Behandlung zu begeben, da ihnen in einem geschützten Rahmen am besten geholfen werden kann. Bei einer freiwilligen Einlieferung muss für eine **Begleitung in die Klinik** gesorgt sein. Erst wenn bei akuter Eigen- oder Fremdgefährdung nicht in einen stationären Aufenthalt eingewilligt wird, ist eine **vorübergehende Zwangseinweisung** einzuleiten (➤ Kap. 2.1.2).

Akute Erregungszustände

Bei Erregungszuständen kommt es zu einer ziellosen **Steigerung des Antriebs und der Psychomotorik.** Die Betroffenen können gereizt sein, sich aggressiv äußern, es kann zu Kontrollverlust und Gewalttätigkeit kommen. Erregungszustände können durch eine Vielzahl von psychischen Störungen ausgelöst werden (z. B. Schizophrenie, Manie, Persönlichkeitsstörungen, Intelligenzminderung, organische Hirnerkrankungen, agitierte Depression).

Therapie Die Betroffenen sollten vorerst durch ein besonnen geführtes Gespräch in ihrer Erregung aufgefangen und beruhigt werden. Gleichzeitig sollte Hilfe geholt werden. Liegt Eigen- oder Fremdgefährdung vor, muss die Person stationär behandelt werden. Willigt sie nicht ein, ist eine vorübergehende Unterbringung nach PsychK(H)G bzw. Unterbringungsgesetz (➤ Kap. 2.1.2) in einer psychiatrischen Klinik einzuleiten. Die medikamentöse Therapie orientiert sich an der zugrunde liegenden psychischen Störung; in der Regel findet in einem solchen Notfall eine sedierende pharmakologische Erstbehandlung durch die Notärztin oder den Notarzt statt.

Angst- und Panikstörungen

Auch im Rahmen von Angsterkrankungen (➤ Kap. 9.1) kann es zu einem psychiatrischen Notfall kommen. So kann durch extreme Angstgefühle starke innere Unruhe auftreten, zu der sich dann sehr große Erregung und intensive vegetative Symptome wie z. B. Herzklopfen, Zittern, Schwitzen und Luftnot hinzugesellen. Dieser Zustand kann sich so weit steigern, dass es nötig wird, den notärztlichen Dienst zu alarmieren.

Delir

Ein Delir geht mit Bewusstseinstrübung, Desorientiertheit, motorischer Unruhe, erhöhter Suggestibilität und vegetativen Symptomen einher (➤ Kap. 5.4). Zusätzlich können Halluzinationen und Wahnsymptome auftreten. Am häufigsten entsteht ein Delir im Zusammenhang mit Alkohol- und Medikamentenentzug. Auch im Zusammenhang mit körperlichen Erkrankungen und nach Operationen treten besonders bei älteren Menschen delirante Zustände auf.

Therapie Bei der medikamentösen Unterstützung von Entzugssyndromen kommen vor allem Clomethiazol, Diazepam und Doxepin zum Einsatz (➤ Kap. 17.2.3). Die Behandlung muss unbedingt stationär erfolgen, da ein schweres Entzugssyndrom einen lebensgefährlichen Zustand darstellt (➤ Kap. 6.2).

Akute psychotische Symptome

Die Betroffenen verhalten sich auffällig, sind motorisch unruhig, leiden unter starken Angstgefühlen und haben häufig Wahnwahrnehmungen und Halluzinationen. Die Symptome können durch Schizophrenien, Hirnerkrankungen und durch Zufuhr oder Entzug von psychotropen Substanzen auftreten.

Therapie Sofortige Behandlung in einer psychiatrischen Praxis oder in einem psychiatrischen Krankenhaus. Medikamentöse Behandlung der Grunderkrankung.

Hirnorganische Verwirrtheitszustände

Wie die Bezeichnung nahelegt, handelt es sich bei dieser Gruppe von Notfällen um die Folge von Hirnerkrankungen. Ursächlich können aber auch andere körperliche Erkrankungen wie Unterzuckerung (Hypoglykämie), Blutdruckkrisen oder schwere Herzrhythmusstörungen – besonders bei älteren Menschen – sein. Die Betroffenen sind desorientiert und verkennen die Umwelt, ihr Denken ist verworren und unzusammenhängend, und es besteht häufig Angst oder Aggressivität.

Therapie Notarzt rufen! Im Vordergrund steht die medikamentöse Behandlung der körperlichen Grunderkrankung. Symptomatisch werden häufig Haloperidol, Diazepam (nur kurzfristig), Promethazin oder Pipamperon gegeben (➤ Kap. 17.2.2). Bei Vorliegen von Selbst- oder Fremdgefährdung muss die Einweisung in eine psychiatrische Klinik erfolgen.

Substanzinduzierte Akutsituationen

Durch die Zufuhr von Alkohol, Drogen oder Medikamenten können **sehr unterschiedliche Akutsituationen** auftreten (➤ Kap. 6). Rauschzustände durch Alkohol, Halluzinogene oder Cannabis gehören ebenso dazu wie unerwünschte Arzneimittelwirkungen (z. B. malignes neuroleptisches Syndrom). Besonders bei älteren Personen kann quasi jedes Medikament zu einem deliranten Zustand führen.

Therapie Zunächst müssen umgehend eine intensivmedizinische Diagnostik und Therapie eingeleitet werden, um Komplikationen wie Kreislaufversagen, Atemlähmung oder Herzrhythmusstörungen zu kontrollieren.

Dämmerzustand

Ein Dämmerzustand wird meist durch eine **Epilepsie** ausgelöst. Das Bewusstsein ist auf einen inneren Erlebnisbereich eingeengt, und die Kommunikation mit der Umwelt bricht ab. Die Betroffenen scheinen in einem **traumähnlichen Zustand** zu sein. Es kann zu gefährlichen aggressiven Handlungen kommen.

Therapie Die Betroffenen müssen stationär behandelt werden und bekommen häufig zunächst Diazepam (➤ Kap. 17.2.3).

Stupor

Ein Stupor ist ein Zustand ohne jegliche körperliche und seelische Aktivität. Obwohl die Betroffenen wach sind, reagieren sie nicht auf Kontaktaufnahme. Ein Stupor kann im Rahmen einer Schizophrenie oder schweren Depression oder als Schreck- und Belastungsreaktion auftreten.

Therapie Die Grundkrankheit muss medikamentös behandelt werden. Bei Schizophrenien wird z. B. hoch dosiert mit Antipsychotika therapiert (➤ Kap. 17.2.2). Bei Therapieresistenz oder Lebensgefahr hat sich eine Elektrokonvulsionstherapie (EKT) als zuverlässige Behandlungsoption erwiesen (➤ Kap. 17.3.1).

Hyperventilation

Bei Hyperventilation kommt es durch **beschleunigte Atmung** zu einer Absenkung des CO_2-Spiegels im Blut. Die Betroffenen erleben ein Gefühl von Luftnot und Kribbeln um den Mund und in den Händen. Die Hände können verkrampfen, und es kann ein Gefühl der Benommenheit entstehen. Die Symptome können an eine Panikattacke erinnern und treten tatsächlich auch häufiger bei ängstlichen Menschen auf. Hyperventilation stellt keinen wirklichen Notfall dar, kann aber sowohl auf die Betroffenen als auch auf die Behandelnden dramatisch wirken, vor allem wenn noch keine Erfahrungen mit diesem Phänomen bestehen.

Therapie Die einfachste Methode, eine Hyperventilation zurückzubilden, besteht darin, die betroffene Person **in eine Tüte ein- und ausatmen zu lassen, ohne abzusetzen.** In der Tüte erhöht sich die CO_2-Konzentration, sodass vermehrt CO_2 eingeatmet wird. Nach 10 solchen Atemzügen sollte ein paarmal normal geatmet werden, um anschließend weitere 10 Atemzüge mit der Tüte auszuführen. Nach spätestens 3 Minuten sollten sich die Symptome zurückgebildet haben. Tritt eine Hyperventilation erstmalig auf, sollte vorsorglich auf organische Ursachen hin untersucht werden.

MERKE

Kommt es im Rahmen Ihrer Praxistätigkeit zu einer akuten Gefahr für Ihre Gesundheit oder Ihr Leben, dürfen Sie selbstverständlich die Praxis verlassen, um sich in Sicherheit zu bringen und im Anschluss Hilfe anzufordern.

15.3 Lernzielkontrolle

Wie in den Lernhinweisen bereits erwähnt, ist das Thema Suizidalität einer der wichtigsten Prüfungsbestandteile. Alle diesbezüglichen Inhalte haben höchste Relevanz. Eine Antwort, die auch nur den geringsten Anlass zu der Vermutung gibt, dass Sie eine Suizidalität nicht erkennen, kann ein Grund für das Nichtbestehen der Prüfung sein. Die psychiatrischen Notfälle und die Reaktion Ihrerseits in einer solchen Situation können durchaus Bestandteil der mündlichen Überprüfung sein. Sie sollten sich Akutsituationen vor Augen führen und überprüfen, ob Sie beispielsweise einem Menschen mit einem akuten Erregungszustand angemessen begegnen können. Sollte das nicht der Fall sein, böte es sich an, Schulungen zum Umgang mit Notfällen zu besuchen (z. B. Deeskalationstraining).

Fragen zur selbstständigen Bearbeitung

1. Welche Erkrankungen gehen mit einem besonders hohen Suizidrisiko einher?
2. Was beinhaltet die Narzissmustheorie?
3. Welche Suizidmethoden sind Ihnen bekannt?
4. Zu welchem Phasenmodell gehört das Erwägungsstadium?
5. Welche Risikofaktoren gibt es hinsichtlich Suizidalität?
6. Wie sieht die medikamentöse Therapie bei akuter Suizidalität aus?
7. Nennen Sie die Phasen der Suizidalität nach Pöldinger.
8. Wie sieht die therapeutische Behandlung suizidaler Patientinnen und Patienten aus?
9. Welche diagnostischen Fragen können zur Einschätzung der aktuellen Suizidgefahr gestellt werden?
10. Was versteht man unter Bilanzsuizid und erweitertem Suizid?
11. Nennen Sie den Unterschied zwischen hartem und weichem Suizid.
12. Was ist ein Non-Suizid-Vertrag, und wann sollte er eingesetzt werden?
13. Beschreiben Sie das klassische präsuizidale Syndrom nach Ringel.
14. Wie sollte der Umgang mit suizidalen Personen aussehen?
15. Was besagt der Leitfaden von Paul Kielholz hinsichtlich der Einschätzung von Suizidalität?
16. Weshalb ist eine intensive Supervision bei der Arbeit mit suizidalen Menschen außerordentlich wichtig?
17. Wie sieht die Behandlung eines Betroffenen nach einem Suizidversuch weiter aus?
18. Nennen Sie die zunehmenden Schweregrade von Suizidalität.
19. Welche Motive können hinter einer Suizidalität stehen?
20. Wie lautet eine Definition von Suizidalität?
21. Was ist unter einer substanzinduzierten Akutsituation zu verstehen?
22. Im Rahmen welcher psychischen Störungen können Notfälle auftreten?
23. Geben Sie Beispiele für psychiatrische Notfälle und beschreiben Sie das Vorgehen in solchen Fällen.
24. Welche psychiatrischen Ursachen können akute Erregungszustände auslösen?
25. Wie definieren Sie einen psychiatrischen Notfall?

Mündliche Prüfungsfragen: Suizidalität

1. Ein Patient, den Sie als akut suizidal einstufen, weigert sich, sich freiwillig in eine Klinik zu begeben. Wie gehen Sie in dieser Situation vor?
2. Ein depressiver Patient zeigt im Gespräch mit Ihnen suizidale Symptome. Welche Möglichkeiten haben Sie, um die aktuelle Schwere der Suizidalität einzuschätzen?
3. Wie würden Sie eine Patientin behandeln, die immer wieder zu suizidalen Gedanken neigt?
4. Weshalb, glauben Sie, haben Menschen mit Missbrauchs- und Gewalterfahrungen in der Anamnese ein erhöhtes Risiko, einen Suizid zu begehen?
5. Der Psychiater und Suizidforscher Erwin Ringel ist Ihnen sicherlich ein Begriff. Können Sie das von ihm beschriebene präsuizidale Syndrom erklären?
6. Ein bisher suizidaler Patient berichtet davon, dass es ihm jetzt besser gehe. Was könnte sich hinter dieser Äußerung verbergen?
7. Wie bewerten Sie einen Non-Suizid-Vertrag?
8. Wenn eine Person zwangseingewiesen wird, besteht eine Frist, wie lange sie gegen ihren Willen in der Klinik festgehalten werden darf. Wie lang ist diese Frist, und wer entscheidet über den weiteren Verlauf der Behandlung?
9. Suizidale Patientinnen und Patienten, die ein Antidepressivum verordnet bekommen, müssen in der Anfangszeit besonders engmaschig betreut werden. Können Sie Gründe dafür nennen?
10. Wie würden Sie konkret vorgehen, um eine akut suizidale Patientin davon zu überzeugen, sich freiwillig in eine psychiatrische Klinik zu begeben?
11. Unter welchen Voraussetzungen dürfen Sie erste Schritte einer Zwangseinweisung in die Wege leiten? Wie sehen diese Schritte konkret für Sie als Heilpraktikerin/Heilpraktiker für Psychotherapie aus?
12. Nennen Sie einige Symptome, die den Verdacht auf Suizidalität erhärten könnten.
13. Es gibt landläufig die Meinung, man würde durch das Ansprechen von Suizidalität einen Menschen erst auf diesen Gedanken bringen. Wie ist Ihre Meinung dazu?
14. Welche Voraussetzungen sollten Sie als Therapeutin/Therapeut erfüllen, um mit suizidalen Menschen zu arbeiten?
15. Welche psychischen Erkrankungen gehen mit einem erhöhten Suizidrisiko einher?
16. Ein Patient äußert im Gespräch suizidale Gedanken. Welche Interventionen können Sie einleiten?
17. Weshalb, denken Sie, ist das einfühlsame Gespräch mit einer Patientin, die unter Suizidgedanken leidet, für diese von großer Bedeutung?
18. Was ist ein Bilanzsuizid, und wie stehen Sie zu der klaren Entscheidung eines Menschen, sich das Leben zu nehmen?
19. Gibt es Phasen, in denen das Suizidrisiko eines Menschen besonders hoch ist?
20. Es gibt verschiedene psychodynamische Theorien zur Suizidalität. Können Sie diese erläutern?

III Therapie

KAPITEL

16 Therapie

Steckbrief

Psychoanalyse (➢ Kap. 16.2.1)

Therapeutische Elemente

- Freies Assoziieren
- Analyse der Übertragung
- Analyse der Gegenübertragung
- Analyse von Widerstand
- Traumdeutung
- Abstinenz des Therapeuten

Spezielle Formen

- Objektbeziehungspsychologie
- Selbstpsychologie
- Supportive Psychotherapie
- Analytische Psychologie
- Individualpsychologie
- Dynamische Psychotherapie
- Logotherapie

Kognitive Verhaltenstherapie (➢ Kap. 16.2.2)

Formen des Lernens

- Klassische Konditionierung
- Operante Konditionierung
- Modelllernen

Therapeutische Elemente

- Selbststeuerung
- Verhaltensanalyse nach SORKC-Schema
- Systematische Desensibilisierung
- Reizkonfrontation
- Training sozialer Kompetenz
- Biofeedback
- Kognitive Therapie
- Problemlösetraining
- Token-Systeme
- Verhaltenstherapeutische Sexualtherapie
- Prompting
- Shaping
- Gedankenstopp
- Psychoedukation

Gesprächstherapie (➢ Kap. 16.2.3)

Therapeutische Elemente

- Unbedingte Wertschätzung
- Empathie
- Kongruenz
- Nichtdirektivität
- Aktives Zuhören
- Verbalisierung emotionaler Erlebnisinhalte

Psychotraumatologie (➢ Kap. 16.2.4)

Therapeutische Verfahren

- EMDR
- Hypnotherapie
- Körperorientierte Psychotherapie
- Verhaltenstherapie

Körperorientierte Psychotherapie (➢ Kap. 16.2.5)

Interventionsmethoden

- Atemübungen
- Übungen des emotionalen Ausdrucks
- Beziehung und Kontakt

Hypnotherapie (➢ Kap. 16.2.6)

Interventionsmethoden

- Zukunftsprojektion
- Geschichten und Metaphern
- Amnesie
- Pacing und Leading

Gestalttherapie (➤ Kap. 16.2.7)

Interventionsmethoden

- Hier-und-Jetzt-Prinzip
- Wahrnehmung
- Traumarbeit
- Betonung der Verantwortlichkeit für sich selbst
- Rollenspiele
- Kreative Techniken
- Körperübungen

Systemische Therapie (➤ Kap. 16.2.8)

Interventionsmethoden

- Therapie der ganzen Familie
- Genogramm
- Familienskulptur
- Therapie im Team
- Zirkuläres Fragen
- Paradoxe Intervention
- Zukunftsfragen
- Hausaufgaben

Weitere psychotherapeutische Verfahren (➤ Kap. 16.3)

- Konzentrative Bewegungstherapie
- Aktive Musiktherapie
- Kunsttherapie

Entspannungsverfahren (➤ Kap. 16.4)

- Autogenes Training
- Progressive Muskelentspannung

16.1 Psychotherapie: Allgemeines

LERNHINWEIS !!!

Sie sollten vor allem die Grundlagen der Verhaltenstherapie und der Psychoanalyse (zusammen mit der tiefenpsychologischen Psychotherapie) sehr genau lernen. Beschränken Sie sich auf diese Grundlagen und vermeiden Sie differenzierte fachliche Diskussionen, sofern Sie nicht über spezielle Kenntnisse und Erfahrungen verfügen. Die Inhalte der unterschiedlichen psychotherapeutischen Verfahren sollten Ihnen bekannt sein.

PRÜFUNGSTIPP

Sie sollten das von Ihnen erlernte Therapieverfahren differenziert darstellen und Transferleistungen bezüglich der Behandlung psychischer Erkrankungen erbringen können. Die Prüfungskommission darf zu Recht erwarten, dass Sie fundierte Kenntnisse haben und Grenzen und Gefahren aufzeigen können.

Die Psychotherapie gibt es nicht. Vielmehr haben sich seit mehr als 100 Jahren viele verschiedene Psychotherapieschulen herausgebildet, aus denen sehr unterschiedliche Theorien und Behandlungstechniken hervorgegangen sind. In den vergangenen 30 Jahren hat sich unter Psychotherapeutinnen und Psychotherapeuten eine stärkere Bereitschaft entwickelt, auch Elemente anderer Therapierichtungen in die eigene Arbeit zu integrieren, sodass sich häufig Zusatzqualifikationen in weiteren psychotherapeutischen Verfahren finden.

Jede Psychotherapieschule hat eigene Grundannahmen über die Funktionsweise der menschlichen Seele und darüber, wie psychische Krankheiten entstehen und am besten behandelt werden (➤ Kap. 16.2). Die Darstellung erfolgt in jeweils vier Abschnitten: Allgemeines und Geschichte, Grundannahmen, wichtige Begriffe und Interventionsmethoden. Ganz bewusst wird die Darstellung der verschiedenen psychotherapeutischen Schulen etwas oberflächlich gehalten, da in der Regel immer mehr Widersprüche entstehen, je mehr man sich im Detail mit den einzelnen Therapierichtungen beschäftigt. Dies liegt vor allem daran, dass sich die Therapieschulen ständig verändern und innerhalb einzelner Schulen viele verschiedene Strömungen bestehen.

16.1.1 Auswahl der Verfahren

In diesem Lehrbuch werden diejenigen psychotherapeutischen Verfahren dargestellt, die in der täglichen Praxis am häufigsten zur Anwendung kommen. Neben den von den Krankenkassen anerkannten Verfahren handelt es sich dabei insbesondere um Methoden, die in Fachkliniken eingesetzt oder von psychotherapeutischen Heilpraktikerinnen und Heilpraktikern angewendet werden. Im Einzelnen sind dies: Verhaltenstherapie, Psychoanalyse, Tiefenpsychologische Psychotherapie, Gestalttherapie, Systemische Therapie, Gesprächstherapie, Hypnotherapie, Körperpsychotherapie und Entspannungsverfahren. Die tiefenpsychologische Psychotherapie wird im Abschnitt Psychoanalyse (➤ Kap. 16.2.1) abgehandelt, da beide Verfahren starke Überschneidungen aufweisen.

16.1.2 Stand der wissenschaftlichen Diskussion

Mitte der 1990er-Jahre veröffentlichte eine Arbeitsgruppe um den Psychologen *Klaus Grawe* eine Metaanalyse zum Stand der Psychotherapieforschung. Hierbei wurden keine eigenen Untersuchungen angestellt, sondern das gesamte Datenmaterial gesammelt und analysiert, das bis zu diesem Zeitpunkt zur Verfügung stand. Einige der wichtigsten Ergebnisse der Studie besagen:

- **Psychotherapie** ist in vielen Fällen dazu geeignet, außerordentliche Verbesserungen der Gesundheit bei psychischen Störungen herbeizuführen.
- Von den verschiedenen Verfahren liegen mit Abstand die meisten Daten zur **Kognitiven Verhaltenstherapie** (KVT) vor. Die Verhaltenstherapie hat – ebenfalls mit Abstand – die besten Therapieerfolge vorzuweisen.
- Die Ergebnisse zu **Psychoanalyse** und **Tiefenpsychologischer Therapie** (bei Grawe als psychodynamische Therapien zusammengefasst) sind dagegen ernüchternd. Die Anerkennung der Psychoanalyse als wissenschaftlich fundiertes Verfahren hat ihre Berechtigung vor allem aufgrund der historischen Verdienste der Psychoanalyse für die Psychotherapie.
- Für alle anderen Verfahren konnten keine ausreichenden Wirksamkeitsbeweise gefunden werden. Entweder lagen keine Untersuchungen in ausreichender Zahl und Qualität vor, oder die Ergebnisse waren nicht konkret bzw. positiv genug. Damit fallen alle weiteren oben aufgeführten Methoden unter die Rubrik „Wirksamkeit wissenschaftlich nicht erwiesen".

Natürlich haben diese Ergebnisse zu heftigen Diskussionen geführt. Grawe wurde Parteilichkeit vorgeworfen, schließlich sei er Verhaltenstherapeut. Auch wurden die Kriterien, die bei seiner Metaanalyse zugrunde gelegt wurden, angezweifelt und für willkürlich erklärt. *Eberhard Schneider* z. B. stellt in seinem Buch „Wer bestimmt, was hilft?" die neue „Zahlengläubigkeit" in der Therapieforschung infrage.

Große gesellschaftliche Relevanz erhielten Grawes Ergebnisse, als das neue Psychotherapeutengesetz 1999 in seiner Auslegung Grawes Argumentation weitestgehend folgte. Demnach sind **Verhaltenstherapie, Psychoanalyse und Tiefenpsychologische Therapie** die einzigen Psychotherapie-Verfahren in Deutschland, die **von den gesetzlichen Krankenkassen bezahlt** werden.

→ Update Seit 2018 gilt die Wirksamkeit der Systemischen Therapie als wissenschaftlich erwiesen, und seit 2020 darf Systemische Therapie mit den gesetzlichen Krankenkassen abgerechnet werden.

16.1.3 Gefahren und negative Auswirkungen von Psychotherapie

Leider führt Psychotherapie nicht immer zu den gewünschten positiven Veränderungen und Erfolgen. Nicht fachgerecht ausgeführte Therapien, Kunstfehler, fehlende persönliche und fachliche Kompetenzen seitens der Behandelnden oder ein nicht ausreichend entwickeltes Vertrauensverhältnis können sich nachteilig für die Klienten auswirken. Weitere wichtige Faktoren einer erfolgreichen Psychotherapie sind aufseiten der erkrankten Personen ein gewisses Maß an Stabilität, Introspektionsfähigkeit und Reflexionsvermögen. Sie sollten der Therapie und dem damit verbundenen Veränderungsprozess gewachsen sein. Sind diese Faktoren (noch) nicht ausreichend vorhanden, sollten erst einmal andere Maßnahmen in Betracht gezogen werden, um ein negatives Psychotherapieerlebnis zu vermeiden und Therapiefähigkeit zu erreichen.

Zu den negativen Auswirkungen von Psychotherapie zählen neben einer eventuell sich verschlechternden Symptomatik, einem ausbleibenden Therapieerfolg oder einem Therapieabbruch auch Probleme in der Partnerschaft oder in anderen sozialen Beziehungen. In der Folge können daraus neue Schwierigkeiten für die Betroffenen entstehen.

16

Gefährlich kann Psychotherapie werden, wenn Therapeuten Methoden anwenden, die sie nicht ausreichend beherrschen, oder wenn Therapien nicht fachgerecht durchgeführt werden. Hier kann es in der Folge z. B. zu Retraumatisierungen und schlimmstenfalls zu Suizidalität kommen.

16.2 Psychotherapeutische Schulen und Verfahren

16.2.1 Psychoanalyse und psychoanalytische Therapie

LERNHINWEIS **!!!**

Die dargestellten Grundzüge der Psychoanalyse müssen genau gelernt werden. Die wichtigsten Abwehrmechanismen werden in schriftlichen Prüfungen sehr häufig abgefragt.

PRÜFUNGSTIPP

Begriffe wie Übertragung, Gegenübertragung, Abwehr und Widerstand spielen in jeder Form von Psychotherapie eine große Rolle. Sie müssen nicht nur auswendig gelernt, sondern verstanden worden sein.

In diesem Abschnitt wird die tiefenpsychologisch orientierte Psychotherapie gemeinsam mit der Psychoanalyse abgehandelt. Die tiefenpsychologisch orientierte Psychotherapie (TP) ist als eigenständige Therapieform aus der Psychoanalyse (PA) hervorgegangen. Es heißt, die TP sei eine Neugeburt, deren Mutter die PA und deren Vater die Kassenärztliche Vereinigung sei. In der Tat hat sich die TP auch aus Kostengründen entwickelt. Während bei einer klassischen PA der Patient mehrmals in der Woche zum Therapeuten geht, ist dies bei der TP nur noch einmal wöchentlich der Fall. Auf weitere Unterschiede wird im Abschnitt „Interventionsmethoden“ eingegangen. PA und TP werden zusammengefasst auch häufig als psychodynamische Therapien bezeichnet.

Geschichte

Die Psychoanalyse wurde von dem Wiener Arzt *Sigmund Freud* (1856–1939) Ende des 19. Jahrhunderts begründet. Dieser Zeitpunkt kann auch als die Geburtsstunde der heutigen modernen Psychotherapie angesehen werden. Bis dahin hatte man versucht, biologische, physikalische und neurologische Prinzipien auf seelische Krankheiten anzuwenden. Freud begann als Erster, die Funktionsweise des seelischen Apparats systematisch zu beschreiben.

Als Neurologe spezialisierte sich Freud zunächst auf Gehirnanatomie und Neuropathologie und erforschte u. a. die Möglichkeiten des medizinischen Einsatzes von Kokain. 1895 verbrachte er mehrere Monate in Paris und studierte an der damals berühmten Nervenklinik Salpêtrière beim ebenso berühmten Nervenarzt *Jean-Martin Charcot.* Charcot beschäftigte sich zu jener Zeit mit Hysterie und Hypnose. Freud beobachtete Fälle, bei denen Menschen mit Lähmungen im hypnotischen Zustand wieder stehen konnten. Diese Fälle belegten, dass hier keine neurologische Störung vorlag, sondern dass die Lähmungen psychisch bedingt waren. Zurück in Wien experimentierte Freud weiter mit den Möglichkeiten von Hypnose und Suggestion. Er griff die Methode seines Kollegen *Eugen Bleuler* auf, der bei einer hysterischen Patientin bereits Jahre zuvor einen Behandlungserfolg erzielt hatte, indem er ihr zur Erinnerung an ein traumatisierendes Erlebnis verhalf. Auch Bleulers Verfahren bediente sich der Hypnose und Suggestion. Freud veränderte nach und nach sein Vorgehen, indem er die Patienten aufforderte, alles auszusprechen, was ihnen in den Sinn kam, ohne das Ausgesprochene zu filtern oder zu zensieren. Diese zunächst „Mind-Sweeping“ genannte Methode wird heute als freies Assoziieren bezeichnet.

Ab 1905 begann sich die Psychoanalyse – wie Freud seine Methode nun nannte – rasch zu verbreiten. Bereits früh gab es jedoch auch Abspaltungen. 1911 trennte sich *Alfred Adler* von Freud und begründete die **Individualpsychologie.** Ab 1913 entwickelte *Carl Gustav Jung* seine **Analytische Psychologie.** Die folgenden Jahrzehnte brachten weitere Abspaltungen und Weiterentwicklungen:

- In den 1930er- und 1940er-Jahren entstand die **Neo-Psychoanalyse,** die sich vor allem von Freuds Triebtheorie abwandte und gesellschaftliche Aspekte stärker berücksichtigte. Wichtige Vertreter waren *Erich Fromm, Harry Sullivan, Otto Rank* und *Karen Horney.* In den 1950er-Jahren erweiterte *Heinz Hartmann* Freuds Modell des seelischen Apparats, was zur Entwicklung der **Ich-Psychologie** führte.

- Der ungarisch-amerikanische Psychiater *Heinz Kohut* stellte in den 1970er-Jahren die Bedeutung eines stabilen Selbstwertgefühls heraus, weshalb sein Ansatz als **Selbstpsychologie** bezeichnet wird.
- Neuere Arbeiten u. a. von **Michael Balint,** *Donald Winnicott, Melanie Klein* und *Otto Kernberg* begründeten die **Objektbeziehungspsychologie.**

Grundannahmen

- Der Mensch durchläuft in seinem Reifungsprozess regelhaft bestimmte Phasen, sog. **psychosexuelle Entwicklungsphasen.**
- Die ersten 6 Lebensjahre eines Menschen prägen seine **Persönlichkeit** entscheidend.
- **Neurotische Störungen** entstehen durch innere Konflikte.
- Innere Konflikte sind in der Regel unbewusst. Sie sind durch einen seelischen Vorgang charakterisiert, der als **Verdrängung** bezeichnet wird.
- Das **Bewusstwerden eines inneren Konflikts** lässt das Symptom verschwinden. Ziel der psychoanalytischen Therapie ist es, einen Konflikt wieder bewusst werden zu lassen und so die Verdrängung aufzuheben.

Wichtige Begriffe

Neurose

Nach Freud ist eine Neurose eine psychisch bedingte Gesundheitsstörung, die sich infolge eines innerseelischen Konflikts entwickelt. Die Inhalte dieses Konflikts werden durch den Vorgang der Verdrängung in das Unbewusste abgeschoben. Das Symptom drückt den psychischen Konflikt in der Neurose symbolisch aus. Es stellt einen Kompromiss zwischen einem Triebwunsch und dessen Abwehr dar. Die innerseelischen Konflikte haben ihre Wurzeln in der frühen Kindheit eines Menschen (in den ersten 6 Lebensjahren).

Das Unbewusste

Ein großer und wichtiger Teil der Informationen, die Menschen im Laufe ihres Lebens aufnehmen, bleibt unbewusst. Dies hat zum einen den Zweck, das Nervensystem zu entlasten. Ein anderer wichtiger Grund hierfür ist, dass einige dieser Informationen mit schmerzhaften Empfindungen gekoppelt sind und der seelische Apparat die Tendenz hat, unangenehme Empfindungen zu vermeiden (nach Freud: Vermeiden von Unlust).

Das Unbewusste zeigt sich u. a. in Träumen, die man sich therapeutisch zunutze macht. Märchen und Mythen spiegeln das Unbewusste einer Gesellschaft oder Kultur wider.

Aufbau des seelischen Apparats (Es, Ich, Über-Ich)

Freud stellte die Theorie auf, dass der Mensch stark von sog. Trieben gesteuert sei (➤ Abb. 16.1). Diese Triebe haben meist eine sexuelle Färbung und streben nach unmittelbarer Befriedigung; sie sind im **Es** angesiedelt.

Das **Über-Ich** ist die Instanz im seelischen Apparat, welche die gesellschaftlichen Normen vertritt. Diese Normen werden dem Kind vor allem durch seine Eltern vermittelt und beschränken die sofortige Triebbefriedigung. Aus dem Über-Ich entwickelt sich das Ideal-Ich mit den eigenen persönlichen Werten und Normen.

Das **Ich** schließlich hat die Aufgabe, einen Ausgleich zwischen Es und Über-Ich herzustellen. Ein gesunder Mensch ist in der Lage, sowohl seine inneren Antriebe wahrzunehmen und zu erfüllen als auch den Anforderungen der Außenwelt (Arbeit, Verantwortung für Familie und Gesellschaft) nachzukommen. Zwangssymptome sind nach diesem Modell Folge eines zu starken Über-Ichs, während eine krankhafte Impulsivität auf starke Es-Kräfte, verbunden mit einer Ich-Schwäche, hindeutet.

Konflikt

Die verschiedenen Anteile des seelischen Apparats (Über-Ich, Ich, Es) stehen häufig in einem Spannungsverhältnis zueinander. Klassischerweise besteht ein **Konflikt zwischen Triebwünschen und moralischen Ansprüchen der sozialen Umwelt** (Es vs. Über-Ich). Die Konflikte bleiben meist unbewusst. Gelingt es dem seelischen Apparat nicht, einen ausgewogenen Kompromiss herzustellen, kann sich ein neurotisches Symptom herausbilden. Auch bei psychosomatischen Krankheiten lassen sich häufig unbewusste Konflikte als psychogene Ursache finden.

In letzter Zeit wurde der Versuch unternommen, typische Gruppen von Konflikten zusammenzufassen.

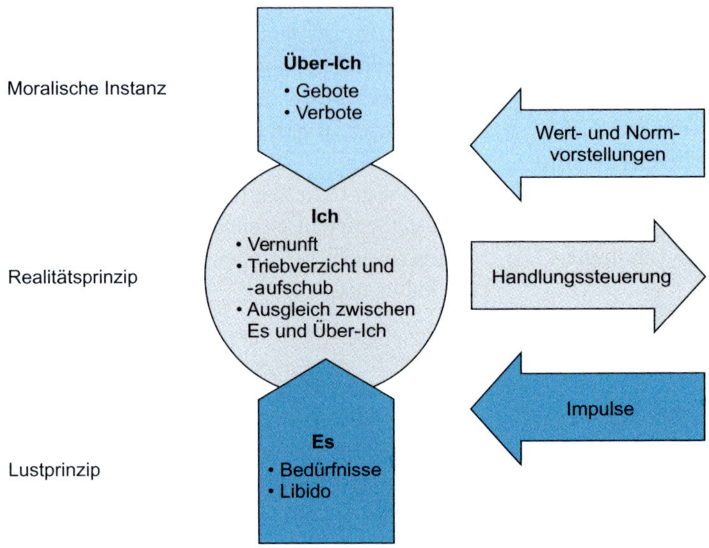

Abb. 16.1 Aufbau des seelischen Apparats [L141]

Der Arbeitskreis Operationale Psychodynamische Diagnostik (OPD) beschreibt folgende Konfliktgruppen:

- **Abhängigkeit vs. Autonomie**: der gleichzeitige Wunsch nach starker emotionaler Nähe und Abhängigkeit einerseits und starkem Bestreben nach emotionaler Unabhängigkeit andererseits.
- **Unterwerfung vs. Kontrolle**: das gleichzeitig vorhandene Bestreben, sich einzuordnen und Beziehungen nach den eigenen Bedürfnissen zu formen.
- **Versorgung vs. Autarkie**: Vorhandene Wünsche nach Geborgenheit stehen im Widerspruch zum Wunsch nach Selbstständigkeit.
- **Selbstwertkonflikte** (narzisstische Konflikte): brüchiger Selbstwert, der durch Leistung kompensiert wird.
- **Schuldkonflikte**: Zuweisung von Schuld an sich und andere.
- **Ödipal-sexuelle Konflikte**: Ausblendung oder Überbetonung von Sexualität und Erotik.
- **Identitätskonflikte**: z. B. in Bezug auf Geschlecht, Kultur oder soziale Rolle.
- **Eingeschränkte Konflikt- und Gefühlswahrnehmung**: Innere emotionale Bestrebungen werden nur schwer angenommen und ausgedrückt.

Psychosexuelle Entwicklung

Im Zusammenhang mit der Beschreibung der Triebe entwickelte Freud ein Phasenmodell der kindlichen Entwicklung, auf das auch heute noch vielfach zurückgegriffen wird. In der damaligen Zeit war die Annahme schockierend, dass bereits das Kleinkind sexuelle Impulse und Regungen habe, die dem Es und damit der Schicht der Triebe entstammen. Freuds Annahme zufolge durchläuft das Kind regelhaft Phasen, in denen nacheinander bestimmte Körperregionen lustvoll besetzt und erlebt werden. In der Reihenfolge ihres Auftretens sind dies die Mundregion (orale Phase), die Schließmuskulatur des Darms (anale Phase) und die Genitalien (ödipale Phase).

- Mit der **oralen Phase** (bis zum 18. Lebensmonat) sind die Bereiche Vertrauen, Abhängigkeit und Bedürftigkeit verbunden.
- Die übergeordneten Themen in der **analen Phase** (2.–3. Lj.) sind Autonomie und Selbstbestimmung. Die Entwicklung bis zur analen Phase verläuft hauptsächlich in der Mutter-Kind-Dyade.
- In der **phallisch-ödipalen Phase** (3.–4. Lj.) entwickeln sich Ich-Ideal, Geschlechtsidentifizierung sowie rivalisierendes Durchsetzungsvermögen. Im Zentrum der phallisch-ödipalen Phase steht der psychoanalytischen Theorie zufolge der Ödipuskomplex. Das Kind wendet sich dem gegengeschlechtlichen Elternteil zu und entwickelt eine Rivalität mit dem gleichgeschlechtlichen Elternteil. Es entsteht eine Dreiecksbeziehung, bei der der Vater mit ins Spiel kommt (Triangulierung).

Sehr umstritten ist die Annahme von Kastrationsangst und Penisneid, die mit dieser Phase einhergehen sollen.

- An die frühen Stadien der psychosexuellen Entwicklung schließt sich eine **Latenzphase** an, in der sich die Sexualität nicht weiterentwickelt: Die Kinder entwickeln Beziehungen zu Menschen außerhalb des Familienkreises, während sexuelle und aggressive Triebäußerungen abnehmen. Die Latenzphase endet mit Beginn der Pubertät.
- Mit der Geschlechtsreife beginnt die **genitale Phase,** in der sich allmählich die Sexualität der reifen Persönlichkeit entwickelt.

Die eigenen Regungen, Bedürfnisse und Antriebe des Kindes können nie in vollem Maß befriedigt werden. Eine stark ablehnende Haltung der Bezugspersonen kann dazu führen, dass sich in einer bestimmten Entwicklungsphase sog. **Fixierungen** entwickeln, die sich auf die emotionalen Inhalte dieser Phase beziehen, d. h., die betroffene Person leidet noch als erwachsener Mensch an den Folgen einer Konstellation, die eigentlich in der Kindheit bestanden hat. Freud ging davon aus, dass sich die Persönlichkeit eines Menschen weitestgehend in den ersten 6 Lebensjahren entwickelt.

Fehlentwicklungen in den verschiedenen Entwicklungsphasen können im Erwachsenenalter zu psychischen Störungen führen, wenn bestimmte Konflikte durch Krisen reaktiviert werden. So können z. B. Trennungserlebnisse (Scheidung, Tod einer nahestehenden Person) bei Menschen mit Fixierungen in der oralen Phase mit Depression und Suizidalität einhergehen. Auch Suchterkrankungen entstehen häufig auf dem Boden einer oralen Problematik. Fixierungen auf der analen Ebene können mit Zwangsstörungen einhergehen, Konflikte aus der ödipalen Phase hingegen mit hysterischen Symptomen (➤ Tab. 16.1).

Widerstand

Da die seelische Ursache einer Neurose von schmerzhafter Natur ist, wird der Bewusstmachung eines inneren Konflikts ein unbewusster Widerstand entgegengesetzt. Dies ist der Person nicht vorzuwerfen und entzieht sich ihrer Steuerung. Es ist Aufgabe des Therapeuten, Widerstand zu erkennen, zu verstehen und zu „deuten".

Abwehr

Jeder Mensch versucht, ungute Gefühle zu vermeiden. Dieses Bestreben ist natürlich und gesund. Wehrt sich der Mensch gegen die Wahrnehmung von Erlebnisinhalten, die im Zusammenhang mit einer Neurose stehen, so kann sich seine Fähigkeit zur Lebensbewältigung einschränken. Damit kann Abwehr sowohl gesund als auch pathologisch sein. Jegliche seelische Tätigkeit kann im Dienst der Abwehr stehen. Ist die Abwehr nicht in der Lage, „untolerierbare" Erlebnisinhalte fernzuhalten, wird das Ich der psychoanalytischen Theorie zufolge mit Angst überflutet.

Durch die Abwehrmechanismen wird ein **primärer Krankheitsgewinn** erreicht – die Betroffenen müssen ihre unerträglichen Triebimpulse und die daraus entstehende Angst nicht spüren –, und/oder es wird ein **sekundärer Krankheitsgewinn** erzielt, durch den sie wegen ihrer Symptome Unterstützung und Entlastung durch ihr Umfeld erfahren.

MERKE

Ist der Krankheitsgewinn größer als der Leidensdruck, kann eine Therapie nur selten erfolgreich durchgeführt werden.

Die verschiedenen Abwehrstrategien werden als **Abwehrmechanismen** bezeichnet (➤ Tab. 16.2).

16

Tab. 16.1 Psychische Störungen als Folge von Fixierungen

Psychosexuelle Entwicklungsphasen	Mögliche Folgen von Fixierungen
Orale Phase (1. Lj.)	• Tendenz zu Abhängigkeit und Passivität • Suchttendenzen • Höheres Risiko für Depressionen
Anale Phase (2.–3. Lj.)	• Tendenz zu übertriebener Ordnung • Höheres Risiko für Zwangsstörungen
Ödipale Phase (4.–5. Lj.)	• Tendenz zu überzogenem Leistungsstreben • Tendenz zu sexuellen Störungen

Tab. 16.2 Psychoanalytische Abwehrmechanismen

Abwehrmechanismus	Beschreibung	Beispiel
Verdrängung	Nicht akzeptable Triebregungen werden ins Unbewusste verschoben und daran gehindert, wieder ins Bewusstsein zu gelangen. Verdrängung ist ein grundlegender Abwehrmechanismus, der bei fast jeder neurotischen Störung beteiligt ist. Verdrängte Wünsche und Impulse zeigen sich häufig in verschlüsselter Form im Traumgeschehen oder in Krankheitssymptomen.	Eine Patientin hat als Kind ihren Vater sexuell begehrt. Diese Triebregung war nicht tolerierbar und wurde ins Unbewusste verschoben. Dort ist die Triebregung jedoch weiter existent und drückt sich z. B. in der späteren Partnerwahl aus.
Verleugnung	Objektive Gegebenheiten werden als unwahr hingestellt oder schlichtweg nicht wahrgenommen.	Ein Patient, dem eine schwerwiegende Diagnose mitgeteilt wird, behauptet, es läge eine Verwechslung mit einem anderen Patienten vor.
Vermeidung	Situationen, in denen ein Konflikt auftreten kann, werden gemieden. Menschen bilden Gewohnheiten und Verhaltensweisen aus, die der Vermeidung von Angst dienen.	Eine Person wird jedes Mal, wenn eine wichtige Prüfung ansteht, kurzfristig krank, sodass sie an der Prüfung nicht teilnehmen kann.
Sublimierung	Triebregungen werden in sozial akzeptierter Form geäußert, z. B. in Form von Kunst oder Leistung.	Eine Person wandelt starke innere Aggressionen in hohe sportliche Leistungen um.
Reaktionsbildung	Verdrängte Triebwünsche werden in ihr Gegenteil verkehrt.	Eine Person vermeidet die Wahrnehmung aggressiver Impulse durch ein ausgeprägt pazifistisches Verhalten.
Projektion	Unerlaubte und verdrängte Regungen oder Dinge, die eine Person an sich selbst nicht akzeptieren kann, werden bei einer anderen Person wahrgenommen und kritisiert.	Ein Mann hat aggressive Regungen in Bezug auf einen Kollegen. Die eigene Aggressivität wird nicht bewusst wahrgenommen und in die Person des Kollegen verschoben. Der Mann erlebt seinen Kollegen als aggressiv.
Introjektion	Das Bild eines anderen Menschen, dessen Wünsche, Werte, Normen, Vorschriften oder auch Vorhaltungen, werden in das eigene Ich übernommen.	Ein Sohn hat vom Vater die Haltung übernommen, man dürfe keine Schwäche zeigen, wenn man Erfolg haben wolle; daran hält er nun in allen Lebenslagen fest – auch zu seinem Nachteil.
Identifikation	Bewusster oder unbewusster Vorgang, bei dem man jemand anderem ähnlich sein möchte.	Jugendliche versuchen, Verhaltensweisen von idealisierten Personen wie z. B. berühmten Schauspielern zu übernehmen.
Regression	Zurückfallen in eine frühere, weniger differenzierte Entwicklungsstufe.	Ein Kind beginnt nach einem Trauma wieder mit Bettnässen oder Daumenlutschen.
Verschiebung	Die Bedeutung und gefühlsmäßige Ladung eines bestimmten Sachverhalts kann sich von diesem lösen und auf andere, ursprünglich weniger intensive Bereiche übergehen; dieser Vorgang ist besonders im Traumgeschehen bedeutsam.	Ärger und Wut werden nicht am Arbeitsplatz, wo diese Gefühle entstehen, sondern zu Hause in der Familie ausgedrückt.
Rationalisierung	Tatsächliche Beweggründe für Handlungen, Gedanken oder Gefühle werden durch Scheinerklärungen verborgen.	Waschzwänge werden von Erkrankten mit hygienischen Notwendigkeiten gerechtfertigt.
Konversion	Innere Konflikte werden durch körperliche Symptome ausgedrückt. In der Folge entstehen scheinbar körperliche Krankheitsbilder, für die es keine somatische Erklärung gibt.	Eine Person hat Lähmungserscheinungen und kann nicht gehen; somit ist es ihr nicht möglich, den elterlichen Betrieb zu übernehmen; die Person möchte lieber Schauspieler werden, will die Eltern jedoch nicht enttäuschen.

Tab. 16.2 Psychoanalytische Abwehrmechanismen *(Forts.)*

Abwehrmechanismus	Beschreibung	Beispiel
Altruismus	Reifere Abwehrform, bei der innere Konflikte dadurch kompensiert werden, dass man anderen hilft.	Eine Person mit schwachem Selbstwertgefühl erlebt im Einsatz für andere Zufriedenheit.
Affektisolierung	Trennung von Gedanken und Gefühlen; Gefühle werden zum seelischen Schutz nicht mehr wahrgenommen.	Das Geschehen während eines sexuellen Übergriffs wird sachlich und ohne gefühlsmäßige Beteiligung erzählt.
Dissoziation	Abspaltung seelischer Prozesse wie Erinnerung, Gefühle, Handlungen oder Gedanken vom Bewusstsein; wichtiger Schutzmechanismus, der vor allem bei schweren Traumatisierungen aktiviert wird; er wirkt nicht erst in der Zeit nach, sondern bereits während der traumatischen Situation.	Ein Mädchen, das von seinem Vater sexuell missbraucht wird, erklärt, es habe während der Handlungen des Vaters keine Schmerzen gespürt, als ob es nicht im eigenen Körper, sondern an einem anderen Ort gewesen sei.
Intellektualisierung	Verhinderung von schmerzhaften Emotionen durch Beschreibung einer Situation in abstrakten Gedankenmustern.	Der trauernde Witwer, der über verschiedene philosophische Konzepte zum Thema Tod spricht.
Ungeschehenmachen	Häufiger Mechanismus bei Zwangsstörungen; durch objektiv sinnlose Rituale versuchen Betroffene, frühere Verfehlungen zu tilgen.	Erkrankte versuchen, sich durch zwanghaftes Händewaschen von früheren Sünden zu reinigen.
Entwertung/Idealisierung	Andere Personen werden entweder als stark negativ oder aber idealistisch überhöht wahrgenommen.	Besonders bei der Borderline-Persönlichkeitsstörung (➤ Kap. 11.1) werden in besonderem Maß Menschen entweder als ausschließlich gut oder als ausschließlich feindlich wahrgenommen; wechselt die Wahrnehmung in Bezug auf eine Person, spricht man auch von Spaltung.
Omnipotenz	Fantasien darüber, alles zu können und zu schaffen, schützen den seelischen Apparat davor, bestimmte Gefühle wahrzunehmen, wie z. B. Getrenntheit, Abhängigkeit oder die Angst, verlassen zu werden.	Menschen in therapeutischen Berufen versuchen häufig, das Gefühl des Versagens und der Ohnmacht zu vermeiden, indem sie weitere Fortbildungen absolvieren und so die Illusion nähren, wenn sie nur genug wüssten, gäbe es in der Arbeit kein Scheitern und keine Fälle mehr, in denen frustrierenderweise keine Besserung eintritt.
Projektive Identifikation	Wenn ein Mensch seine aggressiven Impulse unbewusst abwehrt, kommt es bei einer reinen Projektion (s. o.) dazu, dass die abgewehrten Impulse in einem anderen Menschen vermutet und ihm unterstellt werden, obwohl der andere objektiv kein aggressives Verhalten zeigt. Bei der projektiven Identifikation wird das Gegenüber hingegen dazu gebracht, tatsächlich wütend zu reagieren, obwohl dies sonst nicht zum Verhaltensrepertoire der betreffenden Person gehört. So erklären sich z. B. heftige Gegenübertragungsreaktionen von Therapeuten bei der Behandlung von Menschen mit einer Borderline-Persönlichkeitsstörung.	Eine Person hat Gefühle des Schmerzes und der Ohnmacht verdrängt, die sie erlebt hat, als ihre Mutter in der Kindheit tagelang nicht mit ihr redete; unbewusst verhält sie sich in ihrer Partnerschaft ähnlich wie ihre Mutter und erzeugt beim Gegenüber Traurigkeit und resigniertes Verhalten, was das Gegenüber sonst von sich eigentlich nicht kennt.

Tab. 16.2 Psychoanalytische Abwehrmechanismen *(Forts.)*

Abwehrmechanismus	Beschreibung	Beispiel
Identifizierung mit dem Aggressor	Menschen, die als Kinder wiederholt körperliche oder sexuelle Gewalt erfahren haben, identifizieren sich unbewusst mit dem Aggressor und übernehmen von ihm Eigenschaften, Werte und Verhaltensweisen; durch dieses unbewusste Manöver schützt sich das Selbst vor dem Zusammenbruch.	Viele Menschen, die sexuelle Gewalttaten verüben, waren als Kinder selbst Opfer sexuellen Missbrauchs.
Psychosoziale Abwehr	Eigene unbewusste und abgewehrte Impulse zeigen sich dadurch, dass andere angestiftet werden, Handlungen auszuführen, die genau diesen Impulsen entsprechen; häufig werden die ausführenden Personen dafür kritisiert oder bestraft.	Eine psychisch stark belastete Mutter hält ihre triebhaften, unangepassten und unzuverlässigen Anteile bewusstseinsfern; ihre jüngste Tochter zeigt besonders in der Schule unangepasstes Verhalten und bekommt entsprechend schlechte Noten; die Tochter wird von der Mutter für ihr Verhalten getadelt.

Übertragung

Im Verlauf einer Psychotherapie verhalten sich Patienten dem Behandelnden gegenüber so, wie sie es früher in den Beziehungen zu anderen bedeutsamen Personen getan haben. Sie übertragen somit frühere Beziehungs- und Interaktionsmuster auf die aktuelle therapeutische Beziehung. Dieser Vorgang wird durch die „Abstinenz des Therapeuten" (s. u.) gefördert. Zu den Übertragungsphänomenen gehören nicht nur Verhaltensweisen, sondern auch Fantasien, Gefühle und Wünsche.

Gegenübertragung

Die Gefühle, die bei Therapeuten durch ihre Klientel ausgelöst werden, bezeichnet man als Gegenübertragung. Dabei ist eine wichtige Unterscheidung zu treffen:

- Gegenübertragungsgefühle, die mit bedeutsamen lebensgeschichtlichen Themen der Therapeuten zusammenhängen
- Gefühle, die in den Themen der Patienten verwurzelt sind

Letztere sind von großem diagnostischem Wert. So können sich Behandelnde z. B. in Gegenwart eines Patienten einsam fühlen. Sie müssen sich nun fragen, ob Ereignisse in ihrem momentanen oder bisherigen Leben Auslöser dieser Gefühle sind oder nicht. Ist dies nicht der Fall, ist anzunehmen, dass der Patient diese Gefühle aus vergangenen Beziehungen kennt und quasi „mitbringt". Um diese Unterscheidung sicher treffen zu können, müssen sich Personen aus dem psychotherapeutischen Behandlungskreis selbst sehr gut kennen. Dies ist einer der wichtigsten Gründe, weshalb eine ausführliche **Eigentherapie** Voraussetzung für eine verantwortliche psychotherapeutische Tätigkeit ist. Andernfalls besteht die Gefahr, im Sinne einer Projektion nicht die Probleme der Patienten zu behandeln, sondern durch diese eher die eigenen Probleme zu bearbeiten.

Interventionsmethoden

Freies Assoziieren

Die Klienten werden dazu angehalten, alles auszusprechen, was ihnen in den Sinn kommt. Sie sollen keine Zensur üben. Es sollen explizit auch Dinge ausgesprochen werden, die sinnlos erscheinen, peinlich sind oder die man aus Höflichkeit nicht äußern würde. Die Aufforderung zum freien Assoziieren wird auch psychoanalytische Grundregel genannt.

Analyse von Übertragung, Gegenübertragung und Widerstand

Die Deutung der Übertragungs-, Gegenübertragungs- und Widerstandsphänomene (s. o.) stellt einen essenziellen Teil der Therapie in der klassischen PA und der TP dar.

Traumdeutung

Das Unbewusste drückt sich im Traum aus. Eine Analyse von Trauminhalten ermöglicht einen Zugang zu

Tab. 16.3 Unterschiede zwischen Psychoanalyse und tiefenpsychologisch orientierter Psychotherapie

	Psychoanalyse	Tiefenpsychologisch orientierte Psychotherapie
Therapiefrequenz	3- bis 5-mal wöchentlich	1-mal wöchentlich
Setting	Patient liegt	Patient sitzt gegenüber
Schwerpunkte der Therapie	Konzentration auf Übertragungsbeziehung in der Therapie	Konzentration auf wichtige Beziehungen zu Menschen des Alltagslebens
	Therapie der Gesamtpersönlichkeit	Konzentration auf einzelne, aktuelle (neurotische) Konflikte
Verhalten des Therapeuten	Verhält sich neutral (Abstinenz)	Ist aktiv und macht teilweise Vorschläge

sonst nicht erreichbaren Schichten der Psyche. Träume sollten stets individuell und nicht schematisch gedeutet werden.

Abstinenz

In der klassischen psychoanalytischen Therapie befindet sich der Patient in einer **liegenden** Position; der Therapeut sitzt hinter der Liege, um nicht sichtbar zu sein. Vom Therapeuten werden keine Informationen über die eigene Person offenbart, keine Meinungen geäußert und keine praktischen Vorschläge gemacht. Die Patienten sollen sozusagen eine „weiße Leinwand" vorfinden, auf die sie ihre neurotische Wahrnehmung der Beziehung projizieren (➤ Tab. 16.3).

In der TP verhält sich der Therapeut ungleich aktiver. Er sitzt der erkrankten Person gegenüber, und es wird weniger stark auf die Übertragungsbeziehung fokussiert (➤ Tab. 16.3).

Spezielle Formen

Objektbeziehungspsychologie

Seit den 1940er-Jahren hat die Bedeutung der Triebtheorie als Erklärung seelischer Krankheit stetig abgenommen. An ihre Stelle ist die Theorie der Objektbeziehungen getreten. Autoren wie *Donald Winnicott* und *Margaret Mahler* haben hervorgehoben, wie prägend die **Beziehungen zu den wichtigsten Bezugspersonen** (diese tragen den gewöhnungsbedürftigen Namen **„Objekte"**) für das heranwachsende Kind sind. Während Freud seine Triebtheorie aus den rekonstruierten Erinnerungen seiner Patienten ableitete (s. o.), entstand die Objektbeziehungstheorie aus direkten Beobachtungen von Säuglingen, Kleinkindern und Kindern und ihrer Interaktion mit Pflegepersonen. Seelische Störungen äußern sich im Leben vor allem in Störungen der Beziehungsfähigkeit. Hiermit ist sowohl die Beziehung zu sich selbst als auch die Beziehung zu anderen Menschen gemeint. Beziehungsstörungen können zu schweren Beeinträchtigungen im Gefühlsbereich führen.

Selbstpsychologie

Die Selbstpsychologie geht auf den amerikanischen Psychiater *Heinz Kohut* zurück, der sich insbesondere mit dem Thema **Narzissmus** beschäftigte. Kohut unterstrich die Wichtigkeit des Bildes, das ein Mensch von sich hat (**Selbstbild**). Ein verzerrtes Selbstbild verhindert einen guten Kontakt zu sich selbst und zur Umwelt.

Supportive Psychotherapie

Früher galten Menschen mit schweren seelischen Störungen wie z. B. Psychosen als nicht psychoanalytisch therapierbar. Für diese große Gruppe psychiatrischer Patienten wurden eigene Therapieformen entwickelt, die viele psychoanalytische Prinzipien außer Kraft setzten. Zu den Merkmalen einer supportiven (engl. „support": Unterstützung) Psychotherapie gehören:

- Keine aufdeckende Psychotherapie
- Unterstützung der Betroffenen in der konkreten Alltagsbewältigung
- Aktivere Rolle des Therapeuten (im Gegensatz zur Abstinenz bei der klassischen PA)
- Positive Beziehungsgestaltung durch den Therapeuten

MERKE

Die tiefenpsychologische Therapie von Menschen mit einer schizophrenen Psychose sollte spezialisierten Therapeuten vorbehalten bleiben. Eine klassische tiefenpsychologische Behandlung ist bei dieser Patientengruppe kontraindiziert!

Analytische Psychologie

Carl Gustav Jung, ein Schweizer Psychoanalytiker und enger Vertrauter Freuds, begründete ab 1913 seine eigene Therapierichtung, die er Analytische Psychologie nannte. Er nahm an, dass jeder Mensch Anlagen zu einer positiven Entwicklung besitzt. Es sei wichtiger, dieses Potenzial weiterzuentwickeln als sich zu stark mit Vergangenem zu beschäftigen. Den Weg zur eigenen persönlichen Verwirklichung bezeichnete Jung als **Individuation.** Neben dem individuellen Unbewussten beschrieb Jung ein **kollektives Unbewusstes,** das die gesamte Menschheit teilt und dessen Spuren in Mythologie und Kunst auf der ganzen Welt gefunden werden können.

Individualpsychologie

Der Arzt *Alfred Adler,* der diese Weiterentwicklung der Psychoanalyse begründete, betonte die **Bedeutung von sozialen Faktoren** wie Gemeinschaftsgefühl, Machtstreben und Minderwertigkeitsgefühlen für die seelische Entwicklung und Reifung.

Dynamische Psychotherapie

Die Dynamische Psychotherapie wurde von der Psychologin *Annemarie Dührssen* in den 1950er-Jahren entwickelt. Sie ist tiefenpsychologisch orientiert und **fokussiert mehr auf gegenwärtige Konflikte** als auf vergangene Objektbeziehungen. Die Dynamische Psychotherapie **versucht,** die **Patienten zu stützen und ihr Selbstwertgefühl zu stärken.**

Der Begriff „Dynamische Psychotherapie" darf nicht mit dem Oberbegriff „psychodynamische Psychotherapien" verwechselt werden. Unter den psychodynamischen Psychotherapien werden alle Verfahren zusammengefasst, die tiefenpsychologisch bzw. psychoanalytisch orientiert vorgehen.

Logotherapie

Victor Frankl brachte eine neue Dimension in die Psychotherapie ein. Er stellte fest, dass bei einem Teil seiner Patienten neurotische Krisen durch Sinnfragen entstanden waren. Diese Störungen nannte er noogene (griech. „noos": Verstand; noogen = verstandesbedingt) Neurosen. Die Logotherapie, die auch **Existenzanalyse** genannt wird, versucht in den therapeutischen Gesprächen, den Betroffenen zu helfen, wieder zu einer **Sinnfindung für ihr Leben** zu gelangen. Keinesfalls gibt der Therapeut hierbei Inhalte vor, sondern stellt sich fördernd als Gesprächspartnerin oder -partner zur Verfügung.

16.2.2 Kognitive Verhaltenstherapie

LERNHINWEIS **!!!**

Sie sollten Grundlagen, technische Begriffe und Interventionen der Verhaltenstherapie sehr genau lernen. Wissen über die wissenschaftlich anerkannten Therapiemethoden wird sowohl in mündlichen als auch in schriftlichen Prüfungen abgefragt.

Die Kognitive Verhaltenstherapie (KVT) in ihrer heutigen Form setzt sich aus einer Fülle von einzelnen Therapieverfahren zusammen, die unter diesem Oberbegriff zusammengefasst werden. Ein aktuelles „Verhaltenstherapiemanual" (Linden und Hautzinger 2022, 9. Aufl.) listet 68 verschiedene Methoden, 21 Einzel- und Gruppentherapieprogramme und 25 Behandlungsanleitungen auf. Einige der in dem Manual aufgeführten Methoden sind jedoch nicht originär als verhaltenstherapeutische Disziplinen anzusehen (z. B. Hypnose, EMDR [Eye Movement Desensitization and Reprocessing] oder Imagination). Die Kerndisziplinen der KVT lassen sich aus ihrem Namen ableiten: **Verhaltenstherapie** (auch als behaviorale Therapie bezeichnet) und **kognitive Therapie.** Da beide zentralen Ansätze zu einer Methode verschmolzen sind, wird meist allgemein von Verhaltenstherapie gesprochen.

Geschichte

Während viele andere psychotherapeutische Verfahren einen Gründungsvater haben (z. B. Sigmund Freud für die Psychoanalyse [➤ Kap. 16.2.1] oder Carl R. Rogers für die klientenzentrierte Gesprächstherapie [➤ Kap. 16.2.3]), sind die Wurzeln der KVT weitverzweigt.

John B. Watson forderte bereits in den 1920er-Jahren eine Psychologie der reinen objektiven Naturwissenschaft. Die Erforschung innerer seelischer Zustände war für ihn zu spekulativ, weshalb er sich der **Beobachtung des reinen Verhaltens** von Menschen zuwandte. Er betrachtete den Menschen als eine „Black Box" und ging davon aus, dass der Mensch ausschließlich durch Lernen und Erfahrung geprägt wird.

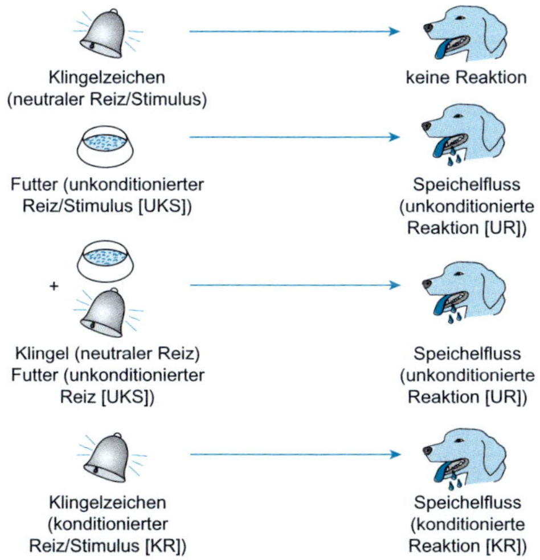

Abb. 16.2 Klassische Konditionierung auf der Grundlage von Pawlows Versuchsanordnung [L157]

Grundlegend für die spätere Verhaltenstherapie waren die Forschungen von *Iwan Pawlow,* der hierfür 1904 den Medizinnobelpreis erhielt. Durch seine berühmten Experimente mit Hunden erarbeitete Pawlow die Prinzipien der **klassischen Konditionierung** (vgl. ➤ Abb. 16.2).

Burrhus F. Skinner, ein weiterer Pionier der Verhaltenstherapie, entwickelte seine Konzepte ebenfalls auf der Grundlage von Tierversuchen. Er trainierte im Zweiten Weltkrieg z. B. Tauben und brachte ihnen bei, Raketen auf feindliche Kriegsschiffe zu richten. Hierbei nutzte er das Prinzip der **operanten Konditionierung,** bei der das Zielverhalten durch **Verstärkung** (Belohnung) des erwünschten Verhaltens erreicht wird. Ab den 1950er-Jahren übertrug Skinner die Prinzipien der operanten Konditionierung auf den Menschen, um seelische Störungen positiv zu beeinflussen. Für viele stellen diese Arbeiten Skinners die Geburtsstunde der modernen Verhaltenstherapie dar.

Joseph Wolpe übertrug Ende der 1950er-Jahre die Prinzipien der klassischen Konditionierung auf die Entstehung und Behandlung von seelischen Krankheiten. Er erklärte Zustandekommen und Aufrechterhaltung von Angststörungen und entwickelte die **systematische Desensibilisierung,** die jahrzehntelang als *das* klassische verhaltenstherapeutische Verfahren angesehen wurde (s. u.).

Aaron T. Beck und *Albert Ellis* erarbeiteten in den 1960er-Jahren die Grundlagen der **Kognitiven Therapie** (Ellis nannte seinen Ansatz **Rational-emotive Therapie**). Beide wiesen auf die Bedeutung von gedanklichen Prozessen bei vielen Störungen hin. Beck entwickelte ein Programm zur Behandlung von Depressionen, das sich als sehr wirksam erwies und bis heute in der Psychotherapie Anwendung findet.

Der amerikanische Psychologe *Albert Bandura* beschrieb eine weitere wichtige Form des Lernens. In zahlreichen Experimenten konnte er belegen, dass Kinder durch Nachahmung neue Verhaltensweisen entwickeln. Er bezeichnete diese Form des Lernens als **Modelllernen.** *Frederick Kanfer* schließlich entwickelte ein komplexes System der Verhaltensanalyse, das sog. **SORKC-Schema** (s. u.), mit dessen Hilfe eine Störung auf der Symptomenebene untersucht wird. Diese Analyse anhand des SORKC-Schemas ist Grundlage der weiteren Therapieplanung.

Grundannahmen

- Psychische Störungen sind auf abnormes, gelerntes Verhalten zurückzuführen.
- Neue Lernprozesse können ungünstiges Verhalten verändern.
- Motive, Gedanken, Gefühle und innere Konflikte spielen bei der Behandlung von psychischen Störungen keine große Rolle (reine VT).
- Ungünstige Gedankenmuster können Verhaltensstörungen verursachen und verstärken (Einfluss der Kognitiven Therapie).
- Eine psychotherapeutische Intervention muss die Kriterien eines wissenschaftlichen Experiments erfüllen. Dies bedeutet, dass unterschiedliche Therapeuten bei der gleichen Störung mit derselben Intervention den gleichen Erfolg erzielen sollen.
- Für jede psychische Störung wird ein spezifisches therapeutisches Vorgehen entwickelt.

Ziele der Verhaltenstherapie

- Hilfe zur Selbsthilfe
- Reduzierung der Symptomatik
- Selbstregulation des Patienten
- Psychoedukation des Patienten
- Förderung des Verständnisses der Störung durch Modelle

16

Wichtige Begriffe

Klassische Konditionierung

Die klassische Konditionierung geht auf den russischen Mediziner und Physiologen *Iwan Pawlow* zurück. In seinen berühmten Experimenten mit Hunden beschrieb er erstmals, wie natürlich vorkommende **Körperreaktionen** durch künstliche **Reize** ausgelöst werden können. Am besten versteht man die klassische Konditionierung, indem man Pawlows Versuche nachvollzieht: Er beobachtete, dass Hunde anfingen, Speichel abzusondern, wenn sie erwarteten, etwas zu fressen zu bekommen. Da die Hunde kurz vor der Nahrungsverteilung die Schritte der Hundepfleger hörten, reagierten sie bereits auf den Klang der Schritte mit Speichelabsonderung. Pawlow ersetzte den Klang der Schritte durch das Geräusch von Glöckchen und konnte zeigen, dass nach einer Trainingsphase die Speichelsekretion beim Hund allein durch das Klingeln der Glöckchen ausgelöst wurde (➤ Abb. 16.2).

In der **Lerntheorie** werden die Ergebnisse von Pawlows Experimenten wie folgt ausgedrückt: Die Speichelsekretion des Hundes stellt eine **unbedingte Reaktion** dar (unkonditionierte Reaktion [**UR**]). Eine unbedingte Reaktion ist nicht gelernt und läuft reflexhaft ab. In Pawlows Experimenten mit Hunden wird sie durch Nahrung ausgelöst. Der Nahrungskontakt stellt einen **unbedingten Reiz** dar (unkonditionierter Stimulus [**UKS**]). In dem Tierversuch wird nun ein **neutraler Reiz** (das Klingeln eines Glöckchens) wiederholt mit dem unbedingten Reiz gekoppelt dargeboten (Trainingsphase). Immer wenn das Tier etwas zu fressen bekommt, hört es das Glöckchen. Das Tier lernt im Laufe der Zeit, bereits auf den ursprünglich neutralen Reiz mit der unbedingten Reaktion zu antworten. Aus dem neutralen Reiz ist ein **konditionierter Reiz** (konditionierter Stimulus [**KS**]) und aus der unkonditionierten Reaktion eine **konditionierte Reaktion** (auch bedingte Reaktion [**KR**]) geworden.

Von **Reizgeneralisierung** spricht man, wenn auch ähnliche Reize die bedingte Reaktion (KR) auslösen. Diskriminationslernen stellt das Gegenteil dar: Verhalten soll nur auf spezifische Reize gezeigt werden.

Operante Konditionierung

Ein natürlicherweise auftretendes Verhalten wird häufiger ausgeführt, wenn es **positive Verstärkung** erfährt. Bei negativen Konsequenzen wird es entsprechend seltener ausgeübt. Für das Auftreten einer Verstärkung kann es einen Hinweisreiz geben, der als diskriminativer Reiz bezeichnet wird.

Beispiel: Tauben führen mit ihrem Schnabel Pickbewegungen aus (natürliches Verhalten). Picken die Tauben an einer bestimmten Stelle, erhalten sie Futter (Verstärkung). Folge der Verstärkung ist, dass die Pickbewegung an dieser Stelle häufiger ausgeführt wird.

Die Auftretenswahrscheinlichkeit eines Verhaltens erhöht sich umso mehr, je schneller und zuverlässiger und je regelmäßiger eine Verstärkung stattfindet (**Kontingenz**). In ihrer Wirkung besonders lang anhaltend (Löschungsresistenz) sind Verstärkungen, die unregelmäßig und unvorhersehbar sind (intermittierende Verstärkung). Wird ein positiver Reiz gesetzt, spricht man von **positiver Verstärkung** (beim Picken kommt Futter). Das Entfernen eines negativen Reizes nennt man **negative Verstärkung** (Nachlassen von Schmerzen nach Einnahme eines Medikaments). Diese beiden Formen von Verstärkung lassen ein Verhalten häufiger auftreten. Wird ein negativer Reiz gesetzt, spricht man von **positiver Bestrafung** (Hausarrest für zu spätes Nachhausekommen). Das Entfernen eines positiven Reizes heißt **negative Bestrafung** (z. B. Entzug von vermehrter Aufmerksamkeit beim demonstrativen Zeigen von Symptomen).

Wird ein Verhalten lange Zeit nicht mehr belohnt, kann es zu einer Löschung (**Extinktion**) des Verhaltens kommen.

Die operante Konditionierung (engl. „operant": wirksam eingreifend) geht auf Burrhus F. Skinner zurück und wird auch als **Lernen am Erfolg** bezeichnet. Tauben konnten auf diese Weise lernen, in einer Arzneimittelfabrik fehlerhafte Pillen auszusortieren oder im Zweiten Weltkrieg Raketen auf feindliche Schiffe zu lenken.

MERKE

- **Positive Verstärkung**: Setzen eines positiven Reizes
- **Negative Verstärkung**: Entfernen eines negativen Reizes
- **Positive Bestrafung**: Setzen eines negativen Reizes
- **Negative Bestrafung**: Entfernen eines positiven Reizes

Modelllernen

Menschen und Tiere **lernen durch Vorbilder** und haben die Tendenz, Verhalten nachzuahmen. Allerdings wird nicht jedes Verhalten imitiert. Die Wahrscheinlichkeit, dass es zur **Nachahmung** einer Handlung kommt, ist davon abhängig, welchen sozialen Status das Vorbild hat und in welchem Maß seine Handlungen als erfolgreich erlebt werden.

Beispiel: In einem klassischen Experiment wurden 100 Kinder in vier Gruppen unterteilt. Die Gruppen 1–3 konnten beobachten, wie eine erwachsene Person in einem Raum eine große Puppe verbal und körperlich aggressiv attackierte. Gruppe 4 bekam kein aggressives Modell dargeboten. In der zweiten Phase des Experiments kamen die Kindergruppen nacheinander in den Raum mit der vorher beobachteten Puppe. Die Befunde waren eindeutig: Die Kinder der Gruppen 1–3 begingen eine wesentlich höhere Zahl aggressiver Handlungen an der Puppe als die Kinder aus Gruppe 4.

Selbststeuerung

Ziel vieler verhaltenstherapeutischer Ansätze ist eine Verbesserung der Selbststeuerung und der Selbstregulation. Die **Selbsthilfekompetenz** und **Selbstwirksamkeit** des Patienten sollen möglichst erhöht werden. Generell gilt in der KVT das Prinzip der **minimalen Intervention.** Es wird so wenig Hilfestellung wie möglich und so viel wie nötig gegeben, damit die gesetzten Ziele erreicht werden können. Weitere Faktoren der Selbststeuerung sind **Selbstbeobachtung** (bestimmte Verhaltensweisen werden von Patienten eigenständig protokolliert), **Selbstverstärkung** (Patient belohnt bzw. bestraft sich selbst nach dem Verstärkerprinzip), **Selbstkontrolle** (z. B. **Stimuluskontrolle**: Es sollte keine Schokolade im Haus sein, wenn Betroffene abnehmen wollen).

Verhaltensanalyse nach SORKC-Schema

Die Abkürzung SORKC steht für **S**timulus, **O**rganismusvariable, **R**eaktion, **K**ontingenz und Konsequenz (engl. **C**onsequence) (➤ Tab. 16.4).

- Mit **Stimulus (S)** ist ein auslösender Reiz gemeint, der zu unangemessenem oder unerwünschtem Verhalten führt. Der Reiz kann in der äußeren Situation (z. B. Betreten eines Flugzeugs), in bestimmten Gedanken (das Flugzeug könnte abstürzen), körperlichen Vorgängen (z. B. Schwitzen oder Herzklopfen) oder sozialen Situationen (z. B. Streit mit nahestehender Person) liegen. *Frage:* In welcher Situation tritt das Verhalten auf?

Tab. 16.4 SORKC-Schema am Beispiel einer Patientin mit Bulimie

S	Im Kühlschrank befinden sich viele Nahrungsmittel.	
O	Die Patientin hat Hunger; sie hat selbstabwertende Gedanken.	
R	Aufnahme großer Nahrungsmengen	
K C	Kurzfristig: Entspannung	Langfristig: Schuldgefühle, Gewichtsprobleme

- Als **Organismusvariable (O)** bezeichnet man konstitutionelle und biologisch-physiologische Reaktionsweisen, die Krankheitsverhalten auslösen oder aufrechterhalten. Auch psychologische Variablen wie Einstellungen und Überzeugungen oder konstitutionelle Defizite werden hier aufgeführt.
- Die **Reaktion (R)** beschreibt das eigentliche Krankheitsverhalten. Sie beinhaltet beobachtbares Verhalten wie Flucht oder Vermeidung.
- **Kontingenz (K)** bezeichnet die Beziehung zwischen der gezeigten Reaktion und der darauffolgenden Konsequenz. *Frage:* Treten die Konsequenzen sofort oder langfristig, regelmäßig oder nur manchmal auf?
- Bei den **Konsequenzen (C)** unterscheidet man kurzfristige von langfristigen Konsequenzen. Kurzfristige Konsequenzen werden von Patienten meist positiv erlebt. So bringt das fluchtartige Verlassen eines Flugzeugs eine sofortige Verringerung der Angst mit sich. Langfristige Konsequenzen bedeuten eher nachteilige Folgen. So kann das Vermeiden des Fliegens z. B. starke berufliche Einschränkungen mit sich bringen.

Die Faktoren des SORKC-Schemas werden ausführlich erfragt und zu einem individuellen Störungsmodell verknüpft. Davon ausgehend wird dann der individuelle Therapieplan erstellt. Diese von *Frederick Kanfer* entwickelte Methode der Verhaltensanalyse ist Grundlage der weiteren Therapieplanung.

Interventionsmethoden

Verhaltenstherapeutische Interventionen sind auf bestimmte Störungen zugeschnitten und setzen sich meist aus mehreren Bausteinen zusammen. Einige der häufig eingesetzten Basisinterventionen und störungsspezifischen Therapiekonzepte werden im Folgenden vorgestellt.

Systematische Desensibilisierung

Die systematische Desensibilisierung geht auf *Joseph Wolpe* zurück und wird vor allem bei konkreten Ängsten eingesetzt. Sie verläuft in folgenden Schritten:

- Entwicklung einer Angsthierarchie durch genaues Schildern der angstauslösenden Situationen. Einschätzung des Ausmaßes der Angst beim Erleben der Situation (meist zugeordnet nach Zahlenwerten)
- Aufforderung, sich die angstauslösenden Situationen vorzustellen
- Beginn mit den am wenigsten beängstigen Situationen
- Systematische Steigerung der Angstintensität

Häufig wird die Methode mit einem Entspannungsverfahren gekoppelt. Angst und Entspannung sind zwei gegensätzliche physiologische Zustände, die nicht gleichzeitig bestehen können. Die systematische Desensibilisierung erfordert von allen Beteiligten viel Geduld und braucht längere Zeit, um eine Wirkung zu erzielen. Das Verfahren gilt als *die* klassische verhaltenstherapeutische Methode, wird aber zunehmend weniger eingesetzt, da sich neuere Strategien, insbesondere das Flooding, als wirksamer erwiesen haben.

Reizkonfrontation

Die Reizkonfrontation ist bis heute die zuverlässigste Therapieform bei situationsbezogenen Ängsten. Da die Betroffenen nach genauer Aufklärung direkt mit den gefürchteten Situationen konfrontiert werden, können während der Therapie massive Angstzustände auftreten. Die Patienten lernen jedoch, diese starken Ängste zu erleben und auszuhalten. Eine Reizkonfrontation kann sich über mehrere Stunden erstrecken. In dieser Zeit muss verhindert werden, dass sie ihre auftretende Angst durch Flucht oder Vermeidung reduzieren. Die Betroffenen erwarten meist, dass sie durch ihre Angst ohnmächtig werden oder sogar sterben könnten, machen allerdings während der Intervention die Erfahrung, dass die gefürchteten katastrophalen Folgen ausbleiben und die Angst mit der Zeit wieder abklingt.

Bei der Reizkonfrontation lassen sich vor allem zwei Vorgehensweisen unterscheiden: Eine Reizkonfrontation kann **in sensu** (in der Vorstellung) oder **in vivo** (in einer realen Situation) erfolgen. Außerdem kann sie **graduiert** (abgestuft) oder **massiv** durchgeführt werden (➤ Tab. 16.5):

Tab. 16.5 Formen der Reizkonfrontation

	Graduiert	Massiv
In sensu	Systematische Desensibilisierung	Flooding in sensu (Implosionstherapie)
In vivo	Habituationstraining	Flooding in vivo (Reizüberflutung)

- Bei abgestufter Reizkonfrontation werden die Patienten zu Beginn mit weniger ängstigenden Situationen konfrontiert. Anschließend wird die Angstintensität langsam gesteigert. Dieses Vorgehen nennt man graduiert oder **Habituationstraining.** Die oben beschriebene systematische Desensibilisierung stellt somit eine graduierte Reizkonfrontation in sensu dar.
- Eine massive Reizkonfrontation in vivo wird als **Flooding** (Reizüberflutung) bezeichnet.

Neueste Untersuchungen zeigen die besten Ergebnisse bei massiver Reizkonfrontation. Eine Reizkonfrontation darf erst dann abgebrochen werden, wenn der oder die Betroffene die Situation (weitgehend) angstfrei ertragen kann und eine gewisse Gleichgültigkeit gegenüber der Situation eingetreten ist.

Training sozialer Kompetenz

Unter diesem Begriff werden verschiedene Verfahren zusammengefasst, die helfen sollen, sich in bestimmten **sozialen Situationen** effektiver zu verhalten. Durch Rollenspiele, Verhaltensübungen und kognitive Umbewertungen kann ein höheres Maß an **Selbstsicherheit** und **Selbstvertrauen** erlangt werden. Die Betroffenen lernen durch Übungen und Vorbilder und erhalten von ihren Therapeuten ein differenziertes Feedback.

Diese Trainingsformen, die auch als Selbstsicherheitstraining, Assertiveness-Training oder Aufbau sozialer Kompetenz bezeichnet werden, finden meist in Gruppen Anwendung. Sie werden bei den meisten Störungsbildern eingesetzt, vor allem im Rahmen stationärer Therapieangebote. Besonders angezeigt sind sie bei sozialer Angst und Phobie und depressiven Störungen.

Beispiele für sozial kompetente Verhaltensweisen (nach Gambrill)

- Nein sagen
- Auf Kritik reagieren
- Widerspruch äußern
- Sich entschuldigen
- Schwächen eingestehen
- Unerwünschte Kontakte beenden
- Komplimente akzeptieren
- Auf Kontaktangebote reagieren
- Gespräche beginnen
- Gespräche aufrechterhalten
- Gespräche beenden
- Erwünschte Kontakte arrangieren
- Um einen Gefallen bitten
- Komplimente machen

Biofeedback

Bei dieser Therapieform verhelfen Apparaturen zu einer **Rückmeldung** (Feedback) über Körperfunktionen (➤ Abb. 16.3). Die Rückmeldung bezieht sich auf Herzfrequenz, Blutdruck, Hauttemperatur, Muskelspannung oder Hautwiderstand. Auf diese Weise können Patienten ausprobieren und lernen, wie sie diese biologischen Faktoren beeinflussen und somit ihre **Selbstkontrolle** verbessern können. Die Methode funktioniert nach den Kriterien der operanten Konditionierung (s. o.). Einige der Indikationsgebiete sind: Spannungskopfschmerz, Schlafstörungen, Rückenschmerzen, Stottern, Bluthochdruck, Verstopfung und sexuelle Funktionsstörungen. Besonders das Erlernen von Entspannung kann durch Biofeedback gefördert werden.

Kognitive Therapie

Die Kognitive Therapie wurde von *Aaron T. Beck* entwickelt. Als Kognition wird die menschliche Informationsverarbeitung in Wahrnehmung und Denken bezeichnet. Beck arbeitete mit depressiv erkrankten Menschen und stellte fest, dass bei den Betroffenen häufig **typische Gedankenmuster** zu finden sind, die in Form von inneren Selbstgesprächen ablaufen.

- In einem ersten Therapieschritt erlernen die Betroffenen, krankmachende, zumeist **automatisch ablaufende Gedanken** zu **identifizieren** (➤ Tab. 16.6, ➤ Tab. 16.7).
- In einem zweiten Schritt werden diese Gedanken einer ausführlichen **Überprüfung** dahingehend unterzogen, inwieweit sie nützlich und realistisch sind. Hierbei versuchen die Therapeuten nicht, die Betroffenen von der Fehlerhaftigkeit der Gedanken zu überzeugen, sondern führen einen „sokratischen Dialog", indem sie „naive" Fragen stellen.
- Abschließend werden krankmachende Denkmuster durch andere, günstigere und realistischere ersetzt (**kognitive Umstrukturierung**).

Bei depressiven Menschen beinhalten die automatischen Gedanken meist eine negative Sicht auf die eigene Person, die Umwelt und die eigene Zukunft. Heute wird Kognitive Therapie auch bei anderen Störungen therapeutisch eingesetzt, z. B. bei Angst- und Panikstörungen, Zwängen, somatoformen Störungen, Süchten und Persönlichkeitsstörungen.

Weitere wichtige Vertreter der Kognitiven Therapie sind *Albert Ellis* (Rational-emotive Therapie) und *Donald Meichenbaum.*

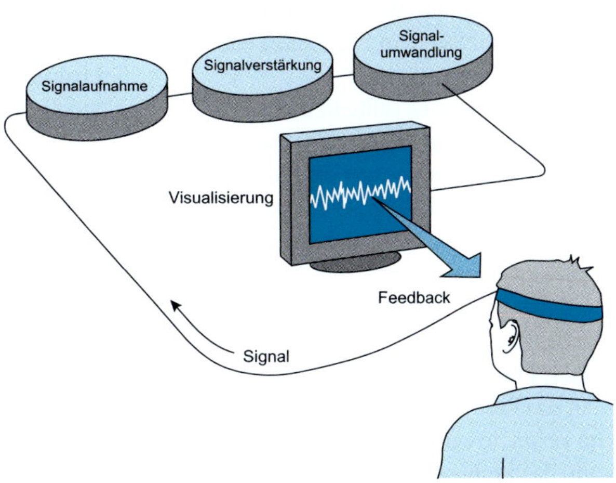

Abb. 16.3 Umwandlung biologischer Parameter in visuelle Rückmeldungen (Biofeedback) [L141]

Tab. 16.6 Beispiel für ein Tagesprotokoll automatischer Gedanken eines depressiven Patienten

Situation	Nachbarin geht grußlos vorbei.
Automatische Gedanken	Frau M. ist böse mit mir, vielleicht habe ich etwas falsch gemacht? (Dinge auf sich beziehen) Keiner mag mich (unangemessene Verallgemeinerung)
Gefühl	Niedergeschlagen (90 %) Fühle mich schuldig (60 %)
Rationalere Gedanken	Vielleicht war sie in Gedanken. Vielleicht hatte sie gerade Streit.
Gefühl	Niedergeschlagen (30 %), erleichtert (20 %)

Tab. 16.7 Beispiele für typische ungünstige Denkmuster

Denkmuster	Inhalt	Beispiel
Unangemessene Verallgemeinerungen	Eine negative Erfahrung wird auf sämtliche Situationen übertragen.	„Mir ist der Teller heruntergefallen; ich mache auch immer alles falsch."
Schwarz-Weiß-Denken	Es werden keine Zwischentöne wahrgenommen; Ereignisse sind nur gut oder nur schlecht.	„Wenn ich nicht befördert werde, bin ich ein Versager."
Willkürliche Schlussfolgerungen	Aus Beobachtungen und Ereignissen werden Schlussfolgerungen gezogen, die nicht zutreffen.	„Mein Partner hat wegen zu viel Arbeit den gemeinsamen Kinoabend abgesagt; er liebt mich nicht wirklich."
Katastrophisieren	Es werden negative Vorhersagen auf das eigene Leben bezogen gemacht.	„Wenn ich meinen Job verliere, werde ich nie wieder Arbeit finden."
Dinge auf sich beziehen	Der Betroffene bezieht Ereignisse auf sich, ohne dass es hierzu eine Veranlassung gibt.	„Der Chef hatte heute Morgen schlechte Laune; ich habe sicher etwas falsch gemacht."

Problemlösetraining

Mithilfe von Problemlösetrainings lernen Patienten, ihre Probleme schneller und effektiver zu lösen. Das Vorgehen ist stark strukturiert und in acht Schritte aufgeteilt:

1. **Information und Vorbereitung**: Aufklärung über das Vorgehen und den Nutzen. Vermittlung von Motivationshilfen, um weitgehend eigenverantwortlich und aktiv an dem Programm teilzunehmen.
2. **Problembeschreibung**: Es sollte immer nur an einem Problem gearbeitet werden. Die Problembeschreibung sollte auch die Ebenen der Gedanken, der Gefühle, des Verhaltens, der körperlichen Reaktionen sowie der sozialen Auswirkungen beinhalten.
3. **Problemanalyse**: Folgende Fragen sollten beantwortet werden:
   - Wie ist das Problem entstanden?
   - Was hält das Problem aufrecht?
   - Welche Versuche wurden bereits unternommen, um das Problem zu lösen?
   - Weshalb waren sie erfolglos?
   - Welche Folgen hat es, wenn das Problem nicht gelöst wird?
4. **Zielanalyse**: Ein Problem wird meist in Teilprobleme unterteilt. Es ist für den Erfolg eines Problemlösetrainings sehr wichtig, das Vorgehen in realistische, erreichbare Teilziele zu unterteilen. Die Betroffenen sollten möglichst kontinuierlich ein Gefühl von Fortschritt entwickeln können.
5. **Lösungs- und Veränderungsplanung**: Es sollten möglichst selbstständig Lösungsmöglichkeiten zusammengetragen und diejenigen ausgewählt werden, die für das Erreichen der Teilziele am meisten Erfolg versprechen. Am Ende dieses Schritts steht eine Selbstverpflichtung (u. U. sogar in schriftlicher Form), die ausgewählten Lösungsschritte auch umzusetzen.
6. **Ausprobieren der Lösungen oder Probehandeln**: Lösungsmöglichkeiten werden im täglichen Leben und in der Therapie ausprobiert, z. B. in Form von Rollenspielen, die aufgezeichnet und ausgewertet werden.

7. **Bewertung des Probehandelns**: Die Ergebnisse der Probehandlungen werden analysiert. Anhand der Analyseergebnisse wird entschieden, ob der eingeschlagene Weg fortgesetzt werden soll oder neue Strategien entwickelt werden müssen.
8. **Transferplanung**: Haben sich Lösungsversuche als erfolgreich erwiesen, wird gemeinsam überlegt, ob und wie sich die erarbeiteten Lösungsstrategien auf andere, eventuell erst später auftretende Probleme übertragen lassen. Die Therapie wird ausschleichend beendet, und im Idealfall kann der Patient in Zukunft eigenständig mit dem Problemlösemodell arbeiten.

Problemlösetrainings werden z. B. bei Alkoholkrankheit, Depressionen, Angststörungen, Eheproblemen, Stress und problematischem Sozialverhalten eingesetzt.

Token-Systeme

Bei Token-Systemen (engl. „token economy") handelt es sich um **Verstärkungssysteme,** bei denen sich die Klienten **Belohnungen** in Form von Münzen (Tokens) verdienen können, die sie später gegen andere Belohnungen und Vergünstigungen eintauschen können.

Token-Systeme wurden zunächst in Institutionen wie Heimen oder psychiatrischen Einrichtungen eingesetzt, um das Verhalten der Bewohner günstig zu beeinflussen. Heute finden Belohnungssysteme bei vielen verhaltenstherapeutischen Behandlungsansätzen Anwendung. Kinder mit ADHS erhalten z. B. Sterne o. ä. Symbole, die sie, wenn eine vorher festgelegte Zahl erreicht ist, gegen Belohnungen eintauschen können.

Verhaltenstherapeutische Sexualtherapie

Die Therapie von Sexualstörungen wird in der Regel als **Paartherapie** angeboten. Es ist zwar aufwendig, doch hat es sich sehr bewährt, wenn sie von einem weiblichen und einem männlichen Therapeuten gemeinsam durchgeführt wird. Nach einer Problemanalyse und ausführlicher Informationsvermittlung erhalten die Paare **Übungen,** die sie zu Hause durchführen sollen. Die Paare üben miteinander, über Sexualität zu reden und sich miteinander Lust zu verschaffen. In der ersten Phase der Therapie besteht ein Verbot, miteinander Geschlechtsverkehr zu haben, um Leistungsdruck abzubauen, Teufelskreise zu durchbrechen und Erfolgserlebnisse zu ermöglichen. In den Therapiesitzungen werden die gemachten Erfahrungen zusammen mit Therapeutin und Therapeut ausgewertet.

Viele der eingesetzten Übungen gehen auf *William H. Masters* und *Virginia Johnson* zurück. Verhaltenstherapeutische Sexualtherapie wird bei allen nichtorganischen sexuellen Funktionsstörungen eingesetzt (z. B. vorzeitiger Samenerguss, mangelndes sexuelles Verlangen, Orgasmus- und Erektionsstörungen; ➤ Kap. 11.3).

Prompting

Beim Prompting wird der Erwerb neuer Verhaltensweisen und Fähigkeiten dadurch unterstützt, dass **unmittelbar** auf die Versuche der Patienten **reagiert** wird. Die Behandelnden nehmen **verbale Korrekturen** vor oder machen den Betroffenen das erwünschte Verhalten vor. Prompting wird bei geistiger Behinderung, beim Erlernen von Sprache oder zur Verbesserung von sozialen Fertigkeiten eingesetzt.

Shaping

Durch Shaping können ganz neue Verhaltensweisen erlernt werden. Shaping kann mit **schrittweise Verhaltensformung** übersetzt werden. Der Weg zum erwünschten Zielverhalten wird in viele Teilstücke aufgeteilt, die nacheinander durch Verstärkung trainiert werden. Auf diese Weise können Tiere sogar unnatürliche Verhaltensweisen erlernen. Beim Menschen wird Shaping z. B. zum Spracherwerb bei Kindern mit einer schweren Behinderung eingesetzt.

Gedankenstopp

Viele psychische Störungen sind von ungünstigen, negativen Gedankenmustern begleitet. Besonders deutlich ist dies bei der Depression (➤ Tab. 16.7). Die Erkrankten leiden unter stundenlangen pessimistischen Grübeleien. Im Rahmen der Kognitiven Therapie werden sie aufgefordert, bewusst an die dysfunktionalen Muster zu denken. Nach einiger Zeit ruft der Therapeut laut „Stopp" und klatscht dabei in die Hände. Die Betroffenen erleben, dass sie durch den Schreck aus den negativen Gedanken gerissen werden. Sie erproben in der Folge, durch selbstdurchgeführte Gedankenstopp-Übungen mehr **Kontrolle über ihre Gedanken** zu erlangen.

Weitere verhaltenstherapeutische Verfahren

Neben den oben vorgestellten Methoden wurden im Rahmen der Verhaltenstherapie viele störungsspezifische Therapiekonzepte entwickelt, die zumeist aus einer Kombination verhaltenstherapeutischer Basisverfahren mit krankheitsspezifischen Techniken bestehen. So wurden u. a. für Depressionen, Persönlichkeitsstörungen, Schlafstörungen, Bettnässen, Anorexie und Alkoholkrankheit spezifische Programme mit verhaltenstherapeutischen Elementen entwickelt.

Psychoedukation

Hinter dem Begriff der Psychoedukation verbergen sich unterschiedliche Interventionen, die Patienten und ihre Bezugspersonen darin unterstützen sollen, ein besseres Verständnis hinsichtlich ihrer Erkrankung sowie deren Ursachen, Symptome und Behandlungsmöglichkeiten zu erwerben. Durch gezielte Informationsvermittlung in Einzel- und Gruppensettings soll so z. B. die Compliance verbessert, das Erkennen von Frühwarnsymptomen gefördert und das Rückfallrisiko vermindert werden. Dem genannten Personenkreis sollen durch die psychoedukativen Maßnahmen ein möglichst weitgehender eigenverantwortlicher Umgang mit der Erkrankung und das Erlernen adäquater Unterstützungsmöglichkeiten vermittelt werden.

16.2.3 Gesprächspsychotherapie

LERNHINWEIS !

Sie sollten Begriffe wie Empathie, Kongruenz und Nichtdirektivität erklären können.

Die Gesprächspsychotherapie nach Rogers wird meist kurz als Gesprächstherapie bezeichnet. Es handelt sich um eine Therapieform, die den **humanistischen Therapien** zugerechnet wird, die sich in den 1970er-Jahren in Abgrenzung zu den etablierten Therapierichtungen entwickelten. Andere Bezeichnungen für die Gesprächstherapie sind klientenzentrierte Psychotherapie oder nichtdirektive Psychotherapie.

Geschichte

Die Gesprächstherapie wurde von dem amerikanischen Psychologen *Carl R. Rogers* ab den 1940er-Jahren entwickelt. Er arbeitete viele Jahre in einer Erziehungsberatungsstelle und wurde durch psychoanalytische Ansätze beeinflusst, vor allem durch Vorlesungen des österreichischen Psychoanalytikers *Otto Rank*. Andere Einflussfaktoren auf die psychologischen Sichtweisen von Rogers entstammten den Gedanken der Philosophen *Sören Kierkegaard* und *Martin Buber*. Rogers führte die Bezeichnung **„Klient"** in die Psychotherapie ein. Er wollte diesen Begriff gegen den Begriff „Patient" abgrenzen, der eine passive und abhängige Rolle der hilfesuchenden Person suggeriert. Rogers analysierte mittels Tonbandaufnahmen das interpersonelle Geschehen zwischen Therapeut und Klient und stellte dabei fest, dass unabhängig von der gewählten Therapieform **die Form des Kontakts für den Erfolg** einer Therapie **ausschlaggebend** ist. In Deutschland verbreitete sich die Gesprächstherapie seit den 1960er-Jahren vor allem unter dem Einfluss des Psychologen *Reinhard Tausch*.

Grundannahmen

- Jeder Mensch verfügt über ausreichend Wachstumspotenzial und Selbstheilungskräfte. Eine vertrauensvolle, weitgehend angstfreie Situation hilft dem Menschen, **Selbstheilungskräfte** zu aktivieren.
- Dem Organismus wohnt eine **Aktualisierungstendenz** im Sinne einer „inhärenten Tendenz zur Entfaltung aller Kräfte" inne. Diese Tendenz strebt nach Erhalt und Förderung des Organismus als Ganzem.
- Als Teil der Aktualisierungstendenz hat der Mensch das Bestreben, sich selbst zu erfahren und sein Erleben bewusst zu verarbeiten. Diesen Teil der Aktualisierungstendenz nennt man **Selbstaktualisierungstendenz.**
- Beeinflusst durch die Interaktion mit seiner Umgebung entwickelt ein Mensch sein **Selbstkonzept.** Dieses besteht aus allen Annahmen und Ansichten über sich selbst.
- Eine andere dem Menschen innewohnende Tendenz ist die **Selbstbehauptungstendenz** mit dem Bestreben, das Selbstkonzept aufrechtzuerhalten.

- Das wichtigste Bedürfnis des Menschen ist das **Bedürfnis nach Anerkennung.** Menschen brauchen das Gefühl, gesehen, beachtet und verstanden zu werden.
- Seelische Störungen entstehen durch das Erleben von **Inkongruenz** (= mangelnde Übereinstimmung). Inkongruenz entsteht durch eine widersprüchliche Bewertung von Erfahrungen. Selbstaktualisierungs- und Selbstbehauptungstendenz stoßen aufeinander. Es bestehen innere „Ungereimtheiten".

Eigenschaften einer „fully functioning person" nach Rogers

- Offenheit für Erfahrungen
- Akzeptieren der eigenen Person
- Zufriedenstellende soziale Beziehungen
- Kreativität
- Realistische Anpassung und Wahrnehmung der Umwelt
- Sich selbst als Ort der Bewertung erleben
- Emotionale Stabilität
- Selbstkongruenz (Übereinstimmung von Selbstbild und Erfahrung)

Interventionsmethoden

Die Arbeitsweise von Gesprächstherapeuten lässt sich nicht im üblichen Sinne durch den Einsatz von Techniken und Werkzeugen erklären. Vielmehr entsteht aus einer bestimmten Grundhaltung heraus ein spezifisches Beziehungsangebot.

Therapeutische Beziehung

Folgende drei Aspekte kennzeichnen diese Haltung:

- **Bedingungsfreie Anerkennung**: Andere Begriffe für diese Haltung sind unbedingte Wertschätzung oder bedingungsloses Akzeptieren. Der Klient wird vorbehaltlos als ganze Person akzeptiert. Der Therapeut verhält sich positiv, warmherzig und aktiv zugewandt. Gelingt dies in authentischer Weise, können sich die Klienten ihren inneren Erfahrungen zuwenden und diese selbst annehmen.
- **Empathie**: Empathie bedeutet ein unmittelbares Teilhaben am Erleben des anderen. Dies beinhaltet vor allem die mit dem Erleben zusammenhängenden Gefühle. Das empathische Verstehen wird gegenüber den Klienten zum Ausdruck gebracht.
- **Kongruenz**: Das Konzept der Kongruenz bezieht sich sowohl auf das therapeutische Verhalten in der Gesprächstherapie als auch auf das Verhältnis, das der Therapeut zu sich selbst hat. Das Verhalten ist echt, authentisch und unverfälscht. Voraussetzung dafür ist, dass ein guter Zugang zu sich selbst besteht. Innere Regungen und Strebungen werden wahrgenommen. Kongruentes Verhalten ist dem Therapeuten nur möglich, wenn er in sich nicht inkongruent ist.

Nichtdirektivität

Gesprächspsychotherapeuten beschränken sich auf das Zuhören. Sie strukturieren den therapeutischen Prozess nicht durch Fragen und schlagen keine Interventionen vor, wie dies bei anderen Therapieformen üblich ist (Rollenspiele, Übungen, Hausaufgaben). Weder analysieren sie, noch kommentieren sie das Verhalten ihrer Klienten. Sie belehren oder trösten nicht und reden nicht über eigene Erfahrungen.

Aktives Zuhören

Das aktive Zuhören findet in vielen Lebensbereichen zunehmend Verbreitung und wird u. a. in der Beratung tätigen Personen und Führungskräften als Grundfertigkeit beigebracht. Auch wenn es sich beim aktiven Zuhören mehr um eine Haltung als um eine Technik handelt, lassen sich einige technische Aspekte beschreiben:

- Zugewandte, offene Körperhaltung
- Blickkontakt
- Durch sog. **Telefonlaute** („mmh", „ja") signalisieren, dass man zuhört
- **Paraphrasieren** des Gehörten: Der Therapeut wiederholt das Gehörte zusammenfassend mit eigenen Worten, um sich zu vergewissern, dass er den Klienten richtig verstanden hat.

Verbalisierung emotionaler Erlebnisinhalte

Viele Menschen sind in Hinsicht auf ihre Probleme sehr „verkopft". Wahrgenommen werden Probleme jedoch als Gefühle. In der Gesprächstherapie werden den Klienten Gefühle gespiegelt, die durch das empathische Zuhören aus therapeutischem Empfinden heraus wahrgenommen wurden. Es handelt sich also um den emotionalen Inhalt des Gesagten. Die bedingungsfreie Anerkennung hilft den Klienten, die emotionalen Anteile des eigenen Erlebens selbst wahr- und annehmen zu können. Durch konsequentes **Widerspiegeln der**

emotionalen Erlebnisinhalte finden die Klienten immer tiefer zu sich selbst. Sie entdecken sich durch die Interventionen der Gesprächstherapie quasi selbst.

Voraussetzung für eine erfolgreiche Gesprächstherapie ist, dass die Klienten bestehende Inkongruenzen selbst wahrnehmen und in der Lage sind, das gesprächstherapeutische Angebot anzunehmen.

16.2.4 Psychotraumatologie

LERNHINWEIS !!

Sie müssen die wichtigsten Grundstrategien der Psychotraumatologie kennen.

Die Psychotraumatologie ist eine noch recht **junge Fachrichtung** der Psychotherapie, die sich seit den 1980er-Jahren systematisch entwickelt hat. Sie stellt einen schulenübergreifenden Ansatz dar, der sich pragmatisch damit beschäftigt, Menschen mit Traumatisierungen wieder ein normales Leben zu eröffnen. Viele der Betroffenen passen mit ihrem Beschwerdebild in die Kategorie der **Anpassungs- und Belastungsstörungen** (ICD-10 F43, ➤ Kap. 9.3). Jedoch wird auch ein Großteil mit dieser Kategorie nicht erfasst, z. B. weil die in der ICD-10 geforderten Zeitkriterien nicht greifen. Der Psychotraumatologie ist ein eigener Abschnitt gewidmet, da die Anwendung psychotherapeutischer Standardverfahren bei traumatisierten Patienten in der Regel nicht ausreichend ist. Eine **spezielle Zusatzqualifikation** in Psychotraumatologie ist bei der Behandlung traumatisierter Menschen unabdingbar. Eine nicht fachgerecht durchgeführte Psychotherapie kann zu einer **Retraumatisierung** führen. Entspannungsverfahren, rein verbale Therapie oder das Ausdrücken von Gefühlen reichen bei dieser Patientengruppe nicht aus.

Grundlagen und Konzept

Traumata können sehr unterschiedlicher Art sein. So können z. B. auch Zeugen von oder Helfer bei Katastrophen Traumatisierungen davontragen. Moderne bildgebende Verfahren zeigen, dass es bei traumatisierten Personen zu einer **Blockierung von Informationsverarbeitungsprozessen** im Gehirn kommt. Bei einem Teil der Betroffenen findet sich z. B. eine Blockierung der Aktivität der linken Hirnhemisphäre. Viele traumatisierte Menschen können ihre Erlebnisse lange Zeit nicht verbalisieren, da das im Frontalhirn liegende Broca-Areal, das für Sprache zuständig ist, nur reduziert arbeitet. Ungefähr die Hälfte aller Menschen, die ein schweres Trauma erlitten haben, erholt sich ohne therapeutische Hilfe. Sie brauchen lediglich Zeit, um das Erlebte zu verarbeiten. Wichtig ist es, Menschen mit belastenden Erlebnissen vor einer Retraumatisierung zu schützen (z. B. Aussagen bei der Polizei oder vor Gericht). Von der anderen Hälfte der Personen, die das Trauma nicht spontan verarbeiten konnten, haben 30 % eine schlechte Prognose. Sie entwickeln eine **posttraumatische Belastungsstörung** (➤ Kap. 9.3), die häufig in Kombination mit einer Angststörung, somatoformen Störungen (z. B. Schmerzen), dissoziativen Störungen, Depressionen oder Abhängigkeitserkrankungen auftritt.

Als eine Grundregel der Therapie sollte gelten: Vor einer Behandlung des Traumas selbst müssen Betroffene unbedingt ausreichend **Stabilität** erreicht und für sie **wirksame Schutzmaßnahmen** erlernt haben, um in und nach der Therapiestunde mit dem Erlebten umgehen zu können. Sie sollten stimmungsmäßig mindestens genauso gut wieder aus der Therapiestunde hinausgehen, wie sie hereinkamen. Als wichtigstes Behandlungsziel ist anzusehen, dass der traumatisierte Mensch lernt, seine Stimmungen regulieren zu können. An erster Stelle steht die Stabilisierung der betroffenen Person und nicht die Verarbeitung der traumatisierenden Situation. Zur Stabilisierung können in der ersten Phase der Behandlung auch **Medikamente** eingesetzt werden. Bewährt haben sich selektive Serotonin-Wiederaufnahmehemmer (SSRIs), die zu den Antidepressiva zählen (➤ Kap. 17.2.1). Kontrovers diskutiert wird der Einsatz hochpotenter Antipsychotika (Neuroleptika) und von Benzodiazepinen, die im klinischen Alltag noch häufig verschrieben werden.

Interventionsmethoden

EMDR (Eye Movement Desensitization and Reprocessing)

Diese Methode wurde speziell für die Behandlung von Traumatisierungen entwickelt. Begründerin ist die amerikanische Psychologin **Francine Shapiro,** die das Verfahren 1989 entdeckte. In Deutschland wird das Verfahren durch Arne Hofmann verbreitet. Nach einer Stabilisierung der Betroffenen, die noch nicht EMDR-spezifisch ist, wird nach einem genau festgelegten schrittweisen Verfahren versucht, die traumatisierende Erfahrung zu verarbeiten.

Stark verkürzt wird dabei wie folgt vorgegangen[1]: Der Patient stellt sich eine stark belastende Situation vor und wählt das subjektiv schlimmste Bild des Vorfalls. Zu diesem Bild soll der Patient formulieren, welche negative Einstellung zu sich selbst mit dem Vorfall einhergeht (kognitive Ebene: Opfer sexueller Gewalt sind z. B. häufig der Meinung, selbst „schmutzig" zu sein). Anschließend wird der Patient aufgefordert, der **negativen Selbstüberzeugung** eine positive entgegenzusetzen. Der Patient wird gebeten, auf einer Skala einzuschätzen, wie zutreffend sich die positive Selbsteinschätzung anfühlt, wenn er an das stark belastende Bild denkt. Auf einer weiteren Skala soll der Patient beschreiben, als wie belastend er die traumatisierende Situation empfindet, wenn er gleichzeitig an die dazugehörige negative Selbstüberzeugung denkt. Es schließt sich eine Phase der abwechselnden Stimulierung der beiden Gehirnhemisphären an. Klassischerweise bewegt der Therapeut dazu seine Finger vor den Augen des Patienten hin und her und fordert den Patienten auf, den Bewegungen des Fingers mit den Augen zu folgen. Dieser Vorgang wird so lange wiederholt, bis der Patient die belastende, traumatisierende Situation mit der dazugehörenden Selbsteinschätzung als nicht mehr belastend empfindet. Im Anschluss an dieses **„Reprozessierung"** genannte Verfahren wird die anfangs erarbeitete positive Selbstüberzeugung mit dem Ursprungsereignis verknüpft (Verankerung). Abschließend erfolgt eine Nachbesprechung. Für die Durchführung einer EMDR-Sitzung werden 1,5–2 Stunden veranschlagt.

Kontraindiziert ist das Verfahren bei floriden Psychosen, organischen Hirnerkrankungen, schweren körperlichen Krankheiten und bestimmten Augenerkrankungen, wobei im Fall von Menschen mit Augenerkrankungen auf auditive (Geräusche) oder taktile (Berührungen) bilaterale (beidseitige) Stimulierung ausgewichen werden kann.

1 Anm. der Autorin: Um in der folgenden Therapiebeschreibung den Lesefluss nicht zu unterbrechen, habe ich mich dafür entschieden, die männliche Form beizubehalten, um Ihnen ein leichteres Verständnis der Methode zu ermöglichen.

Hypnotherapie

Aus der Hypnotherapie nach Erickson (➤ Kap. 16.4) stammen therapeutische Interventionen, die auch als imaginative Verfahren bezeichnet werden. Hilfreich ist in der Phase der Stabilisierung eine Technik zur Kontrolle von **Flashbacks** (unkontrolliert auftretende belastende Erinnerungen in Form von Bildern, Gerüchen, Geräuschen oder Körperempfindungen). Die Patienten lernen z. B., die Ereignisse in Form eines Videofilms zu sehen, den sie mithilfe einer Fernbedienung vorspulen oder rückwärtslaufen lassen können. Auf diese Weise erlangen sie Kontrolle über die Erinnerungen. Bei einer anderen Technik lernen sie, die auftretenden negativen Bilder durch andere positive zu ersetzen.

Körperorientierte Psychotherapie

Bei vielen schwer traumatisierten Menschen kommt es zu schwerwiegenden körperlichen Reaktionen, z. B. in Form einer Somatisierungsstörung (➤ Kap. 9.5). Derartige körperliche Folgen sind einer rein verbalen Therapie oft nicht zugänglich. Körperorientierte Verfahren helfen den Betroffenen, wieder eine Verbindung mit der Körper- und Gefühlsebene zu erreichen, die infolge dissoziativer Schutzmechanismen häufig gestört ist.

Verhaltenstherapie

In der Kognitiven Verhaltenstherapie kommen bei der Traumabehandlung vor allem drei Ansätze zum Tragen: Angstbewältigungstraining, kognitive Therapie, Desensibilisierungstechniken (➤ Kap. 16.2.2).

16.2.5 Körperorientierte Psychotherapie

LERNHINWEIS !

Die körperorientierte Psychotherapie hat eine geringe Prüfungsrelevanz, sofern sie nicht zu den von Ihnen angewandten Verfahren zählt.

Körperorientierte Psychotherapien sind tiefenpsychologisch orientierte Therapieformen, die das klassische psychotherapeutische Gespräch um die Dimension der Wahrnehmung körperlicher und emotionaler Vorgänge erweitern.

Geschichte

Die körperorientierte Psychotherapie hat sich aus den Ansätzen der Psychoanalyse entwickelt. Die meisten Schulen beziehen sich auf *Wilhelm Reich,* der in Wien lange Jahre als Psychoanalytiker arbeitete. Reich griff frühe Theorien von Sigmund Freud auf und suchte nach messbaren biophysikalischen Beweisen für Freuds Libidotheorie. Im Rahmen seiner Forschungen stellte Reich die Bedeutung körperlicher Prozesse bei der Aufrechterhaltung einer Neurose heraus.

Heute gibt es eine Reihe körperorientierter Therapieformen, die sich überwiegend auf Reichs Arbeiten beziehen. An erster Stelle ist hier die **bioenergetische Analyse** zu nennen, die *Alexander Lowen,* ein amerikanischer Arzt und Reichs Patient, Ende der 1950er-Jahre entwickelte. Weitere Formen körperorientierter psychotherapeutischer Verfahren sind **Hakomi** (nach *Ron Kurtz*), **Biodynamik** (nach *Gerda Boysen*), **Biosynthese** (nach *David Boadella*) und **Core Energetik** (nach *John Pierrakos*).

Grundannahmen

- Es gibt eine zentrale **Lebensenergie.** Störungen im Fluss dieser Lebensenergie führen zu Krankheit und seelischen Störungen. Die Lebensenergie steht in einer Wechselwirkung mit körperlichen und seelischen Vorgängen. Diese Energie wird unterschiedlich benannt. Reich nannte die von ihm entdeckte Energieform Orgonenergie, während Lowen den neutraleren Begriff Bioenergie bevorzugte.
- Eine Wiederbelebung der Lebensenergie und somit des Körpers ermöglicht die Überwindung neurotischer Muster.
- Während der Revitalisierung kommt es zu einer verstärkten Freisetzung von Gefühlen.
- Ein gesunder Mensch ist frei in seinem emotionalen Ausdruck und in der Lage, bedeutsame Bindungen zu anderen Menschen aufzubauen.

Wichtige Begriffe

Charakterstrukturen

In Anlehnung an das psychoanalytische Phasenmodell beschrieb Reich verschiedene Menschentypen, deren Lebensgeschichte, Verhaltensmuster und physische Erscheinungen sich sehr ähneln. Unterschiedliche Typen benötigen dementsprechend ein unterschiedliches Vorgehen in der Therapie. Es entwickeln sich jeweils typische Widerstands- und Übertragungsmuster.

Körperpanzerung

Menschen entwickeln Vermeidungsmuster gegen seelischen Schmerz, welche die Psychoanalyse Abwehr (➤ Kap. 16.2.1) nennt. Die seelischen Vermeidungsmuster haben eine Entsprechung auf der körperlichen Ebene. Reich nannte die körperliche Schutzschicht gegen emotionalen Schmerz Körperpanzer.

Erdung

Das Erdungsprinzip wurde von *Alexander Lowen* in die körperorientierte Psychotherapie eingeführt. Auf der physischen Ebene bedeutet Erdung einen stabilen, festen und dennoch flexiblen Stand. Begriffe wie „Standfestigkeit", „Selbstständigkeit" oder „Zu-sich-Stehen" weisen auf die Zusammenhänge zwischen seelischen Prozessen und körperlichen Gegebenheiten hin. Erdung bedeutet jedoch nicht nur eine gute Verankerung in der unteren Körperhälfte, sondern auch einen guten Bezug zur Realität. Psychotische Menschen sind nach diesem Konzept schlecht geerdet, da sie den Kontakt zur Realität weitgehend verloren haben.

Interventionsmethoden

Atemübungen

Viele Interventionsmethoden der körperorientierten Psychotherapie zielen auf eine Vertiefung der Atmung ab. Hilfsmittel können ein Atemhocker oder eine Atemrolle sein. Eine vertiefte Atmung ermöglicht einen intensiveren Zugang zu den eigenen Gefühlen. Umgekehrt versucht man, unangenehme Gefühle zu verhindern, indem man die Luft anhält oder nur flach atmet.

Übungen des emotionalen Ausdrucks

Viele Menschen der modernen westlichen Zivilisation haben den Zugang zu ihren Gefühlen weitgehend verloren. Sie nehmen sie nicht wahr oder können sie nicht ausdrücken. Übungen, die den Körper einbeziehen, bringen eine höhere Wahrscheinlichkeit als eine rein verbale Therapie mit sich, dass Gefühle erlebbar werden. Derlei Übungen dürfen bei schweren psychiatrischen Störungen, wenn überhaupt, nur sehr dosiert und nur von erfahrenen Therapeuten eingesetzt werden.

Beziehung und Kontakt

In den vergangenen Jahren haben die therapeutische Beziehung und die Arbeit mit Übertragungsphänomenen in der körperorientierten Psychotherapie eine stärkere Gewichtung erfahren. Körperpsychotherapeuten orientieren sich diesbezüglich an den Prinzipien der tiefenpsychologisch orientierten Psychotherapie (➤ Kap. 16.2.1).

16.2.6 Hypnotherapie

LERNHINWEIS !

Die Hypnotherapie hat eine geringe Prüfungsrelevanz, sofern sie nicht zu den von Ihnen angewandten Verfahren zählt.

Die Hypnotherapie nach Erickson ist eine moderne Form der Hypnosetherapie, die bei vielen Störungen in Form einer lösungsorientierten Kurzzeittherapie eingesetzt wird. Hypnotherapie ist als Zweitverfahren im Rahmen der ärztlichen psychotherapeutischen Fortbildung anerkannt.

Geschichte

Bereits im Altertum wurde Hypnose (griech. „hypnos“: Schlaf) zur Behandlung von Krankheiten eingesetzt. Suggestionen, Rituale und Ekstase waren bei den meisten Völkern schon immer Bestandteil von Heilungszeremonien. *Paracelsus* empfahl im 16. Jahrhundert als Erster den systematischen Einsatz von Suggestionen bei Nervenleiden. Später wurden der Hypnose ähnliche Verfahren als „Magnetismus“ sehr populär. Berühmtester Vertreter dieser Richtung war der österreichische Arzt *Franz Mesmer.* Bis Mitte des 19. Jahrhunderts wurde Hypnose zur Vorbereitung von Operationen eingesetzt, bis sie von Betäubungsmitteln verdrängt wurde. *Sigmund Freud,* der Begründer der modernen Psychotherapie, ließ sich in Hypnose ausbilden. Er wandte sich jedoch wieder von dieser Methode ab, als er seine eigene Schule, die Psychoanalyse (➤ Kap. 16.2.1), begründete.

Heute unterscheidet man die klassische Hypnose von weniger direktiven Hypnoseformen. Letztere gehen besonders auf den amerikanischen Psychiater *Milton Erickson* zurück, dessen moderne Form der Hypnosetherapie als **Hypnotherapie** bezeichnet wird. Viele Konzepte der Hypnotherapie sind durch ihre Verwendung im Rahmen der neurolinguistischen Programmierung (NLP) bekannt geworden. Klassische Hypnose versucht, Verhaltensweisen durch Standardsuggestionen zu beeinflussen. Therapeuten sind hierbei in einer machtvollen Position und setzen ihr Fachwissen relativ schematisch ein. In der modernen Hypnotherapie wird davon ausgegangen, dass nur die Klienten selbst den Weg zu einer guten Lösung wissen, und darum wird Ihnen geholfen, Zugang zu diesem Wissen zu erlangen.

Grundannahmen

- Das Unbewusste kennt den Weg zu einer Lösung der Probleme am besten.
- In einer hypnotischen Trance ist das Unbewusste leichter zugänglich.
- Veränderungsprozesse entstehen durch innere Selbstorganisation. Die Patienten werden hierbei begleitet und überwinden ihre Probleme durch eigene Stärken und Lösungen.
- Die Orientierung an einem positiv formulierten Zielzustand setzt mehr Kräfte frei als eine Orientierung am Symptom. Die Formulierung „Ich fühle mich gesund, tatkräftig und beschwingt“ setzt mehr Kräfte im Unbewussten frei als die Zielformel: „Ich habe keine Kopfschmerzen mehr“.

Wichtige Begriffe

Trance

Hypnose zielt auf einen Zustand ab, der nichts mit Schlaf zu tun hat. Vielmehr handelt es sich um einen Zustand zwischen entspanntem Wachzustand und einem abgesenkten und eingeengten Bewusstseinszustand, in dem die Aufmerksamkeit auf innere Vorgänge und das Unbewusstes gelenkt wird. Im Gehirn zeigt sich in diesem Zustand eine erhöhte Aktivität an

16

Alpha-Wellen. Ein Mensch behält in Hypnose seine bewusste Kontrolle. Ängste vor Willen- und Wehrlosigkeit sind somit unbegründet. Selbst in tiefer Trance können Menschen nicht dazu gebracht werden, Dinge zu tun, die gegen ihre moralischen Grundsätze verstoßen. Die Hypnotherapie hat nichts mit Showhypnose zu tun. Der Zustand der Trance ist vielmehr mit Momenten vergleichbar, in denen man „die Zeit vergisst", wie z. B. ein Kind, das stundenlang im Spiel versunken ist.

Utilisation

In der Hypnotherapie wird versucht, alle Eigenschaften und auch Eigenheiten eines Menschen zu nutzen (= utilisieren). Hierfür macht man sich die Form des Widerstands oder auch die positiven Eigenschaften eines Symptoms zunutze. So kann z. B. ein zwanghafter Mensch leichter einer Therapieempfehlung folgen, wenn er eingeladen wird, „einmal gründlich und sorgfältig" zu prüfen, wie sich eine Sache verhält.

Beiläufigkeit

Suggestionen werden häufig indirekt angeboten, um eine Auseinandersetzung mit dem bewussten Denken zu umgehen. Auch indirekte Botschaften erreichen ihre Adressaten, wie die Wirkmechanismen der Werbung täglich beweisen. *Beispiel:* „… und es ist nicht nötig, daran zu denken, dass man eine Lösung auch auf leichte Art und Weise finden kann."

Ressourcen

Die Hypnotherapie orientiert sich an den Stärken und Fähigkeiten des Menschen und nicht vorrangig an seinen Defiziten. Diese Stärken und Fähigkeiten nennt man Ressourcen.

Interventionsmethoden

Zukunftsprojektion

Der Patient stellt sich einen Zeitpunkt in der Zukunft vor, zu dem das Problem nicht mehr besteht. Allein die Fähigkeit, für einen solchen Zustand Bilder zu entwickeln, hat eine große therapeutische Wirkung. So können sich depressive Patienten im Tagesbewusstsein einen solchen Zustand gar nicht vorstellen. In Trance gelingt dies jedoch, was die Möglichkeit einer Veränderung impliziert. Gelingt es, positive Bilder zu entwickeln, wird dazu aufgefordert, diese auf verschiedenen Sinneskanälen zu erkunden und zu vertiefen. Der Patient kann rückblickend beschreiben, wie er diesen positiven Zustand erreicht hat.

Geschichten und Metaphern

In der Trance werden Geschichten erzählt, die scheinbar nichts mit dem Problem zu tun haben. Dies setzt Suchprozesse in Gang. In therapeutische Geschichten können Implikationen eingestreut, also das Erwünschte wie selbstverständlich in die Geschichten eingebaut werden.

Amnesie

Für innere Verarbeitungsschritte kann es hilfreich sein, wenn die verwendeten Suggestionen im Unbewussten weiterwirken. Um zu verhindern, dass das Tagesbewusstsein mit seinem rationalen Denken diese Schritte stört, kann der Therapeut eine posthypnotische Amnesie induzieren. Dies bedeutet, dass Inhalte der Hypnose im Wachbewusstsein nicht mehr erinnert werden.

Pacing und Leading

Im Kontakt mit Patienten ist es wichtig, dass Hypnotherapeuten sich auf ihr Gegenüber einstellen. In den meisten Stadien der Therapie begleiten und folgen sie ihren Patienten (Pacing). An anderen Stellen übernehmen sie die Führung in der therapeutischen Beziehung, indem sie mit Suggestionen, Implikationen oder Geschichten arbeiten (Leading).

16.2.7 Gestalttherapie

LERNHINWEIS !

Die Gestalttherapie hat eine geringe Prüfungsrelevanz, sofern sie nicht zu den von Ihnen angewandten Verfahren zählt.

Die Gestalttherapie zählt nicht zu den in Deutschland wissenschaftlich anerkannten Verfahren. Sie wird jedoch häufig in Kliniken eingesetzt, besonders zur Behandlung von Abhängigkeitserkrankungen.

Geschichte

Die Gestalttherapie wurde von dem Berliner Psychiater und Psychoanalytiker *Frederick S. Perls* und seiner

Frau, der Gestaltpsychologin *Lore Perls*, begründet. Bis 1936 war Perls Mitglied der Psychoanalytischen Vereinigung, aus der er schließlich wegen inhaltlicher Differenzen und mangelnder Anerkennung ausschied. Wichtige Einflüsse waren für Perls seine Lehranalysen bei *Karen Horney* und *Wilhelm Reich*, die philosophischen Konzepte von *Martin Buber, Paul Tillich* und *Gabriel Honoré Marcel* sowie die Gestaltpsychologie, mit der er durch seine Frau bekannt wurde. Die Gestaltpsychologie erforscht Phänomene der Wahrnehmung. Perls lebte und lehrte bis zu seinem Tod in den USA, wo er zu einem wichtigen Vertreter der humanistischen Psychotherapie wurde. In Europa wurde die Gestalttherapie durch *Hilarion Petzold* verbreitet, der auf der Grundlage der Gestalttherapie eine integrative Psychotherapie entwickelte.

Grundannahmen

- Die Gestaltpsychologie beschreibt in vielen Experimenten, wie **Wahrnehmung** funktioniert. Ein Gegenstand wird wahrgenommen, weil er sich gegen den Hintergrund abhebt. Auch wenn die Figur nur unvollkommen zu erkennen ist, hat der Organismus die Fähigkeit und die Neigung, eine Figur zu komplettieren.
- In Analogie zu diesen Gesetzen der Wahrnehmung gibt es auch im Seelischen offene Gestalten. Die Seele trachtet danach, diese offenen Gestalten zu schließen. Oder mit anderen Worten: Das Seelische hat das Bestreben, unerledigte Dinge abzuschließen. Gelingt dies nicht, bleibt eine Störung zurück.
- **Aggression** ist ein wichtiger Bestandteil des menschlichen Lebens. Hier wird Aggression entsprechend der ursprünglichen Bedeutung als „Herantreten an die Umwelt" verstanden (lat. „aggredi" [ad-gredi]: herangehen an).
- Der Mensch braucht eine ausgewogene Balance zwischen Verstand und Intuition sowie zwischen Abhängigkeit und Selbstständigkeit.
- Der Mensch strebt nach **Selbstverwirklichung,** nach einer Entwicklung von innen heraus. Als Gegensatz dazu besteht eine Tendenz, sein Selbstbild zu verwirklichen. Diese gegenläufige Tendenz bringt eine Orientierung an äußerlichen Maßstäben mit sich und lässt einen Menschen seine Selbstverwirklichung verfehlen.

Interventionsmethoden

Hier-und-Jetzt-Prinzip

Thema in der Therapie sind Vorgänge der Gegenwart. Es ist nicht notwendig, sich lange mit Vergangenem aufzuhalten. Die Gestalttherapie erkennt an, dass Kindheitserlebnisse prägend für die Persönlichkeit sind, betont jedoch die Notwendigkeit, Probleme in der Gegenwart zu lösen.

Wahrnehmung

Die Patienten üben sich darin, ihre Wahrnehmung (engl. „awareness") von sich und der umgebenden Umwelt zu schulen und zu vertiefen.

Traumarbeit

Die Patienten führen Regie bei ihren Träumen. Es wird versucht, mit verschiedenen Elementen des Traums Kontakt aufzunehmen. Entfremdete Selbstanteile sollen so wieder zugänglich gemacht und integriert werden.

Betonung der Verantwortlichkeit für sich selbst

Die Patienten werden angehalten, für ihre Bedürfnisse einzutreten. Sie sollen Aussagen immer in der „Ich-Form" machen.

Rollenspiele

Um das Erleben von problematischen Situationen im Hier und Jetzt zu ermöglichen, werden Rollenspiele eingesetzt, bei denen sich die Patienten unmittelbar in die problematische Situation hineinversetzen können. Die Techniken sind z. T. dem Psychodrama entlehnt.

Kreative Techniken

Da die Gestalttherapie nur begrenzt an die Effektivität von Verbalisierungen glaubt, fördert sie mit verschiedenen Mitteln den nonverbalen Ausdruck. So finden Malerei, Collagen oder Skulpturen Verwendung.

Körperübungen

Angeregt durch seine eigene Therapie bei Wilhelm Reich bezog Perls den Körper bei vielen Wahrnehmungs- und Ausdrucksübungen mit ein.

16.2.8 Systemische Therapie/Familientherapie

LERNHINWEIS !

Sie sollten die Elemente der Systemischen Therapie kennen und wissen, dass sie inzwischen zu den kassenfinanzierten Verfahren zählt.

Die unter dem Oberbegriff Familientherapie zusammengefassten Therapieformen stellen eine heterogene Gruppe dar, deren Gemeinsamkeit darin besteht, dass seelische Krankheit nicht als individuelles Problem gesehen wird, sondern als Zeichen der Störung eines (Familien-)Systems. In vielen Fällen wird der Begriff **Systemische Therapie** weitgehend mit Familientherapie gleichgesetzt.

Geschichte

Unter dem Dach der Familientherapie wird eine Gruppe von psychotherapeutischen Schulen zusammengefasst, die sehr unterschiedliche theoretische Bezugssysteme aufweisen und sich auch in den Interventionsmethoden stark unterscheiden. Gemeinsam ist ihnen, dass sie die Patienten im Kontext ihrer sozialen Eingebundenheit betrachten.

Wie in vielen anderen neueren Therapieschulen waren die ersten Vertreter der therapeutischen Arbeit mit Familien Psychoanalytiker. Bereits *Alfred Adler* bezog Familien in seine Therapien mit ein. Weitere Psychoanalytiker, die den Rahmen der Einzeltherapie auf familiäre Beziehungen ausdehnten, waren *Erik Erikson, Erich Fromm, René Spitz* und *Harry Stack Sullivan* – ohne dass diese als klassische Familientherapeuten gelten würden.

In den 1950er-Jahren untersuchten *Gregory Bateson, Don Jackson, Jay Haley* und *John Weakland* die Kommunikationsmuster in Familien von Menschen mit einer Schizophrenie und entwickelten die Theorie der „doppelten Botschaft" (Double Bind Theory). Dieser Theorie zufolge entsteht Schizophrenie als Folge von unerfüllbaren Botschaften in der Familie. Diese Theorie gilt mittlerweile als überholt.

Virginia Satir untersuchte die Kommunikationsstile in Familien sehr genau. Sie beschrieb vier grundlegende Kommunikationsmuster, die der Abwehr eines schwachen Selbstwerts dienen. Satir entwickelte die Technik der **Familienskulptur,** die sie dem Psychodrama entlehnte und dazu nutzte, die Beziehungen in einer Gruppe erlebnisnah darzustellen. *Gregory Bateson* entwickelte in den 1960er-Jahren kybernetische Erklärungsmodelle, nach denen Familien wie Regelkreise funktionieren, auf die von außen eingewirkt werden kann. *Salvador Minuchin* – er beschrieb Strukturen von gut funktionierenden Familien, die vor allem klare Grenzen zwischen den Generationen beinhalten – entwickelte seine Ansätze aus der Arbeit in amerikanischen Armenvierteln heraus und nannte sein Konzept **strukturelle Familientherapie.** *Mara Palazzoli* begründete in Europa die **strategische Familientherapie.** Bei diesem therapeutischen Vorgehen werden die eingefahrenen und starren Strukturen einer Familie von außen „verstört", um das System zu einer Neuordnung zu bringen. Eine klassische Intervention ist hierbei die paradoxe Intervention (s. u.).

In Deutschland wurde die Familientherapie besonders durch *Horst-Eberhard Richter* und *Helm Stierlin* verbreitet. Als eine besondere Form der Familientherapie hat sich die **Ehe- und Paartherapie** entwickelt, deren wichtigster Vertreter in Deutschland *Jürg Willi* mit seinem Modell der Kollusion (unbewusstes Zusammenspiel von Menschen) ist. Seit geraumer Zeit findet *Bert Hellinger* mit seinen phänomenologischen Familienaufstellungen großen Zulauf. Gegen seinen Ansatz grenzen sich klassische Familientherapeuten jedoch strikt ab.

Grundannahmen

- Nicht der einzelne Mensch ist krank, sondern Krankheit weist auf eine Störung im (Familien-)**System** hin. Die Behandlung umfasst die Behandlung der ganzen Familie.
- In den meisten Fällen liegen Störungen der **Kommunikation** zwischen Mitgliedern eines Systems vor, die behoben werden müssen.
- Jedes Mitglied eines Systems sollte bezogen auf die anderen Mitglieder des Systems handeln und kommunizieren. Es sollte auch die Fähigkeit besitzen, sich abzugrenzen und die eigene Individualität zu entwickeln.
- Interventionen an einem Teil des Systems wirken sich auf das ganze System aus.

- Eine Therapie kann einen Menschen nicht verändern, aber sie kann ihn beeinflussen. Menschen konstruieren sich ihre Wirklichkeit selbst. Die Bedeutung einer Erfahrung liegt nicht im beobachteten äußeren Geschehen, sondern entsteht durch innerpsychische Verarbeitungsschritte (**Konstruktivismus**).
- Ein Symptom stellt einen Lösungsversuch dar, um das ganze System stabil zu halten. Familientherapie sucht nach anderen Möglichkeiten, um dieses Ziel zu erreichen.

Interventionsmethoden

Therapie der ganzen Familie

Wenn möglich, wird die Therapie mit allen wichtigen Familienmitgliedern, teils auch mit anderen wichtigen Personen aus dem sozialen Umfeld durchgeführt. Viele Prinzipien der Familientherapie können jedoch auch in einer Einzelsitzung eingesetzt werden.

Genogramm

Die Erstellung eines Genogramms erfolgt zunächst zu diagnostischen Zwecken. Ein Genogramm stellt die Familienstruktur über mehrere Generationen grafisch dar (➤ Abb. 16.4). Sämtliche diagnostischen Maßnahmen stellen in der Familientherapie gleichzeitig Interventionen dar, da sie im System Impulse setzen.

Familienskulptur

Jedes Familienmitglied wird aufgefordert, sich und seine Angehörigen im Raum zueinander so anzuordnen, wie es die emotionalen Beziehungen der Familienmitglieder zurzeit wahrnimmt. Anschließend tauschen sich die Familienmitglieder über mögliche Unterschiede und Gemeinsamkeiten der Darstellung aus.

Therapie im Team

Viele Familientherapeuten arbeiten als Paar oder sogar im Team, wobei ein Teil etwa hinter einer Einwegscheibe sitzen kann, während ein anderer das Gespräch führt. Häufig verlassen Familientherapeuten die Sitzung zwischenzeitlich, um sich mit den übrigen Teammitgliedern zu beraten. In anderen Fällen werden unterschiedliche Wahrnehmungen und Lösungsideen in Gegenwart der Familie diskutiert („reflecting team"). Letzteres Vorgehen vermittelt modellhaft die Sichtweise, dass es nicht *die* richtige Lösung, sondern viele Möglichkeiten gibt.

Zirkuläres Fragen

Durch diese besondere Fragetechnik wird herauszufinden versucht, wie verschiedene Mitglieder eines Systems einen Sachverhalt wahrnehmen. Gleichzeitig implizieren zirkuläre Fragen, dass Ereignisse von verschiedenen Personen unterschiedlich wahrgenommen werden können und dass es unterschiedliche Perspektiven gibt. Statt zu fragen: „Warum hast du deine Schwester angeschrien?", könnte gefragt werden:

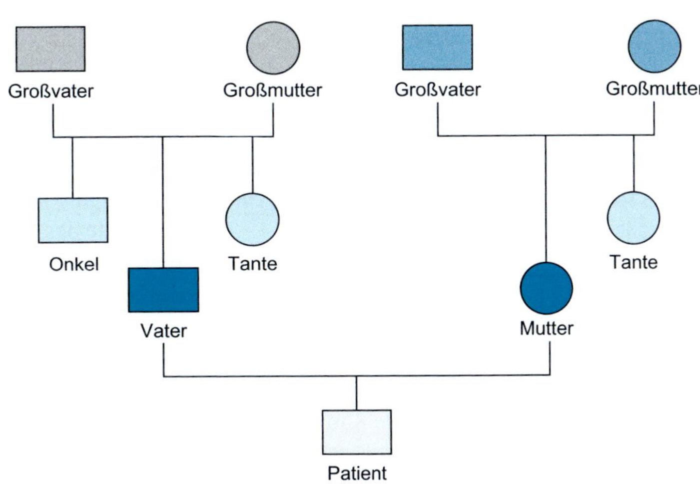

Abb. 16.4 Vereinfachte Darstellung des Genogramms einer Familie [L141]

„Was, glaubst du, würde deine Mutter sagen, wenn man sie fragte: Warum hat Werner seine Schwester angeschrien?". Zirkuläres Fragen kann auch bedeuten, tatsächlich Dritte über eine Situation zu befragen.

Paradoxe Intervention

Häufig wird in Familiensystemen an problematischem Verhalten festgehalten. Paradoxe Interventionen beinhalten oft Symptomverschreibungen. Dies bedeutet, dass das problematische Verhalten scheinbar gestützt wird, um es einzuschränken oder zu kontrollieren. Bei Schlafstörungen z. B. könnte eine paradoxe Intervention darin bestehen, die betroffene Person aufzufordern, unter allen Umständen wach zu bleiben.

Zukunftsfragen

Um von ermüdenden Problembeschreibungen wegzukommen, werden die Klienten aufgefordert, positive Zukunftsvisionen zu formulieren.

Hausaufgaben

Häufig erhalten Familien oder einzelne Mitglieder eines Systems zum Abschluss einer Therapiesitzung eine Aufgabe, die sie bis zur nächsten Sitzung erfüllen sollen.

16.3 Weitere psychotherapeutische Verfahren

Vor allem im klinischen Bereich kommen weitere kreative und körperorientierte Verfahren zum Einsatz. Es hat sich gezeigt, dass kreative Methoden wesentlich zum Gefühlserleben und zum Gefühlsausdruck beitragen können. Ein weiterer wichtiger Aspekt ist hier die Schulung der eigenen Wahrnehmung und das Sichtbarmachen inneren Erlebens. Die genannten Verfahren stellen eine Ergänzung zur verbalen Psychotherapie dar.

16.3.1 Konzentrative Bewegungstherapie (KBT)

Die von *Helmuth Stolze* begründete Konzentrative Bewegungstherapie gehört zu den körperorientierten psychotherapeutischen Methoden. Im Vordergrund stehen das Erleben und Wahrnehmen des eigenen Körpers und seiner Bewegungen. Diese Therapieform stützt sich auf verschiedene Theorien, etwa auf tiefenpsychologische oder lerntheoretische Modelle. In der Regel findet die KBT im stationären Gruppensetting statt. Begonnen wird zumeist mit einer Gesprächsrunde; es folgt ein Bewegungsteil, der die Selbstwahrnehmung im Hier und Jetzt verbessern soll. Durch explorierende Fragen werden unterschiedliche Bewegungen und ihre Wirkung auf den Körper bewusst gemacht und vertieft erlebt. Verschiedene Materialien wie z. B. Bälle, Tücher, Seile o. Ä. können in den Bewegungsteil einbezogen werden, um Themen wie z. B. „Grenzen setzen" erleb- und spürbar zu machen. Durch den körperlichen Ausdruck und das tiefere Empfinden können Erinnerungen und Konflikte bewusstwerden, die im abschließenden Reflexionsgespräch aufgegriffen werden können.

16.3.2 Aktive Musiktherapie

Auch die Musiktherapie findet im stationären Setting meist in Gruppen statt. Sie gehört in den Bereich der kreativen Verfahren und bietet die Möglichkeit, eigenen Gefühlen durch die Stimme, den Klang der Instrumente oder den Rhythmus Ausdruck zu verleihen. Wie bei der KBT beginnt die Therapie meist mit dem Gespräch. Im Anschluss folgt der aktive Teil, der aus eigenem Musizieren und Improvisieren besteht (aktive Musiktherapie). Zu den Zielen der Musiktherapie zählen:

- Gefühlsausdruck fördern
- Nicht mehr vorhandene Gefühle wiedererleben
- Selbstwahrnehmung fördern
- Verständnis für die Krankheitssymptome entwickeln und fördern
- Zugrunde liegende Konflikte erkennen und bearbeiten

Am Ende des aktiven Teils der Therapie steht auch hier das reflektierende Gespräch über die während des Musizierens erlebten Emotionen.

16.3.3 Kunsttherapie

Die Kunsttherapie, die ebenfalls zu den kreativen Methoden zählt, wird in unterschiedlichen Bereichen angeboten, neben der Psychiatrie beispielsweise in der Onkologie und Geriatrie. Es geht um die Sichtbarmachung innerer Prozesse, Gefühle und Erlebnisse. Zum Einsatz kommen verschiedenste Materialien, z. B. Holz, Farben, Metall, Ton. Zu den Zielen der Kunsttherapie zählen:

- Kreative Fähigkeiten fördern
- Neue Perspektiven entwickeln
- Lösungsmöglichkeiten für Krisen entwickeln, um diese überwinden zu können
- Negativen Erlebnissen einen Ausdruck verleihen, wenn Sprache noch nicht möglich ist
- Soziale Interaktion und Kommunikation (Gruppe) verbessern

Bei der Kunsttherapie spielt das Gespräch eine bedeutende Rolle. Durch den Austausch in der Gruppe und mit der Therapeutin können sich z. B. Bilder verändern lassen, oder es können sich neue Perspektiven zur Lösung von Problemen entwickeln.

16.4 Entspannungsverfahren

16.4.1 Autogenes Training

LERNHINWEIS !

Sie sollten eines der klassischen Entspannungsverfahren, entweder das autogene Training (➤ Kap. 16.4.1) oder die progressive Muskelrelaxation (➤ Kap. 16.4.2), darstellen können.

Das autogene Training (AT) ist ein in Deutschland weitverbreitetes **Entspannungsverfahren,** das eine Ergänzung zur herkömmlichen Psychotherapie darstellt und mit dieser meist kombiniert wird. Häufig wird AT in Krankenkassen- und Volkshochschulkursen vermittelt. Die Patienten erlernen vorgefertigte Formeln, mit denen sie ihre Aufmerksamkeit auf innere körperliche Prozesse lenken und so Entspannung herbeiführen können. AT wird einzeln und in Gruppen angewendet.

MERKE

Entspannungsverfahren sind während psychotischer Phasen in der Regel kontraindiziert.

Geschichte

AT wurde von dem Internisten und Neurologen *Johannes Heinrich Schultz* als Methode zur **Selbsthypnose** (griech. „autos“: selbst) entwickelt. Er griff Arbeiten des Hirnforschers *Oskar Vogt* auf, der festgestellt hatte, dass mit Hypnose therapierte Patienten nach kurzer Zeit in der Lage waren, sich selbst in Hypnose zu versetzen. Schultz entwickelte seine Methode in den 1920er-Jahren und behandelte erfolgreich kriegstraumatisierte Soldaten.

Grundannahmen

- AT spricht **unwillkürliche Körpervorgänge** an und verändert diese. Die Wirkung wird über das vegetative Nervensystem vermittelt.
- Durch Erlernen der **Selbstsuggestionen** kann Entspannung jederzeit selbstständig herbeigeführt werden.

Wichtige Begriffe

Oberstufe

In der Oberstufe des AT arbeiten die Patienten mit selbstgewählten Situationen und lernen, hierzu Bilder zu entwickeln.

Zurücknehmen

Die Patienten sollen sich klar und deutlich wieder aus dem autogenen Zustand herausnehmen, um sich frisch und erholt den Dingen des täglichen Lebens zuzuwenden. Nicht zurücknehmen sollen sie sich, wenn AT dem Einschlafen dienen soll.

Interventionsmethoden

Grundübungen

Nacheinander werden folgende Übungen und Formeln erlernt, die hier nur skizzenhaft wiedergegeben sind:

- **Schwereübung**: „Mein Körper ist ganz schwer.“
- **Wärmeübung**: „Mein Körper ist angenehm warm.“
- **Herzübung**: „Mein Herz schlägt ruhig und regelmäßig.“

- **Atemübung**: „Es atmet mich."
- **Bauchübung**: „Das Sonnengeflecht strömt angenehm warm."
- **Stirnübung**: „Meine Stirn ist angenehm kühl."

Die Formeln variieren, halten sich jedoch meist an die angegebene Reihenfolge.

Oberstufenübungen

Die Übungen der Oberstufe werden individueller eingesetzt. Die Patienten lernen, Farben, Personen und Situationen zu visualisieren.

16.4.2 Progressive Muskelentspannung

LERNHINWEIS !

Sie sollten eines der klassischen Entspannungsverfahren, entweder autogenes Training (➤ Kap. 16.4.1) oder progressive Muskelrelaxation, darstellen können.

Mit der Methode der progressiven Muskelrelaxation (= Muskelentspannung) (PMR) sollen Menschen lernen, Spannung und Entspannung selbstständig zu steuern.

Geschichte

PMR wurde von dem amerikanischen Physiologen *Edmund Jacobson* in den 1920er-Jahren entwickelt, weshalb sie häufig auch mit ihrem vollen Namen als progressive Muskelrelaxation nach Jacobson bezeichnet wird. PMR wird heute meist in Kombination mit Verhaltenstherapie (➤ Kap. 16.2.2) eingesetzt. Wie für das autogene Training (➤ Kap. 16.4.1) bieten Volkshochschulen und Krankenkassen auch Kurse für PMR an. Durch tägliches Üben soll eine Automatisierung der Entspannungsvorgänge entstehen.

Interventionsmethoden

Nacheinander werden einzelne Muskeln verschiedener Körperzonen für eine kurze Zeit maximal angespannt, um sie dann vollkommen zu entspannen. Das Üben zu Hause kann mit Audioaufnahmen der Übungen unterstützt werden. Die Anleitung könnte folgendermaßen lauten:

- „Legen Sie sich locker und ruhig auf die Unterlage."
- „Atmen Sie ruhig und ohne jede Anstrengung."
- „Die Augen sind halb offen oder locker geschlossen."
- „Die Lippen sind leicht geöffnet".

MERKE

Um eine Wahrnehmung für Entspannung zu entwickeln, ist es hilfreich, ein differenziertes Gefühl für den Wechsel zwischen Spannung und Entspannung zu erlernen.

- „Wir beginnen mit der rechten Hand."
- „Atmen Sie weiter entspannt und regelmäßig, und konzentrieren Sie sich auf Ihre rechte Hand."
- „Wenn Sie so weit sind, dann ballen Sie die rechte Hand zu einer Faust und spannen Sie die rechte Hand und den rechten Unterarm stark an."
- „Halten Sie die Spannung für einige Sekunden und entspannen Sie wieder."
- „Konzentrieren Sie sich auf das Gefühl der Entspannung in Ihrer rechten Hand und in Ihrem rechten Unterarm."
- „Gehen Sie mit Ihrer Wahrnehmung ganz in Ihre rechte Hand hinein. Versuchen Sie, jeden Muskel sich entspannen zu lassen."
- „Der restliche Körper liegt weiter locker und ruhig auf der Unterlage. Die Atmung ist ruhig und Ihr Gesicht entspannt."

In weiteren Schritten werden nacheinander andere Muskelgruppen hinzugenommen: linke Hand, Arme, Schultern, Beine und Bauch, Rücken und Gesäß, Kopf und zum Abschluss das Gesicht.

Diese Methode bietet sich besonders dann an, wenn Menschen Schwierigkeiten damit haben, sich wie im autogenen Training „auf Befehl" zu entspannen. Das „Auf-Befehl"-Anspannen gelingt ihnen meist leichter.

16.5 Lernzielkontrolle

Bezüglich des Themengebiets Psychotherapie und psychotherapeutische Verfahren sollten Sie sich auf die wissenschaftlich anerkannten Verfahren konzentrieren. Die übrigen Verfahren sollten Sie in groben

Zügen wiedergeben können, es sei denn, Ihre zukünftige Arbeitsmethode betrifft eine dieser Therapieformen. In den vergangenen schriftlichen Prüfungen kamen überwiegend Fragen aus dem Bereich Psychoanalyse und Verhaltenstherapie. In den mündlichen Prüfungen wurden zusätzlich zu den erwähnten Verfahren Fragen zur Gesprächstherapie und zu den Entspannungsverfahren gestellt.

Fragen zur selbstständigen Bearbeitung

1. Nennen Sie fünf Abwehrmechanismen mit jeweils einem Beispiel.
2. Welche Therapieformen haben sich auf Basis der Psychoanalyse weiterentwickelt?
3. Wo liegen die Unterschiede zwischen Psychoanalyse und tiefenpsychologisch orientierter Psychotherapie?
4. Was ist mit „Gegenübertragung“ gemeint?
5. Welche psychosexuellen Entwicklungsphasen können Sie nennen?
6. Wie ist laut Siegmund Freud der seelische Apparat aufgebaut?
7. Welche therapeutischen Verfahren gehören zu den wissenschaftlich anerkannten?
8. Was beinhaltet die Verhaltensanalyse nach dem SORKC-Schema?
9. Welche therapeutischen Elemente sind für die Gesprächspsychotherapie bezeichnend?
10. Was sind Widerstand und Abwehr?
11. Nennen Sie die Interventionsmethoden der Psychoanalyse.
12. Auf welchen Grundannahmen beruht die Psychoanalyse?
13. Nennen Sie Entspannungstechniken und deren Indikationsgebiete.
14. Was bezeichnet der Begriff „operante Konditionierung“?
15. In welchen Formen kann eine Reizkonfrontation stattfinden?
16. Nennen Sie einige Beispiele für sozial kompetente Verhaltensweisen.
17. In welchen Schritten findet ein Problemlösetraining statt?
18. Wie lauten die Grundannahmen der Gesprächspsychotherapie?
19. Wie hat sich die Verhaltenstherapie entwickelt?
20. Welche Formen des Lernens gibt es nach dem lerntheoretischen Modell?

Mündliche Prüfungsfragen: Psychotherapie

1. Welche psychotherapeutische(n) Ausbildung(en) haben Sie?
2. In Ihrer Praxis meldet sich ein Patient mit einer Suchtproblematik. Wie würden Sie ihn behandeln?
3. Eingangs sprachen Sie davon, dass Sie in Ihrer Praxis gesprächspsychotherapeutisch arbeiten möchten. Wie sähe denn dann konkret die Behandlung einer Patientin mit einer leichten Depression aus?
4. Ein Patient mit einer Agoraphobie kommt zu Ihnen und bittet um Behandlung. Welche Therapieform wäre in diesem Fall die erfolgversprechendste, und wie ist Ihr weiteres Vorgehen bei diesem Patienten?
5. Können Sie einige Interventionsmethoden der Verhaltenstherapie nennen?
6. Sie kennen sicher Abwehrmechanismen. Können Sie einige nennen und kurz definieren, worum es sich bei einem Abwehrmechanismus handelt?
7. Wie muss ich mir eine psychoanalytische Sitzung vorstellen?
8. Wie nennt man den Vorgang, bei dem ein seelischer Konflikt unbewusst in körperliche Symptome umgesetzt wird?
9. Erläutern Sie bitte den Vorgang der Desensibilisierung anhand eines Beispiels.
10. Carl Rogers prägte den Begriff „fully functioning person“. Was bedeutet das?
11. Freud spricht von Fixierungen in sexuellen Entwicklungsphasen. Welche typischen Störungsbilder können Sie diesen Phasen zuordnen?
12. Eine Patientin spricht von massiven Gewalterfahrungen in ihrer Kindheit. Sie macht dabei einen abwesenden, sehr gefühlskalten Eindruck. Bei der weiteren Exploration er-

geben sich deutliche Anzeichen einer PTBS. Wie arbeiten Sie mit dieser Patientin weiter?

13. Es ist bekannt, dass Patientinnen und Patienten mit einer Borderline-Störung von einer störungsspezifischen Therapie profitieren. Können Sie mir darüber etwas erzählen?
14. In der Psychoanalyse wird mit Widerstand, Übertragung und Gegenübertragung gearbeitet. Was heißt das?
15. Nach welcher Methode wurde in Ihrer eigenen Lehrtherapie gearbeitet?
16. Eine neue Patientin hat, bevor sie zu Ihnen gekommen ist, bereits eine Therapie durchlaufen. Auf Ihr Nachfragen berichtet sie, der Therapeut habe eigentlich immer nur wiederholt, was sie gesagt habe, und ja, er habe auch Gefühle zur Verfügung gestellt, die sich bei ihm während des Gesprächs entwickelt haben. Um welche Therapieform könnte es sich dabei gehandelt haben?
17. Wie würden Sie mit einem Patienten arbeiten, bei dem Sie starken Widerstand wahrnehmen?
18. Können Sie die Begriffe der klassischen und der operanten Konditionierung näher erläutern? Vielleicht anhand eines Beispiels?
19. Was ist „Flooding“, und wo kommt es zum Einsatz?

KAPITEL

17 Somatotherapie

Steckbrief

Antidepressiva (➤ Kap. 17.2.1)

Substanzgruppen:
- Trizyklische Antidepressiva
- Selektive Wiederaufnahmehemmer
- MAO-Hemmer
- Tetrazyklische Antidepressiva
- Pflanzliche Antidepressiva

Indikationen:
- Depressionen
- Angststörungen
- Zwangsstörungen
- Bulimie
- Posttraumatische Belastungsstörung
- Chronische Schmerzsyndrome
- Schlafstörungen
- ADHS

Antipsychotika/Neuroleptika (➤ Kap. 17.2.2)

Substanzgruppen:
- Hochpotente klassische Antipsychotika
- Mittelpotente Antipsychotika
- Niederpotente Antipsychotika
- Atypische Antipsychotika

Indikationen:
- Schizophrenie
- Organische Psychosen
- Psychotische Depression/Manie
- Erregungszustände
- Alkoholhalluzinose
- Motorisch-neurologische Störungen

Tranquilizer/Anxiolytika (➤ Kap. 17.2.3)

Substanzgruppen:
- Benzodiazepine
- Niedrigpotente Antipsychotika
- Atypische Antipsychotika
- Trizyklische Tranquilizer
- Betarezeptorenblocker

Indikationen:
- Anpassungs- und Belastungsstörungen
- Neurosen
- Angststörungen
- Medizinische Notfälle
- Erregungszustände
- Akute Suizidalität
- Schizophrenie

Hypnotika/Sedativa (➤ Kap. 17.2.4)

Substanzgruppen:
- Benzodiazepine
- Non-Benzodiazepin-Hypnotika
- Antihistaminika

Indikation: Schlafstörungen

Phasenprophylaktika (➤ Kap. 17.2.5)

Substanzgruppen:
- Lithium
- Antikonvulsiva (vor allem Carbamazepin)
- Atypische Antipsychotika

Indikation: affektive und schizoaffektive Störungen

Antidementiva (➤ Kap. 17.2.6)

Substanzgruppen:
- Acetylcholinesterasehemmer
- Phytopharmaka

Indikation: demenzielle Erkrankungen

Psychostimulanzien (➤ Kap. 17.2.7)

Substanzen bzw. Substanzgruppen:
- Amphetamine
- Methylphenidat
- [Koffein, Alkohol, Nikotin (als „Genussmittel") sowie Kokain]

Indikationen:
- ADHS
- Narkolepsie

Weitere somatotherapeutische Verfahren (➤ Kap. 17.3)

- **Elektrokonvulsionstherapie:** indiziert bei schwerstgradigen katatonen Zuständen, malignem neuroleptischem Syndrom, behandlungsresistenten Depressionen
- **Lichttherapie:** indiziert bei saisonaler Depression
- **Wachtherapie:** indiziert bei Depressionen

17.1 Psychopharmakotherapie

17.1.1 Stellenwert und Grundsätze

Die Behandlung mit Medikamenten zählt zur sog. Somatotherapie. Der Begriff ist eine Sammelbezeichnung für alle körperlichen Behandlungsmethoden von psychiatrischen Krankheiten, die neben der Therapie mit Psychopharmaka (➤ Kap. 17.2) auch die Elektrokonvulsionsbehandlung, die Wachtherapie und die Lichttherapie (➤ Kap. 17.3) umfasst. Die medikamentöse Therapie psychischer Erkrankungen hat sich erst ab den 1950er-Jahren etabliert. Bis zu diesem Zeitpunkt gab es keine effektiven medikamentösen Behandlungsmöglichkeiten. In der Folge konnte die durchschnittliche Verweildauer in psychiatrischen Kliniken von mehreren Jahren auf etwa 30 Tage reduziert werden.

Psychopharmaka haben nach wie vor einen schlechten Ruf in der Bevölkerung. Im Sprachgebrauch spiegeln dies Begriffe wie „chemische Zwangsjacke“, „Happy Pills“ oder „Pillenkeule“ wider. Diese Vorurteile sind in manchen Punkten berechtigt, müssen allerdings in großen Bereichen korrigiert werden. Zum einen hat sich die ärztliche Verordnungskultur in den vergangenen Jahren stark verändert, zum anderen zeigen moderne Medikamente gezieltere Wirkungen. Unerwünschte Nebenwirkungen werden ernst genommen und stärker beachtet und sind bei achtsamem Einsatz oft vermeidbar. Es ist immer noch zu kritisieren, dass die Psychopharmakotherapie häufig nicht ausreichend mit Psychotherapie und Soziotherapie kombiniert wird. Außerdem werden nach Meinung von Expertinnen und Experten Tranquilizer und Hypnotika auch heute noch zu unkritisch verschrieben, obwohl die Verordnungszahlen infolge von öffentlicher Kritik und Fachschulungen rückläufig sind. In Altenpflegeeinrichtungen erhalten über 50 % der Bewohner regelmäßig Psychopharmaka.

17.1.2 Einteilung

Psychopharmaka werden eingeteilt in Antidepressiva, Antipsychotika, Tranquilizer, Hypnotika, Phasenprophylaktika/Antikonvulsiva, Psychostimulanzien und Antidementiva (➤ Tab. 17.1).

Antidepressiva und **Antipsychotika (Neuroleptika)** beispielsweise sind für viele psychisch erkrankte Menschen unverzichtbar und können zu einer erheblichen Verringerung von Leiden beitragen. In vielen Fällen ermöglichen sie erst eine psychotherapeutische Behandlung und schaffen Bedingungen, die es erlauben, dass die Betroffenen in ihrem sozialen Umfeld verbleiben können. Eine langfristige stationäre Betreuung kann dadurch oft vermieden werden. Antidepressiva und Antipsychotika machen nicht abhängig.

Bei **Tranquilizern** und **Hypnotika** hingegen muss die Indikation sehr streng gestellt werden. Diese Medikamente besitzen bei längerfristiger Einnahme ein klares Abhängigkeitspotenzial. Außerdem werden Tranquilizer oft unreflektiert eingenommen, um einen unangenehmen, teils aber auch notwendigen Leidensdruck zu verringern. Dadurch wird aber verhindert, dass die Betroffenen sich aktiv mit ihrer seelischen Problematik auseinandersetzen.

17.1.3 Wirkungen und Nebenwirkungen

Psychopharmaka entfalten ihre Wirkung im Bereich der chemischen Überträgerstoffe des zentralen Nervensystems, der sog. **Neurotransmitter** (Botenstoffe) (➤ Kap. 1.3.2). Sie wirken hemmend oder fördernd

Tab. 17.1 Psychopharmaka: Substanzklassen

Substanzklasse	Indikationen	Wirkprofil	Nebenwirkungen
Antidepressiva			
Trizyklische Antidepressiva SSRIs, SNRIs, SSNRIs, SNDRIs MAO-Hemmer Tetrazyklische Antidepressiva	Depressionen, Angststörungen, Zwangsstörungen, Bulimie, ADHS, PTBS, chronische Schmerzsyndrome	Stimmungsaufhellend, psychomotorisch regulierend	Mundtrockenheit, Gewichtszunahme, sexuelle Funktionsstörungen, gastrointestinale Beschwerden, Müdigkeit, Nervosität, Kopfschmerzen, Zittern, Herzrhythmusstörungen, zu Anfang Suizidalität
Antipsychotika			
Hoch-, mittel-, niederpotente und atypische Antipsychotika	Schizophrenie, organische Psychosen, Manie, psychotische Depression, Erregungszustände, Impulskontrollstörungen, Delir, Alkoholhalluzinose, motorisch-neurologische Störungen	Antipsychotisch, dämpfend/sedierend, Reduzierung affektiver Spannungen	Frühdyskinesien, Parkinsonoid, Spätdyskinesien, Akathisie/Tasikinesie, Müdigkeit, Konzentrationsstörungen, Mundtrockenheit, Gewichtszunahme durch Heißhungerattacken, vegetative Nebenwirkungen
Tranquilizer			
Benzodiazepine Niederpotente/atypische Antipsychotika Betarezeptorenblocker Trizyklische Tranquilizer	Angststörungen, Neurosen, medizinische Notfälle, Erregungszustände, akute Suizidalität, Anpassungs- und Belastungsstörungen	Angstlösend, entspannend, schlaffördernd	Vermindertes geistiges Leistungsvermögen, vor allem bei Benzodiazepinen: Abhängigkeit (!), Entzugssymptome
Hypnotika			
Benzodiazepine Non-Benzodiazepine Antihistaminika	Schlafstörungen	Schlaffördernd	Vermindertes Reaktionsvermögen, emotionale Abstumpfung, vor allem bei Benzodiazepinen: Abhängigkeit (!), Delire
Phasenprophylaktika			
Lithium Carbamazepin Valproinsäure Atypische Antipsychotika	Affektive und schizoaffektive Störungen	Verhinderung und Abschwächung von weiteren Phasen	Blutbildungs-, Leber-, Schilddrüsenstörungen, Händezittern, reproduktionstoxisch
Psychostimulanzien			
Methylphenidat	ADHS, Narkolepsie	Konzentrationssteigernd, anregend, aufmerksamkeitssteigernd, verhaltensnormalisierend	Kopfschmerzen, Übelkeit, Schlaflosigkeit, Aggressivität, Depressivität, Nervosität, Tic-Störungen, appetithemmend
Antidementiva			
Acetylcholinesterasehemmer	Demenz	Symptomlindernd	Gastrointestinale Beschwerden, Schwindel, Kopfschmerzen, Appetitlosigkeit

auf deren Ausschüttung oder Wirkmöglichkeiten. Neurotransmitter wirken an den **Synapsen,** also den Stellen, an denen Zellen miteinander in Verbindung treten (➢ Kap. 1.3.2, ➢ Abb. 1.11).

Die detaillierte Aufzählung aller möglichen Nebenwirkungen in Beipackzetteln, die dem Hersteller dazu dient, sich rechtlich gegen den Vorwurf einer vernachlässigten Aufklärung abzusichern, führt häufig zu einer großen Verunsicherung der Kranken.

17.1.4 Compliance und Darreichungsformen

Als **Compliance** bezeichnet man das Ausmaß der Mitarbeit von Patientinnen und Patienten in der Therapie. Im Zusammenhang mit Psychopharmaka bedeutet eine niedrige Compliance, dass die verschriebenen Medikamente nicht oder nicht regelmäßig eingenommen werden. Die Compliance ist u. a. abhängig von der zugrunde liegenden seelischen Störung, dem Vertrauen zu den behandelnden Ärzten sowie von der Stärke der Nebenwirkungen. Die Compliance steigt durch intensive Aufklärung und Krankheitseinsicht (➤ Kap. 16.2.2, Psychoedukation). Sie hat große Bedeutung für die Krankheitsprognose. Von zehn Patienten mit einer Schizophrenie, die ihre Medikation im Laufe des ersten Jahres absetzen, müssen sich acht erneut in stationäre Behandlung begeben. Bei kontinuierlicher Einnahme erleiden nur zwei von zehn Betroffenen einen Rückfall (➤ Kap. 7.1).

Neben den üblichen **Darreichungsformen** als Tabletten, Kapseln, Tropfen, Saft, Suspensionen oder Dragees können Psychopharmaka auch als Depotspritzen verabreicht werden. Diese haben den Vorteil, dass die Aufnahme des Medikaments zumindest für eine gewisse Zeit (1–4 Wochen) sichergestellt ist. Somit muss nicht täglich an die Einnahme der Tabletten gedacht werden.

17.1.5 Grundsätze zur Verordnung von Psychopharmaka

Allgemeine Grundsätze

Eine Psychopharmakotherapie sollte erst nach gezielter Diagnosestellung eingeleitet werden. Um eine gute Compliance zu gewährleisten, muss eine differenzierte Aufklärung zu den verordneten Medikamenten stattfinden.

- Die Gabe mehrerer Medikamente sollte möglichst vermieden werden, obwohl dies bei schwierigen Krankheitsverläufen oft nicht möglich ist.
- Hypnotika und Tranquilizer sollten, wenn ihr Einsatz nicht zu vermeiden ist, in der gerade noch ausreichend wirksamen Dosis verschrieben werden.
- Eine medikamentöse Behandlung soll mit anderen Verfahren, insbesondere mit Psychotherapie, kombiniert werden.
- Die Einnahmedauer von Psychopharmaka ist stets individuell festzulegen. Die **Medikamente dürfen nie abrupt abgesetzt, sondern müssen langsam „ausgeschlichen" werden.** Wenn der Wunsch nach Reduzierung oder Absetzen der Medikamente besteht, sollte dies in einer Zeit ohne große äußere Stressoren (z. B. Hausbau, Trennungen, neuer Arbeitsplatz) geschehen und vorher mit dem verordnenden Arzt abgesprochen werden. In der ersten Zeit ohne Medikamente sollten Betroffene engmaschig einbestellt werden, um krankheitsrelevante Veränderungen rechtzeitig zu erkennen.

Aufklärung und Betreuung

Auch Heilpraktiker für Psychotherapie sollten an einer differenzierten Aufklärung teilnehmen und mit dem behandelnden ärztlichen Team kooperieren. Die häufig anzutreffende pauschalisierte, ideologisierte Medikamentenfeindlichkeit sollte zum Wohl der Betroffenen überdacht und zumindest differenziert werden. Sicher gibt es viele problematische Aspekte einer Psychopharmakotherapie, in Fällen schwerster Psychosen stehen jedoch die Risiken der Medikamentenbehandlung in keinem Verhältnis zu den Risiken der Krankheit, wenn diese nicht ausreichend behandelt wird.

An die Adresse von Fachärzten muss der Appell wiederholt werden, es nicht bei der Gabe von Psychopharmaka bewenden zu lassen, sondern psychosoziale Ursachen zu erforschen und die Behandlung durch geeignete psycho- und soziotherapeutische Maßnahmen einzuleiten und zu unterstützen.

17.2 Substanzklassen

17.2.1 Antidepressiva

LERNHINWEIS !!!

Wegen der Häufigkeit des Auftretens von Depressionen sollten Sie über Wirkungen, Nebenwirkungen und Besonderheiten einer Therapie mit Antidepressiva differenziert Bescheid wissen. Um diese Ausführungen gut zu verstehen, ist eine Wiederholung von ➤ Kap. 8 (affektive Störungen) und ➤ Kap. 1.3 (neurologische Grundlagen) zu empfehlen.

PRÜFUNGSTIPP

Zu Beginn einer Therapie mit antriebssteigernden Antidepressiva **kann** zunächst ein **erhöhtes Suizidrisiko bestehen.** Die Patienten müssen deshalb engmaschig betreut werden.

Antidepressiva – manchmal auch Thymoleptika genannt – sind die in der psychiatrischen Praxis am häufigsten verordneten Medikamente. Alle Antidepressiva haben eine **stimmungsaufhellende** und **antriebsnormalisierende** Wirkung. Nehmen gesunde Menschen Antidepressiva ein, wird die Stimmung nicht beeinflusst. Die Bezeichnung der Antidepressiva als „Happy Pills", die alle Menschen künstlich glücklich machen können, trifft also nicht zu.

MERKE

Entgegen der Vorurteile vieler Menschen machen Antidepressiva nicht abhängig und verändern auch nicht die Persönlichkeit.

Substanzgruppen

Antidepressiva werden nach unterschiedlichen Kriterien (z. B. chemischer Struktur, Wirkmechanismus) unterteilt in trizyklische Antidepressiva, selektive Serotonin-Wiederaufnahmehemmer (SSRIs), selektive Noradrenalin-Wiederaufnahmehemmer (SNRIs), selektive Serotonin-Noradrenalin-Wiederaufnahmehemmer (SSNRIs), selektive Noradrenalin-Dopamin-Wiederaufnahmehemmer (SNDRIs), Monoaminoxidase-Hemmer (MAO-Hemmer) und tetrazyklische Antidepressiva. Zudem gibt es wirksame pflanzliche Antidepressiva (s. u.).

Trizyklische Antidepressiva

Charakteristika Diese ältesten Präparate werden so genannt, weil sie ein chemisches Grundgerüst aus drei („tri") Ringen („zyklisch") aufweisen; sie werden nach ihrem therapeutischen Wirkprofil in drei Gruppen eingeteilt:

- Desipramin-Typ: psychomotorisch aktivierend, antriebssteigernd
- Imipramin-Typ: psychomotorisch neutral
- Amitriptylin-Typ: sedierend-dämpfend

Substanzen Zu dieser Gruppe gehören u. a. Amitriptylin (z. B. Saroten®), Clomipramin (z. B. Anafranil®), Opipramol (z. B. Opipram®), Doxepin (z. B. Aponal®), Imipramin (z. B. Imipramin-neuraxpharm®) und Trimipramin (z. B. Stangyl®).

Selektive Wiederaufnahmehemmer (SSRIs, SNRIs, SSNRIs, SNDRIs)

Charakteristika Modernere Medikamente mit geringeren Nebenwirkungen. Sie verdanken ihren Namen ihrer Wirkung, die darin besteht, dass sie die Wiederaufnahme verschiedener Neurotransmitter wie z. B. Serotonin im synaptischen Spalt selektiv hemmen (engl. SSRIs: **S**elective **S**erotonin **R**euptake **I**nhibitors). Dadurch erhöhen sie die Neurotransmitterkonzentrationen.

Substanzen Paroxetin (z. B. Seroxat®), Citalopram (z. B. Cipramil®), Escitalopram (z. B. Cipralex®), Sertralin (z. B. Zoloft®) und Fluoxetin (z. B. Fluctin®). Fluoxetin ist in den USA als Prozac® bekannt und weitverbreitet.

MAO-Hemmer

Charakteristika Präparate dieser Gruppe wirken hemmend auf das Enzym **Monoaminoxidase** (MAO), das wiederum den Abbau der Neurotransmitter im synaptischen Spalt bewirkt. Wird dieses Enzym blockiert, verbleiben Serotonin und Noradrenalin länger im synaptischen Spalt und können länger wirken. Neuere MAO-Hemmer wirken ausschließlich auf Serotonin und Noradrenalin, während bei den älteren Präparaten auch andere Neurotransmitter beeinflusst wurden. Bei diesen mussten die Patienten

17

eine tyraminarme Diät einhalten, d. h., tyraminhaltige Nahrungsmittel (z. B. Orangen, Bananen, Schokolade, Käse, Rotwein und Spinat) meiden. Da MAO-Hemmer kaum mit anderen Medikamenten kombiniert werden können, sind sie Medikamente der 2. Wahl.

Substanzen Tranylcypromin (z. B. Jatrosom®) und Moclobemid (z. B. Aurorix®).

Pflanzliche Antidepressiva

Schon lange ist die antidepressive Wirkung von **Johanniskraut** *(Hypericum,* z. B. Jarsin®) bekannt. Erst vor Kurzem wurde festgestellt, dass Johanniskraut seine Wirkung ebenfalls durch eine Wiederaufnahmehemmung von Serotonin und Noradrenalin entfaltet. Johanniskraut sollte nur bei leichten und mittelschweren Depressionen eingesetzt werden. Zu bevorzugen sind standardisierte Präparate, die einen Mindestgehalt des Wirkstoffs Hyperforin enthalten. Johanniskrautpräparate für mittelschwere Depressionen sind seit 2009 **verschreibungspflichtig.**

Durch die Einnahme von Johanniskraut kann als unerwünschte Nebenwirkung eine verstärkte **Lichtempfindlichkeit** der Haut (Photosensibilität) entstehen.

Indikationen

Antidepressiva werden hauptsächlich bei **Depressionen** eingesetzt. Ihre Wirkung ist umso zuverlässiger, je schwerer die depressive Symptomatik ausgeprägt ist. Die Wirksamkeit von Antidepressiva liegt bei 60–70 %. Nach erfolglosen Therapieversuchen mit mindestens zwei verschiedenen Antidepressiva über je 4–6 Wochen spricht man von Therapieresistenz.

Weitere Indikationen sind: **Angststörungen, Zwangsstörungen, Bulimie, ADHS, PTBS, Schlafstörungen und chronische Schmerzsyndrome.**

Wirkmechanismen

Alle Antidepressiva nehmen Einfluss auf die Neurotransmittersysteme im ZNS und gleichen die bei einer Depression bestehende „Kommunikationsstörung" der Gehirnzellen aus. Die verschiedenen Medikamente wirken in unterschiedlichem Ausmaß auf die Botenstoffe **Serotonin** und **Noradrenalin** (➤ Kap. 1.3), die u. a. das Erleben von Gefühlen und den Antrieb steuern. Die Einflussnahme wird auf unterschiedliche Weise erzielt:

- Hemmung der Wiederaufnahme von Noradrenalin und Serotonin in die Ursprungszelle
- Beeinflussung postsynaptischer Rezeptoren
- Verstärkte Serotoninsynthese
- Hemmung des Enzyms Monoaminoxidase (MAO), das Botenstoffe im synaptischen Spalt abbaut

Nebenwirkungen

Bis zu 50 % der mit Antidepressiva behandelten Kranken entwickeln Nebenwirkungen. In bis zu 10 % der Fälle werden die Medikamente aus diesem Grund wieder abgesetzt. Alle Antidepressiva, vor allem Trizyklika, können bei Überdosierung psychische Auffälligkeiten hervorrufen. Selten kann sich bei bipolaren Störungen durch die Einnahme von Antidepressiva eine Manie entwickeln.

- **Trizyklische Antidepressiva** rufen die stärksten Nebenwirkungen hervor:
  - Mundtrockenheit
  - Veränderte Leberwerte, niedriger Blutdruck
  - Händezittern
  - Müdigkeit
  - Sehstörungen
  - Innere Unruhe
  - Gewichtszunahme
  - Koordinationsstörungen
  - Schwitzen, Hitzewallungen
  - Obstipation
  - Übelkeit, Erbrechen
  - Ödeme, Exantheme
  - Sexuelle Funktionsstörungen
  - Suizidgedanken und Suizidalität
- **Selektive Wiederaufnahmehemmer** sind insgesamt sehr viel besser verträglich, dennoch können folgende Nebenwirkungen auftreten:
  - Übelkeit, Erbrechen, Durchfall (gastrointestinale Nebenwirkungen gehen meist innerhalb von 3–4 Tagen von selbst zurück)
  - Schlafstörungen
  - Ängstlichkeit
  - Nervosität

- Kopfschmerzen
- Schwitzen
- Innere Unruhe
- Mundtrockenheit
- Geschmacksstörungen
- Schwindel
- Sexuelle Dysfunktionen
- Leichte Gewichtszunahme (gesteigerter Appetit) oder -abnahme (verminderter Appetit)
- Suizidgedanken/Suizidalität
- **MAO-Hemmer:**
  - Übelkeit, Erbrechen
  - Diarrhö/Obstipation
  - Hautausschlag
  - Appetitlosigkeit
  - Mundtrockenheit
  - Schlafstörungen, innere Unruhe
  - Niedriger Blutdruck
  - Schwindel
  - Kopfschmerzen
  - Sehstörungen
  - Suizidgedanken, Suizidalität
- **Pflanzliche Antidepressiva:**
  - Photosensibilisierung
  - Allergische Hautreaktionen
  - Gastrointestinale Störungen
  - Parästhesien

  Pflanzliche Antidepressiva haben, wie andere Psychopharmaka auch, ebenfalls Wechselwirkungen mit anderen Medikamenten.

Anwendung

Beim Einsatz von Antidepressiva ist zu beachten, dass sie ihre volle Wirkung erst nach einigen Wochen entfalten. Die teils unangenehmen Nebenwirkungen sind im Gegensatz dazu oft bereits zu Beginn der Behandlung präsent. Meist klingen sie im Laufe der ersten Wochen ab. Die Patienten müssen über diesen Umstand aufgeklärt werden, damit sie nicht aufgrund der Nebenwirkungen und aus Frustration die Mittel wieder absetzen.

Ein zu beachtendes **Risiko** ist die **erhöhte Suizidgefahr während der ersten Wochen** (vor allem bei antriebssteigernden trizyklischen Antidepressiva), da die **antriebssteigernde Wirkung** deutlich **vor der Stimmungsaufhellung** eintreten kann. In dieser Phase wird möglicherweise die Handlungsenergie freigesetzt, die notwendig ist, um Suizidimpulse in die Tat umzusetzen. Bei Suizidgefährdung ist teilweise die zusätzliche Gabe von Tranquilizern notwendig, die in solchen Situationen lebensrettend sein können. Wegen der großen Suizidgefahr depressiv erkrankter Personen sollten nur **kleine Packungsgrößen** verordnet werden. In Hinsicht auf eine versehentliche oder suizidale Überdosierung sind SSRIs am ungefährlichsten.

Durch ein langsames Aufdosieren lassen sich die Nebenwirkungen abmildern. Auch beim Absetzen der Präparate sollte unbedingt stufenweise vorgegangen werden. Antidepressiva müssen nach dem Abklingen der depressiven Phase mindestens 8 Wochen weiter eingenommen werden. Zur Vorbeugung eines Rückfalls ist eine Weiterbehandlung über mind. 6–12 Monate sinnvoll.

17.2.2 Antipsychotika (Neuroleptika)

LERNHINWEIS !!!

Sie sollten über die Indikationsgebiete, Wirkungen und Nebenwirkungen von **Antipsychotika (Neuroleptika)** differenziert Bescheid wissen.

Die Wirkung von Antipsychotika besteht in der Dämpfung von Erregungszuständen, der Beeinflussung psychotischer Denk- und Verhaltensstörungen, der Reduzierung affektiver Spannungen und der Verbesserung von Wahnsymptomen, Halluzinationen und Ich-Störungen. Das Bewusstsein und die intellektuelle Leistungsfähigkeit bleiben weitgehend unbeeinflusst.

Substanzgruppen

Antipsychotika werden nach ihrer therapeutischen Stärke in hoch-, mittel- und niederpotente Wirkstoffe eingeteilt (➤ Tab. 17.2). Die Bewertung der Stärke bemisst sich nach der Wirkung auf produktive psychotische Symptome (Positiv- oder Plussymptome bei Schizophrenien). Eine andere Unterteilung unterscheidet typische (klassische) und atypische (neuere) Antipsychotika. Weitere Unterteilungen differenzieren nach der chemischen Struktur der Wirkstoffe und nach der Art der Rezeptoren, an die sie binden.

Tab. 17.2 Antipsychotika (Neuroleptika): Substanzgruppen

Substanzgruppe	Beispiele	Kennzeichen
Hochpotente klassische Antipsychotika (Typika, Antipsychotika der 1. Generation)	Haloperidol (z. B. Haldol®), Benperidol (z. B. Glianimon®) oder Pimozid (z. B. Orap®)	Stark antipsychotische Wirkung, weniger sedierend, ausgeprägte extrapyramidalmotorische Nebenwirkungen
Mittelpotente Antipsychotika	Perazin (z. B. Taxilan®)	Mittelgradige antipsychotische Wirkung, mittelgradige sedierende Wirkung
Niederpotente Antipsychotika	Promethazin (z. B. Atosil®), Chlorprothixen (z. B. Truxal®)	Beinahe ausschließlich sedierend, spannungslindernd, selten extrapyramidale Nebenwirkungen
Atypische Antipsychotika (Atypika; Antipsychotika der 2. Generation)	Clozapin (z. B. Leponex®), Risperidon (Risperdal®), Olanzapin (Zyprexa®), Amisulprid (Solian®), Quetiapin (Seroquel®)	Atypika sind nebenwirkungsärmer und wirken im Gegensatz zu den klassischen Antipsychotika auch auf die Negativ- oder Minussymptomatik von Schizophrenien (➤ Kap. 7.1)

Indikationen

Hauptindikationsgebiet sind **Schizophrenien.** Des Weiteren werden Antipsychotika bei **Manien, organischen psychischen Störungen mit produktiven Symptomen** sowie bei schweren **psychotischen Depressionen, Erregungszuständen, Alkoholhalluzinosen** und **motorisch-neurologischen Störungen** (z. B. Tourette-Syndrom) eingesetzt. Niederpotente Antipsychotika finden auch als Tranquilizer Anwendung.

Wirkmechanismen

Antipsychotika entfalten ihre Wirkung durch eine Blockierung von Dopaminrezeptoren in der Synapse (➤ Kap. 1.3.2). Für die Entwicklung einer Schizophrenie wird ein relativer Überschuss an Dopamin verantwortlich gemacht, der durch die Blockierung der Rezeptoren ausgeglichen werden kann.

Hochpotente Antipsychotika beeinflussen insbesondere Denkstörungen, Halluzinationen, Erregungszustände und Wahnsymptome. **Mittelpotente Antipsychotika** wirken sowohl antipsychotisch als auch sedierend, und **niederpotente Antipsychotika** wirken beruhigend, schlaffördernd und dämpfend.

Nebenwirkungen

Unter der Behandlung mit Antipsychotika treten oft Nebenwirkungen auf (➤ Abb. 17.1). Viele sind vorübergehender Natur und lassen sich durch eine Begleitmedikation kontrollieren. Gefürchtet sind jedoch in vielen Fällen irreversible Spätfolgen der Therapie mit klassischen Antipsychotika (z. B. **Spätdyskinesien**). Obwohl häufig viele Nebenwirkungen auftreten, gibt es für die meisten Patienten keine Alternative. Die Folgen eines Verzichts auf die Medikation wären in den überwiegenden Fällen noch viel gravierender als die nebenwirkungsbedingten Beeinträchtigungen. Durch neuartige Medikamente, vorsichtiges Vorgehen bei der Dosierung, engmaschige Kontrollen der Blutwerte und anderer körperlicher Parameter sowie ggf. durch Wechsel des Medikaments sind Nebenwirkungen heute relativ gut beherrschbar. Nebenwirkungen von Antipsychotika können eingeteilt werden in:

- Extrapyramidalmotorische Störungen
- Vegetative Symptome
- Weitere Nebenwirkungen

Extrapyramidalmotorische Störungen

Das extrapyramidale System, ein Teil des Nervensystems, ist für die Steuerung der unwillkürlichen Motorik zuständig. Zu den wichtigsten durch Antipsychotika ausgelösten Wirkungen auf das extrapyramidale System gehören:

- Frühdyskinesien
- Parkinson-Symptome
- Akathisie (Sitzunruhe)
- Tasikinesie (Bewegungsunruhe)
- Spätdyskinesien

Extrapyramidalmotorische Symptome werden insbesondere durch hochpotente klassische Antipsychotika ausgelöst. Die neueren Wirkstoffe weisen diese Nebenwirkungen viel seltener auf.

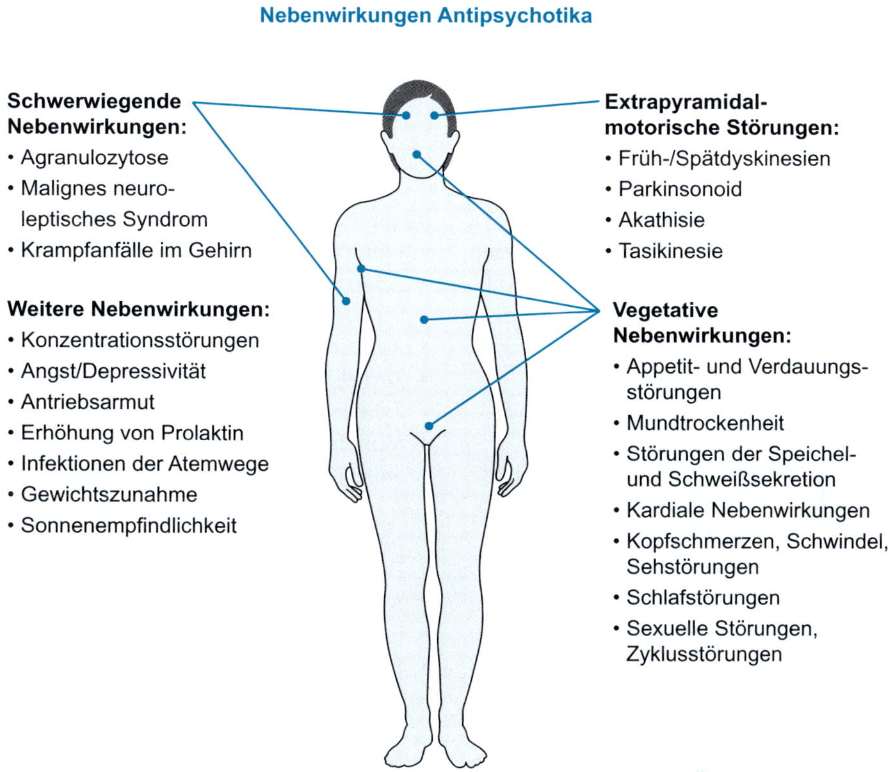

Abb. 17.1 Nebenwirkungen von Antipsychotika [L231]

Frühdyskinesien Der Name Frühdyskinesie (Dyskinesie = Bewegungsstörung, motorische Fehlfunktion) weist darauf hin, dass diese Störungen zu Beginn einer Antipsychotikatherapie auftreten. Zu den Frühdyskinesien zählen:

- Verkrampfungen der Gesichtsmuskulatur
- Krämpfe in Zunge und Schlund
- Blickkrämpfe
- Bewegungsstörungen von Armen und Beinen

Frühdyskinesien treten in ca. 5–30 % der Fälle auf. Erkrankte sollten auf diese Nebenwirkungen hingewiesen werden, da die Dyskinesien sehr unangenehm sind und ohne vorherigen Hinweis extrem beängstigend sein können. Sie lassen sich durch Injektion eines anticholinergen Medikaments (Biperiden, z. B. Akineton®) gut und rasch kontrollieren bzw. durch zeitlich begrenzte prophylaktische Gaben verhindern.

Parkinsonoid Es entwickeln sich Symptome, die denen eines Morbus Parkinson (➤ Kap. 5.3.2) ähnlich sind („-oid" = ähnlich):

- Tremor (Zittern von Körperteilen)
- Abgehackter Bewegungsablauf
- Bewegungsarmut
- Trippelgang
- Reduzierte Mimik
- Salbengesicht
- Speichelfluss

Ein Parkinsonoid tritt unter typischen Antipsychotika dosisabhängig in ca. 25 % der Fälle ab dem 10. Tag nach Behandlungsbeginn auf; es lässt sich ebenfalls gut mit Biperiden (z. B. Akineton®) behandeln.

Akathisie und Tasikinesie Akathisie bedeutet Sitzunruhe und Tasikinesie Bewegungsunruhe. Die

17

Häufigkeit des Auftretens liegt unter klassischer Therapie bei 25 %. Die Symptome werden von den Betroffenen als äußerst quälend empfunden. Meist muss die Dosis reduziert oder das Antipsychotikum gewechselt werden.

Spätdyskinesien Diese auch tardive Dyskinesien genannten Nebenwirkungen sind am gravierendsten, da sie sich oft nicht mehr zurückbilden. Sie treten nach jahrelanger Medikation mit klassischen Antipsychotika auf. 10–20 % der Patienten unter Langzeittherapie mit hochpotenten Antipsychotika entwickeln Spätdyskinesien. Zu ihnen zählen:

- Unwillkürliche Tics und Zuckungen der Mund- und Gesichtsmuskulatur (z. B. Schmatzbewegungen), die von den Betroffenen selbst nicht bemerkt werden
- Schaukelbewegungen und andere unwillkürliche Bewegungen des Körpers

Ältere Menschen und Personen mit vorgeschädigtem Gehirn scheinen häufiger betroffen zu sein. Mithilfe eines „Zungen-Stillhaltetests" können Spätdyskinesien im Frühstadium erkannt werden. Auch nach Absetzen des betreffenden Medikaments, das nie abrupt erfolgen darf, bestehen die Symptome weiter fort. Neueren Untersuchungen zufolge erfahren zwei Drittel der Betroffenen nach Absetzen der Medikamente oder nach Wechsel auf ein anderes Antipsychotikum innerhalb von 3 Jahren eine Besserung.

Malignes neuroleptisches Syndrom (MNS)

Sehr selten kann es, meist zu Beginn einer Antipsychotikatherapie, zu einer lebensbedrohlichen Krise kommen, die unbehandelt in 20 % der Fälle tödlich verläuft. Das Medikament muss sofort abgesetzt und eine intensivmedizinische Behandlung eingeleitet werden.

Typisch für das MNS sind: Rigor, Stupor, Fieber, eine wechselnde Bewusstseinslage bis hin zum Koma sowie Blutbildveränderungen.

Agranulozytose

Bei dieser sehr seltenen, schwerwiegenden Komplikation (meist eine Medikamentenunverträglichkeit) kommt es zu einer starken Reduktion der weißen Blutkörperchen. Bei der Einnahme von Antipsychotika (insbesondere Clozapin) müssen regelmäßig Blutwertkontrollen stattfinden. Die Agranulozytose beginnt in der Regel mit unspezifischen Symptomen wie Fieber und allgemeinem Unwohlsein, daher muss auch bei banalen Infektionen eine Blutentnahme durchgeführt werden. Bestätigt sich der Verdacht einer Agranulozytose, muss das auslösende Medikament umgehend abgesetzt werden.

Vegetative Nebenwirkungen

- Blutdrucksenkung, beschleunigter Herzschlag
- Schwindel, Kopfschmerzen, Sehstörungen
- Schlafstörungen
- Appetit- und Verdauungsstörungen
- Sexuelle Störungen
- Zyklusstörungen
- Mundtrockenheit
- Störungen der Speichel- und Schweißsekretion

Weitere Nebenwirkungen

- Depressivität
- Angst
- Infektionen der Atemwege
- Erhöhung von Prolaktin (→ Milchfluss bei Frauen)
- Teils massive Gewichtszunahme durch Heißhungerattacken
- Müdigkeit, Konzentrationsstörungen, Antriebsarmut
- Sonnenempfindlichkeit der Haut
- Krampfanfälle im Gehirn (selten)

Anwendung

Wegen der z. T. geringen Krankheitseinsicht und der häufigen unerwünschten Nebenwirkungen zu Beginn der Behandlung muss mit einer schlechten **Compliance** gerechnet werden (➤ Kap. 17.1.2), die sich durch intensive Aufklärung und Schulung der Erkrankten und ihres sozialen Umfelds verbessert lässt. Durch die Gabe von Depotspritzen kann eine Wirkung für 1–4 Wochen sichergestellt werden, die Compliance bessert sich dadurch in der Regel jedoch nicht.

In der Akutphase einer Psychose kann die Kombination eines hochpotenten mit einem niederpotenten Antipsychotikum angezeigt sein.

Antipsychotika brauchen ca. 1–3 Wochen, um ihre volle Wirkung zu entfalten. Bei schwerer Erkrankung können Wochen bis Monate vergehen, bis sich eine Besserung einstellt.

17.2.3 Tranquilizer

LERNHINWEIS !!!

Sie sollten die Indikationsgebiete, die wichtigsten Wirkungen und Nebenwirkungen der Tranquilizer kennen.

Tranquilizer (lat. „tranquillare“: beruhigen) sind Beruhigungsmittel mit angstlösenden und emotional entspannenden Wirkeigenschaften. In manchen Darstellungen werden auch schlaffördernde Mittel (➤ Kap. 17.2.4) zu den Tranquilizern gezählt, denn niedrig dosiert haben manche dieser Medikamente einen eher beruhigenden, in höherer Dosis einen eher schlaffördernden Effekt. Wegen ihrer angstlösenden Wirkung werden Tranquilizer auch als **Anxiolytika** bezeichnet.

Substanzgruppen

- **Benzodiazepine:** z. B. Alprazolam (z. B. Tafil®), Diazepam (z. B. Valium®), Lorazepam (z. B. Tavor®), Chlordiazepoxid (z. B. Librium®) und Oxazepam (z. B. Adumbran®). Der Begriff Benzodiazepine kann fast synonym mit Tranquilizern verwendet werden. Benzodiazepine sind die mit Abstand am häufigsten verordneten Psychopharmaka.
- **Niederpotente Antipsychotika** (➤ Tab. 17.2): Es besteht ein geringeres Abhängigkeitsrisiko, dafür können stärkere Nebenwirkungen auftreten. Die angstlösende Wirkung tritt meist erst nach längerer Einnahme ein.
- **Atypische Antipsychotika:** Vorteilhaft sind das fehlende Abhängigkeitspotenzial und die Möglichkeit einer Depotgabe.
- **Clomethiazol** (Distraneurin®): wird vor allem zur stationären Behandlung des Delirium tremens eingesetzt. Sehr hohes Suchtpotenzial.
- **Andere Tranquilizer:** Eingesetzt werden auch ausschließlich angstlösend wirkende Arzneistoffe (z. B. Buspiron), die im Gegensatz zu Benzodiazepinen keine sedierenden Eigenschaften haben und nicht abhängig machen.
- **Phytopharmaka:** Zur Beruhigung kommt außerdem eine Reihe von pflanzlichen Wirkstoffen zur Anwendung (insbesondere Baldrian, Hopfen, Melisse und Lavendel), die es in Form von Tabletten oder Tropfen und als Kräutertees gibt.
- **Trizyklische Tranquilizer:** Übergang zu Antidepressiva (➤ Kap. 17.2.1).
- **Betarezeptorenblocker:** vermindern vegetative Symptome, sodass sie z. B. bei Menschen mit Prüfungsangst Anwendung finden.

Indikationen

Tranquilizer zählen zu den meistverordneten Psychopharmaka. Sie haben eine in der Regel sehr angenehme, beruhigende Wirkung und nur wenige Nebenwirkungen. Richtig und gezielt eingesetzt, sind sie ungefährlich und können sehr nützlich oder sogar lebensrettend sein (z. B. bei akuter Suizidalität). Falsch und unkritisch eingesetzt, können Benzodiazepine jedoch sehr großen Schaden anrichten (Abhängigkeit; als Mittel für Suizidversuche). Eine Verordnung setzt also eine klare Indikation und eine Therapiestrategie voraus, die eine alternative langfristige Behandlungsmöglichkeit beinhaltet. Die Patienten müssen gründlich aufgeklärt werden und dürfen nicht das Gefühl bekommen, dass ihnen „nur Medikamente“ helfen. Benzodiazepine weisen eine Toleranzentwicklung auf. Das bedeutet, dass sie zum Erreichen derselben Wirkung mit der Zeit in immer höherer Dosierung eingenommen werden müssen. **Sie haben ein starkes Suchtpotenzial!**

Es werden Haupt- und Nebenindikationen unterschieden:

- **Hauptindikationen:**
  - Neurosen (gezielt und zeitlich begrenzt!)
  - Angst- und Panikstörungen
  - Medizinische Notfälle (z. B. Herzinfarkt)
  - Psychosomatische Erkrankungen
  - Katatonie
- **Nebenindikationen:**
  - Muskuläre Verspannungszustände
  - Epilepsie
  - Erregungszustände
  - Anpassungs- und Belastungsstörungen
  - Akute Suizidalität
  - Schizophrenie (als zusätzliches Medikament)

Wie bereits erwähnt, sind die Übergänge zwischen Tranquilizern und Hypnotika fließend. Manche Benzodiazepine sind aufgrund ihrer Dosierung als reine Schlafmittel im Handel.

17

Nebenwirkungen

Benzodiazepine weisen nur wenige Nebenwirkungen auf. Zu Beginn der Behandlung kann es zu Müdigkeit und Einschränkungen der geistigen Leistungsfähigkeit kommen. Als weitere Nebenwirkungen können auftreten: eingeschränkte Reaktionsfähigkeit, Gewichtszunahme, Obstipation (Verstopfung), Libidoverlust und Menstruationsstörungen.

Bei Gabe von **sehr hohen Dosen** oder bei einem **plötzlichen Absetzen** können Krampfanfälle (> Kap. 5.3.9), Delire (> Kap. 5.5) und psychotische Symptome auftreten. Es sind auch Fälle beschrieben, bei denen eine seelische Abhängigkeit bereits bei niedriger Dosierung entsteht („low-dose dependency", Niedrigdosisabhängigkeit). Bei den Betroffenen führt jeder Versuch, das Mittel abzusetzen, zu Schlaflosigkeit, Albträumen, innerer Unruhe und Schweißausbrüchen. Bei Menschen mit einer Anfälligkeit für Abhängigkeit kann es bereits nach kurzer Einnahmedauer zu einem abhängigen Verhalten kommen, weshalb in diesen Fällen eine andere Medikamentengruppe gewählt werden sollte.

Bei **längerer Gabe** von Benzodiazepinen kann sich eine Gleichgültigkeit dem Leben gegenüber entwickeln. Es besteht die Gefahr, dass die Betroffenen sich nicht mehr mit den Ursachen der Grunderkrankung auseinandersetzen. Die Gabe von Tranquilizern bei seelischen Störungen darf nie eine Psychotherapie ersetzen.

Mit Benzodiazepinen behandelte Patienten dürfen weder Auto fahren noch schwere Maschinen bedienen! Nebenwirkungen können besonders durch die zusätzliche Einnahme von Alkohol gefördert werden. **Generell sollte unter Einnahme von Psychopharmaka auf Alkohol verzichtet werden.**

Ältere Patienten können paradox auf Tranquilizer **reagieren.** Dann entwickeln sich statt der erwünschten Wirkung Erregungszustände, Schlaflosigkeit oder feindseliges Verhalten. Weitere Gefahren drohen alten Menschen durch Benommenheit und Gangunsicherheit, die z. B. zu Stürzen mit Knochenbrüchen führen können.

Anwendung

Eine **Abhängigkeit** kann sich bei täglicher Einnahme bereits nach etwa 6 Wochen entwickeln. Bei seltenerer Einnahme sollte die Gabe von Tranquilizern nicht über den Zeitraum von 3 Monaten hinaus erfolgen.

Menschen, die im Laufe ihres Lebens bereits Süchte entwickelt haben, sollten nicht mit Benzodiazepinen behandelt werden. Alternativ bieten sich niedrigdosierte Antipsychotika, Betablocker oder Antidepressiva an.

Betablocker wirken in den Fällen am besten, in denen sich eine situative Angststörung vor allem durch körperliche Symptome wie Schwitzen, Herzklopfen oder Zittern äußert, da sie diese Symptome unterdrücken können. Sie haben keine direkte Wirkung auf das Erleben.

Wie alle Psychopharmaka müssen auch Tranquilizer beim Absetzen ausgeschlichen werden. Insbesondere bei längerer Einnahme von Benzodiazepinen muss dieses **Ausschleichen in sehr langsamen Schritten** erfolgen.

17.2.4 Hypnotika

LERNHINWEIS !!

Die wichtigsten Stoffgruppen aus der Gruppe der Hypnotika sowie deren häufigste Nebenwirkungen sollten Ihnen bekannt sein.

Die Bezeichnung Hypnotikum leitet sich vom griechischen Wort „hypnos" (Schlaf) ab. Hypnotika sind Medikamente, die Schlaf erzeugen können. Es handelt sich um eine sehr heterogene Gruppe von Substanzen. In der Fachliteratur werden Hypnotika häufig auch den Tranquilizern zugeordnet.

Substanzgruppen

- **Benzodiazepine:** wichtigste Stoffgruppe unter den Hypnotika mit relativ wenigen Nebenwirkungen. Zu diesen sog. Benzodiazepin-Hypnotika gehören u. a. Lormetazepam (z. B. Noctamid®) und Flunitrazepam (z. B. Rohypnol®).
- **Z-Substanzen:** Zolpidem (z. B. Stilnox®), Zopiclon (z. B. Ximovan®) und Zaleplon (z. B. Sonata®) werden auch als Non-Benzodiazepin-Hypnotika bezeichnet. Sie haben ein ähnliches Wirkprofil wie Benzodiazepine, sollen aber ein geringeres Abhängigkeitsrisiko aufweisen.

- **Antihistaminika:** Obwohl nicht rezeptpflichtig, sind Medikamente wie Diphenhydramin (z. B. Dolestan®) nicht ungefährlicher als andere Hypnotika.
- **Phytopharmaka:** Pflanzliche Mittel können nicht als Schlafmittel, sondern bestenfalls als Beruhigungsmittel angesehen werden. Wichtigste Vertreter sind Baldrian und Hopfen.
- **Barbiturate:** werden wegen ihres starken Abhängigkeitspotenzials, ihrer Nebenwirkungen und des häufigen Missbrauchs bei Suizidversuchen heute nicht mehr verordnet. Sie kommen aber z. B. bei der Einleitung von Narkosen, beim neonatalen Abstinenzsyndrom oder bei intensivmedizinischen Behandlungen weiterhin zur Anwendung.

Indikation

Schlafstörungen.

Nebenwirkungen

- Beeinträchtigung des Reaktionsvermögens.
- Veränderung des Antriebs mit emotionaler Abstumpfung (vor allem bei älteren Patienten).
- Verwirrtheitszustände und Delire (insbesondere bei älteren Patienten).
- Abhängigkeit und Missbrauch: Hypnotika gehören zu den Suchtstoffen, die am häufigsten zu einer Medikamentenabhängigkeit führen.
- Bei längerer Einnahme von Hypnotika kommt es ebenfalls zu einer Toleranzentwicklung (➤ Kap. 17.2.4).

Anwendung

Hypnotika sollten nur bei eindeutig geklärter Indikation zum Einsatz kommen. Schlafstörungen müssen ursächlich und nicht rein symptomatisch behandelt werden. Die Behandlung sollte möglichst in ein Therapiekonzept eingebettet sein, das auch Psychotherapie, Regelung der Lebensführung, Schlafhygiene und Entspannungsverfahren umfasst.

Die Einnahme von Hypnotika muss auf wenige Wochen begrenzt bleiben. Hypnotika müssen **ausschleichend** abgesetzt werden. Abruptes Absetzen kann zu starken Schlafstörungen führen.

17.2.5 Phasenprophylaktika

LERNHINWEIS !!!

Namen und Indikationen der Phasenprophylaktika sollten Ihnen ebenso bekannt sein wie ihre Nebenwirkungen. Da Lithium sehr häufig bei der Behandlung von affektiven und schizoaffektiven Störungen verordnet wird, sollten Sie diesem Medikament ein besonderes Augenmerk schenken.

Phasenprophylaktika (engl. „mood stabilizers“) können bei affektiven Störungen (➤ Kap. 8) das Auftreten weiterer manischer oder depressiver Phasen verhindern bzw. deren Schweregrad abschwächen. Phasenprophylaktika werden über einen langen Zeitraum, bei schwerer Erkrankung oder häufigen Phasen sogar lebenslang eingenommen. Die Wirkung setzt erst nach einigen Monaten ein. In akuten manischen Phasen kann zusätzlich zu den Phasenprophylaktika ein Antipsychotikum und in einer akuten depressiven Phase ein Antidepressivum verabreicht werden, wobei hier auf eine niedrige Dosierung geachtet werden muss, damit es nicht zum Umschwung in eine Manie kommt.

Substanzgruppen

- **Lithium** (z. B. Hypnorex® retard): In etwa 70 % der Fälle verhindert eine Behandlung mit Lithium das weitere Auftreten von depressiven oder manischen Phasen bzw. vermindert zumindest deren Schwere und Dauer.
- **Antikonvulsiva** (z. B. Carbamazepin, teils auch Valproinsäure = Valproat): Carbamazepin und Valproat sind bewährte Medikamente zur Behandlung der Epilepsie. Sie werden auch bei affektiven Störungen eingesetzt, wenn Lithium nicht vertragen wird oder Kontraindikationen vorliegen.
- **Atypische Antipsychotika** (z. B. Olanzapin [Zyprexa®] oder Risperidon [Risperdal®]) sind seit Kurzem als Phasenprophylaktika zugelassen.
- **Antidepressiva:** Die langfristige Gabe von Antidepressiva kann ebenfalls als phasenprophylaktische Therapie angesehen werden.

Indikationen

Hauptindikation der Phasenprophylaktika sind **affektive Störungen,** bei denen bereits mehrere Krankheitsphasen aufgetreten sind. Zudem werden Phasenprophylaktika bei der **schizoaffektiven Störung** (➤ Kap. 7.2) eingesetzt.

Nebenwirkungen

Lithium

Unter Lithium können viele Nebenwirkungen auftreten. Einige bestehen nur in der ersten Zeit der Einnahme.

- **Zu Beginn der Behandlung:**
  - Durst
  - Übelkeit, Erbrechen, Durchfälle
  - Feinschlägiger Tremor (Zittern der Hände, häufig)
  - Muskelschwäche
  - Struma (Kropfbildung, 5–10 % der Fälle)
  - Hautausschläge
  - Gewichtszunahme (25 %)
  - Gedächtnisstörungen
  - Schwindel
- **Bei akuter Überdosierung** können schwerwiegende Vergiftungen auftreten:
  - Somnolenz (leichte Bewusstseinstrübung) bis Sopor (schwere Bewusstseinstrübung)
  - Übelkeit, Erbrechen, Durchfälle
  - Nierenfunktionsstörungen (häufig)
  - Verwaschene Sprache
  - Sehstörungen
  - Gangstörungen
  - Krampfanfälle
  - Koma

Carbamazepin

- **Zu Beginn der Behandlung:**
  - Schwindel, Benommenheit
  - Übelkeit
  - Allergische Hautreaktionen
- **Im weiteren Verlauf:**
  - Appetitlosigkeit oder Appetitzunahme, Brechreiz
  - Kopfschmerzen
  - Verwirrtheitszustände (bei älteren Patienten)
  - Leberschäden, Blutbildveränderungen (gefährlich, aber sehr selten)

Valproinsäure

- Übelkeit, Erbrechen, Durchfall
- Kopfschmerzen, Verwirrtheit, Tinnitus, Hörverlust
- Hautausschläge, Haarausfall
- Enzephalopathie (Hirnerkrankung, selten)
- Blutbildungsstörungen, Leberfunktionsstörungen (im Einzelfall tödlich verlaufend)

Anwendung

Die folgenden Aussagen beziehen sich auf die Gabe von Lithium, das mit Abstand am häufigsten eingesetzte Phasenprophylaktikum. Da eine Lithiumtherapie in vielen Fällen erfolgreich, aber auch mit vielen Risiken behaftet ist, sollte Lithium nur bei klarer Indikationsstellung verordnet werden. Bei bipolaren affektiven Störungen (manisch-depressive Störungen) sollten entweder zwei Phasen innerhalb von 4 Jahren oder insgesamt drei Phasen bestanden haben. Bei neurotischen Depressionen zeigt Lithium keine Wirkung.

Grundsätze zur Verordnung von Lithium

- Lithium wird über die **Niere** ausgeschieden. Die Patienten müssen deshalb regelmäßig und **viel trinken,** damit die Konzentration im Körper konstant bleibt.
- Die **Wirkung** von Lithium **bei akuten Manien** setzt **frühestens nach 1 Woche** ein, und das Lithium muss höher dosiert werden als zur Phasenprophylaxe.
- Die **Aufdosierung** sollte **einschleichend** erfolgen. Die phasenprophylaktische Wirkung setzt erst nach wenigen Monaten ein.
- Lithium hat eine **geringe therapeutische Breite,** d. h., die notwendige Dosis, um den erwünschten therapeutischen Effekt zu erreichen, liegt sehr nahe an dem Bereich, in dem bereits erste Vergiftungserscheinungen auftreten. Aus diesem Grund sind folgende Maßnahmen durchzuführen:
  - Regelmäßige Kontrolle des Lithiumspiegels im Blut. Die Blutentnahme sollte möglichst exakt 12 Stunden nach Einnahme der letzten Dosis erfolgen (angestrebt wird ein Lithium-Plasmaspiegel von 0,5–0,8 mmol/l).

- Vor und während einer Lithiumtherapie sind einige körperliche Untersuchungen durchzuführen. Zu den wichtigsten zählen: Messung des Halsumfangs und Bestimmung der Schilddrüsenhormone (Auswirkungen auf die Schilddrüse) sowie Untersuchung von Nieren und Herz.
- Patienten mit **Rapid Cycling** (mehr als vier Phasen pro Jahr) profitieren nicht von Lithium. In diesen Fällen sollte **Carbamazepin oder Valproat** verordnet werden.
- Lithium und Valproat dürfen **nicht während der Schwangerschaft** gegeben werden, da sie fruchtschädigende (teratogene) Wirkungen haben. Auch bei Patientinnen mit Kinderwunsch sollten sie nicht verordnet werden.
- Beim **Absetzen von Lithium** sollte das Medikament **langsam ausgeschlichen** werden. Plötzliches Absetzen kann psychotische Zustände hervorrufen.

Bei **Lithiumunverträglichkeit** wird die Gabe von Carbamazepin empfohlen. Bei Manien wird zur Erreichung einer schnelleren Wirksamkeit die Gabe von Carbamazepin-Saft empfohlen. Valproat wird in allmählich steigender Dosierung verschrieben und kann mit Lithium kombiniert werden.

17.2.6 Antidementiva

LERNHINWEIS !

Wirkmechanismen und Nebenwirkungen von Antidementiva sollten Ihnen bekannt sein.

Antidementiva wirken auf das ZNS und sollen Gedächtnis, Denkfähigkeit und Konzentrationsvermögen verbessern. Sie werden bei Menschen eingesetzt, die an einer Demenz erkrankt sind (➤ Kap. 5.2). Der Therapieerfolg ist jedoch nur als mäßig zu bewerten. Es muss bereits als Erfolg angesehen werden, wenn eine Demenz langsamer fortschreitet.

Substanzgruppen

Zur Behandlung von Demenzen dienen verschiedene Substanzgruppen. Die wirksamsten sind die **Acetylcholinesterasehemmer.** Für Donepezil (Arizept®), Galantamin (Reminyl®) und Rivastigmin (Exelon®) wurde ein Wirksamkeitsnachweis erbracht.

Aus dem Bereich der Phytotherapie (Pflanzenheilkunde) findet Ginkgo biloba Anwendung, dessen Wirksamkeit jedoch nicht ausreichend belegt ist.

Wirkungen

Antidementiva haben folgende Wirkungen:

- Erweiterung von Gefäßen
- Verdünnung des Blutes
- Verbesserte Ernährung der Gewebe
- Beeinflussung des Neurotransmittersystems

Indikationen

- Zur Therapie bei der **Alzheimer-Demenz** (➤ Kap. 5.2.1).
- Rivastigmin ist für die **Demenz bei Parkinson-Krankheit** zugelassen. Auch bei **vaskulären Demenzen** scheint eine Wirksamkeit zu bestehen (➤ Kap. 5.2.2).

Nebenwirkungen

- **Häufigste Nebenwirkungen**
  - Durchfall, Übelkeit
  - Muskelkrämpfe, Unfälle
  - Müdigkeit, Schlaflosigkeit
  - Gewichtsabnahme, Appetitmangel
  - Kopfschmerzen, Schwindel
- **Selten auftretende Nebenwirkungen:**
  - Leberschäden, Magen- und Zwölffingerdarmgeschwüre
  - Krampfanfälle
  - Halluzinationen

Anwendung

Die Behandlung einer Demenz hat nur Erfolg, wenn sie bereits im Frühstadium eingeleitet wird. Eine Heilung wird nicht erreicht.

Es sollte über einen ausreichend langen Zeitraum therapiert werden. Als untere Grenze werden 6 Monate angesehen. Bei therapeutischem Nutzen wird die Behandlung eher als Langzeittherapie durchgeführt.

17.2.7 Psychostimulanzien

LERNHINWEIS !!

Sie sollten sich mit der Problematik der Therapie einer Aufmerksamkeitsdefizit-Hyperaktivitätsstörung (ADHS) mit Methylphenidat auseinandersetzen, einen eigenen Standpunkt zu dieser Form der Pharmakotherapie formulieren und Ihre Haltung auch begründen können.

Psychostimulanzien, in der Umgangssprache auch Aufputschmittel genannt, helfen für eine begrenzte Zeit, Müdigkeit und Erschöpfung zu überwinden. Konzentration und Leistungsfähigkeit werden durch die Einnahme vorübergehend gesteigert.

Substanzgruppen

Psychostimulanzien sind keine einheitliche Substanzklasse. Zu ihnen zählen **Kokain** und **Amphetamine** („Speed"), aber auch so alltägliche Substanzen wie **Koffein** und **Nikotin.** Bei regelmäßiger Einnahme führen sie zu Gewöhnung und Abhängigkeit. Da Stimulanzien Hungergefühle reduzieren, werden sie häufig als Appetitzügler missbraucht.

Psychostimulanzien und hier vor allem der Wirkstoff **Methylphenidat,** besser bekannt unter dem Handelsnamen Ritalin®, werden auch zur Behandlung von Kindern mit ADHS (➤ Kap. 14.1) eingesetzt. Die Therapie mit Ritalin® wird sehr kontrovers diskutiert. Methylphenidat gehört zu den am häufigsten untersuchten Psychopharmaka. Bisher ließen sich **keine Hinweise** finden, dass Patienten mit **ADHS** bei korrekter Diagnosestellung eine **Abhängigkeit** von Methylphenidat entwickeln. Befürworter der Therapie mit Methylphenidat betonen sogar, dass die Medikation die Wahrscheinlichkeit deutlich verringert, dass ein betroffenes Kind später eine Suchtkrankheit entwickelt.

Indikationen

Neben seiner Anwendung bei Kindern, Jugendlichen und auch Erwachsenen mit **ADHS** bestehen als weitere Indikationen zur Verordnung von Psychostimulanzien die Behandlung der **Narkolepsie** (nicht zu unterdrückende Schlafanfälle, die während des Tages auftreten) und des **schweren obstruktiven Schlafapnoe-Syndroms.**

Nebenwirkungen

- Schlafstörungen
- Appetitmangel, Übelkeit
- Ängstlichkeit, Depressivität, Affektlabilität
- Kopfschmerzen, Herzklopfen
- Aggressivität, Reizbarkeit
- Nervosität, Unruhe
- Verzögerung des Längenwachstums, Ticstörungen

Besonders bei **Kindern** sollte auf eine **gesunde** und **ausreichende Ernährung** geachtet werden, da sie sich noch im Wachstum befinden und Methylphenidat sehr häufig Appetitlosigkeit verursacht.

Anwendung

Methylphenidat darf nur nach genauer Diagnose verabreicht werden. Menschen, die mit Ritalin® behandelt werden, ohne dass bei ihnen eine ADHS besteht, können eine Abhängigkeit entwickeln.

Die Wirkung von Methylphenidat hält einige Stunden an. Befürworter der Therapie mit Ritalin® plädieren dafür, dass die Medikation nicht nur vormittags erfolgt, sondern dass im Tagesverlauf ein möglichst gleichmäßiger Spiegel aufrechterhalten wird, damit es in der Freizeit und im Familienleben nicht zu problematischem und belastendem Verhalten kommt. Mittlerweile gibt es auch retardierte Präparate, die über längere Zeit hinweg gleichmäßig wirken.

Eine Therapie mit Psychopharmaka muss auch bei ADHS mit einer Psycho-, Familien- bzw. Soziotherapie kombiniert werden, um Behandlungserfolge zu stabilisieren. Es gibt mittlerweile gut erforschte und erfolgreiche Therapieprogramme, welche die Kinder, ihre Eltern und das pädagogische Umfeld einbeziehen.

Methylphenidat fällt unter das Betäubungsmittelgesetz (BtMG). Diese Tatsache erschwert die Verschreibung und gilt vielen Kritikern als zusätzliches Argument.

Bei **Absetzen** der Medikation sollte **schrittweise** vorgegangen werden.

17.3 Weitere somatotherapeutische Verfahren

LERNHINWEIS !!

Die weiteren somatotherapeutischen Verfahren sollten in wenigen Sätzen erklärt werden können. Sie sollten wissen, dass Lichttherapie nur bei saisonaler Depression einen therapeutischen Effekt hat, und Sie sollten sich eine eigene, fundierte Meinung zur Elektrokrampftherapie bilden.

Neben Psychopharmaka werden bei der Behandlung von psychischen Störungen Elektrokonvulsionstherapie, Lichttherapie und Wachtherapie eingesetzt.

17.3.1 Elektrokonvulsionstherapie (EKT)

Durch Anwendung von elektrischem Strom werden generalisierte Krampfanfälle im Gehirn erzeugt (daher auch Elektrokrampftherapie). Spätestens seit dem Hollywoodfilm „Einer flog über das Kuckucksnest“ galt die EKT als inhumane Behandlungsmethode, der zusätzlich Disziplinierungszwecke unterstellt wurden. Mittlerweile ist die EKT jedoch ein Verfahren, das bei richtiger Anwendung nur geringe Nebenwirkungen hervorruft und lebensrettend sein kann, z. B. bei der schweren perniziösen Katatonie.

Die Patienten werden unter Narkose behandelt. Arzneimittel zur Muskelentspannung verhindern Verletzungen. Sie werden beatmet und mittels EEG überwacht. Die Elektroden werden nur einseitig platziert.

MERKE

Indikationen sind lebensbedrohliche katatone Zustände, das maligne neuroleptische Syndrom (➤ Kap. 17.2.2) sowie schwere behandlungsresistente Depressionen (➤ Kap. 8.1). Siehe hierzu auch: www.dgppn.de, Indikationen zur Elektrokonvulsionstherapie.

17.3.2 Lichttherapie

Die Lichttherapie wird zur Behandlung von Depressionen eingesetzt. Sie ist nur wirksam, wenn eine **saisonale Depression** bzw. Winterdepression vorliegt. Besonders zu Beginn der Behandlung sollten täglich Lichtbestrahlungen vorgenommen werden. Die Dauer einer Sitzung richtet sich nach der Lichtleistung der Lampe. Die Lichtstärke muss mindestens 2.000 Lux betragen. Bei einer Leistung von 10.000 Lux sind 40 Minuten Bestrahlungszeit ausreichend. Bei 2.500 Lux muss die Behandlung 2 Stunden durchgeführt werden. Die Bestrahlungslampen sind mit einem UV-Filter ausgestattet. Bei gleichzeitiger Einnahme von Johanniskraut können Hautreizungen entstehen. Deshalb sollte Johanniskraut ggf. abgesetzt werden.

17.3.3 Wachtherapie

Eine Wach- oder Schlafentzugstherapie zur Behandlung von **Depressionen** wird stationär durchgeführt. Da sich die Effekte eines totalen und eines teilweisen Schlafentzugs nicht stark unterscheiden, wird am häufigsten der teilweise Schlafentzug durchgeführt. Die betroffenen Personen werden angehalten, ab 1:30 Uhr nicht mehr zu schlafen, und dürfen dies auch während des darauffolgenden Tages nicht tun. Der Schlafentzug muss in der Regel mehrfach durchgeführt werden. Die Wirkung ist zuverlässig, hält jedoch nur kurze Zeit an. In Kombination mit anderen therapeutischen Maßnahmen, insbesondere der Gabe von Antidepressiva, kann Schlafentzug eine dauerhafte Rückbildung der Symptome anstoßen.

17.4 Lernzielkontrolle

Im Bereich der Psychopharmaka sollten Sie vor allem über Antidepressiva und Antipsychotika sehr gute Kenntnisse besitzen. Sowohl in der schriftlichen als auch in der mündlichen Prüfung werden Fragen zu diesen Themen gestellt. Substanzgruppen, Indikationen, Wirkungen und Nebenwirkungen sollten unbedingt bekannt sein.

Fragen zur selbstständigen Bearbeitung

1. Nennen Sie die Symptome einer Intoxikation mit Lithium.
2. Welche Symptome einer Schizophrenie werden mit klassischen Antipsychotika behandelt?
3. Welche Nebenwirkungen treten bei trizyklischen Antidepressiva am ehesten auf?
4. Nennen Sie die Substanzgruppen der Psychopharmaka, bei denen ein hohes Abhängigkeitspotenzial besteht.
5. Welche Arten von psychischen Störungen rechtfertigen die Gabe von Phasenprophylaktika?
6. Welche Anwendungshinweise gelten für Benzodiazepine?
7. Welche extrapyramidalmotorischen Nebenwirkungen können unter der Gabe von Antipsychotika auftreten?
8. Nennen Sie die Substanzgruppen der Antidepressiva.
9. Welche Indikationsgebiete gelten für Antipsychotika?
10. Wann werden Tranquilizer eingesetzt?
11. Welche Psychopharmaka führen zu einer Gewichtszunahme?
12. Welche Medikamente aus dem psychopharmakologischen Bereich werden auch Anxiolytika genannt und weshalb?
13. Wann sollte eine Elektrokrampftherapie (EKT) angeboten werden?
14. Nennen Sie Psychopharmaka aus dem pflanzlichen Bereich und deren Anwendungsgebiete.
15. Was ist zu Beginn einer Behandlung mit Antidepressiva zu bedenken?
16. Worin liegt der Unterschied zwischen Früh- und Spätdyskinesien?
17. Was ist mit dem Begriff Parkinsonoid gemeint?
18. Weshalb ist die Gabe von Psychopharmaka bei älteren Menschen risikoreicher als bei jüngeren?
19. Welche Medikamente werden bei Schlafstörungen verordnet?
20. Zu welcher Gruppe von Medikamenten gehört Methylphenidat?

Mündliche Prüfungsfragen: Psychopharmakotherapie

1. Eine Ihrer Patientinnen hat vom mitbehandelnden Psychiater seit 1 Woche ein Antidepressivum verordnet bekommen. Sie beklagt, dass das Medikament keinerlei Wirkung auf ihre Stimmung habe und die Nebenwirkungen sehr unangenehm seien. Sie möchte das Präparat gern wieder absetzen. Was raten Sie ihr?
2. Mit welcher Art von Medikation würden Sie einen manischen Klienten behandeln?
3. Wie stehen Sie zur Elektrokrampftherapie?
4. Antipsychotika verursachen teilweise schwere Nebenwirkungen. Welche sind das, und was kann man ggf. dagegen tun?
5. Wenn jemand von Somatotherapie spricht, was meint er damit?
6. Was halten Sie davon, dass Kinder mit ADHS Methylphenidat bekommen? Ginge es nicht auch ohne Medikamente?
7. Gibt es Psychopharmaka, die einem Menschen mit einer Zwangserkrankung helfen können?
8. Ein Patient berichtet im Erstgespräch davon, dass er regelmäßig Haldol® einnimmt und bei Bedarf u. a. zusätzlich Atosil®. Wie gehen Sie in dem Gespräch weiter vor, und was müssen Sie hinsichtlich einer etwaigen Behandlung bedenken?
9. Ein Patient berichtet, dass er immer wieder unter Schlafstörungen leide und seine Leistungsfähigkeit mehr und mehr nachlasse. Eine Depression können Sie ausschließen. Welche Arten von Psychopharmaka könnte er sich verordnen lassen, und was ist weiterhin zu beachten?
10. Was ist unter dem malignen neuroleptischen Syndrom zu verstehen?
11. Die trizyklischen Antidepressiva werden auch nach ihrem Wirkprofil eingeteilt. Wie sieht diese Einteilung aus?
12. Mit welchen Nebenwirkungen muss eine Patientin unter der Einnahme von trizyklischen Antidepressiva rechnen?

13. Eine Ihrer Patientinnen hat eine depressive Episode durchlaufen und ist seit kurzer Zeit so stabil, dass sie ihr Antidepressivum gern absetzen möchte. Wie würden Sie sich in diesem Fall verhalten?
14. Wo und wie wirken selektive Serotonin-Wiederaufnahmehemmer?
15. Welche Meinung vertreten Sie hinsichtlich der Gabe von Antidementiva bei Demenzerkrankungen?
16. Was können Sie über die Verordnung von Lithium sagen?
17. Wie stehen Sie zur Gabe von Psychopharmaka?
18. Welche vegetativen Symptome können unter der Einnahme von Antipsychotika auftreten?
19. Wo und wie wirken Antipsychotika?
20. Weshalb kann es zu Beginn einer Behandlung mit einem Antidepressivum zu einem erhöhten Suizidrisiko kommen?

IV Anhang

A1 Beispielantworten

Juristische Aspekte (> Kap. 2)

Mündliche Prüfungsfrage 6

Welche Aspekte gehören zur Sorgfaltspflicht von Heilpraktikerinnen und Heilpraktikern für Psychotherapie?

Wichtige Aspekte der Antwort

- Aufklärung über Kosten, Therapiemethode, Nutzen und Risiken
- Angemessene und ausreichende Behandlung der vorliegenden psychischen Erkrankung
- Dokumentations- und Schweigepflicht
- Hygiene
- Weiterbildung und Überprüfung der eigenen Tätigkeit
- Versicherung

Beispielhafte Antwort

Aufklärung über Kosten, Therapiemethode, Nutzen und Risiken

Vor Beginn der Behandlung müssen Klientinnen und Klienten darüber aufgeklärt werden, dass die Tätigkeit von Heilpraktikerinnen und Heilpraktikern privat abgerechnet wird, d. h., dass sie die von Ihnen gewünschte Psychotherapie aus eigenen Mitteln finanzieren müssen. Der Stundensatz der Behandlung muss angegeben werden. Die Begleichung der Kosten durch eine gesetzliche Krankenkasse ist nicht möglich. Private Krankenkassen bilden möglicherweise eine Ausnahme; dies muss im Einzelfall überprüft werden. Des Weiteren müssen die Klienten unbedingt darauf hingewiesen werden, dass sie bei Vorliegen einer ärztlichen Überweisung an einen Psychologischen Psychotherapeuten einen Anspruch auf eine kassenfinanzierte Psychotherapie erhalten.

Ein weiterer wesentlicher Punkt ist die Klärung der finanziellen Möglichkeiten der zu behandelnden Person. Ist diese in der Lage, die oft lange Behandlung der Erkrankung zu bezahlen? Oder ist absehbar, dass ihr das nicht möglich ist? Ein Abbruch der Therapie während des Therapieprozesses kann schwerwiegende Folgen haben. An dieser Stelle ist das vertrauensvolle Gespräch wichtig.

Zu Beginn der Behandlung und nach Erstellung eines Therapieplans muss erneut darauf hingewiesen werden, wie hoch die Gesamtkosten der geplanten Psychotherapie in etwa ausfallen werden.

Zur Aufklärung gehören zusätzlich Erklärungen zur Therapiemethode, die angewendet werden soll, um die Erkrankung zu heilen oder zu lindern, sowie die Vorteile, welche die Therapie mit sich bringt, bzw. die möglichen Erfolge, die sich dadurch einstellen können. Jede Behandlung birgt jedoch auch Risiken; so können sich z. B. durch eine Veränderung oder eine anfängliche Verschlimmerung der Symptomatik Schwierigkeiten in den Beziehungen zu nahestehenden Menschen einstellen. Über diese Risiken müssen die Klienten informiert werden.

Angemessene und ausreichende Behandlung der vorliegenden psychischen Erkrankung

Heilpraktiker für Psychotherapie müssen in der Lage sein, eine berufsbezogene Diagnose zu stellen, aus der sich ein Behandlungsplan entsprechend der diagnostizierten Erkrankung ableiten lässt. Nur wenn die erlernte Therapiemethode zur Heilung oder Linderung dieser Erkrankung geeignet ist, sicher beherrscht wird und angewendet werden kann und darf, dürfen Betroffene behandelt werden. Patienten dürfen unter der Therapie keinen Gefahren ausgesetzt werden, die u. a. durch unzureichende Kenntnisse im Bereich der Psychotherapie hervorgerufen werden können. Wenn ein Mensch beispielsweise an einer posttraumatischen

Belastungsstörung leidet und der Therapeut keine traumaspezifische Ausbildung hat, kann keine angemessene und ausreichende Behandlung stattfinden. Die durch die eigenen Kenntnisse und Fähigkeiten bedingte Grenze der Behandlungsmöglichkeiten spielt hier die größte Rolle.

Zu einer angemessenen und ausreichenden Behandlung zählt auch die Pflicht zur Veranlassung notwendiger schulmedizinischer Untersuchungen und Therapien, denn körperliche Erkrankungen dürfen nicht behandelt und müssen ausgeschlossen werden.

Dokumentations- und Schweigepflicht

Für jede Person, die in der Praxis behandelt wird, muss eine eigene Klientenakte angelegt werden. Diese enthält neben persönlichen Daten, wie Name, Adresse, Geburtsdatum etc., auch die Anamnese- und Befunderhebung. Zusätzlich werden in der Akte etwaige Arztberichte aufbewahrt, die vom Patienten zur Verfügung gestellt wurden. Die eigentliche Dokumentation beinhaltet den geplanten Therapieverlauf und den tatsächlichen Verlauf mit den persönlichen Notizen des Therapeuten zu den einzelnen Sitzungen. Die Akten werden sicher und vor fremdem Zugriff geschützt aufbewahrt. Selbstverständlich unterliegen Heilpraktiker der Schweigepflicht, d. h., sie dürfen weder über die von ihnen behandelten Personen noch über die Inhalte der Therapien sprechen. Sollte es nötig sein, sich beispielsweise mit einem der behandelnden Ärzte auszutauschen, bedarf es dazu einer schriftlichen Schweigepflichtentbindung durch den Klienten.

Hygiene

Selbstverständlich gehört zum Standard einer psychotherapeutisch-heilpraktischen Praxis die Einhaltung gewisser Hygieneanforderungen. Darunter versteht man Sauberkeit der Praxisräume, Desinfektion von therapeutischen Hilfsmitteln, die mehrfach verwendet werden, und eine Toilette, in der das Waschen und Desinfizieren der Hände möglich ist. Zum Trocknen der Hände sollten Einmalhandtücher zur Verfügung gestellt werden. Für etwaige Notfälle sollten Einmalhandschuhe und Masken vorhanden sein. Ferner muss ein Erste-Hilfe-Set vorgehalten werden.

Weiterbildung und Überprüfung der eigenen Tätigkeit

Fort- und Weiterbildungen sind obligat, um sich den Entwicklungsprozessen der Therapien anzupassen und neue wissenschaftliche Erkenntnisse, z. B. im Bereich der Ursachenforschung, in die eigene Tätigkeit einbeziehen zu können. Supervisionsstunden sollten regelmäßig stattfinden, um die Qualität der eigenen Tätigkeit und die einzelnen Therapieverläufe zu überprüfen.

Versicherung

Niemand wünscht sich, in der eigenen Praxis einen Fehler zu begehen oder einen Unfall zu erleben, der schlimmstenfalls damit endet, dass ein Mensch zu Schaden kommt. Und dennoch kann dies passieren. Für einen solchen Fall ist es unabdingbar, eine Betriebshaftpflichtversicherung abzuschließen. Eine Berufshaftpflichtversicherung kann nur abgeschlossen werden, wenn man als Heilpraktikerin oder Heilpraktiker Mitglied in einem Berufsverband ist. Eine Versicherung bei der Berufsgenossenschaft kann auf freiwilliger Basis erfolgen.

PRÜFUNGSTIPP

Bereiten Sie sich auf Fragen nach der Sorgfaltspflicht gründlich vor. Hier geht es in erster Linie darum, deutlich zu machen, wo die Grenzen Ihrer Behandlungsmöglichkeiten liegen und wie weit Ihre Informationspflicht reicht. Bei der Sorgfaltspflicht handelt es sich zwar nicht ausschließlich um gesetzliche Regelungen, dennoch ist es für eine qualifizierte Tätigkeit wichtig, sich daran zu orientieren und danach zu handeln. Bei der Beantwortung dieser Frage können Sie sehr deutlich darstellen, dass Sie sich der mit Ihrer Berufswahl übernommenen Verantwortung bewusst sind. Zur sorgfältigen Ausübung der Heilkunde gehört selbstverständlich zusätzlich das Wissen über mögliche Notfälle und deren Behandlung in einer psychotherapeutischen Praxis.

Nützlich für diese Antwort sind Inhalte aus ➤ Kap. 1, ➤ Kap. 2, ➤ Kap. 3, ➤ Kap. 15 und ➤ Kap. 16.

Diagnostische Methoden (➤ Kap. 3)

Mündliche Prüfungsfrage 1

Eine Klientin kommt zum ersten Mal in Ihre Praxis. Erläutern Sie bitte detailliert, wie Sie bei diesem ersten Kontakt vorgehen.

Wichtige Aspekte der Antwort

- Begrüßung und Einladung zum offenen Dialog
- Befunderhebung für Verdachtsdiagnose
- Aufklärung im Rahmen der Sorgfaltspflicht
- Auftragsklärung

Beispielhafte Antwort

Begrüßung und Einladung zum offenen Dialog

In diesem ersten Schritt steht das gegenseitige Kennenlernen im Vordergrund. Nach einer freundlichen Begrüßung, bei der die Klientin willkommen geheißen wird, kann diese in einem offenen Gespräch davon berichten, weshalb sie den Weg in die Praxis gesucht hat, worin ihre Beschwerden liegen und wo eventuell Sorgen oder Ängste vorhanden sind. Dieses erste Treffen sollte in einer vertrauensfördernden Atmosphäre und ohne spürbaren Zeitdruck stattfinden. Möglicherweise gibt es bereits Erfahrungen aufgrund vorheriger Kontakte zu Psychiatrie und Psychotherapie; diese sollten benannt werden dürfen. Während des Gesprächs nimmt der Therapeut auf einer Beobachtungsebene das Verhalten, die Interaktion, das Auftreten und den äußeren Zustand der Klientin wahr.

Befunderhebung für Verdachtsdiagnose

Um zu einer Verdachtsdiagnose zu kommen, erfolgt nach dem offenen Dialog eine Überleitung in ein strukturiertes Interview. Da diese Struktur bei Menschen, die einen Heilpraktiker beispielsweise wegen Eheproblemen aufsuchen, etwas befremdlich wirken kann, sollte diesbezüglich eine kurze Erläuterung stattfinden. Neben der Erhebung der Anamnese und des psychopathologischen Befunds werden in diesem Teil des Gesprächs auch die persönlichen und die biografischen Daten aufgenommen.

Aufklärung im Rahmen der Sorgfaltspflicht

Im nächsten Schritt des Gesprächs muss die Klientin über die Rahmenbedingungen der angestrebten Therapie aufgeklärt werden. Hierzu zählen Informationen zu Kosten, Sitzungsmodalitäten, Dokumentation, Schweigepflicht, Erreichbarkeit und eine Erläuterung zu der Therapiemethode, nach der die Psychotherapie stattfinden wird. Explizit muss darauf hingewiesen werden, dass die Möglichkeit besteht, eine krankenkassenfinanzierte Psychotherapie in Anspruch zu nehmen. Zusätzlich wird in diesem Teil des Gesprächs besprochen, welche ärztlichen Untersuchungen vor Beginn der Psychotherapie stattfinden sollten.

Auftragsklärung

Im letzten Schritt des Erstgesprächs geht es um die Auftragsklärung. Hier wird überprüft, ob die Ansprüche und Erwartungen der Klientin mit dem Angebot des Therapeuten übereinstimmen. Sofern dies zutrifft, können erste Ziele der Psychotherapie besprochen werden.

PRÜFUNGSTIPP

Sie können diese Antwort ausweiten, indem Sie z. B. den offenen Dialog noch näher beschreiben. Welche offenen Fragen würden Sie stellen, worauf würden Sie beim Verhalten der Person achten, oder was könnte Ihnen hinsichtlich der Interaktion möglicherweise auffallen? Des Weiteren können Sie die Elemente des psychopathologischen Befunds nennen und Ihren Wissensstand anhand von Fragestellungen an die Klientin darstellen. Auch die Anamneseerhebung kann verdeutlicht werden, indem Sie deren Inhalte benennen. Achten Sie bei all Ihren Ausführungen auf die Reaktion des Prüfungskomitees. Daran können Sie erkennen, ob Ihre Ausführungen gewünscht sind oder kürzer gehalten werden sollten. Bezüglich der Sorgfaltspflicht und der Auftragsklärung sollten Sie unbedingt zu erkennen geben, dass Ihnen die Grenzen Ihrer Tätigkeit bewusst sind. Es muss deutlich werden, dass Sie Ihre Tätigkeit verantwortungsvoll ausüben und dass Sie einen Menschen, dem Sie aufgrund Ihrer fehlenden Eignung in diesem Bereich nicht helfen können, professionell weiterleiten würden.
Nützlich für diese Antwort sind Inhalte aus ➤ Kap. 2, ➤ Kap. 3, ➤ Kap. 4 und ➤ Kap. 16.

Psychopathologie (➤ Kap. 4)

Mündliche Prüfungsfrage 9

Wie Ihnen sicherlich bekannt ist, kann es bei einer psychotischen Depression auch zu inhaltlichen Denkstörungen kommen. Wie würde sich dieses Geschehen bei einem Klienten zeigen?

Wichtige Aspekte der Antwort

- Beschreibung der depressiven Erkrankung
- Bedeutung eines psychotischen Krankheitsverlaufs
- Typische psychotische Symptome einer Depression

- Behandlung psychotischer Episoden der Depression

Beispielhafte Antwort

Beschreibung depressiver Erkrankung

Eine depressive Störung ist eine episodenhaft auftretende psychische Erkrankung mit niedergedrückter Stimmung, Interessenverlust und Verminderung des Antriebs. Hinzu können kognitive Defizite, Selbstwertstörungen, körperliche Symptome und suizidale Gedanken, Impulse oder Handlungen kommen. Die Einteilung nach ICD-10 erfolgt in leichte, mittelgradige und schwere Verläufe. Schwere Episoden können nichtpsychotisch oder psychotisch verlaufen.

Bedeutung eines psychotischen Krankheitsverlaufs

Eine psychotische Erkrankung nimmt in der Regel einen sehr schweren Krankheitsverlauf mit Verlust des Realitätsbezugs, der Ich-Identität und der sozialen und beruflichen Funktionsfähigkeit.

Typische psychotische Symptome einer Depression

Neben der depressiven Grundsymptomatik können im Rahmen eines psychotischen Verlaufs inhaltliche Denkstörungen, Halluzinationen und ein depressiver Stupor auftreten.

Inhaltliche Denkstörungen sind zu differenzieren von *formalen Denkstörungen*. Bei formalen Denkstörungen kommt es zu Veränderungen des Gedankenablaufs; so ist z. B. das Denken langsamer. Inhaltliche Denkstörungen werden auch als *wahnhaftes Denken* bezeichnet. Hier handelt es sich um eine *Fehlbeurteilung der Realität.* Die Inhalte des Denkens sind wahnhaft verzerrt und werden nach subjektiver Überzeugung zur *eigenen Wirklichkeit der Betroffenen.* Das wahnhafte Denken ist von außen nicht korrigierbar.

Typisch für depressive Störungen mit psychotischem Verlauf sind z. B. ein Schuldwahn, ein Verarmungswahn oder ein Versündigungswahn. Betroffene könnten beispielsweise zutiefst davon überzeugt sein und berichten, dass sie ihr gesamtes Hab und Gut verlieren oder bereits verloren haben, dass ihnen keine weiteren finanziellen Mittel zur Verfügung stehen und sie zukünftig auf der Straße oder in einer Obdachlosenunterkunft leben müssen (Verarmungswahn). In diesem Fall könnten bei dem Patienten zusätzlich starke Angstgefühle unterschiedlicher Genese, Gefühle von Existenzbedrohung und absolute Hoffnungslosigkeit vorhanden sein.

Behandlung psychotischer Episoden der Depression

Derartig schwere Krankheitsverläufe müssen psychiatrisch behandelt werden, in der Regel mit stationärer Aufnahme in eine psychiatrische Klinik und antipsychotischer Medikation. Häufig muss ein Aufenthalt auf einer geschützten Station in Betracht gezogen werden. Psychotische Krisen im Rahmen einer Depression bergen ein akutes Gefährdungspotenzial für die Betroffenen, z. B. durch Suizidalität oder einen depressiven Stupor.

PRÜFUNGSTIPP

Bei der obigen Beispielantwort handelt es sich um sehr ausführliche Ausführungen zur Prüfungsfrage. Selbstverständlich kann die Beantwortung auch kürzer ausfallen (siehe kursiv geschriebene Begriffe). Hier kommt es ganz auf die Prüfungssituation und die Prüfungskommission an. Durch eine ausführliche Antwort können Sie deutlich machen, dass Sie gut vorbereitet sind und Transferleistungen erbringen können. Allzu weitschweifig sollten Sie jedoch nicht werden. Aus jeder Antwort ergeben sich letztlich neue Möglichkeiten für den weiteren Prüfungsverlauf. Achten Sie daher genau darauf, welche Aspekte Sie in Ihre Antwort einbringen.
Nützlich für diese Antwort sind Inhalte aus ➤ Kap. 1, ➤ Kap. 3, ➤ Kap. 4, ➤ Kap. 8, ➤ Kap. 15 und ➤ Kap. 17.

Organische, einschließlich symptomatischer psychischer Störungen (➤ Kap. 5)

Mündliche Prüfungsfrage 2

Eine Klientin ruft Sie an und berichtet, bei ihrem Mann sei eine Demenz diagnostiziert worden. Sie bittet Sie nun, ihrem Mann zu helfen. Was tun Sie?

Wichtige Aspekte der Antwort

- Fremdauftrag
- Patientenfürsorge
- Demenz

Beispielhafte Antwort

Fremdauftrag

In diesem Fall gibt eine Klientin einen Auftrag, der nicht angenommen werden kann und darf. Auftraggeber einer Psychotherapie ist immer die Klientin bzw. der Klient selbst.

Patientenfürsorge

Da es sich hier um eine eigene Klientin handelt, sollte aus Gründen der Fürsorge ein klärendes Gespräch (persönlich oder telefonisch) angeboten werden. In diesem Gespräch sollten folgende Inhalte vorhanden sein: Eine Behandlung des Ehemannes wäre nur möglich, wenn er selbst den Auftrag dazu erteilt. Da bereits die Ehefrau Klientin ist, würde es bei einer Beauftragung durch den Ehemann zu Interessenkonflikten kommen. Eine Behandlung muss daher abgelehnt werden.

Wo liegen die Sorgen und Nöte der Klientin jetzt, nach der Diagnosestellung der Demenz bei ihrem Mann? Inwieweit verändert sich der Therapieprozess nach dieser Nachricht? Müssen neue Ziele festgelegt werden (z. B. emotionale Stabilisierung)? Was benötigt die Klientin? Wie möchte sie in dieser neuen Lebenssituation unterstützt werden?

Demenz

Demenzen werden in erster Linie fachärztlich betreut. Da es sich um organische Erkrankungen handelt, dürfen sie nicht ausschließlich von Heilpraktikern für Psychotherapie behandelt werden. Wenn es um das psychische Wohl der Betroffenen geht und es einen klaren, durch die Betroffenen selbst erteilten Auftrag gibt (z. B. „Ich brauche Sie, um mit Ihnen über meine Traurigkeit wegen der Erkrankung zu sprechen"), dürfen Heilpraktiker für Psychotherapie im Rahmen des Netzwerks aller Behandelnden psychotherapeutisch tätig sein, solange die Therapie zur Linderung der psychischen Symptomatik beiträgt. Da es bei einer Demenz zum Abbau der höheren Hirnfunktionen kommt, ist die Tätigkeit in der Regel jedoch zeitlich begrenzt und muss immer wieder überprüft werden. Zu Beginn der Erkrankung können psychotherapeutische Gespräche zur Linderung der psychischen, oft auch depressiven Symptome hilfreich sein.

PRÜFUNGSTIPP

Diese Frage zielt deutlich auf die Grenzen Ihres Tätigkeitsfeldes ab. Hier sollen Sie dazu verleitet werden, Ihrer Klientin am Telefon anzubieten, dass Sie sich ihren Mann „ja einmal anschauen könnten" oder sie ihn in die Praxis mitbringen könne, um dann weiterzusehen. Sie sollen dazu verleitet werden, der Klientin die gewünschte Hilfe sofort anzubieten. Das wäre eine durchaus menschliche Reaktion, würde aber deutlich zeigen, dass Ihnen Ihre therapeutischen Grenzen nicht klar sind. Auch die Tatsache, dass es sich um eine Demenzerkrankung handelt, zielt darauf ab, Ihr Wissen über die rechtlichen Grenzen der Behandlungen, die von Heilpraktikern für Psychotherapie eingehalten werden müssen, zu überprüfen. Sie sollten in einer solchen Prüfungssituation klar darstellen, dass Sie organische Erkrankungen nicht behandeln dürfen. Nützlich für diese Antwort sind Inhalte aus ➤ Kap. 1, ➤ Kap. 2, ➤ Kap. 5 und ➤ Kap. 16.

Störungen durch psychotrope Substanzen (➤ Kap. 6)

Mündliche Prüfungsfrage 7

Was ist ein Gamma-Trinker?

Wichtige Aspekte der Antwort

- Kenntnis der Person E. M. Jellinek
- Kenntnis der Trinkertypen nach Jellinek

Beispielhafte Antwort

Kenntnis der Person E. M. Jellinek

Elvin Morton Jellinek lebte von 1890 bis 1963 und befasste sich mit der Erforschung des Alkoholismus. Er bestätigte anhand seiner Forschungsarbeiten, dass es sich beim Alkoholismus um eine Erkrankung handelt. Neben seiner Forschung zu Trinkertypen und den Phasen der Alkoholsucht entwickelte er einen Selbsteinschätzungstest bezüglich einer Alkoholsucht.

Kenntnis der Trinkertypen nach Jellinek

Jellinek beschreibt fünf verschiedene Trinkertypen, von denen vier den Alkoholikertypen zugeordnet werden. Zu ihnen zählt der Gamma-Trinker, der auch als süchtiger Trinker bezeichnet wird. Nach anfänglich psychischer Abhängigkeit entwickelt sich im Verlauf der Erkrankung auch eine physische Abhängigkeit. Es kommt zu Kontrollverlust mit rauschhaftem Trinken – zum Teil so intensiv, dass es zu Blackouts kommt. Der Konsum hat sowohl körperliche als auch soziale Negativfolgen. Zeitweise können abstinente Phasen vorhanden sein. Die übrigen Typen werden nach dem griechischen Alphabet in Alpha-, Beta-, Delta- und Epsilontrinker eingeteilt. Der Betatrinker, auch Gelegenheitstrinker, trinkt Alkohol aus Anpassung, z. B. in sozialen Situationen, und entwickelt keine Sucht.

PRÜFUNGSTIPP

Diese Frage ist eine klassische Frage zur Überprüfung Ihres gelernten Wissens. Um die Antwort abzurunden, wäre es hier möglich, die übrigen von Ihnen bereits genannten Trinkertypen zu beschreiben. Auch das Erwähnen der von Jellinek beschriebenen Phasen der Alkoholsucht wäre ein Pluspunkt in Ihrer Antwort, sofern die Prüfungskommission damit einverstanden ist.
Nützlich für diese Antwort sind Inhalte aus ➢ Kap. 6.

Schizophrenie (➢ Kap. 7)

Mündliche Prüfungsfrage 4

Würden Sie eine Person mit einem schizophrenen Residuum behandeln?

Wichtige Aspekte der Antwort

- Grenzen der heilkundlichen Tätigkeit und der eigenen Kompetenz
- Netzwerkarbeit
- Klärung des Auftrags und der Rahmenbedingungen
- Persönliches Statement

Beispielhafte Antwort

Grenzen der heilkundlichen Tätigkeit und der eigenen Kompetenz

Durch die Erlangung der Heilerlaubnis dürfen auch schwere psychiatrische Erkrankungen psychotherapeutisch durch Heilpraktiker behandelt werden. Bevor die Behandlung begonnen wird, muss jedoch überprüft werden, ob die erlernte Therapiemethode geeignet ist, speziell diese Erkrankung zu lindern (Sorgfaltspflicht). Bei allen aufdeckenden psychotherapeutischen Interventionen besteht für Menschen mit einem schizophrenen Residuum die Gefahr, das Krankheitsbild zu verschlechtern. Generell gilt, eine etwaige Behandlung schwerer psychiatrischer Krankheiten gut zu überdenken und eine Behandlung tatsächlich nur zu beginnen, wenn ausreichend therapeutische Kenntnisse, tiefes Wissen über die Grunderkrankung und Erfahrung in der Arbeit mit dieser Klientengruppe vorhanden sind. Eine alleinige Behandlung durch einen Heilpraktiker für Psychotherapie ist nicht möglich und auch nicht sinnvoll, da auf jeden Fall eine psychiatrische Anbindung vorhanden sein muss und ein umfangreiches Netzwerk in die Therapie einbezogen werden sollte.

Netzwerkarbeit

Diese ist auch bei vielen anderen psychischen Erkrankungen, wie z. B. bei schweren Depressionen oder Manien, außerordentlich wichtig. Gerade bei Erkrankungen aus dem schizophrenen Formenkreis hat sich gezeigt, dass die Betroffenen durch ein gutes Zusammenwirken des Netzwerks an Stabilität und Lebensqualität gewinnen können. Sie profitieren durch das Miteinander der Behandlungspartner und erleben Struktur im Behandlungsalltag. Vertrauen und Verlässlichkeit geben hier zusätzlichen Halt.

Zu einem für den betroffenen Menschen hilfreichen Netzwerk gehören eine fachärztliche Anbindung, ambulante sozialpsychiatrische Versorgung und psychotherapeutische Unterstützung mit Edukation und etwaiger Familieneinbindung. Wenn möglich, sollte auch ein fachpsychiatrisches Krankenhaus in die Netzwerkarbeit einbezogen werden.

Selbstverständlich kann Netzwerkarbeit nur mit Schweigepflichtentbindung durch die Klientinnen und Klienten stattfinden.

Klärung des Auftrags und der Rahmenbedingungen

Im Falle der Mitbehandlung eines Menschen mit einem schizophrenen Residuum gilt es, den Arbeitsauftrag an psychotherapeutische Behandler genau zu klären. Worum soll es gehen? Woran soll gemeinsam gearbeitet werden? Bei der Auftragsklärung kann die Symptomatik der Erkrankung als Leitfaden dienen. So kann beispielsweise konkret an dem meist vorhandenen sozialen Rückzug, der Vernachlässigung des eigenen Körpers oder dem Antriebsmangel gearbeitet werden.

Ein weiterer wichtiger Aspekt vor Beginn der Behandlung durch einen Heilpraktiker für Psychotherapie ist die Kostentransparenz. Die Klienten müssen darüber aufgeklärt werden, dass die Behandlung kostenpflichtig und von ihnen selbst zu bezahlen ist. Menschen mit einer Erkrankung aus dem schizophrenen Formenkreis sind durch ihre Krankheit häufig in ihrer beruflichen Leistungsfähigkeit stark eingeschränkt und daher zum Teil schon früh- oder teilverrentet oder beziehen Sozialleistungen. Leider ist durch diesen Umstand der Zugriff auf Privatangebote oft nicht möglich.

Persönliches Statement

Die Entscheidung über die Annahme oder Ablehnung der Behandlung eines betroffenen Menschen obliegt dem Heilpraktiker.

- **Behandlungsannahme:** Die eigene, z. B. verhaltenstherapeutische Ausbildung wird beherrscht und kann im Rahmen eines Gesamtbehandlungskonzepts hilfreich, sinnvoll und krankheitslindernd für die betreffende Person sein. Es besteht umfangreiches Wissen über die Grunderkrankung, und es liegen Erfahrungen in der Arbeit mit dieser Klientengruppe vor. Die betroffene Person ist in der Lage, die eventuell lang andauernde Therapie selbst zu finanzieren.
- **Behandlungsablehnung:** Kenntnisse über die Erkrankung sind vorhanden, die erlernte psychotherapeutische Methode ist jedoch nicht spezifisch genug, um eine Person mit einem schizophrenen Residuum angemessen und ausreichend behandeln zu können. Auch der Umstand, dass die betroffene Person die Therapie eventuell nicht selbst finanzieren kann, muss zu einer Ablehnung der therapeutischen Tätigkeit führen, da eine begonnene Psychotherapie womöglich nicht zu Ende geführt werden kann, was dieser Person entsprechend schaden könnte.

PRÜFUNGSTIPP

Bei dieser Frage erwartet man von Ihnen eine klare, nachvollziehbare Entscheidung hinsichtlich der Behandlung eines schweren psychiatrischen Krankheitszustands. Letztlich kann diese Frage zum schizophrenen Residuum stellvertretend für alle psychischen Erkrankungen gesehen werden. Nehmen Sie sich Zeit, die Frage für sich zu beantworten. Ein deutliches, gut begründetes Nein zur Behandlung einer Krankheit kann zeigen, dass Sie sich Gedanken gemacht haben, gewissenhaft arbeiten werden und die Grenzen ihrer Kompetenzen kennen. Im Gegenzug müssen Sie die Entscheidung, eine Person mit einer schweren psychischen Erkrankung in Ihrer Praxis zu behandeln, differenziert begründen und mit Fachwissen über die Erkrankung und spezifischen Therapiekenntnissen untermauern können.
Denken Sie bei der Beantwortung der Frage an die Aspekte der Sorgfaltspflicht und an § 1 HeilprG.
Da es bei dieser Frage um ein Krankheitsbild geht, bei dem es im Rahmen der fachärztlichen Behandlung meist zum Einsatz von Psychopharmaka kommt, rate ich Ihnen, die medikamentösen Behandlungsmöglichkeiten beim Lernen an dieser Stelle noch einmal zu wiederholen.
Nützlich für diese Antwort sind Inhalte aus ➤ Kap. 1, ➤ Kap. 2, ➤ Kap. 7, ➤ Kap. 16 und ➤ Kap. 17.

Affektive Störungen (➤ Kap. 8)

Mündliche Prüfungsfrage 9

Erklären Sie bitte, was man unter einer bipolaren Störung versteht.

Wichtige Aspekte der Antwort

- Kapitelzuordnung ICD-10
- Unterscheidung unipolar/bipolar
- Definition
- Symptome
- Verlauf

Beispielhafte Antwort

Kapitelzuordnung ICD-10

Die Kodierung der bipolaren Störung erfolgt in der ICD-10 unter F3, also den Affektiven Störungen und hier differenzierter unter F31.

Unterscheidung unipolar/bipolar

Bei den affektiven Störungen, auch Stimmungsstörungen genannt, wird zwischen unipolaren und bipolaren Erkrankungen unterschieden. Sie zeigen ein Spektrum zwischen Depression und Manie. Eine unipolare Störung zeigt nur in einem Bereich der Stimmung Auffälligkeiten, die bipolare Störung hingegen zeigt Symptome sowohl der Depression als auch der Manie.

Definition

Im Rahmen einer bipolaren Störung kommt es zu sowohl depressiven als auch manischen Phasen. Leichte Formen der bipolaren Störung werden als Zyklothymia, Verläufe mit mehr als vier Phasen in einem Jahr als Rapid Cycling bezeichnet.

Symptome

Bei einer bipolaren Störung können alle Symptome einer Depression oder einer Manie vorhanden sein. Während einer depressiven Episode sind beispielsweise eine gedrückte Stimmung, Interessenverlust und Antriebsminderung, verbunden mit einem verminderten Selbstwertgefühl, negativen Zukunftsaussichten und Suizidgedanken diagnostizierbar. Auch körperliche Symptome, wie z. B. Appetitminderung, Schmerzphänomene oder Herz-Kreislauf-Störungen, können auftreten. Im Gegensatz dazu zeigt sich die manische Episode z. B. durch euphorische Stimmung, Antriebssteigerung, Logorrhö, Ideenflucht und gesteigerte sexuelle Aktivität. Psychotische Verläufe sind in jeder Phase der Erkrankung möglich.

Verlauf

Die bipolare Störung verläuft phasen- oder episodenhaft. In der Regel wechseln sich depressive und manische Phasen ab, es gibt jedoch auch Verläufe, bei denen beide Pole der Stimmungsstörung gleichzeitig vorhanden sind. Solche Verläufe nennt man affektive Mischzustände. Typisch für bipolare Störungen sind gesunde Phasen zwischen den Krankheitsepisoden.

PRÜFUNGSTIPP

Diese Frage lässt sich mit gut gelerntem Fachwissen problemlos beantworten. Da die Frage lediglich darauf abzielt zu erfahren, ob Sie im Bereich der Krankheitsbilder ausreichende Kenntnisse vorweisen können, habe ich die Antwort explizit auf die Fragestellung ausgerichtet. Sie hätten hier in Abstimmung mit der Prüfungskommission jedoch auch die Möglichkeit, noch weiteres Wissen in Bezug auf Ursachen, Diagnostik/Differenzialdiagnostik und Therapiemöglichkeiten zu präsentieren.
Nützlich für diese Antwort sind Inhalte aus ➤ Kap. 3, ➤ Kap. 4 und ➤ Kap. 8.

Neurotische, Belastungs- und somatoforme Störungen (➤ Kap. 9)

Mündliche Prüfungsfrage 14

Weshalb führen Zwangserkrankungen häufig zu Rückzug und sozialer Isolation?

Wichtige Aspekte der Antwort

- Darstellung der unterschiedlichen Zwangsformen
- Komorbide Erkrankungen
- Ableitung der Gründe für Rückzug und Isolation

Beispielhafte Antwort

Darstellung der unterschiedlichen Zwangsformen

Zwangsstörungen können in Zwangsgedanken und Zwangshandlungen unterteilt werden. Die betroffenen Menschen wissen um die Sinnlosigkeit ihrer Gedanken und Handlungen, können sich deren Übermacht jedoch nicht entziehen. Der innere Druck, die Anspannung und die Angst bei Nichtausführung des Zwangs werden so immens, dass dem nur durch das zwanghafte Denken bzw. Handeln entgegengewirkt werden kann. Nur so tritt eine kurzfristige Entlastung bei den Betroffenen ein.

Zwangsgedanken werden in Zwangsbefürchtungen, Zwangsimpulse und Grübelzwang unterteilt. Zwangshandlungen finden in Form von zwanghaften Wiederholungen gewisser Tätigkeiten statt, z. B. durch vielfach wiederholtes Waschen der Hände, des Körpers, aber auch alltäglicher Gegenstände (Waschzwang) oder das immer gleiche millimetergenaue Ausrichten von Wohnungsgegenständen in ein starres Ordnungsschema (Ordnungszwang). Nicht selten liegt auch eine Kombination aus Zwangsgedanken und -handlungen vor.

Komorbide Erkrankungen

Leider kommt es bei vielen Betroffenen zu zusätzlichen psychischen Erkrankungen. Hier sind auf jeden Fall Depression, Angsterkrankung und Substanzmissbrauch zu nennen. Im Zusammenhang mit der Grunderkrankung birgt eine Depression zum Teil auch die Gefahr von Suizidalität.

Ableitung der Gründe für Rückzug und Isolation

Menschen mit Zwangserkrankungen haben häufig bereits einen jahrelangen Leidensweg hinter sich, bevor die Diagnose einer Zwangserkrankung gestellt wird und eine psychotherapeutische Behandlung beginnen kann. Meist versuchen die Betroffenen über einen langen Zeitraum, ihre sozialen Fähigkeiten und Fertigkeiten mit hohem Kraftaufwand aufrechtzuerhalten. Oft bemerkt das Umfeld lange nicht, dass eine Zwangserkrankung vorliegt. Da Zwänge jedoch dazu neigen, zu chronifizieren und immer größere Lebensbereiche zu durchdringen, können die Kompensationsmechanismen nicht dauerhaft erfolgreich sein. Beziehungen zum sozialen Netzwerk werden negativ beeinträchtigt, es kommt zu Schuld- und Schamgefühlen, zu Überforderung und auch zu Ärger und Wut. Partnerinnen, Partner, Familie und Bekannte wenden sich teilweise ab, um dem Zwangssystem und der hohen Belastung zu entfliehen. Andersherum wenden Betroffene sich ab, um das soziale Umfeld nicht noch mehr zu belasten. Den Erkrankten bleibt durch die Ausweitung des Zwangs keine Zeit mehr für Freundschaften, Beruf oder Freizeit – der Zwang ist lebensbestimmend geworden.

Kommen komorbide Erkrankungen hinzu, verschlechtert sich die Situation der Betroffenen zusätzlich.

PRÜFUNGSTIPP

Diese Frage bietet viel Raum, Ihr fundiertes Wissen und Ihr fachliches Verständnis für die Erkrankung darzustellen. Bei den komorbiden Erkrankungen habe ich mich absichtlich zurückgehalten und nur die wesentlichen, den sozialen Rückzug verstärkenden Erkrankungen gewählt. Wenn Sie möchten, können Sie die Zwangsformen durch eine Beschreibung der Symptomatik noch weiter erläutern und einige konkrete Beispiele nennen.
Nützlich für diese Antwort sind Inhalte aus ➤ Kap. 8 und ➤ Kap. 9.

Fallbeispiel

An dieser Stelle möchte ich Ihnen ein Beispiel aus der Praxis vorstellen, das Ihnen ein tieferes Verständnis für das Leid der von Zwangserkrankungen Betroffenen vermitteln soll:

Vor einiger Zeit sprach ich mit einer Frau M., die fast 10 Jahre unter einem Waschzwang litt. Sie erzählte, dass sie bereits während ihres Studiums unter den ersten Zwangsphänomenen zu leiden begann. Sie tat derlei Symptome ab und rechtfertigte ihr vielfaches, ausgeprägtes Händewaschen z. B. damit, dass es durchaus angebracht sei, unter so vielen Menschen das Risiko, sich mit einer Krankheit anzustecken, durch das Waschen der Hände zu minimieren. Auch in ihrer Wohnung achtete sie auf penible Sauberkeit. Besucher wurden angewiesen, die Schuhe vor der Tür auszuziehen, und kleine Verunreinigungen durch den Besuch mussten sofort beseitigt werden. Ihr war seinerzeit nicht bewusst, dass sie das Normalmaß an Sauberkeit bereits überschritten hatte und große innere Spannung aufbaute, wenn sie diesen, damals noch kleinen, Ritualen nicht sofort nachkommen konnte. Doch Angst und Anspannung wurden größer. Der Zwang begann, größere Lebensbereiche zu erobern. Zum Händewaschen kam z. B. die sofortige Reinigung des Wasserhahns und des Waschbeckens hinzu. Handtücher mussten mehrmals täglich gewechselt werden, da sie als schmutzig und nicht frei von Keimen, Viren und Bakterien befunden wurden.

Nach dem Studium nahm sie eine Berufstätigkeit auf und heiratete. Ihr Mann nahm die bestehenden Phänomene als manchmal etwas übertrieben wahr, konnte es aber dabei belassen und scherzte oft, dass „doch jeder seine Macken habe". Zudem sei es doch vorteilhaft, dass die Wohnung immer sehr ordentlich und sauber sei.

Doch der Zwang vereinnahmte Frau M. immer mehr – so weit, dass sie schließlich ihre Berufstätigkeit aufgeben musste. Die Zwangsrituale nahmen zu, die Zeit für ein normales Leben nahm ab. Ihr Mann wurde in das Zwangssystem eingebunden und gab sich alle Mühe, seine Frau zu unterstützen und zu entlasten. Mehrmals versuchte er, sie davon zu überzeugen, dass ihre Reinlichkeit nicht mehr der Norm entspräche und sie professionelle Hilfe benötige. Dass prallte jedoch an ihr ab.

Sie zog sich mehr und mehr aus dem gesellschaftlichen Leben zurück, und es gab immer öfter Konflikte mit ihrem Mann, da der Zwang lebensbestimmend wurde und ihre gesamte Zeit beanspruchte.

Allein die morgendliche Körperpflege dauerte mehrere Stunden. Die anschließende Reinigung des Badezimmers kostete weitere Stunden. Oftmals war sie damit erst am frühen Nachmittag fertig. Zum Teil kam es im Anschluss zu Unsicherheiten, ob sie wirklich das gesamte Bad desinfiziert hatte. So setzte häufig eine weitere Reinigungsschleife ein. Ängste und Anspannung wuchsen. Ihr Mann gelangte an einen Punkt, an dem er nicht mehr bereit war, dieses System zu stützen, da auch er sogenannten Dekontaminationsprozessen unterzogen wurde. Er musste sich z. B. nach Betreten der Wohnung noch im Flur umziehen und dann unter die Dusche gehen, um danach den Rest des Hauses betreten zu dürfen. Jedes weitere Verlassen des Hauses war mit dem gleichen Prozedere verbunden. Es kam vermehrt zu Streit. Herr M. war nicht mehr bereit, diesen Weg ohne Veränderung und professionelle Hilfe weiterzugehen. Beide Partner litten immens unter dieser Situation. Letztlich trennte Frau M. sich von ihrem Mann, da sie sein „Mit-Leiden" nicht mehr ertragen konnte und zu diesem Zeitpunkt noch nicht in der Lage war, sich in eine Psychotherapie zu begeben.

Nachdem der Zwang sich nun einen weiteren Lebensbereich erobert hatte, zog Frau M. sich weiter zurück. Sie verließ das Haus kaum mehr. Erst jetzt wurde ihr klar, wie viel ihr Mann ihr geholfen hatte und in welchen Bereichen er eine lebenswichtige Unterstützung war. Allerdings bekam sie weiterhin Hilfe aus ihrem sozialen Umfeld. Doch auch hier kam es vermehrt zu Konfliktsituationen. Bekannte, die ihr z. B. den Einkauf nach Hause brachten, durften das Haus nicht mehr betreten, weil es sie Stunden gekostet hätte, im Anschluss das Haus zu reinigen und von Keimen zu befreien. Der Einkauf musste vor der Tür abgestellt werden; einzeln holte sie jedes Stück herein und desinfizierte es, bevor sie es wegräumen konnte. Auch damit verbrachte sie Stunden. Regelmäßig kamen bei ihr Zweifel auf, ob sie wirklich alle Waren ordentlich gereinigt hatte. Gewann der Gedanke Oberhand, dass sie beispielsweise vergessen hatte, den Milchkarton am Unterboden zu desinfizieren, dann musste sie im Anschluss den gesamten Kühlschrank reinigen, da nun alle Inhalte kontaminiert waren. Das zwanghafte Grübeln über weitere Möglichkeiten der Kontamination wurde immer stärker und löste immer mehr Reinigungsrituale aus – die Stunden eines Tages reichten bald nicht mehr aus.

Letztlich kapselte sie sich immer mehr von der Außenwelt ab, entwickelte zusätzlich starke Ängste und eine Depression. Sie begann zu bilanzieren und über die Sinnhaftigkeit ihres Lebens nachzudenken; so entwickelten sich Suizidgedanken. Erst als sie zusätzlich aus Zeitmangel über viele Wochen hinweg nachts nur noch 4–5 Stunden schlief und in der Folge sowohl körperlich als auch psychisch weitere starke Beeinträchtigungen erlebte, konnte sie den Entschluss fassen, sich in eine mehrmonatige stationäre Behandlung zu begeben. Die Anschlusstherapie läuft seither ambulant.

Am Ende unseres Gesprächs fragte ich sie, welcher Faktor letztlich die Entscheidung herbeigeführt hat, therapeutische Hilfe anzunehmen. Sie sagte: „Frau Streiber, es war die fehlende Zeit. Der Zwang hatte ein Ausmaß angenommen, das es mir unmöglich machte, all das zu schaffen, was er mir auferlegte. Die dadurch ausgelöste Angst und die innere Anspannung waren nicht mehr zu bewältigen. Es blieb nur Therapie oder Suizid."

Verhaltensauffälligkeiten mit körperlichen Störungen (➤ Kap. 10)

Mündliche Prüfungsfrage 9

Wie unterscheiden sich die Anorexia nervosa und die Bulimia nervosa hinsichtlich der Symptomatik?

Wichtige Aspekte der Antwort

- Diagnostik
- Unterscheidung der Störungsbilder

Beispielhafte Antwort

Diagnostik

Bei der Diagnostik einer Essstörung steht das ausführliche Gespräch im Mittelpunkt. Neben der psychopathologischen Befunderhebung werden ausführlich Fragen zum Essverhalten, zum Gewichtsverlaufs und nach dem Bezug zu Körper und Sexualität gestellt. Des Weiteren sollte der Blick auf soziale Beziehungen und das Aktivitätsniveau gerichtet sein. Zusätzliche seelische Probleme müssen exploriert werden. Andere wichtige Aspekte der Diagnostik liegen in der körperlichen Untersuchung und der Erhebung von körperlichen Symptomen und Folgen der Mangelernährung durch eine Fachärztin oder einen Facharzt. Bezüglich der Anamnese ist es durchaus sinnvoll, Eltern getrennt von der Patientin oder dem Patienten zu befragen, denn oftmals sind die Aussagen des Kindes oder der Jugendlichen nicht verlässlich. Laborwerte könnten bei der Unterscheidung von Anorexie und Bulimie bereits hinweisgebend sein, ebenso die ärztlich durchgeführte Inspektion.

Unterscheidung der Störungsbilder

Die Unterscheidung von Anorexie und Bulimie kann zuweilen schwerfallen und ergibt sich letztlich aus den genauen Befundergebnissen aller am diagnostischen Prozess beteiligten Personen. Unterschiede zwischen den beiden Essstörungen zeigen sich in den Laborwerten, im hormonellen Status und bezüglich der krankhaften körperlichen Folgeerscheinungen.

Gerade bei grenzwertigem Gewicht muss differenziert nach weiteren Aspekten der Erkrankung geforscht werden, um eine genaue Diagnose vergeben zu können. Zum Teil kann anhand des Gewichts bereits eine diagnostische Richtung einschlagen werden, denn häufig sind Menschen mit einer Bulimie normalgewichtig, Magersüchtige hingegen untergewichtig.

Da der Körper auf eine chronische Unterversorgung reagiert, gibt es äußerliche Anzeichen bei einer Anorexie, die bei einer Bulimie normalerweise nicht vorhanden sind, so z. B. die Lanugobehaarung. Bei der Bulimie kann es durch das willentliche Erbrechen zu Schwellungen der Ohrspeicheldrüse und zu Schwielen an Fingern und Handrücken kommen. Dies kann jedoch auch bei magersüchtigen Personen beobachtet werden, da es im Rahmen einer Magersucht zu selbstverursachter Gewichtsreduktion durch Erbrechen kommen kann. Diesbezüglich muss das Gespräch weitere Informationen liefern.

Ein weiterer Unterschied zeigt sich auch hinsichtlich des Essverhaltens. In der Regel findet sich bei der Anorexie ein sehr restriktives Essverhalten –immer mit dem Ziel, das Gewicht weiter zu reduzieren. Bei der Bulimie sind Essanfälle mit Kontrollverlust sehr typisch. Während solcher Anfälle werden hohe Mengen an Nahrung aufgenommen und anschließend erbrochen. Bei Bulimie kommt es regelmäßig zu Phasen des Diäthaltens oder Fastens, meist nach einer Zeit mit Essattacken. Bei der Anorexie geht es, wie oben erwähnt, um eine dauerhafte Reduktion des Körpergewichts; diese ist nicht phasenhaft, sondern kontinuierlich.

PRÜFUNGSTIPP

Diese Frage ist nicht einfach zu beantworten. Deutlich wird hier, dass an dem Diagnoseprozess weitere Parteien beteiligt sein müssen, um zu einer genauen Diagnose zu kommen und eine adäquate Behandlungsstrategie zu entwickeln. Die Unterschiede lassen sich zum Teil nicht einfach herausfiltern und ergeben sich manchmal erst aus Labordaten und der internistischen Untersuchung. An diesem Beispiel ist gut zu erkennen, wie wichtig eine detaillierte Befunderhebung ist und wie wichtig es ist, Fachärztinnen und Fachärzte hinzuzuziehen. Sollten Sie aufgrund Ihrer Lebensgeschichte über weitreichende medizinische Kenntnisse verfügen, dürfen Sie diese gerne einbringen, beachten Sie dabei jedoch die Grenzen der Heilerlaubnis hinsichtlich der Behandlung körperlicher Erkrankungen.
Nützlich für diese Antwort sind Inhalte aus ➤ Kap. 3 und ➤ Kap. 10.

Persönlichkeits- und Verhaltensstörungen (➤ Kap. 11)

Mündliche Prüfungsfrage 12

Worin liegen die Ursachen einer dissozialen Persönlichkeitsstörung, und wie äußert sie sich?

Wichtige Aspekte der Antwort

- Multifaktorielle Entstehung
- Ursachenkonzepte
- Typische Charakteristika

Beispielhafte Antwort

Multifaktorielle Entstehung

Persönlichkeitsstörungen sind durch unterschiedliche Faktoren bedingt. Neben genetischen, neurobiologischen und organischen Befunden spielen die individuelle Vulnerabilität und psychosoziale Faktoren bei der Entstehung eine Rolle.

Ursachenkonzepte

Nach tiefenpsychologischen Konzepten entwickeln sich Persönlichkeitsstörungen in den frühkindlichen Entwicklungsphasen. Daher werden sie auch als Frühstörungen bezeichnet.

Lerntheoretische Konzepte hingegen verweisen auf ein erlerntes Verhalten, das durch Verstärkungen und Modelllernen zu speziellen, genetisch bereits angelegten über- oder unterentwickelten Verhaltensweisen führt.

Typische Charakteristika

Personen mit einer dissozialen oder antisozialen Persönlichkeitsstörung zeigen ein durchgehendes Muster von verantwortungslosem und dissozialem Verhalten. Sie missachten soziale Regeln und zeigen aggressives oder gewalttätiges Verhalten, selbst Kindern und Schwächeren gegenüber. Ihre Frustrationstoleranz ist gering. Sie zeigen kein Empathievermögen, verhalten sich rücksichtslos und ihre Beziehungen zu Partnerinnen oder Partnern sind meist nur von kurzer Dauer. Die Schuld für zwischenmenschliche bzw. gesellschaftliche Konflikte wird anderen Menschen zugeschoben; vordergründiges Rationalisieren begründet das eigene, dissoziale Verhalten. Reflexionsfähigkeit ist kaum oder nicht vorhanden, auch kein Verantwortungsbewusstsein für das eigene Handeln. Hinzu kommen ein fehlendes Schuldbewusstsein und die Unfähigkeit, aus Erfahrungen zu lernen.

PRÜFUNGSTIPP

Befassen Sie sich ausführlich mit dem gesamten Lernfeld der Persönlichkeitsstörungen. Zur dissozialen Persönlichkeitsstörung habe ich einen sehr ausführlichen Eintrag im Internet auf der Seite www.adhs-studien.info gefunden. Das Lesen lohnt sich. Sie können bei der Beantwortung der Frage die psychosozialen Faktoren genauer benennen und beschreiben, in welchem sozialen Umfeld Menschen mit einer dissozialen Persönlichkeitsstörung in der Regel aufgewachsen sind. Wenn es im Prüfungsverlauf gelingt, könnten Sie auch einfügen, dass häufig bereits soziale Auffälligkeiten im Kinder- und Jugendalter vorliegen. Die Ursachenkonzepte habe ich bewusst kurz gehalten. Diese sollten Sie nur näher ausführen, wenn Sie diesbezüglich tiefergehende Kenntnisse besitzen. Gerade psychoanalytische Konzepte beinhalten viel Diskussionsmaterial und sind nicht einfach zu verstehen.

Nützlich für diese Antwort sind Inhalte aus ➤ Kap. 1, ➤ Kap. 11, ➤ Kap. 13 und ➤ Kap. 16.

Störungen im Kindes- und Jugendalter (➤ Kap. 12, ➤ Kap. 13 und ➤ Kap. 14)

Mündliche Prüfungsfrage 7

Können Sie die Symptomatik eines Asperger-Syndroms schildern?

Wichtige Aspekte der Antwort

- Kurze Definition
- Symptome der Erkrankung
- Knappe Information zum Verlauf

Beispielhafte Antwort

Kurze Definition

In der ICD-10 werden psychische Störungen bei Kindern und Jugendlichen in den drei aufeinanderfolgenden Kapiteln Intelligenzstörungen, Entwicklungsstörungen sowie Verhaltens- und emotionale Störungen beschrieben. Das Asperger-Syndrom zählt zu den tiefgreifenden Entwicklungsstörungen, die bereits von Geburt an bestehen. Autismus-Spektrum-Störungen sind wesentlich geprägt durch eine gestörte Funktionsfähigkeit in Bezug auf soziale Beziehungen und Kommunikation.

Symptome der Erkrankung

Menschen mit einem Asperger-Syndrom zeigen dahingehend soziale Beeinträchtigungen, dass sie beispielsweise kein Interesse daran haben, mit anderen Menschen zu interagieren bzw. zu kommunizieren. Sie wirken emotional und sozial unbeteiligt. Oft haben sie Spezialinteressen und erwerben in diesen Bereichen ein großes und sehr detailliertes Wissen. Ihre Sprachfähigkeit ist wesentlich besser ausgebildet als bei Menschen mit frühkindlichem Autismus. Allerdings ist ihre Sprache häufig emotionslos, sehr formal und steif. Ironie oder implizite Bedeutungen sind für sie im Kern nicht erfassbar bzw. nicht interpretierbar. Auch bemerken sie häufig nicht, ob ihr Gegenüber noch aktiv am Gespräch beteiligt ist. Emotionale Gesprächsinhalte können sie nicht erkennen. Der körperliche

Ausdruck entspricht oft nicht der Norm; Gestik und Mimik sind in eingeschränkter Form vorhanden.

Werden gewohnte Abläufe oder Routinen gestört, kann es zu starken Irritationen kommen. Motorisch zeigt sich eine ausgeprägte Ungeschicklichkeit. Die Intelligenz ist beim Asperger-Syndrom nicht beeinträchtigt und teilweise höher als bei anderen Menschen.

Knappe Information zum Verlauf

Im frühen Erwachsenenalter kann es im Verlauf zu psychotischen Episoden kommen. Die Störung ist nicht heilbar und bedarf von klein auf einer guten Unterstützung und Förderung aus dem Umfeld.

PRÜFUNGSTIPP

Um die Antwort abzurunden, habe ich zu Anfang kurz dargestellt, dass ich in der Lage bin, eine Zuordnung der Störung innerhalb des Klassifikationssystems der ICD-10 vorzunehmen. Durch diese Zuordnung zeigen sich Kenntnisse im Hinblick auf den Umfang der Kinder- und Jugendstörungen. Sie sollten sich vor der Prüfung noch einmal mit der Beschreibung der Autismus-Spektrum-Störungen in der ICD-11 befassen.

Nützlich für diese Antwort sind Inhalte aus ➤ Kap. 1 und ➤ Kap. 13.

Suizidalität und psychiatrische Notfälle (➤ Kap. 15)

Mündliche Prüfungsfrage 5

Der Psychiater und Suizidforscher Erwin Ringel ist Ihnen sicherlich ein Begriff. Können Sie das von ihm beschriebene präsuizidale Syndrom erklären?

Wichtige Aspekte der Antwort

Die drei Phasen des Syndroms

Beispielhafte Antwort

Die drei Phasen des Syndroms

Erwin Ringel war Psychiater, Neurologe und Psychotherapeut und setzte sich sehr für die Erforschung von Suizidalität ein. So erarbeitete er auch das präsuizidale Syndrom nach eigenen Studienergebnissen, die er durch die eingehende Befragung von Menschen mit nicht erfolgreichem Suizidversuch erhielt.

Das Syndrom ist durch drei unterschiedliche Phasen gekennzeichnet. In der ersten Phase beschreibt Ringel eine zunehmende Einengung, die mit einem Rückzug aus sozialen Kontakten, einem Nachlassen der seelischen Kräfte und einem Gefühl der Ausweglosigkeit einhergeht. Die zweite Phase bezeichnet er als Phase der Aggressionsumkehr. Hier richten sich vorhandene Aggressionen bei den Betroffenen zunehmend gegen die eigene Person und können keinen Ausdruck mehr finden. In der dritten Phase erleben die Betroffenen sich passiv aufdrängende Suizidgedanken oder denken bereits aktiv über einen Suizid nach.

PRÜFUNGSTIPP

Sowohl das präsuizidale Syndrom nach Erwin Ringel als auch das dreiphasige Entwicklungsmodell von Walter Pöldinger sind regelmäßig Bestandteil der mündlichen Prüfungen. Das Vorbereitungsstadium der Selbsttötung zählt nicht mehr zum präsuizidalen Syndrom. Eine frühere Prüfungskandidatin hat es in ihre Antwort einbezogen und sich dann aufgrund von Prüfungsnervosität und durch das intensive Befragen eines Prüfers verunsichern lassen. Sollten Sie das Vorbereitungsstadium erwähnen wollen, dann grenzen Sie es entsprechend ab.

Beide Modelle müssen Ihnen gut bekannt sein. Sie müssen verstehen, was in den Menschen vorgeht, die sich in einer suizidalen Phase befinden. Auch in der Praxis müssen die Modelle jederzeit abrufbar sein.

An dieser Stelle möchte ich noch einmal auf die Relevanz dieses Kapitels hinweisen. Erkundigen Sie sich bitte vor Ablegen der Prüfung bei den zuständigen Behörden nach dem genauen Prozedere der Zwangseinweisung und fragen Sie in der für Ihren Bezirk zuständigen psychiatrischen Klinik nach, wie die Aufnahme einer suizidalen Person verläuft, die sich freiwillig in Behandlung begeben will.

Auf der Internetseite des Erwin Ringel Instituts (https://www.erwinringel.at/) finden Sie eine umfassende Abhandlung über das Leben und Wirken des Psychiaters.

Nützlich für diese Antwort sind Inhalte aus ➤ Kap. 15.

Psychotherapie und psychotherapeutische Verfahren (➤ Kap. 16)

Mündliche Prüfungsfrage 18

Können Sie die Begriffe der klassischen und der operanten Konditionierung näher erläutern? Vielleicht anhand eines Beispiels?

Wichtige Aspekte der Antwort

- Verhaltenstherapie
- Klassische Konditionierung
- Operante Konditionierung

Beispielhafte Antwort

Verhaltenstherapie

Sowohl die klassische als auch die operante Konditionierung sind typische Methoden der Verhaltenstherapie, die darauf abzielen, ein unerwünschtes Verhalten zu reduzieren und stattdessen ein gewünschtes Verhalten zu etablieren.

Klassische Konditionierung

Einen klassischen Konditionierungsprozess könnten Sie beispielsweise anhand eines Werbespots erklären. Ein unbedingter (unkonditionierter) Reiz ist z. B. eine positive Emotion wie Glück oder Freude. Wird diese positive Emotion nun mit einem neutralen Reiz, etwa dem Bild von Schokolade, verknüpft, entsteht ein bedingter (konditionierter) Reiz. Wird also in einem Werbespot das Bild einer Tafel Schokolade mit dem Bild von glücklichen Menschen verknüpft, entsteht der bedingte Reiz, der nach einer gewissen Anzahl von Wiederholungen des Spots dafür sorgt, dass als Reaktion automatisch ein Glücksgefühl ausgelöst wird, wenn man das beworbene Schokoladenprodukt in einem Supermarkt sieht.

Operante Konditionierung

Anhand der Erziehung von Kindern kann beispielhaft jeder Quadrant der operanten Konditionierung dargestellt werden. Hat ein Kind beispielsweise Schwierigkeiten, seine Hausaufgaben regelmäßig zu erledigen, kann durch die Eltern unterschiedlich verstärkt bzw. bestraft werden.

Bei einer positiven Verstärkung könnten die Eltern das Kind nach dem Erledigen der Hausaufgaben loben, die erbrachte Leistung hervorheben oder Aufmerksamkeit und Wertschätzung ausdrücken, indem sie gemeinsam mit dem Kind in den Austausch über die Inhalte der Aufgaben gehen. Eine positive Bestrafung bei unerledigten Hausaufgaben wäre das Verhängen von Hausarrest. Wenn die Eltern z. B. das Computerspielen des Kindes massiv einschränken, handelt es sich um eine negative Bestrafung, die negative Verstärkung wäre in diesem Falle das Aufheben der Sanktion.

PRÜFUNGSTIPP

Sowohl für die klassische als auch für die operante Konditionierung finden sich im Alltag viele Beispiele. Beobachten Sie, wenn Sie Zeit haben, Eltern im Umgang mit ihren Kindern und versuchen Sie, die Verhaltensweisen den Konditionierungsmethoden zuzuordnen. Je mehr Sie üben, umso eher erkennen Sie die Methoden. Auch bei Hundehaltern lassen sich Konditionierungsprozesse gut beobachten.
Tatsächlich stellen Werbespots ein gutes Übungsfeld für die klassische Konditionierung dar. Versuchen Sie hier herauszufinden, welche Verknüpfung von Reizen zur Kaufentscheidung beiträgt.
Befassen Sie sich zusätzlich noch einmal mit den Abschnitten der Konditionierung im Lehrbuch.
Nützlich für diese Antwort sind Inhalte aus ➤ Kap. 16.

Psychopharmakologie (➤ Kap. 17)

Mündliche Prüfungsfrage 2

Mit welcher Art von Medikation würden Sie einen manischen Klienten behandeln?

Wichtige Aspekte der Antwort

- Abgrenzung ärztliche/nichtärztliche Behandlung
- Medikation bei manischer Erkrankung

Beispielhafte Antwort

Abgrenzung ärztliche/nichtärztliche Behandlung

Die Verordnung von und Behandlung mit Psychopharmaka obliegt immer einer Ärztin bzw. einem Arzt. Nach bestandener Prüfung sind Heilpraktikerinnen und Heilpraktiker lediglich dazu legitimiert, psychotherapeutisch tätig zu sein.

Medikation bei manischer Erkrankung

In der Regel werden manische Patientinnen und Patienten mit Phasenprophylaktika behandelt. Diese werden sowohl in Akutphasen als auch zur Verhinderung oder Abschwächung weiterer Phasen eingesetzt. Zu ihnen zählen Lithium, Antiepileptika und atypische Antipsychotika. Je nach Phase der Erkrankung kann es auch zum Einsatz von Hypnotika kommen. Die Wahl der Medikation obliegt dem behandelnden Ärzteteam in Abstimmung mit den Betroffenen.

PRÜFUNGSTIPP

Diese Frage ist eine klassische Fangfrage. Hier wird überprüft, ob Sie Ihren Stellenwert im Gesundheitssystem kennen. Oft wird auch danach gefragt, ob Sie Betroffene z. B. an eine Klinik überweisen würden. Auch dies ist Ihnen nicht gestattet. Achten Sie in den mündlichen Prüfungen genau auf die Wortwahl bei den Fragen – und auch bei Ihren Antworten. Bei der obigen Antwort klären Sie eindeutig über Ihre Grenzen auf und zeigen, dass Sie die medikamentösen Behandlungsmöglichkeiten der Erkrankung weitgehend kennen. Sie sollten sich vor Antritt der Prüfung noch einmal darüber informieren, ob weitere Medikamente für die Behandlung einer Störung zugelassen wurden. Denken Sie bei allem aber auch daran, dass niemand von Ihnen erwartet, dass Ihr Wissen dem einer Medizinerin oder eines Mediziners entspricht. Ich selbst würde diese Antwort tatsächlich sehr knapp halten und darauf warten, ob weitere Fragen zu den erwähnten Psychopharmaka gestellt werden, denn der Fokus dieser Fragestellung liegt eindeutig auf der Abgrenzung heilkundlicher Tätigkeiten. Nützlich für diese Antwort sind Inhalte aus ➤ Kap. 1, ➤ Kap. 2, ➤ Kap. 8 und ➤ Kap. 17.

A2 Kommentiertes Literaturverzeichnis

Psychiatrie

Arolt V., Reimer C., Dilling H.	Basiswissen Psychiatrie und Psychotherapie. 7. A. Berlin, Heidelberg: Springer 2011. Kurze und übersichtliche Darstellung der Thematik. Geeignet als ergänzendes Kurzlehrbuch.
Dilling H., Mombour W., Schmidt M.H. (Hrsg.)	Internationale Klassifikation psychischer Störungen. ICD-10 Kapitel F (V). Klinisch-diagnostische Leitlinien. 10. überarb. A. Bern, Göttingen: Hogrefe 2015. Die ICD-10 sollten Praktiker und Lernende sich auf jeden Fall anschaffen. Dabei ist darauf zu achten, dass man die „Klinisch-diagnostischen Leitlinien" bestellt, da es verschiedene Ausgaben der ICD-10 gibt.
Disse S.	ICD-10 kompakt – Heilpraktiker für Psychotherapie. 3. A., München: Elsevier Urban & Fischer 2022. Eine gute Ergänzung zum Lernen in klar strukturierter und übersichtlicher Form. Mit Aufgaben zum Üben, Fallbeispielen und Prüfungstipps.
Dörner K., Plog U., Bock T., Brieger P., Heinz A., Wendt F.	Irren ist menschlich. Lehrbuch der Psychiatrie und Psychotherapie. 25. A. Bonn: Psychiatrie-Verlag 2019. Klassiker zu diesem Thema. Weniger zum Lernen geeignet als zum tieferen Verständnis innerseelischer Prozesse bei psychisch schwer erkrankten Menschen.
Dreher J.	Psychopharmakotherapie griffbereit. 6. A. Stuttgart: Thieme 2024. Ein gut verständlich geschriebenes Buch für die Praxis. Alle wichtigen Informationen über Medikamente, Drogen und psychoreaktive Genussmittel werden hier auf eingängige Weise vermittelt.
Falkai P., Wittchen H.-U.	Diagnostisches und Statistisches Manual Psychischer Störungen - Textrevision - DSM-5-TR. Göttingen: Hogrefe 2025. Ein sehr ausführliches und umfassendes Werk hinsichtlich psychischer Störungsbilder und ihrer Klassifikation, das in Klinik, Forschung und Ausbildung von großer Relevanz ist.
Finzen A., Scherk H., Weinmann S.	Medikamentenbehandlung bei psychischen Störungen. Leitlinien für den psychiatrischen Alltag. 1. A. Köln: Psychiatrie Verlag 2017. Gut verständliche Einführung in die Therapie mit Psychopharmaka.
Kruse J., Langewitz W., Schneider A. et al. (Hrsg.)	Uexküll – Psychosomatische Medizin. 9. A. München: Elsevier Urban & Fischer 2025. Empfehlung als Nachschlagewerk für die Praxis. Für die Prüfungsvorbereitung zu umfangreich.
Laux G., Dietmaier O.	Praktische Psychopharmakotherapie. 7. A. München: Elsevier Urban & Fischer 2019. Differenzierte Darstellung der Therapie mit Psychopharmaka mit starker wissenschaftlicher Ausprägung.
Lieb K. (Hrsg.)	Intensivkurs Psychiatrie und Psychotherapie. 10. A. München: Elsevier Urban & Fischer 2023. Als ergänzendes Lehrbuch gut geeignet.
Falkai P., Möller H., Laux G., Deister A.	Psychiatrie, Psychosomatik und Psychotherapie. 7. A. Stuttgart: Thieme 2022. Umfangreiches Lehrbuch zum Thema Psychiatrie. Sehr übersichtlich im Aufbau mit vielen anschaulichen Abbildungen und Tabellen.
Falkai P., Hasan A. (Hrsg.)	Praxishandbuch Schizophrenie. 2. A. München: Elsevier Urban & Fischer 2019. Kompaktes, fundiertes Wissen mit großem Bezug zur praktischen Arbeit.
Frey M., Fischer C. (Hrsg.)	Praxishandbuch Psychiatrische Krisenintervention. 1. A. München: Elsevier Urban & Fischer 2020. Umfassendes Fachwissen zu Krisensituationen. Dieses Buch sollte in keiner Heilpraxis fehlen.

Peters U.H.	Lexikon Psychiatrie, Psychotherapie, Medizinische Psychologie. 7. A. München: Elsevier Urban & Fischer 2016. Sehr empfehlenswertes Lexikon zur genauen Abklärung spezieller Begrifflichkeiten.
Pinto M.	Neurologie. 7. A. München: Elsevier Urban & Fischer 2023. Gute Grundlage für neurologisches Wissen.
Rote Liste® Service GmbH	Rote Liste® 2024. Arzneimittelverzeichnis für Deutschland (einschließlich EU-Zulassungen und bestimmter Medizinprodukte). 1. Edition. Frankfurt am Main: Rote Liste® Service GmbH. Ein Standard für jede Heilpraxis.
Steinhausen H-C.	Psychische Störungen bei Kindern und Jugendlichen. Lehrbuch der Kinder- und Jugendpsychiatrie und -psychotherapie. 9. A. München: Elsevier Urban & Fischer 2019. Gute Wahl für alle, die ihr Wissen über die Behandlung von Kindern und Jugendlichen vertiefen wollen.
Tebartz van Elst L., Schramm E., Berger M. (Hrsg.)	Psychische Erkrankungen. Klinik und Therapie. 7. A. München: Elsevier Urban & Fischer 2024. Sehr anschauliches und ausführliches Lehrbuch, gut als Nachschlagewerk zu nutzen. Solides Grundwissen sollte beim Lesen vorhanden sein.
Tölle R., Windgassen K.	Psychiatrie. 17. A. Berlin: Springer 2014. Klassiker der psychiatrischen Literatur. Eventuell als Ergänzung zum Lehrbuch von Möller, Laux, Deister.
Van den Broek A.L.	ICD-11 für die Psychiatrie. 1. A. Rotterdam: Bookmundo 2023. Praxisnahe Einführung in die ICD-11.
Wirtz M.A.	Dorsch Lexikon der Psychologie. 20. A. Göttingen: Hogrefe 2021. Ein umfassendes Werk mit Erklärungen aus allen Bereichen der Psychologie. Ein empfehlenswertes Standardwerk.
Zöllner H.-M.	Psychiatrie in Lebens- und Leidensgeschichten. Stuttgart: Thieme 1997. Anschauliche Falldarstellungen. Nur noch antiquarisch zu beziehen.

Psychotherapie

Brenner C.	Grundzüge der Psychoanalyse. Frankfurt am Main: Fischer 2017.
Cohn R., Farau A.	Gelebte Geschichte der Psychotherapie. 4. A. Stuttgart: Klett-Cotta 2008. Ruth Cohn ist die Begründerin der Themenzentrierten Interaktion (TZI). Leider ist das Buch nur noch antiquarisch erhältlich.
Dietrich R.	Das Labyrinth der fünf Charakterstrukturen. Wien: Dietrich 1999. Lebendige und leicht verständliche Darstellung der Charakterstrukturen nach Lowen.
Downing G.	Körper und Wort in der Psychotherapie. Leitlinien für die Praxis. 3. A. München: Kösel 1996. Sehr anschauliche Beschreibung von Übertragungsphänomenen in der Psychotherapie.
Erikson E.	Der vollständige Lebenszyklus. 11. A. Berlin: Suhrkamp 2021. Der Psychoanalytiker Erikson beschreibt wichtige seelische Entwicklungsstufen jenseits der Pubertät, bei der die klassische Psychoanalyse üblicherweise stehen bleibt.
Federspiel K., Lackinger-Karger I.	Kursbuch Seele. Beratung – Selbsthilfe – Medikamente 1. A. Köln: Kiepenheuer & Witsch 1996. Sehr gelungenes Buch für Laien mit anschaulichen Beschreibungen von Störungsbildern und vieler psychotherapeutischer Verfahren. Leider nur noch antiquarisch erhältlich.
Freud S.	Trauer und Melancholie. Gesammelte Werke Bd. 10 (S. 427–446). Frankfurt am Main: Fischer 1946. Klassischer Text zum Thema Depression.
Grawe K., Donati R., Bernauer F.	Psychotherapie im Wandel – Von der Konfession zur Profession. 5. unveränd. A. Göttingen: Hogrefe 2001. Grawe stellt ausführlich den aktuellen Stand der damaligen Psychotherapieforschung dar.

Heisterkamp G.	Basales Verstehen – Handlungsdialoge in Psychotherapie und Psychoanalyse. 1. A. Stuttgart: Klett-Cotta 2002. Erfreuliches Beispiel für verständlich geschriebene psychoanalytische Literatur. Viele Praxisbeispiele zum Thema Beziehungsgestaltung in der Psychotherapie. Nicht nur für Psychoanalytiker geeignet.
Heuft G., Kruse A., Radebold H.	Lehrbuch der Gerontopsychosomatik und Alterspsychotherapie. 2. überarb. u. erw. A. München: Reinhardt 2006. Das Buch schließt eine Lücke in der Literatur und beschreibt mit vielen Praxisbeispielen neue Erkenntnisse in der Psychotherapie von älteren und alten Menschen.
Johnson S.	Der narzisstische Persönlichkeitsstil: Integratives Modell und therapeutische Praxis. 5. A. Köln: Edition Humanistische Psychologie 2005. Hervorragendes, verständliches Buch zu diesem wichtigen Thema mit vielen Beispielen und Vorschlägen für Interventionsmethoden.
Kernberg O.	Schwere Persönlichkeitsstörungen: Theorie, Diagnose und Behandlungsstrategie. 10. A. Stuttgart: Klett-Cotta 2019. Sehr differenzierte Darstellung der Psychotherapie von Persönlichkeitsstörungen.
Knuf A.	Leben auf der Grenze – Erfahrungen mit Borderline. Bonn: Balance 2009. Die Borderline-Persönlichkeitsstörung aus der Sicht Betroffener.
Kopp S. B.	Wieder bei Eins anfangen. Ein praktisches Handbuch für Therapeuten und Gruppenleiter. 1. A. Oldenburg: TRANS FORM 1998. Sehr praxisorientiertes Buch zu den täglichen Fragen der psychotherapeutischen Arbeit. Besonders für Anfänger geeignet.
Linden M., Hautzinger M.	Verhaltenstherapiemanual – Erwachsene. 9. A. Berlin, Heidelberg: Springer 2021. Darstellung einer Fülle von verhaltenstherapeutischen Interventionstechniken und störungsspezifischen Therapieansätzen.
Lowen A.	Bioenergetik. Therapie der Seele durch Arbeit mit dem Körper. Reinbek b. Hamburg: Rowohlt 2008. Anschauliche und lebendige Darstellung der körperorientierten Psychotherapie.
Mahler M. S., Pine F., Bergmann A.	Die psychische Geburt des Menschen. Symbiose und Individuation. 19. A. Frankfurt am Main: Fischer 2008. Standardwerk der Entwicklungspsychologie. Mahler erweiterte die psychoanalytische Theorie um wichtige Erkenntnisse, die durch detaillierte Beobachtungen von Mutter-Kind-Interaktionen entdeckt wurden.
Mentzos S.	Neurotische Konfliktverarbeitung. Einführung in die psychoanalytische Neurosenlehre unter Berücksichtigung neuer Perspektiven. 17. A. Frankfurt am Main: Fischer 2013.
Miller A.	Das Drama des begabten Kindes und die Suche nach dem wahren Selbst. 31. A. Frankfurt am Main: Suhrkamp 1979. Das Drama des begabten Kindes und die Suche nach dem wahren Selbst. Eine Um- und Fortschreibung. Neufassung. Frankfurt am Main: Suhrkamp 1997. Klassiker zum Thema Narzissmus.
Perls F.	Grundlagen der Gestalt-Therapie. Einführung und Sitzungsprotokolle. 17. A. Stuttgart: Klett-Cotta 2022.
Polster E., Polster M.	Gestalttherapie: Theorie und Praxis der integrativen Gestalttherapie. Frankfurt am Main: Fischer 2001.
Racker H.	Übertragung und Gegenübertragung. Studien zur psychoanalytischen Technik. 8. A. München: Reinhardt 2023. Lesenswertes Buch mit vielen praktischen Hinweisen.
Reich W.	Charakteranalyse. Köln: Anaconda 2010. Grundlagenwerk des Pioniers der körperorientierten Psychotherapie.
Reimer C., Eckert J., Hautzinger M., Wilke E.	Psychotherapie. Ein Lehrbuch für Ärzte und Psychologen. 3. A. Berlin: Springer 2007. Wissenschaftliche, aber auch praxisorientierte Darstellung der wichtigsten psychotherapeutischen Verfahren.

Revenstorf D., Peter B., Rasch B. (Hrsg.)	Hypnose in Psychotherapie, Psychosomatik und Medizin. 4. A. Berlin: Springer 2023. Hervorragendes Lehrbuch der Hypnotherapie nach Erickson. Allerdings eher erfahrenen Therapeuten zu empfehlen als Berufsanfängern ohne hypnotherapeutische Ausbildung.
Rogers C.	Die klientenzentrierte Gesprächspsychotherapie. 23. A. Frankfurt am Main: Fischer 1983.
	Therapeut und Klient. Grundlagen der Gesprächspsychotherapie. Frankfurt am Main: Fischer 1983. Beide Bücher von Rogers beschreiben die Prinzipien und das praktische Vorgehen der klientenzentrierten Gesprächspsychotherapie.
Rudolf G., Henningsen P.	Psychotherapeutische Medizin und Psychosomatik. Ein einführendes Lehrbuch auf psychodynamischer Grundlage. 8. A. Stuttgart: Thieme 2017. Sehr empfehlenswertes, weil verständliches und praxisorientiertes Buch über tiefenpsychologisch orientierte Psychotherapie.
Satir V.	Selbstwert und Kommunikation. Familientherapie für Berater und zur Selbsthilfe. 25. A. Stuttgart: Klett-Cotta 2021. Klassiker zum Thema Familientherapie.
Schlippe A. von, Schweitzer J.	Lehrbuch der systemischen Therapie und Beratung. 2 Bde. 10. A. Göttingen: Vandenhoeck & Ruprecht 2015. Sehr gelungene, ausführliche Darstellung der Systemischen Therapie.
Schulz von Thun F.	Miteinander reden 1–4: Störungen und Klärungen. Sonderausgabe. Reinbek b. Hamburg: Rowohlt 2014. Klassiker der modernen Kommunikationspsychologie. Grundlagenwerk für alle Beratungsberufe.
Shapiro F.	EMDR – Grundlagen und Praxis: Handbuch zur Behandlung traumatisierter Menschen. 3. überarb. A. Paderborn: Junfermann 2022.
Shazer S. de	Der Dreh: Überraschende Wendungen und Lösungen in der Kurzzeittherapie. 15. A. Heidelberg: Carl Auer 2022. Klassiker der lösungsorientierten Kurzzeittherapie.
Stevens J. O.	Die Kunst der Wahrnehmung: Übungen der Gestalttherapie. 20. A. Gütersloh: Gütersloher Verlagshaus 2006. Beschreibung vieler Übungen aus dem Bereich der Gestalttherapie.
Weiss T.	Familientherapie ohne Familie: Kurztherapie mit Einzelpatienten. 6. akt. u. überarb. A. München: Kösel 2008. Sehr gelungenes und verständliches Buch über systemische Therapieansätze.
Yalom I.	Theorie und Praxis der Gruppenpsychotherapie. 15. vollst. überarb. und erw. A. Stuttgart: Klett-Cotta 2024. Aktualisiertes Lehrbuch mit gleichzeitig hohem Praxisbezug und Untermauerung der Ansätze durch wissenschaftliche Forschungsergebnisse.

Verwendete Internetquellen

- ADHS Studien: https://www.adhs-studien.info/home.html
- Alzheimer Initiative e. V.: https://www.alzheimer-forschung.de/
- Arbeitsgemeinschaft der Wissenschaftlichen Medizinischen Fachgesellschaften e. V.: https://www.awmf.org/
- Beauftragter der Bundesregierung für Sucht- und Drogenfragen: https://www.bundesdrogenbeauftragter.de/
- BGT Betreuungsgerichtstag e. V.: https://www.lexikon-betreuungsrecht.de/Hauptseite
- Bundesinstitut für Arzneimittel und Medizinprodukte: https://www.bfarm.de/DE/Home/_node.html
  - ICD-10 (aktuelle Fassung 2025): https://klassifikationen.bfarm.de/icd-10-gm/kode-suche/htmlgm2025/index.htm

- ICD-11 (Entwurfsfassung): https://www.bfarm.de/DE/Kodiersysteme/Klassifikationen/ICD/ICD-11/uebersetzung/_node.html
- Bundesinstitut für Öffentliche Gesundheit (BIÖG; ehemals Bundeszentrale für gesundheitliche Aufklärung, BZgA): https://www.bioeg.de/
- Bundesministerium für Familie, Senioren, Frauen und Jugend: https://www.wegweiser-demenz.de/
- Bundesministerium für Gesundheit: https://www.bundesgesundheitsministerium.de/
- Bundesministerium der Justiz: https://www.bmj.de/DE/Startseite/Startseite_node.html
- Bundesverband der Betreuer*innen: https://www.berufsbetreuung.de/
- Bundesverband Legasthenie und Dyskalkulie e. V.: https://www.bvl-legasthenie.de/
- Das Suchtportal: https://dassuchtportal.de/
- Deutsche Aidshilfe: https://www.aidshilfe.de/
- Deutsche Depressionsliga: https://depressionsliga.de/
- Deutsche Epilepsievereinigung: https://www.epilepsie-vereinigung.de/
- Deutsche Gesellschaft für Nephrologie: https://www.dgfn.eu/
- Deutsche Hauptstelle für Suchtfragen e. V. (DHS): https://www.dhs.de/
- Epidemiologischer Suchtsurvey (ESA): https://www.esa-survey.de/
- Gesundheitsberichterstattung des Bundes: https://www.gbe-bund.de/gbe/
- Neurologen und Psychiater im Netz: https://www.neurologen-und-psychiater-im-netz.org/
- Online-Lexikon für Psychologie und Pädagogik: https://lexikon.stangl.eu/
- Pro Psychotherapie e. V.: https://www.therapie.de/psyche/info/
- Robert Koch-Institut: https://www.rki.de/DE/Home/home_node.html
- Statistisches Bundesamt (Destatis): https://www.destatis.de/DE/Home/_inhalt.html
- Suchtmittel e. V.: https://www.suchtmittel.de/
- World Health Organization:
  - ICD-10: https://www.who.int/publications/i/item/9241544228
  - ICD-11: https://www.who.int/standards/classifications/classification-of-diseases

A3 Adressen

Adressen der für die Prüfung zuständigen Gesundheitsämter und Behörden in den verschiedenen Bundesländern (Stand: Februar 2025). Auf die Nennung von Ansprechpersonen und Telefonnummern wurde verzichtet, da diese sich häufig ändern.

Baden-Württemberg

Ordnungsamt Stuttgart
Allgemeine Sicherheits- und Ordnungsangelegenheiten
Eberhardstraße 35
70173 Stuttgart

Gesundheitsamt Tübingen
Abt. Gesundheit/Heilpraktiker
Wilhelm-Keil-Straße 50
72072 Tübingen

Landratsamt Gesundheit und Versorgung
Breisgau-Hochschwarzwald
Heilpraktikerwesen Dezernat Gesundheit und Versorgung
Sautierstraße 30
79104 Freiburg i. Breisgau

Landratsamt Heilbronn
Gesundheitsamt
Lerchenstraße 40
74072 Heilbronn

Gesundheitsamt Karlsruhe
Wolfartsweierer Straße 5b
76137 Karlsruhe

Bayern

Landratsamt Ansbach
Sachgebiet 82, Gesundheits- und Veterinärwesen
Crailsheimstraße 64
91522 Ansbach
(eines von verschiedenen zuständigen Gesundheitsämtern)

Berlin

Gesundheitsamt Tempelhof-Schöneberg
Heilpraktikerbereich
Rathausstraße 27
12105 Berlin

Gesundheitsamt Lichtenberg
Heilpraktikerbereich
Alfred-Kowalke-Straße 24
10315 Berlin

Brandenburg

Gesundheitsamt Potsdam
Haus 1
Hegelallee 6–10
14467 Potsdam

Bremen

Gesundheitsamt Bremen
Horner Straße 60–70
28203 Bremen

Hamburg

Behörde für Gesundheit und Verbraucherschutz
LPA – Landesprüfungsamt für Heilberufe
Billstraße 80
20539 Hamburg

Hessen

Gesundheitsamt des Kreises Bergstraße
Gräffstraße 5
64646 Heppenheim

Gesundheitsamt Frankfurt am Main (FFM)
53.21 Heilpraktiker und Gesundheitsberufe
Breite Gasse 28
60313 Frankfurt am Main
(eines von verschiedenen zuständigen Gesundheitsämtern)

Mecklenburg-Vorpommern

Landkreis Mecklenburgische Seenplatte
Gesundheitsamt/Verwaltung/Betreuungsbehörde
Platanenstraße 43
17033 Neubrandenburg

Gesundheitsamt Rostock
Paulstraße 22
18055 Rostock

Niedersachsen

Niedersächsisches Landesamt für Soziales, Jugend und Familie
Abt. Nichtärztliche Heilberufe
Auf der Hude 2
21339 Lüneburg

Nordrhein-Westfalen

Gesundheitsamt Recklinghausen
Am Erlenkamp 16–18
45657 Recklinghausen
(eines von verschiedenen zuständigen Gesundheitsämtern)

Ministerium für Gesundheit, Soziales, Frauen und Familie des Landes Nordrhein-Westfalen
Fürstenwall 25
40219 Düsseldorf

Rheinland-Pfalz

Gesundheitsamt Mainz-Bingen
Konrad-Adenauer-Straße 34
55218 Ingelheim am Rhein

Saarland

Gesundheitsamt des Regionalverbandes Saarbrücken
Stengelstraße 10–12
66117 Saarbrücken

Sachsen

Gesundheitsamt Görlitz
Reichertstraße 112
02826 Görlitz

Sachsen-Anhalt

Landesprüfungsamt für Gesundheitsberufe
Hansering 15
06108 Halle (Saale)

Schleswig-Holstein

Gesundheitsamt Husum
Damm 8
25813 Husum

Thüringen

Amt für Gesundheit und Soziales
Juri-Gagarin-Ring 150
99084 Erfurt

A4 Glossar psychiatrischer Fachbegriffe

Absence	Plötzliche Bewusstseinsstörung bei Epilepsie, die einige Sekunden dauert und nicht zu einem Sturz führt
Abstinenz	Verzicht auf psychotrope Substanzen (auch Enthaltung von Nahrungsmitteln, sexuellen Aktivitäten etc.)
Abstinenzsyndrom	Symptome bei Entzug psychotroper Substanzen
Abulie	Fehlender Willensantrieb; Unfähigkeit, Entschlüsse zu fassen und Entscheidungen zu treffen
Abusus	Übermäßige, missbräuchliche Einnahme von Drogen, Medikamenten, Alkohol oder Nikotin
Abwehr	Gesamtheit der seelischen Vorgänge, die das Ich vor äußeren oder inneren Gefahren, besonders vor Angst, schützen soll
Abwehrmechanismen	Verhaltensweisen, die innere Regungen und Triebe, die der Zensur unterliegen, außerhalb des Bewusstseins halten. Beispiele für Abwehrmechanismen: Verdrängung, Projektion, Intellektualisierung, Verleugnung oder Regression
Adhärenz	Einhaltung von gemeinsam vereinbarten Therapiezielen zwischen Behandlern und Patienten während eines Therapieverlaufs
ADHS	Aufmerksamkeitsdefizit-Hyperaktivitätsstörung mit Störungen der Aufmerksamkeit und Konzentration, oft verbunden mit Impulsivität und Hyperaktivität
Affekt	Intensiver emotionaler Zustand von relativ kurzer Dauer, z. B. Zorn, Angst, Wut, Hass, Freude
Affektarmut	Reduzierte Bandbreite und Intensität des Ausdrucks von Emotionen
Affektinkontinenz	Fehlende Beherrschung der Affektsteuerung; Gefühle können nicht kontrolliert und zurückgehalten werden
Affektisolierung	Gedanken und Gefühle werden getrennt. Gefühle werden zum seelischen Schutz nicht mehr wahrgenommen
Affektive Störung	Stimmungsstörungen, die sich folgendermaßen zeigen: • unipolar als Depression oder Manie • bipolar als manisch-depressive Erkrankung
Affektivität	Begriff für die Gesamtheit des menschlichen Gefühlslebens
Affektlabilität	Rascher Wechsel der Affekte, spontan oder durch Anstoß von außen, z. B. bei organisch bedingten Störungen, Persönlichkeitsstörungen, Schizophrenie
Affektstarre/-starrheit	Verharren in bestimmten Stimmungen, unabhängig von der äußeren Situation
Affektverflachung	Verringerte emotionale Empfindungs- und Ausdrucksmöglichkeiten
Aggressionsumkehr	Aggressionen können nicht nach außen gebracht werden und richten sich zunehmend gegen die eigene Person
Agitiertheit	Innerliche Unruhe, Nervosität, Bewegungsdrang
Agnosie	Störung der Fähigkeit, Sinneswahrnehmungen trotz intakter Sinnesorgane als solche zu erkennen
Agoraphobie	Platzangst; Angst vor Orten oder Situationen, in denen es z. B. bei einer Panikattacke keine Fluchtmöglichkeit oder Hilfe gibt, etwa in einer Menschenmenge
Agrammatismus	Störung der Sprache mit Fehlen grammatischer Strukturen
Agraphie	Verlust der Fähigkeit, Buchstaben und Wörter richtig zu schreiben

Akalkulie	Unfähigkeit, trotz erhaltener Intelligenz auch nur einfachste Rechenaufgaben zu lösen'
Akathisie	Unfähigkeit, ruhig zu sitzen oder zu stehen
Akinese	Bewegungsarmut bis zur Bewegungslosigkeit, Bewegungsstarre
Akoasmen	Ungestaltete akustische Halluzinationen wie Rauschen, Summen, Pfeifen, Donnern, Zischen
Akromegalie	Ausgeprägte Vergrößerung der Körperendglieder oder vorspringender Teile des Körpers (Akren). Hierzu zählen Hände, Füße, Unterkiefer, Kinn, Nase und Augenbrauenwülste. Die Vergrößerungen oder Verplumpungen werden durch eine zu hohe Ausschüttung von Wachstumshormon hervorgerufen. Wird oft spät erkannt
Akrophobie	Höhenangst
Alexie	Störung der Fähigkeit, den Sinn von Geschriebenem zu verstehen, trotz intakten Sehvermögens
Alexithymie	Unzureichende Fähigkeit, Gefühle wahrzunehmen und auszudrücken
Alogie	Unfähigkeit, korrekte Sätze zu bilden
Ambitendenz	Gegensätzliche Antriebe führen zur Blockierung des Handelns
Ambivalenz	Gleichzeitiges Bestehen gegensätzlicher Gefühle, Vorstellungen oder Wünsche (z. B. Hassliebe), tritt in gesteigerter Form bei Schizophrenie auf
Amnesie	Erinnerungslücke, zeitlich oder inhaltlich
Amnesie, anterograde	Gedächtnisverlust für einen Zeitraum nach einem auslösenden Ereignis
Amnesie, retrograde	Gedächtnisverlust für einen Zeitraum vor einem auslösenden Ereignis
Amotivationales Syndrom	Durch langfristigen Cannabiskonsum ausgelöstes Syndrom mit Lethargie, Teilnahmslosigkeit und Passivität
Amphetamine	Dem Betäubungsmittelgesetz unterliegende Psychostimulanzien mit aktivierender und antriebssteigernder Wirkung
Anale Phase	Psychoanalytischer Begriff (nach Sigmund Freud) für die psychosexuelle Entwicklungsphase (2. und 3. Lebensjahr), in der die Themen Ordnung, Sauberkeit, Selbstbestimmung und Selbstbeherrschung im Mittelpunkt stehen
Analgesie	Aufhebung der Schmerzempfindung ohne Bewusstseinsverlust; Unempfindlichkeit gegenüber Schmerzreizen in einem bestimmten Hautbezirk
Anamnese	Vorgeschichte einer Krankheit mit früheren Erkrankungen und wichtigen biografischen Daten, die vom Therapeuten zu Beginn einer Behandlung erhoben wird
Anankasmus	Krankhafter Zwang im Denken oder Handeln
Angststörung, generalisierte	Lang anhaltende allgemeine Angst
Anhedonie	Verlust der Lebensfreude
Anorexia nervosa	Magersucht, Essstörung mit psychischer Ursache
Anorgasmie	Fehlender Orgasmus beim Geschlechtsverkehr
Anpassungsstörung	Gestörter Anpassungsprozess nach einer einschneidenden Lebensveränderung oder belastenden Lebensereignissen
Antidementiva	Medikamentengruppe zur Behandlung demenzieller Erkrankungen, meist Acetylcholinesterasehemmer
Antidepressiva	Arzneimittel zur Behandlung depressiver Störungen
Antiepileptika	Auch Antikonvulsiva genannt. Medikamente zur Behandlung und Vermeidung epileptischer Anfälle
Antipsychotika	Gruppe von Wirkstoffen, die antipsychotische Effekte ausüben. Einsatz vor allem bei Erkrankungen aus dem schizophrenen Formenkreis

Antrieb	Eine jedem Verhalten zugrunde liegende Kraft als Voraussetzung für Handeln, Denken, Fühlen
Antriebsarmut	Mangel an Energie und Initiative mit wenig Aktivität und reduzierter Bewegung
Antriebshemmung	Beabsichtigte Handlungen können nicht ausgeführt werden; tritt vor allem bei schweren Depressionen auf
Antriebsmangel	Mangel an Energie, Aktivität und Initiative, unter Umständen entwickeln sich daraus Trägheit und Gleichgültigkeit
Antriebssteigerung	Übermäßige Steigerung von Energie, Aktivität und Initiative, etwa bei Manie oder durch stimulierende Drogen
Anxiolytika	Angstlösende Medikamente, auch als Tranquilizer bezeichnet
Apathie	Teilnahmslosigkeit, Leidenschaftslosigkeit, Zustand der Gleichgültigkeit gegenüber Menschen und Umwelt
Aphasie	Bezeichnung für Störungen des Sprechvermögens und Sprachverständnisses bei erhaltener Funktion des Sprechapparats und des Gehörs
Aphasie, amnestische	Mangelhafte oder fehlende Erinnerung an Wörter und Namen
Appetenz	Verlangen nach Nahrung, Appetit; im weiteren Sinne auch sexueller Antrieb
Apraxie	Unfähigkeit, erlernte, sinnvolle und zweckmäßige Bewegungen oder Handlungen trotz erhaltener Wahrnehmungs- und Bewegungsfähigkeit auszuführen. Ursächlich sind häufig organische Hirnveränderungen
Asperger-Syndrom	Autismus-Spektrum-Störung mit eingeschränkter Beziehungsfähigkeit und Spezialinteressen
Assoziation	Verknüpfung von Vorstellungen und Ideen, von denen die eine die andere ins Bewusstsein gerufen hat
Assoziationslockerung	Aussagen werden ohne Zusammenhang nebeneinander gestellt
Assoziationsstörung	Beeinträchtigung einer sinnvollen Verknüpfung von Denkinhalten
Astasie	Unfähigkeit zu stehen infolge einer Störung der Bewegungskoordination; psychogenes Nicht-stehen-Können
Ätiologie	Lehre von den Ursachen einer Krankheit oder Störung
Ataxie	Störung der Bewegungskoordination
Auffassungsstörung	Störung der Fähigkeit, Wahrnehmungserlebnisse in ihrer Bedeutung zu begreifen und sinnvoll miteinander zu verknüpfen
Aufmerksamkeitsstörung	Beeinträchtigte Fähigkeit, sich längerfristig auf eine Wahrnehmung, einen Reiz oder eine Aufgabe zu konzentrieren
Autismus	Isolation von der Außenwelt, Flucht in eine eigene Fantasiewelt. Unfähigkeit, eine Beziehung zu Mitmenschen aufzunehmen
Autogenes Training	Selbstentspannungsmethode (von J. H. Schultz) durch autosuggestive Übungen
Automatismen	Vom Willen unabhängige, unkontrollierte oder unbewusst gesteuerte Bewegungen und Handlungen, die als nicht selbstgewollt empfunden werden
Automutilation	Selbstverstümmelung, selbstverletzendes Verhalten
Avolition	Mangel an Motivation und Antrieb
Barbiturate	Psychopharmaka auf der Basis von Barbitursäure, die als Schlaf- und Beruhigungsmittel eingesetzt werden
Bedeutungswahn	Zufällige Ereignisse erhalten eine ganz besondere Bedeutung und werden auf die eigene Person bezogen; tritt häufig zu Beginn von schizophrenen Erkrankungen auf
Beeinträchtigungswahn	Wahnhafte Überzeugung, von der Umwelt bedroht, gekränkt oder verspottet zu werden
Befehlsautomatie	Abnorme Bereitschaft, auch unbequeme Befehle bedingungslos auszuführen

Belastungsreaktion	Vorübergehende, ungewöhnlich starke Reaktion auf eine außergewöhnliche körperliche und/oder seelische Belastung
Benommenheit	Leichte Beeinträchtigung von Bewusstsein und Wachheit
Berufungswahn	Wahnhafte Überzeugung, von einer höheren Macht zu einer besonderen Aufgabe berufen zu sein
Bewegungsstereotypien	Ohne äußere Reize monoton wiederholte Bewegungen, z. B. Rumpfschaukeln, Klopfen oder Grimassieren
Bewusstsein	Zustand des Erkennens der Umwelt und innerer Zustände. Erleben von Ich-Haftigkeit
Bewusstseinseinengung	Fokussierung der Gedanken, der Gefühle und des Willens auf wenige Themen
Bewusstseinsstörung	Oberbegriff für alle Veränderungen bzw. Störungen des gesamten Erlebens und Verhaltens in unterschiedlicher Ausprägung
Bewusstseinstrübung	Beeinträchtigung, mangelnde Klarheit des Erlebens, der eigenen Person und der Umwelt
Bewusstseinsverschiebung	Bewusstseinsveränderung mit gesteigerter Wachheit, verstärkter Wahrnehmung von Raum und Zeit
Beziehungsidee	Unrealistische Idee, Ereignisse in der Umwelt stünden in bedeutungsvoller Beziehung mit der eigene Person
Beziehungswahn	Ereignisse und Äußerungen anderer werden wahnhaft auf die eigene Person bezogen, Referenzwahn
Binge-Eating-Störung	Im DSM-5 und in der ICD-11 klassifizierte Essstörung mit wiederholten Essanfällen
Biofeedback	Apparative Rückmeldung von Körperfunktionen wie z. B. Blutdruck, Muskelspannung, Herzfrequenz
Bipolare Störung	Zu zwei Polen hin verlaufende Störung, z. B. manisch-depressiv
Borderline-Störung	Besondere Form der Persönlichkeitsstörung mit Störungen der Ich-Umwelt-Grenze, der Identität und der emotionalen Stabilität
Bradyphrenie	Verlangsamung aller seelischen Vorgänge
Bulimia nervosa	Störung des Essverhaltens mit krankhaften Heißhungerattacken, oft mit anschließendem, absichtlich herbeigeführtem Erbrechen
Burnout-Syndrom	Völlige seelische und körperliche Erschöpfung („Ausgebranntsein") mit Symptomen wie Resignation, Verzweiflung und Apathie; tritt oft bei Angehörigen helfender Berufe infolge von hohem Engagement auf
Capgras-Syndrom	Idee, eine Person, meist der Partner oder die Partnerin, sei durch einen Doppelgänger bzw. eine Doppelgängerin ersetzt worden
Cerebellum	Kleinhirn
Cerebrum	Gehirn
Charakter	Wesentliche Verhaltens- und Einstellungsmerkmale sowie Handlungsweisen, die das Besondere eines Menschen, Tieres oder Volkes ausmachen; entwickelt sich aus ererbten Anlagen und erworbenen Einstellungen bzw. Erfahrungen
Charakterneurose	Eine die ganze Person betreffende psychogene Störung, heute als Persönlichkeitsstörung bezeichnet
Chorea Huntington	Genetisch bedingte degenerative Hirnerkrankung mit psychomotorischen und demenziellen Symptomen
Compliance	Bereitschaft des Patienten, den ärztlichen Therapieempfehlungen zu folgen, z. B. zuverlässige Einnahme von Medikamenten und Befolgen therapeutischer Anweisungen
Coping (strategien)	Seelische Verarbeitung und Bewältigung von Belastungen, hervorgerufen durch eine schwere chronische, körperliche oder seelische Krankheit

Craving	Auch als „Suchtdruck" bezeichnet; starkes, zwanghaftes Verlangen nach einer abhängig machenden Substanz wie Alkohol, Drogen oder Medikamenten
Creutzfeldt-Jakob-Krankheit	Durch Prionen verursachte, tödlich verlaufende Infektionskrankheit des zentralen Nervensystems mit demenzieller Symptomatik
Dämmerzustand	Eingeengtes Bewusstsein, ausgerichtet auf inneres Erleben, beeinträchtigte Aufmerksamkeit
Debilität	Veraltete Bezeichnung für eine leichte intellektuelle Minderbegabung (IQ 50–69)
Déjà-vu-Erlebnis	Gefühl, die gleiche Situation schon einmal erlebt zu haben
Delinquenz	Kriminelles Verhalten
Delir	(Kurzform von „Delirium"): organische Psychose mit Verwirrtheit, Wahnvorstellungen, psychomotorischer Unruhe
Delirium tremens	Lebensbedrohliches Alkoholentzugsdelir mit Desorientiertheit, Bewusstseinsstörungen, Unruhe, Halluzinationen, Wahnvorstellungen und Schlafstörungen. Häufig zusätzlich Krampfanfälle
Demenz	Erworbener Intelligenzmangel, Verlust kognitiver Fähigkeiten aufgrund degenerativer Hirnveränderungen; besonders beeinträchtigt sind Gedächtnis, Orientierung und Urteilsfähigkeit
Denken, eingeengtes	Einschränkung des inhaltlichen Denkumfangs
Denken, umständliches	Im Denken wird Nebensächliches nicht vom Wesentlichen getrennt
Denkhemmung	Verlangsamung des Denkens in Bezug auf Tempo, Inhalte und Zielsetzungen
Denkstörungen	Unterschieden werden Störungen des Gedankenablaufs (= formale Denkstörungen) und Störungen des Gedankeninhalts wie z. B. Wahn- und Zwangsvorstellungen (= inhaltliche Denkstörungen)
Denkverlangsamung	Verzögertes, schleppendes Denken, erkennbar an zähflüssigem Sprechverhalten
Depersonalisation	Entfremdungserleben, bei dem der Betroffene das Gefühl hat: „Ich bin nicht mehr ich selbst"
Depression	Psychische Erkrankung mit den Hauptsymptomen gedrückte Stimmung, Interessenverlust, Freudlosigkeit und Antriebsverminderung
Depressivität	Gefühl von Niedergeschlagen-, Freud- und Hoffnungslosigkeit
Derealisation	Veränderte Wahrnehmung der Umgebung als fremd und unwirklich. Oft sind Depersonalisation und Derealisation nicht klar voneinander zu trennen
Dermatillomanie	Zwanghaftes Aufkratzen der Haut
Dermatozoenwahn	Wahnhafte Befürchtung, Parasiten in und unter der Haut zu haben
Desorientiertheit	Verwirrtheit in Bezug auf Ort, Jahreszeit, Datum, Tageszeit oder auch Orientierungsstörung bezüglich der eigenen Person
Devianz	Abweichung von der Norm
Dissimulation	Verheimlichen und Herunterspielen von Krankheitssymptomen
Dissozialität	Missachtung der allgemein geltenden Regeln sozialen Zusammenlebens, z. B. Kriminalität und Verwahrlosung
Dissoziation	Teilweise oder vollständige Entkopplung von seelischen und körperlichen Funktionen
Doppelgängerwahn	Wahnhafte Vorstellung, dass ein Doppelgänger existiert
DSM-5 *(Diagnostic and Statistical Manual of Mental Disorders Fifth Edition)*	Diagnostisches Klassifikationssystem der American Psychiatric Association (APA) in der 5. Überarbeitung
Durchgangssyndrom	Sammelbegriff für eine reversible, organisch bedingte, unspezifische psychische Symptomatik, die nicht zu einer Bewusstseinsstörung führt

Dyskinesie	Verzerrung willkürlicher Bewegungen durch unwillkürliche Muskelaktivitäten, die vor allem nach Anwendung von Psychopharmaka auftritt
Dyslalie	Artikulationsstörung; Fehler in der Lautbildung bei sonst normalen sprachlichen Fertigkeiten
Dysmorphophobie	Angst, durch wirkliche oder vermeintliche körperliche Entstellung unangenehm aufzufallen, abgelehnt oder verachtet zu werden. Führt häufig zum Rückzug aus dem gesellschaftlichen Leben
Dyspareunie	Schmerzen beim Geschlechtsverkehr; besonders bei Frauen
Dysphasie	Entwicklungsbedingte expressive Sprachstörung
Dysphorie	Ängstlich-bedrückte, traurige Verstimmtheit; aber auch krankhafte Stimmungen, z. B. Freudlosigkeit, Reizbarkeit. Ursache sind häufig hirnorganische Erkrankungen
Dyssomnie	Ein- und Durchschlafstörung im Zusammenhang mit erhöhter Tagesmüdigkeit
Dysthymia	Leichte, aber chronische depressive Verstimmung über mindestens 2 Jahre, die nicht den Schweregrad einer depressiven Episode nach ICD-10 erreicht
Dystonie	Störung des normalen Spannungszustands (Tonus) der Muskeln und Gefäße oder des vegetativen Nervensystems
Dystonie, vegetative	Vage Bezeichnung für vielfältige Störungen in körperlichen Abläufen, die der Innervation durch das vegetative Nervensystem unterliegen
Echolalie	Sinnlos-mechanisches (zwanghaftes) Nachsprechen von gehörten Wörtern und Sätzen
Echopraxie	Zwanghafte mechanische Nachahmung der Bewegungen und Gesten anderer Personen
Eifersuchtswahn	Wahnhafte Überzeugung, vom Partner oder von der Partnerin betrogen und hintergangen zu werden
Ejaculatio praecox	Vorzeitiger Samenerguss
Elektrokonvulsionstherapie	Auch Elektrokrampftherapie. Unter Narkose eingesetztes Verfahren zum Auslösen von Krampfanfällen. Strenge Indikationsrichtlinien. Anwendung z. B. bei lebensbedrohlichen katatonen Zuständen
EMDR *(Eye Movement Desensitization and Reprocessing)*	Interventionsmethode zur Behandlung von Traumatisierungen
Empathie	Einfühlendes Verständnis bzw. die Fähigkeit, sich in die Gefühle oder Einstellungen anderer Menschen hineinzuversetzen
Endogen	Von innen heraus (im Körper) entstanden, vererbt, nicht durch äußere Einflüsse hervorgerufen (z. B. Umwelt)
Endokrinologie	Lehre von den Hormondrüsen, die ihre Sekrete direkt in die Blutbahn abgeben (z. B. Hypophyse, Schilddrüse, Nebennieren)
Enkopresis	Einkoten bei Kindern über 2 Jahren
Entfremdungserleben	Synonym für Depersonalisation
Enthemmung	Von Affekten beherrschtes Verhalten, Wegfall sozial bedingter Hemmungen
Enuresis	Unwillkürliches Harnlassen bei Kindern jenseits des 3. Lebensjahres; tritt meist bei Jungen auf
Enzephalitis	Entzündung des Gehirns
Enzephalopathie	Erkrankung des Gehirns unterschiedlicher Ursachen und Schweregrade
Epidemiologie	Erfassung und Erforschung der Ursachen, der Verteilung und der Folgen von Erkrankungen
Ergotherapie	Therapieverfahren, das Patienten den Erhalt oder die Wiedergewinnung von Handlungsfähigkeit im Alltag ermöglichen soll. Dazu werden die Patienten u. a. in den Bereichen Fein- und Grobmotorik, Koordination, Ausdauer und Konzentration bei der Ausführung von alltagsrelevanten Handlungen geschult

Erregungszustand	Ausnahmezustand oder aggressiver Durchbruch bei Fehleinschätzung einer Situation, eines schwerwiegenden Konflikts oder einer schweren Kränkung
Es	Psychoanalytischer Begriff (nach Sigmund Freud), der das Unbewusste, Triebregungen bzw. Wünsche umfasst
Euphorie	Zustand mit übersteigertem Wohlbefinden, Hochgefühl, Hochstimmung
Exaltiertheit	Überspanntheit, leidenschaftliche Erregtheit
Exazerbation	Verschlimmerung, zeitweise Steigerung bzw. Wiederaufleben einer Krankheit
Exogen	Durch äußere Ursachen entstanden
Exploration	Ausführliche ärztliche Untersuchung und Befragung eines Patienten im Rahmen der Anamnese
Flexibilitas cerea	„Wächserne Biegsamkeit". Psychomotorisches Symptom, vor allem bei katatoner Schizophrenie
Floride	Stark ausgeprägt, voll entwickelt, rasch fortschreitend (auf die Entwicklung einer Krankheit bezogen)
Fokaltherapie	Form der psychoanalytischen Kurztherapie
Folie à deux	Induzierter Wahn, Übernahme von wahnhaften Überzeugungen durch eine nahestehende, zuvor gesunde Person
Formale Denkstörung	Gestörter Denkablauf
Fremdanamnese	Befragung von Angehörigen oder Pflegepersonen zur Erkrankung eines Patienten (Klienten)
Fremdbeeinflussungserlebnis	Wahnhafte Überzeugung, dass eigene Gedanken, Wahrnehmungen und Handlungen von anderen Personen oder Kräften hervorgerufen und kontrolliert werden
Fugue	„Flucht aus der Wirklichkeit", spontanes Verlassen der gewohnten Umgebung, gelegentliche Annahme einer neuen Identität
Funktionelle Störung	Auch somatoforme Störungen. Körperliche Beschwerden, denen keine organischen Ursachen zugrunde liegen; sie werden ausgelöst durch psychische Belastungen
Ganser-Syndrom	Auch als „Pseudodemenz" bezeichnet. Patient antwortet systematisch auch an den einfachsten Fragen vorbei
Gedankenabreißen	Plötzlicher Abbruch eines sonst flüssigen Gedankengangs ohne erkennbaren Grund
Gedankenausbreitung	Patient hat die Empfindung, dass andere wissen, was er denkt
Gedankendrängen	Patient fühlt einen übermäßigen Druck ständig wiederkehrender Gedanken und Einfälle
Gedankeneingebung	Patient hat die Empfindung, dass seine Gedanken von außen eingegeben, beeinflusst und gelenkt werden
Gedankenentzug	Patient hat das Gefühl, dass ihm seine Gedanken weggenommen oder abgezogen werden
Gefühl der Gefühllosigkeit	Typisches depressives Symptom. Zustand der Gefühlsleere; positive und auch negative Gefühle wie z. B. Trauer werden nicht gespürt
Gegenübertragung	Gefühle, die der Therapeut gegenüber dem Patienten verspürt
Größenwahn, grandiose Wahnvorstellungen	Wahnhafte Selbstüberschätzung bis hin zur Identifikation mit Berühmtheiten
Grübeln	Ständiges Beschäftigtsein mit meist unangenehmen Gedanken
Gustatorisch	Den Geschmackssinn betreffend
Halluzinationen	Wahrnehmungen ohne entsprechenden Sinnesreiz, die für wirkliche Sinneseindrücke gehalten werden
Halluzinogene	Chemische Substanzen, die psychotische Zustände auslösen können
Halluzinose	Psychische Störung, bei der Halluzinationen im Vordergrund der Symptomatik stehen
Haptisch	Auch taktil. Den Tastsinn betreffend, z. B. haptische Halluzination

Hebephrenie	Form der Schizophrenie, die in der Pubertät beginnt und milder verläuft als die „typische Schizophrenie"
Histrionisch	Neuer Begriff für „hysterisch", abgeleitet von lat. „histrio": Schauspieler
Horrortrip	Starke Angstzustände nach Drogenkonsum
Hospitalismus	Körperliche und seelische Schäden infolge von Krankenhaus- oder Heimaufenthalten bei Kindern und älteren Menschen
Hyperkinese	Motorischer Reizzustand des Körpers, gesteigerte Bewegungsaktivität
Hypersomnie	Krankhaft gesteigerte Schläfrigkeit, die vor allem tagsüber auftritt
Hypnotika	Gruppe von Medikamenten, die den Schlaf fördern oder erzeugen
Hypochondrie	Oft im Rahmen von Angststörungen oder Depressionen auftretende übersteigerte Befürchtung, an einer schweren oder unheilbaren Erkrankung zu leiden
Hypochondrischer Wahn	Wahnhafte Überzeugung, schwer oder unheilbar erkrankt zu sein
Hyposomnie	Schlaflosigkeit
Hysterie	Alte Bezeichnung für Konversionsneurosen
ICD-10 *(International Classification of Diseases)*	Diagnostisches Klassifikationssystem der Weltgesundheitsorganisation, 10. Überarbeitung
ICD-11	Diagnostisches Klassifikationssystem der Weltgesundheitsorganisation, 11. Überarbeitung
Ich	Psychoanalytischer Begriff (nach Sigmund Freud); Instanz, die zwischen dem Es (Triebe) und dem Über-Ich (Moral) vermittelt
Ich-Dystonie	Die eigene Handlungen und Haltungen werden als fremd und unerwünscht empfunden
Ich-Störung	Störung der Ichhaftigkeit des Erlebens und der Ich-Umwelt-Grenzen
Ich-Syntonie	Eine Person identifiziert sich mit den eigenen Handlungen und Haltungen
Ideenflucht	Formale Denkstörung, Vermehrung von Einfällen ohne Denkziel, z. B. bei Manie
Idiopathisch	Selbstständig, von sich aus entstanden
Illusion	Sinnesreize werden in ihrer Bedeutung verkannt, verfälschte Wahrnehmungen, die sich z. B. bei Ermüdungszustand oder im Rahmen einer Schizophrenie entwickelt
Imbezillität	Veraltete Bezeichnung für einen Intelligenzdefekt mittleren Grades (IQ 35–49)
Impulskontrolle	Fähigkeit, aufgetretene Ideen/Verhaltenspläne vor ihrer Durchführung zu überprüfen
Inkohärenz	Zerfahrenheit; zusammenhangloses Denken, z. B. bei Schizophrenie
Insomnie	Schlafstörung, insbesondere Schlaflosigkeit
Insuffizienzgefühl	Gefühl, unfähig, schwach und wertlos zu sein
Intentionstremor	Unwillkürliche Wackelbewegung der Hände oder Finger bei bestimmten Bewegungen; tritt z. B. bei Multipler Sklerose oder bei Kleinhirnerkrankungen auf
Introspektion	Selbstbeobachtung, „Innenschau"
Introversion	Nach innen, in sich gekehrt. Gegenteil: Extraversion
Inzest	Sexuelle Beziehung zwischen Blutsverwandten
Inzidenz	In einem bestimmten Zeitraum auftretende Anzahl von Neuerkrankungen
Katalepsie	Starrkrampf der Muskeln, Erstarren in einer Körperhaltung; Körperhaltungen werden unnatürlich lange beibehalten
Kataplexie	Kurzzeitiger Verlust des Muskeltonus durch ein überraschendes Ereignis

Katatonie	Störung der Willkürmotorik in zwei Richtungen: Katatoner Erregungszustand: schwere psychomotorische Erregung mit sinnlosem Um-sich-Schlagen, manchmal mit Selbstverstümmelungen und Selbsttötungsversuchen Katatoner Sperrungszustand: Patient ist erstarrt wie eine Statue, völlig von der Umwelt zurückgezogen, aber hellwach
Klaustrophobie	Krankhafte Angst vor Aufenthalt in geschlossenen Räumen
Kleptomanie	Zwanghafter Trieb zu stehlen
Klonisch	Schüttelnd, krampfhaft zuckend
Koma	Tiefste Bewusstlosigkeit; der Patient ist nicht weckbar
Komorbidität	Gleichzeitiges Bestehen mehrerer Krankheiten oder Störungen
Konditionierung	Antrainieren bestimmter Verhaltensweisen oder Reflexe
Konditionierung, klassische	Durch Training wird erreicht, dass ursprünglich neutrale Reize ein bestimmtes Verhalten auslösen
Konditionierung, operante	Lernen durch positive Konsequenzen bestimmter Handlungen
Konfabulationen	Erzählte Erinnerungen, die nur in der Fantasie existieren oder nichts mit der gegebenen Situation zu tun haben
Kontamination	Vermengung nicht zusammenpassender sprachlicher Elemente zu sinnlosen Wörtern; tritt z. B. bei Schizophrenien auf
Konversion	Umsetzung eines psychischen Konflikts in körperliche Symptome, ohne organischen Befund
Konzentrationsstörung	Störung der Fähigkeit, sich ausdauernd auf einen Sachverhalt zu konzentrieren
Koprolalie	Wiederholte Verwendung von vulgären Ausdrücken aus der Fäkalsprache, z. B. beim Tourette-Syndrom
Koprophagie	Essen von Exkrementen, z. B. beim Pica-Syndrom
Körperschemastörung	Psychisch oder hirnorganisch bedingte irrationale Vorstellung bezüglich der eigenen Körpergestalt
Korsakow-Syndrom	Amnestisches Psychosyndrom mit Merkschwäche, Desorientiertheit und Konfabulationen als Spätfolge von Alkoholismus
Kraniell	Zum Schädel (lat. „cranium") gehörend
Krankheitsgewinn	Primärer K.: innere seelische Vorteile, die durch eine Krankheit entstehen Sekundärer K.: äußere Vorteile, die sich durch eine Erkrankung einstellen, z. B. Berentung
Läppischer Affekt	Albern bis einfältig, unreif
Larviert	Krankheitsbild, das sich maskiert, versteckt und nicht als solches erkannt wird, z. B. larvierte Depression
Läsion	Störung der Funktion eines Organs oder Körperteils
Lebenszeitprävalenz	Anteil der Personen, die in ihrem Leben schon mindestens einmal eine bestimmte Störung aufgewiesen haben
Libido	Trieb, der auf die Befriedigung sexueller Bedürfnisse gerichtet ist (nach Sigmund Freud)
Lichttherapie	Tägliche Lichtbestrahlung durch eine Lampe mit UV-Filter und einer Lichtstärke von mindestens 2.000 Lux. Anwendung bei saisonalen Depressionen
Liebeswahn	Krankhafte Überzeugung, von einer anderen, auch fremden Person geliebt zu werden
Logorrhö	Krankhafte Geschwätzigkeit, verstärkter Redefluss, z. B. bei Manie
Makropsie	Sehstörung, bei der Gegenstände und Menschen übergroß erscheinen
Malignes neuroleptisches Syndrom	Seltenes, in der Regel durch Antipsychotika (Neuroleptika) ausgelöstes lebensbedrohliches Syndrom mit Fieber, Muskelstarre, Bewusstseinsstörungen und Blutbildveränderungen
Manie	Krankhafte Veränderung der Stimmung in Richtung Euphorie. Gegenpol der Depression

Manierismen	Gekünstelte, teils bizarre Bewegungen oder Ausdrucksweisen, z. B. bei Schizophrenie
MAO-Hemmer	Monoaminoxidasehemmer: bestimmte Klasse von Antidepressiva
Megalomanie	Größenwahn
Melancholie	Schwerste Form der Depression
Menopause	Zeitraum der letzten Menstruation
Merkfähigkeitsstörung	Verminderte oder aufgehobene Fähigkeit, sich neue Gedächtnisinhalte zu merken
Metabolismus	Gesamtheit aller Vorgänge, die Aufnahme und Einbau der Nahrungsstoffe in den Organismus sowie Abbau, Verbrennung oder Ausscheidung betreffen (Stoffwechsel)
Metamorphopsie	Veränderte, verzerrte Wahrnehmung von Form und Farbe von Objekten
Mikropsie	Sehstörung, bei der Gegenstände verkleinert erscheinen
Minussymptomatik	Auch Negativsymptomatik. Symptome, die das Wegfallen früher vorhandener Eigenschaften bedeuten. Bei Schizophrenie z. B. treten folgende Minussymptome auf: Affekt- und Spracharmung, Apathie, sozialer Rückzug, Verlust der Lebensfreude
Miosis	Pupillenverengung
Mnestisch	(griech. „mneme": Gedächtnis): auf das Gedächtnis bezogen
Monopolar	Zu einem Pol hin verlaufend, z. B. wiederholte depressive Episoden ohne manische Phase
Morbidität	Krankenstand, zahlenmäßiges Verhältnis zwischen kranken und gesunden Personen einer Bevölkerung
Morbus Alzheimer	Progredient verlaufende demenzielle Erkrankung aufgrund einer diffusen Hirnatrophie
Morbus Parkinson	Neurologische Erkrankung mit Degeneration der Substantia nigra im Mittelhirn
Morbus Pick	Degenerative präsenile Hirnerkrankung mit persönlichkeitsverändernden Merkmalen und Demenz
Morphologie	Lehre von der Gestalt und dem Bau der Organismen und ihrer Organe
Münchhausen-Syndrom	Auch artifizielle Störung (ICD-10: F68.1). Absichtliches Erzeugen oder Vortäuschen von körperlichen oder psychischen Symptomen
Mutilation	Ticförmige Selbstverletzungen mit z. T. schweren Körperschädigungen
Mutismus	Ausdauerndes Schweigen bei gesunden Sprechorganen
Narkolepsie	Kurz dauernder, zwanghafter Schlafanfall am Tage, auch mit Tonusverlust, Halluzinationen
Narzissmus	Persönlichkeitszug oder Persönlichkeitsstörung, bei der ein großartiges, kompensiertes Selbstbild besteht, bei gleichzeitig mangelndem Kontakt zu inneren seelischen Prozessen
Negativismus	Gegenteil von dem tun, was verlangt wird; z. B. Trotz als harmlose Verhaltensweise, extremer Negativismus z. B. bei Schizophrenie
Neologismen	Wortneubildungen, typisch bei Schizophrenie
Neurasthenie	In der ICD-10 unter F48.0 geführte Störung mit geistiger und körperlicher Schwäche und rascher Erschöpfbarkeit
Neuroleptika	Antipsychotisch wirksame Psychopharmaka
Neurose	Psychische Störung durch unbewusste, ungelöste Konflikte
Neurotransmitter	Botenstoffe; Substanzen, die bei der Erregungsübertragung in den Synapsen der Nervenzellen freigesetzt werden, z. B. Serotonin, Dopamin, Noradrenalin
Nichtigkeits-/nihilistischer Wahn	Wahnhafte Überzeugung, bedeutungs- und wertlos zu sein
Nootropika	Medikamente, die bei Demenz die Hirnfunktion verbessern sollen
Nystagmus	Unwillkürliches Zittern des Augapfels
Objektivität	Wertfreie Beobachtung, Beschreibung und Interpretation eines Objekts, einer Situation, einer Person o. Ä.

Ödipuskomplex	Starke Beziehung des Kindes zum gegengeschlechtlichen Elternteil in der frühkindlichen genitalen Phase, vor allem zwischen Sohn und Mutter
Oligophrenie	Angeborener oder in der frühen Kindheit erworbener Schwachsinn bzw. geistige Behinderung
Omnipotenzgefühle	Gefühle absoluter Macht
Operationalisierung	Präzisierung theoretischer Begriffe und Hypothesen im Sinne der Überprüfbarkeit durch Angabe einzelner Schritte
Orale Phase	Erste frühkindliche Entwicklungsphase nach der Theorie der Psychoanalyse
Organisches Psychosyndrom	Psychische Veränderungen, die durch Hirnkrankheiten und organische Veränderungen des Körpers hervorgerufen werden (z. B. Demenz, Delir)
Orientierungsstörung (örtlich, situativ, zeitlich, zur eigenen Person)	Aufenthaltsort, Situation, Datum, Wochentag oder Jahreszeit, Geburtsdatum, Datum der Hochzeit werden nicht oder nur teilweise gewusst bzw. erfasst
Pädophilie	Sexuelle Zuneigung zu Kindern vor Erreichen der Pubertät beiderlei Geschlechts
Palilalie	Wiederholen eigener Worte oder Satzteile, ohne dies beenden zu können; Vorkommen besonders bei Parkinsonismus
Panik, Panikattacke	Anfallartig auftretende Angst mit körperlichen Symptomen
Paralyse, progressive	Psychische Krankheit als Spätfolge der Syphilis
Paramnesie	Erinnerungsfälschung, Gedächtnisstörung; Erinnerung an Ereignisse, die überhaupt nicht stattgefunden haben
Paranoid	Wahnhaft; Vorliegen von Verfolgungs- oder Beeinträchtigungswahn
Parästhesie	Körperliche Missempfindung, z. B. Kribbeln, Einschlafen der Glieder, Ameisenlaufen
Parathymie	Gefühlsverkehrung, z. B. Lachen bei der Schilderung von Grausamkeit
Pareidolie	Sinnestäuschung, in Vorhandenes wird Nichtvorhandenes hineingesehen, z. B. Gesichter in Wolken oder Tapetenmuster; beobachtbar z. B. bei Schizophrenie
Parenteral	Den Magen-Darm-Kanal umgehend; z. B. Gabe von Medikamenten oder Nährlösungen, die nicht oral verabreicht werden können, durch Injektion oder Infusion
Parkinsonoid	Medikamentös bedingtes Parkinson-Syndrom
Pathogenese	Gesamtheit der an der Entstehung und Entwicklung einer Krankheit beteiligten Faktoren
Pathologie	Wissenschaft von den Krankheiten, ihrer Entstehung und der durch sie hervorgerufenen Veränderungen
Pavor nocturnus	Nachtangst, vor allem bei Kindern, plötzliches Aufwachen mit Schreien und Angst
Perseveration	Krankhaftes Haften an Denkinhalten oder an einem bestimmten Wort
Persönlichkeit	Eigenschaften, welche die unverwechselbare Identität des Menschen ausmachen
Persönlichkeitsstörung	Tief verwurzelte, anhaltende Verhaltensmuster, starre Reaktionen, meist auch Störungen im sozialen Bereich
Phasenprophylaktika	Psychopharmaka, die das Auftreten manischer oder depressiver Phasen mildern oder verhindern
Phobie	Störung mit Angst vor bestimmten Gegenständen oder Situationen
Phoneme	Akustische Halluzinationen wie Stimmenhören, z. B. bei Schizophrenie
Photopsie	Optische Halluzinationen, z. B. aus Licht, Wolken, Sternen und Farbe bestehend, Folge von Schädigungen des Gehirns
Physiologie	Wissenschaft von den Lebensvorgängen und Funktionen des menschlichen Organismus
Plussymptomatik	Auch Positivsymptomatik. Produktiv-psychotische Symptomatik in Form von Halluzinationen, Wahn, katatonen Störungen, z. B. bei Schizophrenie

Poltern	Hastige, unregelmäßige Sprechweise, bei der die Lautbildung leidet. Die Sprachstörung betrifft die gedankliche Vorbereitung des Sprechens, nicht den Sprechvorgang selbst
Polytoxikomanie	Missbrauch oder Abhängigkeit von mehreren suchterzeugenden Substanzen
Postenzephalitisch	Gesamtbild neurologischer und psychischer Folgen nach einer Gehirnentzündung
Praecox	Lat.: vorzeitig, verfrüht, zu früh auftretend; z. B. Dementia praecox (Schizophrenie), Ejaculatio praecox
Prämorbide	Der Erkrankung vorausgehend
Prävalenz	Absolute Häufigkeit der an einer Krankheit erkrankten Personen zu einem bestimmten Zeitpunkt
Prodrom	Unspezifisches Frühsymptom einer Krankheit, z. B. Kopfschmerzen vor einer Grippe
Progredienz	Progression, zunehmende Verschlimmerung
Projektion	Übertragen eigener Gefühle oder Wünsche auf andere; Abwehrmechanismus
Prosopagnosie	Unfähigkeit, Gesichter zu erkennen, besonders nach Hirnverletzungen
Protrahiert	Verzögert oder über eine längere Zeit wirkend, z. B. verzögerte Wirkung eines Medikaments oder verlängerter Krankheitsverlauf
Pseudodemenz	Scheinbarer Verlust intellektueller Fähigkeiten ohne organische Ursache, z. B. bei Depressionen
Pseudohalluzination	Sinnestäuschung, bei der die Unwirklichkeit erkannt wird
Psychiatrie	Fachgebiet der Medizin, das sich mit der Erkennung und Behandlung von seelischen Krankheiten beschäftigt
Psychoedukation	Informationsvermittlung und Patientenschulung hinsichtlich einer psychischen Erkrankung mit Fokus auf Motivation, Verständnis und Akzeptanz
Psychoanalyse	Psychologisches Verfahren nach Sigmund Freud, bei dem unbewusste Wünsche und Konflikte aufgedeckt werden
Psychodynamik	Begriff aus der Psychoanalyse, der den Versuch beschreibt, die einer Person innewohnenden seelischen Anteile zu identifizieren, die miteinander im Konflikt stehen
Psychogen	Durch psychische Vorgänge entstanden
Psychologie	Empirische Wissenschaft von bewussten und unbewussten seelischen Vorgängen, menschlichem Erleben und Verhalten
Psychomotorik	Gesamtheit der willkürlichen, durch psychische Vorgänge beeinflussten Bewegungen
Psychopathologie	Lehre, die sich mit psychischen Auffälligkeiten befasst, sie beschreibt, benennt und Einteilungen vornimmt
Psychopharmaka	Gruppe von Substanzen, die auf das zentrale Nervensystem einwirken
Psychose	Psychische Störung mit stark gestörtem Realitätsbezug, die meist eine medikamentöse und stationäre Therapie erfordert; schwerwiegender als eine Neurose
Psychotrop	Auf die Psyche (anregend oder dämpfend) einwirkend
Pyromanie	Zwanghafter Drang, Brände zu legen
Querulantenwahn	Seltenes Wahnthema, bei dem sich Betroffene sehr häufig in ihrem Rechtsempfinden gestört fühlen und immer wieder in rechtliche Auseinandersetzungen verwickelt sind
Rapid Cycling	Auftreten von mehr als vier Phasen im Jahr bei bipolarer affektiver Störung
Rationalisierung	Nachträgliche intellektuelle Begründung von Handlungen, die aus triebhaft-unbewussten Motiven heraus begangen wurden
Regression	Zurückfallen auf eine frühere, niedrigere Entwicklungsstufe
Reliabilität	Zuverlässigkeit eines psychologischen Messinstruments (z. B. eines IQ-Tests)

Residualzustand	Symptome, die als Folge einer Krankheit zurückbleiben, z. B. körperliche, geistige oder psychische Schäden. Der Begriff wird meist im Zusammenhang mit dem Krankheitsbild der Schizophrenie verwendet und gilt als Zeichen der Chronifizierung
Retardiert	In der geistigen oder körperlichen Entwicklung zurückgeblieben
Reversibel	Rückbildungsfähigkeit
Rezeptor	Ende einer Nervenfaser oder eine spezialisierte Zelle zur Aufnahme von Reizen
Rezidiv	„Rückfall" oder Wiederauftreten einer Krankheit
Rigor	Überhöhter Muskeltonus, Muskelsteife
Sadismus	Durch das Quälen (physische oder psychische Verletzung) anderer hervorgerufene Freude/Lust oder (sexuelle) Erregung
Schizoid	Der Schizophrenie ähnlich; so gelten z. B. Kühle, Ungeselligkeit und Introvertiertheit als schizoide Eigenschaften
Schizophrenie	Psychose mit den Hauptsymptomen Halluzinationen, Wahn, Denkstörungen und Affektstörungen
Schub	Meist im Zusammenhang mit Schizophrenie oder Multipler Sklerose verwendeter Begriff, der eine (erneute) Verschlimmerung der Symptomatik bezeichnet
Schuldunfähigkeit	Unfähigkeit (aufgrund von seelischen Erkrankungen oder Substanzmittelmissbrauch), das Unrecht einer Straftat einzusehen
Schuldwahn	Wahnhafte Überzeugung, schuldig zu sein
Sedativa	Beruhigungsmittel
Sensitiv	Überempfindlich (bezogen auf die Psyche)
Skandieren	Rhythmisch abgehackt/in einzelnen Silben sprechen
Somatisierung	Seelische Konflikte werden körperlich ausgedrückt
Somatoforme Störung	Körperliche Symptomatik ohne organischen Befund
Somnambulismus	Schlafwandeln
Somnolenz	Krankhafte Schläfrigkeit; Patient ist leicht zu erwecken
Sopor	Bewusstseinsminderung; Patient ist nur durch starke Reize zu wecken
Sozialer Rückzug	Reduzierung oder Aufgabe sozialer Kontakte
Soziale Umtriebigkeit	Wahllose Kontaktaufnahme zu fremden Menschen
Sperrung	Plötzlicher Abbruch eines Gedankengangs (Gedankenabreißen)
Stereotypie	Sprachliche Äußerungen oder motorische Abläufe, die sich über längere Zeit wiederholen
Stupor	Völlige körperliche und geistige Starrheit bei wachem Bewusstsein
Sublimierung	Psychoanalytischer Begriff (nach Sigmund Freud); sexuelle Triebe werden in sozial akzeptierte Aktivität umgewandelt
Suizid	Selbsttötung
Syndrom	Verschiedene charakteristische Symptome, die gleichzeitig und gemeinsam auftreten, zu einer Gruppe zusammengefasst werden und einer Krankheit zugeordnet werden können oder eine Störung beschreiben
Tangentialität	Kommunikationsstörung, bei der auf eine Frage nur indirekt geantwortet wird oder bei der vom Thema abgewichen wird, ohne dahin zurückzukehren
Taktil	Den Tastsinn betreffend, z. B. taktile Halluzination
Tasikinesie	Bewegungsunruhe
Tic(störung)	Unwillkürliche, immer wiederkehrende Muskelzuckung
Tonisch	Angespannte, sehr stark kontrahierte Muskeln oder den Tonus (die Muskelspannung) betreffend

Tonus	Spannungszustand der Gewebe, besonders der Muskeln
Tortikollis	Schiefhals
Toxizität	Giftigkeit einer Substanz
Tranquilizer	Beruhigende, angstlösende Medikamente
Transsexualität	Störung der Geschlechtsidentität mit dauerhaftem Wunsch, das Geschlecht zu wechseln
Transvestitismus	Neigung, Kleidungsstücke des anderen Geschlechts anzulegen
Trauma	Starke seelische Erschütterung/Verletzung
Tremor	Muskelzittern
Trichotillomanie	Zwanghafter Drang, sich Kopf- und Barthaare, Augenbrauen und Wimpern auszureißen
Über-Ich	Psychoanalytischer Begriff (nach Sigmund Freud); höchste Instanz, die dem Ich übergeordnet ist. Das Über-Ich vertritt die moralischen Werte einer Gesellschaft oder Familie
Übertragung	Projektion kindlicher Wünsche, Gefühle und Erfahrungen auf den Therapeuten
Unipolar	Auch monopolar; zu einem Pol einer Erkrankung hin ausgerichtet
Validität	Eines der Gütekriterien von Testverfahren. Grad der Genauigkeit, mit der ein Test das misst, was er messen soll
Vaskulär	Die Blutgefäße betreffend
Verarmungswahn	Wahnhafte Überzeugung, bald arm zu sein
Verbigerationen	Stereotype Wiederholungen von Wörtern, Silben etc.
Verdrängung	Verschieben von Bewusstseinsinhalten in das Unterbewusstsein
Verfolgungswahn	Wahnhafte Überzeugung, von anderen verfolgt zu werden
Verhalten, bizarres	Ungewöhnliches, der Situation nicht angemessenes Verhalten, kulturell und sozial nicht normgerecht
Vigilanz	Zustand erhöhter Reaktionsbereitschaft
Vulnerabilität	Verletzlichkeit; angelegte Disposition, an einer psychischen Störung zu erkranken, sobald auslösende Ursachen hinzutreten
Wahn	Mit der Realität nicht vereinbare Denkinhalte, die sich argumentativ nicht beeinflussen lassen
Wahneinfall/-idee	Plötzliches Auftreten von Wahnvorstellungen ohne auslösende Wahrnehmung äußerer Erscheinungen
Wahnerinnerung	Wahnhaft verfälschte Erinnerung
Wahnstimmung	Der Betroffene beschreibt in der Entstehungsphase einer Wahnsymptomatik, dass etwas Bedeutsames passiert, ohne es benennen zu können
Widerstand	Begriff aus der Psychoanalyse, der das in gewissem Umfang typische Vermeidungsverhalten beschreibt, das es erschwert, innerliche seelische Konflikte aufzudecken
Willenssperrung	Bei Schizophrenie auftretendes Gefühl des plötzlichen Abbrechens einer Willenshandlung
Zeitgitterstörung	Unfähigkeit, Gedächtnisinhalte in das richtige Zeitfenster einzuordnen
Zerfahrenheit	Sprunghafter Gedankengang ohne logische Verknüpfungen
Zirkadian	Sich über einen Zeitraum von 24 Stunden erstreckend, z. B. Schlaf-Wach-Rhythmus
Zönästhesie	Leibeshalluzination
Zwangsgedanken	Sich zwanghaft aufdrängende Gedanken
Zwangshandlungen	Handlungen, die zwanghaft ausgeführt werden müssen, z. B. unsinnig häufig wiederholtes Händewaschen
Zwangsimpulse	Handlungsimpulse, die sich zwanghaft gegen den Willen durchsetzen wollen
Zyklothymia	Begriff für leichte Verläufe der manisch-depressiven Störung

A5 Filmvorschläge

Schizophrenie/Psychosen

„Psycho" (1960)
„Die Geschichte der Adele H." (1975)
„Einer flog über das Kuckucksnest" (1975)
„Ich habe dir nie einen Rosengarten versprochen" (1977)
„Benny & Joon" (1993)
„Shine – Der Weg ins Licht" (1996)
„A Beautiful Mind – Genie und Wahnsinn" (2001)
„Das Weiße Rauschen" (2001)
„Donnie Darko" (2001)
„Ein wunderbarer Geist" (2001)
„K-Pax" (2001)
„Requiem" (2006)
„Raum 4070 – Psychosen verstehen", Dokumentation (letzte Version 2007)
„Der Solist" (2009)
„Black Swan" (2010)
„Shutter Island" (2010)
„Take Shelter" (2011)

Affektive Störungen

„Mr. Jones" (1993)
„The Hours" (2002)
„Die Pole des Saturn" (2006), Dokumentation
„Little Miss Sunshine" (2006)
„Der Biber" (2011)
„Cake" (2015)
„Das Dunkle Gen" (2015), Dokumentation

Multiple Persönlichkeit

„Identität" (2003)
„Frankie & Alice" (2010)
„Shelter" (2010)
„Split" (2016)

Suizidalität

„The Virgin Suicides – Verlorene Jugend" (1999)
„Sylvia" (2003)
„Das Meer in mir" (2004)

Borderline-Persönlichkeitsstörung

„Girl, Interrupted" (1999)
„Allein" (2004)
„Borderline – Kikis Story" (2008)
„Das fehlende Grau" (2015)

Demenz

„An ihrer Seite" (2007)
„Honig im Kopf" (2014)
„Still Alice" (2014)

Essstörungen

„Schlank bis in den Tod" (1997)
„Keine Sorge, mir geht's gut" (2006)
„Thin" (2006), Dokumentation
„To the Bone" (2017)

Zwangsstörungen

„Besser geht's nicht" (1997)

TIPP

Dies ist nur eine geringe Auswahl an Filmbeiträgen zu psychischen Störungen. Es gibt eine Vielzahl an weiteren Möglichkeiten.
Gut eignen sich die Mediatheken der öffentlich-rechtlichen Sender, in denen Sie ganz unterschiedliche Reportagen und Dokumentationen über psychiatrische Krankheitsbilder finden. Zudem existieren verschiedene Reportagen über den klinischen Alltag.
Viele Krankenhäuser bieten auf ihren Internetseiten Lehrfilme, Diskussionen und Beschreibungen zu unterschiedlichen Störungsbildern an (z. B. Asklepius Kliniken).
Es lohnt sich, das Lernen durch Filmbeiträge zu bereichern.

Personenverzeichnis

Register

F

L

W

Z